脊柱外科
临床思辨与病例点评

Spine Surgery: A Case-Based Approach

人民卫生出版社

·北京·

敬告

　　本书的作者、译者及出版者已尽力使书中的知识符合出版当时国内普遍接受的标准。但医学在不断地发展，随着科学研究的不断探索，各种诊断分析程序和临床治疗方案以及药物使用方法都在不断更新。强烈建议读者在使用本书涉及的诊疗仪器或药物时，认真研读使用说明，尤其对于新的产品更应如此。出版者拒绝对因参照本书任何内容而直接或间接导致的事故与损失负责。

　　需要特别声明的是，本书中提及的一些产品名称（包括注册的专利产品）仅仅是叙述的需要，并不代表作者推荐或倾向于使用这些产品；而对于那些未提及的产品，也仅仅是因为限于篇幅不能一一列举。

　　本着忠实于原著的精神，译者在翻译时尽量不对原著内容做删节。然而由于著者所在国与我国的国情不同，因此一些问题的处理原则与方法，尤其是涉及宗教信仰、民族政策、伦理道德或法律法规时，仅供读者了解，不能作为法律依据。读者在遇到实际问题时应根据国内相关法律法规和医疗标准进行适当处理。

脊柱外科
临床思辨与病例点评
Spine Surgery: A Case-Based Approach

主　编　Bernhard Meyer
　　　　Michael Rauschmann

主　译　马晓生

主　审　姜建元

副主译　李危石　黄　霖　马　雷
　　　　杨　磊　王洪立

人民卫生出版社
·北京·

图书在版编目（CIP）数据

脊柱外科：临床思辨与病例点评 /（德）伯恩哈德·迈尔（Bernhard Meyer），（德）米夏埃尔·劳施曼（Michael Rauschmann）主编；马晓生主译 . –– 北京：人民卫生出版社，2024. 12
　　ISBN 978-7-117-35271-0

　　Ⅰ.①脊⋯　Ⅱ.①伯⋯②米⋯③马⋯　Ⅲ.①脊柱病 – 外科学 – 诊疗　Ⅳ.①R681. 5

　　中国国家版本馆 CIP 数据核字（2023）第 176049 号

人卫智网	www.ipmph.com	医学教育、学术、考试、健康，购书智慧智能综合服务平台
人卫官网	www.pmph.com	人卫官方资讯发布平台

图字：01-2020-5389 号

脊柱外科：临床思辨与病例点评
Jizhu Waike: Linchuang Sibian yu Bingli Dianping

主　　译：马晓生
出版发行：人民卫生出版社（中继线 010-59780011）
地　　址：北京市朝阳区潘家园南里 19 号
邮　　编：100021
E - mail：pmph @ pmph.com
购书热线：010-59787592　010-59787584　010-65264830
印　　刷：人卫印务（北京）有限公司
经　　销：新华书店
开　　本：889 × 1194　1/16　　印张：35
字　　数：1084 千字
版　　次：2024 年 12 月第 1 版
印　　次：2025 年 1 月第 1 次印刷
标准书号：ISBN 978-7-117-35271-0
定　　价：278.00 元

打击盗版举报电话：010-59787491　E-mail：WQ @ pmph.com
质量问题联系电话：010-59787234　E-mail：zhiliang @ pmph.com
数字融合服务电话：4001118166　E-mail：zengzhi @ pmph.com

译者名录

核心译者

柏传毅　西安交通大学第二附属医院	刘　臻　南京大学医学院附属鼓楼医院
刘　洋　海军军医大学第二附属医院	陈　誉　复旦大学附属华山医院
孙垂国　北京大学第三医院	

译　　　者（按姓氏笔画排序）

凡　进　江苏省人民医院	杨　磊　哈尔滨医科大学附属第一医院
马　雷　河北医科大学第三医院	肖伟平　江西中医药大学附属医院
马晓生　复旦大学附属华山医院	吴文坚　上海交通大学医学院附属瑞金医院
王　亮　南方医科大学附属第三医院	吴玉杰　上海交通大学医学院附属第九人民医院
王　涛　天津医院	邹海波　中日友好医院
王　博　大连医科大学附属第一医院	张　宁　浙江大学医学院附属第二医院
王　强　北京医院	张　涛　上海交通大学附属第六人民医院
王升儒　北京协和医院	张志平　南昌大学第三附属医院
王孝宾　中南大学湘雅二医院	张志成　解放军总医院第七医学中心
王贤帝　四川大学华西医院	陈世杰　中南大学湘雅三院
王凯丰　北京大学人民医院	陈建伟　上海交通大学医学院附属仁济医院
王洪立　复旦大学附属华山医院	陈凌强　昆明医科大学第一附属医院
仇胥斌　常州市第一人民医院	陈展鹏　汕头市中心医院
付索超　解放军南部战区总医院	罗　飞　陆军军医大学第一附属医院
白玉树　海军军医大学第一附属医院	罗小辑　重庆医科大学附属第一医院
宁广智　天津医科大学总医院	周传利　青岛大学附属医院
朱　锋　香港大学深圳医院	周非非　北京大学第三医院
朱晓东　复旦大学附属华山医院	郑　超　空军特色医学中心
刘　奕　复旦大学附属华东医院	郑国权　解放军总医院第一医学中心
刘　辉　中山大学附属第一医院	赵　岩　内蒙古医科大学第二附属医院
刘玉增　首都医科大学附属北京朝阳医院	赵永飞　解放军总医院第一医学中心
刘亚军　北京积水潭医院	赵庆华　上海交通大学附属第一人民医院
刘铁龙　海军军医大学第二附属医院	胡文浩　解放军总医院第四医学中心
刘海春　山东大学齐鲁医院	胡志军　浙江大学医学院附属邵逸夫医院
刘新宇　山东大学齐鲁医院	胡学昱　空军军医大学西京医院
闫　亮　西安市红会医院	钟招明　南方医科大学南方医院
孙浩林　北京大学第一医院	祝　勇　内蒙古医科大学附属肿瘤医院
李　伟　浙江中医药大学附属江南医院	贺　瑞　中国科学技术大学附属第一医院
李　凯　山西医科大学第二医院	徐　韬　新疆医科大学第一附属医院
李危石　北京大学第三医院	高　坤　河南省人民医院
李军伟　郑州大学第一附属医院	高　博　战略支援部队特色医学中心
李熙雷　复旦大学附属中山医院	席焱海　海军军医大学第二附属医院

黄 炎	中国科学技术大学附属第一医院	梁思敏	宁夏医科大学总医院
黄 博	陆军军医大学第二附属医院	蒋盛旦	上海交通大学医学院附属新华医院
黄 霖	中山大学孙逸仙纪念医院	曾至立	同济大学附属东方医院
黄宇峰	同济大学附属东方医院	谢 江	新疆医科大学第六附属医院
崔 维	首都医科大学附属北京天坛医院	熊 伟	华中科技大学同济医学院附属同济医院
麻育源	浙江省人民医院	魏任雄	武汉大学中南医院

点评专家（按姓氏笔画排序）

丁文元	河北医科大学第三医院	张宏其	中南大学湘雅医院
丁惠强	宁夏医科大学总医院	张忠民	南方医科大学南方医院
马信龙	天津医院	陈仲强	北京大学第三医院
王 岩	解放军总医院第一医学中心	陈安民	华中科技大学同济医学院附属同济医院
王 征	解放军总医院第一医学中心	陈其昕	浙江大学医学院附属第二医院
仉建国	北京协和医院	陈建庭	南方医科大学南方医院
叶晓健	上海交通大学医学院附属同仁医院	范顺武	浙江大学医学院附属邵逸夫医院
戎利民	中山大学附属第三医院	林伟龙	复旦大学附属华东医院
吕飞舟	复旦大学附属华山医院	罗卓荆	空军军医大学西京医院
吕国华	中南大学湘雅二医院	郑召民	中山大学附属第一医院
朱庆三	吉林大学中日联谊医院	郑燕平	山东大学齐鲁医院
伍 骥	空军特色医学中心	赵 杰	上海交通大学医学院附属第九人民医院
刘 波	北京积水潭医院	赵 斌	山西医科大学第二医院
刘宝戈	首都医科大学附属北京天坛医院	郝定均	西安市红会医院
刘海鹰	北京大学人民医院	姜建元	复旦大学附属华山医院
齐 强	北京大学第三医院	袁 文	海军军医大学第二附属医院
许建中	陆军军医大学第一附属医院	夏 虹	解放军南部战区总医院
孙 宇	北京大学第三医院	夏 磊	郑州大学第一附属医院
孙天胜	解放军总医院第七医学中心	倪 斌	海军军医大学第二附属医院
孙常太	北京医院	徐华梓	温州医科大学第二附属医院
李 利	解放军总医院第四医学中心	徐建广	上海交通大学附属第六人民医院
李 明	海军军医大学第一附属医院	徐荣明	浙江大学明州医院
李 锋	华中科技大学同济医学院附属同济医院	殷国勇	江苏省人民医院
李淳德	北京大学第一医院	高延征	河南省人民医院
杨 群	大连医科大学附属第一医院	海 涌	首都医科大学附属北京朝阳医院
杨惠林	苏州大学附属第一医院	盛伟斌	新疆医科大学第一附属医院
肖建如	海军军医大学第二附属医院	梁 裕	上海交通大学医学院附属瑞金医院
吴继功	战略支援部队特色医学中心	董 健	复旦大学附属中山医院
吴德升	同济大学附属东方医院	蒋电明	重庆医科大学附属第三医院
邱 勇	南京大学医学院附属鼓楼医院	蒋雷生	上海交通大学医学院附属新华医院
沈洪兴	上海交通大学医学院附属仁济医院	程细高	南昌大学第二附属医院
沈慧勇	中山大学附属第八医院	程黎明	同济大学附属东方医院
宋跃明	四川大学华西医院	解京明	昆明医科大学第二附属医院
张文志	中国科学技术大学附属第一医院	谭明生	中日友好医院
张文智	香港大学矫形及创伤外科学系	戴 闽	南昌大学第一附属医院

学术秘书

邹 飞	复旦大学附属华山医院

序

"不积跬步，无以至千里；不积小流，无以成江海。"随着脊柱外科影像学、内固定技术、生物力学的飞速发展，脊柱外科日新月异，逐渐成为范畴明确、相对独立的临床分支。作为一个富有生命力的学科，它拥有自身的理论体系和诊疗方案，患病人群广大，已经成为重点临床学科。在过去的几十年中，脊柱外科的诊疗方案不断革新，及时地引入国外新的脊柱外科理论和先进技术，加以国内脊柱外科界广泛深入的临床实践，不论是保守还是手术治疗，均出现了许多新方法，紧密跟进国际发展趋势。但在紧跟时代潮流，开展新技术的同时，基本理论知识的学习尤为重要。为了在巩固基本理论的同时推广新技术、总结新经验，有效地指导中青年骨科医师临床工作，国内多位具有丰富经验的专家共同编译了本书。

该书汇集了当今世界各大脊柱中心的诊疗方案，深入浅出，理论紧密结合临床实践，按照认知规律及脊柱外科病种安排知识结构体系。通过本书，读者在巩固已有基本理论的同时，可以更有效地了解当今脊柱外科的发展动向，进一步了解脊柱外科的最新观点及治疗策略，从而可为患者提供更有效、更便捷的治疗，减轻患者的负担。本书以图文并重的形式，较为系统地阐述了脊柱外科常见及罕见疾病的相关诊疗方案，有较高的认同度，是一部实用且专业的脊柱外科临床指导专著。本书分为七篇，共81章，第一篇为保守治疗的方案选择，第二篇为退变性脊柱疾患的手术治疗方案，第三篇为脊柱畸形的诊疗方案，第四篇为脊柱创伤的诊疗方案，第五篇为脊柱肿瘤和炎症性疾病的诊疗方案，第六篇为脊柱手术技术的创新与应用，第七篇为脊柱术后并发症及其诊疗方案。

本书在清晰地介绍脊柱外科各种疾病诊疗方案的同时，与真实病例资料相结合，加以详细且个体化的影像学资料，对脊柱外科诊疗方案进行了细致的论述。本书特别注重对新的理论和诊疗方案的介绍，如各种影像学检查在脊柱外科的应用、学科间协助诊疗的必要性，并指出诊疗不当可能带来的并发症及严重后果，提出相关解决方案，临床导向性强。本书编写内容实用，重点突出，临床应用性强，紧密贴合当今脊柱外科流行趋势，有益于同行之间的交流，可供广大骨科医师，尤其是脊柱专科医师参考阅读。

张英泽

中国工程院院士　张英泽
中华医学会骨科学分会第十一届委员会主任委员
中国医师协会骨科医师分会会长
河北医科大学第三医院名誉院长

译者前言

脊柱外科是一门较为特殊的临床学科，从业者不仅要掌握精湛的手术操作技术，更需要以严谨的态度对每一个临床病例做出合适的治疗决策。错误的治疗决策会让"完美的"手术变得毫无意义，甚至会给患者带来灾难性结果。但不幸的是，截至目前，相当比例的脊柱病例的治疗决策尚缺乏足够充分的循证依据，不同的考虑角度会导致临床医师做出大相径庭的决策，故基于临床病例进行完全开放式的交流、不同观点的碰撞是理想的临床思维进阶之道。

突如其来的新冠疫情严重影响了"面对面"的学术交流，尤其是阻碍了国际同道间的学术切磋。由德国学者 Bernhard Meyer 和 Michael Rauschmann 领衔的欧洲脊柱外科团队编写的 *Spine Surgery：A Case-Based Approach*，遵循 EUROSPINE 基础和高级文凭的课程要求，以实际病例引题，对临床决策过程进行了深入浅出的逐层剖析，并对相关的最新循证结论进行了恰当总结。阅览该书，如同亲临病例研讨会场，可以领略不同决策观点的激烈碰撞，更能在一定程度上理解不同观点背后的临床考量和利弊权衡。

为此，由我们中华医学会骨科学分会第十一届委员会青年委员会脊柱学组牵头，组织邀请 81 位来自国内一线教学医院的中青年学者共同完成了该书的翻译工作；并有幸邀请到国内脊柱外科领域学术造诣高深的 70 位知名教授对每一章节进行了针对性点评。

我由衷希望本书中文版不仅可以准确地传递欧洲同道的临床见解，也能有效地汇集脊柱外科领域临床争议话题的国内主流观点，从而可以较好地帮助国内脊柱外科中青年医师迅速地建立规范、严谨的临床诊疗思维，深入思考，为每一位临床患者寻找最佳的诊治方案。由于中外学术表述差异，加之参与的译者人数众多，中文翻译版可能存在一定的表达不当、措辞风格不一等问题与不足，敬请各位同道不吝指正，以便后续订正。

马晓生

中华医学会骨科学分会第十一届委员会青年委员会脊柱学组组长

复旦大学附属华山医院

原著前言

我们非常高兴地向各位介绍这本关于脊柱外科的新书,它遵循 EUROSPINE 基础和高级文凭的课程要求。我们采用基于病例的撰写方法,围绕每个病例特定病理状态的治疗进行系统性的概念阐述,包括治疗决策中的不确定性和临床问题。读者会注意到,在许多情况下,一些目前存在的治疗措施仍缺乏循证医学证据支持。因此,临床决定通常不是非黑即白的简单问题,而是存在不同程度的灰色地带。可能在很多情况下,可选择的治疗方案不止一种。作者力求将这一信息传递给广大读者,为读者提供一个可被主流观点所接受的临床参考。此外,还为读者提供了有关该主题的最新文献和临床证据。

大多数编者是 EUROSPINE 或其他国家级学会继续教育课程的讲师,具有丰富的临床经验和自己的学术观点和论证。

我们相信读者会从各个章节所提供的内容多样、涉猎广泛的知识体系中受益匪浅。对于各编者认为他们展示病例的最优解决方案,我们给予了充分的自主空间。因此,在一定意义上,这本书可以认为是欧洲脊柱疾病诊治标准的代表性著作。

我们希望这本书能成为课程学员学习中的理想补充。

Bernhard Meyer
于德国慕尼黑
Michael Rauschmann
于德国奥芬巴赫

编者名录

R. Emre Acaroglu Ankara Spine Center, Ankara, Turkey

Mohammad Arabmotlagh Spine Department, Academic University Hospital Sana Klinik Offenbach, Goethe University Frankfurt, Offenbach,Germany

Eleftherios Archavlis Department of Neurosurgery, Universitätsmedizin Mainz, Johannes Gutenberg Universität Mainz, Mainz, Germany

Alkinoos Athanasiou First Department of Neurosurgery, AHEPA University General Hospital, Aristotle University of Thessaloniki, Thessaloniki, Greece

Massimo Balsano UOC Ortopedia e Traumatologia, Regional Spinal Department, AOUI, Verona, Italy

Cédric Y. Barrey Department of Spine and Spinal Cord Surgery, University Hospital Pierre Wertheimer (GHE), Claude Bernard University of Lyon 1, Hospices Civils de Lyon, Lyon, France

Simon Bayerl Department of Neurosurgery, Charitè – Universitätsmedizin Berlin, Berlin, Germany

Lukas Bobinski Department of Orthopedics, Spine Unit, Umeå University Hospital, Umeå, Sweden

Etienne Bourassa-Moreau Oxford University Hospitals NHS Foundation Trust, Nuffield Orthopaedic Centre, Oxford, UK

Adrian T. H. Casey Victor Horsley Department of Neurosurgery, The National Hospital for Neurology and Neurosurgery, Queen Square, London, UK

Jens Castein Zentrum für Wirbelsäulenchirurgie und Neurotraumatologie, BG Unfallklinik Frankfurt am Main, Frankfurt am Main, Germany

Yann Philippe Charles Service de Chirurgie du Rachis, Hôpitaux Universitaires de Strasbourg, Strasbourg, France

Jens Conrad Department of Neurosurgery, Universitätsmedizin Mainz, Johannes Gutenberg Universität Mainz, Mainz, Germany

Marcus Czabanka Department of Neurosurgery, Charité – Universitätsmedizin Berlin, Berlin, Germany

Julius Dengler Department of Neurosurgery, Charitè – Universitätsmedizin Berlin, Berlin, Germany

Michael E. Doany Department of Orthopedics, Stony Brook University, Stony Brook, NY, USA

John M. Duff Department of Clinical Neurosciences, University Hospital of Lausanne, CHUV, Lausanne, Switzerland

A. El Rahal Department of Spine and Spinal Cord Surgery, University Hospital Pierre Wertheimer (GHE), Claude Bernard University of Lyon 1, Hospices Civils de Lyon, Lyon, France

V. Fiere Department of Spine Surgery, Mermoz Private Hospital, Lyon, France

Christoph Fleege Spine Department, Orthopaedic University Hospital Friedrichsheim, Frankfurt, Germany

Jörg Franke Department of Orthopedics, Klinikum Magdeburg, Magdeburg, Germany

Martin Gehrchen Spine Unit, Department of Orthopaedic Surgery Rigshospitalet, University of Copenhagen, Copenhagen, Denmark

Jens Gempt Department of Neurosurgery, Klinikum rechts der Isar, Technische Universität München, Munich, Germany

Angelika Gutenberg Department of Neurosurgery, Universitätsmedizin Mainz, Johannes Gutenberg Universität Mainz, Mainz, Germany

Sleiman Haddad Department of Orthopaedic Surgery, Spine Unit, University Hospital Vall d'Hebron, Barcelona, Spain
Spine Surgery, Hospital Universitari Vall d'Hebron, Spine Institute Hospital Quiron, Barcelona, Spain

Sebastian Hartmann Department of Neurosurgery, Medical University Innsbruck, Innsbruck, Austria

Nils Hecht Department of Neurosurgery, Charité – Universitätsmedizin Berlin, Berlin, Germany

Sebastian Ille Department of Neurosurgery, Klinikum rechts der Isar, Technische Universität München, Munich, Germany

Max Jägersberg Department of Neurosurgery, University Medical Center Mainz, Mainz, Germany

Dezsö Jeszenszky Department of Spine Surgery, Schulthess Klinik, Zürich, Switzerland

Frank Kandziora Zentrum für Wirbelsäulenchirurgie und Neurotraumatologie, Berufsgenossenschaftliche Unfallklinik Frankfurt am Main, Frankfurt am Main, Germany

Sven R. Kantelhardt Department of Neurosurgery, Universitätsmedizin Mainz, Johannes Gutenberg Universität Mainz, Mainz, Germany

David Kieser University of Otago, Department of Orthopaedic Surgery and Musculoskeletal Medicine, Christchurch School of Medicine, Christchurch, New Zealand

Esat Kiter Pamukkale University, Department of Orthopedics, Denizli, Turkey

Sandro M. Krieg Department of Neurosurgery, Klinikum rechts der Isar, Technische Universität München, Munich, Germany

Jesús Lafuente Servicio de Neurocirugía, Hospital del Mar, Universidad de Barcelona,

Barcelona, Spain

Ulf Liljenqvist Department for Spine Surgery, St. Franziskus Hospital, Münster, Germany

Markus Loibl Department of Spine Surgery, Schulthess Klinik, Zürich, Switzerland

Rodolfo Maduri Department of Clinical Neurosciences, University Hospital of Lausanne, CHUV, Lausanne, Switzerland

Ioannis Magras First Department of Neurosurgery, AHEPA University General Hospital, Aristotle University of Thessaloniki, Thessaloniki, Greece

Vasiliki Magra Plastic Surgery Department, Lister Hospital, East & North Hertfordshire NHS Trust, Hertfordshire, UK

Antonia Matamalas Department of Orthopaedic Surgery, Spine Unit, University Hospital Vall d'Hebron, Barcelona, Spain

Bernhard Meyer Department of Neurosurgery, Klinikum rechts der Isar, Technische Universität München, Munich, Germany

Hanno S. Meyer Department of Neurosurgery, Klinikum rechts der Isar, Technische Universität München, Munich, Germany

S. Michalitsis Department of Orthopedics, Klinikum Magdeburg, Magdeburg, Germany

Wouter A. Moojen Haaglanden Medical Center, The Hague, The Netherlands Haga Teaching Hospital, The Hague, The Netherlands Leiden University Medical Center, Leiden, The Netherlands

Stefano Negri UOC Ortopedia e Traumatologia, Regional Spinal Department, AOUI, Verona, Italy

Susana Núñez-Pereira Spine Unit, Hospital Universitario Donostia, Donostia/San Sebastián, Spain

Nusret Ok Pamukkale University, Department of Orthopedics, Denizli, Turkey

Haiko Pape Department of Neurosurgery, Klinikum rechts der Isar, Technische Universität München, Munich, Germany

Juan D. Patino Neurosurgery Department, Hospital de la Santa Creu i Sant Pau, Barcelona, Spain

Ferran Pellisé Department of Orthopaedic Surgery, Spine Unit, University Hospital Vall d'Hebron, Barcelona, Spain

Andreas Pingel Zentrum für Wirbelsäulenchirurgie und Neurotraumatologie, BG Unfallklinik Frankfurt am Main, Frankfurt, Germany

George K. Prezerakos Victor Horsley Department of Neurosurgery, The National Hospital for Neurology and Neurosurgery, Queen Square, London, UK

Michael Rauschmann Department of Spine Surgery, Sana Klinikum Offenbach, Offenbach, Germany

Jeremy J. Reynolds Oxford University Hospitals NHS Foundation Trust, Nuffield Orthopaedic Centre, Oxford, UK

Marcus Richter Spine Center, St. Josefs-Hospital, Wiesbaden, Germany

Florian Ringel Department of Neurosurgery, Universitätsmedizin Mainz, Johannes Gutenberg Universität Mainz, Mainz, Germany

David Rodríguez-Rubio Servicio de Neurocirugía, Hospital del Mar, Universidad de Barcelona, Barcelona, Spain

Dominique A. Rothenfluh Oxford University Hospitals NHS Foundation Trust, Nuffield Orthopaedic Centre, Oxford, UK

Yu-Mi Ryang Department of Neurosurgery, Klinikum rechts der Isar, Technische Universität München, Munich, Germany

Philipp Schleicher Zentrum für Wirbelsäulenchirurgie und Neurotraumatologie, Berufsgenossenschaftliche Unfallklinik Frankfurt am Main, Frankfurt am Main, Germany

Matti Scholz Zentrum für Wirbelsäulenchirurgie und Neurotraumatologie, Berufsgenossenschaftliche Unfallklinik Frankfurt am Main, Frankfurt am Main, Germany

Alpaslan Senkoylu Gazi University, Ankara, Turkey

Ehab Shiban Department of Neurosurgery, Klinikum rechts der Isar, Technische Universität München, Munich, Germany

Andrei Slavici Department of Spine and Reconstructive Orthopedic Surgery, Sana Klinikum Offenbach, Offenbach am Main, Germany

F. Solla Department of Pediatrics Orthopedics, Lenval Hospital, Nice, France

Michael Stoffel Department of Neurosurgery, Helios Klinikum Krefeld, Krefeld, Germany

Enrico Tessitore Department of Neurosurgery, Faculty of Medicine, University of Geneva, Geneva, Switzerland

Claudius Thomé Department of Neurosurgery, Medical University Innsbruck, Innsbruck, Austria

Dimitri Tkatschenko Department of Neurosurgery, Charitè – Universitätsmedizin Berlin, Berlin, Germany

Aurélie Toquart Department of Spine and Spinal Cord Surgery, University Hospital Pierre Wertheimer (GHE), Claude Bernard University of Lyon 1, Hospices Civils de Lyon, Lyon, France

Sven Kevin Tschoeke Department of Spine Surgery, Klinikum Dortmund gGmbH, Dortmund, Germany

Anja Tschugg Department of Neurosurgery, Medical University Innsbruck, Innsbruck, Austria

Peter Vajkoczy Department of Neurosurgery, Charitè – Universitätsmedizin Berlin, Berlin, Germany

N. A. van der Gaag Haaglanden Medical Center, The Hague, The Netherlands
Haga Teaching Hospital, The Hague, The Netherlands

Lars Wessels Department of Neurosurgery, Charité Universitätsmedizin Berlin, Berlin, Germany

Maria Wostrack Department of Neurosurgery, Klinikum rechts der Isar, Technische Universität München, Munich, Germany

Ulas Yildiz Zentrum für Wirbelsäulenchirurgie und Neurotraumatologie, BG Unfallklinik Frankfurt am Main, Frankfurt, Germany

Caglar Yilgor Acibadem Mehmet Ali Aydinlar University School of Medicine, Department of Orthopedics and Traumatology, Istanbul, Turkey

Kimia Rahnama Zand Clinical Neurophysiology, Intraoperative Neuromonitoring, Hospital Universitari Vall d'Hebron, Spine Institute Hospital Quiron, Barcelona, Spain

Anna Zdunczyk Department of Neurosurgery, Charité Universitätsmedizin Berlin, Berlin, Germany

目　录

第一篇
基础课程模块 1: 保守治疗

第1章　急性、亚急性和慢性腰痛的治疗

Ehab Shiban，Bernhard Meyer

1.1　引言

腰痛（low back pain，LBP）已经成为全世界致残的主要原因[3]。据一份基于两项全美调查研究的分析指出三分之一的美国成年人在过去的 3 个月中至少有 1 天曾遭受腰痛[4]。在德国的一项全国性调查中，25% 的女性和 17% 的男性表示在过去的一年中腰痛至少持续了 3 个月[5]。腰痛也为卫生保健系统带来巨大的财政负担，包括与治疗直接相关的高昂费用以及由于病假或生产力下降而产生的间接费用。

通常而言，腰痛的分类和治疗是根据症状持续时间、潜在诱因、有无神经根症状和相应的放射学异常而定的[2]。因此，特异性腰痛与非特异性腰痛是不同的。特异性腰痛有明确的躯体上的诱因，通过去除诱因，可能会减轻疼痛（如椎间盘突出、椎管狭窄、感染、椎体转移瘤等）。但对于非特异性腰痛而言，主要是对症治疗[1]。急性腰痛持续时间少于 1 个月，亚急性腰痛持续时间为 1～3 个月，慢性腰痛持续时间超过 3 个月。2017 年，德国和北美国家学会分别发表了关于非特异性腰痛治疗的修订指南[1,2]。讨论了初步评估，进一步实验室或影像学评估的必要性以及治疗方式的有效性。

本章将概述这些指南。此外，还将讨论不同治疗方式的疗效及证据强度。在通读本章之后，读者们应该能够正确地管理非特异性腰痛的患者。

本章列举的病例旨在阐明慢性非特异性腰痛患者的管理和治疗。

1.2　病例描述

一名 48 岁女性患者，主诉为举起 3 岁儿子后，腰痛加剧 3 天。患者在既往 18 个月中有阵发性腰痛。6 个月前，她接受了磁共振成像（magnetic resonance imaging，MRI）检查，结果显示下腰椎椎间盘轻度退行性改变（图 1.1）。

她已通过针灸和按摩治疗减轻了间歇性疼痛。此外她还在本次发病前两个月接受了小关节突关节浸润麻醉治疗，治疗后 6 周内疼痛显著缓解。在过去的 6 个月中，她每天两次服用布洛芬（ibuprofen），每次剂量为 800mg。除此之外，她非常健康，没有其他任何基础疾病。她做了一次常规体检。患者首先接受哌腈米特（piritramide）静脉注射和安乃近（metamizole）口服治疗。因为没有新发症状，所以无需新的 MRI 检查。动态 X 线检查排除了明显的腰椎不稳（图 1.2）。为了缓解疼痛，患者进行了 L_4/L_5 和 L_5/S_1 双侧小关节突关节浸润麻醉治疗。治疗后疼痛明显减轻，停止静脉注射镇痛药物。患者出院后口服曲马多（tramadol），每日 2 次，每次 50mg，持续 2 周，并接受多学科生物心理社会康复治疗。

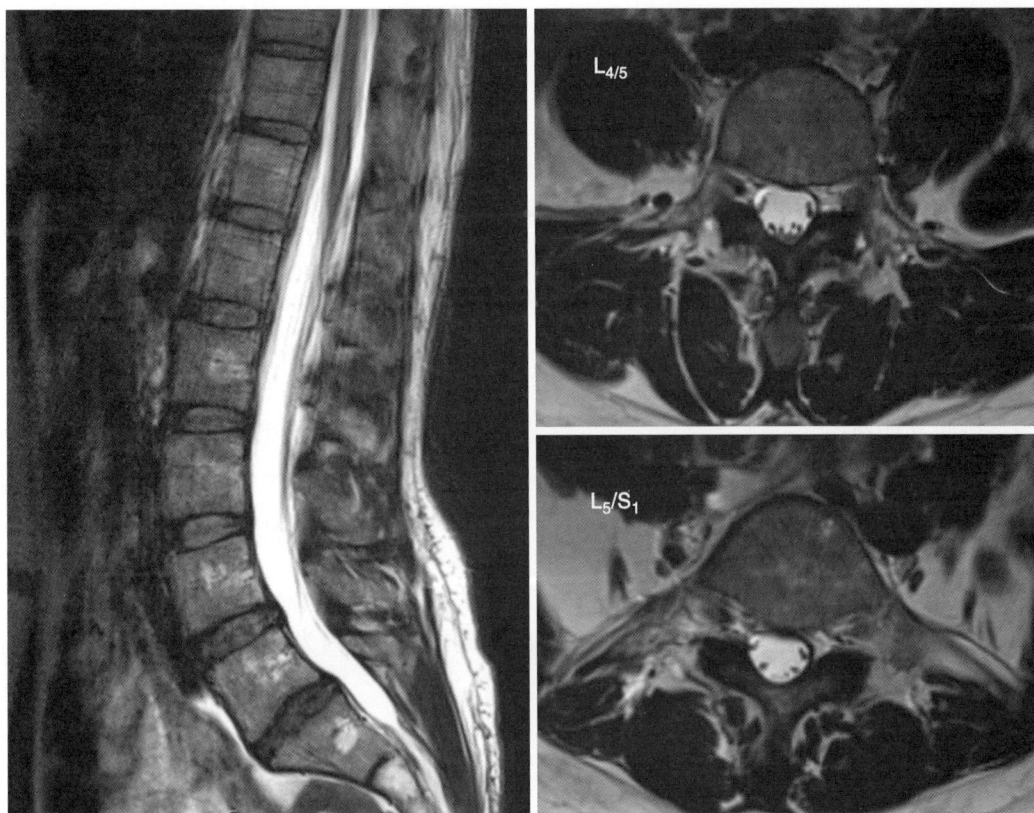

图 1.1　腰椎 MRI。L_5-S_1 有轻度退行性改变。未见椎间盘突出或椎管狭窄

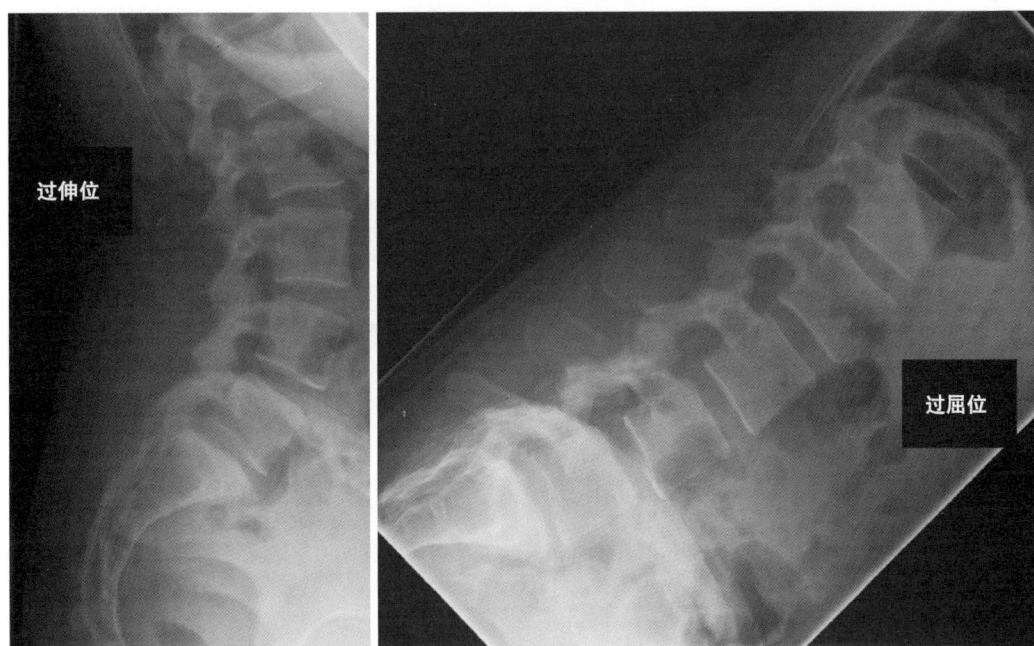

图 1.2　腰椎动态 X 线检查（过伸位 / 过屈位）。未见明显的腰椎不稳的迹象

1.3 病例讨论

1.3.1 为什么要采取这样的诊疗方案

上述病例中的患者遭受了非特异性腰痛。距本次发病前 6 个月的 MRI 未显示任何明确的病理征象，并且动态 X 线检查排除了明显的腰椎不稳。因为没有"危险信号"，所以也不需要任何新的或进一步的诊断性成像检查。最初给予短期静脉注射阿片类药物是为了尽快缓解疼痛。由于患者既往已有小关节突关节浸润麻醉的有效治疗经历，我们决定再次沿用该疗法，并让患者出院后短期口服阿片类药物并转至多学科康复计划。

1.3.2 上述诊疗方案是否符合文献指南

2017 年，德国[1]和北美[2]国家学会分别为腰痛的治疗出版了新版本的指南。这两个指南非常相似，并建议对于没有任何"危险信号"的急性或亚急

表 1.1　腰痛评估中的"危险信号"

骨折 / 骨质疏松：中度至重度创伤；轻度创伤的老年人；系统性使用类固醇

感染：发热、寒战；注射药物滥用；免疫缺陷，近期脊柱浸润麻醉治疗

神经损害：马尾综合征；肌无力；会阴部感觉减退；排尿问题

肿瘤 / 转移癌：癌症史；B 症状（发烧、盗汗、体重减轻）；俯卧位疼痛加重

性腰痛患者（表 1.1），临床医师应避免不必要的检测和治疗，因为在大多数情况下，无需特定的治疗，疼痛便会随着时间的推移而消失。

首先，需要向患者解释腰痛非常常见，预后通常很好，且疼痛并不一定意味着器质性损伤，这一点非常重要。应该先推荐非药物治疗，包括使用或不使用止痛药。虽然有一些普遍推荐的药物疗法（表 1.2），但对于任何特定的治疗方式都没有明确的建议，因为疗效甚微，且与对照组相比通常

表 1.2　腰痛药物治疗的一般考虑因素

非阿片类药物治疗	
非甾体抗炎药（NSAIDs）	1. 所有非甾体抗炎药的临床疗效相近 2. 没有注射用药的证据，因此建议口服 3. 每日剂量：布洛芬不超过 1.2g、双氯芬酸（diclofenac）不超过 100mg 或萘普生（naproxen）不超过 750mg。但如果药效不够，可短暂增加布洛芬用量至 2.4g，增加双氯芬酸用量至 150mg 或增加萘普生用量至 1.25g 4. 建议同时给予质子泵抑制剂
COX-2 抑制剂	1. 不能使用非甾体抗炎药的情况 2. 冠心病、卒中、心力衰竭、外周动脉疾病患者禁用
安乃近	1. 不能使用非甾体抗炎药的情况 2. 同时长期使用对乙酰氨基酚进行治疗的患者需要注意（会抑制血小板聚集） 3. 粒细胞缺乏症是一种罕见但非常严重的不良反应
对乙酰氨基酚（扑热息痛）	两项高水平随机对照试验显示对乙酰氨基酚（扑热息痛）（paracetamol）与安慰剂相比无任何益处，因此不建议给药[9]
阿片类药物	1. 阿片类药物治疗应定期重新评估，急性腰痛时最迟 4 周，慢性腰痛时最迟 3 个月 2. 阿片类药物仅在多模式行为治疗方案的背景下用于慢性腰痛的长期治疗 3. 经皮阿片类药物不应用于治疗急性和亚急性腰痛
肌肉松弛剂	不推荐用于腰痛
抗抑郁药	只推荐有抑郁症或睡眠障碍的患者使用
抗癫痫药物	不推荐用于腰痛
中草药	1. 考虑到副作用和禁忌证（类似于非甾体抗炎药），使用柳树皮的治疗试验可以作为整体治疗理念的一部分 2. 由于缺乏足够证据，不建议使用"魔鬼爪"（一种草药）
局部应用	1. 有中等水平的证据证明可局部使用辣椒素 2. 不推荐局部使用非甾体抗炎药
静脉、肌内或皮下注射	鉴于口服镇痛药具有广泛的有效性，而且注射止痛药、局麻药等存在副作用和并发症，因此不建议使用

没有显著获益（表 1.3 和表 1.4）。在这一阶段如证实或已知晓任何社会心理风险因素，那么这些风险因素需要被纳入心理疏导中，并应得到充分解决[8]。

尽管接受了治疗，但 12 周后仍出现疼痛和日常活动受限时，应进行多学科评估和治疗。其目标是通过以接受为基础的策略，使患者赋能，在病痛中积极且有意识地塑造自己的生活。因此，多模式行为治疗策略似乎是最有效的。在 Cochrane 对 41 项研究和 6 858 例患者的综述中，阐述了多学科生物心理社会康复和常规护理以及物理治疗相比的优越性[7]。另外，正如急性、亚急性和慢性腰痛的治疗一样，指南没有明确推荐任何特定的药物或非药物治疗方式，因为疗效甚微，且与对照组相比通常没有显著获益（表 1.5 和表 1.6）。

1.3.3　侵入性治疗选择

1.3.3.1　经皮穿刺治疗

目前，没有足够的证据支持亚急性和慢性腰痛的注射疗法[10]。然而，纳入患者群体的异质性、研究纳入患者的数量不足，特异性和非特异性腰痛的致病因素常常缺乏区分，以及不一致的对照干预措施，这便使得鉴定经皮穿刺手术亚组是否获益变得非常困难[6]。

表 1.3　药物治疗 vs. 安慰剂治疗（急性腰痛）

	有效程度	证据强度
对乙酰氨基酚	无效	低（1RCT）
非甾体抗炎药	效果不明显	中（5RCTs）
肌松药	效果不明显	中（5RCTs）
全身糖皮质激素	无效	低（2RCTs）

Modified from[2]

表 1.4　非药物治疗 vs. 假治疗或常规治疗（急性和亚急性腰痛）

干预措施	有效程度	证据强度
热敷 vs. 安慰剂治疗	中度	中（4RCTs）
锻炼 vs. 常规护理	无效	低（6RCTs）
针灸 vs. 假针灸	效果不明显	低（2RCTs）
按摩 vs. 假按摩	1 周：中度 5 周：无效	低（2RCTs）
脊柱推拿 vs. 惰性治疗	无效	低（3RCTs）
脊柱推拿 vs. 假治疗	效果不明显	低（2RCTs）

Modified from[2]

表 1.5　非药物治疗 vs. 假治疗或常规治疗（慢性腰痛）

干预措施	有效程度	证据强度
锻炼 vs. 不锻炼	小	中（19RCTs）
锻炼 vs. 普通护理	小	中（18RCTs）
运动控制练习	中	低（2RCTs）
打太极 vs. 不打太极 / 等待治疗对照	中	低（2RCTs）
瑜伽 vs. 普通护理	中	低（1RCT）
瑜伽 vs. 宣教	无	低（5RCTs）
正念减压 vs. 普通护理	改善	中（3RCTs）
渐进式放松 vs. 等待治疗对照	中	低（3RCTs）
肌电图生物反馈 vs. 等待治疗对照 / 安慰剂治疗	中	低（3RCTs）
手术治疗 vs. 等待治疗对照	小	低（3RCTs）
认知行为疗法 vs. 等待治疗对照	中	低（3RCTs）
多学科康复 vs. 普通护理	小	中（9RCTs）
多学科康复 vs. 非多学科康复	中	低（3RCTs）
针灸 vs. 假针灸	中	低（9RCTs）
针灸 vs. 无针灸	中	低（4RCTs）
按摩 vs. 日常护理	无	低（1RCT）
脊柱推拿 vs. 假治疗	无	低（4RCTs）
脊柱推拿 vs. 惰性疗法	小	低（7RCTs）
超声 vs. 假超声	无	低（5RCTs）
超声 vs. 无超声	无	低（5RCTs）
经皮神经电刺激（TENS）vs. 假治疗	无	低（4RCTs）
激光治疗 vs. 假激光	小	低（3RCTs）
肌内效贴布（Kinesio taping）vs. 假贴布	无	低（2RCTs）

Modified from[2]

表 1.6　药物治疗 vs. 安慰剂治疗（慢性腰痛）

干预措施	有效程度	证据强度
非甾体抗炎药	小至中	中（6RCTs）
强阿片类药物	小	中（10RCTs）
曲马多	中	中（7RCTs）
四氢西泮（tetrazepam）	小	低（2RCTs）
阿片类药物：丁丙诺啡	小	中（7RCTs）
抗抑郁药	无	低（2RCTs）
SSRI（选择性 5- 羟色胺再摄取抑制剂）	无	中（3RCTs）
度洛西汀（duloxetine）	小	中（3RCTs）

Modified from[2]

1.3.3.2　手术治疗

由于大多数外科手术研究都是针对特异性腰痛患者的，因此没有手术治疗急性和慢性非特异性腰痛的数据。

临床注意事项

- 需要保证这些没有任何"危险信号"的急性或亚急性腰痛在大多数情况下能得到及时缓解，因此应该避免有潜在风险的和价格昂贵的检查及治疗
- 建议急性、亚急性或慢性腰痛的患者在可以忍受的范围内保持运动，而不是避免日常活动
- 无论是药物还是非药物治疗方案都只能轻度缓解疼痛，且与对照组相比未显示出明显的优势
- 在一对一的试验中，这几种推荐疗法的效果几乎没有区别。因此治疗建议应该主要根据患者的喜好来做选择，在此基础上还要将对患者的危害降至最低，例如不推荐长期使用阿片类药物

编者按

在本文中，"关节突关节浸润麻醉"的使用在严格意义上是不符合指南的，但由于类固醇提供了快速的止痛效果，所以可以被接受。

（马晓生　译　姜建元　审）

资深专家点评

腰痛是脊柱外科门急诊中最常见的疾患之一，绝大多数属于非特异性的，在治疗方式上具有诸多选择，其中急性腰痛的预后通常较好，慢性腰痛的预后则存在较大的不确定性。对于急性和亚急性腰痛，常规的治疗方式选择为卧床休息、口服非甾体抗炎药以及适当的腰背肌锻炼等。多个国家和地区的指南中也一致认为对于急性和亚急性腰痛应尽量避免不必要的检查和治疗。本章中的病例存在一定的特殊性，患者的急性腰痛是在慢性腰痛基础上负重后加重的，没有新发的症状，既往曾接受过小关节封闭治疗有效，因此治疗方式并非遵循常规，但对首选使用阿片类药物仍应持有谨慎的态度。本病例也给了我们一些提示，针对非特异性腰痛的治疗除了常规的措施之外，也可以是个性化的，根据患者自身情况、依从性和既往的治疗经历进行针对性的处理，可能在一定程度上更加有效。

（复旦大学附属华山医院　姜建元）

参考文献

1. Bundesärztekammer (BÄK), Kassenärztliche Bundesvereinigung (KBV), Arbeitsgemeinschaft der Wissenschaftlichen Medizinischen Fachgesellschaften (AWMF). Nationale VersorgungsLeitlinie Nicht-spezifischer Kreuzschmerz – Langfassung, 2. Auflage. Version 1. 2017.
2. Qaseem A, Wilt TJ, McLean RM, Forciea MA. Clinical Guidelines Committee of the American College of Physicians.Noninvasive Treatments for Acute, Subacute, and Chronic Low Back Pain: A Clinical Practice Guideline From the American College of Physicians. Ann Intern Med. 2017;166(7):514–30.
3. GBD 2015 Disease and Injury Incidence and Prevalence Collaborators. Global, regional, and national incidence, prevalence, and years lived with disability for 310 diseases and injuries, 1990–2015: a systematic analysis for the Global Burden of Disease Study 2015. Lancet. 2016;388(10053):1545–602. **(EBM=2C)**.
4. Deyo RA, Mirza SK, Martin BI. Back pain prevalence and visit rates: estimates from U.S. national surveys, 2002. Spine (Phila Pa 1976). 2006;31(23):2724–7. **(EBM 2B)**.
5. Robert Koch Institut (RKI). Gesundheit in Deutschland. Gesundheitsberichterstattung des Bundes. Gemeinsam getragen von RKI und-Destatis. Berlin: RKI; 2015. http://www.rki.de/DE/Content/Gesundheitsmonitoring/Gesundheitsberichterstattung/GesInDtld/gesundheit_in_deutschland_2015.pdf. **(EBM 2B)**.
6. Henschke N, Kuijpers T, Rubinstein SM, van Middelkoop M, Ostelo R, Verhagen A, Koes BW, van Tulder MW. Injection therapy and denervation procedures for chronic low- back pain: a systematic review. Eur Spine J. 2010;19(9):1425–49. **(EBM=2A)**.
7. Kamper SJ, Apeldoorn AT, Chiarotto A, Smeets RJ, Ostelo RW, Guzman J, van Tulder MW. Multidisciplinary biopsychosocial rehabilitation for chronic low back pain. Cochrane Database Syst Rev. 2014;9:CD000963. **(EBM=1A)**.
8. Linton SJ, Nordin E. A 5-year follow-up evaluation of the health and economic consequences of an early cognitive behavioral intervention for back pain: a randomized, controlled trial. Spine. 2006;31(8):853–8. **(EBM=1B)**.
9. Machado GC, Maher CG, Ferreira PH, et al. Efficacy and safety of paracetamol for spinal pain and osteoarthritis: systematic review and meta-analysis of randomised placebo controlled trials. BMJ. 2015;350:h1225. **(EBM=1A)**.
10. Staal JB, de Bie RA, de Vet HC, Hildebrandt J, Nelemans P. Injection therapy for subacute and chronic low back pain: an updated Cochrane review. Spine (Phila Pa 1976). 2009;34(1):49–59. **(EBM=1A)**.

第2章 脊柱疾病急诊手术干预的临床指征

Max Jägersberg，Enrico Tessitore

2.1 引言

退行性脊柱疾病急诊外科治疗仅限于手术治疗延误可能导致潜在灾难性和不可逆后果的病例，在实际临床工作中相对少见。在胸腰椎区域最典型的情况是马尾综合征（cauda equina syndrome，CES）和进行性神经根运动障碍（progressive radicular motor deficit，PRMD），两者主要都是由退行性腰椎病变引起。早期手术治疗可能会改善此类患者部分或整体康复效果以及长期预后。

CES 比较罕见，是由于大部分马尾神经根受到急性压迫，从而导致运动功能、鞍区感觉、括约肌（膀胱和 / 或肠）和性功能突然丧失[1]。PRMD 是一种类似的病理状态，患者表现为进行性的下肢运动障碍，与单根或双神经根受累有关。临床上典型的 PRMD 是由于 L_5 和 / 或 L_4 神经根压迫引起的足下垂。可根据医学研究委员会量表（表 2.1）[2]，通过肌力测试（Manual Muscle Testing，MMT）对 PRMD 运动缺陷的严重程度进行分级。

CES 和 PRMD 多是由急性椎间盘脱垂压迫神经根所致，尤其是在症状突然出现的情况下。然而，其他退行性疾病如滑膜囊肿、腰椎管狭窄症、腰椎滑脱和其他压迫性病理情况（如感染、肿瘤）也可导致神经功能缺损。MRI 既可证实脊髓神经结构的

压迫，也可明确其潜在病理基础，是首选的影像学检查方法。必要情况下，还可选择动力位 X 线以及 CT 检查。

本章的目的是通过两个病例来阐述 CES 和 PMRD 患者的手术治疗，概述其手术指征和手术时机，并讨论文献中的证据。

2.2 病例描述

2.2.1 病例1

一名 39 岁男性患者，因右侧坐骨神经痛（不伴神经功能障碍）在三级医院住院 10 天，给予镇痛药物（非甾体抗炎药）治疗后出院。5 天后因急性发作的双侧足部远端无力伴会阴感觉丧失、尿潴留和便秘入急诊。

神经系统检查显示 L_4 截瘫伴双侧 L_5-S_1 无力（肌力 1 级）、骶部（S_1-S_5）感觉减退，尿潴留。置管导尿后行 MRI 检查。MRI 示 L_3-L_4 椎间盘脱出，合并多节段先天及获得性腰椎管狭窄。脱出间盘压迫马尾神经，椎管矢状径明显减小（图 2.1）。

患者立即被送入手术室，急诊行手术减压。手术方式为：后正中入路 L_3-L_4 黄韧带切除、L_4 右侧椎板切除并向对侧潜行减压及显微镜下椎间盘切除术。手术顺利，术后转入复苏室。

随后患者在专门康复中心接受理疗、运动疗法、载体物理治疗和游泳等康复治疗及心理辅导。应用抗胆碱能药物、自我导尿和人工直肠清理治疗括约肌功能障碍。2 个月后患者出院并接受院外物理治疗。

术后 1 年 MRI 显示无椎间盘突出及先天和获得性腰椎管狭窄（图 2.2）。患者可扶拐行走 1 公里，每日 2 次行自我导尿和人工直肠清理。服用普瑞巴林治疗持续性神经源性会阴疼痛。

表 2.1 根据医学研究委员会肌肉力量量表进行的肌力测试[2]

0	无收缩
1	可见肌肉轻微收缩
2	可以活动，但不能抵抗重力
3	可以进行抵抗重力的活动
4	可以进行抵抗重力和阻力的活动
5	正常肌力

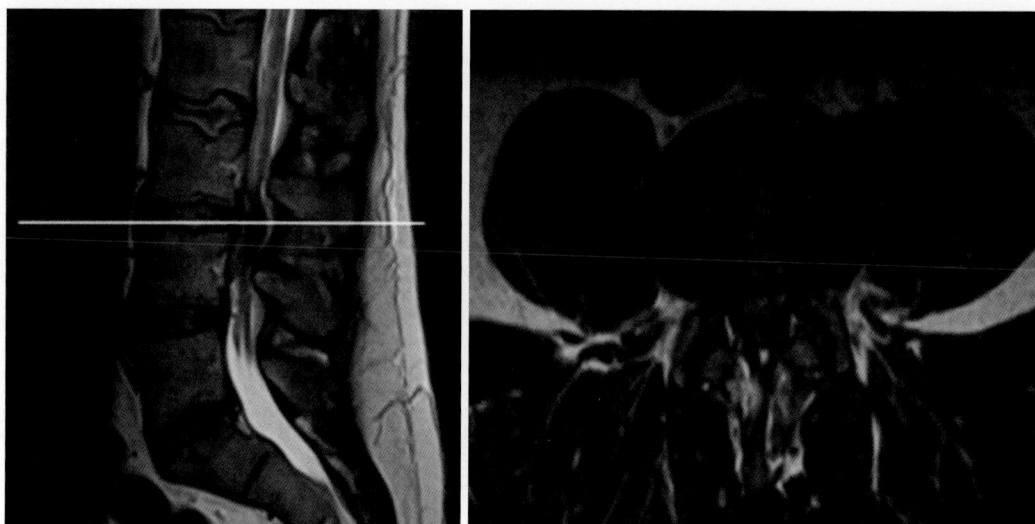

图 2.1 MRI 矢状位（左）和轴位（右）显示 L$_3$-L$_4$ 节段向中央椎管及向下移位的巨大椎间盘，马尾受压

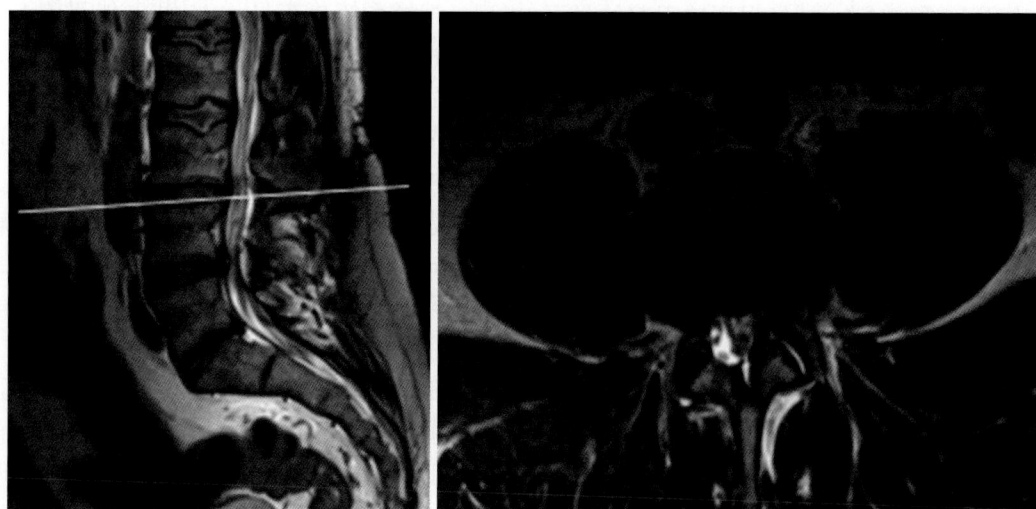

图 2.2 术后 1 年，MRI 矢状位（左）和轴位（右）显示无复发性椎间盘突出且神经根减压彻底

2.2.2　病例 2

一名 62 岁男性患者因左下肢放射痛及左踝背屈无力 3 个月就诊。无外伤或运动史，未诉膀胱或肠道异常。

临床检查显示，𧿹长伸肌和胫前肌力 3 级。患者表现为典型的足下垂步态。直腿试验阴性，无明显腰背部压痛。

临床表现与左侧 L_4 和 L_5 神经根受压相一致。图 2.3 显示 L_4/L_5 左侧关节突关节滑膜囊肿，Ⅰ 度退变性滑脱及连续性 L_5 侧隐窝狭窄（图 2.3）。

由于无明显腰椎失稳，因此 10 天后行显微镜下椎管减压术，包括左侧 L_5 半椎板切除，囊肿切除以及 L_4 和 L_5 神经根减压，术中无并发症。

术后下肢疼痛显著改善，但肌力未恢复。术后 MRI 未见神经根受压（图 2.4）。使用踝足矫形器但患者诉效果不佳。

术后 3 个月、1 年和 2 年随访结果（腿痛缓解、持续性足下垂、肌力 3 级）未见明显改善。肌电图和神经传导速度检查证实 L_5 神经根损伤可能是永久性的。

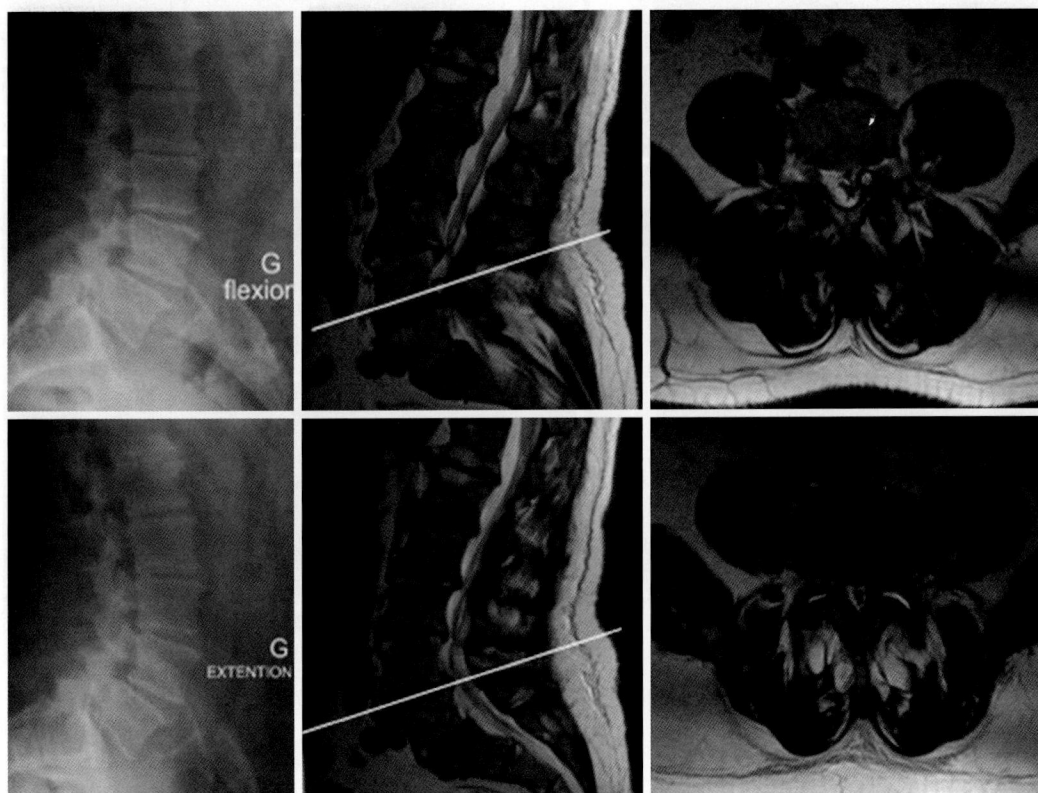

图 2.3　术前动力位 X 线检查显示 L_4/L_5 和 L_5/S_1 之间轻度滑脱，无动力性不稳。MRI 矢状位和轴位 T_2 加权相显示滑膜囊肿压迫左侧 L_4 神经根，腰椎滑脱并连续隐窝狭窄致左侧 L_5 神经根受压

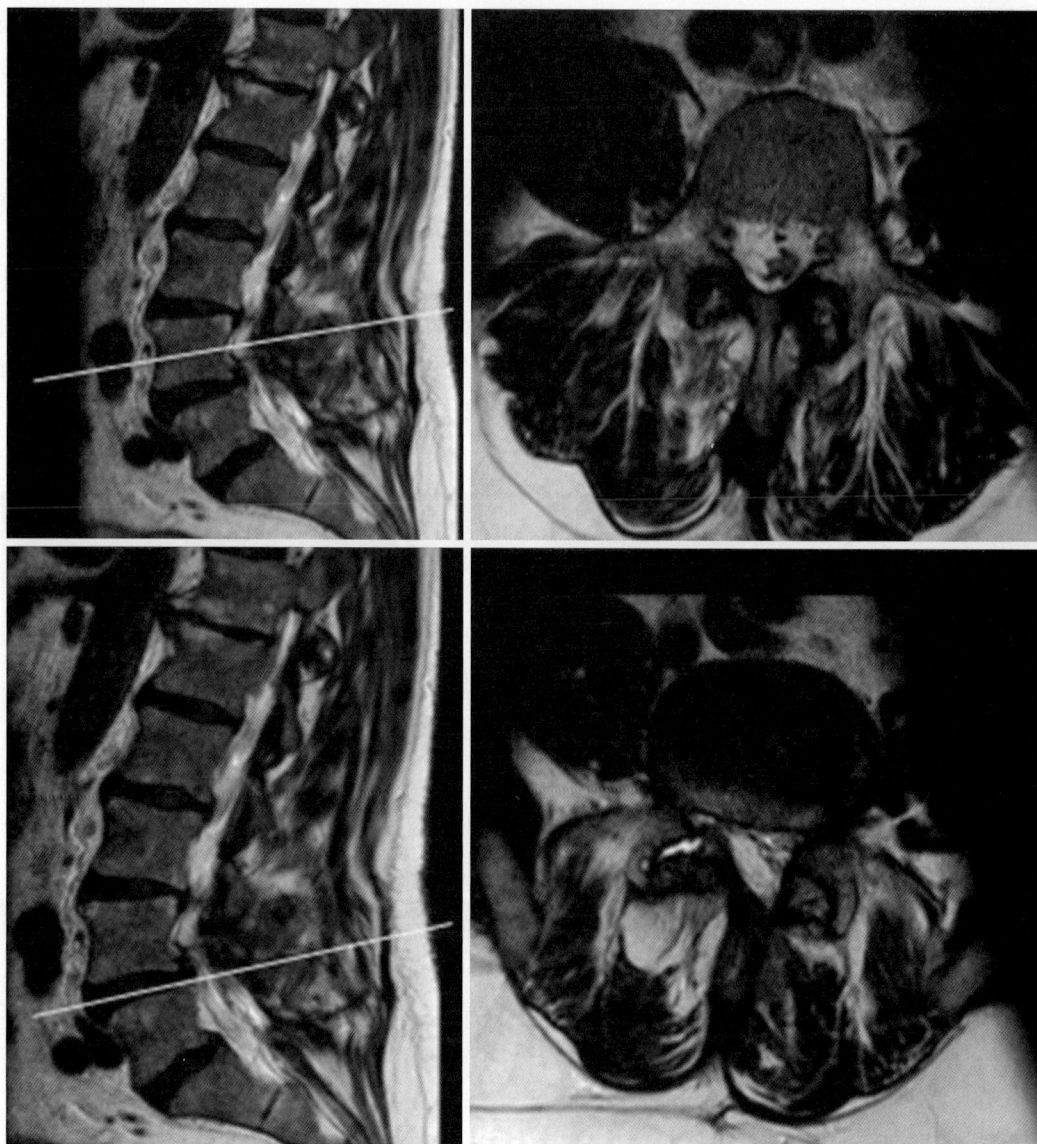

图 2.4　术后 MRI 矢状位和轴位 T_2 加权相显示滑膜囊肿切除和侧隐窝切开有效减压 L_4 及 L_5 神经根

2.3　病例讨论

2.3.1　病例 1

此病例展示了椎间盘脱垂所致马尾综合征的典型临床表现。

该病例在确诊 CES 前几天以重度坐骨神经疼痛为初始临床表现。出现 CES 后立即行减压手术。手术减压时机是预测马尾综合征预后的最佳指标。Ahn 等对 322 名患者行 meta 分析以研究减压时机和临床结果之间的相关性[3]。与发病后 48h 以上接受手术治疗的患者相比，48h 内治疗的患者在感觉、运动障碍以及排尿和直肠功能改善方面均有显著提高。

在这个具体病例中，尽管医师依据指南对患者采取了及时手术治疗，患者在 1 年随访中仍存在马尾综合征的一些后遗症。这说明即使治疗及时，此情况下患者仍可能遗留相关残疾。

与大量的运动及感觉后遗症流行病学研究不同，关于马尾综合征术后排尿、排便和性功能等方面的长期随访疗效还缺乏相关数据。一个荷兰小组的研究清楚显示，即使在马尾综合征术后数年，排尿、排便和性功能障碍发生率仍然非常高[4]。

2.3.2　病例 2

病例 2 介绍了脊椎退行性疾病所致严重运动障碍（足下垂）的急诊情况。处理这种情况首先需要排除导致足下垂的其他原因（腓神经麻痹、脑损伤、脊髓损伤、多发性硬化、多发性神经病等）。全面的

表 2.2　根据 Takenaka 等人的研究，术后运动恢复到 MMT ≥3 或 ≥4 级强度的概率估计值[8]

频率 （n=102）	预测因子		结局	
	术前胫前肌肌力	持续时间/天	术后胫前肌肌力≥3 级	术后胫前肌肌力≥4 级
31.4%（32）	2 或 3-	≤30	96.9%（31/32）	87.5%（28/32）
33.3%（34）	2 或 3-	>30	61.9%（21/34）	41.2%（14/34）
14.7%（15）	0 或 1	≤30	53.3%（8/15）	46.7%（7/15）
20.6%（21）	0 或 1	>30	14.3%（3/21）	9.5%（2/21）

临床和影像学检查可明确腰椎退行性疾病是否是其发病原因。

根据医学研究委员会量表（表 2.1）进行肌力测试评估运动障碍。值得注意的是，有几项研究将足下垂定义为 MMT 小于 3（即 2、1 或 0），如果术后 MMT 达到 3，则恢复情况为"良好"。但我们的病例显示即使 MMT 达到 3 级，足下垂症状并未改善，因此临床疗效不应该被认为是恢复良好。

文献中关于减压手术治疗 PRMD 优于保守治疗的有力证据很少，原因之一是很难对这种紧急情况进行随机对照研究。由于保守治疗可能会导致严重神经功能障碍，这是医师和患者均不能接受的，因此目前认为 MMT 3 级或 3 级以下进行性神经功能障碍是手术的绝对适应证[5]。足下垂严重影响患者日常生活，只要没有确切的相反证据出现，应常规行神经结构手术减压以减少持续压迫导致的继发性损伤。

Overdevest 等人发表了一篇 150 例坐骨神经痛合并 PRMD 患者的亚分析研究[6]，数据取自 Peul 等的坐骨神经痛前瞻性随机对照试验的一个亚组。该研究旨在对比手术与长期保守治疗对神经根性疼痛的疗效，是独立于 PRMD 的[7]。Peul 等发现手术后运动障碍的恢复速度明显加快，但 1 年随访手术组和保守组的运动功能恢复情况无差异。Peul 等人的原始研究由于前述原因已经排除了 MMT 小于 3 级的患者，因此 Overdevest 等人只纳入了 MMT 3 级或 4 级的患者，其中 MMT 4 级的患者恢复得更好。由于最初研究设计的原因，所选病例从发病到手术的时间间隔过长（平均达 11 周），该研究没有证实手术时机是促进运动恢复的因素，或许尽快手术可能会进一步改善手术效果。两项回顾性研究证实术前 MMT 和手术时机是影响神经功能恢复的重要因素[8,9]。老年患者的年龄和病因（软性椎间盘突出除外）也被认为是阴性预测因素[8]。基于 102 例腰椎退行性疾病所致足下垂患者的回顾性研究，Takenaka 等人制定了一个决策支持工具，可根据患者术前 MMT 及手术时机预测术后神经功能恢复的潜在可能性（表 2.2）[8]。

下肢神经根性疼痛消失是评估手术疗效的最佳方法，因此当患者没有神经根性疼痛时，决定手术与否就会变得非常困难。尽管如此，在一项针对 20 例无下肢神经痛足下垂患者的回顾性研究中，65% 的患者术后仍有显著改善[10]。

现有数据证实了手术对神经功能恢复的积极影响以及手术时机的重要性。症状出现后越早就诊，患者从早期或急症手术中的获益就越高。因此 MTT 3 级持续 6h 比 MTT 2 级持续 3 个月的患者更紧急。在作者所工作的医院，发生急性 MTT 3 级及以下进行神经功能障碍者会在当天行手术治疗。

2.4　结论与精华

迄今为止，早期手术减压治疗脊柱疾病所致 CES 或 PRMD 所致足下垂仍是标准治疗方法，除非有手术禁忌，否则应在 48h 内行急症建议手术。即使是部分功能恢复也会对此类患者的日常生活产生积极影响。同时也应该重视持续性功能和排尿功能障碍的密切随访，并提供神经功能康复方面的咨询。

临床注意事项

- 突发肢体无力、膀胱或肠功能障碍需要立即进行临床和影像学检查
- 对神经根受压机制的深刻理解和详细查体可提示受累的责任神经根
- PRMD 和 CES 会导致严重残疾，尽早进行减压手术，可以最大限度地增加患者康复的机会

编者按

CES 属于非常紧急的情况，应尽快手术。运动功能障碍 4 级者可行保守治疗，但更严重的运动功能障碍建议 24h 内行急症手术。

（刘新宇　译　郑燕平　审）

资深专家点评

　　退行性脊柱疾病的急诊外科手术相对比较少见，但一旦发生，即使实施急症手术解除马尾及神经根压迫，部分患者仍得不到满意恢复。在胸腰椎区域需要急症手术的主要包括 CES 和 PRMD。本章节结合两个典型病例对上述两种情况的急症手术适应证进行了详细描述。

　　正如本书章节中所述，多数此类疾患是由于急性椎间盘脱出引起的，也可以是同时合并腰椎管狭窄、腰椎滑脱或滑膜囊肿等其他病理情况共同作用所导致的。在临床上遇到上述情况，医师对疾病及时诊断、评估及治疗选择至关重要，将直接影响患者的近期及远期疗效。我们应充分重视此类疾病，根据详细的病史采集、全面的术前查体、受累节段及范围的影像学检查（首选MRI），及时并准确地定位病变节段及受累神经根，以尽快做出合理的治疗方案选择。患者急症出现马尾综合征或肌力 3 级或 3 级以下进行性神经根运动障碍是急症手术的绝对指征，也是保证患者良好预后的关键因素。此外我们还应该重视性功能和排尿功能障碍，以最大限度地提高患者的生活质量。

（山东大学齐鲁医院　郑燕平）

参考文献

1. Fraser S, Roberts L, Murphy E. Cauda equina syndrome: a literature review of its definition and clinical presentation. Arch Phys Med Rehabil. 2009;90(11):1964–8.
2. Council MR. Aids to the examination of the peripheral nervous system Memorandum No. 45 (superseding War Memorandum No. 7). Her Majesty's stationary office. 1976.
3. Ahn UM, Ahn NU, Buchowski JM, Garrett ES, Sieber AN, Kostuik JP. Cauda equina syndrome secondary to lumbar disc herniation: a meta-analysis of surgical outcomes. Spine (Phila Pa 1976). 2000;25(12):1515–22.
4. Korse NS, Veldman AB, Peul WC, Vleggeert-Lankamp CLA. The long term outcome of micturition, defecation and sexual function after spinal surgery for cauda equina syndrome. PLoS One. 2017;12(4):e0175987.
5. Arts MP, Peul WC, Koes BW, Thomeer RT, Leiden-The Hague Spine Intervention Prognostic Study (SIPS) Group. Management of sciatica due to lumbar disc herniation in the Netherlands: a survey among spine surgeons. J Neurosurg Spine. 2008;9(1):32–9.
6. Overdevest GM, Vleggeert-Lankamp CL, Jacobs WC, Brand R, Koes BW, Peul WC, Leiden-The Hague Spine Intervention Prognostic Study Group. Recovery of motor deficit accompanying sciatica--subgroup analysis of a randomized controlled trial. Spine J. 2014;14(9):1817–24.
7. Peul WC, van Houwelingen HC, van den Hout WB, Brand R, Eekhof JA, Tans JT, et al. Surgery versus prolonged conservative treatment for sciatica. N Engl J Med. 2007;356(22):2245–56.
8. Takenaka S, Aono H. Prediction of postoperative clinical recovery of drop foot attributable to lumbar degenerative diseases, via a Bayesian network. Clin Orthop Relat Res. 2017;475(3):872–80.
9. Macki M, Syeda S, Kerezoudis P, Gokaslan ZL, Bydon A, Bydon M. Preoperative motor strength and time to surgery are the most important predictors of improvement in foot drop due to degenerative lumbar disease. J Neurol Sci. 2016;361:133–6.
10. Aono H, Nagamoto Y, Tobimatsu H, Takenaka S, Iwasaki M. Surgical outcomes for painless drop foot due to degenerative lumbar disorders. J Spinal Disord Tech. 2014;27(7):E258–61.

第二篇

基础课程模块 2：颈胸腰退变性
疾病的手术治疗

第3章 下颈椎前路融合手术技术

Florian Ringel, Sven R. Kantelhardt

3.1 引言

由颈椎间盘突出或椎间孔狭窄引起的颈神经根病是常见的临床问题。然而经过保守治疗后,颈椎间盘突出所导致的症状很可能被治愈。持续的根性疼痛或神经功能缺损被认定为手术指征,但是目前没有最佳手术时机的高级别证据。

Smith/Robinson[26]和Cloward[7]于20世纪50年代首先提出的颈椎前路椎间盘切除融合术(anterior cervical discectomy followed byfusion, ACDF)被认为是治疗下颈椎神经根病变的金标准。在最初描述的技术上稍加修改,则是目前最常用的治疗神经根型颈椎病、脊髓型颈椎病和颈椎非退变性病变的脊柱外科手术之一。在当时Smith/Robinson和Cloward描述了椎间盘切除后取自体髂骨进行节段融合,目前大多数外科医师所使用的聚醚醚酮(PEEK)树脂或金属钛材料的椎间融合器具有相似的高融合率[3, 11, 18, 24, 25],并且避免了髂骨取骨处的并发症[18, 29]。关于内固定的必要性,仍然存在着一场正在进行和尚未解决的争论,且存在许多国际分歧[33]。

然而,在某些适应证下可使用颈后路椎间孔成形术[10, 23]及全椎间盘置换术[8]来替代ACDF在治疗颈神经根疾病及椎间孔狭窄时的作用。

本章将概述颈前路椎间盘切除术的适应证、临床和影像学结果以及潜在的并发症和继发问题。在本章的最后,读者应该了解ACDF在治疗如颈椎间盘突出和椎间孔狭窄等退行性疾病中的优势和局限性。

3.2 病例描述

一名46岁女性患者,右臂间断性疼痛。她的右臂疼痛急性加重(VAS 8/10),颈部疼痛及右臂感觉障碍。在查体时没有运动障碍(图3.1和图3.2)。

在第二个保守疗程中,最初患者症状有所改善,但随后复发,在进一步保守治疗失败后,出现了手术的相对适应证。患者进行了颈前路椎间盘切除及椎间融合器的植入,未行内固定(图3.3)。

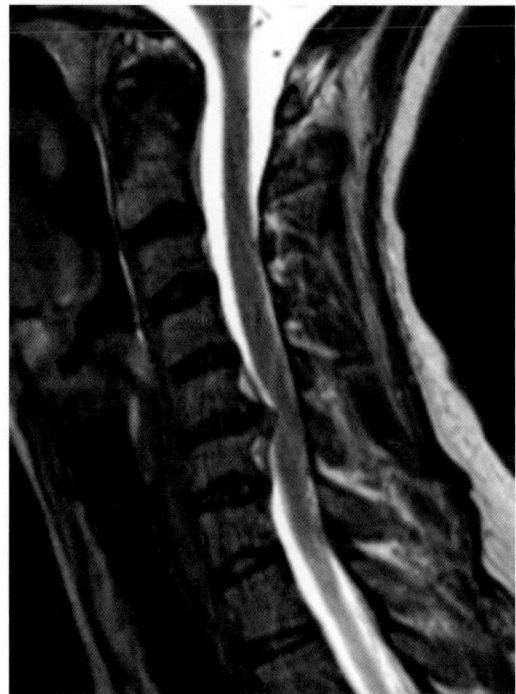

图3.1 颈椎矢状位 MRI 图像显示 C_5/C_6 水平的巨大软性椎间盘突出

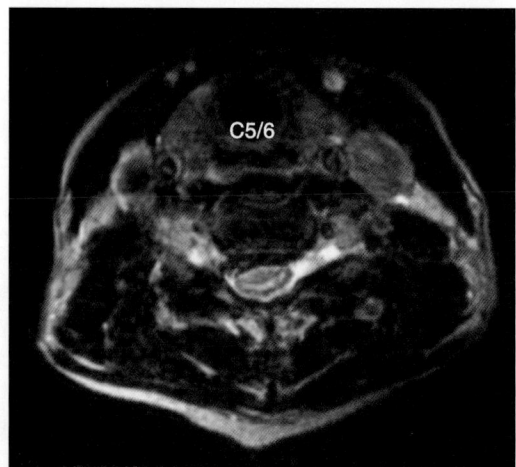

图3.2 颈椎横断面 MRI 图像显示宽基底的椎间盘突出,一直延伸到右侧椎间孔区域

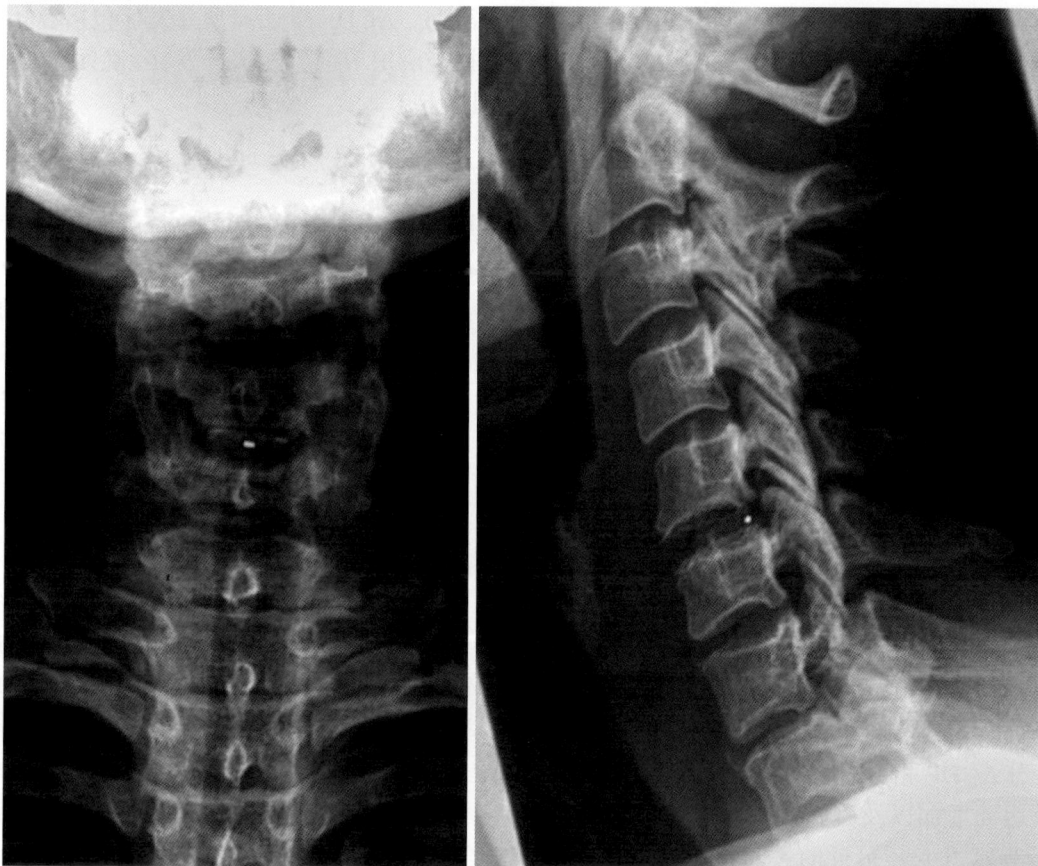

图 3.3　颈椎正侧位 X 线。术后摄片显示融合器位置良好，颈椎曲度正常

3.3　病例讨论

3.3.1　手术指征

上述患者存在伴有感觉功能障碍的根性臂痛，但无运动功能障碍。她在接受镇痛药物及物理疗法的保守治疗期间，有将近 1 年的复发性疼痛病史。

虽然手术指征还未被大量的前瞻性实验所证实[16,17]，但是对保守治疗难以治愈的症状以及运动功能障碍被认为是手术的适应证。到目前为止，几乎没有 II 级和 III 级证据证明手术与持续的物理及镇痛治疗相比的优势[1,5,6,19,21,22,28]。

CASINO 实验目前正在招募患有颈神经根疾病的患者，该实验将持续的保守治疗组和手术治疗组进行随机对照[32]。

3.3.2　手术技术的选择

ACDF、后路椎间孔成形术或前路全椎间盘置换术可用于治疗颈椎间盘突出症或椎间孔狭窄。

但是，治疗颈椎间盘突出症或颈椎椎间孔狭窄的金标准是 ACDF。手术技术包括标准的颈椎前入路，从前方完整地切除椎间盘，向后方切除后纵韧带，向侧方切除钩突。在椎间盘切除后可切除钩突，这样就可以对骨性椎管进行减压。最后，后纵韧带被显露并被切除，清除椎管内的所有椎间盘组织，可显露出口神经根。减压后的融合最初是通过植入髂骨，但现在更常见的是植入钛或 PEEK 的椎间融合器。视情况行前路内固定来增加手术节段的稳定性。然而，其中一些手术步骤的必要性受到质疑，如融合的材料和内固定的植入，这些将在之后进行讨论。

与颈后路椎间孔成形术和全椎间盘置换术相比，ACDF 几乎可以用于任何颈椎前路退行性疾病，不受节段的活动度或运动节段退变程度的影响。

ACDF 在治疗颈椎间盘突出症和椎间孔狭窄方面的临床效果突出，在降低 VAS 评分方面也效果显著，神经根症状的 VAS 评分平均下降 2.5～5.4 分，颈部疼痛的 VAS 评分平均下降 2.0～6.0 分[1,5,22,28]。

经过 meta 分析[9]，1 节段、2 节段和 3 节段的 ACDF 融合率分别为 80%，85% 和 65%。在 1 至 3 节段的 ACDF 中，增加前路内固定后的融合率分别增加至 92%，95%，83%。然而，临床效果不一定取决于融合率。虽然取髂嵴植骨是 ACDF 的初始标准[7,25,26]，但许多年来椎间融合器如 PEEK 或金属钛的椎间融合器被视为标准[3,11,24,25]，因为其可以避免髂嵴取骨处的并发症。另外，颈椎前路椎间盘切除术不进行植骨融合在一些机构也很流行[13,27]。到目前为止，取髂骨植骨的融合率最高，但是也出现了不同的融合比率，研究显示没有任何临床结果的差异[13]。因此，将使用前路内固定视为 ACDF 的标准似乎是缺少合理性的，特别是 ACDF 术后，大多数早期的二次手术是由于内固定 / 内置物问题导致的[12,14,31]。只有在节段非常不稳定需要即刻固定时，前路内固定才是必要的。

典型的入路相关并发症包括间断性吞咽困难 2%～83%；食管损伤 0.02%～1.52%[12,20]；伴或不伴声音嘶哑的喉返神经麻痹的概率分别为 2.3%～8.3%，15.9%～24.2%，其导致持续性声带麻痹的概率 0.16%～2.5%[4,14,30]。在其他研究中，通过手术技术的改变，这一概率降低显著，从最初的 6.5% 降至 1.3%，比如左侧入路、给气管插管气囊适当泄气[15,30]。

唯一与 ACDF 相关的远期并发症是由于融合、邻近节段运动增加以及由此产生的生物力学而导致的相邻节段退变。最近的一项 meta 分析研究了 ACDF 术后 106.5（24～296）个月的影像学邻近节段退变和邻近节段疾病的发生率分别为 47.33%（16～96）和 11.99%（1.8～36）[2]。然而临床后遗症并不常见。对于某些椎间盘突出或椎间孔狭窄的病例，可采用其他技术来保持节段的运动，我们在随后的章节描述。

3.3.3　文献指南

如上述讨论，手术指征的证据不足。然而，手术的指征符合外科治疗颈椎间盘突出及椎间孔狭窄的一般公认标准。尽管可选择其他手术技术，但 ACDF 仍然是治疗椎间盘突出或椎间孔狭窄的金标准。目前的标准是使用椎间融合器来获得融合。增加前路内固定的必要性仍存在争议。尽管使用椎间融合器融合与髂骨植骨融合之间、使用或不使用内固定之间存在融合率的差异，但是临床结果并无差异。

3.4　结论与精华

颈前路椎间盘切除术是治疗由椎间盘突出或椎间孔狭窄导致的颈神经根病的金标准。对于手臂和颈部疼痛的临床效果非常出色。ACDF 适用于大多数前方节段退变的疾病，包括所有级别的退变和节

段活动。ACDF 早期典型并发症包括吞咽困难、喉返神经麻痹等前路相关并发症，晚期并发症为邻近节段退变。

临床注意事项

- ACDF 是治疗颈椎间盘突出症或椎间孔狭窄的金标准
- 使用钛或 PEEK 材料的椎间融合器是目前融合的标准
- 前路内固定在某些情况下并不是必要的
- 临床结果并不与影像学的融合或者椎体序列恢复情况相关

编者按

以我们的观点，继续讨论在每个病例中使用内固定是否一定是没有价值的。这应该由每个医师自行决定。在以下情况中推荐使用内固定，如 2 节段的融合，在过伸过屈位片上存在节段不稳，以及存在诸如吸烟、骨质疏松等风险因素。此外，没有必要用任何材料来填充椎间融合器。

（王洪立 译　吕飞舟 审）

资深专家点评

对于这样一个单节段的软性颈椎间盘突出所致的根性压迫，采取经典的 ACDF 是无可挑剔的。我们认为一个完美的 ACDF 包括以下几个重要细节：①彻底的神经减压；②坚强内固定后的确切融合；③重建颈椎生理曲度。其中，本文提出由于大多数早期的二次手术是由于内固定问题导致的，因此除非存在极度不稳，前路内固定并不是必要的；本病例也据此并没有采取任何内固定。我们对此并不认同，原因有二：①内固定所致的早期手术并发症多数由于术者的手术技术和内固定选择错误有关；②早期临床结果或许与影像学是否融合不存在相关性。但从长期来看，一个未融合的不稳定的节段所带来的临床问题或许更值得我们去观察和思考。因此，我们坚持早期坚强的内固定以及自体骨材料的填充，来尽可能地提高手术节段的融合率。此外，采用前路钢板也能更好地重塑颈椎生理前凸。

（复旦大学附属华山医院　吕飞舟）

参考文献

1. Buttermann GR. Anterior cervical discectomy and fusion outcomes over 10 years: a prospective study. Spine. 2018;43(3):207–14.
2. Carrier CS, Bono CM, Lebl DR. Evidence-based analysis of adjacent segment degeneration and disease after ACDF: a systematic review. Spine J. 2013;13(10):1370–8.
3. Cauthen JC, Kinard RE, Vogler JB, Jackson DE, DePaz OB, Hunter OL, Wasserburger LB, Williams VM. Outcome analysis of noninstrumented anterior cervical discectomy and interbody fusion in 348 patients. Spine. 1998;23(2):188–92.
4. Chen CC, Huang YC, Lee ST, Chen JF, Wu CT, Tu PH. Long-term result of vocal cord paralysis after anterior cervical disectomy. Eur Spine J. 2014;23(3):622–6.
5. Chotai S. Impact of old age on patient-report outcomes and cost utility for anterior cervical discectomy and fusion surgery for degenerative spine disease. Eur Spine J. 2017;26(4):1236–45.
6. Cien A, Lai DM, Wang SF, Hsu WL, Cheng CH, Wang JL. Comparison of cervical kinematics, pain, and functional disability between single- and two-level anterior cervical discectomy and fusion. Spine. 2016;41(15):E915–22.
7. Cloward RB. The anterior approach for removal of ruptured cervical disks. J Neurosurg. 1958;15(6):602–17.
8. Dong L, Xu Z, Chen X, Wang D, Li D, Liu T, Hao D. The change of adjacent segment after cervical disc arthroplasty compared with anterior cervical discectomy and fusion: a meta-analysis of randomized controlled trials. Spine J. 2017;17(10):1549–58.
9. Fraser JF, Härtl R. Anterior approaches to fusion of the cervical spine: a metaanalysis of fusion rates. J Neurosurg Spine. 2007;6(4):298–303.
10. Fehlings MG, Barry S, Kopjar B, Yoon ST, Arnold P, Massicotte EM, Vaccaro A, Brodke DS, Shaffrey C, Smith JS, Woodard E, Banco RJ, Chapman J, Janssen M, Bono C, Sasso R, Dekutoski M, Gokaslan ZL. Anterior versus posterior surgical approaches to treat cervical spondylotic myelopathy: outcomes of the prospective multicenter AOSpine North America CSM study in 264 patients. Spine. 2013;38(26):2247–52.
11. Hacker RJ, Cauthen JC, Gilbert TJ, Griffith SL. A prospective randomized multicenter clinical evaluation of an anterior cervical fusion cage. Spine. 2000;25:2646–54.
12. Halani SH, Baum GR, Riley JP, Pradilla G, Refai D, Rodts GE Jr, Ahmad FU. Esophageal perforation after anterior cervical spine surgery: a systematic review of the literature. J Neurosurg Spine. 2016;25(3):285–91.
13. Jacobs W, Willems PC, van Limbeek J, Bartels R, Pavlov P, Anderson PG, Oner C. Single or double-level anterior interbody fusion techniques for cervical degenerative disc disease. Cochrane Database Syst Rev. 2011;19(1):CD004958.
14. Jung A, Schramm J, Lehnerdt K, Herberhold C. Recurrent laryngeal nerve palsy during anterior cervical spine surgery: a prospective study. J Neurosurg Spine. 2005;2(2):123–7.
15. Jung A, Schramm J. How to reduce recurrent laryngeal nerve palsy in anterior cervical spine surgery: a prospective observational study. Neurosurgery. 2010;67(1):10–5.
16. Kadaňka Z, Mares M, Bednaník J, Smrcka V, Krbec K, Stejskal L, Chaloupka R, Surelová D, Novotný O, Urbánek I, Dusek L. Approaches to spondylotic cervical myelopathy: conservative versus surgical results in a 3-year follow-up study. Spine. 2002;27(20):2205–10.
17. Kadaňka Z, Bednařík J, Novotný O, Urbánek I, Dušek L. Cervical spondylotic myelopathy: conservative versus surgical treatment after 10 years. Eur Spine J. 2011;20(9):1533–8.
18. Lied B, Roenning PA, Sundseth J, Helseth E. Anterior cervical discectomy with fusion in patients with cervical disc degeneration: a prospective outcome study of 258 patients (181 fused with autologous bone graft and 77 fused with a PEEK cage). BMC Surg. 2010;10:10.
19. Matz PG, Holly LT, Groff MW, Vresilovic EJ, Anderso PA, Heary RF, Kaiser MG, Mummaneni PV, Ryken TC, Choudhri TF, Resnick DK, Joint Section on Disorders of the Spine and Peripheral Nerves of the American Association of Neurological Surgeons and Congress of Neurological Surgeons. Indications for anterior cervical decompression for the treatment of cervical degenerative radiculopathy. J Neurosurg Spine. 2009;11(2):174–82.
20. Min Y, Kim WS, Kang SS, Choi JM, Yeom JS, Paik NJ. Incidence of dysphagia and serial videofluoroscopic swallow study findings after anterior cervical discectomy and fusion: a prospective study. Clin Spine Surg. 2016;29(4):E177–81.
21. Nikolaidis I, Fouyas IP, Sandercock PA, Statham PF. Surgery for cervical radiculopathy or myelopathy. Cochrane Database Syst Rev. 2010;1(1):CD001466.
22. Persson LC, Moritz U, Brandt L, Carlsson CA. Cervical radiculopathy: pain, muscle weakness and sensory loss in patients with cervical radiculopathy treated with surgery, physiotherapy or cervical collar. A prospective, controlled study. Eur Spine J. 1997;6(4):256–66.
23. Rosomoff HL, Rossmann F. Treatment of cervical spondylosis by anterior cervical diskectomy and fusion. Arch Neurol. 1966;14(4):392–8.
24. Seaman S, Kerezoudis P, Bydon M, Torner JC, Hitchon PW. Titanium vs. polyetheretherketone (PEEK) interbody fusion: meta-analysis and review of the literature. J Clin Neurosci. 2017;44:23–9.
25. Siddiqui AA, Jackowski A. Cage versus tricortical graft for cervical interbody fusion. A prospective randomised study. J Bone Joint Surg Br. 2003;85(7):1019–25.
26. Smith GW, Robinson RA. The treatment of certain cervical-spine disorders by anterior removal of the intervertebral disc and interbody fusion. J Bone Joint Surg Am. 1958;40-A(3):607–24.
27. Sonntag VK, Klara P. Controversy in spine care. Is fusion necessary after anterior cervical discectomy? Spine. 1996;21(9):1111–3.
28. Suk KS, Lee SH, Park SY, Kim HS, Moon SH, Lee HM. Clinical outcome and changes of foraminal dimension in patients with foraminal stenosis after ACDF. J Spinal Disord Tech. 2015;28(8):E449–53.
29. Summers BN, Eisenstein SM. Donor site pain from the ilium. A complication of lumbar spine fusion. J Bone Joint Surg Br. 1989;71:677–80.
30. Tan TP, Govindarajulu AP, Massicotte EM, Venkatraghavan L. Vocal cord palsy after anterior cervical spine surgery: a qualitative systematic review. Spine J. 2014;14(7):1332–42.

31. Vaccaro AR, Falatyn SP, Scuderi GJ, Eismont FJ, McGuire RA, Singh K, Garfin SR. Early failure of long segment anterior cervical plate fixation. J Spinal Disord. 1998;11(5):410–5.

32. van Geest S, Kuijper B, Oterdoom M, van den Hout W, Brand R, Stijnen T, Assendelft P, Koes B, Jacobs W, Peul W, Vleggeert-Lankamp C. CASINO: surgical or nonsurgical treatment for cervical radiculopathy, a randomised controlled trial. BMC Musculoskelet Disord. 2014;15:129.

33. Wright IP, Eisenstein SM. Anterior cervical discectomy and fusion without instrumentation. Spine. 2007;32(7):772–4.

第 4 章 颈椎前路运动保留技术

Florian Ringel, Eleftherios Archavlis

4.1 引言

源于颈椎间盘退变所导致的颈神经根病发病率为 0.83/ 千人～1.79/ 千人。绝大部分的神经根型颈椎病经过保守治疗可以获得良好的治疗效果，只有保守治疗无效或发生严重神经功能障碍的患者才需要接受手术治疗。但是，长期以来，很多种手术方式都用来治疗退变性颈椎间盘疾病，比如颈前路单纯椎间盘切除不融合、颈前路椎间盘切除、植骨融合术以及颈后路椎间孔开大术等。20 世纪 60 年代开始开展的 ACDF 目前被认为是治疗神经根型颈椎病的金标准。虽然 ACDF 手术对解除颈椎根性症状和颈痛有非常肯定的疗效，但是由于融合了手术节段，从而导致节段活动度丢失，可能继发一系列相关问题。融合节段活动度丢失的结果必然造成相邻节段通过在颈椎屈伸、侧屈和旋转活动度的增加来代偿[22]，这样可能会造成相邻节段退变加速。因此，有研究表明最高可达 25% 行颈椎融合术的患者在术后 10 年内会发生有临床症状的相邻节段退变，并进一步可能需要再次接受翻修手术[16]。在这样的背景下，为了克服颈椎融合术的这一弊端，运动保留理念开始形成。到 20 世纪 90 年代，颈椎人工椎间盘假体的出现使得保留手术节段活动成为可能。从那时起，多种人工椎间盘假体逐步应用于临床，并且与传统 ACDF 手术进行了一系列前瞻随机对照研究。

本章旨在对人工椎间盘置换术的手术适应证与禁忌证，手术技巧及其疗效进行阐述和探讨。

4.2 病例描述

一名 31 岁女性患者，主诉左侧颈肩部疼痛伴左上肢自上臂外侧至肘部的放射痛，进行性加重。近 2 周，该患者自觉左上臂活动受限，1 周后，发展为左上臂无法水平外展。MRI 显示 C_4/C_5 和 C_5/C_6 偏左侧软性椎间盘突出，压迫神经根；C_6/C_7 轻度椎间盘突出（图 4.1）。颈椎无其他明显退变表现，中立位

及过伸过屈位颈椎 X 线显示颈椎生理曲度存在，节段活动度正常（图 4.2）。

患者门诊行颈椎 MRI 检查后入院，神经系统查体发现左侧三角肌肌力 3/5 级，肱二头肌肌力 4/5 级。由于该患者在接受保守治疗的过程中症状进行性加重，并且出现了明显的肌力下降，因此手术指征明确。入院后第一天患者接受手术治疗。全身麻醉后患者仰卧位，切皮前 C 型臂透视确认患者颈椎曲度处于中立位，避免过屈或过伸。标准颈前入路，切除 C_4/C_5 和 C_5/C_6 椎间盘及后纵韧带，彻底减压椎管和神经根。减压完成后，在两手术节段植入人工椎间盘假体，术毕。

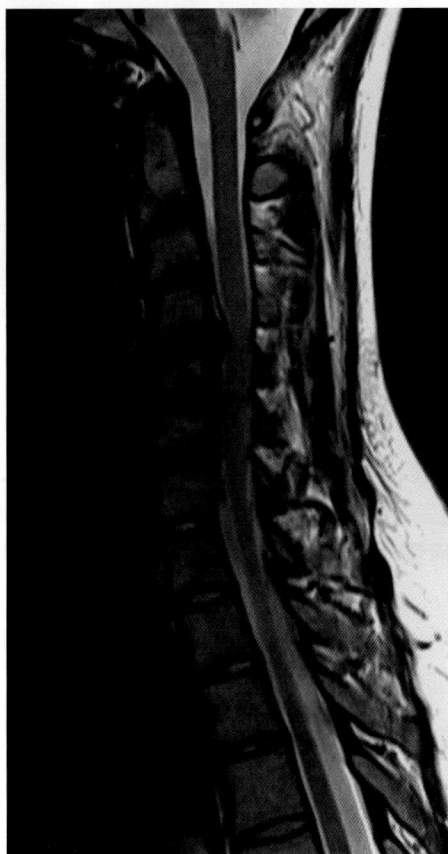

图 4.1 患者门诊 MRI 显示 C_4/C_5、C_5/C_6 明显椎间盘突出，C_6/C_7 轻度椎间盘突出

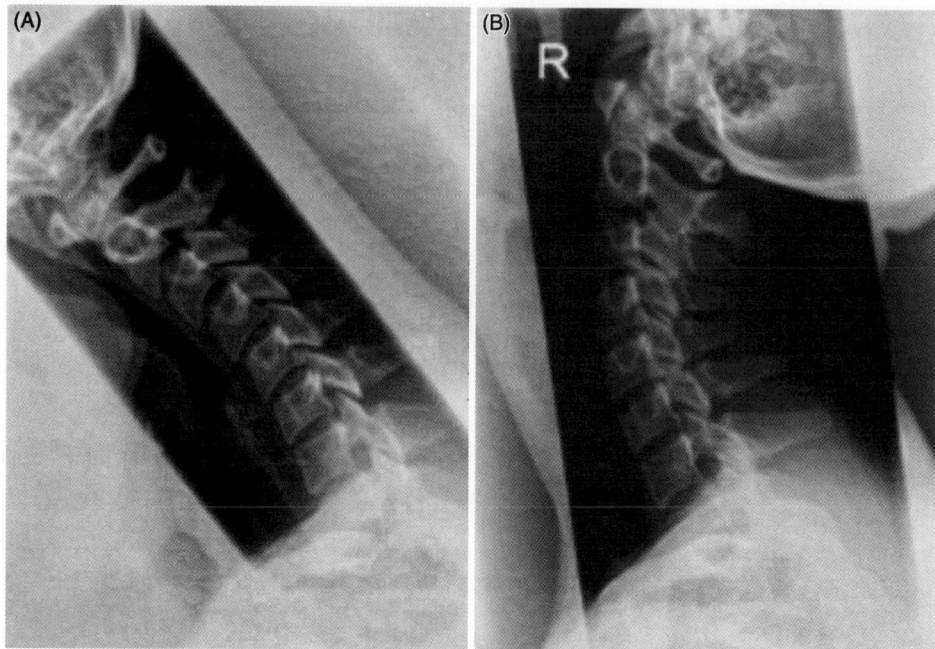

图 4.2 术前颈椎过屈过伸位 X 线。过屈位（A）和过伸位（B）X 线显示 C_4/C_5、C_5/C_6 节段活动正常

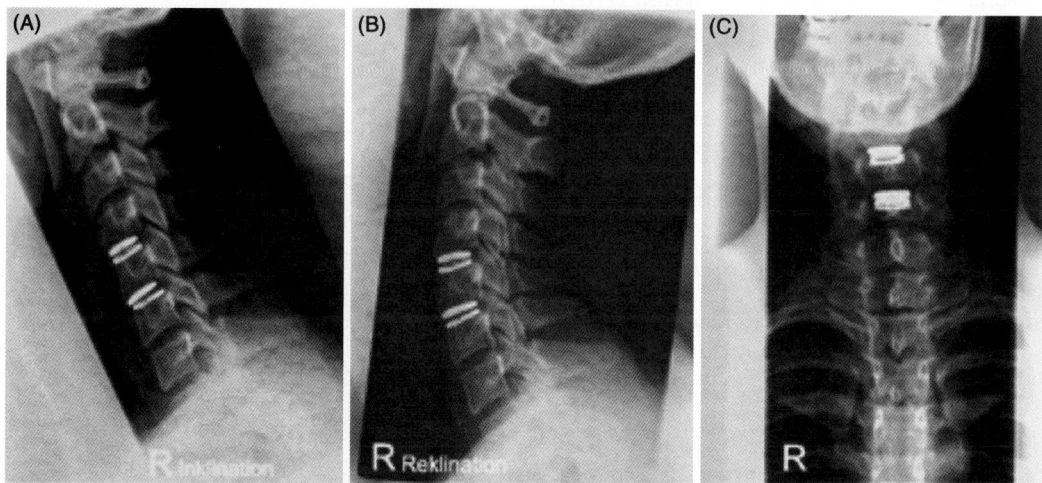

图 4.3 术后颈椎过屈位（A）、过伸位（B）及正位（C）X 线。术后 X 线显示 C_4/C_5、C_5/C_6 节段人工椎间盘假体位置满意，活动正常

术后患者颈肩痛、左上肢放射痛完全消失，左三角肌、肱二头肌肌力恢复正常，无新发神经功能障碍。

术后第 2 天，颈椎 X 线示人工椎间盘假体位置满意，无节段异常活动（图 4.3）。

术后第 3 天患者顺利出院，症状完全恢复，无任何颈部疼痛。

4.3 病例讨论

该患者主要表现为颈椎根性疼痛并伴有肌力下降，保守治疗无效，影像学显示致压因素主要涉及两个节段的软性间盘突出。患者情况具有典型的手术指征，但是目前双节段颈椎间盘退变性疾病的手术治疗前瞻随机对照研究正在进行，尚未得出明确的结论[26]。

手术治疗由于颈椎间盘退变、软性椎间盘突出或骨赘形成所导致的神经根病和脊髓病的金标准是颈椎前路椎间盘切除融合术，可同时使用或不使用钛板固定（见第 3 章）。ACDF 手术可以获得非常满意而确切的疗效，90% 以上患者的颈痛及上肢放射痛术后能够缓解。但是术后长期随访结果显示会发生相当比例的相邻节段退变，尤其是手术节段头端的相邻节段[16]。Hillibrand 等 1997 年的研究结果显示 ACDF 术后因相邻节段退变需要行翻修手术的年发生率为 2.9%，并以此预测术后 10 年相邻节段退变翻修率可高达 25%[8]。一项针对影像学相邻节段退变的系统回顾显示，术后随访 106 个月，平均发生率为 47.33%（16%～96%），其中 12% 的患者进展成有临床症状的相邻节段退变[4]。目前，关于相邻节段退变的发生是源于自然退变的进程还是融合术后相邻节段活动度及生物力学应力增加的结果尚没有定论[15]。但是，为了解决融合术所带来的这一弊端，通过保留手术节段运动的颈椎非融合理念应运而生。20 世纪 90 年代，颈椎人工椎间盘置换术开始在临床应用，并愈发受到脊柱外科医师的关注[11]。人工椎间盘置换术（total disc replacement, TDR）是通过去除导致临床疼痛症状的病理因素，重建椎间隙高度，维持手术节段的生理运动环境，在治疗病变节段的同时兼顾对相邻节段的保护。截止到目前，很多不同设计理念的人工椎间盘假体都开展了与颈椎融合术的大样本量的前瞻、随机、非劣性对照研究，旨在评价两种术式在临床和影像学疗效的差异。

4.3.1 颈椎人工椎间盘置换术的适应证和禁忌证

颈椎人工椎间盘置换术最佳手术指征是：年轻、软性椎间盘突出、节段活动度良好及颈椎生理前凸存在或略变直。最适用于神经根型颈椎病的手术治疗，在某些器械临床豁免试验（IDE）研究中，脊髓型颈椎病患者行人工椎间盘置换术也获得了满意的疗效。

TDR 通常限于两个节段以内的手术，个别特殊的 3 节段病例也可应用。同时，要求颈椎小关节的退变要非常轻微，且肌肉无明显的劳损表现，因为忽视这些条件可能会造成人工间盘置换术后顽固性的颈部疼痛。除了软性椎间盘突出，也有证据支持轻度的骨赘所造成的压迫也可以行 TDR。同时，TDR 还可应用于 ACDF 术后相邻节段退变的翻修手术。

但是，严重的退变、后纵韧带骨化、骨桥形成、病变节段椎间隙高度丢失超过 50%，后凸畸形、节段活动度过小或过大（矢状位平移大于 3.5mm，屈伸活动成角大于 20°）、骨量减少或骨质疏松，以及非颈椎退变性疾病，例如肿瘤、感染或创伤等，上述这些均是颈椎运动保留手术的禁忌证。

4.3.2 颈椎人工椎间盘置换术的疗效

截至目前，几种不同运动学设计理念的人工间盘假体做了与 ACDF 的前瞻、随机、非劣性的器械临床豁免试验研究，获得了单节段 TDR 术后随访最长达 7 年的临床结果[5,7,14,19,25]。所有研究均证明，与 ACDF 相比，TDR 随访期内手术节段活动度得到保留。而且，不论何种设计理念的假体，疼痛及神经功能障碍等临床疗效，TDR 均略优于 ACDF，且差异有统计学意义。但这个优势非常小，且不一定具有明确的临床意义。不仅如此，一些研究结果显示 TDR 术后相邻节段退变及相邻节段再手术率明显低于 ACDF，这证明 TDR 能够起到保护相邻节段的作用[3,9,18]。目前尚没有不同设计理念和运动学特点的假体间比较的相关结果。

然而，对于 TDR 优于 ACDF 的研究结果也有不少质疑。因为绝大部分大规模的临床研究都是由生产厂家发起并资助的，这样会造成盲法偏倚从而进一步发生确认偏倚和潜在的利益冲突[21]。

相比于很多高质量的单节段 TDR 临床研究来说，双节段 TDR 的循证医学证据还没有那么充分。有的研究比较研究了双节段 ACDF 和 TDR，TDR 在术后颈椎功能障碍评分（NDI）、生活质量评价量表 SF-12 和总体满意率上更有优势，且相邻节段退变再手术率更低[6,10,20]。单节段或双节段 TDR 术后 4 年以上研究结果亦是如此，其中双节段 TDR 总体满意率 85%，术后再手术率为 4%[1]。

TDR 另一个具备潜在应用价值的领域是颈椎融合术后相邻节段退变性疾病的再手术。一项小样本、且随访时间较短的临床研究表明，初次行 TDR 与融合术后相邻节段疾病再手术行 TDR，临床疗效无显著差异[17]。

对于 ACDF 与 TDR 的混搭手术应用于多节段颈椎退变性疾病，如果不能证明其疗效显著优于多节段 ACDF，那么这类手术应尽量避免。

综上所述，对于单节段或双节段的退变性疾病，TDR 可以成为一种手术的选择，而对于将 TDR 用于颈椎融合术后相邻节段退变性疾病或与 ACDF 混搭治疗多节段颈椎退变性疾病，仍需结合上述提到的 TDR 禁忌证进行慎重选择，对不适合 TDR 的病例应选择 ACDF。

4.3.3 颈椎人工椎间盘置换术存在的问题和局限性

颈椎人工椎间盘置换术术后常见的并发症是异位骨化形成（heterotopic ossification, HO），定义为在不应该发生成骨的结构内出现了异常成骨。HO 有减少术后节段活动的可能，依据程度可以分为

1~4级，4级意味着发生自发性融合[13]。研究报道中TDR术后4年随访高等级HO（3级：骨桥形成但椎间活动仍存在；4级：骨性融合）的发生率范围是1.5%~63%[2,23,24,27]。但是，一项近期的meta分析显示HO不会对临床疗效产生明显的影响[28]。最严重的4级HO临床结局可能与ACDF相同，即发生了骨性融合，并不会产生严重的不良事件。

颈椎人工椎间盘置换术另一类并发症是假体的失效和移位。理论上讲这类并发症可能发生于任何一种假体，但实际文献报道的发生率非常低。

4.3.4　循证医学依据

在上述典型病例中提及了手术指征。目前，依据循证医学证据，包括双节段病变，ACDF仍是手术治疗的金标准，TDR作为手术治疗的一个补充选择。

证据级别：I级，推荐程度：A

截至目前，多项TDR与ACDF的前瞻随机对照研究的循证医学证据等级较高。

4.4　结论与精华

高质量循证医学证据证明，对于单节段或双节段轻中度颈椎间盘退变，TDR至少能够获得不劣于ACDF的疗效，并且在有些病例上还能够获得更好的疗效。更重要的是，TDR较之ACDF能够显著降低影像学或出现临床症状的相邻节段退变。术后置换节段异位骨化形成可进一步进展成骨性融合，但不会对临床疗效产生显著影响。

临床注意事项
- 严格掌握手术适应证的前提下，颈椎人工椎间盘置换术可获得较之ACDF手术相当或更好的疗效
- 保留节段活动，模拟生理活动度丢失的过程
- 长期随访能够降低相邻节段退变发生率

编者按
本章有很多内容值得在文末加以单独点评。近年来，颈椎人工椎间盘置换术不再像以往那样被脊柱外科医师所推崇。主要原因是其手术适应证过于宽泛，随访期2~4年的前瞻随机对照研究显示，相比于ACDF，人工椎间盘置换术未能在降低相邻节段退变发生率上显示出明显的优势，只有5年及以上随访时间的研究

结果才显示人工椎间盘置换术疗效更佳。因此，理论上讲，颈椎人工椎间盘置换术更适用于软性椎间盘突出所致神经根病的年轻患者，因其能够给这类患者在术后较长的时间里带来相较于ACDF虽小但确实相关的优越性。这类手术的核心在于严格把握手术指征，避免如术后异位骨化形成、顽固性颈痛等并发症的发生。这里尤其要指出，那些相对复杂的手术，如3节段TDR，虽然在文献中并未明确提及，但确实更容易造成诸如内植物失效等严重的术后并发症。由于这些后期发生的相关责任事故，有一些产品在市场上被禁止使用。

（周非非　译　孙宇　审）

资深专家点评

起源于20世纪末的颈椎人工椎间盘置换术（cervical disc replacement, CDR），已经经历了20多年的临床应用和研究，截至目前已经有多篇10年以上随访文章发表。长期随访证实了CDR总体临床效果并不低于ACDF，但是再手术率却明显低于ACDF。

CDR的设计理念是通过保留手术节段的活动来减少以往融合术带来的相邻节段退变加速的问题。因此保持CDR节段的长期活动能力就成为随访中人们最为关心的问题。10年以上随访证实最常见的并发症是异位骨化，而重度HO导致CDR节段活动能力明显下降甚至自发性融合，却与CDR的理念完全相悖。研究证明，HO的发生与手术适应证的选择密切相关。除此之外，假体选择和手术技术也是非常重要的因素。

本章作者的观点非常正确：年轻、软性椎间盘突出、节段活动度良好及颈椎生理前凸存在或略变直，才是颈椎人工椎间盘置换术的最佳手术指征。换句话说，选择CDR的充分必要条件就是：软性压迫、颈椎椎间关节无明显退变。只有严格掌握手术适应证，选择更为合理的假体，就可能获得更为持久的CDR的活动能力。近年来，具有解剖型终板的新型假体的上市、假体植入技术的改进，都有助于降低HO的发生率。

（北京大学第三医院　孙宇）

参考文献

1. Bae HW, Kim KD, Nunley PD, Jackson RJ, Hisey MS, Davis RJ, Hoffman GA, Gaede SE, Danielson GO, Peterson DL, Stokes JM, Araghi A. Comparison of clinical outcomes of 1-and 2-level total disc replacement. Spine. 2015;40(11):759–66.

2. Barbagallo GMV, Certo F, Visocchi M, Sciacca G, Albanese V. Double-level cervical total disc replacement for adjacent segment disease: is it a useful treatment? Description of late onset heterotopic ossification and review of the literature. Eur Rev Med Pharmacol Sci. 2014;18:15–23.

3. Burkus JK, Traynelis VC, Haid RW Jr, Mummaneni PV. Clinical and radiographic analysis of an artificial cervical disc: 7-year follow-up from the Prestige prospective randomized controlled clinical trial: clinical article. J Neurosurg Spine. 2014;21(4):516–28.

4. Carrier CS, Bono CM, Lebl DR. Evidence-based analysis of adjacent segment degeneration and disease after ACDF: a systematic review. Spine J. 2013;13(10):1370–8.

5. Coric D, Nunley PD, Guyer RD, Musante D, Carmody CN, Gordon CR, Lauryssen C, Ohnmeiss DD, Boltes MO. Prospective, randomized, multicenter study of cervical arthroplasty: 269 patients from the KineflexIC artificial disc investigational device exemption study with a minimum 2-year follow-up clinical article. J Neurosurg Spine. 2011;15(4):348–58.

6. Davis RJ, Nunley PD, Kim KD, Hisey MS, Jackson RJ, Bae HW, Hoffman GA, Gaede SE, Danielson GO, Gordon C, Stone MB. Two-level total disc replacement with Mobi-C cervical artificial disc versus anterior discectomy and fusion: a prospective, randomized, controlled multicenter clinical trial with 4-year follow-up results. J Neurosurg Spine. 2015;22(1):15–25.

7. Heller JG, Sasso RC, Papadopoulos SM, Anderson PA, Fessler RG, Hacker RJ, Coric D, Cauthen JC, Riew DK. Comparison of BRYAN cervical disc arthroplasty with anterior cervical decompression and fusion clinical and radiographic results of a randomized, controlled, clinical trial. Spine. 2009;34(2):101–7.

8. Hilibrand AS, Yoo JU, Carlson GD, Bohlman HH. The success of anterior cervical arthrodesis adjacent to a previous fusion. Spine. 1997;22(14):1574–9.

9. Jackson RJ, Davis RJ, Hoffman GA, Bae HW, Hisey MS, Kim KD, Gaede SE, Nunley PD. Subsequent surgery rates after cervical total disc replacement using a Mobi-C cervical disc prosthesis versus anterior cervical discectomy and fusion: a prospective randomized clinical trial with 5-year follow-up. J Neurosurg Spine. 2016;24(5):734–45.

10. Lanman TH, Burkus JK, Dryer RG, Gornet MF, McConnell J, Hodges SD. Long-term clinical and radiographic outcomes of the Prestige LP artificial cervical disc replacement at 2 levels: results from a prospective randomized controlled clinical trial. J Neurosurg Spine. 2017;27(1):7–19.

11. Le H, Thongtrangan I, Kim DH. Historical review of cervical arthroplasty. Neurosurg Focus. 2004;17(3):E1.

12. Lu VM, Zhang L, Scherman DB, Rao PJ, Mobbs RJ, Phan K. Treating multi-level cervical disc disease with hybrid surgery compared to anterior cervical discectomy and fusion: a systematic review and meta-analysis. Eur Spine J. 2017;26(2):546–57.

13. Mehren C, Suchomel P, Grochulla F, Barsa P, Sourkova P, Hradil J, Korge A, Mayer HM. Heterotopic ossification in total cervical artificial disc replacement. Spine. 2006;31(24):2802–6.

14. Murrey D, Janssen M, Delamarter R, Goldstein J, Zigler J, Tay B, Darden B. Results of the prospective, randomized, controlled multicenter food and drug Administration investigational, device exemption study of the ProDisc-C total disc replacement versus anterior discectomy and fusion for the treatment of 1-level symptomatic cervical disc disease. Spine J. 2009;9(4):275–86.

15. Park DK, Lin EL, Phillips FM. Index and adjacent level kinematics after cervical disc replacement and anterior fusion in vivo quantitative radiographic analysis. Spine. 2011;36(9):721–30.

16. Park JB, Cho YS, Riew KD. Development of adjacent-level ossification in patients with an anterior cervical plate. J Bone Joint Surg Am Vol. 2005;87a(3):558–63.

17. Phillips FM, Allen TR, Regan JJ, Albert TJ, Cappuccino A, Devine JG, Ahrens JE, Hipp JA, McAfee PC. Cervical disc replacement in patients with and without previous adjacent level fusion surgery a prospective study. Spine. 2009;34(6):556–65.

18. Phillips FM, Geisler FH, Gilder KM, Reah C, Howell KM, McAfee PC. Long-term outcomes of the US FDA IDE prospective, randomized controlled clinical trial comparing PCM cervical disc Arthroplasty with anterior cervical discectomy and fusion. Spine (Phila Pa 1976). 2015;40(10):674–83.

19. Phillips FM, Lee JYB, Geisler FH, Cappuccino A, Chaput CD, DeVine JG, Reah C, Gilder KM, Howell KM, McAfee PC. A prospective, randomized, controlled clinical investigation comparing PCM cervical disc Arthroplasty with anterior cervical discectomy and fusion 2-year results from the US FDA IDE clinical trial. Spine. 2013;38(15):E907–18.

20. Radcliff K, Coric D, Albert T. Five-year clinical results of cervical total disc replacement compared with anterior discectomy and fusion for treatment of 2-level symptomatic degenerative disc disease: a prospective, randomized, controlled, multicenter investigational device exemption clinical trial. J Neurosurg Spine. 2016;25(2):213–24.

21. Radcliff K, Siburn S, Murphy H, Woods B, Qureshi S. Bias in cervical total disc replacement trials. Curr Rev Muscoskelet Med. 2017;10(2):170–6.

22. Schwab JS, Diangelo DJ, Foley KT. Motion compensation associated with single-level cervical fusion: where does the lost motion go? Spine (Phila Pa 1976). 2006;31(21):2439–48.

23. Suchomel P, Jurak L, Benes V, Brabec R, Bradac O, Elgawhary S. Clinical results and development of heterotopic ossification in total cervical disc replacement during a 4-year follow-up. Eur Spine J. 2010;19(2):307–15.

24. Tu TH, Wu JC, Huang WC, Wu CL, Ko CC, Cheng H. The effects of carpentry on heterotopic ossification and mobility in cervical arthroplasty: determination by computed tomography with a minimum 2-year follow-up: clinical article. J Neurosurg Spine. 2012;16(6):601–9.

25. Vaccaro A, Beutler W, Peppelman W, Marzluff JM, Highsmith J, Mugglin A, DeMuth G, Gudipally M, Baker KJ. Clinical outcomes with selectively constrained SECURE-C cervical disc Arthroplasty two-year results from a prospectivei, randomized, controlled, multicenter investigational device exemp-

tion study. Spine. 2013;38(26):2227–39.

26. van Geest S, Kuijper B, Oterdoom M, van den Hout W, Brand R, Stijnen T, Assendelft P, Koes B, Jacobs W, Peul W, Vleggeert-Lankamp C. CASINO: surgical or nonsurgical treatment for cervical radiculopathy, a randomised controlled trial. BMC Musculoskelet Disord. 2014;15:129.

27. Wu JC, Huang WC, Tsai TY, Fay LY, Ko CC, Tu TH, Wu CL, Cheng H. Multilevel arthroplasty for cervical spondylosis more heterotopic ossification at 3 years of follow-up. Spine. 2012;37(20):E1251–9.

28. Zhou HH, Qu Y, Dong RP, Kang MY, Zhao JW. Does heterotopic ossification affect the outcomes of cervical Total disc replacement? Spine. 2015;40(6):E332–40.

第5章　颈椎后路运动保留技术（Frykholm 术式）

Florian Ringel, Angelika Gutenberg

5.1　引言

退变性颈神经根病是一种常见疾患，发病率为 0.83～1.79/ 千人·年，可由颈椎间盘突出、椎间孔骨性狭窄或椎管狭窄引起。

一旦保守治疗失败或出现运动功能障碍，提示需要外科治疗。由 Smith/Robinson 和 Cloward 于 20 世纪 50 年代提出的颈椎前路椎间盘切除融合术目前被视为手术治疗的金标准。但颈椎间盘置换术和后路椎间孔切开两种技术也适用于特定病例。这两种技术均旨在避免椎间融合从而保留节段活动度。颈椎间盘置换术于 20 世纪 90 年代发明；后路椎间孔切开术于 1951 年由 Ragnar Frykholm 首次提出并命名为 Frykholm 术式。此术式经颈后路暴露后方结构行椎板椎间孔切开，使颈神经根经侧方局部椎间盘突出或椎间孔狭窄处获得减压。

本章将概述颈椎后路椎间孔切开术的手术指征及局限性，简要介绍手术步骤及疗效。

在本章末尾，读者将了解颈椎后路椎间孔切开术治疗颈神经根病的优势及劣势。

5.2　病例描述

一名 37 岁女性患者，颈痛及右臂疼痛伴急性加重。疼痛沿 C_7 皮节区分布，神经功能查体显示右侧伸肘轻瘫，肌力 4 级。颈椎 MRI 显示 C_6/C_7 节段椎间盘突出位于右侧（图 5.1）。术前 CT 排除相关的椎间孔骨性狭窄或退行性骨赘增生。

患者确诊颈椎间盘突出后进行保守治疗，由于症状未得到控制，建议手术治疗。通道下后路经肌间隙入路到达 C_6/C_7 节段右后方。确认 C_6、C_7 椎板和 C_6/C_7 关节突关节骨性结构后，行 C_6、C_7 椎板部分切除和关节突关节部分切除，既后路椎间孔切开术（图 5.2）。取出软性椎间盘碎片，使神经根获得减压。

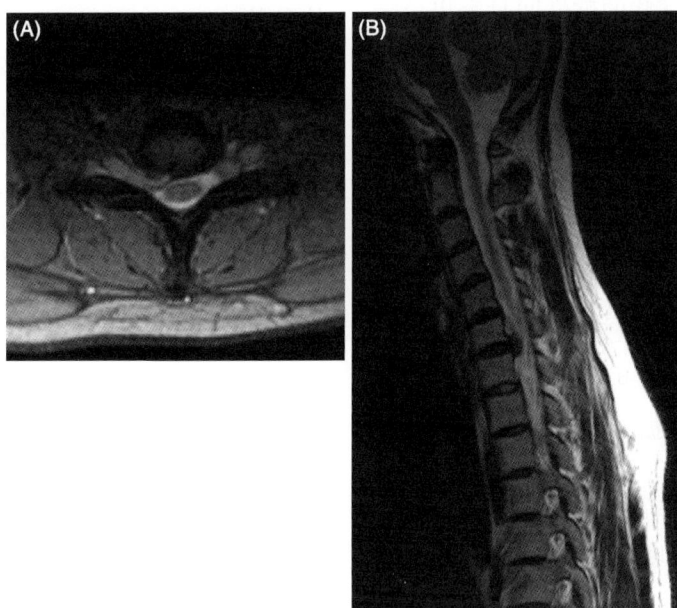

图 5.1　术前颈椎的横断面（A）和矢状位（B）MRI 片。MRI 显示 C_6/C_7 椎间盘向右侧突出导致 C_7 神经根压迫。椎间盘突出大多偏一侧对脊髓造成压迫

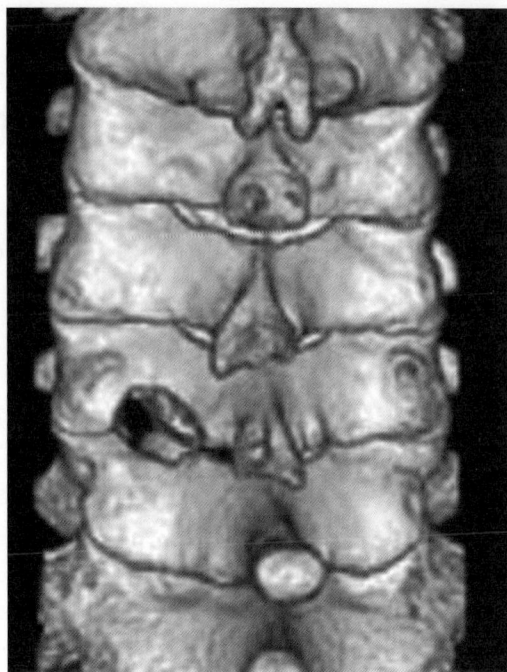

图5.2 手术骨性通道的建立。图为颈椎后路椎间孔成形术的3D建模，磨钻减压的范围应该直到侧方的椎间孔位置，同时最大程度保留小关节的稳定性

术后早期，患者上肢放射痛消失。轻瘫在几天内痊愈。最初的颈痛主诉在随访过程中完全恢复。

5.3 病例讨论

5.3.1 手术指征

本病例中描述的颈神经根病患者症状为疼痛和轻度肌肉瘫痪。引发症状的软性间盘突出位于C_6/C_7节段侧方。

通常由软性间盘突出引起的颈神经根病经保守治疗恢复良好[3, 20]，但经保守治疗症状难以缓解及明显的轻瘫是手术指征。目前还没有设计合理的研究数据能提供手术时机和受众的相关资料[8, 11, 16, 18]。少部分研究评价了持续保守治疗与手术治疗之间的差异且得出相互对立的结果。目前一项旨在研究保守治疗和手术治疗差异且设计合理的前瞻性随机对照试验（CASINO研究）正在招募受试者[22]。

由于缺乏结论性的数据，手术与否主要取决于术者经验，不同中心也存在不同。普遍认可的手术指征为持续性症状、生活质量下降、保守治疗无效的根性痛或者3级及以下的肌肉瘫痪。

选择何种减压术式仍是问题，或就本章而言，具体为何时选择后路椎间孔切开术，以及该术式潜在的优缺点。

5.3.2 手术技术

行后路椎间孔切开术（posterior foraminotomy，PF）的患者，手术体位可为俯卧位或半坐位。对于肩部高于下颈椎的短颈患者，需术中透视下颈椎以定位高度。手术入路可为正中切口将肌肉从脊柱剥离，更常见的是旁正中切口经肌间隙入路。内镜技术也可应用于PF。骨性脊柱的靶点是上下椎体的椎板连接处侧方的关节突关节（见图5.2）。下一步骤需用高速磨钻磨除上下椎板间4～5mm骨质行侧方部分椎板切开术，直视硬膜[17]。硬膜囊与出口神经根的交界处是暴露的内侧边界，神经根可以根据需要向外侧继续暴露。最多切除5mm的侧块（多数情况下约为50%的关节突关节）是安全的，既便于牵拉神经根切除突髓核，也不会造成失稳[1, 4, 25]。切除骨质后通常会发生硬膜外静脉丛迅速出血。软性椎间盘突出常位于出口神经根下方，可在此处进行突出髓核切除。

5.3.3 后路椎间孔切开术的适应证、禁忌证、优缺点、并发症和手术效果

由于不能通过牵拉脊髓到达更靠近中央的病变，后路椎间孔切开术可到达单侧且位于脊髓侧方的病变。因此，典型的手术指征是单侧软性间盘突出且2/3以上的突出间盘位于脊髓侧方，或骨性椎间孔狭窄。由于后路椎间孔切开术无法到达，位于脊髓旁中央或中央的椎间盘突出是手术禁忌证。因此，后路椎间孔切开术仅适用于小部分颈神经根病的患者。

大部分已发表研究表明，如果严格按照PF手术指征选择患者，可达到与金标准ACDF手术相同的长期临床疗效，手术成功的优良率最高达94%[7]。近期的一篇meta分析表明，PF与ACDF术后疗效评价无显著性差异，有效疼痛缓解率在75%～100%之间，手术成功率为85%[14]。

但相较于ACDF或TDR，为何更倾向于PF术式？PF优点有：①无内置物从而减少了相关的并发症和成本；②非融合的手术特性保留了节段活动度从而降低了邻近节段退变；③避免与前入路相关的并发症，如吞咽困难、喉神经麻痹和其他软组织损伤等。从卫生保健经济角度考量，PF手术因无内置物成本比ACDF手术低89%[26]。分析PF术后节段活动度的研究表明，大部分病例PF与节段活动度减小无关，也与类似ACDF术后的邻近节段活动度增加无关[6, 13, 19]。

与 PF 手术技术相关的顾虑有：①关节突关节部分切除可能引起潜在的不稳定，导致颈痛和潜在畸形；②由于入路肌肉损伤造成的持续性颈痛；③骨性椎间孔狭窄疗效较差；④与 ACDF 相比具有更高的再手术率[19]。研究报道 PF 手术并发症包括神经根损伤（特别是 C_5 神经根麻痹）和硬膜撕裂[5,19]。

对于关节突关节切除范围与产生节段性不稳的关系存在一些争议。一些研究显示切除范围大于 50% 后不稳发生率增高，另一些研究却表明即使大部分切除术后颈椎仍足够稳定[12,21,25]。尽管大部分病例关节突切除小于 50% 已足够且不会破坏稳定性[1,4]，但由于必须切除后方结构可能发生继发的进行性颈椎后凸，因此节段性后凸或前凸小于 10° 被认为是 PF 的手术禁忌证[12]。

Faught 等研究显示软性间盘或骨赘接受 PF 治疗长期随访均获得优秀的生命质量。相比之下，Yoo 等发现 92.6% 的软性间盘突出患者经 PF 治疗后疗效为优，在骨性椎间孔狭窄的患者中疗效为优的仅占 55.0%[24]。PF 对椎间孔狭窄减压的效果似乎取决于狭窄的形状及狭窄程度[10]。PF 治疗 V 型狭窄（椎间孔内口狭窄向外开放至外口）效果良好；PF 治疗平行狭窄（狭窄向外延伸至椎间孔外口）疗效不佳与需向极外侧减压相关[10]，因此后路减压适用于椎间孔内口狭窄。前方骨刺及延伸至外口的椎间孔狭窄患者不建议采用 PF。总体而言，PF 术后行 ACDF 的再手术率较低[23]。关于 PF 和 ACDF 的再手术率，近期一项倾向性配对队列研究对 PF 和 ACDF 治疗的患者进行比较，结果显示 PF 和 ACDF 再手术率分别为 6.4% 和 4.8%，两者无显著差异[15]。术前无颈痛的患者，PF 术后再手术率最低。

5.4　结论与精华

最初由 Frykholm 描述的颈椎后路椎间孔切开术是治疗颈椎椎间孔单侧病变的一项选择，如外侧型椎间盘突出或者内侧骨性椎间孔狭窄。选择合理的患者与行 ACDF 的患者手术效果无显著差异。PF 的优势在于保留活动度以及无需内置物。中央或旁中央型椎间盘突出或极外侧椎间孔狭窄不应采用 PF 术式。PF 术后节段不稳少见。手术禁忌证包括影像学证实存在中央压迫型病变、后凸畸形或临床表现存在髓性症状。

临床注意事项

- PF 主要适用于椎间孔区病变，对治疗外侧椎间盘突出引起的颈神经根病效果显著
- PF 使 93%～96% 的患者获得优秀的生命质量
- PF 保留活动度并无需内固定物，使其具有微创性和高性价比
- PF 的禁忌证包括影像学证实存在中央压迫型病变、后凸畸形或临床表现存在髓性症状

（崔维　译　刘宝戈　审）

资深专家点评

颈椎后路运动保留技术（posterior 'motion preserving' procedures, Frykholm）术式近年随着脊柱内镜、脊柱显微技术及脊柱通道、脊柱动力系统等器械的发展，成为颈椎病微创治疗的新热点。其本质为 Key-hole 技术在颈椎外科的应用。需要指出的是 Key-hole 技术本质是微创精确，应用于各类外科手术，并非脊柱外科或神经外科所独有。

相关技术及手术器械的发展极大提高了后路椎间孔切开术的安全性及患者接受性，但并未拓展该手术适应证，应警惕放宽手术适应证的趋势。该术式的适应证范围狭窄，仅适用于部分单节段侧方软性突出的神经根型颈椎病患者，严格把握手术指征选择患者可达到优良疗效[7]。

开展此手术的医院应具备神经影像、术中影像、术中神经功能监测等技术和设备。开展此手术需要术者具有深厚的颈椎解剖基础及熟练的颈椎前后路开放手术基础，并能熟练掌握脊柱内镜、脊柱显微镜、脊柱动力系统（磨钻、超声骨刀等）的使用技巧。

（首都医科大学附属北京天坛医院　刘宝戈）

参考文献

1. Barakat M, Hussein Y. Anatomical study of the cervical nerve roots for posterior foraminotomy: cadaveric study. Eur Spine J. 2012;21(7):1383–8.
2. Bydon M, Mathios D, Macki M, de la Garza-Ramos R, Sciubba DM, Witham TF, Wolinsky JP, Gokaslan ZL, Bydon A. Long-term patient outcomes after posterior cervical foraminotomy: an analysis of 151 cases. J Neurosurg Spine. 2014;21(5):727–31.
3. Carette S, Fehlings MG. Clinical practice. Cervical radiculopathy. N Engl J Med. 2005;353(4):392–9.
4. Chen BH, Natarajan RN, An HS, Andersson GB. Comparison of biomechanical response to

surgical procedures used for cervical radiculopathy: posterior keyhole foraminotomy versus anterior foraminotomy and discectomy versus anterior discectomy with fusion. J Spinal Disord. 2001;14(1):17–20.

5. Choi KC, Ahn Y, Kang BU, Ahn ST, Lee SH. Motor palsy after posterior cervical foraminotomy: anatomical consideration. World Neurosurg. 2013;79(2):405 e401–4.

6. Clarke MJ, Ecker RD, Krauss WE, McClelland RL, Dekutoski MB. Same-segment and adjacent-segment disease following posterior cervical foraminotomy. J Neurosurg Spine. 2007;6(1):5–9.

7. Dohrmann GJ, Hsieh JC. Long-term results of anterior versus posterior operations for herniated cervical discs: analysis of 6,000 patients. Med Princ Pract. 2014;23(1):70–3.

8. Engquist M, Lofgren H, Oberg B, Holtz A, Peolsson A, Soderlund A, Vavruch L, Lind B. Surgery versus nonsurgical treatment of cervical radiculopathy: a prospective, randomized study comparing surgery plus physiotherapy with physiotherapy alone with a 2-year follow-up. Spine (Phila Pa 1976). 2013;38(20):1715–22.

9. Faught RW, Church EW, Halpern CH, Balmuri U, Attiah MA, Stein SC, Dante SJ, Welch WC, Simeone FA. Long-term quality of life after posterior cervical foraminotomy for radiculopathy. Clin Neurol Neurosurg. 2016;142:22–5.

10. Gu BS, Park JH, Seong HY, Jung SK, Roh SW. Feasibility of posterior cervical foraminotomy in cervical foraminal stenosis: prediction of surgical outcomes by the foraminal shape on preoperative computed tomography. Spine (Phila Pa 1976). 2017;42(5):E267–71.

11. Heckmann JG, Lang CJ, Zobelein I, Laumer R, Druschky A, Neundorfer B. Herniated cervical intervertebral discs with radiculopathy: an outcome study of conservatively or surgically treated patients. J Spinal Disord. 1999;12(5):396–401.

12. Jagannathan J, Sherman JH, Szabo T, Shaffrey CI, Jane JA. The posterior cervical foraminotomy in the treatment of cervical disc/osteophyte disease: a single-surgeon experience with a minimum of 5 years' clinical and radiographic follow-up. J Neurosurg Spine. 2009;10(4):347–56.

13. Lee SB, Cho KS. Cervical arthroplasty versus anterior cervical fusion for symptomatic adjacent segment disease after anterior cervical fusion surgery: review of treatment in 41 patients. Clin Neurol Neurosurg. 2017;162:59–66.

14. Liu WJ, Hu L, Chou PH, Wang JW, Kan WS. Comparison of anterior cervical discectomy and fusion versus posterior cervical foraminotomy in the treatment of cervical radiculopathy: a systematic review. Orthop Surg. 2016;8(4):425–31.

15. Lubelski D, Healy AT, Silverstein MP, Abdullah KG, Thompson NR, Riew KD, Steinmetz MP, Benzel EC, Mroz TE. Reoperation rates after anterior cervical discectomy and fusion versus posterior cervical foraminotomy: a propensity-matched analysis. Spine J. 2015;15(6):1277–83.

16. Persson LC, Carlsson CA, Carlsson JY. Long-lasting cervical radicular pain managed with surgery, physiotherapy, or a cervical collar. A prospective, randomized study. Spine (Phila Pa 1976). 1997;22(7):751–8.

17. Roh SW, Kim DH, Cardoso AC, Fessler RG. Endoscopic foraminotomy using MED system in cadaveric specimens. Spine (Phila Pa 1976). 2000;25(2):260–4.

18. Sampath P, Bendebba M, Davis JD, Ducker T. Outcome in patients with cervical radiculopathy. Prospective, multicenter study with independent clinical review. Spine (Phila Pa 1976). 1999;24(6):591–7.

19. Steinberg JA, German JW. The effect of minimally invasive posterior cervical approaches versus open anterior approaches on neck pain and disability. Int J Spine Surg. 2012;6:55–61.

20. Thoomes EJ, Scholten-Peeters W, Koes B, Falla D, Verhagen AP. The effectiveness of conservative treatment for patients with cervical radiculopathy: a systematic review. Clin J Pain. 2013;29(12):1073–86.

21. Ulrich C, Woersdoerfer O, Kalff R, Claes L, Wilke HJ. Biomechanics of fixation systems to the cervical spine. Spine (Phila Pa 1976). 1991;16(3 Suppl):S4–9.

22. van Geest S, Kuijper B, Oterdoom M, van den Hout W, Brand R, Stijnen T, Assendelft P, Koes B, Jacobs W, Peul W, Vleggeert-Lankamp C. CASINO: surgical or nonsurgical treatment for cervical radiculopathy, a randomised controlled trial. BMC Musculoskelet Disord. 2014;15:129.

23. Wang TY, Lubelski D, Abdullah KG, Steinmetz MP, Benzel EC, Mroz TE. Rates of anterior cervical discectomy and fusion after initial posterior cervical foraminotomy. Spine J. 2015;15(5):971–6.

24. Yoo HJ, Park JH, Seong HY, Roh SW. Comparison of surgical results between soft ruptured disc and foraminal stenosis patients in posterior cervical laminoforaminotomy. Korean J Neurotrauma. 2017;13(2):124–9.

25. Zdeblick TA, Zou D, Warden KE, McCabe R, Kunz D, Vanderby R. Cervical stability after foraminotomy. A biomechanical in vitro analysis. J Bone Joint Surg Am. 1992;74(1):22–7.

26. Mansfield HE, Canar WJ, Gerard CS, O'Toole JE. Single-level anterior cervical discectomy and fusion versus minimally invasive posterior cervicalforaminotomy for patients with cervical radiculopathy: a cost analysis. Neurosurg Focus. 2014;37(5):E9.

第6章 脊髓型颈椎病：手术指征与手术技术

Marcus Czabanka，Peter Vajkoczy

6.1 引言

脊髓功能障碍的最常见原因与非创伤性、非感染性和非肿瘤性病因有关，例如椎间盘退行性疾病、黄韧带肥厚、后纵韧带骨化（ossification of the posterior longitudinal ligament，OPLL）和进行性后凸畸形[1,2]。由于这些病理变化引起的颈脊髓功能障碍被称为退行性脊髓型颈椎病（degenerative cervical myelopathy，DCM），它会导致患者神经功能恶化和生活质量下降[3,4]。DCM 的治疗方案包括非手术保守治疗到颈椎 360° 重建手术[5]。最佳治疗需要详尽的疾病自然病史、详细的手术决策专业知识、颈椎前后入路的手术经验以及与（慢性）脊髓损伤患者的术中和术后管理相关的医学专业知识[1,5]。本章概述了 DCM 的三种不同病例，聚焦于治疗的时机和适应证（病例 1），手术决策的制定（前路与后路与联合技术，病例 2）以及后纵韧带骨化的特殊病理变化（OPLL，病例 3）。论证了从典型症状和术前影像学 / 诊断中得出的外科治疗的基本原理。基于三种示例性情况，讨论了与 DCM 的病理解剖表现有关的手术技术、方法和风险。

6.2 病例描述

6.2.1 轻度退行性脊髓病 C_5/C_6

一名 45 岁男性患者，表现为右臂 3～6 个月的持续性神经根性痛，对应于 C_6 皮肤的双侧感觉异常。患者没有步态或手部精细运动异常。此外，体格检查未发现轻瘫。除了服用未能持久控制根性症状的止痛药外，患者没有进行任何特定的治疗性干预。

体格检查：右臂根性痛的 VAS 为 6 分；改良日本骨科协会量表（Modified Japanese Orthopaedic Association Scale，mJOA）为 17 分；NURICK 量表等级为 0 级（图 6.1）。

基于这些发现，患者在 MRI 中表现为严重的椎管狭窄和脊髓软化症，但没有脊髓病变的临床症状。C_6 对应皮肤的神经根痛可能是由于椎间孔狭窄和 / 或存在脊髓软化症，这在临床上可能无法区分。mJOA 和 NURICK 量表的结果分数非常低，佐证了临床诊断。这种临床上轻度或无脊髓病症状与 MRI 中显示的脊髓软化症（T_2 高信号）形成鲜明对比。在这些情况下，电生理评估为诊断增加了重

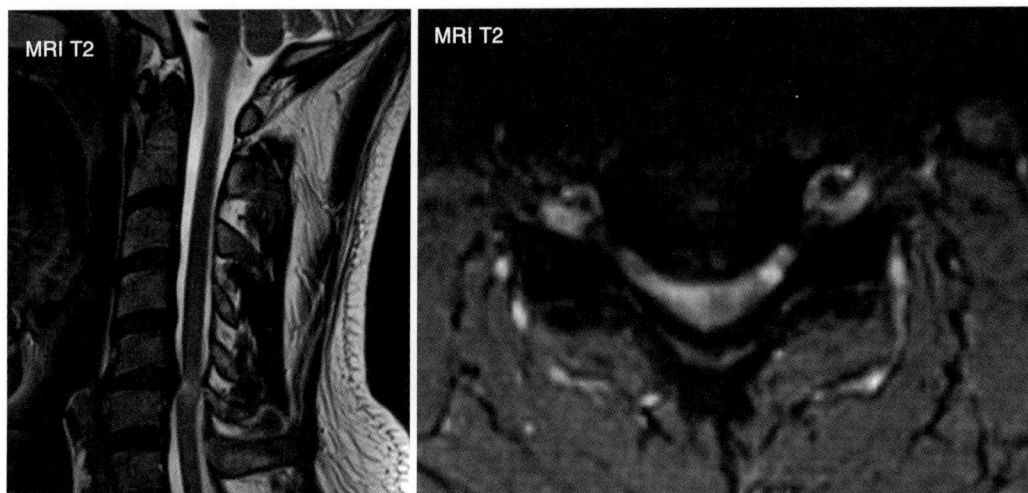

图 6.1 MRI。MRI 显示由于椎间盘广泛突出且双侧椎间孔狭窄，C_5/C_6 颈椎管严重狭窄并伴有脊髓软化的征象

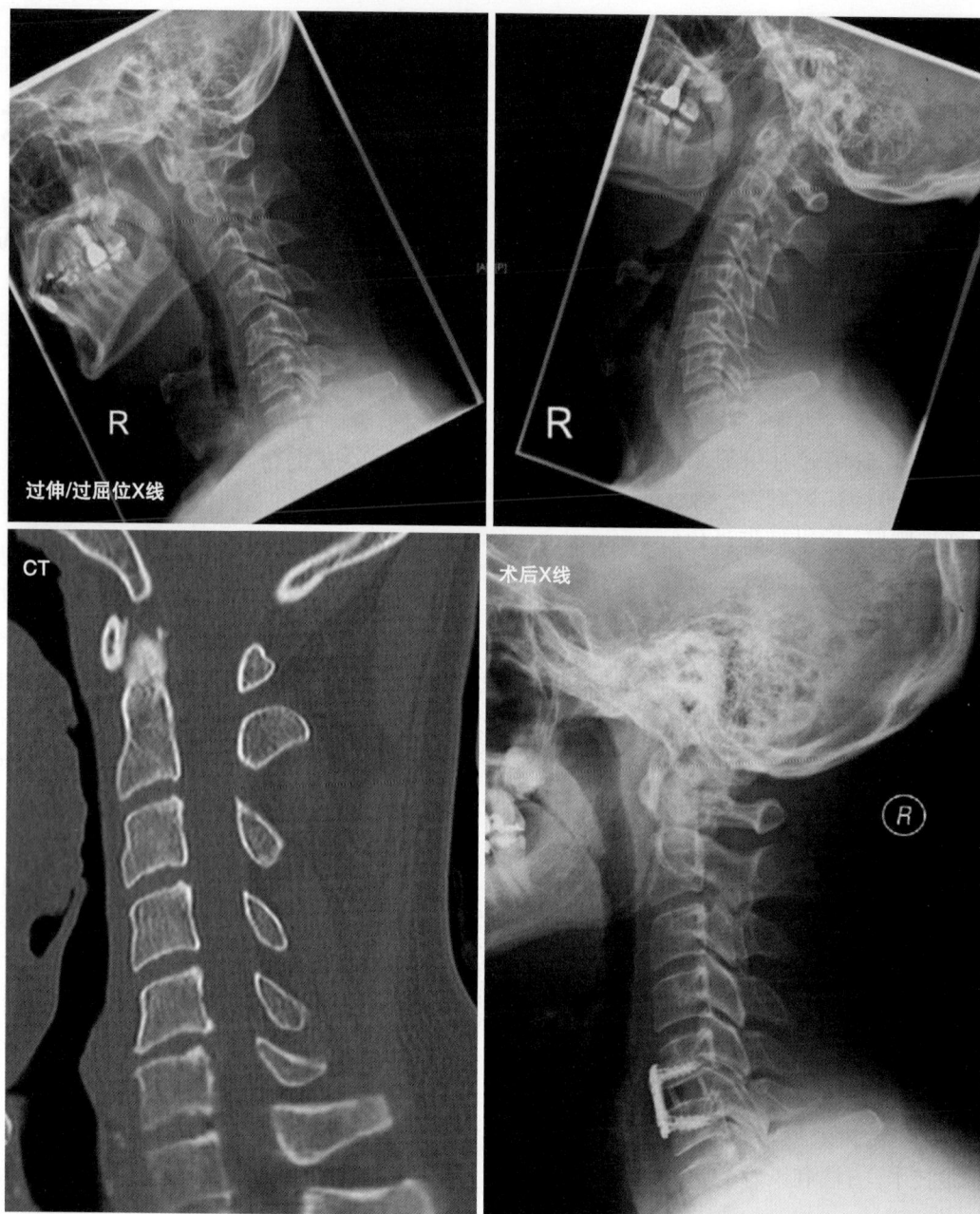

图 6.2 颈椎的 X 线和 CT 表现。颈椎的过伸 / 过屈位 X 线显示不可活动的 C_5/C_6 节段，没有不稳定的迹象。CT 显示 C_5/C_6 节段椎间盘突出，没有骨化迹象。术后 X 线对照证实了 C_3～C_6 的 3 节段椎间盘切除术和椎骨融合

要的信息（例如，临床无法检测到的 MEP 或 SEP 的损害）。因此，为了进一步分析患者的病理变化，拍摄了颈椎过伸过屈位 X 线，并进行了体感诱发电位（SEP）和运动诱发电位（MEP）的电生理分析。结果 SEP 和 MEP 分析未发现异常，而 X 线确实显示 C_5/C_6 节段活动度丧失。另外 CT 证实了突出的椎间盘导致椎管狭窄（图 6.2）。

由于患者持续的神经根性疼痛和存在严重的椎管狭窄征象，因此决定采用 ACDF，以便对椎管和椎间孔狭窄进行减压。

6.2.2 重度多节段退行性脊髓病

一名 44 岁的女性患者表现为进行性步态共济失调，左臂和左足持续感觉异常。尤其是步态障碍在过去 12 个月中有所恶化。患者于 4 年前由于相似但不太显著的症状行 MRI 检查，被诊断为颈椎管狭窄。当时已经有手术减压的指征，但是由于症状可耐受，患者拒绝了手术治疗，决定采取保守治疗。

体格检查：mJOA 为 10 分，NURICK 等级为 3 级，颈痛 VAS 评分为 5 分（图 6.3）。

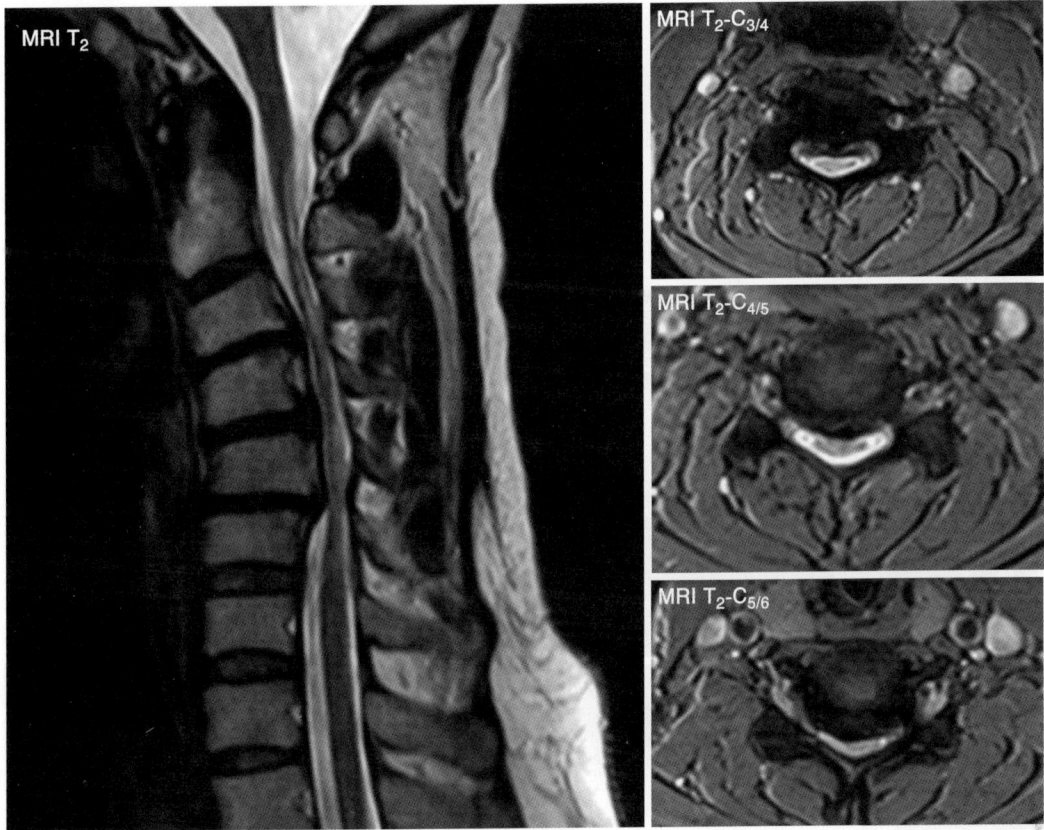

图6.3　术前 MRI。MRI 显示 C_3/C_4、C_4/C_5 和 C_5/C_6 节段颈椎退行性后凸畸形伴重度椎管狭窄，并发脊髓软化症

另外电生理分析表明，上肢的 SEP 反应降低，证实了脊髓损伤，因此建议对该患者进行手术治疗。由于颈椎后凸畸形和压迫性病变仅限于椎间盘水平而无骨化迹象，因此决定进行 3 节段 ACDF 以减压脊髓并矫正后凸畸形（图 6.4）。

6.2.3　由 OPLL 导致的退行性髓性病

一名 57 岁男性患者，协调困难和双手精细运动功能障碍，特别是在进食和操作小物件时。此外，过去 9 个月中出现了步态障碍，晚上在没有开灯的情况下上厕所导致 2 次摔倒。该患者在外院接受了

MRI 检查，结果显示重度椎管狭窄，C_4 和 C_5 层面尤为严重。C_5/C_6 节段也存在轻度椎管狭窄。

体格检查：mJOA 13 分，NURICK 等级 2 级（图 6.5）。

电生理检测显示患者上下肢 MEP 潜伏期延长，证实了脊髓损伤。由于 MRI 中异常的脊髓受压病理改变，因此进行了 CT 检查，结果显示 C_4 和 C_5 椎体后方存在广泛的 OPLL。在存在 OPLL 的情况下，建议采用后路手术进行广泛椎板切除术，并采用脊柱导航的后路器械置入颈椎椎弓根螺钉（图 6.6）。

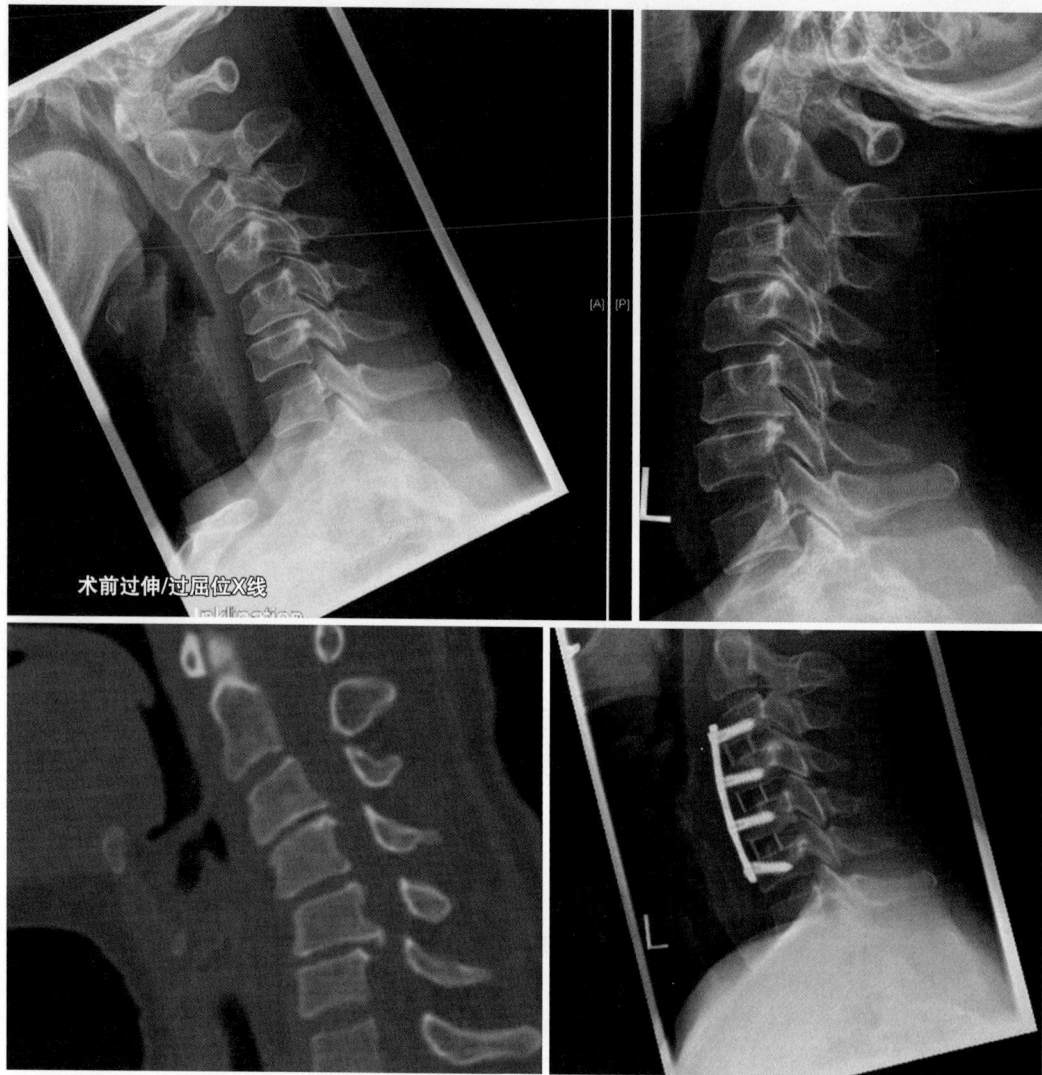

图 6.4　CT 与 X 线表现。CT 可见的脊髓受压病理变化为软性椎间盘突出和背外侧骨赘，无骨化征象。过伸 / 过屈位 X 线显示退化的节段僵硬，而 C_2/C_3 和 C_6/C_7 中仍保留活动度，没有不稳的征象。术后 X 线显示 C_3/C_4、C_4/C_5 和 C_5/C_6 进行了椎间盘切除减压术，并在 $C_3 \sim C_6$ 处植入钢板矫正了颈椎后凸畸形

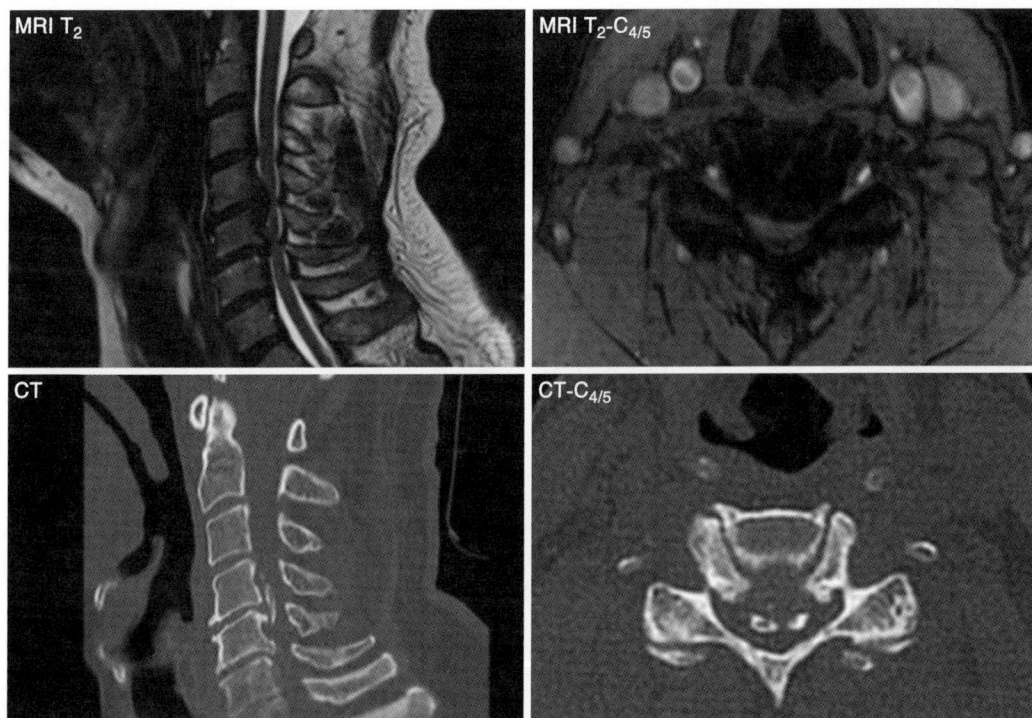

图 6.5　MRI 和 CT 表现。MRI 显示椎管狭窄和脊髓软化症是由于 C_4 和 C_5 椎体后方延伸超过椎间盘节段的脊髓明显受压导致的。C_5/C_6 椎间盘节段可见中度局限性狭窄。CT 显示位于椎体 C_4 和 C_5 后面的骨化韧带（连续 OPLL），导致轴位片上椎管严重狭窄

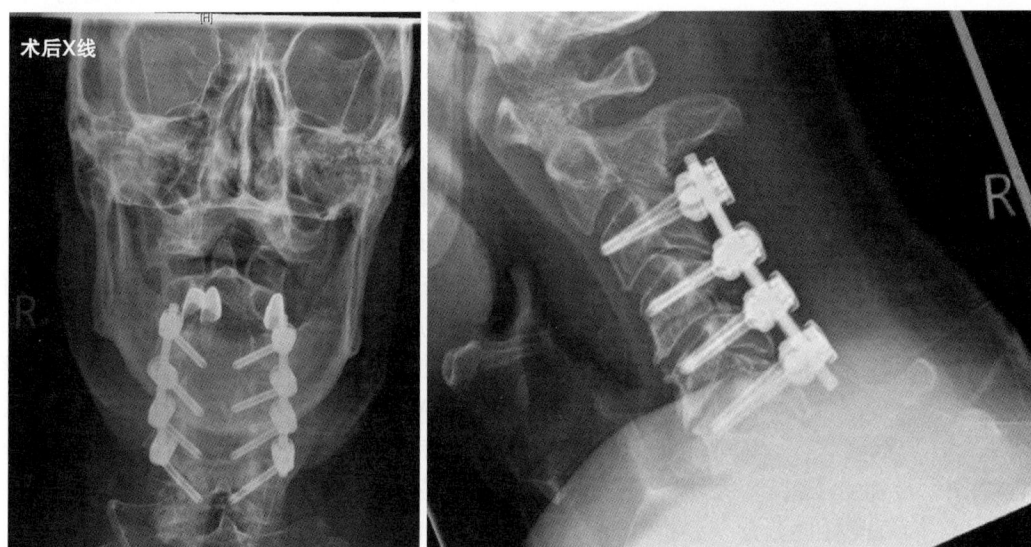

图 6.6　术后 X 线表现。术后影像检查显示后路减压和融合的手术方式和颈椎椎弓根螺钉的置入

6.3　病例讨论

6.3.1　病例 1 的 SEP

病例 1 中的患者为具有脊髓压迫的影像学证据和神经根病变的非脊髓病患者。手术治疗的指征取决于疾病的自然病史，疾病恶化 / 脊髓病进展的发生率和手术干预的风险[1]。在为期 44 个月的观察期内，影像学证据显示脊髓受压 / 颈椎管狭窄的患者中有 22.6% 发展为临床上明显的脊髓病[6]。在 OPLL 的情况下，这个概率可能上升至 61.5%。神经根性症状和电生理损害（SEP 和 MEP 延长，前角细胞病变）已被确定为患者在 12 个月内发生早期脊髓病的显著独立危险因素[6]。在最终发展为脊髓病的患者中 62.5% 发现了神经根性症状，而没有发展为脊髓病的患者中 26.35% 出现神经根性症状[6]。一

且出现脊髓病症状，超过 50% 的患者 10 年内在进行日常生活活动时会恶化，经历与脊髓损伤相关性住院治疗的比率显著升高[1,7]。相比之下，非手术治疗的定义不明确，包括不同的治疗方法如卧床休息，颈椎牵引，颈椎固定，热疗，物理疗法和/或非甾体抗炎药[1,3]。由于循证医学数据的缺乏，尚无证据显示非手术治疗可以使脊髓病患者明显康复，患有软性椎间盘突出症和动态脊髓病症状的患者特定亚组除外[1]。另外，进行非手术治疗的患者中有 23%～54% 由于保守治疗失败而最终接受手术减压[1,8]。相反，手术治疗后并发症的累积风险较低（总并发症发生率 14.1%），主要并发症的发生率在0.3% 至 3.3% 之间[1]。根据这些数据，当前的治疗指南建议对非脊髓病患者进行外科手术治疗或结构性非手术治疗试验，这些患者应具有脊髓压迫的影像学证据，并具有发展成骨髓病症状的相关风险[1]。医师和患者必须共同执行决策过程，因为预防性手术可能成本高昂且收益有限。尽管如此，设计一套结构完整的能满足日常可行性的保守治疗方案，可能依然具有挑战性。Yoshimatsu 等人提出了一种保守治疗方案，每天牵引颈椎 4h，持续 3个月，同时伴以颈椎制动、运动疗法、药物和热疗法[9]。此外，如果患者在保守治疗期间出现神经功能恶化，则建议进行手术治疗，因为更长的脊髓病症状持续时间和更严重的症状会降低患者恢复为非脊髓病神经状态的机会[1]。在病例 1 中，由于患者有发展为脊髓病症状的风险并且长期严重的神经根病导致患者的生活质量显著降低，因此可以进行手术干预。

6.3.2　手术方法的选择

DCM 可能由于单纯前方、单纯后方或者复合型退行性改变导致脊髓受压引起。因此，前路和后路手术入路均可用于 DCM 的治疗。根据循证医学数据，这两种手术减压策略均能有效治疗 DCM[10]。由于科学上的这两种方法有相似的优越性，当前的治疗指南建议根据 CSM 患者的病理解剖特点（腹侧 vs. 背侧，局灶性 vs. 弥漫性，矢状位、动态稳定性）采用个体化方法治疗。一般认为，如果压迫来自前方，则应采用前路手术；如压迫从后方产生，则采用后路手术。在病例 1 中，我们选择了前路手术，因为患者有广泛的软性椎间盘突出症并导致脊髓和椎间孔的前方受压。而前路手术比后路手术更容易实现椎间孔减压。此外，脊髓压迫局限于颈

椎盘的水平，这可以通过 ACDF 完全解决，并且该节段有轻微的颈椎后凸，这也可以通过前路手术更好地矫正。另一方面，从术后颈部疼痛的风险管理的角度更支持前路手术[5]。喉神经麻痹和严重并发症（如血管损伤，食管损伤和气管损伤）的风险非常低（<2%）[11]。术后暂时性吞咽困难的发生率约为 6%[12]。

6.3.3　文献指南

当前治疗颈脊髓病的指南是本病例和对其适应证与治疗方法讨论的基础。

证据级别：C

迄今为止，证据仅基于回顾性研究，队列研究和少量前瞻性研究的 meta 分析，其证据水平较低。

6.3.4　病例 2 的适应证

病例 2 中的患者代表由于退行性病变进展导致颈椎后凸畸形，出现 3 个节段脊髓压迫，进而表现出重度 DCM 的临床症状。强烈建议对 mJOA 评分为 0～11 分的严重脊髓病患者进行手术治疗[1]。事实证明，在长达 36 个月的随访期内，通过 JOA，mJOA，NDI 指数，VAS 和 NURICK 评分评估，手术治疗可显著改善患者症状[1]。手术治疗的总体风险控制为 14.1%[1]。事实上脊髓病患者的病情进展风险很高（超过 50% 的患者在 10 年内表现出症状恶化），并且导致日常活动的减少和脊髓损伤相关性住院的高风险，所以这种治疗可能被认为是具有成本效益的[1]。向患有严重脊髓病患者提供有关手术效果的咨询时，必须特别注意以下事项：①无症状持续时间关系到术后康复至非脊髓病的神经学状态（mJOA>16）的概率[13,14]；②如果症状从短期变成长期持续（应每 3 个月统计），则术后 mJOA 评分大于 16 分的可能性降低 22%[13,15]；③与轻度 DCM 的患者相比，重度 DCM 的患者较基线水平的临床改善更大，而重度 DCM 患者的最小临床重要差异变化值也更大[1,4]。

这意味着，只有严重脊髓病症状的患者在手术后相对于术前症状明显改善时，才会有最小临床重要差异（minimal clinically important difference，MCID），因为他们的症状基线水平非常低，这可能是长时间的脊髓受压导致部分脊髓不可逆损伤造成的。而患有轻度脊髓病症状的患者只需少量改善就能达到 MCID。在症状持续时间较短和DCM 较轻的情况下，患者临床相关获益的总体机

会增加。因此，应在症状重度恶化之前及时考虑手术。

6.3.5　手术方法的选择

患者在椎间盘水平（C_3/C_4，C_4/C_5 和 C_5/C_6）上表现出严重的脊髓压迫并伴有脊髓软化的征象，椎体后方的椎管宽度正常（多节段，局部狭窄）。此外，有证据表明颈椎的后凸畸形在相邻节段的屈伸中仍具有活动性。这两个因素有利于前路入路，以便在保护后路结构的同时减压脊髓并纠正畸形，这可能有利于避免术后出现颈部疼痛和肌肉萎缩。后路入路的优点是易于扩大椎管（特别是在椎体后方，适用于弥散性多节段狭窄），但矢状位的矫正能力较低，术后颈部疼痛发生率更高[5]。在该患者中，由于脊髓受压局限于椎间盘水平，椎体后方的椎管扩大不太重要。与椎体次全切除术和混合椎间盘 - 椎体切除术策略相比，多节段前路椎间盘切除术（multisegmental anterior discectomies）在改善临床结果和矢状面校正方面表现更优，同时发生术后 C_5 神经麻痹风险较低（1%～5%），同发生术后吞咽困难（<20%）、感染（1%～2%）和骨不连（1%～18%）风险相似[16]。因此，我们选择采用前路钢板植入（plating）的 3 节段椎间盘切除术来减压脊髓并重建矢状面曲度。

6.3.6　文献指南

当前治疗颈脊髓病的指南是本病例和对其适应证与治疗方法的讨论的基础。

证据等级：C

迄今为止，证据仅基于回顾性研究，队列研究和少量前瞻性研究的 meta 分析，其证据水平较低。

6.3.7　病例 3 的适应证

病例 3 的患者由于 OPLL 引起的脊髓压迫表现出中等的 DCM 征象。MRI 显示椎管狭窄的范围超出 C_4/C_5 椎间盘水平。CT 显示了从 C_4 到 C_5 的连续 OPLL 的征象。根据目前的治疗指南，建议通过手术减压来治疗轻度 DCM[1]。病例 1 和病例 2 总结了这种建议的基本原理。尽管 OPLL 是 DCM 的一种特殊病因，手术治疗已被证明对 OPLL 和其他形式的 DCM 的患者同样有效[17]。但是必须指出的是，OPLL 的手术减压可能会使并发症风险增加至 21.8%[1,17,18]。OSF 手术减压后，脑脊液漏，C_5 神经麻痹和植入物失败是最常见的并发症[18]。相反，非脊髓病的 OPLL 患者不应接受预防性手术[18]。由 OPLL 引起的脊髓病风险非常低，超过 70% 的无症状 OPLL 患者在 30 年的观察期内无脊髓病症状[18]。脊髓病的最重要潜在危险因素是由 OPLL 引起的椎管狭窄 >60%[18]。在这些情况下，才建议进行手术减压，因为由 OPLL 引起的椎管狭窄的患者如果压迫超过 60%，将 100% 发展为脊髓病[18]。

6.3.8　手术方式的选择

病例 3 中的患者由于连续型 OPLL 压迫而发生严重的脊髓压迫，并在 MRI 中出现脊髓软化的征象。为了充分脊髓减压，选择了后路入路。目前，我们认为前路手术和后路手术对治疗 OPLL 诱发的 DCM 具有同等有效性，尽管前路手术似乎有较高的并发症发生率[5,17,18]。即使应用前方飘浮减压技术，前路仍与脑脊液漏、植入失败和吞咽困难 / 声音嘶哑相关[18]。通常，需进行多节段椎体切除来治疗 OPLL，这容易导致植入失败和骨不连[18]。相比之下，后路入路脑脊液漏发生的风险较低，但该方法为间接减压，发生 C_5 神经麻痹和轴性痛的风险较高[18]。可以应用不同的后路技术，例如椎板成形术、椎板切除术和椎板切除融合术。目前，由于术后畸形的风险，通常不建议行单纯椎板切除术[18]。椎板成形术为治疗 OPLL 导致 DCM 的有效方法，然而椎板成形术与术后颈痛发生率增加相关，几乎 70% 接受椎板成形术的患者表现出 OPLL 进展的迹象[19,20]。椎板切除融合术虽然大多与神经根病变的发生率增加有关，但它目前仍代表了一种低并发症风险的脊髓减压方法[18,20]。决定最佳入路前，可以使用 K 线来区分 K 线阳性和 K 线阴性的 OPLL 患者[18]。K 线是侧位 X 线上的连接 C_2 和 C_7 处椎管中点的连线。OPLL 位于线的腹侧称为 K 线阳性（建议采用后入路），OPLL 位于 K 线的背侧称为 K 线阴性（可采用前入路或后入路）[18]。如果是多节段前路椎体切除术（2 个节段及以上），则应考虑使用额外的后路器械固定以减少骨不连和植入失败的风险[18]。对于后路入路，建议对 OPLL 上方和下方的相邻节段进行减压，以避免背侧减压后脊髓皱褶[18]。

在编者所处的医院，除了严重后凸畸形的患者需要进一步矫正颈椎后凸畸形外，OPLL 患者通常接受多节段后路减压融合治疗。因此，病例 3 的患者有足够的颈椎前凸且 K 线阳性，因而对其进行后路减压融合治疗。

6.3.9 文献指南

当前治疗颈脊髓病的指南是本病例和对其适应证与治疗方法讨论的基础。

证据等级：C

迄今为止，证据仅基于回顾性研究、队列研究和少量前瞻性研究的meta分析，其证据水平较低。

6.4 结论与精华

DCM患者应该在疾病症状进展和康复为非脊髓病状态的机会降低之前进行早期治疗。治疗方法应根据患者的病理解剖特征从前入路或从后入路进行手术减压。如果存在进展成脊髓病的危险因素，则具有脊髓压迫征象的非脊髓病患者也可以接受手术治疗。在OPLL患者中，其手术治疗原则与其他形式的DCM手术原则相同。然而，与其他病因的DCM患者相比，OPLL患者的并发症风险可能更高。

临床注意事项

- DCM是造成脊髓损伤的主要原因，如果不及时治疗，患者会由于神经系统缺陷导致严重的日常活动障碍
- 手术减压是DCM的一种有效且具有成本效益的治疗方法
- 脊髓减压的前后入路同样有效，因此患者的病理解剖学特征决定了个体化的手术策略
- OPLL是DCM的一种特殊病因，其脊髓损伤可能性及严重神经系统功能恶化的风险更高，如果存在脊髓病症状，需要住院进行手术减压

编者按

这是一个非常重要的主题章节，脊髓型颈椎病是慢性脊髓损伤的最常见的可治疗病因，其治疗时机和手术技术尚无I级证据。由于将花费很长的时间，甚至根本无法收集到更好的证据，因此我们鼓励读者非常仔细地理解作者的推理和论点，因为这些均为当今的公认标准。

（刘洋 译 袁文 审）

资深专家点评

本章节通过三个不同严重程度及不同病因的脊髓型颈椎病病例阐述了手术适应证及手术方案的选择，并结合相关文献与所选病例相互印证，一些观点让人印象深刻。例如：病例1为无髓性病表现的神经根型颈椎病患者，MRI表现为C_5/C_6颈椎间盘突出并伴有脊髓高信号，结合文献，作者指出，对于长期存在神经根症状的患者，影像学有明确脊髓受压的表现，即使患者没有出现髓性病的表现，但有发展为脊髓病的可能，应该进行手术干预。病例2为重度多节段脊髓型颈椎病的患者，同时合并后凸畸形。作者强烈建议对mJOA小于11分的脊髓病患者进行手术，同时，症状持续时间是考虑手术治疗重要的指标，因为这是关系到术后神经功能能否恢复到mJOA16分以上的重要因素。因此，对于严重脊髓病患者，应该尽早手术以获得更理想的疗效。病例3为OPLL患者，脊髓中等程度受压并呈现髓性病的表现：双手精细动作障碍及行走步态协调困难，mJOA评分13分。作者指出，无髓性症状的OPLL患者无需预防性手术，70%以上无症状OPLL患者30年随访期内不会进展至髓性病。但OPLL椎管占位率超过60%，则100%将发展至脊髓病。三个病例由简入繁，作者分析了不同脊髓型颈椎病变患者的不同治疗方法，基本原则与国内同行并无二致，但作者对于手术指征把握更为严格，患者在手术前接受了更长时间的保守治疗。手术策略基本一致：对于软性椎间盘突出的髓性病及合并后凸畸形基本采用前路ACDF；OPLL患者采用后路椎板切除固定融合的方式。该章节内容对于颈脊髓病手术适应证的认识及手术方案的选择有一定借鉴意义和参考价值。

（海军军医大学第二附属医院　袁文）

参考文献

1. Fehlings MG, et al. A clinical practice guideline for the management of patients with degenerative cervical myelopathy: recommendations for patients with mild, moderate, and severe disease and nonmyelopathic patients with evidence of cord compression. Global Spine J. 2017;7:70S–83S.
2. Nouri A, Tetreault L, Singh A, Karadimas SK, Fehlings MG. Degenerative cervical myelopathy: epidemiology, genetics, and pathogenesis. Spine (Phila Pa 1976). 2015;40:E675–93.

3. Tetreault LA, et al. Change in function, pain, and quality of life following structured nonoperative treatment in patients with degenerative cervical myelopathy: a systematic review. Global Spine J. 2017;7:42S–52S.

4. Tetreault L, Nouri A, Kopjar B, Côté P, Fehlings MG. The minimum clinically important difference of the modified Japanese Orthopaedic Association scale in patients with degenerative cervical myelopathy. Spine (Phila Pa 1976). 2015;40:1653–9.

5. Lawrence BD, et al. Anterior versus posterior approach for treatment of cervical spondylotic myelopathy: a systematic review. Spine (Phila Pa 1976). 2013;38:S173–82.

6. Wilson JR, et al. Frequency, timing, and predictors of neurological dysfunction in the nonmyelopathic patient with cervical spinal cord compression, canal stenosis, and/or ossification of the posterior longitudinal ligament. Spine (Phila Pa 1976). 2013;38:S37–54.

7. Tetreault LA, et al. The natural history of degenerative cervical myelopathy and the rate of hospitalization following spinal cord injury: an updated systematic review. Global Spine J. 2017;7:28S–34S.

8. Matsumoto M, et al. Relationships between outcomes of conservative treatment and magnetic resonance imaging findings in patients with mild cervical myelopathy caused by soft disc herniations. Spine (Phila Pa 1976). 2001;26:1592–8.

9. Yoshimatsu H, et al. Conservative treatment for cervical spondylotic myelopathy. Prediction of treatment effects by multivariate analysis. Spine J. 2001;1:269–73.

10. Kato S, et al. Comparison of anterior and posterior surgery for degenerative cervical myelopathy: an MRI-based propensity-score-matched analysis using data from the prospective multicenter AOSpine CSM North America and International Studies. J Bone Joint Surg Am. 2017;99:1013–21.

11. Tempel ZJ, et al. A multicenter review of superior laryngeal nerve injury following anterior cervical spine surgery. Global Spine J. 2017;7:7S–11S.

12. Nagoshi N, et al. Risk factors for and clinical outcomes of dysphagia after anterior cervical surgery for degenerative cervical myelopathy: results from the AOSpine International and North America Studies. J Bone Joint Surg Am. 2017;99:1069–77.

13. Tetreault LA, et al. A clinical prediction model to determine outcomes in patients with cervical spondylotic myelopathy undergoing surgical treatment: data from the prospective, multi-center AOSpine North America study. J Bone Joint Surg Am. 2013;95:1659–66.

14. Li FN, et al. The treatment of mild cervical spondylotic myelopathy with increased signal intensity on T2-weighted magnetic resonance imaging. Spinal Cord. 2014;52:348–53.

15. Fukui K, Kataoka O, Sho T, Sumi M. Pathomechanism, pathogenesis, and results of treatment in cervical spondylotic myelopathy caused by dynamic canal stenosis. Spine (Phila Pa 1976). 1990;15:1148–52.

16. Shamji MF, et al. Comparison of anterior surgical options for the treatment of multilevel cervical spondylotic myelopathy: a systematic review. Spine (Phila Pa 1976). 2013;38:S195–209.

17. Nakashima H, et al. Comparison of outcomes of surgical treatment for ossification of the posterior longitudinal ligament versus other forms of degenerative cervical myelopathy. J Bone Joint Surg. 2016;98:370–8.

18. Abiola R, Rubery P, Mesfin A. Ossification of the posterior longitudinal ligament: etiology, diagnosis, and outcomes of nonoperative and operative management. Global Spine J. 2016;6:195–204.

19. Iwasaki M, Kawaguchi Y, Kimura T, Yonenobu K. Long-term results of expansive laminoplasty for ossification of the posterior longitudinal ligament of the cervical spine: more than 10 years follow up. J Neurosurg Spine. 2002;96:180–9.

20. Fehlings MG, et al. Laminectomy and fusion versus laminoplasty for the treatment of degenerative cervical myelopathy: results from the AOSpine North America and International Prospective Multicenter Studies. Spine J. 2017;17:102–8.

第7章 颈椎后路长节段固定技术

Lukas Bobinski

7.1 引言

颈椎相比于脊柱的其他节段,它的活动范围最广,并且在维持脊柱矢状稳定、水平视物和支撑头部重量等方面起到重要作用。因此颈椎容易受到各种因素的影响而出现病变,常常需要手术治疗。在手术方式的选择上,必须注意到颈椎矢状稳定的重要性,颈椎矢状稳定与椎间假关节形成、邻椎病、轴向疼痛和脊髓变性等远期并发症的发生密切相关。

通常强直性脊柱炎(ankylosing spondylitis, AS)的患者出现颈椎骨折脱位,需要采用颈椎后路长节段内固定手术方案。

AS 是一种可导致小关节和韧带骨化的慢性炎症性疾病。通常伴有关节和骨的融合和广泛的关节强直,继而导致周围肌肉萎缩和骨质疏松症。在这个过程中,患者会逐渐发展成颈胸椎融合畸形,从而导致前视障碍并影响日常生活。颈胸段脊柱后凸、矢状位的失衡和重心前移,导致 AS 患者极易跌倒。伴有后凸位强直与骨质疏松的颈椎形成了长臂杠杆,即使是轻微的创伤外力,也容易发生颈胸交

界节段的牵张性骨折。此外,这种骨折往往很不稳定,即使是轻微的移位,也会导致严重的神经系统损伤,因此需要一个与长骨骨折的固定技术相似的牢固结构,来承受骨折部位的剪切力。

作者描述了一例应用颈椎后路长节段钉棒固定技术治疗高度不稳定性的颈椎骨折的病例,术前做了详细的影像学检查,以此作为手术选择的依据,本文重点介绍了这一术式的优点。

本章的目的是通过病例的分析,为读者今后开展颈椎后路长节段内固定手术提供足够的经验和借鉴。

7.2 病例描述

一名 66 岁男性 AS 患者因在家中跌倒并遭受低能量颈椎损伤后,被送往当地医院。患者表现为颈胸段区域剧烈疼痛。根据 ASIA 评分进行神经功能检查发现脊髓中央损伤综合征伴上肢远端及下肢近端肌力减退(3/5),骶部的感觉和运动功能保留(ASIAD 级)。CT 显示 C_7/T_1 高度不稳定的牵张性骨折:B3 型前脱位(图 7.1A~C)[1]。C_7 左侧

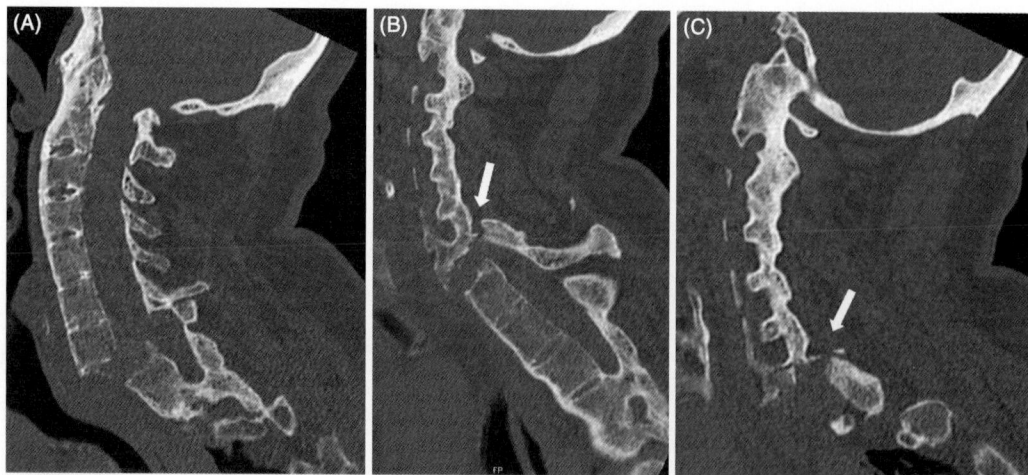

图 7.1 外伤后入院时的 CT 检查。CT 检查显示 C_7/T_1 向前移位的颈椎骨折脱位:B3 根据 AOSpine 下颈椎骨折损伤分类[1]。清晰可见典型"竹节样脊柱"外观。箭头指向三柱断裂与右侧 C_7 椎弓根骨折。(A)中线矢状位。(B)左侧矢状位。(C)右侧矢状位

椎弓根完整,但是骨折线经过 C_7 右侧椎弓根。患者紧急转送到编者所在医院的创伤中心。由于严重的全脊柱后凸畸形,不能使用外固定。同时也无法完成 MRI 检查。由于这种严重不稳定的骨折具有移位、神经损伤和气管损伤的风险,该患者被安排进行急诊手术,跨颈胸段交界处(cervicothoracic junction,CTJ)进行颈椎后路长节段固定。但是在急诊手术条件下术中无法进行神经监测。

7.2.1　手术

在清醒气管插管后,将患者轻柔翻转为俯卧位,头部固定在马蹄形头部支架上,并进行轻微重量牵引(3kg)。在手术台上放置一个垫胸板和髂嵴前垫,使腹部放松,并将手术台置于头低脚高位。由于患者严重的脊柱后凸畸形,术中无法使用透视。

手术暴露范围为 C_2-T_3。术中证实存在 C_7/T_1 水平的不全脱位,颈、胸椎其余节段完全融合,这就形成了两个相互排斥的长臂杠杆。即使是最轻微的对颈椎骨折移位处的操作,也会导致颈椎的进一步移位损伤脊髓。右侧椎弓根的骨折片损伤硬脊膜,与 C_8 神经根相连并伴有脑脊液漏。

在直视下,于左侧 C_7 到 T_1 之间进行短节段固定。这一操作可以重新复位三柱结构。右侧 C_7 椎弓根不适合内固定。这也是右侧进行 C_6 椎弓根和 T_1 短节段固定的原因。成功复位了骨折,并提供了足够的节段稳定性以进行进一步的长节段固定(图 7.2)。由于 C_1/C_2 椎体已经自发融合,所以在 C_1/C_2 椎体两侧使用了寰枢椎侧块关节后路螺钉(Magerl)技术。这建立了一个坚固的颅骨支点。其余节段采用双皮质侧块螺钉技术固定。由于骨质强度差,尾端内固定延伸至 T_3。采用 4 棒(3.0mm 钛棒)技术连接和加固整体结构(图 7.3A,B)。固定后行 C_6-T_1 椎板切除术,修补撕裂的硬脊膜,清除椎管

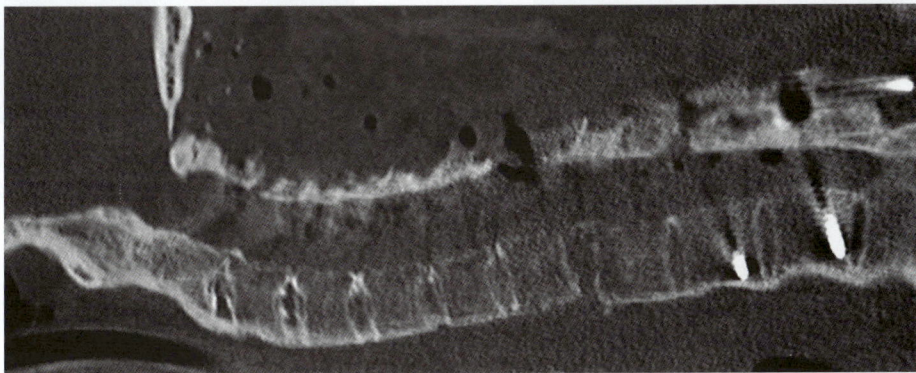

图 7.2　术后 CT 检查。术后 CT 证实颈椎后路跨颈胸段长节段钉棒固定重建了颈椎的三柱稳定结构

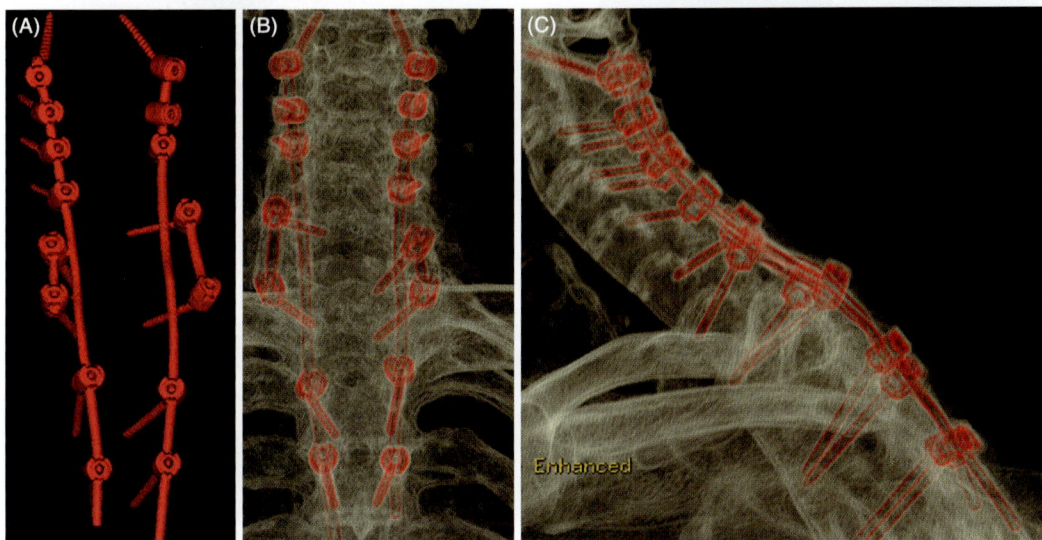

图 7.3　钉棒结构的加强图像。钉棒结构包括:不超过颅骨的两侧 C_1/C_2 节段的 Magerl 螺钉,其次是位于 T_2 和 T_3 节段的侧块螺钉和椎弓根螺钉。另外两个短节段固定:右侧 C_6~T_1 椎弓根螺钉,左侧 C_7~T_1 椎弓根螺钉固定。(A,B)为冠状位。(C)为矢状位

内的血肿。由于有进一步神经损伤的危险，所以并没有尝试矫正脊柱后凸畸形。

切口按常规方式逐层缝合。使用无负压引流管防止脑脊液漏的发生。

患者术后的神经状态没有明显改变。在科室治疗几天后，出院接受康复治疗。

7.2.2 随访

随访 3 个月，患者的神经功能得到完全恢复，疼痛消失。术后 6 个月和 12 个月的放射学检查显示该损伤节段完全融合（图 7.4A，B）。

然而，由于全脊柱后凸畸形，患者需进行腰椎节段经椎弓根椎体截骨手术（PSO）矫正畸形（图 7.5 和图 7.6）。

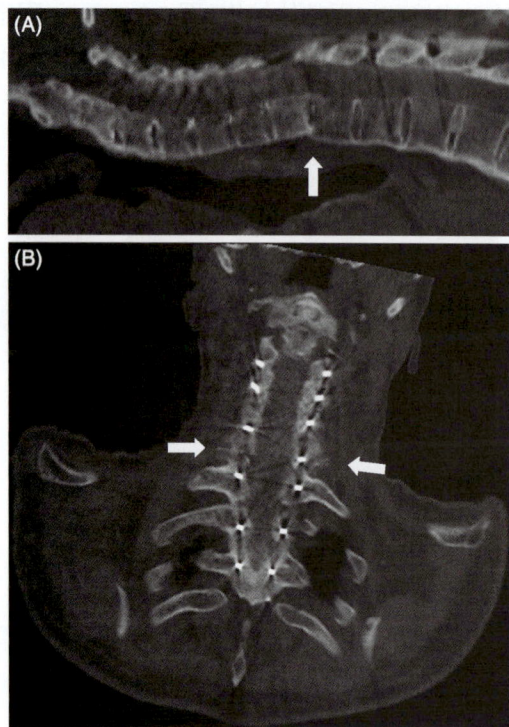

图 7.5 站立位全脊柱侧凸 X 线。图像显示由 AS 引起的全脊柱后凸畸形。患者出现影响前视的"颌触胸"畸形

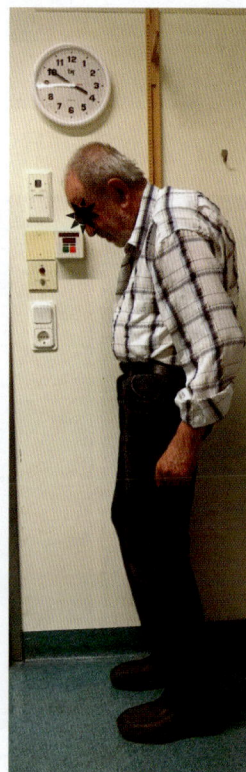

图 7.4 随访 12 个月的 CT 检查。CT 清楚显示，此前骨折脱位的 C_7-T_1 节段有坚固的环状融合。（A）为矢状位。（B）为冠状位

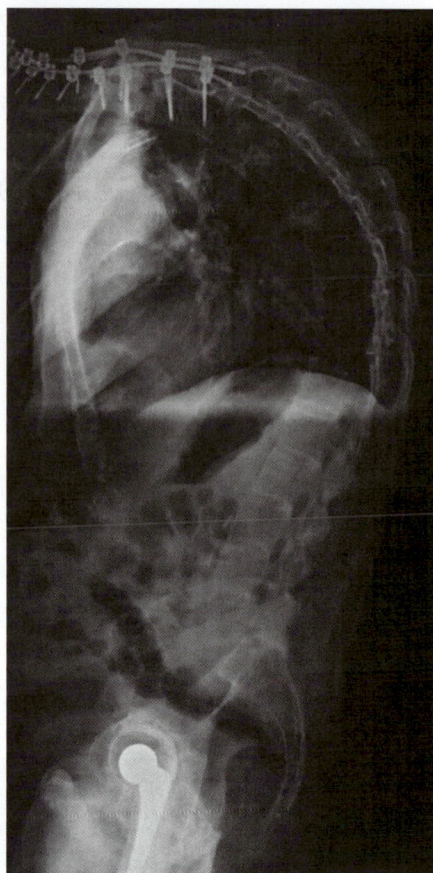

图 7.6 最后一次随访时患者的照片。图像证实有严重的全身性脊柱后凸畸形

7.3　病例讨论

7.3.1　适应证

本病例是颈部轻微外伤导致的颈椎骨折脱位的 AS 患者。患者脊柱完全强直，骨折形成长臂杠杆使局部极度不稳定。接近"颌触胸"（chin-on-chest）畸形的脊柱后凸无法采用外固定。AS 患者因低能量的创伤导致的骨折和神经功能损伤，有较高的死亡率[2,3]。需要行急诊手术治疗。有文献报道对于无畸形的非移位性骨折可以采取保守治疗[2]。

但是这种严重移位，高度不稳定的骨折并伴随脊髓中央综合征（ASIAD 级）的情况下，必须采用手术治疗。

由于在定位和手术中存在骨折移位的风险，推荐使用诱发电位进行神经电生理监测。

7.3.2　入路选择

颈椎手术主要有三种入路：前路，后路和后前路联合入路。对于最佳手术入路的选择，没有统一的金标准。每种入路都有各自的优缺点，因此，要根据具体情况做出决策。然而，由于胸骨的位置与主要血管、肺和纵隔结构的密切关系，特别是在解剖结构发生扭曲（肿瘤、骨折移位、畸形）的情况下，很难接近 CTJ。在理论上该方法会提高手术的并发症。CTJ 涉及一个复杂的解剖学区域，前凸型颈椎在这里转变为后凸型胸椎。因此，与颈胸交界处（CTJ）邻近的颈椎手术需要精细的手术计划和入路来应对这些挑战。此外，生物力学研究表明，前路固定不足以稳定 CTJ[4]。

与此相反，用 T_1 或 T_2 椎弓根螺钉加固的后路跨 CTJ 长节段稳定的方法，即使是多节段前柱损伤的情况下也能提供足够的稳定性[5]。临床研究表明，未跨 CTJ 固定的颈椎后路短节段固定，因假关节形成和固定失效导致翻修的概率要高得多[6,7]。

颈椎后路融合内固定术是一种可靠的颈椎手术方法。用于治疗各种不同类型的颈椎病，如：脊髓型颈椎病，脊髓肿瘤，骨折，感染和畸形。

侧块内固定技术是目前广泛采用的稳定和促进下颈椎融合的技术[8]。

颈椎椎弓根螺钉技术由于存在损伤椎动脉的潜在危险而备受争议。然而，颈椎椎弓根螺钉在颈椎畸形或骨量差的情况下具有很高的抗拔出强度，并可用于三柱重建[9,10]。这在 AS 患者中尤为重要，因

为 AS 患者脊柱的骨质疏松率高，稳定性差。

当规划颈椎后路长节段内固定时，有几个技术问题需要解决：

- 大多数情况下，侧面透视无法看到 CTJ
- 外科医师应熟悉颈胸交界处的解剖学结构，熟悉侧块和胸椎椎弓根螺钉内固定技术
- 在骨质疏松症和关节强直的情况下，为了提供较高的抗拔出强度，许多颅骨内固定可延伸至 C_1
- 以往的经验表明，AS 的内固定应尽量分别延长至骨折以上 3 节段和骨折以下 3 节段[3]
- 在进行 CTJ 的情况下，内固定应始终跨颈胸交界处（特别是 AS 病例）。
- 建议使用术中导航，特别是在规划 CTJ 内固定和/或使用颈椎椎弓根螺钉技术时[11]
- 如有可能，应强制性使用持续的术中神经电生理监测。

是否应该跨 CTJ 固定目前存在争议，现有的研究显示在 C_6 和 C_7 处固定结束术后效果良好[12]。然而，编者的个人观点是，胸椎内固定在 T_1 和 T_2 水平不仅不会延长手术时间，还会创造一个坚固的基础结构，并保护尾端固定。因此，我们建议颈椎后路长节段固定不应该仅行 CTJ，如果怀疑骨量下降和脊柱不稳定，必须将跨 CTJ 固定作为一个可靠的选择。

7.3.3　文献指南

十分遗憾，目前文献中没有足够的证据证明使用长节段或短节段颈椎后路固定和尾部固定点位置的结论。因此，我们不能根据这些数据将其应用为通用指南。但是，长节段颈椎后路内固定的适应证与 CTJ 邻近的手术入路的适应证较为相似。

证据级别：C

对于这个问题的大多数研究都是大型的回顾性单中心队列研究和尸体生物力学研究。Truumees 等人[12]发表的文章是唯一被引用的回顾性多中心研究。

7.4　结论与精华

虽然颈椎后路长节段固定术的使用可能存在争议，但它是一种可以应用于各种脊柱疾病的相对简单的技术。它在提供牢固固定的同时可以与其他技术相结合，如：椎板切除术，椎间孔切开术，甚至是以矫形为目的的截骨术。

一般认为，前柱损伤应由前路手术处理，而颈椎三柱的完全破坏则由 360° 前后联合入路处理。这会延长手术时间，增加手术创伤。我们主张仅使用颈椎后路长节段内固定，特别是当颈椎椎弓根和上胸椎椎弓根螺钉内固定时，颈椎后路长节段内固定足以支撑和保护颈椎。

临床注意事项

- 术前必须进行 CT 和 MRI 检查，包括上胸段
- 即使在前柱多节段损伤的情况下，颈椎后路长节段固定也可作为一种备用方案
- 如果脊柱完全断裂，则至少应在超过损伤脊柱的上、下 3 节段内固定
- 如果病情接近或处于颈胸段交界处，则应跨越 CTJ 与 T_1 和 T_2 椎弓根固定
- 置颈椎椎弓根螺钉建议采用术中导航系统

编者按

作者选择了一个非退行性的病例来说明技术原理，特别是这种固定结构的潜力，它显然可以应用于其他任何病情。这种稳定钉棒结构的发展使得外科医师能够高度安全地治疗几乎所有的颈椎不稳，包括增加内固定的强度和减少复杂的 3D 畸形，同时避免了一些术后支具的使用。当应用颈椎椎弓根螺钉固定时，即使在严重的多节段不稳定情况下，生物力学的特性也允许仅使用后路固定的策略。强烈建议在术中导航系统的辅助下进行手术（见第 18 章）。

（杨磊 译 朱庆三 审）

资深专家点评

强直性脊柱炎，颈椎骨折脱位临床不少见，可发生在颈椎的任何节段，但以下颈段及颈胸段常见，可伴有脊神经损伤的表现。

近年来国内学者（如青岛大学医学院陈伯华教授、北部战区总医院项良碧教授等）对 AS 颈椎损伤的诊治有较多报道。大家的共识是 AS 患者严重骨质疏松，骨折后杠杆应力作用局部极度不稳，故无论前路或后路手术均应采用跨越损伤部位头尾至少各两节段的固定。另外，AS 颈椎损伤因伤力相对较轻，故如本病例有明显骨折脱位，但通常为不完全性神经损伤，手术稳定后神经功能恢复概率高。

至于手术入路应依具体病例可选择前方、后方或前后方联合入路。前方入路在手术体位摆放、手术操作便利性、前中柱重建、内植物选择及强度等有优势。但如本例患者颈胸段因 AS 存在严重后凸畸形，即或没有如此后凸，AS 患者经前路显露及固定到 T_1 亦非易事。

本例先行损伤相邻节段 C_7-T_1 后路椎弓根螺钉固定，将极不稳定的骨折脱位复位，然后再行长节段固定，不失为一个明智的选择。而超越下颈椎行 Magerl 螺钉固定又是一个亮点。这种选择规避了 AS 患者侧块（单纯）固定解剖标记的不清除及固定强度不足的限制，而用 Magerl 螺钉超越下颈椎弥补了侧块螺钉的不足。只是 Magerl 螺钉置入有一定的技术难度，而在 AS 患者这种难度更大。

（吉林大学中日联谊医院 朱庆三）

参考文献

1. Vaccaro AR, Koerner JD, Radcliff KE, et al. AOSpine subaxial cervical spine injury classification system. Eur Spine J. 2016;25(7):2173–84.

2. Westerveld LA, van Bemmel JC, Dhert WJ, Oner FC, Verlaan JJ. Clinical outcome after traumatic spinal fractures in patients with ankylosing spinal disorders compared with control patients. Spine J. 2014;14(5):729–40.

3. Caron T, Bransford R, Nguyen Q, Agel J, Chapman J, Bellabarba C. Spine fractures in patients with ankylosing spinal disorders. Spine (Phila Pa 1976). 2010;35(11):E458–64.

4. Kirkpatrick JS, Levy JA, Carillo J, Moeini SR. Reconstruction after multilevel corpectomy in the cervical spine. A sagittal plane biomechanical study. Spine (Phila Pa 1976). 1999;24(12):1186–90; discussion 1191.

5. Singh K, Vaccaro AR, Kim J, Lorenz EP, Lim TH, An HS. Biomechanical comparison of cervical spine reconstructive techniques after a multilevel corpectomy of the cervical spine. Spine (Phila Pa 1976). 2003;28(20):2352–8; discussion 2358.

6. Schroeder GD, Kepler CK, Kurd MF, et al. Is it necessary to extend a multilevel posterior cervical decompression and fusion to the upper thoracic spine? Spine (Phila Pa 1976). 2016;41(23):1845–9.

7. Osterhoff G, Ryang YM, von Oelhafen J, Meyer B, Ringel F. Posterior multilevel instrumentation of the lower cervical spine: is bridging the cervicothoracic junction necessary? World Neurosurg. 2017;103:419–23.

8. Yoshihara H, Passias PG, Errico TJ. Screw-related complications in the subaxial cervical spine with the use of lateral mass versus cervical pedicle screws: a systematic review. J Neurosurg Spine. 2013;19(5):614–23.

9. Johnston TL, Karaikovic EE, Lautenschlager EP,

Marcu D. Cervical pedicle screws vs. lateral mass screws: uniplanar fatigue analysis and residual pullout strengths. Spine J. 2006;6(6):667–72.

10. Abumi K, Ito M, Sudo H. Reconstruction of the subaxial cervical spine using pedicle screw instrumentation. Spine (Phila Pa 1976). 2012;37(5): E349–56.

11. Ito Y, Sugimoto Y, Tomioka M, Hasegawa Y, Nakago K, Yagata Y. Clinical accuracy of 3D fluoroscopy-assisted cervical pedicle screw insertion. J Neurosurg Spine. 2008;9(5):450–3.

12. Truumees E, Singh D, Geck MJ, Stokes JK. Should long-segment cervical fusions be routinely carried into the thoracic spine? A multicenter analysis. Spine J. 2018;18(5):782–7.

第8章　胸椎间盘突出症与脊髓病

Bernhard Meyer, Sandro M. Krieg

8.1　引言

　　胸椎间盘突出症是一种罕见的脊柱退行性疾病，仅占手术治疗的全部椎间盘病总数的 1% 左右[8]。因此即便是高年资的脊柱外科医师，诊治过的此类病例的数量也很有限[5]。通常情况下，胸椎间盘突出症可引起一系列的非特异性症状。多半患者在最终得到确诊之前，往往看过多位医师并得到多种不同的诊断意见[1]。关于胸椎间盘突出症的治疗，需要合理把握手术适应证，并熟练掌握椎管 360° 的立体解剖，力求为每个病例提供个体化的最优治疗方案。

　　本章将概述胸椎间盘突出症的临床特点、典型症状、术前必备影像学检查和各种手术入路。此外，还会讨论不同手术入路的基本原理。在本章的最后，读者将了解到在治疗胸椎间盘突出症时可能面临的挑战和隐患。

　　因此，陈述下面这个病例的目的是强调下列潜在的问题，以及在该病诊疗决策过程中相关证据的缺乏。这些问题包括：

- 确诊前的病程被延长
- 很难确定手术的适应证
- 手术入路的选择很复杂，需要考量其突出的部位、尺寸及质地
- 巨大的钙化性椎间盘突出是一个独立的难题

8.2　病例描述

　　一名 71 岁女性患者，胸部和下肢疼痛数年，曾行神经和诱发电位检查，结果未见异常。最终，一位神经科医师为她预约了 MRI 检查，结果发现 T_8/T_9 节段中央型巨大椎间盘突出，严重压迫脊髓（图 8.1），CT 显示合并钙化（图 8.2）。

　　之后，她去另外一家医院接受了后路内固定手术，尝试经后外侧入路切除突出椎间盘，但结果未成功。患者术后下肢瘫痪，仅存部分感觉功能（ASIAB 级）。当天即进行了第二次手术，尝试通过侧前方入路经胸腔切除巨大的钙化性椎间盘，结果仍未成功，术后其神经功能状态无好转（图 8.3）。之后患者转到了专门收治偏瘫患者和四肢瘫痪患者的脊髓损伤康复病房，然后他们联系了我们进一步评估该患者。

　　考虑到其持续存在的占位效应及神经功能改善的希望渺茫，她的主管医师把该患者介绍到了我们的科室。经体检确认 L_1 水平不完全性脊髓损伤（ASIAB 级）。我们与患者及其家属详细讨论了手术的相对适应证，最终决定行后外侧经硬膜囊入路切除钙化的椎间盘（图 8.4）。

　　这次手术没有发生意外不良事件，术后症状没有进一步恶化。术后第 1 天复查 CT 证实减压充分（图 8.5）。患者之后转回康复科继续治疗，至术后 3 个月时，其功能状态没有变化。

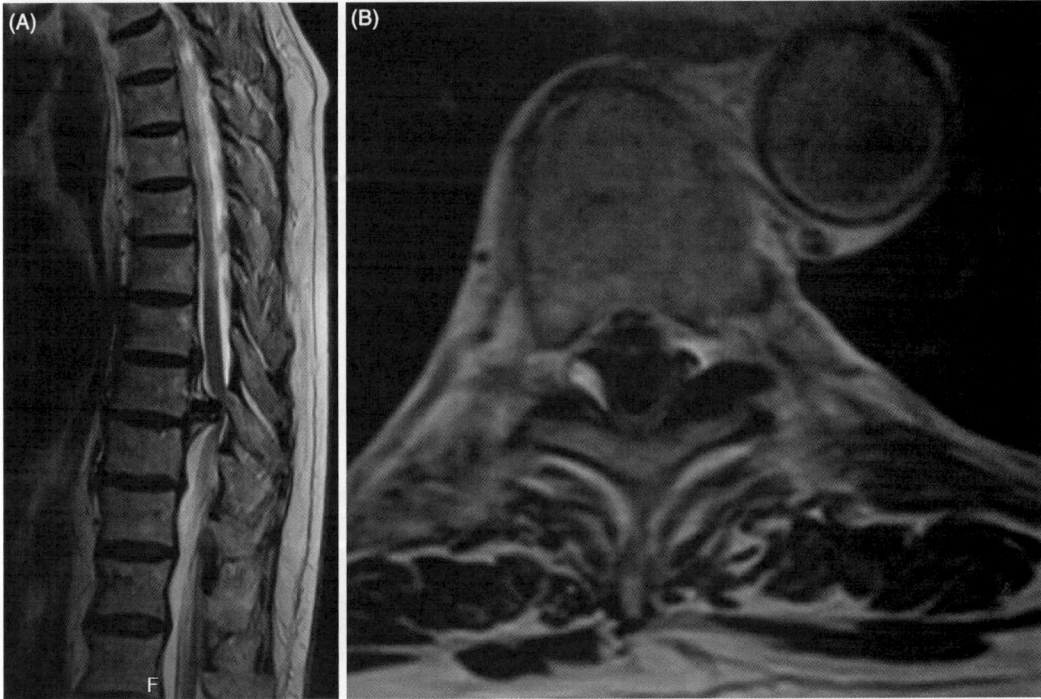

图 8.1　在门诊做的 MRI。MRI 显示巨大的 T_8/T_9 椎间盘突出，导致脊髓腹侧严重受压。（A）为矢状位。（B）为轴位

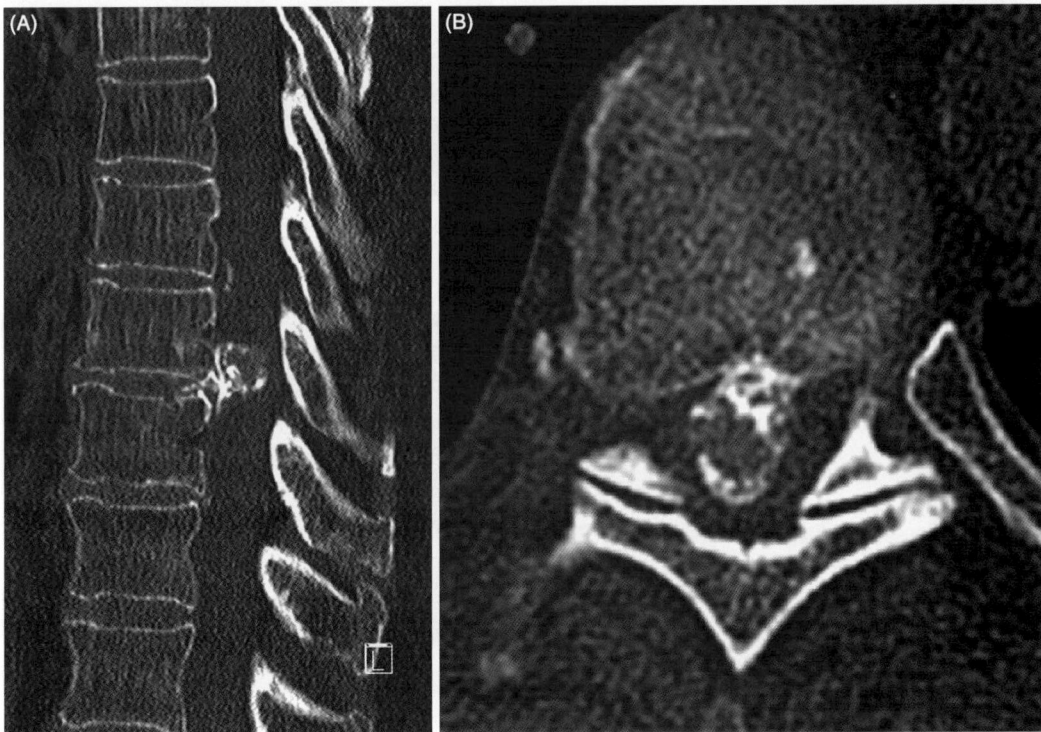

图 8.2　术前的 CT 检查。矢状位 CT（A）和轴位（B）扫描确认突出椎间盘的中央存在钙化

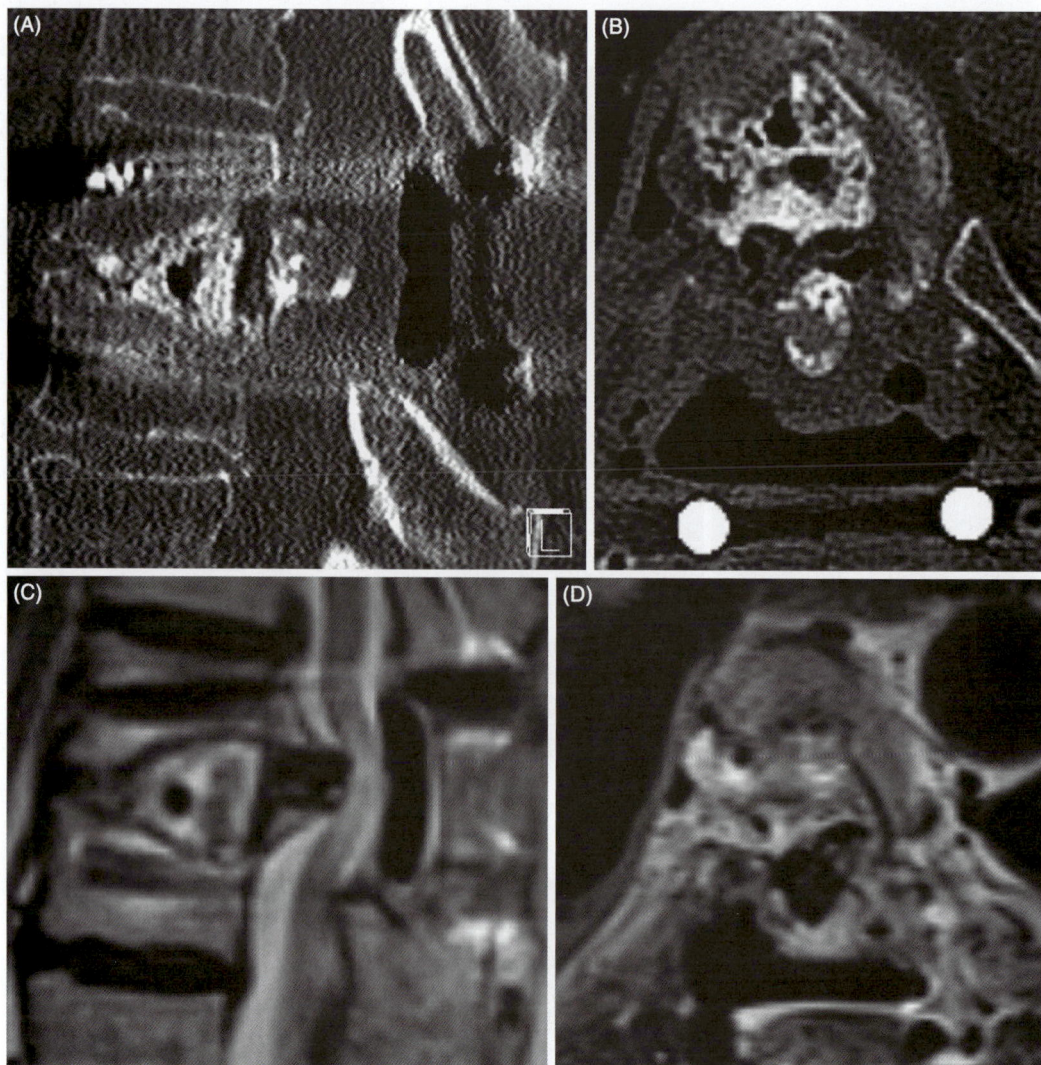

图 8.3　第一次手术后的 MRI 和 CT 检查。CT（A，B）显示其巨大的钙化椎间盘依然存在。MRI（C，D）显示脊髓仍明显受压

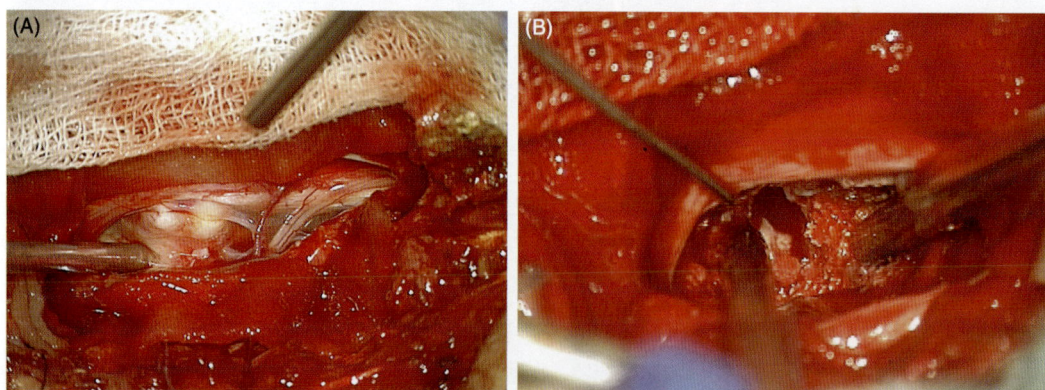

图 8.4　术中所见。术中照片显示后外侧经硬膜囊入路显露突出的椎间盘，（A）为切除之前。（B）为切除之后。术中有损伤脊髓的风险，直视下分离脊髓，切断齿状韧带或者一条神经根的分支，使脊髓松弛，然后可以小心地旋转着移开脊髓

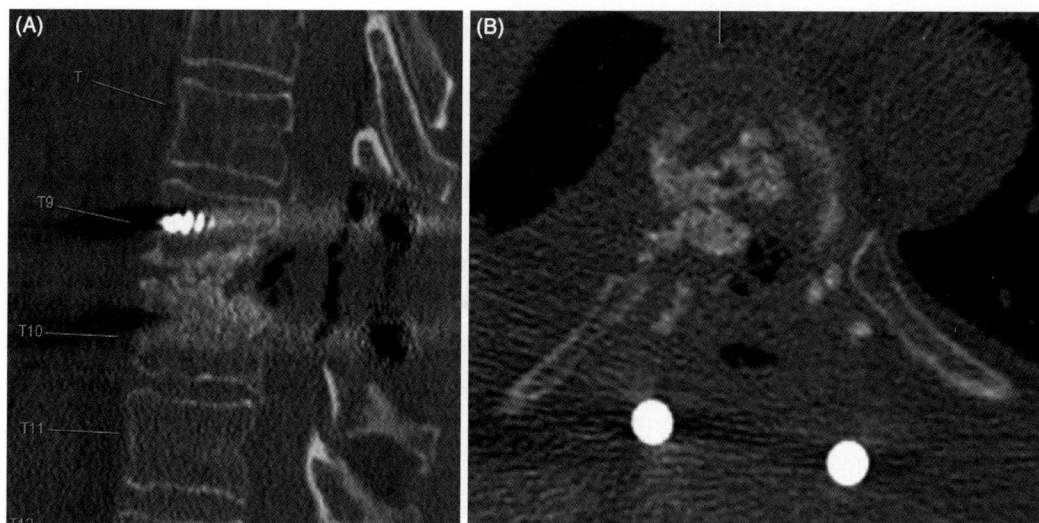

图 8.5　术后 CT 检查。术后 CT 的矢状位（A）和轴位（B）显示钙化的突出椎间盘已被切除

8.3　病例讨论

8.3.1　手术指征

该患者术前只有腿痛和背痛，其诱发电位是正常的，查体也没有阳性体征。针对轴性或根性的疼痛症状通常不考虑手术治疗。常用的保守治疗措施包括类固醇或非甾体消炎药，以及物理治疗[8]。症状严重且经保守治疗后症状持续不缓解者可以考虑手术。决定手术时主要需考量其椎间盘突出的尺寸、部位和质地，例如，侧方型软性椎间盘突出的手术技术门槛相对较低，因为其手术相关的风险很低。

针对该患者这种巨大的钙化性椎间盘突出，其手术技术门槛很高，其手术治疗并发症的发生率高达 30%[7,8]。

由于胸椎间盘突出症是一种罕见的疾病，缺少大宗病例的报告，更谈不上对照研究，导致没有充分的证据表明什么人、什么时间应该如何实施手术治疗。但是，胸椎间盘突出症的自然病程表明，患者可能在很长一段时间内保持无症状状态，不太可能发生急性脊髓病[10]。

对于有脊髓病表现并被诊断为胸椎间盘突出症的患者，应该考虑手术治疗，因为高达 77% 的患者在手术后可获得脊髓病症状的改善[7,9]。针对没有明显症状的患者，推荐检查诱发电位，可以协助尽早发现症状不明显的脊髓病。但目前尚不确定是否可以将诱发电位异常作为一项手术指征。

8.3.2　手术入路的选择

尽管胸椎间盘突出症是一种少见病，却有大量的研究报告提出了各式各样的手术入路。总的来说，并不存在一种可作为金标准的手术入路。对于某一特定病例而言，各种不同的入路都可能具有其特定的优点和缺点[8]。唯一的广泛共识是，不应行像单纯椎板切除术这样的后正中入路，因为其继发神经损伤的风险很高[1,4]。目前临床上应用的各种手术入路可以分为两大类：后外侧入路和侧前方入路。

目前被广泛接受的观点是，后外侧入路适用于侧方型或旁中央型的胸椎间盘突出症，以及不伴钙化的中央型突出。而侧前方入路是巨大的钙化性中央型突出的经典入路，就像本章所介绍的这个病例。后外侧入路的变种包括肋横突切除入路、经椎弓根入路，以及经关节突保留椎弓根入路。侧前方入路都需经胸腔，不论是小切口还是内镜，也不论是经胸膜腔还是胸膜外。根据这些编者的说法，针对这一种疾病存在如此之多的微小的变化显得有点多余了。

另一个存在广泛争议的问题是哪些患者需要进行固定融合。这方面至今没有清晰的指南，而决定于外科医师个人的倾向[3,6]。

虽然一些医师推崇后外侧（经关节突或经椎弓根）入路[11]，但多数医师认为，对于巨大的钙化性中央型椎间盘突出应选用侧前方（经胸）入路[2]。在多数已发表的文献中，后外侧入路仅推荐用于软性椎间盘突出和侧方型钙化性椎间盘突出。

针对本章所陈述的病例，文献中的和我们自己的经验都非常明确：反对进行单纯的椎板切除术。多数人会认为后外侧入路不是此病例最佳的选择，因为如此巨大的脱出，尤其又伴有钙化，显露起来着实不易，继发脊髓损伤的风险很高，本病例的术后结果证实了这一点。

是否有必要行固定融合是一个争论的话题。在切除其占位性病灶之前进行内固定也存在高风险，就像本章病例第一次手术所示。

大多数有经验的脊柱外科医师都会选用侧前方经胸入路切除这个巨大的钙化性椎间盘突出，并且是伴有相关症状的前提下。现如今默认的方法应是小切口侧前方入路，而不是 10～15 年前就已流行的内镜。针对这种巨大的钙化性胸椎间盘突出症，之前曾使用过内镜的医师中的多数如今已经改回小切口了，因为在内镜下缺少足够的三维立体视野，使用很长的手术器械去处理这类病灶会非常困难[7]。特别是病灶与硬膜囊之间的致密粘连严重妨碍了平顺、轻柔的操作。时至今日，是否加做固定融合仍取决于医师的意见，没有明确的指南建议可遵循。

对于巨大的钙化性胸椎椎间盘突出的初次手术，除了上述被广泛接受的方法之外，还有另一种替代方案，那就是 Coppes 等人在 2012 年描述的看起来有点反直觉的概念：后方经硬膜囊入路[3]。这种方法激起了相当多的反对声，但可能只是因为它是不寻常且充满未知的，特别是对于那些不习惯治疗硬膜内病变的外科医师[5]。但从一个更审慎的角度来看，它符合外科领域广为知晓的非常合理的原则，例如术中保护某结构的最好方法是看到它。此外，它还考虑到了巨大的钙化性椎间盘突出可能是一个与正常椎间盘不同的实体，以类似于后纵韧带骨化的方式与硬膜之间形成粘连。在本质上，这类病变可以像处理脊髓腹侧的硬膜内脊膜瘤一样进行切除。

8.3.3   文献指南

如上文所述，从文献中找不到胸椎间盘突出症相关的指南。临床实践中手术指征的把握以及手术入路的选择很可能与目前大多数人的共识不一致，同样也不一定与编者推荐的方法相一致。

证据级别：C

目前的证据等级较低，仅包括一些较大宗病例的回顾性的单中心队列，只有 1 篇研究报告提供了多中心的回顾性数据[9]。

临床注意事项

- 手术时要考虑的主要因素包括是否合并钙化、突出的部位和尺寸
- 术前病变节段的 CT 检查是非常必要的
- 巨大的钙化性胸椎间盘突出症应被视为类似于后纵韧带骨化的病变，并像处理硬膜内髓外病变那样进行切除

8.4   结论与精华

胸椎间盘突出症可在 MRI 上时常见到，但真正有症状的胸椎间盘突出症非常罕见。胸椎间盘突出可继发胸脊髓病或肋间神经痛，只有在出现相关症状时才需要进行治疗。目前广泛达成的共识是，有症状的侧方型软性椎间盘突出症宜采用后外侧入路手术，该入路相当安全。对于巨大的钙化性胸椎间盘突出症，前外侧入路小切口是应用最广泛并且是最安全的选择。巨大的钙化性胸椎间盘突出症的发病率不容忽视，将来此类病变的手术治疗最终应与硬膜内髓外肿瘤的处理方式相类似。

（孙垂国 译   齐强 审）

资深专家点评

回顾本章中所介绍的胸椎间盘突出症病例的诊治过程，着实有诸多值得反思和需要改进的环节。首先，对胸椎间盘突出症这一疾病要有总体的认识，了解其自然病程，绝大多数患者经保守治疗即可达到症状缓解，恢复到其原有的活动水平。坚持临床症状、体征、影像学表现三者相结合的诊断原则来确立最终临床诊断，切忌以单纯的影像学诊断来代替疾病诊断。在此基础上，严格掌握本病的手术治疗指征，指征包括以脊髓损害为主要临床表现者和非手术治疗无效者。鉴于胸段脊髓特有的解剖学特点，该节段的手术风险相对较大，选择最佳的手术途径，尽可能减少对脊髓和神经根造成的牵拉刺激，至关重要。具体而言，手术途径的选择主要取决于以下因素：椎间盘突出的节段、突出的病理类型、有无钙化、与脊髓的相对关系以及术者对该术式的熟悉程度等。总的来说，手术途径可分为前路和后路两大类。笔者所在的北京大学第三医院近十余年来，尝试采用经后方极外侧入路治疗胸椎间盘突出症，取得相对满意的治疗效果。该术式的突出优点在于术野直视、清晰、操作便捷、安全、减压彻底、确切，尤其适用于脊髓腹侧的骨性、钙化致压物的彻底切除。此外，提倡术中神经电生理功能监测，以增加手术操作的安全性。最后，对于本章原作者采用并推介的后方经硬膜囊入路，笔者没有此术式的临床应用经验，故提醒广大同道们在临床实践中结合自身情况谨慎使用。

（北京大学第三医院   齐强）

参考文献

1. Benson MK, Byrnes DP. The clinical syndromes and surgical treatment of thoracic intervertebral disc prolapse. J Bone Joint Surg Br. 1975;57(4): 471–7.
2. Bilsky MH. Transpedicular approach for thoracic disc herniations. Neurosurg Focus. 2000;9(4):e3.
3. Coppes MH, Bakker NA, Metzemaekers JD, Groen RJ. Posterior transdural discectomy: a new approach for the removal of a central thoracic disc herniation. Eur Spine J. 2012;21(4):623–8. https://doi.org/10.1007/s00586-011-1990-4.
4. Logue V. Thoracic intervertebral disc prolapse with spinal cord compression. J Neurol Neurosurg Psychiatry. 1952;15(4):227–41.
5. Mehdian SM. Reviewer's comment concerning. Posterior transdural discectomy: a new approach for the removal of a central thoracic disc herniation. (https://doi.org/10.1007/s00586-011-1990-4 by H.M. Coppes et al.). Eur Spine J. 2012;21(4):629. https://doi.org/10.1007/s00586-011-1999-8.
6. Oppenlander ME, Clark JC, Kalyvas J, Dickman CA. Indications and techniques for spinal instrumentation in thoracic disk surgery. Clin Spine Surg. 2016;29(2):E99–E106. https://doi.org/10.1097/BSD.0000000000000110.
7. Quraishi NA, Khurana A, Tsegaye MM, Boszczyk BM, Mehdian SM. Calcified giant thoracic disc herniations: considerations and treatment strategies. Eur Spine J. 2014;23(Suppl 1):S76–83. https://doi.org/10.1007/s00586-014-3210-5.
8. Stillerman CB, Chen TC, Couldwell WT, Zhang W, Weiss MH. Experience in the surgical management of 82 symptomatic herniated thoracic discs and review of the literature. J Neurosurg. 1998;88(4):623–33. https://doi.org/10.3171/jns.1998.88.4.0623.
9. Uribe JS, Smith WD, Pimenta L, Hartl R, Dakwar E, Modhia UM, et al. Minimally invasive lateral approach for symptomatic thoracic disc herniation: initial multicenter clinical experience. J Neurosurg Spine. 2012;16(3):264–79. https://doi.org/10.3171/2011.10.SPINE11291.
10. Wood KB, Blair JM, Aepple DM, Schendel MJ, Garvey TA, Gundry CR, et al. The natural history of asymptomatic thoracic disc herniations. Spine (Phila Pa 1976). 1997;22(5):525–9; discussion 529–530.
11. Yoshihara H. Surgical treatment for thoracic disc herniation: an update. Spine (Phila Pa 1976). 2014;39(6):E406–12. https://doi.org/10.1097/BRS.0000000000000171.

第9章 腰椎间盘突出症：髓核与死骨切除术

N.A.van der Gaag，Wouter A.Moojen

9.1 引言

本章节通过对当前高质量循证医学文章的分析，探讨腰椎间盘突出症坐骨神经痛手术治疗的相关问题。通过具体病例，我们将讨论手术时机、手术入路（通道、经椎间孔、传统中线入路）和手术技术（髓核与死骨切除术）。

9.2 病例描述

一名 29 岁女性患者，左下肢放射痛 6 个月。疼痛从大腿后侧向下至小腿后外侧及足背，弯腰、咳嗽、打喷嚏时疼痛加重，无腰背痛。过去数月，下肢疼痛进行性加重。既往有哮喘病史。为缓解疼痛，口服对乙酰氨基酚和阿片类止痛药。由于疼痛，患者不能胜任秘书工作。未行物理治疗等保守治疗。

左下肢直腿抬高试验 45° 阳性，L_5 分布区域感觉减退，无肌力下降，双下肢腱反射无差异。

MRI 矢状位 T_2 加权显示 L_4/L_5 髓核信号降低（图 9.1）。椎间盘高度正常，上下终板无异常改变。轴位片显示，椎间盘向左后方突出至关节突下方，

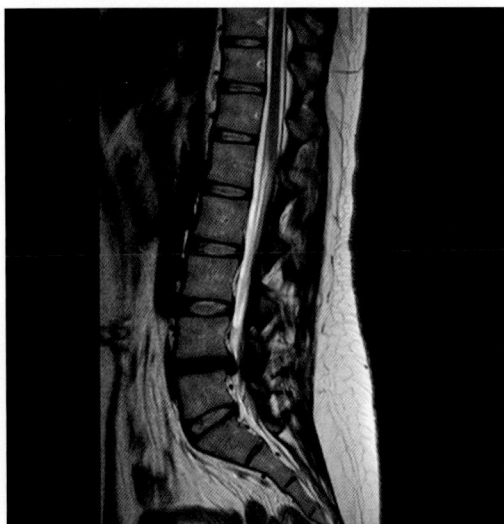

图 9.2　轴位 T_2 加权像显示 L_4/L_5 旁中央椎间盘突出，压迫左侧 L_5 神经根

压迫左侧 L_5 神经根，导致根袖变扁（图 9.2）。其他节段椎间盘的轮廓和信号都正常。

患者症状进行性加重、持续时间长达 6 个月，予以手术治疗。全麻后，在图像放大系统的辅助下，经黄韧带摘除突出的髓核。切开纤维环，从椎间盘内去除退变疏松的髓核，不行椎间盘切除术或椎间盘部分切除术。

术后第 1 天出院，症状几乎完全消失，术后 2 个月，完全康复。

9.3 病例讨论

坐骨神经痛是指单根或多根神经根受压后出现的下肢疼痛，伴有神经功能异常。坐骨神经痛最常见的病因是腰椎间盘突出症[1]。若腰椎间盘突出症患者的坐骨神经痛持续 6～8 周不缓解，可予以手术治疗。目前最大样本量的随机对照试验（randomized controlled trial，RCT）显示，术后 1 周，患者的疼痛和功能障碍可改善 80% 以上[1]。与保守治疗相比，早期行手术治疗可使患者的恢复速度加快 1 倍。但是，该研究同时指出，与长期保守治疗相比，1 年、2 年、5 年时，手术患者和保守治疗患者无差异。需要强调的是，虽然至少行 6 个月的保

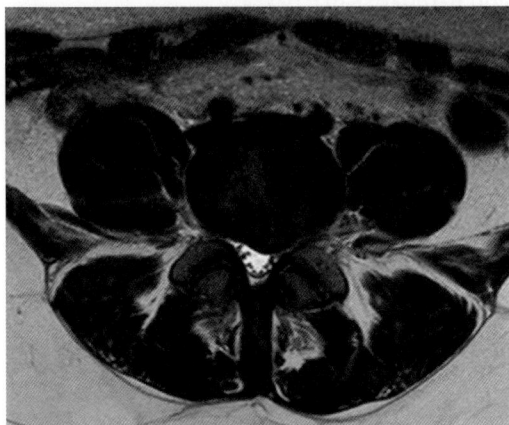

图 9.1　矢状位 T_2 加权像显示 L_4/L_5 椎间盘突出

守治疗，但是在分配至保守治疗组的患者中，46% 因为忍受不了持续的下肢疼痛和功能异常而行手术治疗[2]。因此，需要告知患者，从长远来看，坚持行保守治疗很可能缓解疼痛、解决神经功能异常，无需手术；但是，也有需要手术治疗的可能性。另外研究表明，与起始症状较轻者相比，疼痛和神经功能受损严重者经保守治疗后，最终行手术治疗的可能性更高。

普遍认为，由于突出或脱出的椎间盘长期压迫神经组织，延迟手术的效果会不尽人意。但是，目前没有确切的临床证据。RCT 显示，与延迟手术相比，如果对患者早期行手术治疗，术后运动功能恢复和坐骨神经痛缓解得更快，但是 1 年以后，两者差异不明显[3]。严重运动受损（肌力 3 级以下）者，术后 1 年仍存在持续受损的风险。最近研究显示，对于严重的肌力受损者（肌力 0～3 级），与延迟手术相比，早期手术可取得更好的恢复结果[4]。我们描述的这例患者，无肌力下降，经 6 个月保守治疗后，疼痛无缓解，予以手术。

怀疑患者有腰椎间盘突出症时，应该行 MRI 检查。结合影像学表现和临床症状，最终再决定是否行手术治疗。对坐骨神经痛患者行 MRI 检查，不同阅片者对突出节段和压迫神经的判断，有很好的一致性[5]。但是，关于髓核信号强度、椎间盘高度丢失、硬膜囊或神经根周围脂肪消失、硬膜囊或神经根受压、压迫部位远端的神经根粗细等局部的特征描述时，不同阅片者的描述有所差异。因此，明确手术指征必须结合影像学信息和临床资料。如果患者有腰背痛，不能预测其术后效果，而且，腰背痛和神经根受压的严重程度也没有相关性。坐骨神经痛的患者，虽然有的合并腰背痛、有的无腰背痛，但是他们的其终板变化（Modic）无统计学差异（41% vs. 43%，P=0.70），椎间盘突出的大小也无明显不同——巨大椎间盘突出（超过椎管容积 50%）的发生率为 18%，椎间盘脱出的发生率也无明显差异（64% vs. 67%，P=0.66）。

从 1934 年起，开始用椎板切除术治疗椎间盘突出症，随着手术放大系统的使用，手术方式改进为显微镜下椎间盘切除术，这是目前最常使用的手术方法。1997 年，开始使用微创技术，与传统骨膜下剥离肌肉不同，该术式经肌肉在椎板间置入通道，在通道下行椎间盘切除术。该术式对组织损伤小，术后恢复快，但是远期疗效与传统手术相仿。术后患者腰背痛减少，可以更早活动，减少住院时间，尽快恢复工作和日常活动。一项大规模多中心双盲 RCT 对 167 例通道下椎间盘切除患者和 161 例传统

椎间盘切除患者进行对比分析[6]，用 RDQ 评分评价患者术后 8 周和术后 1 年坐骨神经痛，VAS 评分评价患者术后下肢痛和腰背痛。术后 1 年，两组 RDQ 和 VAS 评分有统计学差异，传统手术组更占优势。术后 52 周，传统手术组患者感觉恢复良好的比例（79%）比通道组高 10%。虽然微创通道技术看起来很有吸引力，但从数据来看，与传统椎间盘切除术相比，微创通道技术并无优势。而且，传统手术组（7%）椎间盘突出症复发率也明显低于通道手术组（11%）。

随着微创通道技术的进步，到达突出椎间盘的路径也有所变化，经椎间孔入路内镜下椎间盘切除术（PTED）也应运而生。目前，有 3 篇 RCT 研究和 3 篇回顾性研究[7]将 PTED 与传统椎间盘切除术进行分析。关于术后下肢痛和腰背痛、功能和一般情况的改善，有低到中度的证据证明两种手术方式无差别。但是，这一结论不是建立在长期随访和随机对照研究基础之上。目前，关于 PTED 与传统椎间盘切除的疗效对比，还没有样本量足够大和方法足够好的研究能得出可信的结论。在荷兰，正在进行务实的、多中心的、严谨的随机对照研究，将 PTED 和传统椎间盘切除术的效果和成本效益进行对比分析。在得到结果之前，我们认为 PTED 还是试验性治疗方案。

关于腰椎间盘手术的另一问题是——只去除突出的髓核，还是去除突出的髓核与椎间隙的椎间盘组织（本文称之为传统椎间盘切除术）。死骨切除术适用于纤维环破口较小的病变。与传统椎间盘切除相比，死骨切除术的复发率可能更高，但是保留了更多的脊柱原有结构，术后腰背痛会少些。最近，有 5 项关于死骨切除术和传统椎间盘切除的系统分析研究，共 746 例患者，其中 1 项是 RCT 研究，另外 4 项是非随机的前瞻性对比分析[8]。两组患者术后下肢痛及腰背痛缓解情况和功能评分相仿，并发症和术后 2 年的复发率也无差异。死骨切除术后镇痛药使用较少，但是可能与所有研究都有偏差有关。此项系统性分析里唯一的 RCT 研究显示，死骨切除术组术后的生活质量评分更高。作者指出，应该进行更加严谨的 RCT 研究，进一步明确死骨切除术和传统椎间盘切除术的疗效，以及哪些患者更适合死骨切除术。通过长期随访研究，判断死骨切除术是否确实会有较高的复发率。

9.4　结论与精华

本章节中提到的患者采用的是目前椎间盘切除

术的金标准，传统中线入路，单纯行突出物切除术。PTED 还是试验性治疗方案。文献显示，腰椎间盘突出症导致坐骨神经痛，长期保守治疗效果可靠。本例患者最初选择保守治疗 6 个月，效果不佳，才行手术治疗。目前没有很明确的科学依据，证明哪些患者应该行手术治疗。患者应该参与治疗方式的选择。

临床注意事项

- 早期行手术治疗，患者的恢复速度是保守治疗者 2 倍
- 轻度神经受损（肌力 4 级以上），不需要立即手术，神经受损进行加重或重度神经受损（肌力 0～3 级），可考虑行手术治疗，但是证据有限
- 腰背痛和神经受压的严重程度无关，严重腰背痛也不预示好的治疗结果
- 死骨切除术和标准的椎间盘切除术后腰腿痛和功能改善的效果相仿
- 死骨切除术后镇痛药用量少，可能与研究的偏差有关
- 与传统椎间盘切除术相比，通道下椎间盘切除的复发率高，治疗满意率低
- PTED 是试验性治疗方案

（赵永飞 译　王征 审）

资深专家点评

　　本章节针对腰椎间盘突出症的手术时机、手术入路和手术方法问题进行了系统的文献回顾和客观的分析，对我们正确认识、理解和把握腰椎间盘突出症的治疗有很好的指导意义。目前在我国，由于医师和患者的综合考虑，腰椎间盘突出症的手术指征较为宽松，手术方式也较为激进。本章节参考的高质量循证医学文章，有利于我们理性地思考、认真地总结。应结合我国实际情况，进行严谨的科学研究，总结出一套遵循医学科学、符合我国国情和民情的治疗指南。

（解放军总医院第一医学中心　王征）

参考文献

1. Peul WC, van Houwelingen HC, van den Hout WB, Brand R, Eekhof JA, Tans JT, Thomeer RT, Koes BW. Surgery versus prolonged conservative treatment for sciatica. N Engl J Med. 2007;356(22):2245–56.
2. Lequin MB, Verbaan D, Jacobs WC, Brand R, Bouma GJ, Vandertop WP, Peul WC, Leiden-The Hague Spine Intervention Prognostic Study Group, Peul WC, Koes BW, Thomeer RTWM, van den Hout WB, Brand R. Surgery versus prolonged conservative treatment for sciatica: 5-year results of a randomised controlled trial. BMJ Open. 2013;3(5):e002534.
3. Overdevest GM, Vleggeert-Lankamp CL, Jacobs WC, Brand R, Koes BW, Peul WC. Recovery of motor deficit accompanying sciatica--subgroup analysis of a randomized controlled trial. Spine J. 2014;14(9):1817–24. https://doi.org/10.1016/j.spinee.2013.07.456. Epub 2013 Nov 5.
4. Petr O, Glodny B, Brawanski K, Kerschbaumer J, Freyschlag C, Pinggera D, Rehwald R, Hartmann S, Ortler M, Thomé C. Immediate versus delayed surgical treatment of lumbar disc herniation for acute motor deficits: the impact of surgical timing on functional outcome. Spine (Phila Pa 1976). 2017. (Publish ahead of print)
5. EL Barzouhi A, Vleggeert-Lankamp CL, Lycklama À Nijeholt GJ, Van der Kallen BF, van den Hout WB, Verwoerd AJ, Koes BW, Peul WC. Magnetic resonance imaging interpretation in patients with sciatica who are potential candidates for lumbar disc surgery. Paul F, editor. PLoS One 2013;8(7):e68411–11.
6. Arts MP, Brand R, van den Akker ME, Koes BW, Bartels RH, Peul WC. Tubular diskectomy vs conventional microdiskectomy for sciatica: a randomized controlled trial. JAMA. 2009;302(2):149–58.
7. Kamper SJ, Ostelo RW, Rubinstein SM, Nellensteijn JM, Peul WC, Arts MP, van Tulder MW. Minimally invasive surgery for lumbar disc herniation: a systematic review and meta-analysis. Eur Spine J. 2014;23(5):1021–43.
8. Azarhomayoun A, Chou R, Shirdel S, Lakeh MM, Vaccaro AR, Rahimi-Movaghar V. Sequestrectomy versus conventional microdiscectomy for the treatment of a lumbar disc herniation: a systematic review. Spine (Phila Pa 1976). 2015;40(24):E1330–9.

第10章　腰椎管狭窄症：减压融合术

Ioannis Magras，Alkinoos Athanasiou，Vasiliki Magra

10.1　引言

退变性腰椎管狭窄是老化过程中常见的疾病，最终会导致腰椎管内神经受压[1]。脊柱退变过程被认为是对导致脊柱失稳的病理性过度活动的保护性反应[2]。保守治疗通常是腰椎管狭窄症的一线治疗方法，除非症状反复出现，特别是由脊柱不稳所致时[2]。而对于接受手术治疗的患者，如存在或者有导致腰椎侧后凸畸形风险时，单纯减压可能会导致脊柱进一步失衡，椎体滑移加重[3]。这些问题就需要融合内固定手术来解决。

尽管很多医师已经采用椎弓根钉棒固定融合治疗腰椎退变性疾病，融合手术适应证的把握依然存在不一致的情况[4]。最近的文献建议有明显融合指征的患者才考虑内固定融合术，并且对这些患者的筛选要严格[5]。出现这种趋势除了和考虑手术费效比及发病率下降有关外，还因为一系列研究证实在这些患者中常规融合并没有取得更好的临床效果[3,6]。实际上，那些被认为明显符合融合指征的病例同样也需要进一步个案分析。在目前专家们仍没有对腰椎退变性疾病的融合适应证达成清晰一致共识时，经验和当前的循证医学证据至少可以帮助在每个个案治疗选择上达成结论。

通过这个病例，我们试图对腰椎椎管狭窄的治疗及失稳患者是否需要融合等重要问题的决策进行概况性阐述，同时简要呈现目前业内关于腰椎失稳时融合手术适应证的讨论及相关支持融合手术的证据。

10.2　病例描述

一名78岁女性患者，因间歇性神经源性跛行12月余入院，体格检查未发现神经受损体征，术前患者进行了腰椎 X 线及 MRI 腰椎检查，X 线检查发现 L_4/L_5 滑脱（图 10.1），MRI 检查显示 L_4/L_5 节段黄韧带肥厚及椎间盘轻度膨出导致的严重椎管狭窄，同时合并腰椎滑脱（图 10.2）。

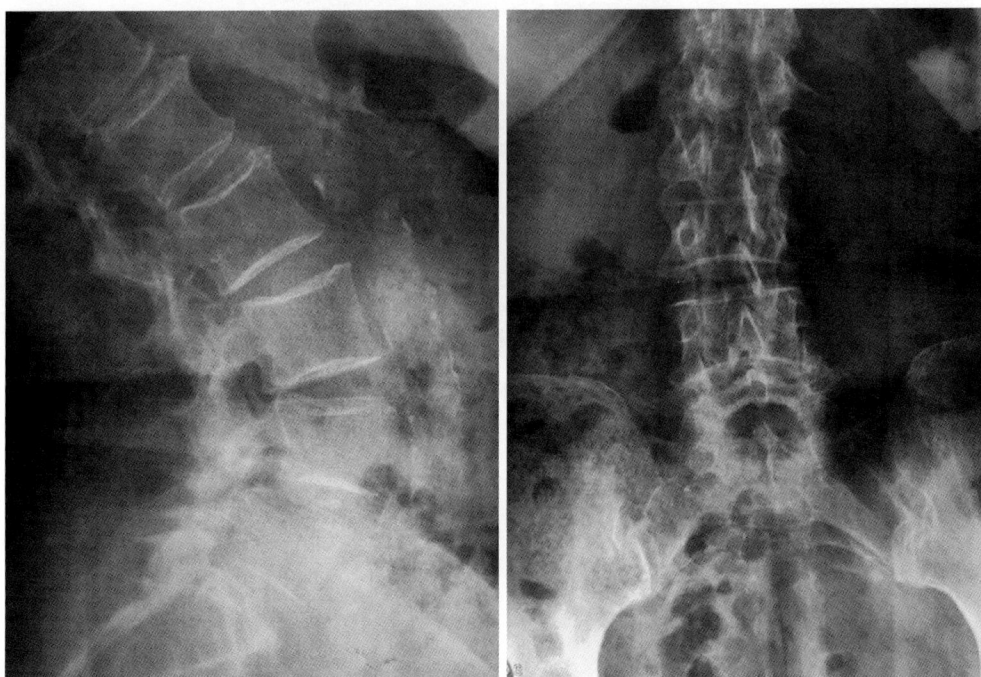

图 10.1　术前腰椎 X 线

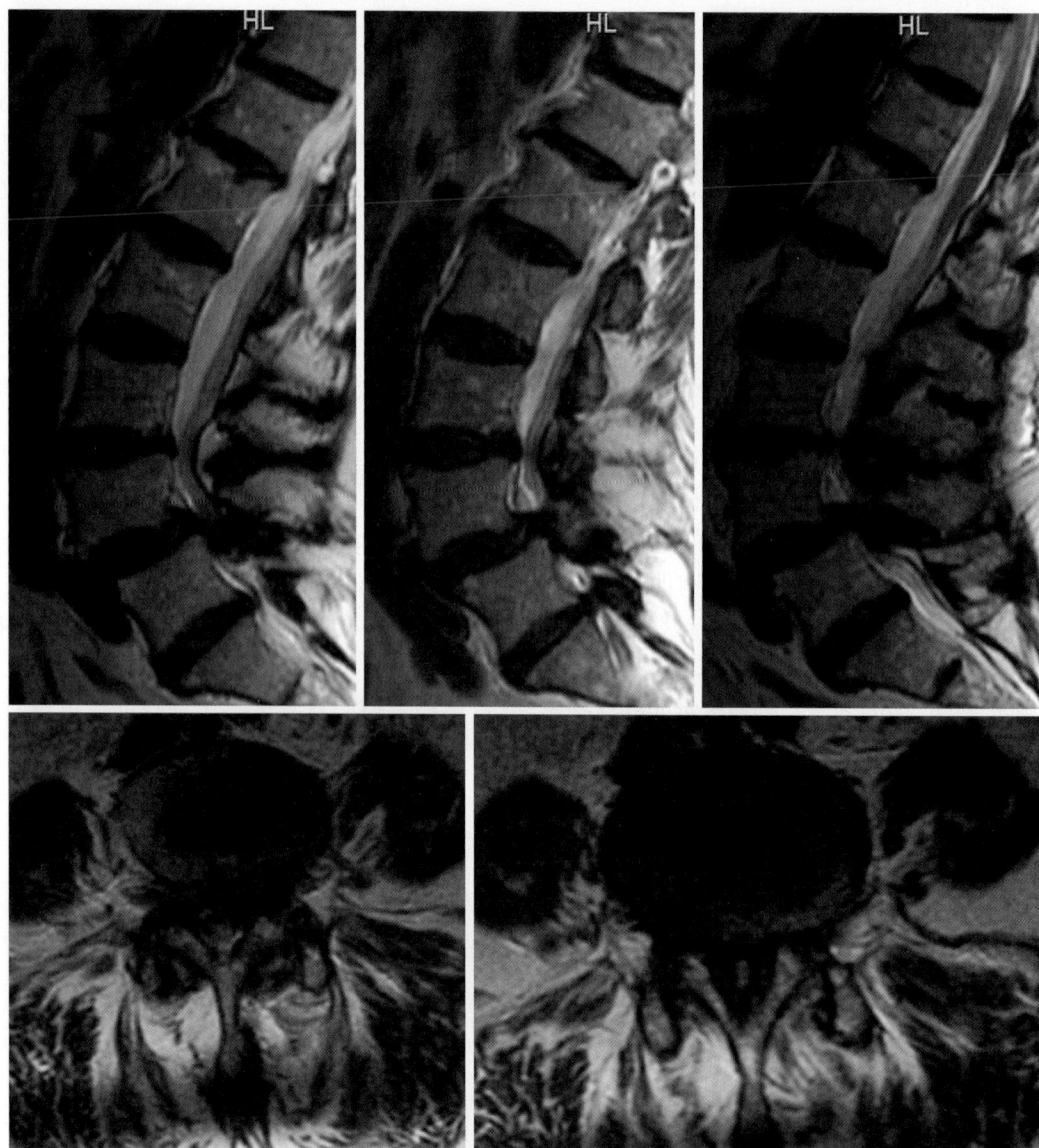

图 10.2   术前腰椎 MRI

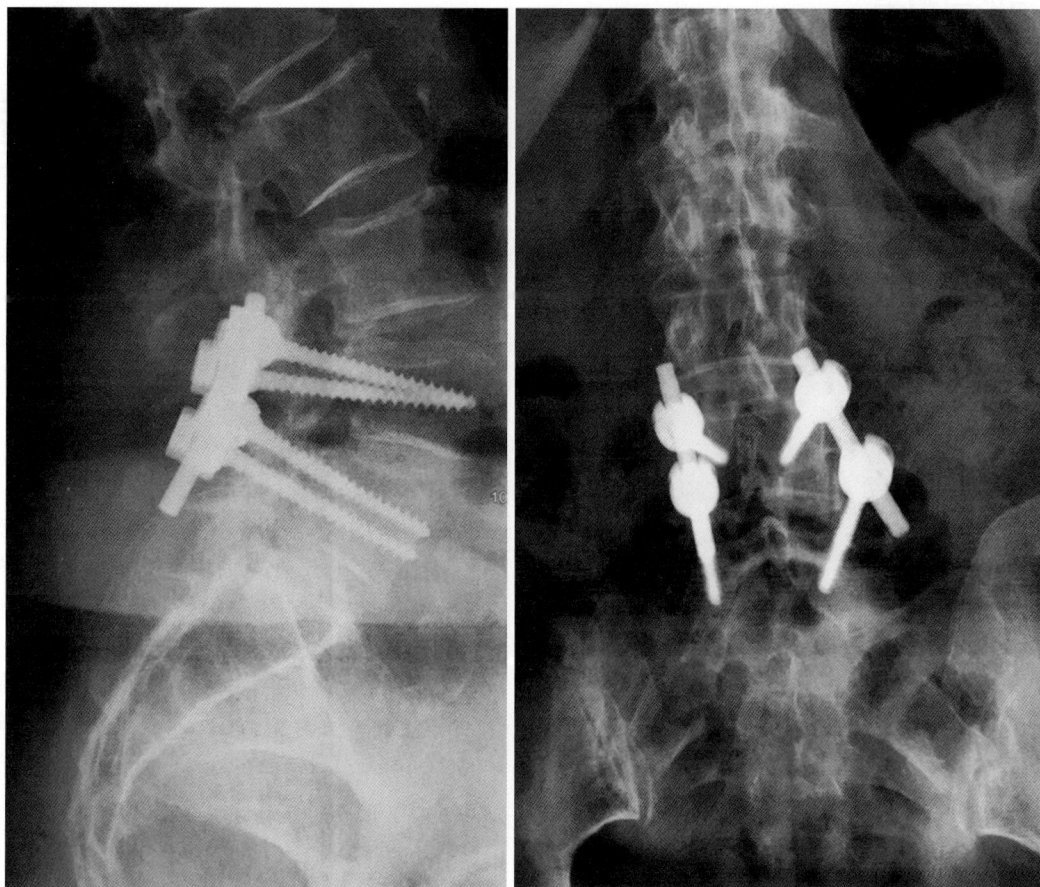

图 10.3　术后腰椎 X 线

该患者术中行 L_4 椎板切除及黄韧带切除减压，同时因术中检查可见局部不稳，遂行 L_4/L_5 节段椎弓根钉棒内固定融合。尽管术前 MRI 提示似乎有椎间盘突出，术中并未发现突出椎间盘组织，而是硬膜囊两侧严重增生肥厚的黄韧带。黄韧带切除后，双侧 L_5 神经根及硬膜囊得到充分减压。患者症状逐渐恢复并且间歇性跛行症状消失。术后常规 X 线检查证实滑脱没有加重，内固定位置良好（图 10.3）。

10.3　病例讨论

由于该病例有严重腰椎管狭窄合并失稳，而且术中亦证实局部不稳，因而治疗方案上倾向于采用减压联合短节段椎弓根钉棒固定。相关文献证实减压时保留关节突关节可减少术后不稳及滑移进展的风险[7]，而如果行内固定融合术，则可考虑行椎板切除。我们病例中，由于 L_4/L_5 节段内固定提供了后路结构稳定性，椎板切除因此切实可行，提供充分减压而无需担心导致不稳加重。因术中未发现突出椎间盘组织，因而未行椎间盘切除。

事实上，腰椎退变性椎管狭窄是否由不稳引起仍存在争议[2]。很多学者建议当存在不稳证据时建议行融合处理，这些情况包括高度滑脱、节段病理性过度活动或者不稳导致的疼痛[8]。而对于必须融合的病例，当影像学及术中检查发现椎间盘相对健康时，也应避免常规 360° 融合。应注意的是，当椎间盘相对健康时，常规前路椎间融合是否能取得更好效果目前仍然存在争议[9]。但是，由于医源性腰椎前凸减小会导致生物力学上的严重后果，在融合时我们应该考虑到维持正常的脊柱矢状位平衡相关参数，尤其是在长节段融合时[10]。因而在中度退变椎间盘患者中，根据腰椎前凸角度的需要，可采取 ALIF 或者 TLIF/PLIF 融合手术[9]。

融合及内固定是脊柱外科医师应用的重要治疗手段之一，如果严格遵循循证证据，谨慎应用加上良好的手术技能，是可以给患者带来临床收益的。目前文献建议是否融合需视具体病例而定，需要充分考虑患者脊柱不稳表现（严重滑脱，矢状位失衡，节段病理性过度活动）及患者差异和需求等因素[11]。

10.4 结论与精华

- 单纯开放减压时，保留关节突关节可取得更好临床疗效。也可以考虑微创技术
- 当存在脊柱失稳证据时，应考虑行融合手术
- 融合手术时可考虑采用广泛椎板切除以行方便、充分减压

临床注意事项

- 病理性不稳是融合的主要指征
- 仔细寻找不稳的临床证据
- 融合允许更大范围减压
- 注意腰椎矢状位平衡参数
- 360° 融合非常规手术方案，应用时需评估适应证

编者按

　　作者对这样一个常见的、重要的且有争议的临床问题进行详细阐述，腰椎管狭窄合并或者不合并低度滑脱患者什么情况下需行融合手术。最新Ⅰ级循证医学证据建议[3,6]：如无法确定是否不稳，手术尽量做小可能是更好的策略选择，这一定程度上颠覆了以往关于无明显不稳证据的患者的治疗选择方案。简而言之，对于上述情况无论融合与否，再手术率并没有明显差异，而单纯减压是更快更安全的初次手术方案。

（熊伟 译 李锋 审）

资深专家点评

　　腰椎管狭窄症是以神经源性间歇性跛行为主要临床表现的腰椎退行性疾病，常可合并腰椎不稳、腰椎退变性滑脱，甚至腰椎退变性侧弯等情况。若经正规保守治疗无效，需考虑行手术治疗。本章通过一例常见腰椎管狭窄合并不稳患者的治疗过程，对腰椎管狭窄症的治疗选择进行很好的回顾和总结。

　　开放或微创下的椎管减压仍是单纯腰椎管狭窄症主要的治疗手段，一系列研究已证实常规的融合（加或不加固定）并没有取得更好的临床效果。但如存在临床或影像学不稳的证据，现有的证据仍建议减压的同时行融合手术，当然，辅助椎弓根螺钉内固定能达到更高的融合效率及临床疗效。对于融合方式的选择，目前并没有达成公认的标准，常常需根据患者个体化的情况来进行选择。若没有合并椎间盘的突出，椎管减压无需行椎间盘的摘除及椎间融合，可减少椎间融合相关并发症的发生；反之，减压需行椎间盘的摘除或减压范围较大，较多地破坏后方关节突关节时，椎间融合是其更合理的选择。对于腰椎前凸减小，需考虑更好恢复脊柱矢状位平衡的病例，前路的融合技术（ALIF 或 OLIF）能提供更有效的腰椎前凸恢复能力，且较传统的 TLIF/PLIF 手术方式有更低的创伤及手术并发症。总之，减压、融合、内固定是脊柱外科医师手中的重要治疗手段之一，我们需严格遵循循证证据，谨慎、合理地选择使用，才能给患者带来真正的临床收益。

（华中科技大学同济医学院
附属同济医院 李锋）

参考文献

1. Covaro A, Vilà-Canet G, de Frutos AG, et al. Management of degenerative lumbar spinal stenosis: an evidence-based review. EFORT Open Rev. 2017;1(7):267–74. https://doi.org/10.1302/2058-5241.1.000030.
2. Thomé C, Börm W, Meyer F. Degenerative lumbar spinal stenosis: current strategies in diagnosis and treatment. Dtsch Arztebl Int. 2008;105(20):373–9. https://doi.org/10.3238/arztebl.2008.0373.
3. Försth P, Ólafsson G, Carlsson T, et al. A randomized, controlled trial of fusion surgery for lumbar spinal stenosis. N Engl J Med. 374(15):1413–23. https://doi.org/10.1056/NEJMoa1513721.
4. Willems PC, Staal JB, Walenkamp GH, et al. Spinal fusion for chronic low back pain: systematic review on the accuracy of tests for patient selection. Spine J. 2013;13(2):99–109.
5. Kalff R, Ewald C, Waschke A, et al. Degenerative lumbar spinal stenosis in older people: current treatment options. Dtsch Arztebl Int. 2013;110(37):613–23 quiz 624. https://doi.org/10.3238/arztebl.2013.0613.
6. Ghogawala Z, Dziura J, Butler WE, et al. Laminectomy plus fusion versus laminectomy alone for lumbar spondylolisthesis. N Engl J Med. 2016;374(15):1424–34. https://doi.org/10.1056/NEJMoa1508788.
7. Rompe JD, Eysel P, Zöllner J, et al. Degenerative lumbar spinal stenosis. Long-term results after undercutting decompression compared with decompressive laminectomy alone or with instrumented fusion. Neurosurg Rev. 1999;22(2–3):102–6.
8. Resnick DK, Choudhri TF, Dailey AT, et al. Guidelines for the performance of fusion procedures for degenerative disease of the lumbar spine. Part 10: fusion following decompression in patients with stenosis without spondylolisthesis. J Neurosurg Spine. 2005;2(6):686–91.

9. Afathi M, Zairi F, Devos P, et al. Anterior lumbar sagittal alignment after anterior or lateral interbody fusion. Orthop Traumatol Surg Res. 2017;103(8):1245–50. https://doi.org/10.1016/j.otsr.2017.09.014.

10. Umehara S, Zindrick MR, Patwardhan AG, et al. The biomechanical effect of postoperative hypolordosis in instrumented lumbar fusion on instrumented and adjacent spinal segments. Spine (Phila Pa 1976). 2000;25(13):1617–24.

11. Watters WC 3rd, Bono CM, Gilbert TJ, et al. An evidence-based clinical guideline for the diagnosis and treatment of degenerative lumbar spondylolisthesis. Spine J. 2009;9(7):609–14. https://doi.org/10.1016/j.spinee.2009.03.016.

第 11 章　腰椎管狭窄症

Ioannis Magras, Alkinoos Athanasiou, Vasiliki Magra

11.1　引言

腰椎退行性疾病引起的椎管狭窄是一种与衰老过程相关的常见情况,最终会导致腰椎管内的神经结构受压[1]。虽然腰椎管狭窄并不总是有症状,但症状可能不同,如局灶性疼痛、坐骨神经痛、神经源性跛行[2]。当保守治疗失败时,需要进行减压手术来治疗和缓解症状。全椎板切除术曾经是治疗椎管狭窄病例的标准方法,现在已经逐渐让位于创伤更小的手术,如开窗术和潜行减压,这些手术在提供减压的同时保留了骨结构,并减少了医源性并发症[3]。

在过去的二十年里,许多脊柱外科医师对器械技术和材料变得更加熟悉,并随后增加了两者在腰椎退行性疾病 / 椎管狭窄治疗中的使用。用不同长度的螺钉和棒进行固定成为脊柱外科医师广泛使用的工具,现在甚至可以被认为是这项技术的基本[4]。

最近的文章试图限制融合材料的潜在使用,探究与这一实践相关的结果和并发症,并试图为器械的使用设定更具体的适应证[5]。

如今,一场关于腰椎管狭窄患者最佳治疗方式的讨论正在进行中,但专家们的意见往往不一致。虽然这一讨论尚未得出结论,但积累的经验和最近的证据在很多情况下可以帮助得出可靠的结论[6]。

通过这个病例,我们想要说明一下治疗腰椎管狭窄症时重要决策制定问题的概况。这些问题涉及减压、实施(或不实施)融合 / 稳定及其类型,以及每种手术入路的适应证。术者应该考虑每种减压术类型的优缺点(在我们病例中是潜行减压),椎间盘切除的必要性,以及避免造成进一步不稳定的绝对要求。

11.2　病例描述

一名 83 岁女性患者,主诉神经源性间歇性跛行长达 12 个月,来我科就诊时出现严重的双侧 L_5 神经根麻痹 4 周。检查双侧踇长伸肌和胫骨前肌的肌力 3 级,无感觉障碍。对她进行了腰椎动力位 X 线(图 11.1)和腰椎 MRI 检查(图 11.2)。影像显示腰椎退行性疾病导致 L_4/L_5 严重狭窄,原因是黄韧带肥大和 L_5/S_1 节段椎间盘轻度膨出(图 11.2)。影像学还显示 L_4/L_5 水平的 1 度滑脱,在屈伸位 X 线片上没有变化(图 11.1)。

患者在 L_4/L_5 节段采用潜行减压技术和双侧黄韧带切除手术,不进行短节段融合。没有发现椎间盘碎块,因此也没有进行椎间盘切除术。手术后,患者立即呈现出几乎完全的神经恢复。对受累肌肉的检查显示,左侧肌力为 4 级,右侧为 5 级。在例行的术后 X 线检查中,没有检测到进一步的滑脱(图 11.3)。

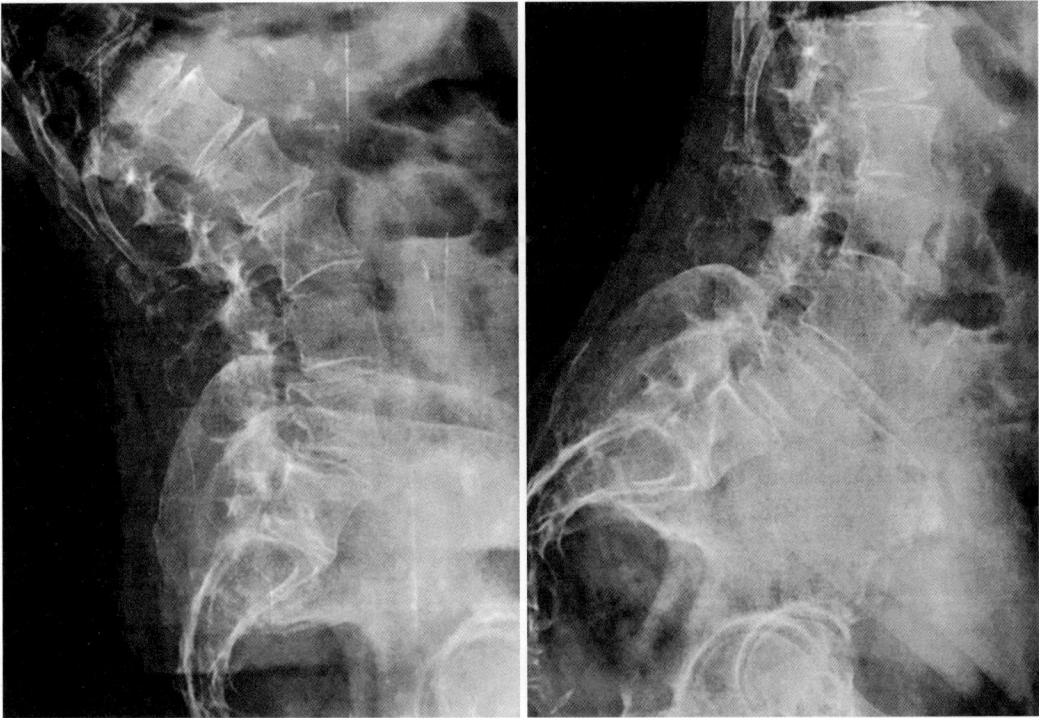

图 11.1　术前屈伸位腰椎 X 线

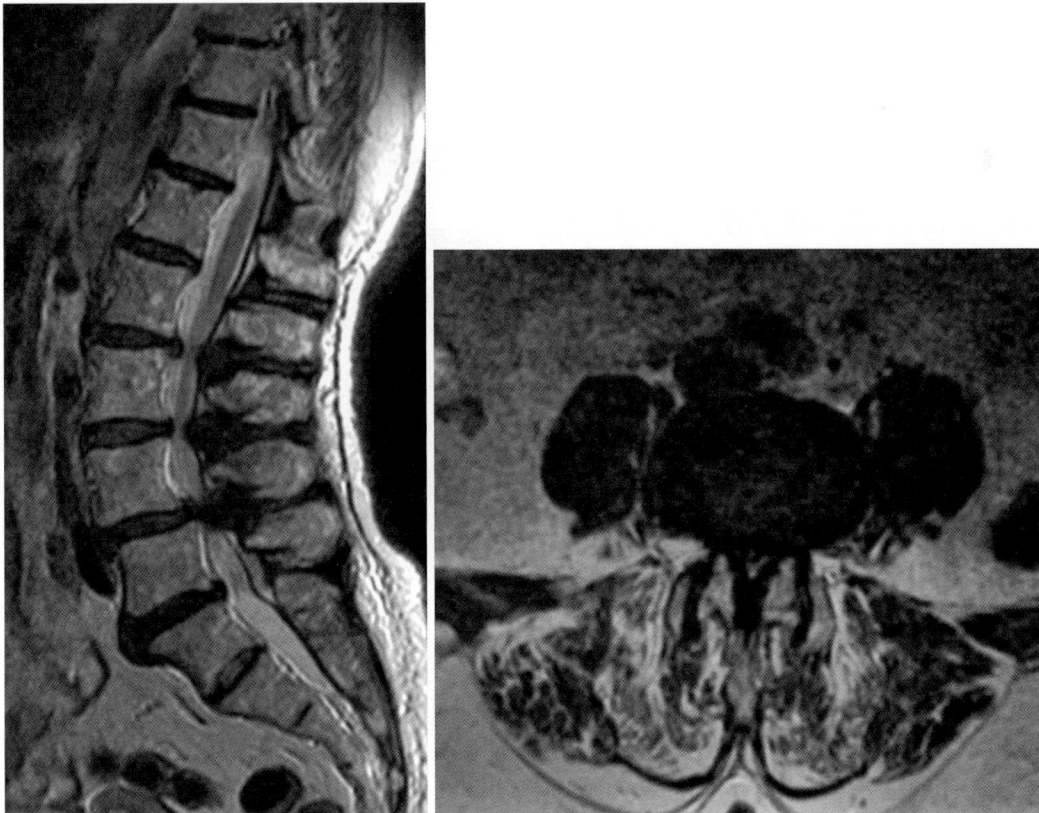

图 11.2　术前腰椎 MRI

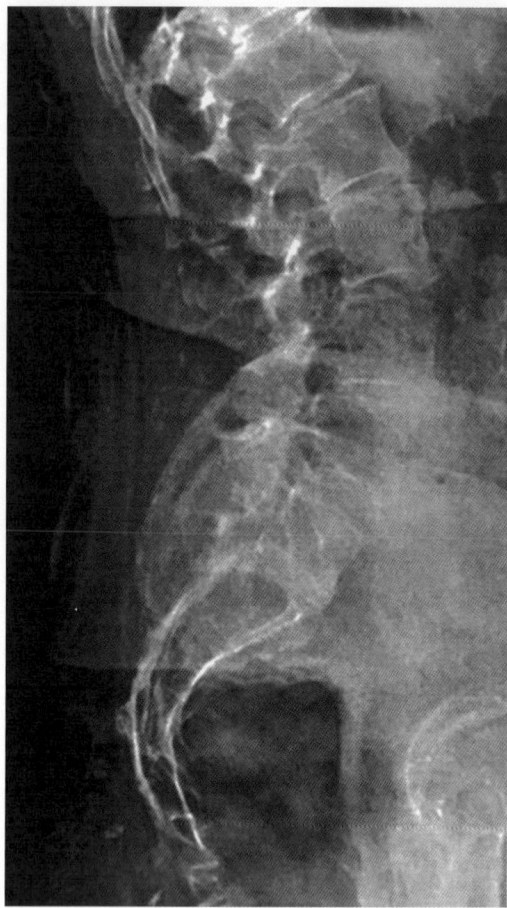

图 11.3　术后腰椎 X 线

11.3　病例讨论

严重肌力减退是腰椎管狭窄的罕见症状[7,8]。我们的治疗决策基于以下因素：①患者高龄（83 岁）和骨质疏松；②轻度滑脱在屈伸位 X 光片中保持不变。相关文献已经证明，在老年患者中，减压同时保留小关节，不融合，最大限度地降低了术后不稳定和滑脱进展的风险，也降低了与内固定相关并发症的风险。

与椎板切除术相比，微侵袭技术是首选的，因为它们通常能成功地充分减压由于黄韧带和关节突肥大而受压的神经结构。沿着这些思路，潜行减压技术已经被证明可以充分减压和保存小关节。此外，尽管椎管狭窄是节段不稳的明显表现[9]，但广泛的退变过程已被证明可以防止不稳定的进展（在屈 / 伸位增加滑脱）。因此，常规使用内固定与增加并发症的风险中等相关，并不总是比单独减压有好处，在没有明确证据情况下，不需要进行稳定手术。相反，最近的文献建议，融合的必要性应该在个案

的基础上进行评估，考虑到不稳定的因素（严重的脊柱滑脱，矢状位平衡的破坏，病理性活动度增加）以及患者的个体性差异和需求[10]。Thomé 等[9]提出了一种腰椎管狭窄症的治疗算法，作为第一个一般规则，在经过适当的保守治疗三个月后，根据一致的临床和放射学结果确认手术适应证。此外，现有的循证临床指南应该应用到临床实践中，因为它们是有用的，而且往往是强制性的工具，帮助脊柱外科医师为腰椎管狭窄症患者提供最佳可用的治疗[10]。

11.4　结论与精华

- 对于椎管狭窄和严重神经功能受损的患者，建议进行适当的减压。
- 在大多数情况下，潜行减压可提供出色的减压效果，而不加重脊柱不稳定性。
- 如果没有椎间盘突出，则不需要椎间盘切除。
- 如果屈伸位 X 线没有严重的不稳定，大多数患者不必早期融合。

临床注意事项

- 影像学的椎管狭窄和临床表现应相匹配
- 应避免常规融合
- 减压不应导致不稳定
- 保留小关节，可考虑潜行减压

编者按

本章是对第 10 章中使用的论点的补充。这里应用了"如果有疑问，就少做"的原则，没有使用融合。侵入性较小的减压技术是否真的降低了症状性医源性不稳定的发生率，这个问题在某种程度上受到了编者的质疑，尽管它经常被"专家"宣传。尽管如此，单侧椎板减压和潜行减压被我们认为是 2019 年最好的标准。

（孙浩林　译　李淳德　审）

资深专家点评

退变性腰椎管狭窄症是老年人慢性腰腿痛的常见疾病，腰椎管狭窄症的手术治疗是单纯减压还是减压的同时采用器械进行腰椎融合固定目前仍然存在争议。腰椎融合固定手术可以保证术中广泛减压的同时术后的腰椎即刻稳定，但

也会带来器械和融合相关并发症。

北美脊柱学会（NASS）2011 版诊疗指南中建议对于下肢症状为主要症状而没有腰椎不稳的患者，建议单纯使用减压手术（推荐等级为 B 级）。而本章节提供的病例正是展示对于腰椎管狭窄症，术中精细的潜行减压，尽量保留小关节和后柱结构，可以保证良好的手术效果，并不增加腰椎的不稳定。

相信随着微创技术的发展，腰椎管狭窄症的单纯减压会获得更好的疗效和更广泛的应用。腰椎管狭窄症的精准治疗、阶梯化治疗和个体化治疗一定是未来发展的趋势。

（北京大学第一医院　李淳德）

参考文献

1. Covaro A, Vilà-Canet G, de Frutos AG, et al. Management of degenerative lumbar spinal stenosis: an evidence-based review. EFORT Open Rev. 2017;1(7):267–74. https://doi.org/10.1302/2058-5241.1.000030.
2. Kalff R, Ewald C, Waschke A, et al. Degenerative lumbar spinal stenosis in older people: current treatment options. Dtsch Arztebl Int. 2013;110(37):613–23 quiz 624. https://doi.org/10.3238/arztebl.2013.0613.
3. Rompe JD, Eysel P, Zöllner J, et al. Degenerative lumbar spinal stenosis. Long-term results after under-cutting decompression compared with decompressive laminectomy alone or with instrumented fusion. Neurosurg Rev. 1999;22(2–3):102–6.
4. Resnick DK, Choudhri TF, Dailey AT, et al. Guidelines for the performance of fusion procedures for degenerative disease of the lumbar spine. Part 10: fusion following decompression in patients with stenosis without spondylolisthesis. J Neurosurg Spine. 2005;2(6):686–91.
5. Ghogawala Z, Dziura J, Butler WE, et al. Laminectomy plus fusion versus laminectomy alone for lumbar spondylolisthesis. N Engl J Med. 2016;374(15):1424–34. https://doi.org/10.1056/NEJMoa1508788.
6. Försth P, Ólafsson G, Carlsson T, et al. A randomized, controlled trial of fusion surgery for lumbar spinal stenosis. N Engl J Med. 2016;374(15):1413–23. https://doi.org/10.1056/NEJMoa1513721.
7. Guigui P, Delecourt C, Delhoume J, et al. Severe motor weakness associated with lumbar spinal stenosis. A retrospective study of a series of 61 patients. Rev Chir Orthop Reparatrice Appar Mot. 1997;83(7):622–8. [Article in French].
8. Jönsson B, Strömqvist B. Motor affliction of the L5 nerve root in lumbar nerve root compression syndromes. Spine (Phila Pa 1976). 1995;20(18):2012–5.
9. Thomé C, Börm W, Meyer F. Degenerative lumbar spinal stenosis: current strategies in diagnosis and treatment. Dtsch Arztebl Int. 2008;105(20):373–9. https://doi.org/10.3238/arztebl.2008.0373.
10. Watters WC 3rd, Bono CM, Gilbert TJ, et al. An evidence-based clinical guideline for the diagnosis and treatment of degenerative lumbar spondylolisthesis. Spine J. 2009;9(7):609–14. https://doi.org/10.1016/j.spinee.2009.03.016.

第12章 退变性腰椎滑脱症

Juan D.Patino，Jesús Lafuente

12.1 引言

脊柱滑脱指一个椎体相对于另一个相邻椎体的向前滑移。腰椎滑脱患者可以无任何症状或仅有偶发的腰痛，部分患者出现慢性下腰痛伴或不伴有下肢放射痛，进一步加重可出现伴或不伴有下肢功能障碍的神经根性症状，严重者出现神经源性的间歇性跛行[1]。一旦出现神经源性的间歇性跛行将严重限制患者的活动及行走能力，影响患者的生活质量。

脊柱滑脱常根据病因学及滑脱的严重程度分型。根据病因将其分成6型：椎体先天性发育异常导致的发育不良性脊柱滑脱（1型）；椎弓峡部断裂导致的峡部裂性脊柱滑脱（2型）；因椎间盘退变，韧带增生肥厚或皱褶，骨赘形成等老年退变性改变所导致的退变性脊柱滑脱（3型）；脊柱骨折所致的创伤性脊柱滑脱（4型）；感染或恶性肿瘤所导致的病理性脊柱滑脱（5型）；手术所致的脊柱后柱结构破坏导致的医源性脊柱滑脱（6型）[2]。根据Meyerding分型评估脊柱滑脱的严重程度，该分型根据滑脱椎体的移位占下位椎体前后径的百分比将滑脱分为Ⅰ～Ⅴ度，其中Ⅰ度（0～25%）和Ⅱ度（25%～50%）在临床实践中较为常见，Ⅲ度（50%～75%），Ⅳ度（75%～100%）及Ⅴ度（>100%）较为少见。

手术治疗适用于经理疗、硬膜外激素注射等保守治疗无效的腰椎滑脱症患者，但手术方案目前尚无统一标准。无论是否合并有严重的机械性腰痛，均有单纯减压或者减压融合手术治疗的临床研究[3]。近期，对于有腰椎管狭窄症和腰椎滑脱症的手术治疗是采用单纯减压术还是减压融合术成为临床研究热点，但现有研究结论相互矛盾[4,5]。

下面通过一个典型病例说明该病的临床特点。该女性患者，65岁，腰椎滑脱伴有神经根性痛，接受了椎间融合固定及左侧椎间孔减压手术。通过这个临床中常见的病例，阐述该病的共性及个性，特别是个性化的治疗方案的选择。

12.2 病例描述

一名65岁患者女性，因下腰痛伴双下肢根性痛1年来我科就诊，无其他疾病史。经过止痛药和封闭治疗，症状无改善。疼痛从下腰部开始，放射到臀部、髋部及双下肢，左侧明显。体格检查左侧直腿抬高试验45°（+），无感觉运动功能障碍，腱反射正常。

腰椎MRI提示L_4椎体Ⅰ度退变性滑脱，伴有左侧椎间孔狭窄及双侧关节突关节半脱位（图12.1）。屈伸位X线显示L_4/L_5节段Ⅰ度不稳定性滑脱。CT扫描明确存在滑脱及双侧小关节骨关节炎改变（图12.2）。

手术方案为L_4/L_5经椎间孔腰椎融合术（TLIF），为了获得最大的脊柱稳定性及椎间融合率，进行了4枚椎弓根螺钉固定及一枚填充自体骨的椎间融合器植入。术中采用了神经电生理监护，对引起下肢症状的左侧椎间孔狭窄进行了充分的减压。术后X线显示内固定位置良好（图12.3）。

患者术后恢复良好，术后第一天开始功能锻炼，无周围神经症状，术后第三天出院。术后第1个月、第3个月、第6个月随访，屈伸位X线显示滑脱完全复位（图12.4），患者无腰痛或腿痛症状，恢复工作和日常活动。术后1年随访中的CT扫描提示L_4/L_5复位满意，后侧有骨性融合征象。

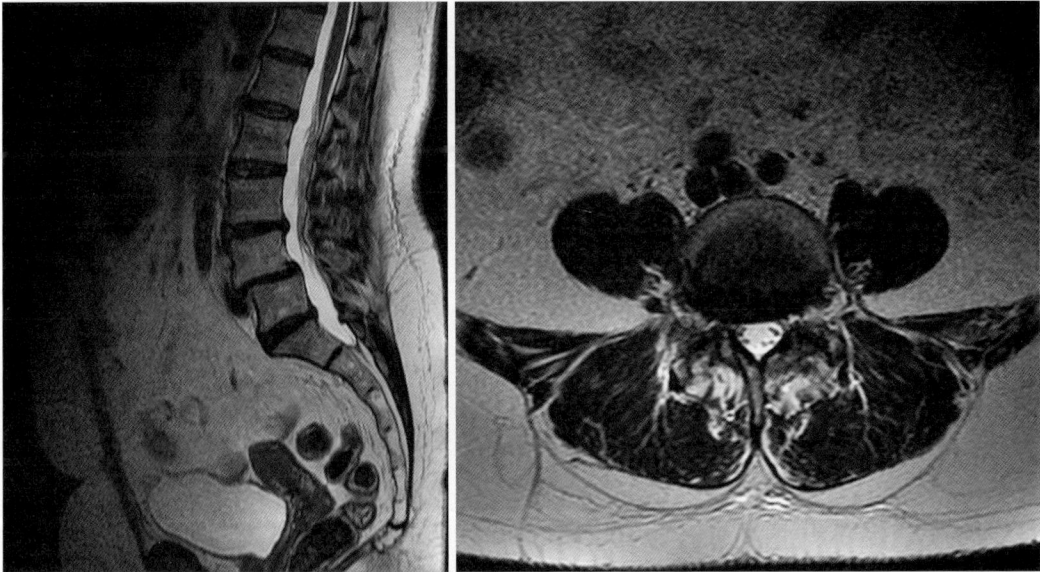

图 12.1 MRIT$_2$ 加权矢状位（左图）及轴位（右图）显示 L$_4$/L$_5$ I 度退变性滑脱；L$_4$/L$_5$ 轻中度中央性椎管狭窄；L$_4$/L$_5$ 双侧的椎间孔区狭窄，左侧更明显

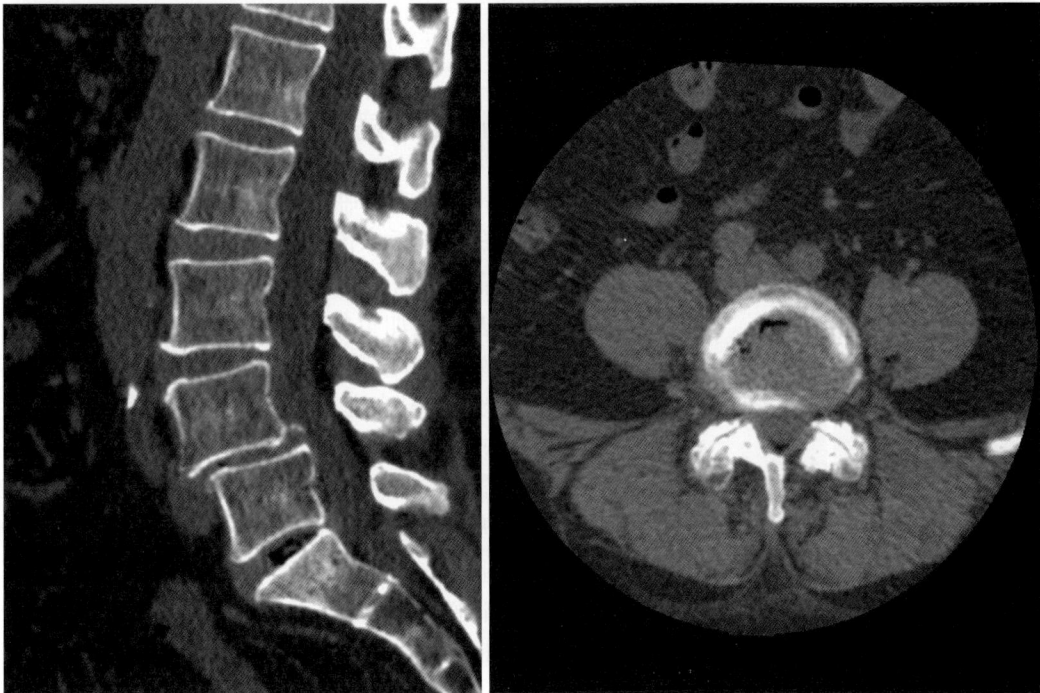

图 12.2 CT 矢状位重建（左图）及轴位（右图）显示 L$_4$/L$_5$ 滑脱及小关节典型的骨性关节炎改变

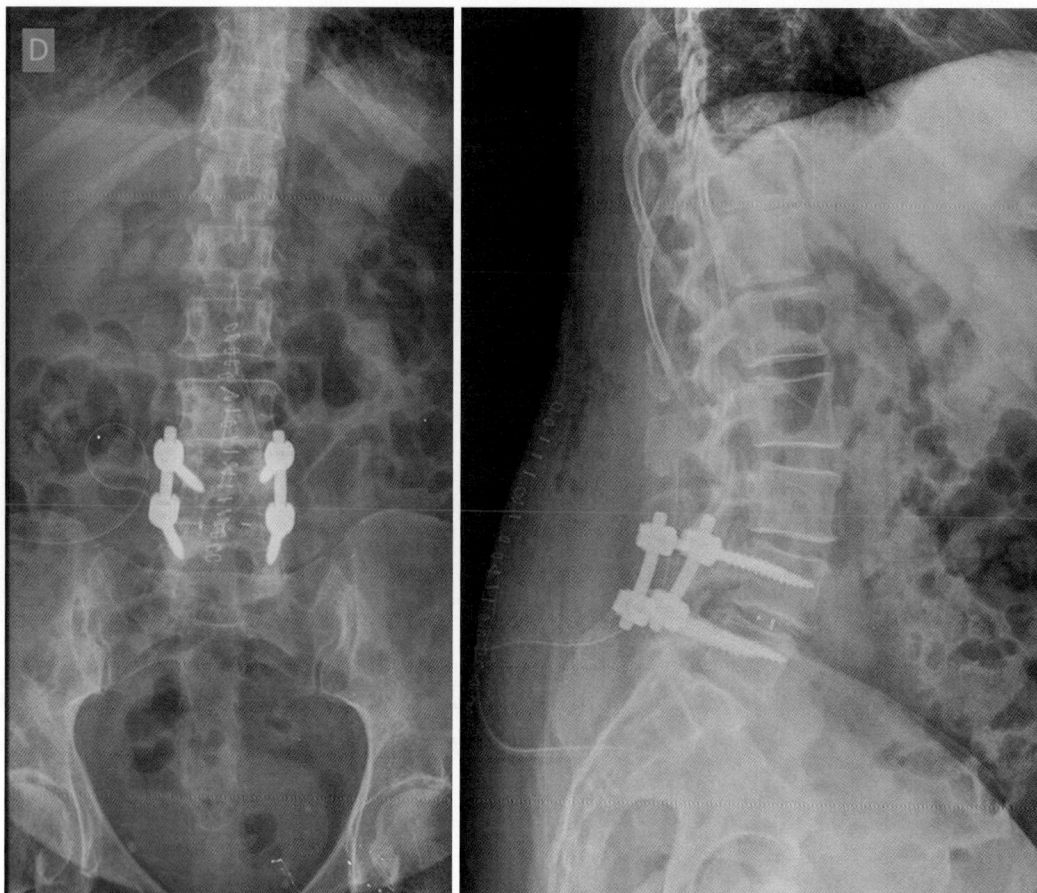

图 12.3   术后 X 线正位片（左图）及侧位片（右图）显示 L₄/L₅ 内固定

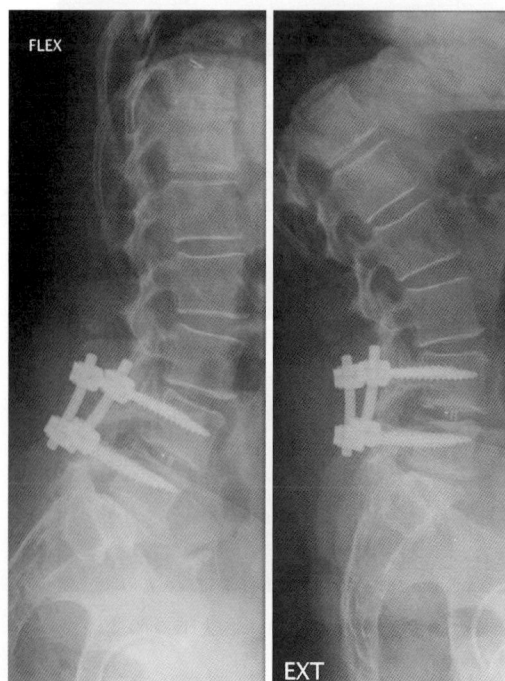

图 12.4   术后 1 个月 X 线屈曲位（左图）及伸展位（右图）显示 L₄/L₅ 滑脱完全复位

12.3   病例讨论

现有的临床指南中，退变性滑脱首选的治疗方案为非手术治疗，只有非手术治疗无效的严重腰背痛或腿痛，进展性的神经功能障碍，或者滑脱程度进行性加重的情况下才考虑手术治疗[1]。上述病例，患者接受了止痛药及激素封闭治疗，症状无任何改善，没有证据表明非手术治疗对该患者有任何疗效。但是，一项脊柱疾患疗效研究试验（Spine Patient Outcomes Research Trial，SPORT）的研究结果表明：无论是否合并有椎间不稳，I 度滑脱患者保守治疗组的疗效更加满意[6]。因此，对于椎间不稳或者轻度滑脱患者，只要无神经功能障碍首选的治疗方案为非手术治疗，通常都会获得良好的临床疗效。

在手术治疗方面，目前已开展了多个临床研究，目的在于比较不同的手术方法的疗效[2]。一项回顾性的 SPORT 研究显示：7% 的患者接受了单纯减压，21% 的患者接受了无内置物的融合术，71% 患者接受了固定融合手术，随访 8 年的结果显示再手术率高达 22%[7]。

一项关于退变性腰椎滑脱患者不同手术治疗的

的系统综述研究结果表明:融合手术比单纯减压手术能获得更加满意的疗效,使用内固定器械可以显著提高融合率,但是使用内固定器械并不能显著提高临床疗效[8]。最近发表的一项纳入133例患者的随机对照研究比较了单纯减压术与减压融合手术的疗效,2年随访结果显示两组之间无明显差异,但单纯减压组手术时间与住院时间更短[4]。当前,对于合并椎管狭窄的腰椎滑脱症的治疗还存在激烈的争论[2,4,9]。

在上述病例,我们决定行 TLIF 手术的目的是获得更好地融合,更好地恢复椎间隙的高度,从而间接地进行椎间孔减压。尽管在理论上存在这些益处,但目前没有足够、明确的证据推荐此手术方案。在近期的一项系统综述研究中[10],作者的结论是:没有充足的证据来推荐或反对采用椎间融合术治疗腰椎滑脱,但对于不稳定或存在椎间过度活动的腰椎滑脱推荐采用椎间融合术。北美脊柱学会(NASS)在最近的腰椎滑脱治疗指南上也提出了相似的推荐建议[1]。

前路腰椎椎间融合术(anterior lumbar interbody fusion, ALIF)已经用于腰椎滑脱症的治疗。一项关于 ALIF 和 TLIF 在前瞻性研究结果显示[11]:前路及后路手术都改善了患者总体满意度,缓解了患者腰痛和腿痛,与 TLIF 组相比,ALIF 组患者的腰痛改善显著,但住院和卧床时间显著延长。

脊柱外科的微创技术(minimal invasive surgery, MIS)手术比率越来越高,优点在于减少手术并发症并能保持脊柱结构稳定性。随着微创脊柱手术技术的发展,关于微创技术治疗腰椎滑脱症的研究也在逐步开展,但目前缺少高质量研究,难以得出明确的结论[1]。

临床实践中,关于退变性腰椎滑脱的最佳手术方案和最优技术一直存在争议。由于缺乏高质量研究证据[1],目前的临床指南也不能给出明确的推荐意见,因此必须根据临床和影像学特征,个性化制定最优治疗方案。

12.4　结论与精华

现有循证医学临床指南建议对于保守治疗无效的腰椎滑脱患者采用手术治疗,但是最佳的手术治疗方案目前尚无定论。部分中等证据的研究表明对于某些特定患者,采用单纯减压手术可以获得和融合手术相似的临床疗效,同时可以减少手术并发症。但是,采用何种手术治疗方案,目前仍需要进一步的研究。

临床注意事项

- 大多数退变性滑脱患者经过一段时间的保守治疗,症状能得到满意的缓解。对于需要手术治疗的患者,我们应该制定个性化的手术方案。并不是每一个患者术后都能获得满意的疗效,肥胖及不良习惯是影响疗效的外部因素。微创治疗技术将会进一步发展并获得更加满意的疗效。如何选择最优治疗方案,以及预判手术疗效需要进一步研究。

编者按

这一章是作为第 10 章和第 11 章的补充。本章展示了合并腰椎不稳的退变性滑脱病例,根据目前的研究结论及证据制定了治疗方案。现有的1级证据支持对于经保守治疗症状不能缓解或者反复发作的患者进行手术治疗,高等级的研究表明退变性滑脱手术疗效优于腰椎管狭窄症患者。

（曾至立　译　程黎明　审）

资深专家点评

退变性滑脱多见于腰椎,是临床常见疾病。对于腰椎滑脱患者,临床需要评估患者的症状及其严重程度,联合影像学及仔细查体评估是否存在椎间不稳,合并椎管狭窄及神经根压迫。经过一段时间严格的保守治疗,如果腰痛症状不能缓解,甚至呈进行性加重,或者出现进行性加重的下肢神经源性的间歇性跛行,严重的神经根症状及损害体征,建议行手术治疗。对于椎间稳定的退变性滑脱患者是否需要融合目前存在争议,合并椎间不稳建议采用椎间融合固定的手术方案。微创脊柱外科的发展,在减小手术创伤、加速患者康复及减少手术对脊柱结构稳定性的破坏方面存在一定的优势,现有证据表明其疗效和传统手术相比无明显差别。

本章提供了腰椎滑脱的典型病例,伴有神经根症状,经保守治疗症状不能缓解,采用了传统经典的 TLIF,获得了短期随访满意的疗效。该病例也可采用 MIS-TLIF 或者 OLIF / XLIF,将会减少手术创伤,特别是对于椎旁肌的损伤,术后可减少椎旁肌的萎缩及纤维化、瘢痕化,减少腰痛。

现有研究表明术后的康复及运动功能锻炼对提高疗效及患者满意度有重要作用,因此临床医师应加强术后全身及腰背部肌肉康复锻炼的指导及监督,同时要指导患者避免不良的生活习惯及工作姿势。

（同济大学附属东方医院　程黎明）

参考文献

1. Matz P, Meagher R, Lamer T, Tontz W. NASS evidence-based clinical guidelines for multidisciplinary spine care: diagnosis and treatment of degenerative lumbar spondylolisthesis. 2nd ed; 2014. p. 121. Available: https://www.spine.org/Documents/ResearchClinicalCare/Guidelines/Spondylolisthesis.pdf.

2. Samuel AM, Moore HG, Cunningham ME. Treatment for degenerative lumbar spondylolisthesis: current concepts and new evidence. Curr Rev Musculoskelet Med. 2017:2–10. Available: http://link.springer.com/10.1007/s12178-017-9442-3.

3. Ghogawala Z, Resnick DK, Glassman SD, Dziura J, Shaffrey CI, Mummaneni PV. Achieving optimal outcome for degenerative lumbar spondylolisthesis: randomized controlled trial results. Neurosurgery. 2017;64:40–4. Available: http://academic.oup.com/neurosurgery/article/64/CN{_}suppl{_}1/40/4093178/Achieving-Optimal-Outcome-for-Degenerative-Lumbar.

4. Försth P, Ólafsson G, Carlsson T, Frost A, Borgström F, Fritzell P, et al. A randomized, controlled trial of fusion surgery for lumbar spinal stenosis. N Engl J Med. 2016;374:1413–23. Available: http://www.nejm.org/doi/10.1056/NEJMoa1513721.

5. Weinstein JN, Tosteson TD, Lurie JD, Tosteson ANA, Blood E, Hanscom B, et al. Surgical versus nonsurgical therapy for lumbar spinal stenosis. N Engl J Med. 2008;358:794–810. Available: https://www.ncbi.nlm.nih.gov/pubmed/18287602, http://www.nejm.org/doi/pdf/10.1056/NEJMoa0707136.

6. Pearson AM, Lurie JD, Blood EA, Frymoyer JW, Braeutigam H, An H, et al. Spine patient outcomes research trial: radiographic predictors of clinical outcomes after operative or nonoperative treatment of degenerative spondylolisthesis. Spine. 2008;33:2759–66.

7. Lurie JD, Tosteson TD, Tosteson A, Abdu WA, Zhao W, Morgan TS, et al. Long-term outcomes of lumbar spinal stenosis: eight-year results of the Spine Patient Outcomes Research Trial (SPORT) NIH Public Access. Spine. 2015;15:63–76.

8. Martin CR, Gruszczynski AT, Braunsfurth HA, Fallatah SM, O'Neil J, Wai EK. The surgical management of degenerative lumbar spondylolisthesis: a systematic review. Spine. 2007;32:1791–8. Available: http://www.ncbi.nlm.nih.gov/pubmed/17632401.

9. Ghogawala Z, Dziura J, Butler WE, Dai F, Terrin N, Magge SN, et al. Laminectomy plus fusion versus laminectomy alone for lumbar spondylolisthesis. N Engl J Med. 2016;374:1424–34. Available: http://www.nejm.org/doi/10.1056/NEJMoa1508788.

10. Baker JF, Errico TJ, Kim Y, Razi A. Degenerative spondylolisthesis: contemporary review of the role of interbody fusion. Eur J Orthop Surg Traumatol. 2017;27:169–80. Available: http://link.springer.com/10.1007/s00590-016-1885-5.

11. Ohtori S, Koshi T, Yamashita M, Takaso M, Yamauchi K, Inoue G, et al. Single-level instrumented posterolateral fusion versus non-instrumented anterior interbody fusion for lumbar spondylolisthesis: a prospective study with a 2-year follow-up. J Orthop Sci. 2011;16:352–8.

第13章　退变性腰椎侧凸

Sebastian Hartmann，Anja Tschugg，Claudius Thomé

13.1　引言

退变性腰椎侧凸（degenerative lumbar scoliosis，DLS）又称为"de novo scoliosis"，是一种与旋转性半脱位、前后位、侧位滑脱相关从而导致冠状位畸形的病理情况[22]。DLS 定义为冠状位 Cobb 角大于 10°，但很少超过 50°[1,12]。该疾病病因和进展与多因素相关，目前仍不完全清楚，但始于椎间盘退变、小关节退变，以及椎管和椎弓根形态的改变[15,25]。脊柱侧凸进展通常发生在 50 岁左右，而不是基于特发性青少年脊柱侧凸（idiopathic adolescent scoliosis，AIS）。终生患病率为 8%～13%，随着年龄的增长，60 岁以上的人群患病率上升到 60%，女性比男性更容易受到影响[3,5,7,8,26,27]。与 AIS 患者相比，DLS 患者的临床症状通常以腰痛、神经源性跛行伴下肢神经功能缺损为特征，很少出现马尾综合征。脊柱畸形在冠状位上显示出平均每年 3°～4° 的角度进展，该递增不是线性平移的，因此不能据此可靠地预测疾病进展的预后[16]。然而，文献提供的证据表明，椎间盘退变增加、侧向滑移＞6mm 和通过髂嵴连线通过 L5 椎体（被认为可能是冠状位畸形的进展因素[6]）。大多数 DLS 表现为节段性后凸，导致中度或严重的矢状位失衡[5,8,26]。因此，一个基于病变节段分布和脊柱平衡状态的椎间盘退行性疾病的分类系统被用于指导 DLS 的治疗[2]。因此，DLS 患者的治疗具有多种多样的手术选择，从简单的腰神经根减压到复杂的胸腰椎融合加矢状位畸形矫正。随着 DLS 患者年龄的增加和并发症的增多，手术治疗将会更加复杂。

本章将阐述退变性腰椎侧凸的本质、临床表现、适应证和手术入路。

13.2　病例描述

一名 67 岁女性患者，多年来一直有严重的背痛，近 4 个月患者主诉出现右下肢放射痛（NRS，数值评定量表 7/10）。患者呈现神经源性跛行，步行距离不到 300m。保守治疗包括疼痛治疗、理疗和行为疗法，但改善幅度小且持续时间短。术前常规站立位、侧位、正位腰椎 X 线显示退变性腰椎侧凸，凸侧位于左边，顶端位于 L3/L4 运动节段（图 13.1）。端椎为 L2 和 L5（见图 13.1）。冠状位 Cobb 角约为 27°，顶椎区域 L3/L4 的节段 Cobb 角约为 17°，并伴有旋转性半脱位（见图 13.1）。可见代偿性右胸弯，此部位无任何疼痛或不适（见图 13.1）。矢状位排列基本正常，腰椎前凸（LL）约为 37°，骨盆入射角（PI）为 45°，相应的骨盆倾斜角（PT）为 20°，矢状位垂直轴（SVA）＜30mm。根据前述的分类系统对矢状位进行评估，PI 与 LL 差异不大。尽管如此，对于低 PI 患者，作者推荐的 LL 值为 PI+10°（PI 为 45°，根据 LeHuec 和 Roussouly 的分类分别为 B 型或 2 型）[10,17,20]。由于该退变性的腰弯凹侧在右，在 L3/L4 节段，右侧神经孔塌陷，L3、L4 根性疼痛，但无伴运动功能障碍（图 13.2）。MRI 显示 L2/L3 节段脊髓中央管狭窄，L3/L4 节段以侧隐窝狭窄为主（图 13.3）。充分减压后行椎弓根螺钉 L2-L5 内固定，L2/L3、L3/L4、L4/L5 置入 TLIF 融合器。另外在 L3/L4 和 L4/L5 进行 Smith-Peterson 截骨术，并进行去旋转操作矫正冠状面排列（图 13.4）。手术很顺利，患者在 7 天后出院。在术后住院期间，未使用额外的支具，患者每日接受物理治疗。NRS 术后改善到 5 分，3 个月和 12 个月后分别达到 3 分和 1 分。步行距离在 3 个月和 12 个月后分别改善到大约 3 000m 和 6 000m。术后常规放射学随访未发现任何内置物相关并发症、邻近节段病变或近端交界性后凸（图 13.4）。LL 改善到约 45°，冠状位 Cobb 角改善到 8°。

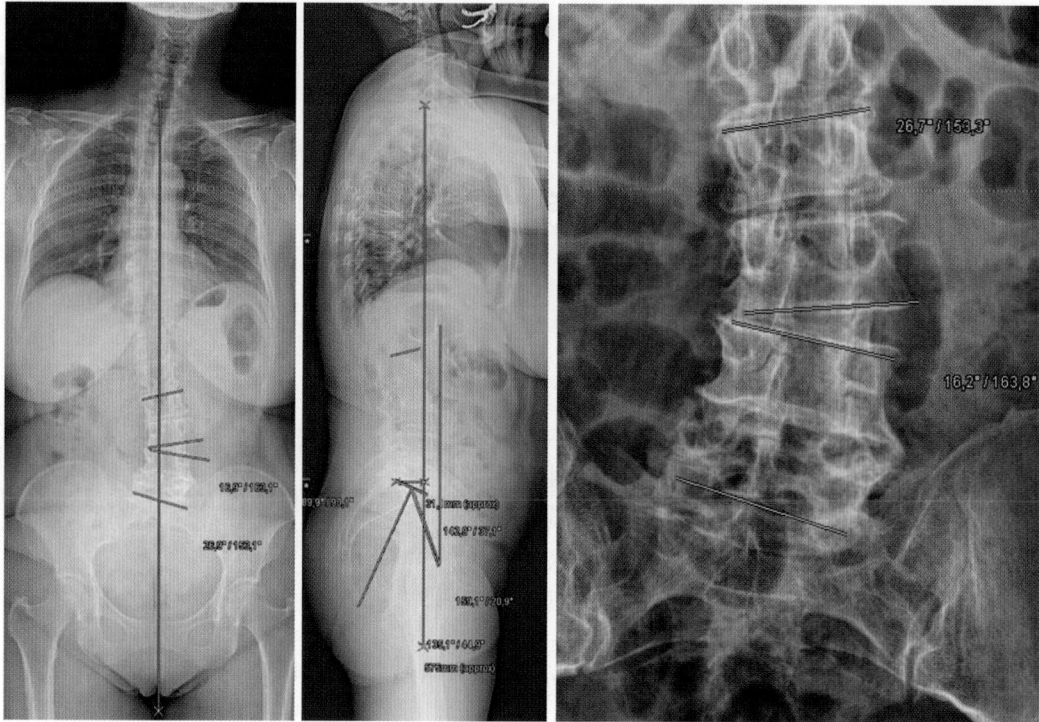

图 13.1 术前站立侧位和前后位常规 X 线。术前冠状位和矢状位 X 线显示伴有退行性冠状位畸形。冠状位 Cobb 角显示退行性腰椎侧凸 27°，对应的顶椎节段 Cobb 角为 17°（L_3/L_4）。矢状位平衡分析测定 LL 为 37°，PI 为 45°，对应的 PT 为 20°，SVA<30mm

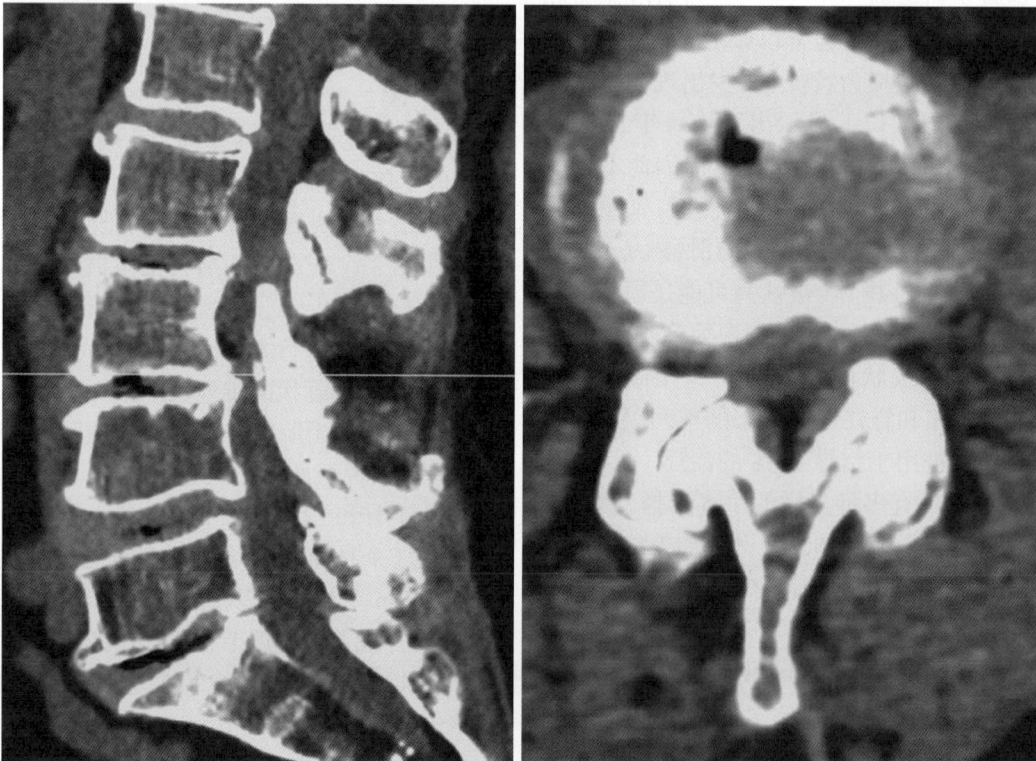

图 13.2 术前 CT 检查：L_3/L_4 处见右侧神经孔塌陷，中央和右侧侧隐窝狭窄，加重患者 L_3 和 L_4 根性疼痛。脊柱侧凸的顶椎位于 L_3/L_4 节段，上下端椎分别为 L_2 和 L_5

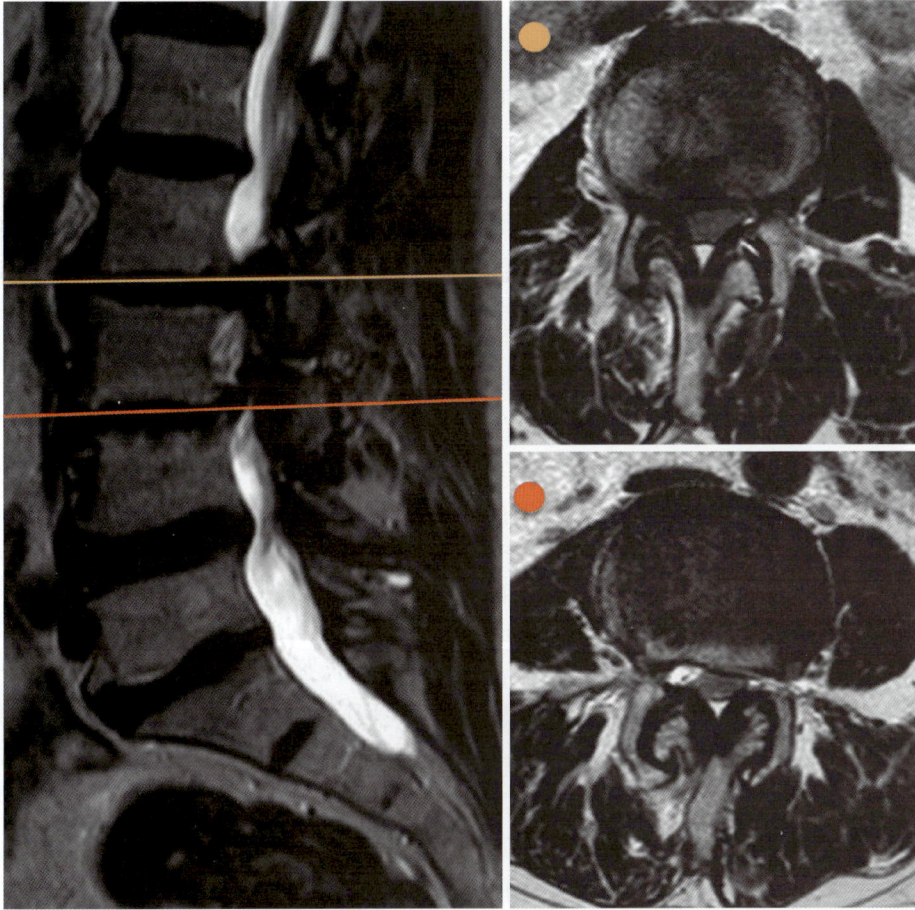

图 13.3　术前 MRI 证实分别在 L_2/L_3 和 L_3/L_4 出现中央椎管和侧隐窝狭窄。此外,该节段小关节出现积液和显著的肥大

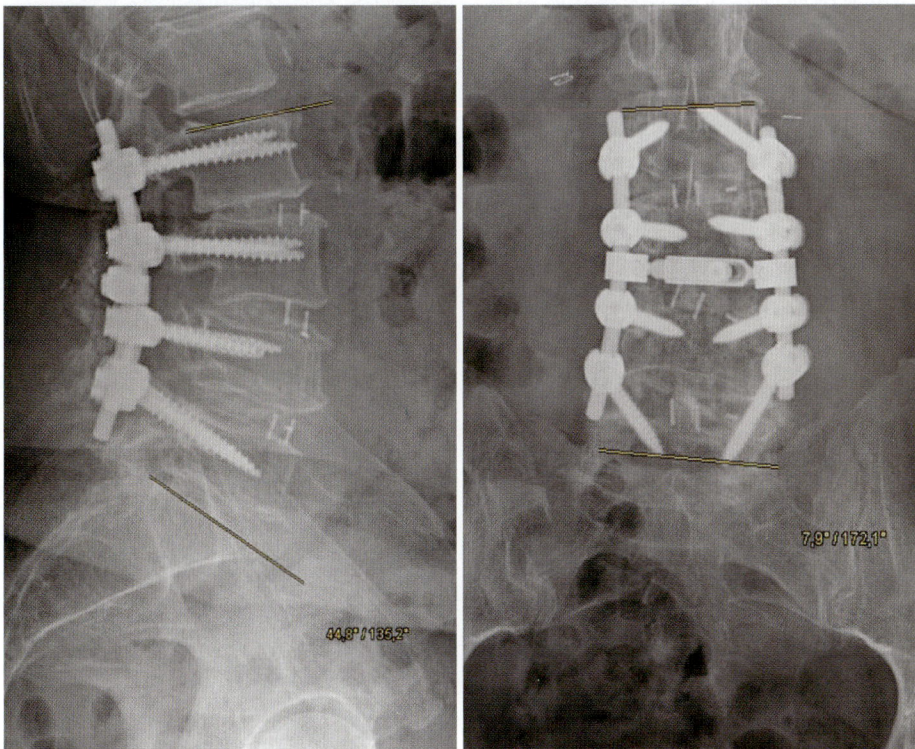

图 13.4　术后正侧位 X 线检查。术后矢状位和冠状位扫描示 LL 改善至 45°,冠状位排列方面 Cobb 角改善至 8°。随访中未发现与内置物相关的并发症、邻近节段病或近段节段后凸,但在 L_2/L_3 有少许后滑移

13.3 病例讨论

DLS 主要影响老年人群，导致不对称退变，进而导致腰椎功能椎体发生旋转半脱位[1]。椎间盘和小关节退变引起的不对称性腰椎退行性变会导致冠状位畸形并伴有侧方滑移。这种退行性变通常发生在腰椎中段（L_3/L_4 和 L_4/L_5），并逐渐发展为邻近节段的退变。起初，患者会感到腰痛。由于冠状位的畸形，凸侧的椎间孔被打开，凹侧出口神经根在椎间孔处受压引起根性症状[11]。然而在某些情况下，退行性变会影响多个运动节段，因此，腰椎侧凸和矢状位、冠状位的畸形会向多个节段延伸。DLS 会显著降低患者的生活质量，同时有很高的"疾病负担"。然而，对于有症状的退变性腰椎侧凸的第一步治疗是非手术治疗，包括止痛、理疗和注射治疗。如果症状难以缓解，有多种手术方式可以选择。手术方式的选择很大程度上取决于 DLS 的临床表现，因此对于主要症状是间歇性跛行的患者，单纯的微创减压手术是可行的。

对于多节段矢状位和／或冠状位失代偿的患者，手术方式可能需要使用长节段的固定融合，以及矢状位和冠状位的矫正[2,4,23,24]。截骨术、前外侧入路或联合入路手术可提高矫正程度，但是，这种复杂的内固定手术会提高并发症的发生率。接受手术治疗的 DLS 患者的总体并发症发生率约为40%，其中一半以上的患者因器械和神经方面的并发症需要进行翻修手术[4]。在需要行截骨术的患者中，并发症发生率甚至更高。固定椎体的数量，固定融合至骶骨，行截骨术，以及术前骨盆倾斜角大于26°是其危险因素[4]。然而，由于相关并发症的发生率较高，尤其是在患有心血管疾病、肥胖或骨质疏松的老年患者中，短节段的融合固定术可能优于长节段的融合固定术[9,14]。所有这些都使 DLS 患者的治疗选择变得复杂，并且对是否应该进行外科手术治疗提出了质疑，如果是，应该采用何种方式来改善冠状位和矢状位的畸形。为了帮助选择合理的手术策略，可以采用一套分类系统。Berjano 和 Lamartina 发表了一套基于症状节段和脊柱排列的分类系统[2]。作者将患者退行性脊柱侧凸曲线的顶端区域描述为主弯的顶椎，可以是椎体，也可以是椎间隙（本例中是 L_3）。端椎区域定义为腰椎退变主弯中邻近端椎的非顶椎区域。结果，随着手术的侵入性级别的增加，分为1型到4型。

其他分类系统则区分了病原学特征或与手术效果相关的形态学特征。Aebi 分型建立在疾病病因

基础上，而 Schwab 的分类处理的是畸形的严重程度。目前仍然缺乏基于症状节段的分布和脊柱排列来确定选择融合节段的分型[2,13,18,19,21]。

13.3.1 文献指南

DLS 患者的治疗方案仍由患者决定。新的基于手术方式的分型已经发布，以帮助选择治疗方式。

证据级别：B 到 C

现有证据级别为低等到中等。

13.4 结论与精华

DLS 患者的治疗方案的制定基于多种因素，包括临床表现，患者年龄，相关合并症以及脊柱矢状位、冠状位排列情况。当前的分类系统可以帮助外科医师根据症状节段和脊柱排列来确定手术的侵入型。然而，鉴于成人畸形矫正手术的并发症发生率和再次手术率都很高，应严格确定手术方案（单纯减压，融合内固定或截骨术）。但是，总体而言，如果仔细选择患者，结果会出乎意料的好，患者满意度也很高。

临床注意事项

- 评估相关合并症以预测潜在的高并发症发生率，尤其是在老年患者中
- 确定受影响和有症状的节段
- 保守治疗失败后再做手术
- 始终考虑脊柱骨盆排列
- 使用分类系统来评估畸形的原因以及严重程度，并用其确定手术的侵入性
- 如果主要症状是神经源性跛行，则首选单纯减压而不是多节段的融合内固定
- 长期的临床结局似乎更倾向于手术治疗，而不是非手术治疗

编者按

退变性腰椎侧凸是一个以专家观点和意见为主导的话题，但缺乏高级别的循证医学证据。因此，决策总是在"艰难险阻之间"中进行。本篇文章很好地说明了这方面的所有困难，目前该方面的治疗方案效果良好。在第54～58章和第78章中，将进一步阐述。目前已知每一种手术治疗方式都存在缺点，例如早期相邻节段退变和再手术率都很高。

（刘辉 译 郑召民 审）

资深专家点评

　　本病例是一例典型的退变性腰椎侧凸病例，患者以腰背痛和下肢根性疼痛以及神经源性跛行为主要临床表型，影像学上可见相应节段的椎管狭窄和神经压迫，保守治疗无效，手术治疗应无争议。选择何种手术方式，是讨论的重点。该病例术者选择了 L_2～L_5 的较长节段的减压固定融合，广泛解除神经压迫和矫正了冠状位畸形，12 个月随访获得了较为满意的临床疗效，值得肯定。然而长节段固定手术时间长，出血多，并发症发生率高，术后相邻节段问题发生率高，在一个冠状位和矢状位都平衡的病例上是否可以选择更微创的手术策略，值得商榷。术前的关节突阻滞和神经根阻滞可以更为精准地明确症状来源，有助于指定更为精准的手术方案。诚然如作者所述，目前退变性腰椎侧凸的手术治疗方式选择仍存在较大的争议，以专家意见为主导，缺乏高级别的循证医学证据支持具有指南式的意见。Lenke-Silva 分型和 Berjano 分型是近年来最具有临床指导意义的分型，常作为术前手术方案制定的重要参考。然而目前仍缺乏根据这些分型的前瞻性验证性的临床研究，以明确以此为据的手术方案是否为最优解。希望广大脊柱外科医师在未来的工作中深入研究，总结出更完备的治疗指南。

（中山大学附属第一医院　郑召民）

参考文献

1. Aebi M. The adult scoliosis. Eur Spine J. 2005;14(10):925–48. https://doi.org/10.1007/s00586-005-1053-9.
2. Berjano P, Lamartina C. Classification of degenerative segment disease in adults with deformity of the lumbar or thoracolumbar spine. Eur Spine J. 2014;23(9):1815–24. https://doi.org/10.1007/s00586-014-3219-9.
3. Carter OD, Haynes SG. Prevalence rates for scoliosis in US adults: results from the first national health and nutrition examination survey. Int J Epidemiol. 1987;16(4):537–44.
4. Charosky S, Guigui P, Blamoutier A, Roussouly P, Chopin D. Complications and risk factors of primary adult scoliosis surgery: a multicenter study of 306 patients. Spine (Phila Pa 1976). 2012;37(8):693–700. https://doi.org/10.1097/BRS.0b013e31822ff5c1.
5. Chin KR, Furey C, Bohlman HH. Risk of progression in de novo low-magnitude degenerative lumbar curves: natural history and literature review. Am J Orthop (Belle Mead NJ). 2009;38(8):404–9.
6. Faraj SS, Holewijn RM, van Hooff ML, de Kleuver M, Pellisé F, Haanstra TM. De novo degenerative lumbar scoliosis: a systematic review of prognostic factors for curve progression. Eur Spine J. 2016;25(8):2347–58. https://doi.org/10.1007/s00586-016-4619-9.
7. Kebaish KM, Neubauer PR, Voros GD, Khoshnevisan MA, Skolasky RL. Scoliosis in adults aged forty years and older: prevalence and relationship to age, race, and gender. Spine (Phila Pa 1976). 2011;36(9):731–6. https://doi.org/10.1097/BRS.0b013e3181e9f120.
8. Kobayashi T, Atsuta Y, Takemitsu M, Matsuno T, Takeda N. A prospective study of de novo scoliosis in a community based cohort. Spine (Phila Pa 1976). 2006;31(2):178–82.
9. Lee C-H, Chung CK, Sohn MJ, Kim CH. Short limited fusion versus long fusion with deformity correction for spinal stenosis with balanced de novo degenerative lumbar scoliosis. Spine (Phila Pa 1976). 2017;42(19):E1126–32. https://doi.org/10.1097/BRS.0000000000002306.
10. Le Huec JC, Leijssen P, Duarte M, Aunoble S. Thoracolumbar imbalance analysis for osteotomy planification using a new method: FBI technique. Eur Spine J. 2011;20(Suppl 5):669–80. https://doi.org/10.1007/s00586-011-1935-y.
11. Liu H, Ishihara H, Kanamori M, Kawaguchi Y, Ohmori K, Kimura T. Characteristics of nerve root compression caused by degenerative lumbar spinal stenosis with scoliosis. Spine J. 2003;3(6):524–9.
12. Liu W, Chen XS, Jia LS, Song DW. The clinical features and surgical treatment of degenerative lumbar scoliosis: a review of 112 patients. Orthop Surg. 2009;1(3):176–83. https://doi.org/10.1111/j.1757-7861.2009.00030.x.
13. Lowe T, Berven SH, Schwab FJ, Bridwell KH. The SRS classification for adult spinal deformity: building on the King/Moe and Lenke classification systems. Spine (Phila Pa 1976). 2006;31(19 Suppl):S119–25. https://doi.org/10.1097/01.brs.0000232709.48446.be.
14. Phan K, Xu J, Maharaj MM, Li J, Kim JS, Di Capua J, et al. Outcomes of short fusion versus long fusion for adult degenerative scoliosis: a systematic review and meta-analysis. Orthop Surg. 2017;9(4):342–9. https://doi.org/10.1111/os.12357.
15. Pritchett JW, Bortel DT. Degenerative symptomatic lumbar scoliosis. Spine (Phila Pa 1976). 1993;18(6):700–3.
16. Robin GC, Span Y, Steinberg R, Makin M, Menczel J. Scoliosis in the elderly: a follow-up study. Spine (Phila Pa 1976). 1982;7(4):355–9.
17. Roussouly P, Gollogly S, Berthonnaud E, Dimnet J. Classification of the normal variation in the sagittal alignment of the human lumbar spine and pelvis in the standing position. Spine (Phila Pa 1976). 2005;30(3):346–53.
18. Schwab F, el-Fegoun AB, Gamez L, Goodman H, Farcy JP. A lumbar classification of scoliosis in the adult patient: preliminary approach. Spine (Phila Pa 1976). 2005;30(14):1670–3.
19. Schwab F, Lafage V, Farcy JP, Bridwell K, Glassman S, Ondra S, et al. Surgical rates and operative outcome analysis in thoracolumbar and lumbar major

adult scoliosis: application of the new adult deformity classification. Spine (Phila Pa 1976). 2007;32(24): 2723–30. https://doi.org/10.1097/BRS.0b013e31815 a58f2.

20. Schwab F, Patel A, Ungar B, Farcy JP, Lafage V. Adult spinal deformity-postoperative standing imbalance: how much can you tolerate? An overview of key parameters in assessing alignment and planning corrective surgery. Spine (Phila Pa 1976). 2010;35(25):2224–31. https://doi.org/10.1097/BRS.0b013e3181ee6bd4.

21. Schwab F, Ungar B, Blondel B, Buchowski J, Coe J, Deinlein D, et al. Scoliosis research society-schwab adult spinal deformity classification: a validation study. Spine (Phila Pa 1976). 2012;37(12):1077–82. https://doi.org/10.1097/BRS.0b013e31823e15e2.

22. Schwab FJ, Smith VA, Biserni M, Gamez L, Farcy JP, Pagala M. Adult scoliosis: a quantitative radiographic and clinical analysis. Spine (Phila Pa 1976). 2002;27(4):387–92.

23. Smith JS, Lafage V, Shaffrey CI, Schwab F, Lafage R, Hostin R, et al. Outcomes of operative and nonoperative treatment for adult spinal deformity: a prospective, multicenter, propensity-matched cohort assessment with minimum 2-year follow-up. Neurosurgery. 2016;78(6):851–61. https://doi.org/10.1227/NEU.0000000000001116.

24. Transfeldt EE, Topp R, Mehbod AA, Winter RB. Surgical outcomes of decompression, decompression with limited fusion, and decompression with full curve fusion for degenerative scoliosis with radiculopathy. Spine (Phila Pa 1976). 2010;35(20): 1872–5. https://doi.org/10.1097/BRS.0b013e3181 ce63a2.

25. Tribus CB. Degenerative lumbar scoliosis: evaluation and management. J Am Acad Orthop Surg. 2003;11(3):174–83.

26. Watanuki A, Yamada H, Tsutsui S, En-yo Y, Yoshida M, Yoshimura N. Radiographic features and risk of curve progression of de-novo degenerative lumbar scoliosis in the elderly: a 15-year follow-up study in a community-based cohort. J Orthop Sci. 2012;17(5):526–31. https://doi.org/10.1007/s00776-012-0253-5.

27. Xu L, Sun X, Huang S, Zhu Z, Qiao J, Zhu F, et al. Degenerative lumbar scoliosis in chinese han population: prevalence and relationship to age, gender, bone mineral density, and body mass index. Eur Spine J. 2013;22(6):1326–31. https://doi.org/10.1007/s00586-013-2678-8.

第14章 椎间盘退变性疾病的胸腰段固定融合

Sven Kevin Tschoeke

14.1 引言

随着全球老龄化加速，患者对提高生活质量的预期，导致治疗退变性椎间盘疾病创新策略的出现。除保守治疗外，新的手术技术还试图通过缩短手术时间、减少医源性损伤和并发症来实现快速康复。在过去的二十年里，关于哪种术式融合率最高的争论已经逐渐发生转移，即如何有效恢复脊柱的整体冠状位和矢状位平衡。广受关注的是，采用站立位全身放射学成像分析每个患者的脊柱-骨盆参数，已经纳入手术治疗策略制定和管理。此外，手术失败、邻近节段退行性变、继发性后凸畸形也频见报道，这些问题的解决也终将是以个体化方案为基础的。现代脊柱手术器械的进步，使得几乎所有的手术都能以微创的方式进行。但是，无论选择腹膜后入路（ALIF，OLIF，LLIF）还是直接暴露椎管（PLIF，TLIF，MIS-TLIF），并没有哪一种术式被明确疗效更好。尽管每种术式都有其各自的优缺点，但是其融合率或临床疗效却是相似的[1]。在此情况下，脊柱外科医师普遍认为椎间融合比后外侧融合技术更可取，术后并发症更少，假关节发生率更低[2-4]。总之，我们应当熟记各类术式，采用个性化治疗方案，实现患者对于治疗的最佳预期。

本章旨在概述胸腰椎退变性疾病的个性化手术策略，并着重强调了整体临床评估和影像分析的重要性。以下两个病例，用以阐明个性化治疗理念，包括用以治疗不同临床特征的不同技术。

14.2 病例描述

14.2.1 病例1

一名49岁女性患者，主诉进行性腰痛和左下肢疼痛。根周和关节突关节注射治疗无法长时间改善患者整体活动。下腰痛和左下肢疼痛程度相似，VAS评分为7/10，与体位和日常活动无关。既往有胸腰段特发性脊柱侧凸病史，患者症状以腰椎为主。经过数月包括多模式疼痛管理（multimodal pain management，MPM）在内的保守治疗无效，最终收治入院，最终行微创减压和融合手术治疗。

14.2.2 病例2

一名76岁男性患者，2003年曾行L_4/L_5 PLIF手术（图14.1A）。术后恢复良好，始终无新发症状，直到术后十年左右再次出现腰背痛就诊于骨科。随后于2014年行翻修手术，拆除原PLIF手术内固定钉棒系统，将减压融合节段延长至相邻的L_3/L_4（图14.1B）。一年后，患者腰椎侧凸畸形和矢状位失衡进行性加重，再次行翻修手术，将融合范围延长至S_1，即L_3-S_1（图14.1C和图14.2A）。然而，其矢状位失衡导致了下腰痛的加重，患者随后出现了骶骨病理性骨折，其矢状位失衡进一步加重（图14.2B）。平衡性训练几个月后，患者不慎跌倒，导致L_1椎体不稳定型骨折，转送至我科进一步治疗（图14.3），钉棒融合范围向头侧延长至T_{10}，其中L_2/L_3采用传统开放式TLIF，同时联合应用多节段Ponte截骨，将稳定骨折和畸形矫形结合起来。截骨矫形术后10个月，患者再次出现中下胸椎部位疼痛，随访的EOS影像提示矢状位失衡加重、矫形逐渐丢失（图14.4），患者胸背痛症状无法缓解。胸腰椎CT证实钉棒系统松动，范围为T_{10}-T_{12}（图14.5）。最后，只能选择行第四次翻修手术。

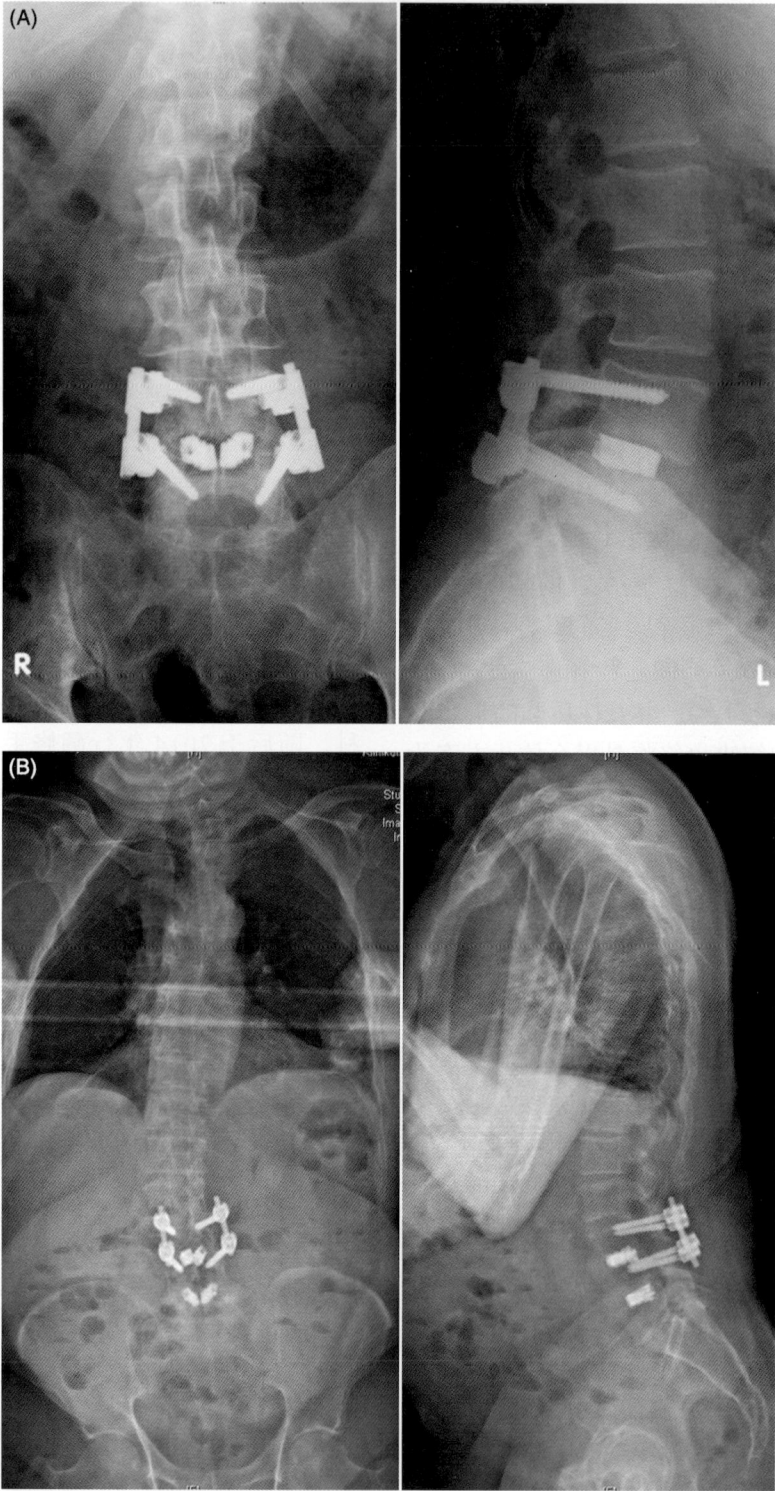

图 14.1 男性，76 岁，站立位正侧位 X 线。（A）2003 年。（B）2014 年。

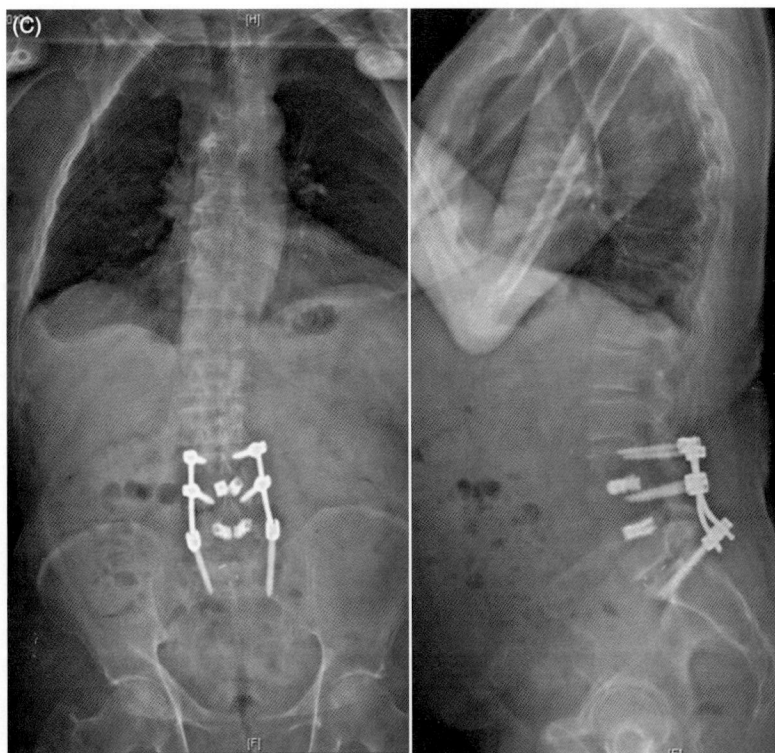

图 14.1(续) （C）2016 年

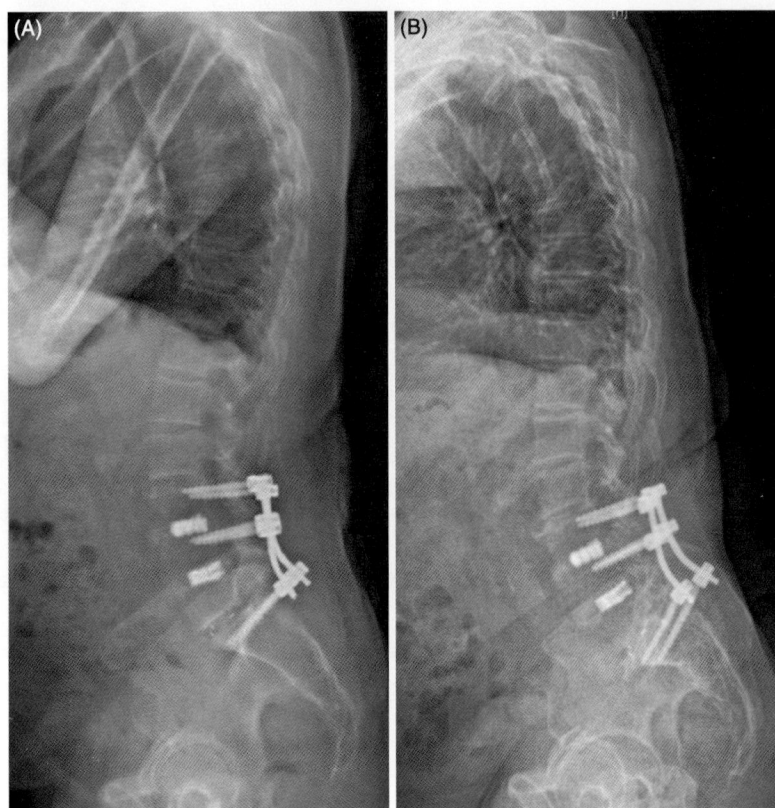

图 14.2　骶骨骨折保守治疗后脊柱全长侧立 X 线。（A）2016 年。（B）6 个月随访时

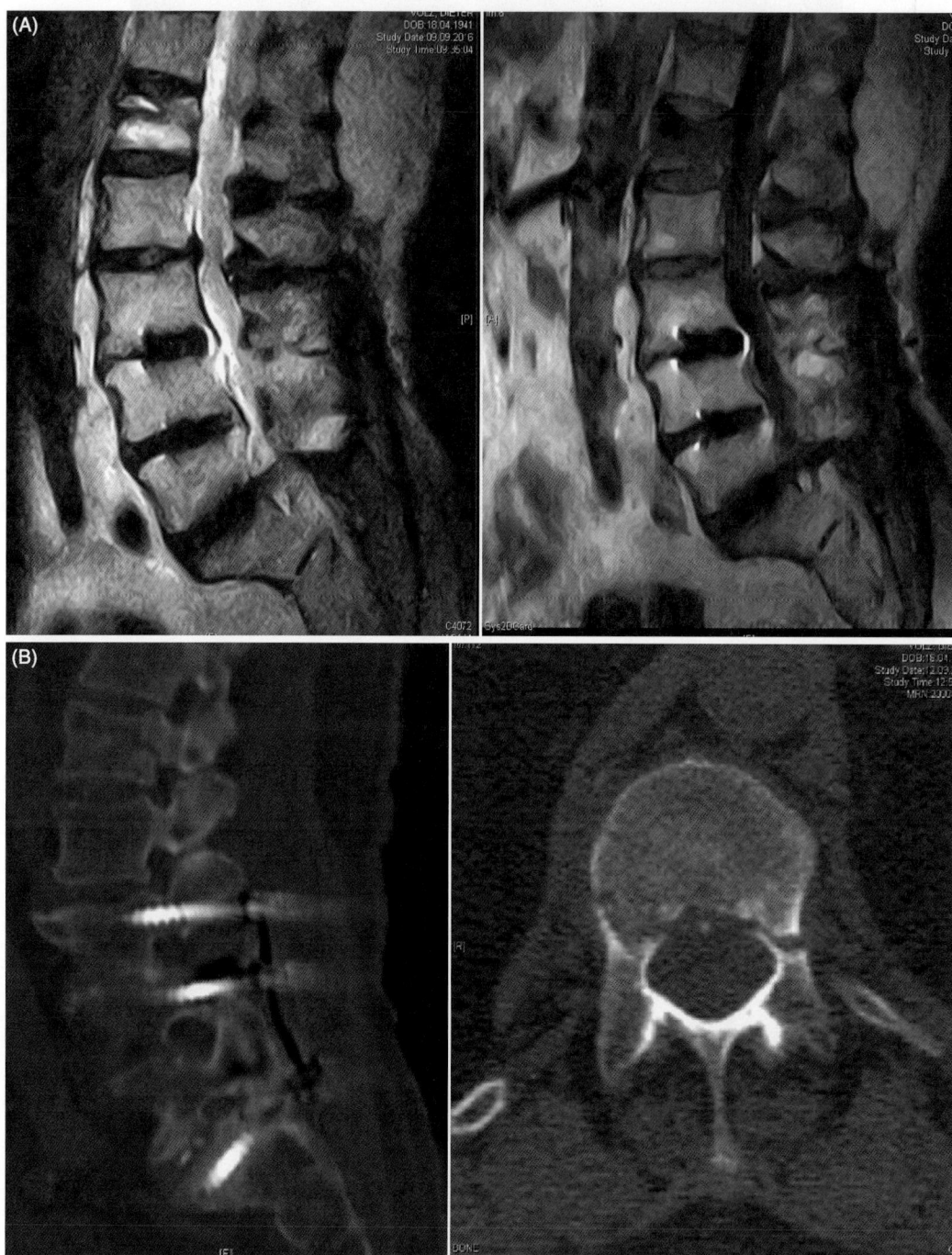

图 14.3 （A）MRI 显示 T$_2$ 加权（左图）和 T$_1$ 加权（右图）可见 L$_1$ 骨折，L$_2$/L$_3$ 节段椎间盘退变。（B）CT 显示 L$_1$ 骨折不稳定，累及双侧椎弓根

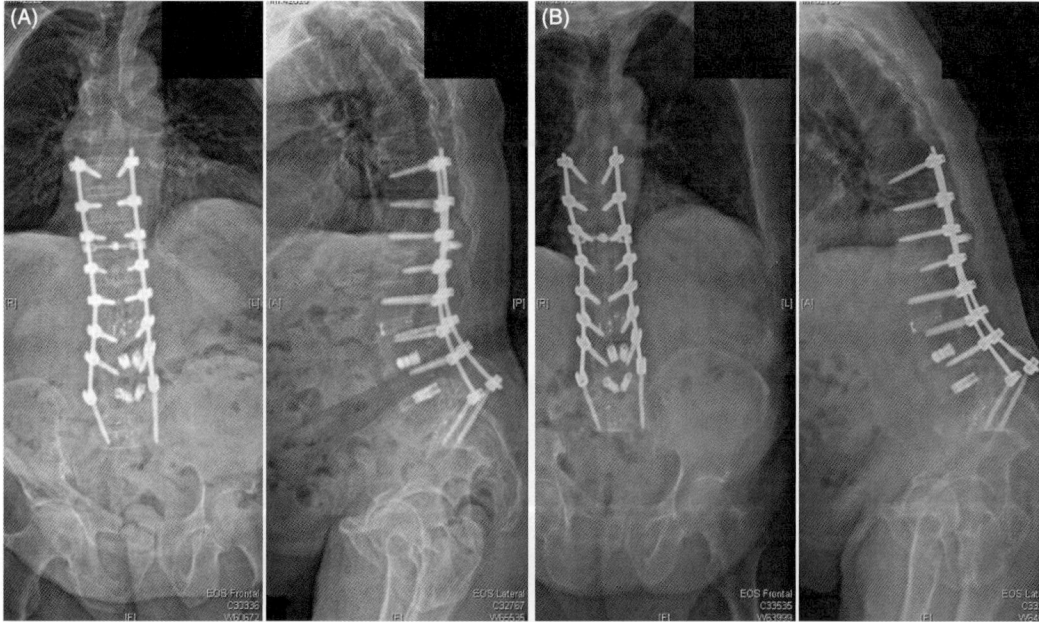

图 14.4 （A）延长处理 L_2/L_3 节段术后。（B）术后 6 个月随访，钉棒内固定延长至 T_{10}，L_1 骨折稳定但该节段矢状位失衡进展，T_{11}、T_{12} 行 TLIF

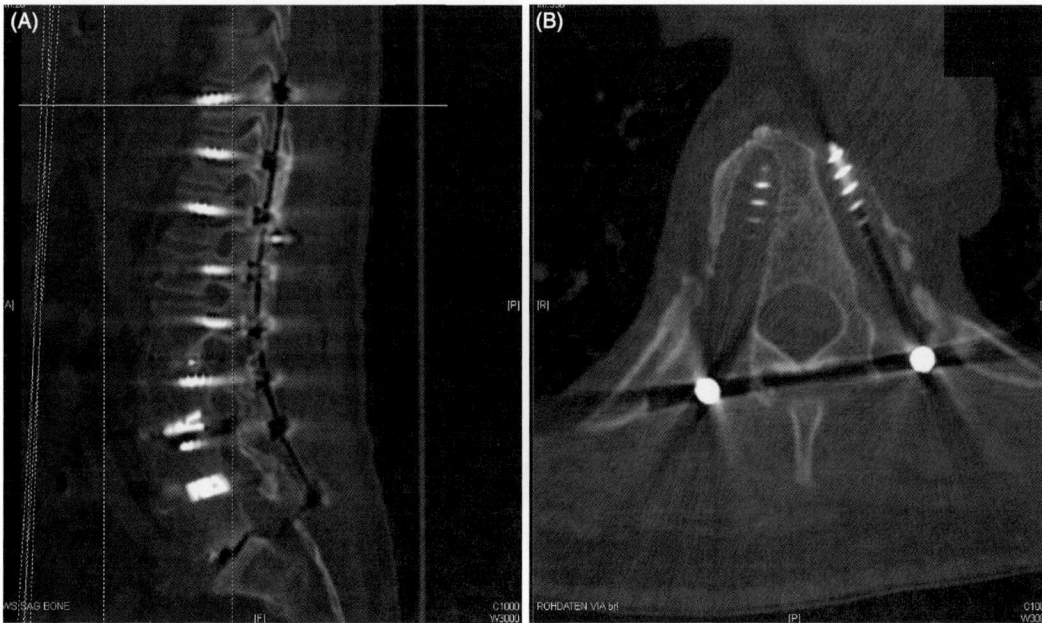

图 14.5 术后 1 年常规 CT 随访，T_{10} 水平显示大块骨缺损。（A）矢状位可见 T_{10} 螺钉松动。（B）轴位可见 T_{11} 移位

14.3　病例讨论

14.3.1　手术指征

14.3.1.1　病例1

严重症状保守治疗一个月无效，是减压融合术的手术指征之一。需要指出的是，在没有神经损伤的情况下，大多数轻度神经根病患者保守治疗疗效良好[5,6]。患者的病史（包括MPM）是确定翻修策略的重要因素。该患者的脊柱冠状位和矢状位平衡良好，其主要症状仅表现为下腰椎疼痛，L_4、L_5神经根对应区域的单侧下肢疼痛，L_4/L_5神经根周和关节突关节注射治疗有效进一步明确了病变节段（图14.6～图14.8）。这类注射治疗虽然不能根治疾病，但是可以暂时缓解症状。综上，我们可以选择单减压术式，或者选择融合手术。到目前为止，针对放射性下肢疼痛、下腰背痛患者，无论是否伴随腰椎滑脱，融合手术仍是一个存在争论的话题[7]。尽管关于不稳定的定义存在争议[8]，但是据报道，某些影像学特征在相应的单纯减压病例中可以预测阴性结果，包括：椎间盘高度<6mm，腰椎滑脱节段活动度过大（<1.25mm）和骨盆前倾伴大PI[9-11]。在病例1中，即便存在上述参数异常，其L_4/L_5神经根周注射和小关节突注射治疗有效。

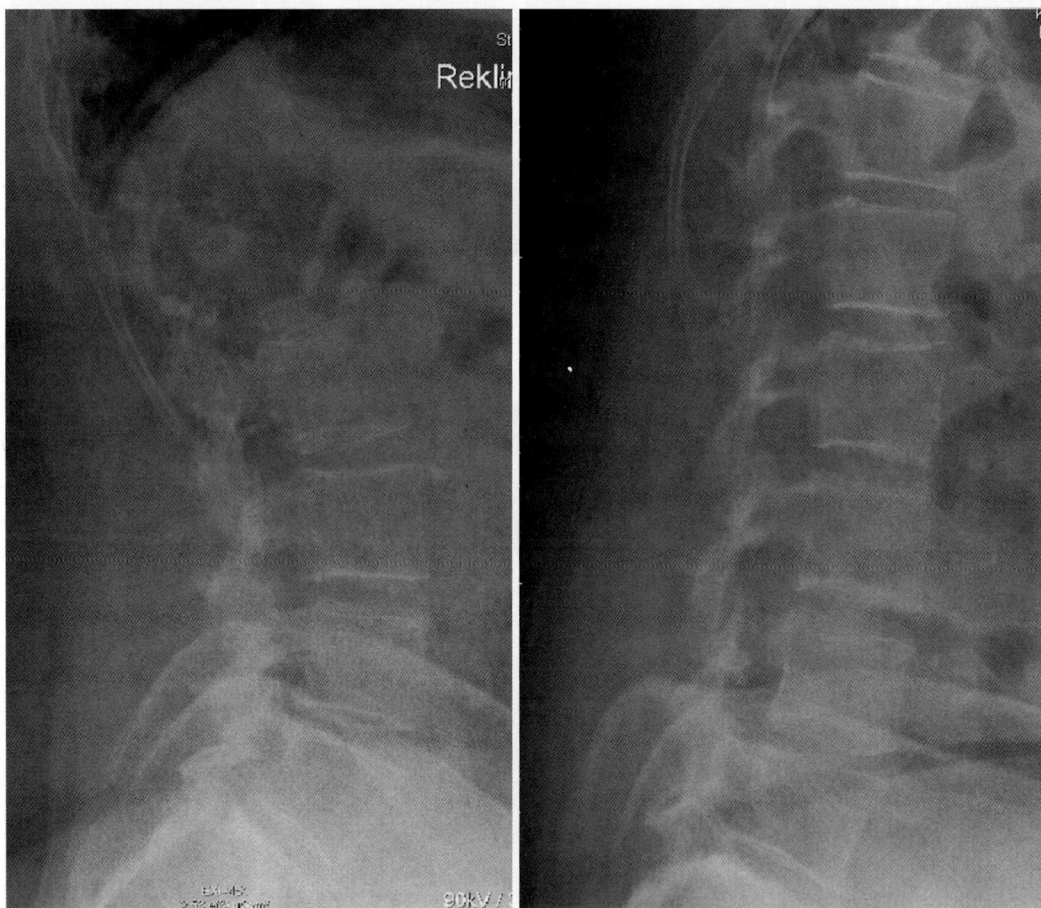

图14.6　前屈后伸位X线可见L_4/L_5水平前屈时不稳，伴前倾

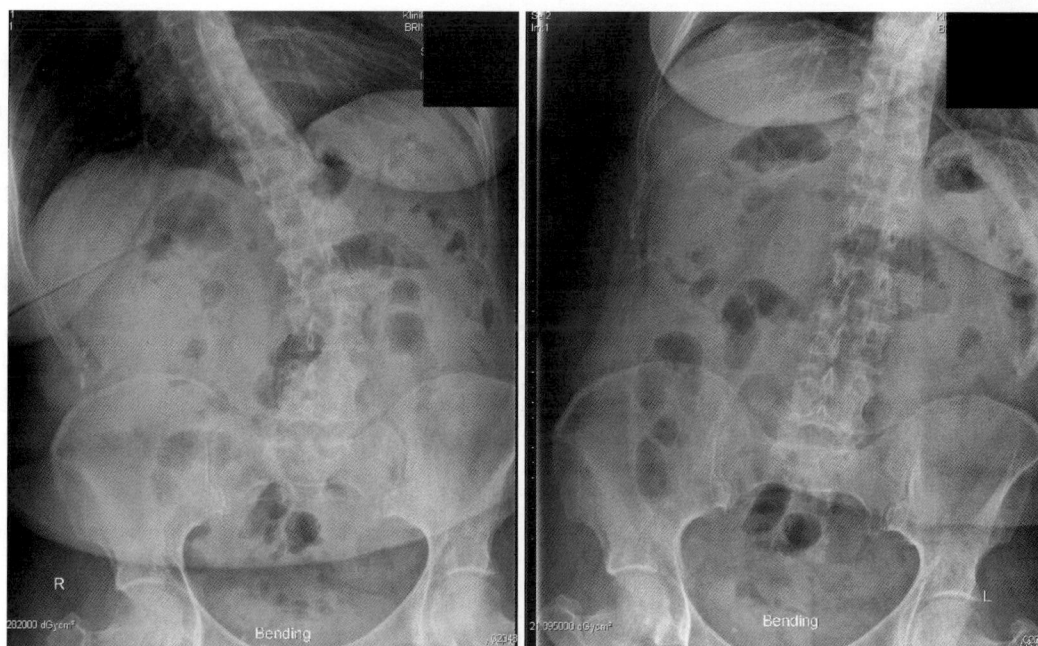

图 14.7　左右侧屈位 X 线可见 L_4/L_5 水平失稳

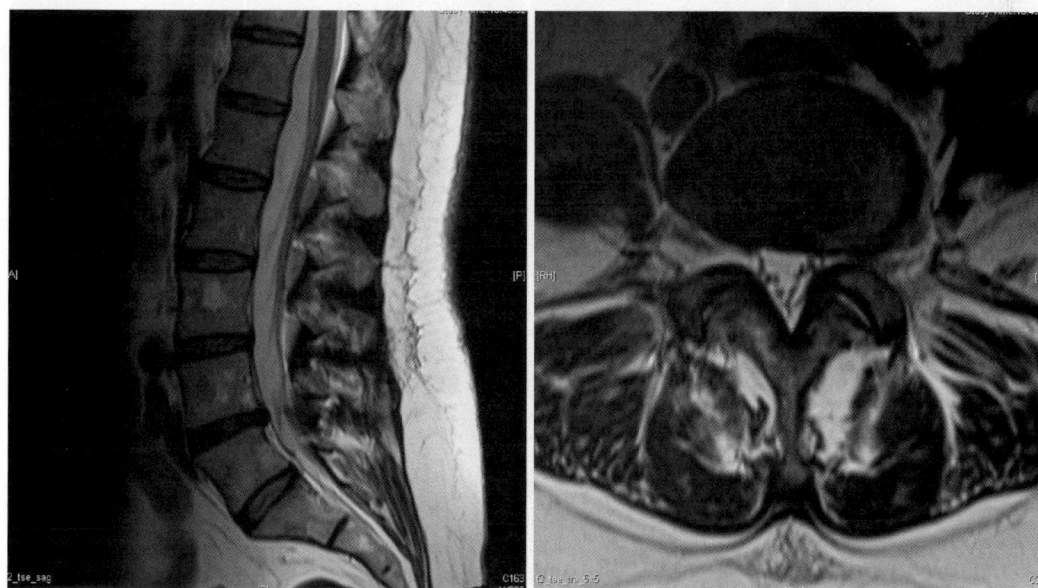

图 14.8　腰椎 MRI（T_2 加权像）可见 L_4/L_5 椎间盘退行性变伴左侧神经孔狭窄

14.3.1.2　病例 2

尽管之前的手术尝试稳定了 L_1 骨折、矫正了畸形，但是矢状位失衡还是导致了严重的不能缓解的胸背部疼痛，其代偿性骨盆后旋、胸腰段后伸受限导致坐位或站立位不能维持，T_{10}、T_{11} 和 T_{12} 水平明显可见螺钉松动。综上，翻修手术的目标应当是重建矢状位参数。

14.3.2　入路选择

14.3.2.1　病例 1

自 1944 年 Briggs 和 Milligan 最初报道了 PLIF 技术以来，各种融合技术不断发展，出现了多种创新的内植物、自体骨、人工骨以及后路椎弓根钉棒系统[3]。Teng 团队近期发表的 meta 分析直接或者间接地对不同术式进行了比较[1]，通过标准的系统检索出了的 30 篇符合的文献，研究发现在 ALIF、OLIF/LLIF、TLIF 和 PLIF 中，无法确定哪一个疗效更好，其融合率、并发症患病率也是相似的。这里所说的并发症包括：偶发硬膜撕裂、运动或感觉缺失、内脏或血管损伤。虽然整体数据可比，但是对于"一刀切"的解决方案必须持谨慎态度，因为每一种办法都有其风险和获益。此外，还应考虑到围手术期和术后护理的社会经济因素，在植入物成本、再入院率、重返社会和整体远期结果（patient-reported outcomes，PRO）方面[12]，讨论具体方法可能并不实际。因此，针对所有症状和潜在可变因素，哪种方法最为适合，一定是具体情况具体分析的。在病例 1 中，我们选择了微创的后路手术。针对左侧神经根压迫和椎间孔狭窄症状，我们采用改良的 Wiltse 技术，从左侧小切口暴露 L_4 神经根和椎管。在对侧置入两枚经皮椎弓根螺钉，同侧小切口置入两枚椎弓根螺钉。切开左侧椎板、切除小关节进行直接神经减压，彻底清理椎间隙，斜向置入钛涂层 PEEK 融合器（填充骨材料）。置入两根钛棒，双侧加压调整腰椎前凸完成 MIS-TLIF 操作。通过处理切除的椎板和小关节，可提供足够的自体骨，无需髂嵴取骨（图 14.9）。

在这一特定病例中，有多种可替代的术式来完成 L_4/L_5 融合。前入路技术，包括 ALIF、LLIF 和 OLIF 技术都需要取自体骨。在大多数病例中，即便仅在髂嵴行自体骨取骨，仍会出现术后难治性疼痛。也有文章认为，疼痛与取骨部位严格相关这一结论存在争议[13]。无论选择何种切口，自体骨取骨与常规后路手术减压骨取骨的融合率是相似的[14]。

前入路的优点值得我们注意。其中，ALIF 在改善术后椎间盘高度、节段性前凸等影像学参数上效果突出，OLIF 和 LLIF 能够保留前后纤维环/韧带结构，同样允许在致密的环状突起两侧放置宽的椎间融合器，并通过恢复椎间隙高度实现神经间接减压[1,15]。

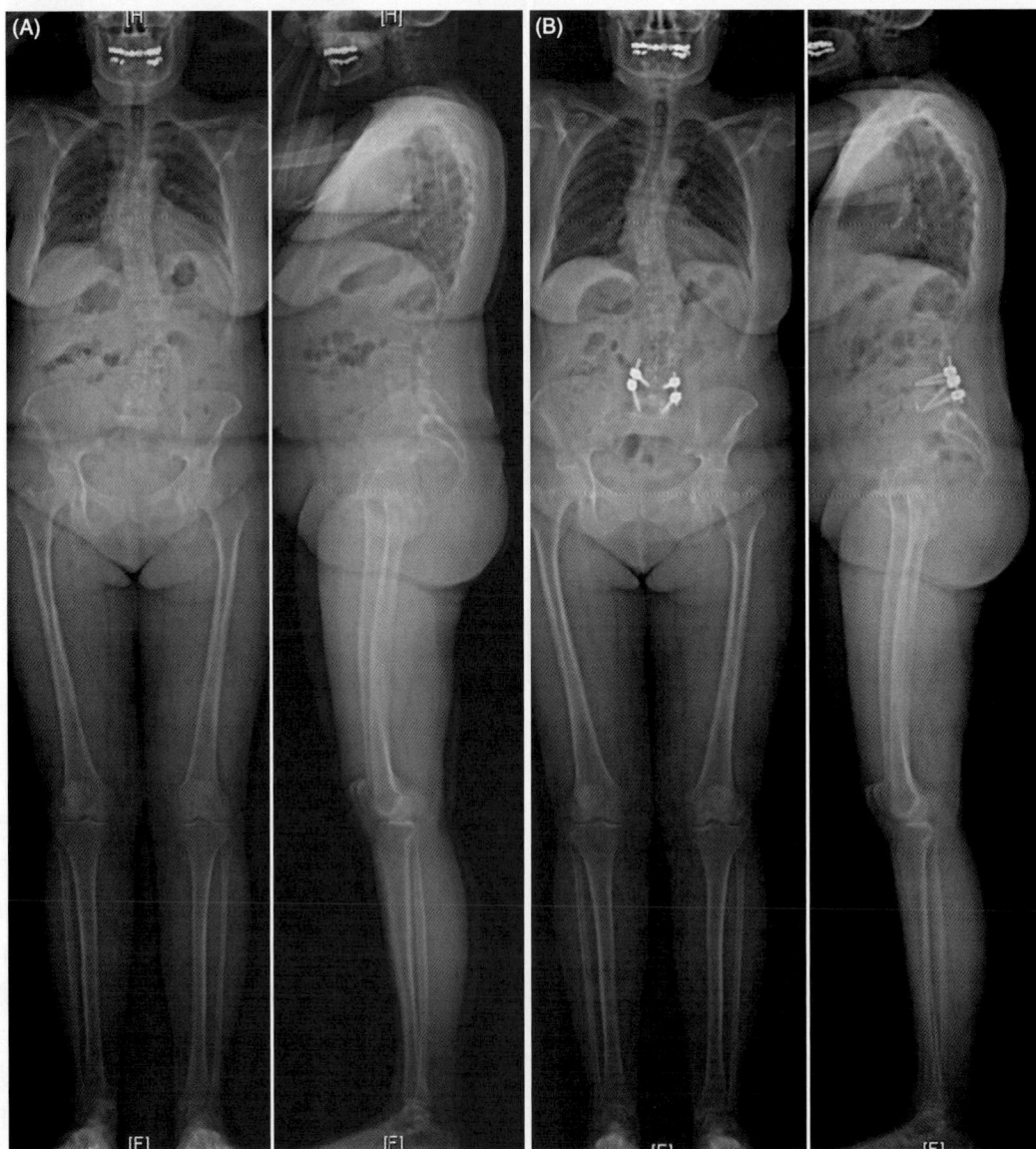

图 14.9　EOS 全脊柱成像。（A）术前直立正侧位。（B）术后 1 年随访直立正侧位

若 L_4/L_5 水平行 ALIF、OLIF 或 LLIF 手术存在不稳定的情况,单独行该术式是不合理的。采取后路器械(如椎弓根钉棒系统)辅助维持椎间隙高度是很有必要的,术中需改变患者体位。

考虑到四种常见腰椎术式融合率相似,必须仔细权衡各自风险与获益,以实现个性化治疗目标。

14.3.2.2 病例 2

对于翻修病例而言,所面对的巨大挑战是缺乏金标准或普遍接受的指南。就病例 2 这一特殊情况而言,患者全腰椎节段已经融合,存在骶骨的角状后凸,所有常用的腰椎融合术式都已用尽。此外,患者为了恢复平衡,反复尝试主动恢复直立体位,导致头端双侧 T_{10}、T_{11} 和 T_{12} 椎弓根螺钉严重松动。所以,我们对该患者的手术策略应考虑到如下两点:①拆除所有松动的螺钉并向头侧延长器械固定范围;②缩短器械固定范围至头侧最后一个邻近的完整运动节段。

如果出现任何的内植物松动或假关节形成,必须考虑对应节段的骨性融合欠佳或活动度过大问题。为了获得足够的稳定性、保持整体平衡以及维持适当的脊柱序列,处理对应节段并行融合是必要的。在病例 2 中,后路器械固定范围最初延长至 T_{10},以稳定原腰椎融合术后不稳定的 L_1 骨折,也正是因为 L_1 骨折的坚强固定,导致了患者正常的胸腰段椎间盘症状,我们推测是下胸椎代偿机制受损所致。所以,我们认为去除内置物可以重建节段性运动,类似于之前关于胸腰椎爆裂性骨折的报道[16-18]。

此外,为了更好地重建全脊柱矢状位平衡,我们应当更多的关注腰椎前凸丢失。因此,我们选择在 L_4 行 PSO,以保持 $L_2 \sim S_1$ 融合节段稳定(图 14.10)。

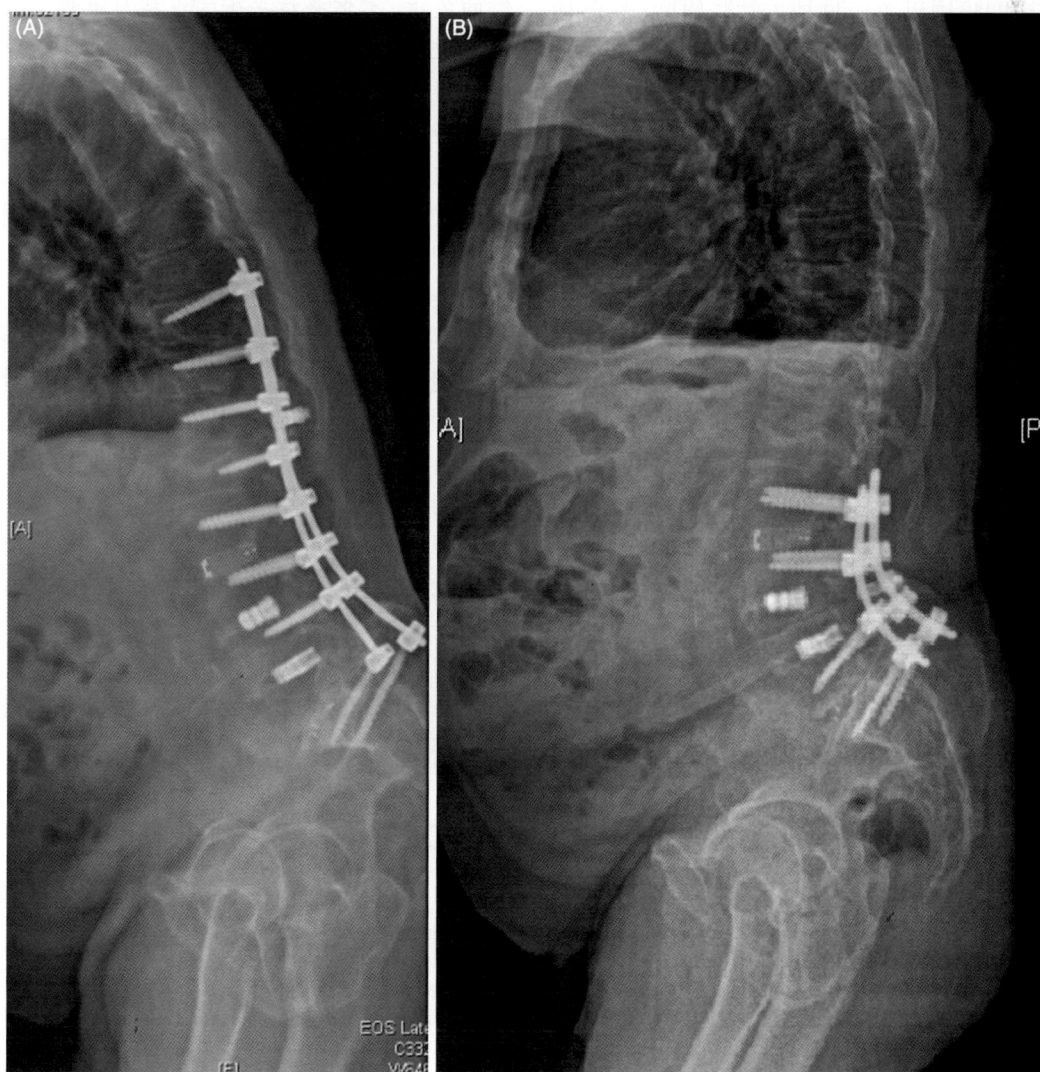

图 14.10 (A)术前侧位 X 线见矢状位不平衡。(B)拆除部分内固定并行 L_4 PSO,术后 3 个月随访

在腰椎和胸腰段脊柱冠状位或矢状位僵硬畸形的患者中，单节段 PSO 可产生 20°～40° 的腰椎前凸，纠正 SVA 可达 12cm[19-21]。当然，其他技术如多节段 Ponte 或 VCR 也同样可以解决前凸过小或后凸畸形所致的矢状位失衡。病例 2 在已经存在腰椎节段融合的情况下，患者要求重建其胸腰段活动度。因此，我们的手术策略是将操作局限在已有腰椎融合范围内，避免进一步固定相邻的头侧椎体。

14.3.3　文献指南

不论今天的技术进步和外科技术的进展如何，我们必须承认平衡是动态的，所涉及的不仅仅是影像学诊断评估的骨性序列。这意味着，我们需要同等对待各种术式的风险与局限，对（老龄）患者的活动能力和需求进行更为复杂的评估。到目前为止，还没有具体的指南可考。特别是翻修病例，其术式各有不同，最好采用多层面的管理，以便对患者进行量身定制的全面评估。

14.4　结论与精华

这两个病例对于大多数脊柱外科医师来说都是常见的。仔细评估、治疗主要病因是保证良好手术疗效的关键。在脊柱平衡良好的情况下，器械固定和融合应仅限于病变部位，应保留所有完整的运动结构，以保持冠状位和矢状位平衡；与之相反，释放那些被固定在失衡位的结构，可以重建个体代偿机制，以上两者理念是相同的。手术目的是通过各种手段矫正畸形，恢复冠状位和矢状位平衡与功能，但不论是微创还是开放手术，均应进行软组织的保护。

临床注意事项

- 在脊柱平衡情况下，节段性病变可以通过"短节段"手术解决
- 选择性根周或关节突关节注射有助于制定腰椎融合与非融合策略
- 术式的选择必须依据个体风险及情况而定
- 对于有节段活动度过大的翻修病例，必须严格评估其与活动节段的因果关系。在适宜的病例中，应保留或重建脊柱的整体矢状位平衡

编者按

这一章简要地阐明，尽管现在有各种各样的技术和器械可供使用，但结果往往差强人意，尤其是严重的腰背部局限性疼痛病例。第一例患者恢复良好，但第二例患者却经过多次翻修手术，疗效始终欠佳。仍未知这种情况发生的原因，以上结论多是基于假设。顺便说一句，我们认为这里所描述的螺钉松动不仅是由于失衡，还有潜在的低毒力感染。

（王凯丰　译　刘海鹰　审）

资深专家点评

该章节从两个特殊病例入手，针对脊柱外科领域近年来存在的普遍性问题，进行了细致的探讨。重点强调了各类治疗方法及术式选择的依据、整体脊柱平衡的维持与重建、节段运动单位的保护等。通过术前高选择神经根封闭的应用，来明确责任间隙，进行选择性融合，尽可能避免"大手术"，避免内固定的过度使用。文中的第二个典型病例，一次次翻修，内固定节段一次次上下延长，追求的是影像学的美观，过度强调了矢状位参数的匹配，导致近端交界性后凸（proximal junctional failure，PJK）的发生，患者症状加重。值得反思的是，该患者在拆除了近端螺钉之后，症状反而改善，据此说明，脊柱畸形、翻修手术的患者矫形后有自发地恢复到术前角度（或更大角度）的趋势，引起术后 PJK 的问题有时不可避免。本章节旨在通过以上两个病例告诉术者，术前应针对患者的具体情况，个性化选择手术方案，解决患者的主观症状，而不是影像学的客观表现，尤其是翻修手术，长节段固定需要谨慎对待。

（北京大学人民医院　刘海鹰教授）

参考文献

1. Teng I, Han J, Phan K, et al. A meta-analysis comparing alif, plif, tlif and llif. J Clin Neurosci. 2017;44:11–7.
2. Mobbs RJ, Sivabalan P, Li J. Minimally invasive surgery compared to open spinal fusion for the treatment of degenerative lumbar spine pathologies. J Clin Neurosci. 2012;19:829–35.
3. Mobbs RJ, Phan K, Malham G, et al. Lumbar interbody fusion: techniques, indications and comparison

of interbody fusion options including plif, tlif, mi-tlif, olif/atp, llif and alif. J Spine Surg. 2015;1:2–18.

4. Eck JC, Hodges S, Humphreys SC. Minimally invasive lumbar spinal fusion. J Am Acad Orthop Surg. 2007;15:321–9.

5. Benditz A, Madl M, Loher M, et al. Prospective medium-term results of multimodal pain management in patients with lumbar radiculopathy. Sci Rep. 2016;6:28187.

6. Brunner M, Schwarz T, Zeman F, et al. Efficiency and predictive parameters of outcome of a multimodal pain management concept with spinal injections in patients with low back pain: a retrospective study of 445 patients. Arch Orthop Trauma Surg. 2018;138:901–9.

7. Liang HF, Liu SH, Chen ZX, et al. Decompression plus fusion versus decompression alone for degenerative lumbar spondylolisthesis: a systematic review and meta-analysis. Eur Spine J. 2017;26:3084–95.

8. Forsth P, Michaelsson K, Sanden B. Fusion surgery for lumbar spinal stenosis. N Engl J Med. 2016;375:599–600.

9. Barrey C, Jund J, Noseda O, et al. Sagittal balance of the pelvis-spine complex and lumbar degenerative diseases. A comparative study about 85 cases. Eur Spine J. 2007;16:1459–67.

10. Blumenthal C, Curran J, Benzel EC, et al. Radiographic predictors of delayed instability following decompression without fusion for degenerative grade I lumbar spondylolisthesis. J Neurosurg Spine. 2013;18:340–6.

11. Bourghli A, Aunoble S, Reebye O, et al. Correlation of clinical outcome and spinopelvic sagittal alignment after surgical treatment of low-grade isthmic spondylolisthesis. Eur Spine J. 2011;20(Suppl 5):663–8.

12. Qureshi R, Puvanesarajah V, Jain A, et al. A comparison of anterior and posterior lumbar interbody fusions: complications, readmissions, discharge dispositions, and costs. Spine (Phila Pa 1976). 2017;42:1865–70.

13. Sheha ED, Meredith DS, Shifflett GD, et al. Postoperative pain following posterior iliac crest bone graft harvesting in spine surgery: a prospective, randomized trial. Spine J. 2018;18(6):986–92.

14. France JC, Schuster JM, Moran K, et al. Iliac crest bone graft in lumbar fusion: the effectiveness and safety compared with local bone graft, and graft site morbidity comparing a single-incision midline approach with a two-incision traditional approach. Global Spine J. 2015;5:195–206.

15. Salzmann SN, Shue J, Hughes AP. Lateral lumbar interbody fusion-outcomes and complications. Curr Rev Musculoskelet Med. 2017;10:539–46.

16. Alanay A, Vyas R, Shamie AN, et al. Safety and efficacy of implant removal for patients with recurrent back pain after a failed degenerative lumbar spine surgery. J Spinal Disord Tech. 2007;20:271–7.

17. Jeon CH, Lee HD, Lee YS, et al. Is it beneficial to remove the pedicle screw instrument after successful posterior fusion of thoracolumbar burst fractures? Spine (Phila Pa 1976). 2015;40:E627–33.

18. Stavridis SI, Bucking P, Schaeren S, et al. Implant removal after posterior stabilization of the thoraco-lumbar spine. Arch Orthop Trauma Surg. 2010;130:119–23.

19. Bridwell KH. Decision making regarding smith-petersen vs. Pedicle subtraction osteotomy vs. Vertebral column resection for spinal deformity. Spine (Phila Pa 1976). 2006;31:S171–8.

20. Choi HY, Hyun SJ, Kim KJ, et al. Surgical and radiographic outcomes after pedicle subtraction osteotomy according to surgeon's experience. Spine (Phila Pa 1976). 2017;42:E795–801.

21. Kim YJ, Bridwell KH, Lenke LG, et al. Results of lumbar pedicle subtraction osteotomies for fixed sagittal imbalance: a minimum 5-year follow-up study. Spine (Phila Pa 1976). 2007;32:2189–97.

第15章 腰椎非融合技术

Michael Stoffel

15.1 引言

脊柱功能单元的退变会引起一系列错综复杂的病理改变,如椎间盘突出,椎管狭窄,节段性失稳、椎间盘源性疼痛等。临床上可表现为腰背痛、神经刺激症状(例如坐骨神经痛)。

由于关节退变引起的腰背痛与其活动性有关,因此抑制其活动即可缓解症状。因此,脊柱融合术成为治疗椎间关节炎,退变性节段不稳和滑脱等疾患的手术治疗金标准。

当今,不同脊柱融合方法风起云涌,均获得了满意的临床效果。然而,随着相关技术广泛的临床应用,融合手术复杂程度的增加使相关并发症的发生率及严重性的缺点也愈发明显,例如假关节形成,以及由于机械应力传导导致的邻近节段退变加剧等[1,2]。

既然融合率和临床疼痛缓解与脊柱融合术之间并没有绝对的相关性,那么完全消除脊柱功能单元的运动功能或许并非治疗这些患者的最佳方案。

这些都使得我们进一步探索并发展非融合技术(动态技术),期望达到如下目标:
- 缓解脊柱功能单元退变引发的疼痛症状
- 维持或重建稳定性
- 保持脊柱的功能和活动
- 作为远期目标,降低融合邻近节段的应力传导

非融合技术分为关节置换技术(关节成形,假体):髓核组织,整个椎间盘(人工椎间盘置换术)或者关节突关节置换术;另一类为动态稳定技术,经后方入路植入假体,限制脊柱活动范围,在椎间盘、关节突关节和假体(载荷分担)之间实现生物力学应力重新分布。动态稳定技术又分为椎弓根螺钉动态稳定系统和棘突间动态稳定系统。

分享病例的目的:
- 临床常用的几种非融合技术
- 与传统融合技术相比,非融合技术的共识与争议
- 临床治疗决策的证据等级

15.2 病例描述

15.2.1 病例1

一名 79 岁男性患者,主诉间歇性跛行 1 年,进行性加重,行走距离 200 米内诱发症状;腰背痛并右侧下肢放射疼痛(VAS 为 8 分)。神经系统查体结果为阴性。药物治疗和物理治疗无效。患者职业为火山观测爱好者,症状严重影响日常生活。既往冠心病,冠状动脉支架(药物洗脱型)植入病史 1.5 年,平日口服氯吡格雷 75mg(抑制血小板药物)(图 15.1)。心血管专家建议手术前可以临时停用抗凝药物。

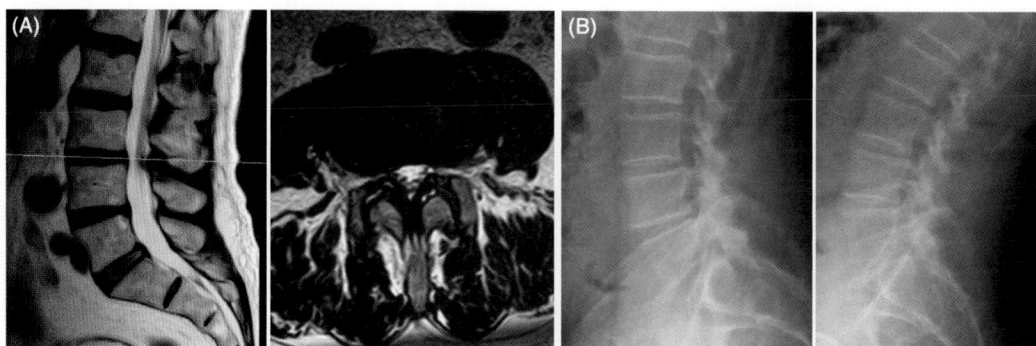

图 15.1 (A)MRI T_2 加权像显示双侧关节突关节增生,侧隐窝狭窄,右侧为甚。右侧关节突关节囊肿。(B)腰椎动力位片排除腰椎异常活动

患者为单节段受累,采取右侧入路(椎板间开窗),潜行减压技术进行对侧减压,棘突间动态稳定系统作为备选方案。手术前,抗凝药物连续停用 7 天,手术顺利,手术后 5 天出院。手术后 7 天,恢复抗凝药物治疗。手术后 3 个月,患者门诊复查,间歇性跛行症状完全缓解。

15.2.2　病例 2

一名 42 岁男性患者,主诉腰背痛 7 年,坐位,身体扭转时症状加重,同时伴有双侧类坐骨神经疼痛;腰背部 VAS 为 6～7 分,下肢 VAS 为 4 分,ODI 指数为 37。保守治疗基本无效,排除类风湿性关节炎,患者疼痛症状严重影响患者日常生活,不能正常参加工作(图 15.2)。

L_4/L_5 双侧关节突关节和骶髂关节诊断性封闭治疗疼痛无明显变化。手术可选择方案有人工椎间盘置换术,脊柱融合术,脊髓电刺激术或者继续保守治疗。左侧腹膜后入路下实施了人工椎间盘置换术。手术进行顺利,患者术后第 4 天出院。术后建议进行康复治疗。常规术后 3 个月门诊复查恢复情况。术后无需口服镇痛药物治疗,术后改善情况为腰背部 VAS 为 2 分,下肢 VAS 为 0 分,ODI 指数为 18。患者可以正常参加工作。

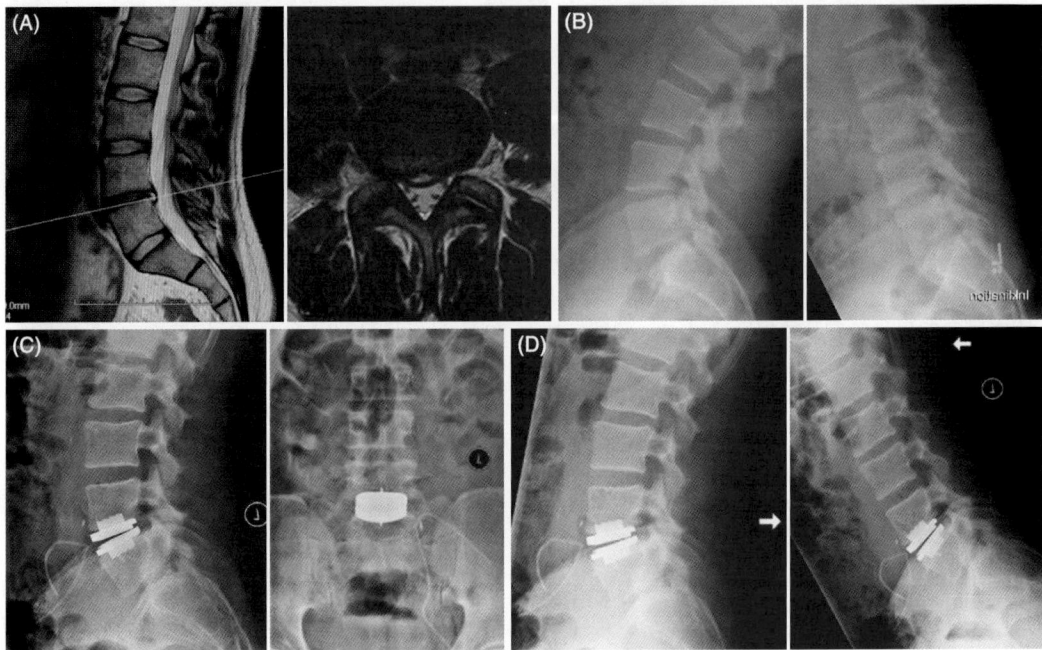

图 15.2　(A)MRI T_2 加权像显示 L_4/L_5 退行性变,间隙变窄,椎间盘低信号,椎间盘后方纤维环突出部位高信号影。(B)腰椎动力位片排除腰椎异常活动。(C,D)术后 2 天腰椎正侧位片和动力位片显示假体位置良好以及维持了节段的生理活动度

15.2.3　病例 3

一名 48 岁女性患者,主诉左侧坐骨神经区域疼痛 9 个月,主要为 L_5 神经受累表现,VAS 为 7 分。2 年前曾由于足下垂,L_4/L_5 和 L_5/S_1 椎间盘手术史,术后患者症状缓解大约 15 个月。患者口服阿片类和非甾体类镇痛药物 3 个月。查体表现为肥胖(体重指数为 30),糖尿病病史,L_5 神经根支配区域感觉减退,左侧膝关节伸直肌力减弱,腰椎活动度降低,负重位下腰背痛症状加重(图 15.3)。

L_4/L_5 和 L_5/S_1 双侧神经根阻滞后,患者疼痛症状缓解大约 80%,并超过 24h。建议进行 L_4/L_5 和 L_5/S_1 节段左侧椎管与椎间孔减压,动态稳定系统植入术。脊柱融合术作为备选方案。

手术后,患者疼痛症状完全缓解,局部切口区域疼痛。患者术后第 8 天出院。住院期间进行了康复治疗。常规术后 3 个月门诊复查恢复情况,运动系统异常完全恢复,下肢疼痛症状持续改善。术后腰背部 VAS 为 2 分,无需镇痛治疗。

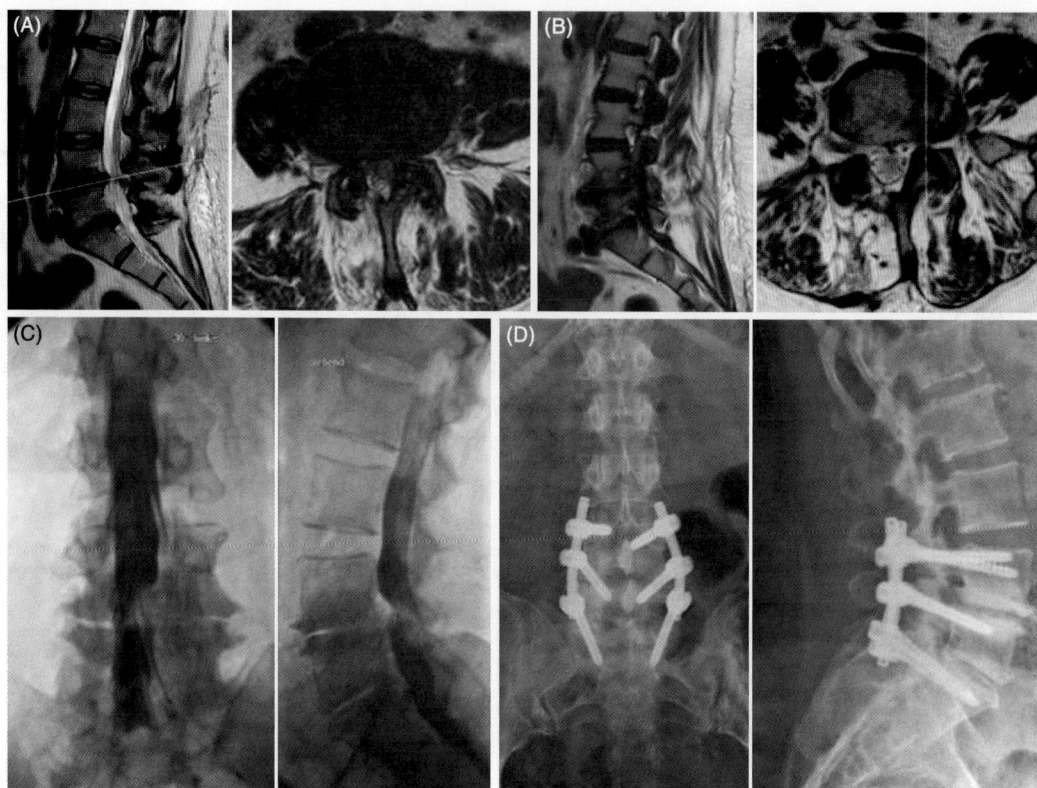

图 15.3 （A，B）MRIT$_2$ 加权像昂示 L$_4$/L$_5$ 和 L$_5$/S$_1$ 间隙退行性变，椎间盘突出，既往间隙开窗术后变，关节突关节增生，继发侧隐窝和左侧神经根管狭窄，瘢痕影无法评估椎管容积占比程度。（C）脊髓造影检查显示明显椎管充盈缺损区域，L$_4$/L$_5$ 间隙压迫 L$_4$ 和 L$_5$ 神经根，L$_4$/L$_5$ 和 L$_5$/S$_1$ 间隙变窄，骨软骨炎改变。（D）术后 2 天腰椎正侧位片 L$_4$、L$_5$ 和 S$_1$ 内固定位置良好

15.3 讨论

15.3.1 病例 1

A. 为什么要这样做？

微创小切口下椎管减压术可以避免剥离椎旁肌肉组织，已经逐渐成为治疗神经源性跛行患者的标准术式。手术操作简易，短、中期临床疗效确切。但是不适合存在腰椎不稳的患者。手术前，为了尽可能减少出血，建议停用抗血小板凝集药物。在病例 1 中，棘突间动态稳定系统作为一种替代手术方式，其远期疗效仍不肯定，具有很高的再手术风险。

B. 临床效果与文献报道一致吗？

根据文献研究报道，对于症状严重的腰椎管狭窄症患者，手术疗效明显优于保守治疗，且远期效果仍然可以维持[3]。精准实现微创下减压，椎板（单侧或者双侧）开窗术可以避免剥离椎旁肌肉组织，这也是当今欧洲学术界的标准术式。保留关节突关节的椎板切除术仍旧是一个选择。一项 Cochrane 评价研究总结了关于椎板开窗术和椎板切除术的 4

篇高质量以及相对低质量的 6 篇随机对照研究，结果显示椎板开窗术和传统椎板切除术在功能障碍和下肢症状改善方面具有相似的结果。然而，双侧椎板开窗术在末次随访的结果显示了良好的临床效果。此外，在医源性不稳和术后残留不同程度腰背痛的风险方面，单侧或双侧椎板开窗术的发生率低于传统技术[4]。

一项囊括 2 篇随机对照研究和 8 篇前瞻性队列研究的 meta 分析证实了棘突间动态稳定系统治疗神经源性跛行的可行性。几乎所有研究均显示其在术后 6 周至 1 年内临床效果显著提高。基于随机对照 Zurich 跛行问卷调查整合分析也显示与保守治疗相比较，棘突间动态稳定系统具有明显优势[5]。相对于单纯减压术，两者在腰背部、下肢疼痛评分、ODI 指数、Roland 残疾调查问卷等方面 1～2 年随访结果显示没有明显差别，但是棘突间动态稳定系统具有较高的再手术风险（优势比 3.34）[6]。相似结果也在最新的随机对照研究结果中得到证实[7]。

长期服用抗血小板凝集药物的患者，开放手术出血风险大，可以考虑经皮棘突间动态稳定系统植

入术。迄今为止，仍然缺乏可够参考的棘突间动态稳定系统的应用指南。

C. 最新的证据等级如何？

单纯减压和棘突间动态稳定系统植入术治疗神经源性跛行相比保守治疗，均可以明显改善临床效果（证据等级Ⅰ）。两者术式直接相比，短期具有相似的临床效果。然而，棘突间动态稳定系统植入术远期临床效果如何还需要进一步验证（证据等级Ⅰ）。

15.3.2　病例2

A. 为什么这样做？

患者主要主诉为严重的慢性腰背痛，影响日常生活工作，拒绝保守治疗。腰椎 MRI 显示 L_4/L_5 单节段椎间盘退行性改变（degenerative disc disease，DDD）。诊断性封闭治疗排除了症状来源于关节突关节和骶髂关节病变。症状来源于椎间盘病变，首选治疗方案为人工椎间盘置换术或者腰椎融合术。我们建议人工椎间盘置换术是由于其相对于传统融合术的优势（保留脊柱的活动度和功能，降低融合后邻近节段的应力传导）。

B. 临床效果与文献报道一致吗？

挪威脊柱研究学会研究结果显示，人工椎间盘置换术对于腰背痛 1 年以上，ODI 指数 30 以上，累及 1~2 个节段的患者，相比功能锻炼等保守治疗能够明显改善 ODI 指数[8]。除此之外，手术治疗在腰背痛、患者满意度、SF-36 问卷、自我评价以及 Prolo 评分系统等方面具有明显优势。2 年随访结果中，邻近节段退变疾病发生率两组相似[9]。

一项纳入 6 项随机对照研究的 Cochrane 评价研究结果显示[10]，传统融合术与人工椎间盘置换术在超过 2 年的随访中相比，在腰背痛症状和功能改善方面，人工椎间盘置换术略优于传统融合手术，尽管差异并无统计学意义。

有证据显示，人工椎间盘置换术随访超过 10 年以上，仍然可以保持良好的临床效果[11,12]。

C. 最新的证据等级如何？

支持人工椎间盘置换术的证据等级如下：
- 临床效果优于保守治疗（证据等级：Ⅰ级）
- 临床效果接近于传统融合手术（证据等级：Ⅰ级）
- 临床效果可以维持 10 年以上（证据等级：Ⅲ级）

迄今，仍然缺乏可供参考的人工椎间盘置换术适应证的临床指南。

15.3.3　病例3

A. 为什么这样做？

患者主诉为腰背痛伴下肢放射痛，腰背痛来源于 L_4/L_5 和 L_5/S_1 节段退行性变，间隙变窄，双侧关节突关节退变，关节突封闭治疗有效；下肢症状来源于 L_4 和 L_5 神经根受压迫。因而，适合行神经减压和脊柱融合术，唯一问题是采用何种脊柱固定术。我们的经验是，单节段或者双节段的动态固定与传统融合术具有相似的临床效果，且手术难度小。动态固定适用于治疗腰椎退行性改变，而不适用于峡部裂或者重度腰椎滑脱症患者。

B. 临床效果与文献报道一致吗？

文献报道对于腰椎间盘突出症术后复发患者，一般保守治疗无效，患者也更倾向于手术治疗，但是手术方式不同于初次手术[13]。最新的腰椎退行性改变融合手术指南中建议神经根阻滞和关节突关节封闭可以短期缓解腰背痛症状[14]。而根据最新文献，并不能预估融合手术的临床效果[14]。指南中指出症状来源于不稳定的因素，慢性腰背痛和/或严重的退行性变，建议融合手术[15]。基于椎弓根螺钉动态稳定技术是一个理想的选择。手术中，无需切除椎间盘组织并进行椎间融合器植入操作，因而操作相对减创。一项关于不同术式的随机对照研究也揭示，椎弓根螺钉动态稳定系统具有潜在的优势之一是手术对比操作简单，并发症发生率低[2]。临床使用的不同椎弓根螺钉动态系统也体现了不同的生物力学设计理念。最常用的是 Dynesis 系统（Fa. Zimmer）和 Cosmic 系统（Fa.Ulrich）。两者已完成了大宗病例临床研究，短期随访结果显示均可以有效缓解腰椎退行性改变导致的腰背痛症状[16,17]。但是，迄今仍然没有高质量的研究对比椎弓根螺钉动态系统和传统融合技术的临床疗效，需要进一步随机对照研究。

C. 最新的证据等级如何？

治疗复发性腰椎间盘突出症的证据来源于随机对照研究的亚群和观察性队列研究（证据等级Ⅱ）。采用椎弓根螺钉动态系统手术方式基于队列研究（证据等级Ⅲ）。

15.4　结论与精华

棘突间动态稳定系统治疗腰椎管狭窄症短期效果与开放减压手术相似，但是要关注其再手术率情况，对于其适应证持谨慎乐观态度。

严重慢性腰背痛患者，拒绝保守治疗，影像学检查显示单节段或者双节段退行性病变，人工椎间盘置换术是一个合理的选择。但是，应该排除受累节段的过度活动和关节突关节综合征。

尽管需要更多有力的文献证据支持，椎弓根螺钉动态系统可以适用于单节段或者双节段融合术患者。

临床注意事项

– 棘突间动态稳定系统远期效果不确切，谨慎乐观
– 人工椎间盘置换术适用于椎间盘退变患者，远期效果良好
– 确凿证据支持椎弓根螺钉动态系统的应用，前景良好，广泛应用需待时日

编者按

　　本章内容精彩，聚焦近年热点问题，推荐品鉴。新生技术上市初期喜大肆宣传，致临床过度应用，引发质疑，而后偃旗息鼓。章节内容翔实，论据确凿。总而言之，棘突间动态稳定系统（单独应用，替代减压手术）和腰椎人工椎间盘置换术需要严格掌握手术适应证。而学术界对其没有共识，关注热度下降，市场冷淡。比之融合手术，椎弓根螺钉动态稳定系统的初步随机对照研究在腰椎轻度退行性不稳患者中有一定的应用价值。

（刘玉增 译　海涌 审）

资深专家点评

　　腰椎单纯减压与融合术已经在腰椎管狭窄症的治疗领域根深蒂固。脊柱非融合技术对脊柱生理功能重建的认识为我们开辟了一个全新的视角，随着各种非融合技术的出现使腰椎功能的保留和重建成为可能。目前关于腰椎动态稳定装置的争论焦点集中在以下几个方面：①适应证的选择；②长期临床疗效；③并发症与再手术情况；④假体的持久性。

　　尽管目前初步的临床应用研究表明了非融合动态稳定技术的有效性和优越性，但是仍然缺乏长期的大宗前瞻性随机对照随访结果。与此同时，对于存在多节段病变、椎体不稳、合并退变性侧凸及复杂的退变性腰椎管狭窄症患者，固定融合仍然为当今之首选，因此应该严格、谨慎地掌握腰椎非融合技术的适应证，合理运用非融合技术，才能获得满意的临床疗效。

（首都医科大学附属北京朝阳医院　海涌）

参考文献

棘突间动态稳定系统

1. Ghiselli G, Wang JC, Bhatia NN, et al. Adjacent segment degeneration in the lumbar spine. J Bone Joint Surg Am. 2004 Jul;86-A(7):1497–503.
2. Fritzell P, Hägg O, Nordwall A, Swedish Lumbar Spine Study Group. Complications in lumbar fusion surgery for chronic low back pain: comparison of three surgical techniques used in a prospective randomized study. A report from the Swedish lumbar spine study group. Eur Spine J. 2003;12(2):178–89.
3. Lurie JD, Tosteson TD, Tosteson A, Abdu WA, Zhao W, Morgan TS, Weinstein JN. Long-term outcomes of lumbar spinal stenosis: eight-year results of the spine patient outcomes research trial (SPORT). Spine (Phila Pa 1976). 2015;40(2):63–76.
4. Overdevest GM, Jacobs W, Vleggeert-Lankamp C, Thomé C, Gunzburg R, Peul W. Effectiveness of posterior decompression techniques compared with conventional laminectomy for lumbar stenosis. Cochrane Database Syst Rev. 2015;(3).
5. Moojen WA, Arts MP, Bartels RH, Jacobs WC, Peul WC. Effectiveness of interspinous implant surgery in patients with intermittent neurogenic claudication: a systematic review and meta-analysis. Eur Spine J. 2011;20(10):1596–606.
6. Wu AM, Zhou Y, Li QL, Wu XL, Jin YL, Luo P, Chi YL, Wang XY. Interspinous spacer versus traditional decompressive surgery for lumbar spinal stenosis: a systematic review and meta-analysis. PLoS One. 2014;9(5):e97142.
7. Meyer B, Baranto A, Schils F, Collignon F, Zoega B, Tan L, LeHuec JC; NICE Trial Study Group. Percutaneous Interspinous Spacer vs Decompression in Patients with Neurogenic Claudication: An Alternative in Selected Patients?. Neurosurgery. 2017.

人工椎间盘置换系统

8. Hellum C, Johnsen LG, Storheim K, Nygaard OP, Brox JI, Rossvoll I, et al. Surgery with disc prosthesis versus rehabilitation in patients with low back pain and degenerative disc: two year follow-up of randomised study. BMJ. 2011;342:d2786.
9. Hellum C, Berg L, Gjertsen Ø, Johnsen LG, Neckelmann G, Storheim K, et al. Adjacent level degeneration and facet arthropathy after disc prosthesis surgery or rehabilitation in patients with chronic low back pain and degenerative disc: second report of a randomized study. Spine (Phila Pa 1976). 2012;37(25):2063–73.
10. Jacobs W, Van der Gaag NA, Tuschel A, de Kleuver M, Peul W, Verbout AJ, Oner FC. Total disc replacement for chronic back pain in the presence of disc degeneration. Cochrane Database Syst Rev. 2012.
11. Siepe CJ, Heider F, Wiechert K, Hitzl W, Ishak B, Mayer MH. Mid- to long-term results of total lumbar disc replacement: a prospective analysis with 5- to 10-year follow-up. Spine J. 2014;14(8):1417–31.
12. Plais N, Thevenot X, Cogniet A, Rigal J, Le Huec JC. Maverick total disc arthroplasty performs well at 10 years follow-up: a prospective study with HRQL and balance analysis. Eur Spine J. 2017.

椎弓根螺钉动态稳定系统

13. Abdu RW, Abdu WA, Pearson AM, Zhao W, Lurie JD, Weinstein JN. Reoperation for recurrent intervertebral disc herniation in the spine patient outcomes research trial: analysis of rate, risk factors, and outcome. Spine (Phila Pa 1976). 2017;42(14): 1106–14.

14. Watters WC 3rd, Resnick DK, Eck JC, Ghogawala Z, Mummaneni PV, Dailey AT, Choudhri TF, Sharan A, Groff MW, Wang JC, Dhall SS, Kaiser MG. Guideline update for the performance of fusion procedures for degenerative disease of the lumbar spine. Part 13: injection therapies, low-back pain, and lumbar fusion. J Neurosurg Spine. 2014;21(1): 79–90.

15. Wang JC, Dailey AT, Mummaneni PV, Ghogawala Z, Resnick DK, Watters WC 3rd, Groff MW, Choudhri TF, Eck JC, Sharan A, Dhall SS, Kaiser MG. Guideline update for the performance of fusion procedures for degenerative disease of the lumbar spine. Part 8: lumbar fusion for disc herniation and radiculopathy. J Neurosurg Spine. 2014;21(1): 48–53.

16. Stoll TM, Dubois G, Schwarzenbach O. The dynamic neutralization system for the spine: a multi-center study of a novel non-fusion system. Eur Spine J. 2002;11(Suppl 2):S170–8. Epub 2002 Sep 10.

17. Maleci A, Sambale RD, Schiavone M, Lamp F, Özer F, von Strempel A. Nonfusion stabilization of the degenerative lumbar spine. J Neurosurg Spine. 2011;15(2):151–8. https://doi.org/10.3171/2011.3.SP INE0969. Epub 2011 May 13.

第16章　腰椎手术失败综合征的临床治疗

Ehab Shiban, Bernhard Meyer

16.1　引言

腰椎手术失败综合征（failed back surgery syndrome, FBSS）最初被定义为：行缓解轴性或根性疼痛的脊柱手术后，最终疗效不佳。究其原因，在许多患者身上或是脊柱病理因素所致。最常见的原因包括椎间盘残留／突出复发、椎管狭窄、感染或减压后失稳。因此，国际疼痛研究协会提出了一个更合适的定义：不明原因脊柱疼痛的患者，即使手术干预后疼痛仍顽固存在，或手术治疗后脊柱疼痛重新出现在术前同一部位的现象，即为腰椎手术失败综合征。

因 FBSS 没有明确和被广泛认可的定义，所以确切的发病率数据就无从谈起。估计约有 20%～40% 接受脊柱手术的患者可能会出现 FBSS。FBSS 的治疗方案选择取决于患者的病情。有明确致病病理基础的患者，建议行翻修手术治疗。此外，多学科参与的生物 - 心理 - 社会康复治疗或神经调节治疗或可行。但是，影像学上是否有脊柱的病理改变与患者的临床表现并不完全一致[1]。因此，在一些病例中，FBSS 的治疗仍然十分具有挑战。

本章将举例说明 FBSS 的不同病因并重点讨论各种治疗措施的有效性及可信度。读者完成本章阅读后，应能准确治疗 FBSS 患者。

本章呈现的典型病例旨在介绍 FBSS 患者的处置流程及治疗方案。

16.2　病例描述

一名 62 岁男性患者，左侧 S_1 坐骨神经痛 8 周。6 个月前因 L_5/S_1 椎间盘软性突出曾行左侧微创椎间盘切除术（图 16.1）。术后症状缓解 4 个月。患者无特殊病史，查体：不能踮脚尖行走，踝反射减弱，左侧直腿抬高试验 40° 阳性。口服布洛芬 800mg，每日 2 次，效果不佳。MRI 显示左侧 L_5/S_1 椎间盘突出复发（图 16.2）。患者择期再行微创下 L_5/S_1 椎间盘突出摘除术，术后疼痛缓解。术后 12 个月随访患者无疼痛症状。

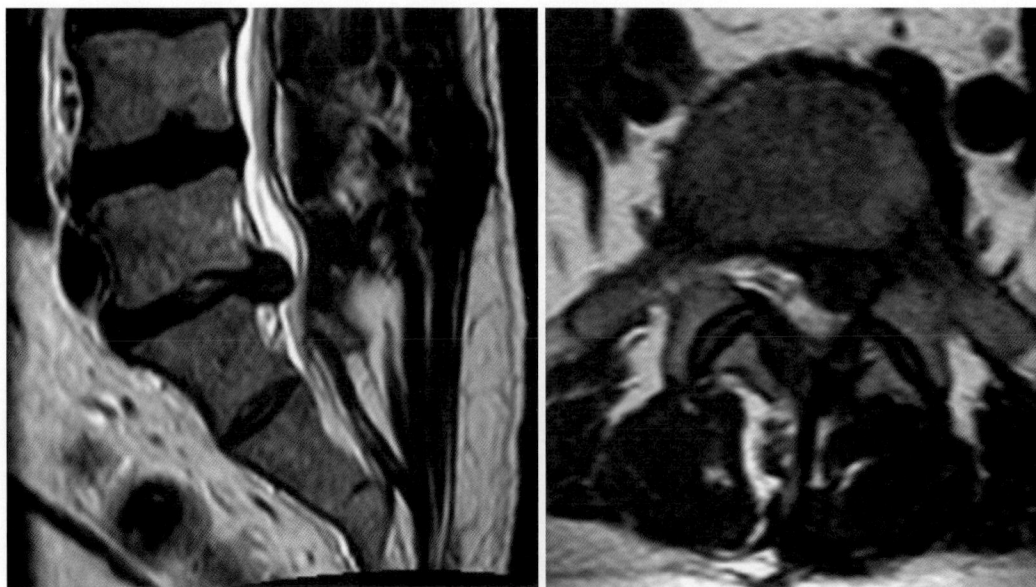

图 16.1　MRI 显示明确的左侧 L_5/S_1 外侧椎间盘突出

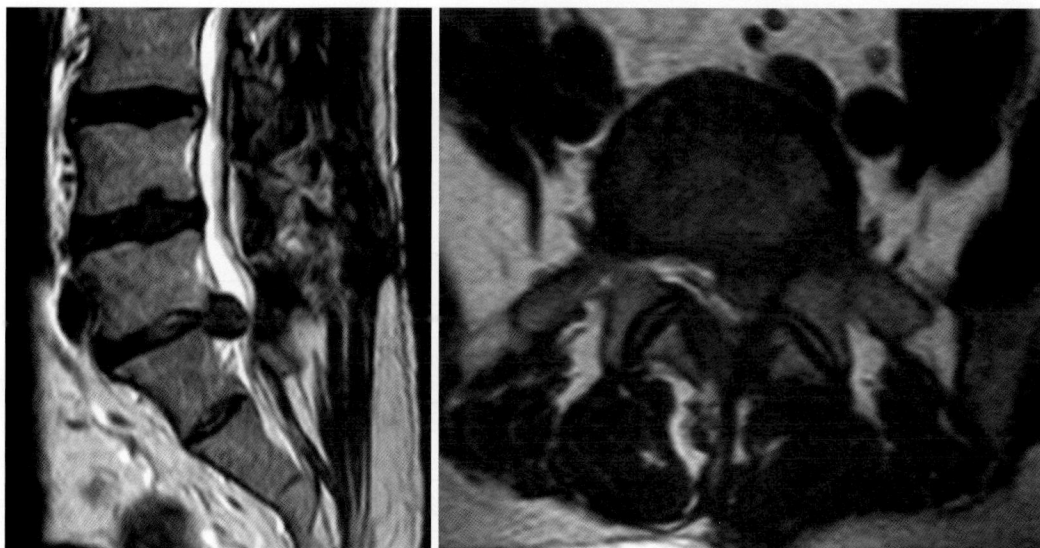

图 16.2　MRI 显示明确的左侧 L_5/S_1 外侧椎间盘突出复发

16.3　病例讨论

针对这个病例,鉴于患者存在"真正的"椎间盘再突出,并且保守治疗 8 周后疼痛无明显缓解,所以我们选择手术治疗。一般来说,在保守治疗无效或出现明确的神经功能损害时,可以应用微创手术治疗复发的椎间盘突出。

对于 FBSS 患者的评估,首先应进行完整病史采集和全面查体。除了关注疼痛的部位特征外,疼痛和初次手术之间的时间关系也需要进行分析。如术后即刻放射痛仍然存在,则提示手术治疗不彻底。术后即刻出现新发的放射痛,常提示置钉失误。术后 1～3 天出现的新发疼痛,则提示血肿或感染可能。但是,术后长期存在的疼痛,特别是多节段病变患者的病情,则很难评估。

16.3.1　影像学检查

最简单易读的检查是 X 线,可以评估脊柱畸形、前凸改变和矢状位平衡,但不足以评估椎管狭窄、神经受压或椎间盘改变情况。增强 MRI,可以帮助分辨绝大多数病例的术后纤维化与突出的椎间盘,是常用的影像学金标准。然而,由于绝大多数患者术后 MRI 的变化并不引起症状,术后椎间盘突出复发与否有时很难确定[1]。有一项多中心随机对照试验,针对伴有坐骨神经痛的腰椎间盘突出患者的手术治疗和长期保守治疗进行了对比研究。在一年随访时,在 MRI 有椎间盘突出复发表现的患者中,33% 预后良好,35% 预后不佳[1]。因此,对于病因难以明确的患者,局麻下进行诊断性神经根封闭可能

有助于判断 MRI 的改变是否是症状的病理来源[4]。

16.3.2　治疗

对于有明确病理学改变且有对应临床症状的 FBSS 患者需行翻修手术。对于存在术后脊柱感染、脑脊液漏或明确的椎间盘突出复发的患者也应行翻修手术(图 16.3)。对于无放射痛的下腰痛、脊柱源性跛行或多节段退变的患者,建议首先进行保守治疗或联合浸润治疗。如果疼痛缓解不明显,建议进行脊髓电刺激治疗(图 16.3)。

保守治疗方式很多,包括物理治疗、心理治疗(减压和认知行为治疗)[3]以及小关节封闭和针灸[2]。以上所有的保守治疗方式,都应与优化的药物治疗联合应用。

如果这些保守治疗措施无效,可以试用脊髓电刺激治疗(spinal cord stimulation, SCS)。SCS 是公认的治疗慢性疼痛的有效措施。传统的 SCS 常用于治疗以慢性顽固性下肢神经痛为主的 FBSS 患者。一项纳入了 198 名受试者的多中心 RCT 证明,相较于传统的 SCS,高频 SCS 治疗背痛及下肢痛更具优势[5]。

16.3.3　椎间盘突出复发：手术治疗

对于有明确的椎间盘突出复发的患者,手术是十分有效的,常能获得良好的预后。然而,针对复发的椎间盘突出,在单纯椎间盘再摘除治疗和椎间摘除联合融合手术治疗的选择上,目前仍存在争议[6]。一项针对美国医师的调研表明,具有 15～20 年实践经验的外科医师并不倾向于用融合方式治疗

```
                    ┌──────────────────────┐
                    │  脊柱术后复发/新发症状  │
                    └──────────┬───────────┘
                               │
                    ┌──────────▼───────────┐
                    │       腰椎影像         │
                    │     MRI(+/-增强)      │
                    │    CT(内固定病例)      │
                    └──────────────────────┘
```

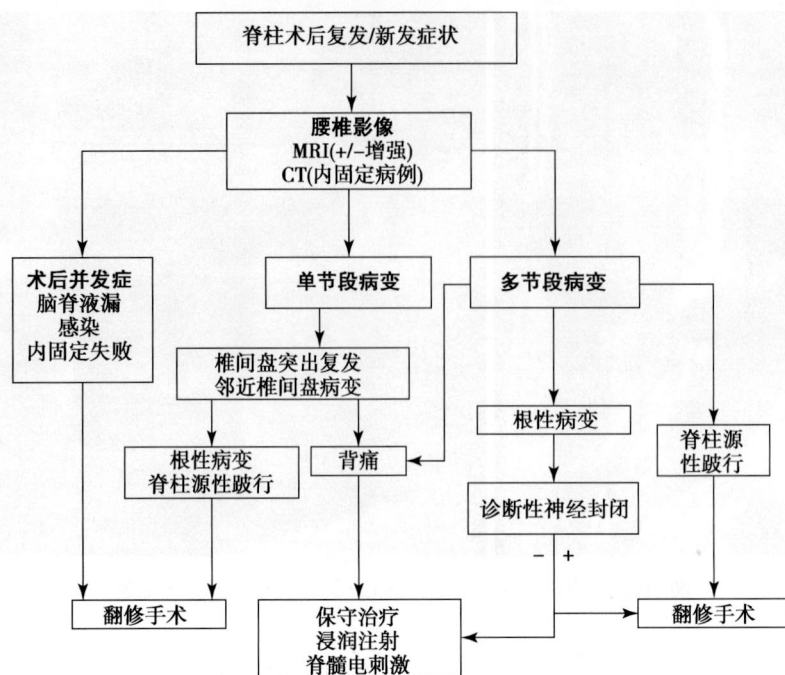

图16.3 腰椎手术失败综合征的治疗流程

椎间盘突出复发,而每年主刀200台以上的医师却更倾向于选择融合手术[8]。最近一项纳入37篇义献,共1 483名患者的meta分析结果表明,相比于单纯行椎间盘摘除,虽然接受融合的翻修患者背痛改善更为明显,但预后满意率二者并无明显差别,而接受单纯摘除患者的手术并发症发生率更低[9]。一项小样本的单中心研究中,纳入45名初次突出复发的患者,将其随机分为单纯摘除组、椎间盘摘除联合经椎间孔入路椎间融合组(TLIF)和椎间盘摘除联合后外侧融合组(PLF),研究结果显示,三组在功能评分、恢复率或满意率方面并无明显差异[7]。

16.3.4 文献指南

到目前为止,还没有任何指南或重要的对比研究帮助外科医师确定哪种方法最适合治疗椎间盘突出复发。美国神经外科医师协会(American Association of Neurologic Surgeons, AANS)2014版指南认为,支持融合的证据等级较低。因此,对于不伴有放射痛的椎间盘突出复发建议行单纯摘除手术[10]。

16.4 目前循证依据可信度如何?

16.4.1 影像学检查

多中心RCT研究证明,椎间盘突出的影像学证据不足以鉴别临床症状(证据级别：Ⅰb级)[1]。

16.4.2 治疗

一项旨在证实单纯摘除椎间盘与摘除联合融合之间疗效差异的小样本、单中心RCT研究结果的证据级别为Ⅱb级[7]。而一项由企业资助的多中心研究显示,相较于传统的SCS,高频SCS在治疗背痛及下肢痛方面更具优势,该研究结果的证据级别为Ⅰb[5]。

16.5 结论与精华

- 许多被认定为FBSS的患者,其症状可能源于脊柱病理病变。最常见的病因包括椎间盘残留/突出复发、椎管狭窄、感染或减压后机械性失稳。
- 最好把FBSS定义为：不明原因脊柱疼痛的患者,即使手术干预后疼痛仍顽固存在,或手术治疗后脊柱疼痛重新出现在术前同一部位的现象。
- 手术干预后原有症状仍然存在或在相同部位又出现疼痛症状的一类病因不明的综合征。
- 存在术后脊柱感染、脑脊液漏或明确的椎间盘突出复发的患者应行翻修手术。
- 表现为不伴放射痛的下腰痛、脊柱源性跛行或多节段退变的患者建议行保守治疗。
- 脊髓电刺激新疗法(高频刺激)对伴有顽固性腰痛的FBSS患者是有效的治疗手段。

临床注意事项

- 许多被认定为 FBSS 的患者,其症状可能源于脊柱病变。最常见的病因包括椎间盘残留 / 突出复发、椎管狭窄、感染或减压后机械性失稳
- 最好把 FBSS 定义为:不明原因脊柱疼痛的患者,即使手术干预后疼痛仍顽固存在,或手术治疗后脊柱疼痛重新出现在术前同一部位的现象
- 手术干预后原有症状仍然存在或在相同部位又出现疼痛症状的一类病因不明的综合征
- 存在术后脊柱感染、脑脊液漏或明确的椎间盘突出复发的患者应行翻修手术
- 表现为不伴放射痛的下腰痛、脊柱源性跛行或多节段退变的患者建议行保守治疗
- 脊髓电刺激新疗法(高频刺激)对伴有顽固性腰痛的 FBSS 患者是有效的治疗手段

（胡学昱 译　罗卓荆 审）

资深专家点评

　　本章作者介绍了 FBSS 的概念、常见原因等,并由 1 例腰椎间盘突出复发的诊治经验介绍了腰椎手术失败综合征的临床管理,简明扼要,具有很强的指导性。

　　该患者为老年男性,L_5/S_1 椎间盘突出复发诊断明确,神经根受压症状典型。治疗再行单纯椎间盘摘除,效果良好。但同时应注意到:MRI 可见椎间隙明显塌陷,未行融合手术远期有可能出现继发椎间孔狭窄等问题,且再次手术随访时间仅 1 年,因此该治疗方案是否妥当尚不能言之过早。

　　顽固性腰痛的治疗是脊柱外科的一大难题。脊髓电刺激疗法自问世以来争议很大,近几年虽然有一些国内外文献报道(含 RCT 研究)高频电刺激(如 10kHz)对腰痛及下肢痛有明显效果,但仍缺乏大样本的长期研究,因此对其推荐程度并不高,NASS 最新的腰痛指南也并未将其纳入腰痛的推荐治疗方案。同时,脊髓电刺激存在电极移位、脉冲发生器处疼痛、感染或伤口破裂等风险。因此笔者认为,对于 FBSS 患者,首要仍是寻找病因,治疗仍应以物理、心理等联合的保守治疗,以及有针对性的手术治疗为主。

（空军军医大学西京医院　罗卓荆）

参考文献

1. Barzouhi A, Vleggeert-Lankamp CL, Lycklama à Nijeholt GJ, Van der Kallen BF, van den Hout WB, Jacobs WC, Koes BW, Peul WC, Leiden-The Hague Spine Intervention Prognostic Study Group. Magnetic resonance imaging in follow-up assessment of sciatica. N Engl J Med. 2013;368(11):999–1007. Evidence Level Ib.
2. Cho Y-H, Kim CK, Heo KH, et al. Acupuncture for acute postoperative pain after back surgery: a systematic review and meta-analysis of randomized controlled trials. Pain Pract. 2015;15(3):279–91. Evidence Level Ia.
3. Cramer H, Haller H, Lauche R, Dobos G. Mindfulness-based stress reduction for low back pain. A systematic review. BMC Complement Altern Med. 2012;12(1):162. Evidence Level Ic.
4. Datta S, Manchikanti L, Falco FJ, Calodney AK, Atluri S, Benyamin RM, Buenaventura RM, Cohen SP. Diagnostic utility of selective nerve root blocks in the diagnosis of lumbosacral radicular pain: systematic review and update of current evidence. Pain Physician. 2013;16(2 Suppl):SE97–124. Evidence Level Ic.
5. Kapural L, Yu C, Doust MW, Gliner BE, Vallejo R, Sitzman BT, Amirdelfan K, Morgan DM, Brown LL, Yearwood TL, Bundschu R, Burton AW, Yang T, Benyamin R, Burgher AH. Novel 10-kHz High-frequency Therapy (HF10 Therapy) Is Superior to Traditional Low-frequency Spinal Cord Stimulation for the Treatment of Chronic Back and Leg Pain: The SENZA-RCT Randomized Controlled Trial. Anesthesiology. 2015;123(4):851–60. evidence based madecine 2B.
6. Drazin D, Ugiliweneza B, Al-Khouja L, Yang D, Johnson P, Kim T, Boakye M. Treatment of Recurrent Disc Herniation: A Systematic Review. Cureus. 2016;8(5):e622. Evidence Level Ic.
7. El Shazly AA, El Wardany MA, Morsi AM. Recurrent lumbar disc herniation: A prospective comparative study of three surgical management procedures. Asian J Neurosurg. 2013;8(3):139–46. Evidence Level 2b.
8. Mroz TE, Lubelski D, Williams SK, O'Rourke C, Obuchowski NA, Wang JC, Steinmetz MP, Melillo AJ, Benzel EC, Modic MT, Quencer RM. Differences in the surgical treatment of recurrent lumbar disc herniation among spine surgeons in the United States. Spine J. 2014;14:2334–43. Evidence Level 2b.
9. Dower A, Chatterji R, Swart A, Winder MJ. Surgical management of recurrent lumbar disc herniation and the role of fusion. J Clin Neurosci. 2016;23:44–50. evidence based madecine 3A.
10. Wang JC, Dailey AT, Mummaneni PV, Ghogawala Z, Resnick DK, Watters WC 3rd, Groff MW, Choudhri TF, Eck JC, Sharan A, Dhall SS, Kaiser MG. Guideline update for the performance of fusion procedures for degenerative disease of the lumbar spine. Part 8: lumbar fusion for disc herniation and radiculopathy. J Neurosurg Spine. 2014;21:48–53. Evidence Level 5.

第 17 章　骶髂关节的手术方案选择

Simon Bayerl, Dimitri Tkatschenko, Julius Dengler, Peter Vajkoczy

17.1　引言

本个案报道将探讨骶髂关节疼痛（sacroiliac joint pain, SIP）的治疗方式，包括关节内注射、神经射频消融等保守治疗和融合手术治疗。SIP 是导致腰背痛（low back pain, LBP）相关低生活质量的常见原因。炎症、妊娠、创伤和既往脊柱手术是 SIP 的重要诱因。因此，脊柱外科医师经常遇到 SIP 的患者。单纯依靠体格检查诊断骶髂关节（sacroiliac joint, SIJ）综合征并非易事，包括激发试验如 FABER，骨盆分离试验，Oestgaard 试验，Gaenslen 试验和大腿推力试验。即使 X 线、CT 和 MRI 对 SIP 的诊断敏感性也很低，但影像学诊断对于排除其他原因所致 LBP 是必不可少的。LBP 的保守治疗包括物理治疗、手法治疗和非甾体抗炎药。激素、局麻药注射或神经冷冻、射频术等侵入性手段也可提供帮助。然而，在某些情况下，SIP 的治疗是非常困难的，甚至侵入性治疗也只能暂时缓解疼痛。在此情况下，

SIJ 融合手术可作为治疗选择。本个案报道描述了一位 SIP 患者的就诊经历，他经历了物理治疗、镇痛药物治疗、关节内注射治疗和射频神经切除术等所有类型的 SIP 治疗方法，最终实施了 SIJ 微创融合术。

17.2　病例描述

一名 78 岁男性患者，因慢性腰背痛到门诊就诊，疼痛位于下腰椎和右臀区。两年前，患者因 L_4/L_5 椎管狭窄，在外院行后入路微创减压和弹性内固定术。术后疼痛缓解数月。随后其他部位出现疼痛。本次严重的腰背痛（NRS8/10）持续数月，放射至右侧臀部和右大腿后侧。踇背伸肌力减退，然而这一情况已出现数年。拉塞格征（Lasègue sign）阴性。右骶髂关节 Oestgaard 征阳性。CT 脊髓造影显示内置物位置合适，无椎管或椎间孔狭窄的征象（图 17.1A-C）。理疗和止痛药无法缓解疼痛。

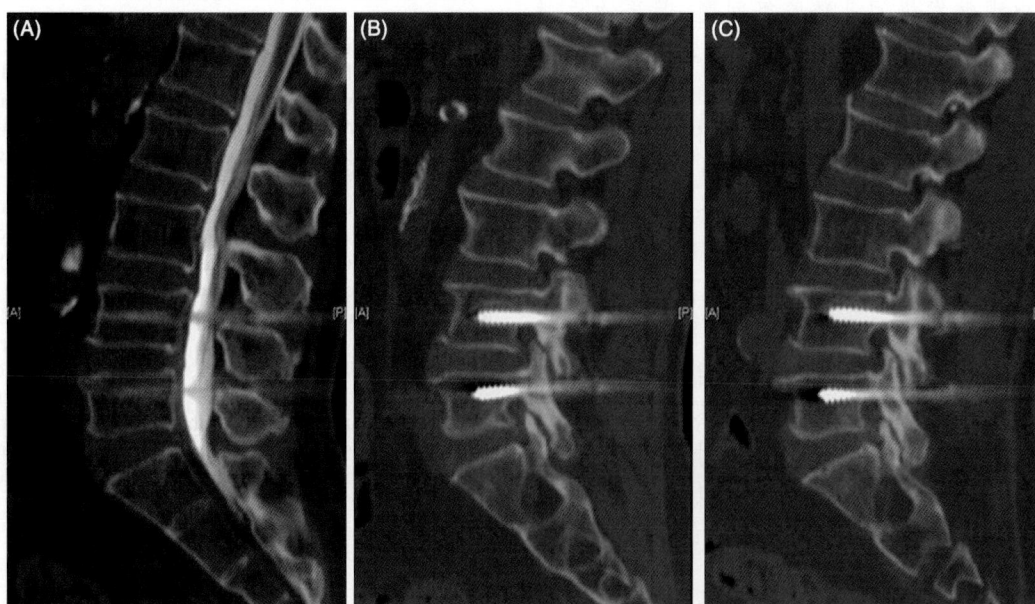

图 17.1　CT 脊髓造影。CT（矢状位）显示内置物位置正确，无椎间孔或椎管狭窄征象。（A）矢状位中线视图。（B）矢状位右侧视图。（C）矢状位左侧视图。证实没有椎管狭窄、根管压迫及内置物植入失败

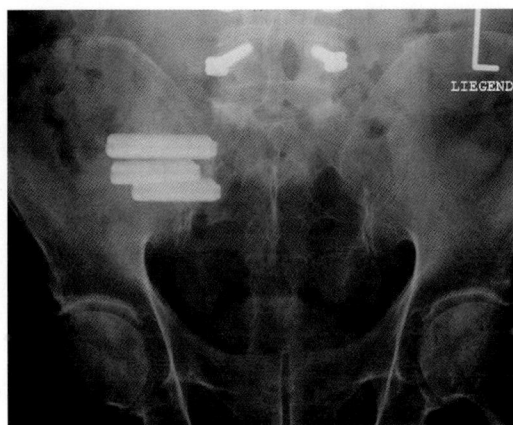

图 17.2　SIJ 融合。三角钛钉微创 SIJ 融合术后片（A/P）

为了明确疼痛原因，患者接受了腰骶小关节和骶髂关节的注射治疗。透视下多次 SIJ 注射可使疼痛缓解 75% 并持续几天，但疼痛很快复发。后行右侧 SIJ 射频神经切除术（双极和单极单条；Simplicity Ⅲ probe®）

射频术后症状缓解数月，疼痛再发并恢复至术前水平。造影剂增强透视监测下，再次行 SIJ 注射，疼痛暂时缓解，由此诊断骶髂关节综合征。无他选择，于是实施了右侧 SIJ 微创融合术。透视引导下，侧方入路经骶髂关节面植入三角形钛钉 3 枚（iFuse Implant System®）。术后骨盆 X 线显示植入物位置合适（图 17.2）。患者术后 3 天出院。建议术后 6 周术侧 SIJ 可部分负重。门诊随访 2 年，患者大部分时间无腰背痛。

17.3　病例讨论

患者行 L_4/L_5 椎管减压内固定术后出现慢性腰痛。体格检查提示腰背痛并右臀至大腿反射性疼痛，Oestgaard 征阳性，考虑 SIP 可能。多次关节内注射治疗后疼痛缓解，诊断为骶髂关节综合征明确。CT 脊髓造影排除椎间孔或椎管狭窄，以及内固定失败或松动所致 LBP 的可能。既然骶髂关节综合征可疑，遂采用阶梯性局部治疗（图 17.3）。

SIP 的一线治疗是物理治疗和非甾体抗炎药。如果效果不满意，可采用分期的腰椎小关节和 SIJ 注射治疗来达到诊断和治疗的目的。如激发试验和注射治疗证实 SIJ 导致 LBP，可行介入性神经切断术以延长疼痛缓解时间[1]。SIJ 神经切断术有不同的术式可采用。重要的是要完全切断从骶后孔发出的所有背根神经。

如果射频治疗疼痛缓解期不长，可以考虑 SIJ 融合术。必须强调 SIJ 融合术的适应证应严格把控，仅限少数通过保守治疗失败的病例。据我们的经验，这些病例不到所有慢性骶髂关节综合征患者的 5%。

行融合手术前，建议再次造影剂增强下行 SIJ 注射治疗，如注射治疗缓解疼痛至少 50% 以上时，才考虑 SIJ 融合术。

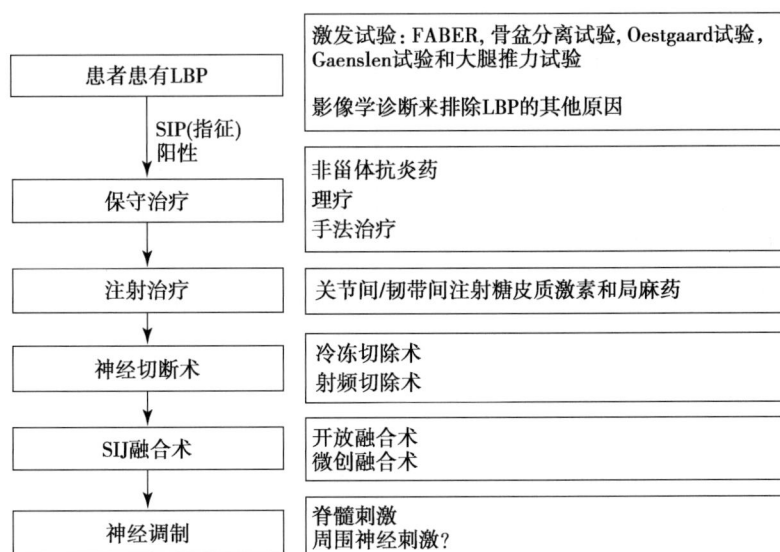

图 17.3　SIP 的管理

SIJ 融合术方式多样。开放手术行 SIJ 融合自一个世纪前沿用至今[2]。然而（开放手术的）内固定失败率高和围手术期并发症促使微创 SIJ 融合术不断发展。如今微创技术同样多种可用。最常用和临床效果最好的器械是牵拉干涉促神经血管形成的关节融合器（distraction interference arthrodesis with neurovascular anticipation，DIANA®，SIGNUS Medizintechnik GmbH，Germany）和三角形钛钉（iFuse Implant System®，SI-Bone，Inc.，San Jose，CA，USA）。一项包含 171 名患者随访 2 年的前瞻性研究显示[3]使用 DIANA 可以改善疼痛、残疾评分并提高生活质量评分，但缺乏随机对照证据。涉及 iFuse 研究数量最多，美国和欧洲多中心随机对照研究使用 iFuse 进行微创 SIJ 融合，疼痛、功能和生活质量术后改善明显[4,5]。主要并发症包括 S_1 神经根激惹、内置物松动、断裂和局部血肿，然而翻修率仅为 2%～3%。

虽然神经调节疗法是治疗 SIP 的另一种选择，但脊髓刺激缓解臀部疼痛效果不佳。然而，在某些 SIP 病例中，周围神经刺激疗法值得期待[6]。

17.4　结论与精华

腰椎融合或减压术后骶髂关节综合征导致的 LBP 为临床常见疾病。疼痛表现为腰背痛、臀部痛甚至类似于放射性根性痛。保守治疗和注射治疗仅暂时缓解症状。为了维持镇痛效果，常采用冷冻或射频切断 SIJ 的背根神经。如保守治疗失败，结合临床及关节注射确诊为 SIP，则可行微创 SIJ 融合术。如随机对照研究证实其有效，周围神经刺激治疗未来可期。

临床注意事项

- 保守治疗是骶髂关节综合征所致 LBP 的金标准
- 必须采用激发试验和关节内注射来明确 LBP 病因
- 采用 SIJ 融合术前，先通过关节内（非韧带内）注射来明确诊断
- 上述所有措施均告失败且诊断明确，才考虑融合手术
- 微创 SIJ 融合术技术成熟
- 周围神经刺激治疗未来可期

编者按

我们不会讨论微创 SIJ 融合术的 RCT 可能存在的缺点，并且假设数据完整，但我们强烈认为在此需要谨慎。在 RCT 高度受控的环境中已经产生了有效性和安全性的结果，在该环境中，最重要的手术指征以及技术等均受到密切监控。我们坚信，如果在试用期滥用此器械，则有效性会降低，安全问题会急剧增多。SIJ 疼痛是一种宽泛、模糊又无处不在的"综合征"，微创技术要求不高，上述两点导致内固定器械使用门槛极低。除了短期内器械直接相关并发症快速增加外，我们担心远期可能发生大量低毒感染所致内固定松动。因此，我们仅接受在严格、完整的售后监控下使用此器械（例如，在数据强制性输入到受监视的注册表中，包括术前，围手术期和术后以及长期随访数据）。

（陈世杰　译　　张宏其　审）

资深专家点评

骶髂关节是脊柱与骨盆连接的枢纽，腰椎活动、下肢稳定与其关系极为密切。骶髂关节周围结构的生物力学变化可以导致骶髂关节功能异常，常见的原因包括腰椎融合术，临床表现为骶髂关节区域疼痛，并可放射至腹股沟区，臀部的内侧和大腿后外侧，称为骶髂关节综合征。骶髂关节综合征的诊断依据主要包括：体格检查可复制疼痛、关节腔内注射局麻药物或神经阻滞可缓解疼痛。治疗措施包括物理治疗、注射和背根神经切断术，但目前尚无国际通行的骶髂关节综合征标准临床路径，诊断及治疗措施，仍存在争议。本个案报道详细描述了一位典型的骶髂关节综合征患者就诊过程，除了传统的治疗方式，还介绍了一种新的微创骶髂关节融合器械。然而，众所周知骶髂关节融合术由来已久，多种骶髂关节螺钉早已应用于临床，本文所介绍的器械仍处于验证阶段，风险及可靠性尚待评估，正如编者所言，务必谨慎使用，切勿滥用！

（中南大学湘雅医院　张宏其）

参考文献

1. Aydin SM, Gharibo CG, Mehnert M, Stitik TP. The role of radiofrequency ablation for sacroiliac joint pain: a meta-analysis. PM R. 2010;2:842–51. https://doi.org/10.1016/j.pmrj.2010.03.035.
2. Buchowski JM, Kebaish KM, Sinkov V, et al. Functional and radiographic outcome of sacroiliac arthrodesis for the disorders of the sacroiliac joint. Spine J. 2005;5:520–8. https://doi.org/10.1016/j.spinee.2005.02.022.
3. Fuchs V, Ruhl B. Distraction arthrodesis of the sacroiliac joint: 2-year results of a descriptive prospective multi-center cohort study in 171 patients. Eur Spine J. 2018;27(1):194–204.
4. Dengler JD, Kools D, Pflugmacher R, et al. 1-year results of a randomized controlled trial of conservative management vs. minimally invasive surgical treatment for sacroiliac joint pain. Pain Physician. 2017;20:537–50.
5. Polly DW, Swofford J, Whang PG, et al. Two-year outcomes from a randomized controlled trial of minimally invasive sacroiliac joint fusion vs. Non-surgical management for sacroiliac joint dysfunction. Int J Spine Surg. 2016;10:28. https://doi.org/10.14444/3028.
6. Guentchev M, Preuss C, Rink R, et al. Long-term reduction of sacroiliac joint pain with peripheral nerve stimulation. Oper Neurosurg. 2017;13:634–8. https://doi.org/10.1093/ons/opx017.

第18章　颈胸腰椎导航技术

Hanno S.Meyer，Yu-Mi Ryang

18.1　引言

计算机辅助导航（computer-assisted navigation，CAN）是脊柱器械手术中广泛使用的工具。它可以根据术前或术中脊柱成像数据（例如术前或术中 CT 图像，术中 3D 透视）的配准，对椎弓根螺钉进行高质量的图像引导定位。通过将当前规划的螺钉放置轨迹叠加在患者的成像数据上，为外科医师提供了视觉反馈，这样可以提高椎弓根螺钉置入的安全性和准确性，从而减少与螺钉置入有关的潜在并发症，例如不稳定，神经损伤或翻修手术[1,2]。

CAN 适用于整个脊柱，例如用于颈椎，胸椎，腰骶椎包括骨盆的器械手术。以下案例将演示 CAN 在脊柱器械中的使用。

该案例将详细介绍脊柱导航技术在以下方面的特定优缺点：

– 安全性和准确性
– 图像质量
– 辐射暴露
– 学习曲线
– 脊柱节段（胸腰椎或颈椎）

18.2　病例描述

一名 64 岁男性患者，在航海中摔倒后出现背痛。他的神经系统检查正常。CT 扫描显示 T_6 的椎体压缩性骨折和骨质疏松（图 18.1）。MRI 检查符合最近的损伤表现（图 18.2）。没有神经压迫。

该患者有吸烟史（50 包 / 年），其他情况健康。

镇痛药不能充分缓解疼痛，几周后疼痛加剧。与患者详细讨论了手术的相对适应证。考虑到病史和年龄，最终决定采用微创经皮后路器械内固定。如同在我科进行的任何脊柱内固定手术一样，CAN 技术被用于椎弓根螺钉置入（图 18.3～图 18.5）。

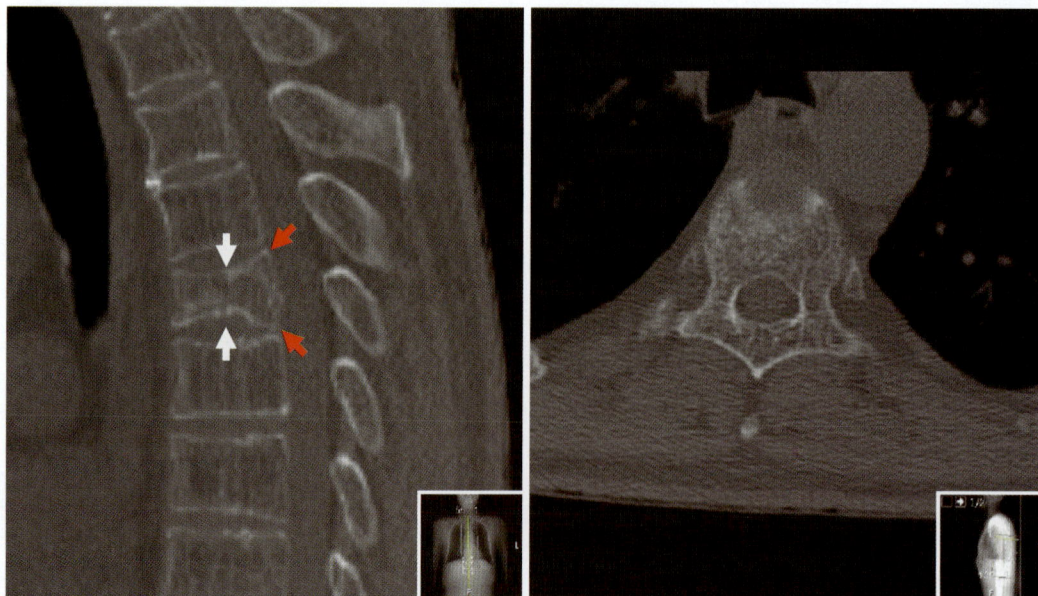

图 18.1　CT 扫描的 CT 矢状位（左）和轴位（右），显示 T_6 椎体的压缩性骨折。两个终板均受到影响（白色箭头），并且椎体高度下降表明后壁也受累（红色箭头）。与骨质疏松症相符合，皮质骨厚度减少以及小梁骨结构丧失。椎弓根完整，并且没有椎管的骨性狭窄

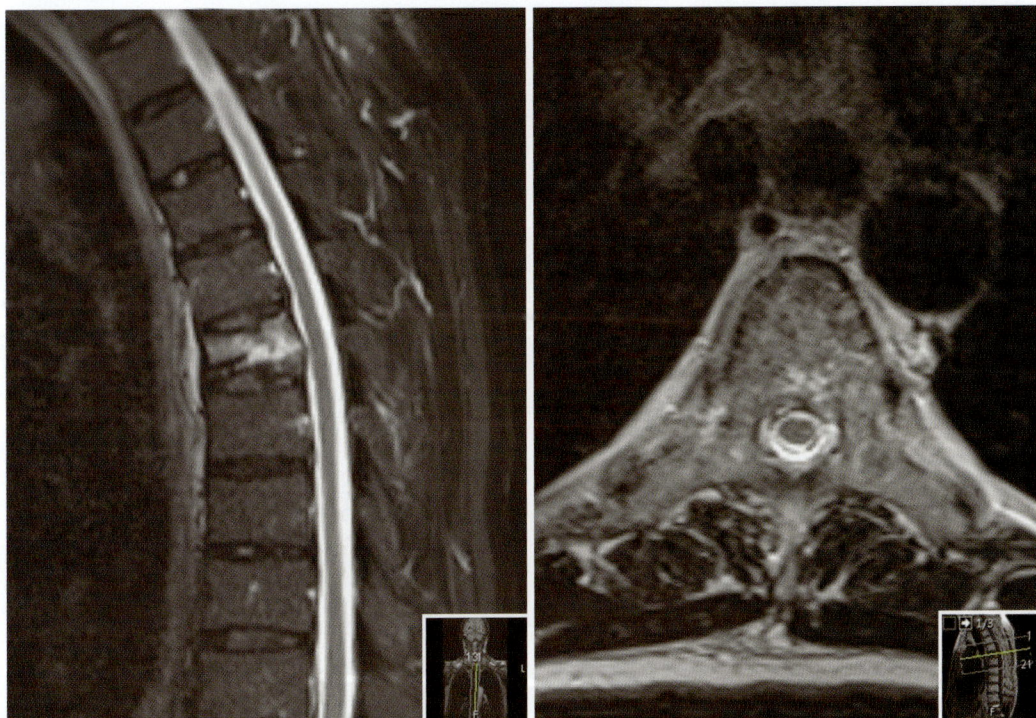

图 18.2　MRI 矢状位（左）和轴位（右）。获得了 STIR（短反转恢复）序列，提供了对骨髓水肿的敏感性。T_6 椎体有实质性水肿，提示近期受伤。骨折没有引起明显的椎管狭窄

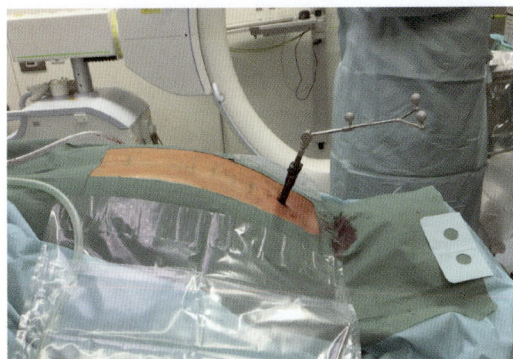

图 18.3　患者示踪器。该术中图片显示了导航系统的患者示踪器。必须注意确保定位装置牢固地固定在脊柱上，这通常是通过夹紧棘突而实现的（棘突通过皮肤和筋膜的小切口暴露出来）。导航系统的摄像头可以检测到标记球

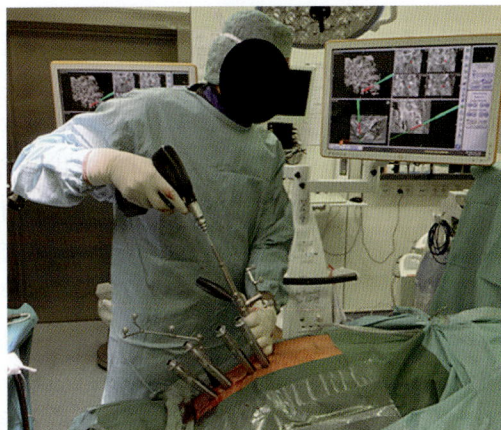

图 18.5　导航下放置椎弓根螺钉。这张术中图片显示了如何在导航引导下放置椎弓根螺钉。通过使用导航系统的摄像头可监测到带有标记球的导航开路钻头导向，钻头的尖端以及当前的钻探轨迹可以同时叠加在三个平面的 3D 图像上。这使外科医师可以根据视觉反馈选择理想的钻孔轨迹。钻孔后，将克氏针放入钻孔中。然后可以通过克氏针沿着导航轨迹放置螺钉

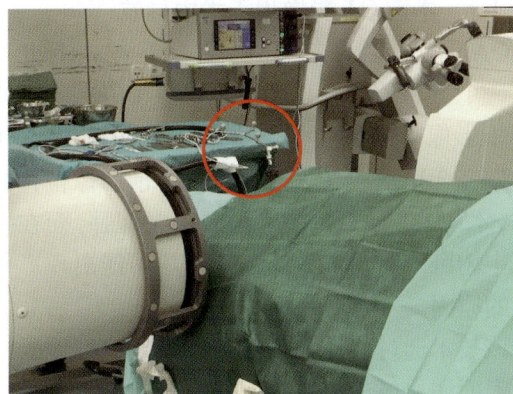

图 18.4　3D 透视扫描的采集过程。覆盖手术区域以保持无菌。标记球（红色圆圈）保持暴露在导航系统相机的视野中，从而可以使用获取的成像数据对患者的解剖结构进行 3D 注册。麻醉应在扫描过程中提供呼吸暂停，以防止运动伪影

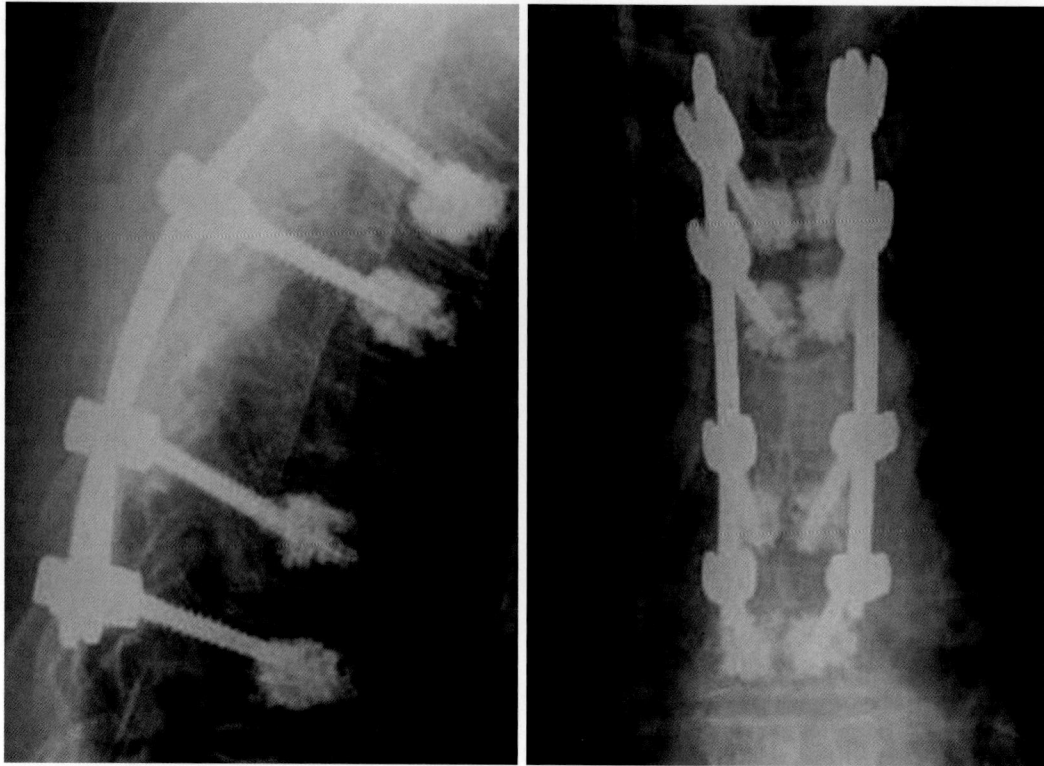

图 18.6　术后 X 线侧位（左）和前后位（右）。放射线摄影确认内固定系统的正确放置

将导航系统的患者示踪器通过一个皮肤和筋膜小切口牢固地固定在棘突上（见图 18.3）。然后，进行 3D 扫描（见图 18.4）。在扫描过程中，手术室人员离开手术室，避免辐射暴露。在对患者进行充分的预氧合后，通过麻醉可使呼吸暂停，以防止出现呼吸运动伪影。导航系统的摄像头可以同时监测到患者示踪器和 C 形臂的示踪标记球，从而可以将患者的解剖结构与获取的影像数据进行配准。导航系统也可以在术中 3D 扫描图像上监测到椎弓根开路钻头，在多平面视角观察到开路钻头尖端位置和椎弓根开路通道（见图 18.5）。首先，我们通过确保术中解剖标志（例如棘突）与图像中的各个结构相对应，来确认配准成功。然后，无需暴露椎弓根入点解剖标志即可放置椎弓根螺钉，从而允许微创经皮入路，同时保持最大准确性。与使用术中透视的标准徒手置钉程序相比，导航辅助置钉技术无需在螺钉放置过程中进行成像，从而将对医师和患者的放射线辐射暴露降至最低。

在 T_4、T_5、T_7 和 T_8 双侧椎弓根置入螺钉，在用 PMMA 进行水泥增强之前，再次 3D 扫描确认螺钉的正确放置。最后一步，通过最尾端皮肤切口植入连杆。

手术期间或之后没有不良事件。该患者主诉疼痛得到立即缓解。站立位平片证实内置物位置正确

（图 18.6）。

患者于手术当天恢复活动状态，手术后两天出院。转诊至内分泌学家，进一步检查和治疗新诊断的骨质疏松症。

18.3　病例讨论

我们展示了一例胸椎内固定手术的标准病例。我们选择使用 CAN 进行椎弓根螺钉置入，就像我们在本科室进行涉及椎弓根螺钉置入的任何脊柱器械手术一样。

18.3.1　导航技术：优点和缺点

18.3.1.1　术前 CT 影像用于术中导航

CAN 有几种系统可用，并且在方法上也有差异。一个重要的变量是图像模式。可以在术前或术中采集影像。出色的图像质量是术前影像检查（例如 CT 扫描）的最大优势。但是，术前影像检查的缺点是，术前 CT 检查的患者位置通常仰卧，而在手术过程中俯卧。这可能是手术过程中可能出现影像不准确的原因。

该技术通过使用导航探针逐点定位椎体的椎板进行表面注册（图 18.7～图 18.9）。

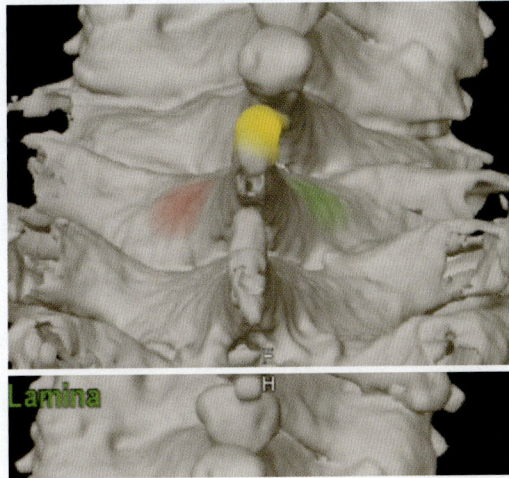

图 18.7　标记为要导航的颈椎后方椎板，以便进行 CT 区域匹配导航

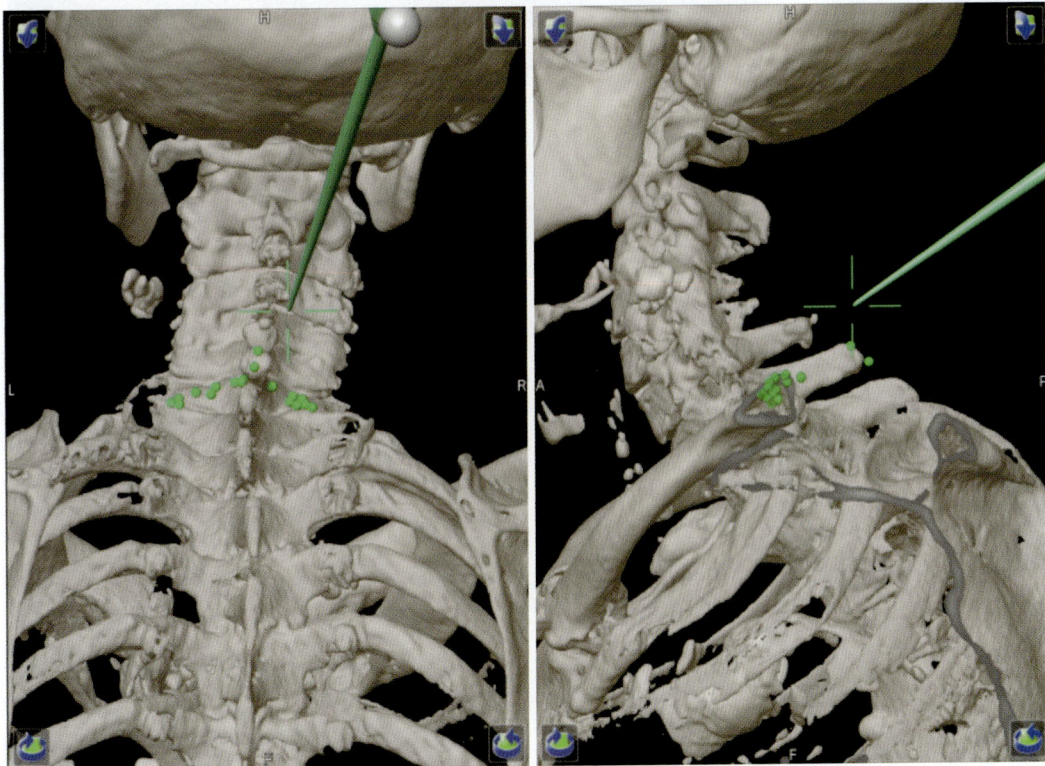

图 18.8　颈椎后方椎板逐点定位以进行 CT 区域匹配定位

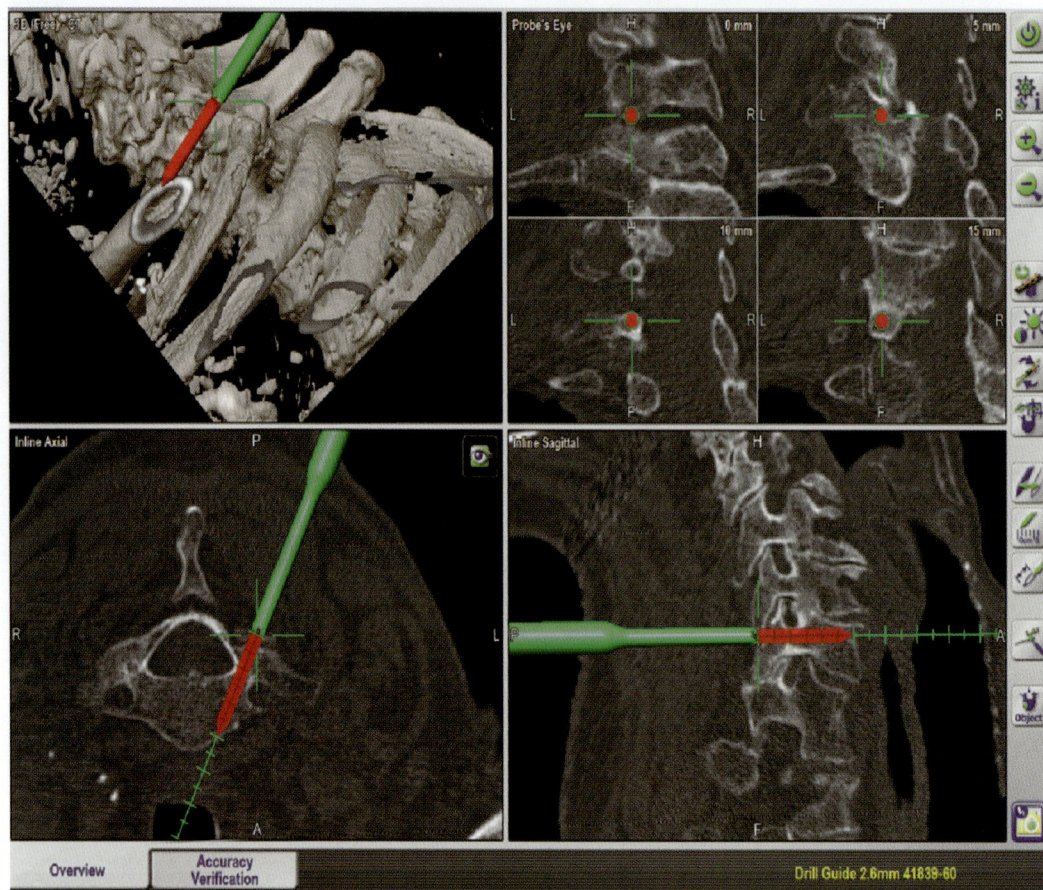

图 18.9   术中基于 CT 区域匹配的颈椎椎弓根螺钉通道

这样，在进行器械手术之前，每个椎体水平都需要单独进行注册。这可能比使用术中即时图像获取模式的导航系统手术时间延长，术中即时图像模式通常可以自动配准。

由于需要暴露脊柱后方结构，因此该导航技术无法进行经皮微创手术。这项技术的卓越图像质量在颈椎特别重要，因为任何椎弓根螺钉误差都可能造成灾难性后果（椎弓根螺钉太靠外侧放置会导致椎动脉损伤，向内侧移位则会损伤脊髓）。因此，我们更喜欢将 CT 区域与术前 CT 成像相匹配，以用于颈椎的后路器械。与胸腰椎不同，颈椎的高活动性很重要。我们强烈建议在放置椎弓根螺钉之前分别注册每个要导航的椎体，以实现最高的准确性。

显然这个病例，经皮方法无法实现，因为至少需要暴露到需要器械固定的椎板以进行表面配准。

随着术中 CT 扫描的出现，如果设备将来变得易获得，那么上述方法可能会过时。

18.3.1.2   术中 3D 透视引导下的导航技术

除术前和术中 CT 成像外，大多数其他导航系统均基于术中 3D 透视图像引导。在安装患者示踪

器后在术中采集图像并自动注册。因此，该技术同时适用于开放式和经皮微创手术。

根据系统的不同，图像质量和扫描范围也会有所不同。通常，图像质量和机架尺寸不如 iCT，但这些系统的价格较低。

对于胸腰椎内固定，出于以下原因，我们更喜欢术中成像。胸腰椎的相对较低的活动性允许使用一次扫描来完成多个椎体节段手术。3D 透视成像系统可通过一次扫描获得整个腰椎或多达六七个胸椎，而具有更大视野的新系统甚至可以导航引导骨盆 S_2- 髂骨螺钉植入。与表面配准模式相比，术中 3D 成像模式导航更加有效。此外，与胸腰椎中的表面匹配相比，成像数据的直接配准可能提供更高的精度，而且"扫描后节段移动"在胸腰椎比颈椎的可能性更小。这与近期研究比较脊柱侧弯手术中的术中与术前影像导航的结果一致[3]。

截至目前，图像质量仍然不如 CT 成像，这使得这些系统不太适合在颈椎和颈胸交界区域使用。

骨密度病理性降低或过度肥胖也可能会影响图像质量，从而降低安全性和准确性。

18.3.1.3　术中 CT

术中 CT 绝对比其他导航系统具有优势。与其他系统相比，它产生最高的图像质量，具有最大的机架和最大的视野，从理论上讲，它可以通过一次扫描，并以较低的辐射剂量对包括骨盆在内的整个脊柱进行导航。但是，这些系统需要付费，并且是当今市场上最昂贵的系统。

高投资成本是目前所有术中导航系统的缺点。

通常，CAN 具有许多实质性的优势，准确性是显而易见的优势。基于 20 多个使用 CAN 评估椎弓根螺钉放置的临床试验，毫无疑问，与标准徒手（standard freehand, FH）椎弓根螺钉植入相比，该过程是安全的，并且可以提高椎弓根螺钉放置的准确性[1]。一些荟萃分析已经分析了这是否可以为患者带来更好的临床结果。大多数研究仅发现改善临床相关结果参数的趋势，例如螺丝钉翻修率或神经系统损伤[1,2,4]。有人认为，难以证明 CAN 优于徒手置钉的临床相关优势可能是由于后者方法的已知高成功率和安全性[1,5]。而且，在大多数研究中，不同的 CAN 平台的多样性增加了结果的异质性[1]。因此，使用严格的排除标准，另一项 meta 分析发现，与徒手置钉队列相比，CAN 队列中螺钉相关并发症的发生率显著降低[1,6]。可以假设，未来的研究将增加进一步的证据，以支持防止椎弓根螺钉位置不良对患者有益的逻辑假设。

我们的案例表明，CAN 大大方便了椎弓根螺钉的放置。中胸段螺钉穿过皮肤 / 筋膜小切口放置，而无需像徒手置钉仪器通常要求的那样暴露解剖标志。有人可能会说，CAN 相关的技术应该只限于在最困难的手术中使用。但是，除了提供便利性和准确性外，还有两个事实支持在任何可能的情况下使用 CAN：首先，一项前瞻性试验已证明 CAN 消除了对手术室人员的辐射暴露，并在随机分配的情况下显著降低了患者的有效辐射剂量[7]。因此，从患者和人员那里抵制它至少是有问题的。最后，CAN 与学习曲线相关联[8]。需要克服这一点以充分利用其优势，方法是需要定期应用。

因此，我们认为在任何脊柱外科中心的日常外科手术中均应将 CAN 作为标准技术常规应用[9]。

对于所有导航系统而言，外科医师必须了解患者的解剖结构，并在手术过程中反复检查验证导航系统的合理性和准确性。所有系统都有可能出现误差，例如患者示踪器意外移动或松动。误差也随着患者示踪器与相机的距离增加而增加。外科医师还需要检查摄像头视线。器械、外科医师或器械护士在椎弓根螺钉置入过程中不经意遮挡红外线视线也是造成误差的原因。

如果不遵守这些基本规则，导航将无法保证椎弓根螺钉的准确放置。

18.4　结论与精华

CAN 是协助脊柱器械手术中放置椎弓根螺钉的工具。它可以通过适当的椎弓根螺钉放置来简化手术过程，提高其准确性，降低翻修手术的概率，并可能防止相关的并发症。使用 CAN，可以减少患者和医护人员的辐射暴露。它适用于颈椎，胸椎和腰椎，以及开放性和经皮微创技术。但是，有些技术上的细微差别与脊柱区域特有的优点和缺点有关。了解 CAN 的理论和技术应用至关重要，不正确的注册是无用的，外科医师必须能够在手术期间的任何时候及时发现不正确的导航。CAN 有学习曲线，因此应定期（每日）使用。尽可能在脊柱器械手术中使用 CAN。

- CAN 是脊柱器械手术中的有用工具
- CAN 可提高椎弓根螺钉植入的精度，从而可能带来更好的临床效果
- CAN 大大降低了由于椎弓根螺钉放错位置而需要行翻修手术的概率
- CAN 可以大大减少对医务人员和患者的辐射暴露
- 注册失败时，CAN 无效，因此，了解该技术的理论和应用至关重要
- 需要练习 CAN，并且存在学习曲线
- 在脊柱器械手术中，CAN 应该是标准配置
- CAN 可以促进微创脊柱手术，尤其是内固定植入
- CAN 促进了经皮微创手术的更多应用。减少手术相关的发病率，这点对减少需要术后辅助放射治疗的脊柱肿瘤患者的伤口愈合问题和感染至关重要
- CAN 可以帮助更好地了解脊柱的复杂解剖结构

临床注意事项

- 反复检查可靠性和准确性
- 了解解剖结构
- 不要完全依赖导航
- 术中成像仍然是虚拟现实
- 精度随着患者示踪器到摄像机距离的增加而降低

- 手术期间患者示踪器的不经意 / 意外移动可能会导致椎弓根螺钉植入不准确
- 请勿将患者示踪器固定在碎裂或活动的棘突上
- 避免患者示踪器夹持棘突过紧，否则可能会破坏棘突
- 确保摄像机视线通畅
- CT 区域匹配不适用于经皮手术

编者按

在本章中，由资深作者（YR）描述和讨论了当今脊柱导航所需的所有知识，他在该领域进行了广泛的临床研究。与第 7 章类似，作者选择了一种非退变性病例，病变类型并不重要，因为此种技术原理适用于所有病变。作者坚信，将来导航将成为所有脊柱外科手术 / 器械的组成部分。事实证明，通过降低螺钉置错率和减少放射线照射，它可以提高患者和外科医师的安全性。这些优势可能不是"一大步"，因为徒手技巧也可以实现足够的精度。但应牢记，临床科学和最终患者护理的进步总是一小步。逐字翻译相应的德语短语将是"更好是好的敌人"。在 20 多年的时间里，以颅脑为重点的神经外科医师对这种从局外人技术到标准技术的发展非常熟悉，因为颅脑导航的起源可以追溯到 20 世纪 80 年代末 /90 年代初。作者正确地传达了成功实施脊柱导航非常重要的原则。这些包括：

（a）必须在所有（常规）情况下强制使用，以成功整合到临床常规程序中。这样做可以在困难的手术中建立对这种技术的信心。对于困难的手术，导航技术是必需的。常规应用中对导航技术的熟练操作，使医师在困难手术中应用导航技术得心应手。仅仅在最困难的病例中使用该技术是最致命的错误。

（b）需要预见到学习曲线困难，要坚持不懈，并将其传达给所有团队成员，以提高接受度。

（c）需要了解该技术的陷阱并小心避免。根据经验，导航不准确的原因总是与人为因素有关，而与机器无关。

（刘亚军 译　刘波 审）

资深专家点评

椎弓根螺钉植入技术，是脊柱外科最常用的技术之一。由于解剖结构复杂深在，尤其是在经皮微创手术中，螺钉入点和通道更加难以确认。如何提高椎弓根螺钉植入的精确性，减低手术风险，是脊柱外科手术关注的问题。根据我们前期的研究，单纯依靠二维透视解决不了准确性的问题。计算机导航辅助技术给脊柱外科带来了新的曙光，它的精度可以达到亚毫米，在其引导下能够实现肉眼和透视均无法到的高精度手术。我院自 2002 年开始使用导航技术，通过长期临床实践和研究，我们也同样坚信，未来该技术一定会成为脊柱外科的必备常规工具，尤其是随着术中 3D 透视和术中 CT 设备的推广普及，该技术临床适用性更强。但是作为一种高新技术，脊柱外科医师必须需要深入学习和常规应用，才能保证在使用过程中不犯错误，提高导航的精度。对于活动度较大的颈椎椎弓根螺钉植入，除了作者在文中介绍的技巧，我们还提出了以下注意事项供大家参考：导航引导过程中要尽量减少肌肉张力对导航工具的影响（必要时可以采用经皮植入导针的方法以避免肌肉张力对导航精度的影响），钻头开孔过程不要用力按压椎体；尽量使用电钻开孔，开孔过程中要注意及时停顿，在没有对椎体施压的情况下判断开孔的钉道是否准确。此外，我们还认为，导航技术也同样是脊柱外科机器人的必备组成部分。

（北京积水潭医院　刘波）

参考文献

1. Overley SC, Cho SK, Mehta AI, Arnold PM. Navigation and robotics in spinal surgery: where are we now? Neurosurgery. 2017;80:S86–99.
2. Fichtner J, Hofmann N, Rienmüller A, Buchmann N, Gempt J, Kirschke JS, Ringel F, Meyer B, Ryang YM. Revision rate of misplaced pedicle screws of the thoracolumbar spine – Comparison of three-dimensional fluoroscopy navigation with freehand placement: a systematic analysis and review of the literature. World Neurosurg. 2018;109:e24–32.
3. Zhang W, Takigawa T, Wu YG, Sugimoto Y, Tanaka M, Ozaki T. Accuracy of pedicle screw insertion in posterior scoliosis surgery: a comparison between intraoperative navigation and preoperative navigation techniques. Eur Spine J. 2017;26:1756–64.

4. Verma R, Krishan S, Haendlmayer K, Mohsen A. Functional outcome of computer-assisted spinal pedicle screw placement: a systematic review and meta-analysis of 23 studies including 5,992 pedicle screws. Eur Spine J. 2010;19:370–5.

5. Kim YJ, Lenke LG, Bridwell KH, Cho YSS, Riew KD. Free hand pedicle screw placement in the thoracic spine: Is it safe? Spine (Phila Pa 1976). 2004;29:333–42.

6. Shin BJ, James AR, Njoku IU, Hartl R. Pedicle screw navigation: a systematic review and meta-analysis of perforation risk for computer-navigated versus freehand insertion. A review. J Neurosurg Spine. 2012;17:113–22.

7. Villard J, Ryang YM, Demetriades AK, Reinke A, Behr M, Preuss A, Meyer B, Ringel F. Radiation exposure to the surgeon and the patient during posterior lumbar spinal instrumentation: a prospective randomized comparison of navigated versus non-navigated freehand techniques. Spine (Phila Pa 1976). 2014;39:1004–9.

8. Ryang YM, Villard J, Obermuller T, Friedrich B, Wolf P, Gempt J, Ringel F, Meyer B. Learning curve of 3D fluoroscopy image-guided pedicle screw placement in the thoracolumbar spine. Spine J. 2015;15:467–76.

9. Meyer B, Ryang YM. Yes, We CAN! World Neurosurg. 2013;79:85–6.

第三篇
基础课程模块 3：脊柱畸形

第19章　特发性脊柱侧凸的自然进程与分型

Massimo Balsano，Stefano Negri

19.1　引言

脊柱侧凸是一类比较复杂的疾病，只有对疾病预后有准确的判断才能采取适当的治疗措施。脊柱侧凸是表现为脊柱的三维畸形，表现形式多样，涉及颈椎、胸椎及腰椎。其中，有超过 80% 的病例病因未明，即特发性脊柱侧凸（idiopathic Scoliosis, IS）。

脊柱侧凸研究协会（Scoliosis Research Society, SRS）将 IS 按照发病年龄大体分为两类：

- 早发性脊柱侧凸（early onset scoliosis, EOS）：患者发病年龄小于 10 岁[1]。
- 青少年特发性脊柱侧凸（adolescent idiopathic scoliosis, AIS）：患者发病年龄在 11~18 岁。

AIS 占特发性脊柱侧凸的 90%，其发病率为 0.47%~5.2%。女性发病率明显高于男性（1.5∶1~3∶1）[2]。

19.2　自然史

对特发性脊柱侧凸自然史的了解是对该疾病治疗基础，是避免治疗失败重点。

AIS 的自然史可以分为短期自然史和长期自然史两个部分。

对 AIS 畸形进展风险的准确判断有助于正确判断患者是否需要治疗。

目前已有 4 项针对 AIS 长期自然史的队列研究，分别来自瑞典[3]、美国艾奥瓦州[4]、英国[5]以及意大利[6]。不同研究的结果之间难以进行比较，在表 19.1 中总结了这些研究的主要研究结果。

侧凸畸形进展、背痛的发作以及心理影响这三个方面的情况是判断脊柱畸形对患者生活真实影响的主要方面。

患者骨骼发育成熟之后脊柱侧凸进展的速度与青春期生长高峰期相比大大减缓。

一般来说，骨骼成熟后脊柱成角畸形的进展会导致一部分（包括冠状位和轴位旋转）侧凸畸形的进展以及失代偿。冠状位 Cobb 角大于 30° 时，多数侧凸每年进展不超过 1°[4,5]。当主弯大于 80° 至 90° 时，由于退行性改变可导致脊柱变得僵硬，进展幅度一般较轻。

胸弯更易发生进展。在成年以后，胸腰弯及腰

表 19.1　有关未经治疗的 AIS 自然史的 4 项主要研究

研究名称	F-U/年	病例数	平均 Cobb 角	骨骼成熟后侧凸进展	死亡率	背痛或致残
Nilsonne 等（1968）[3]	>45（50~70）	52	无相关数据	48%	9.6%	19.2%（残疾患者占 75% 及以上）
Ascani 等（1986）[6]	33（15~47）	187	37%>50°	达到骨成熟后全部病例均发生进展（0.4°/年）。50° 至 59° 胸弯每年进展 0.56°	严重侧凸中为 17%	背痛发生率为 61%。Cobb 角大于 40° 患者中 19% 出现心理障碍
Edgar 等（1987）[5]	11（0~27）	77	73°	大于 55° 腰弯每年进展超过 0.5°，脊椎旋转畸形进展重于 Cobb 角增加	—	背痛发生率为 79%
Weinstein 等（2003）[4]	51（44~61）	117	胸弯 85°，胸腰弯 90°，腰弯 50°，双主弯 76°~79°	—	无明显升高	长期随访中 61% 出现慢性疼痛，22% 伴有呼吸困难

弯发生侧方滑移的风险更高,背痛更为突出,甚至有致残风险。

AIS 的短期病程体现了侧凸畸形在生长发育期的变化及演变趋势。在这段时间要密切监测侧凸的临床及影像学表现。

脊柱侧凸学校的筛查可能会有过高的假阳性率,从而导致青少年及家长产生不必要的过度关注和焦虑,并带来不必要的 X 线检查、相关费用和专家咨询[7]。

另一方面,有证据表明,通过筛查发现的脊柱侧凸患者接受手术治疗的概率比非筛查发现的脊柱侧凸患者低[8]。

患者在接受评估时的骨骼成熟度是短期进展的主要影响因素。骨骼成熟度可以通过常用的 Risser 征[9]或是近期开始应用的肘关节 X 线(前后位及侧位)进行评估[10]。

髂骨嵴骨骺骨化自前外侧髂嵴开始,逐步向骶骨内侧移动。骨化的骨骺与髂骨融合以相反的方向(由内侧向外侧)进行。

根据该生理变化过程,在标准的 X 线片上可以分为五级(0~4 级)(图 19.1)。

当 Risser 征为 0~1 级时,小于 20° 的侧凸发生进展的概率为 25%,20° 至 30° 的侧凸约有 70% 会发生进展,大于 30° 的侧凸进展可能性为 90%。对于 Risser2~4 级的患者,小于 20°、20° 至 30° 以及大于 30° 的侧凸发生进展的可能性分别为 3%、20% 和 30%,当侧凸大于 45° 时,约有 50% 会发生进展[11]。

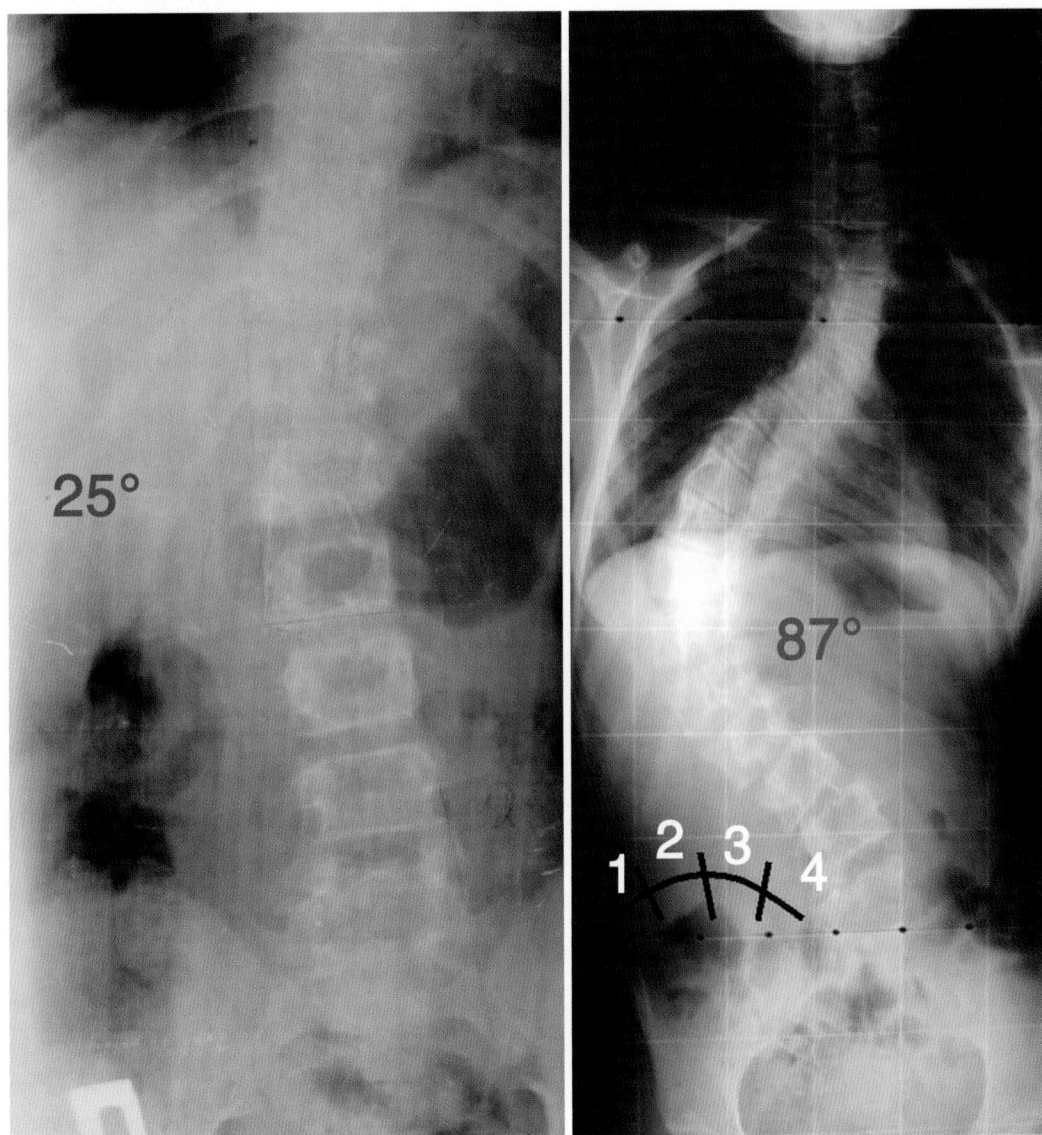

图 19.1　使用 Risser 征评估骨成熟度。左图:25° 轻度胸腰弯的 AIS 患者(Risser 1 级)。右图:严重进展至 87°(Risser 3 级)

最后，我们可以进行总结：年龄小于 12 岁、尚未出现第二性征发育的以及伴有严重脊柱旋转的 AIS 患者畸形进展的风险最高。

19.3　分型

完善的分型系统有助于对不同类型的畸形进行研究和比较。

历史上，AIS 及基础分型包括：

- 单弯
  - 胸弯
  - 胸腰弯
  - 腰弯
- 双弯
  - 双胸弯
  - 胸弯及腰弯
  - 胸弯及胸腰弯（包括三弯）

King-Moe 分型系统[12]是第一个将侧凸按照不同特点进行分类，以指导融合范围的脊柱侧凸分型系统。它源于外科医师使用 Harrington 系统进行脊柱侧凸手术治疗的经验。分型的作者首次阐述了部分重要概念，如稳定椎、结构性侧凸与代偿弯等，但该分型的观察者间和观察者本身可靠性仍有一定争议[13]。

King-Moe 分型将 AIS 分为五型（表 19.2，图 19.2～图 19.4）。

尽管 King-Moe 分型应用广泛并可对手术治疗提供指导，多年来该分型仍有许多关键问题亟待解决。

第一，分型没有纳入单发的胸腰弯主弯以及单发腰弯主弯，双弯中未纳入双胸主弯。第二，结构性侧凸的定义不明确，特别是与侧屈位 X 线上侧凸矫正的关系。第三，该分型没有考虑到矢状位失衡。由于 King-Moe 分型的可靠性不足，以及随着近年来节段性内固定系统的应用，Harrington 技术逐渐退出历史舞台，新的 Lenke 分型在 2001 年被提出来[14]。Lenke 分型被认为是目前应用最为广泛的"金标准"。它在基于二维影像进行评估，包括矢状位和冠状位，根据后前位（postero-anterior，PA）、侧位（latero-lateral，LL）及后前位侧屈 X 线特点选择最合适的融合范围。Lenke 分型将 AIS 分为六类（表 19.3，图 19.4 和图 19.5）。

在 Lenke 分型中腰椎修正型非常重要，可将脊柱畸形分为 A、B、C 三型，A、B、C 三型是根据骶骨中垂线（central sacral vertical line，CSVL）与腰弯的位置关系进行区分的（图 19.5）。

胸椎矢状位修正型根据胸后凸（T_5-T_{12}）矢状位 Cobb 角确定。胸后凸大于 40° 时赋予正值，小于 10° 赋予负值，正常值为 10°～40°（图 19.6 和图 19.7）。

表 19.2　King-Moe 分型[12]

I 型	原发性腰弯合并代偿性胸弯
II 型	原发性胸弯合并代偿性腰弯
III 型	单纯短节段胸弯
IV 型	长节段 C 形胸腰弯
V 型	原发性双胸弯，颈椎及腰椎发生代偿性侧凸

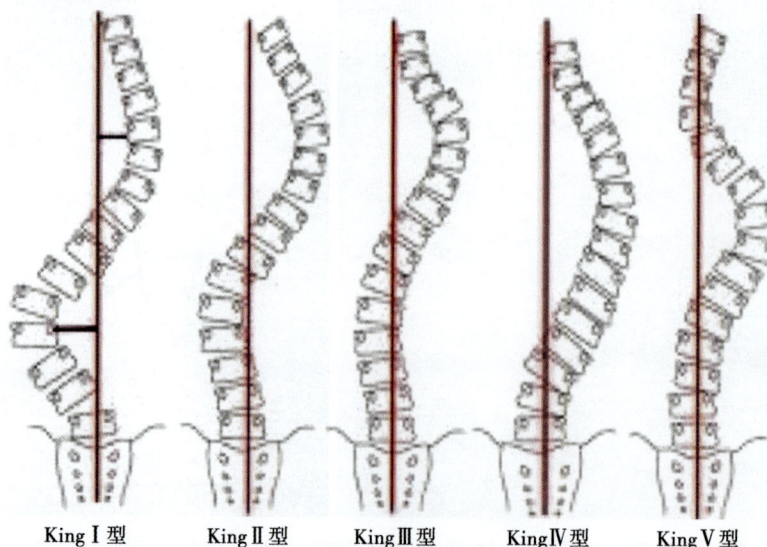

King I 型　　King II 型　　King III 型　　King IV 型　　King V 型

图 19.2　King-Moe 分型示意图

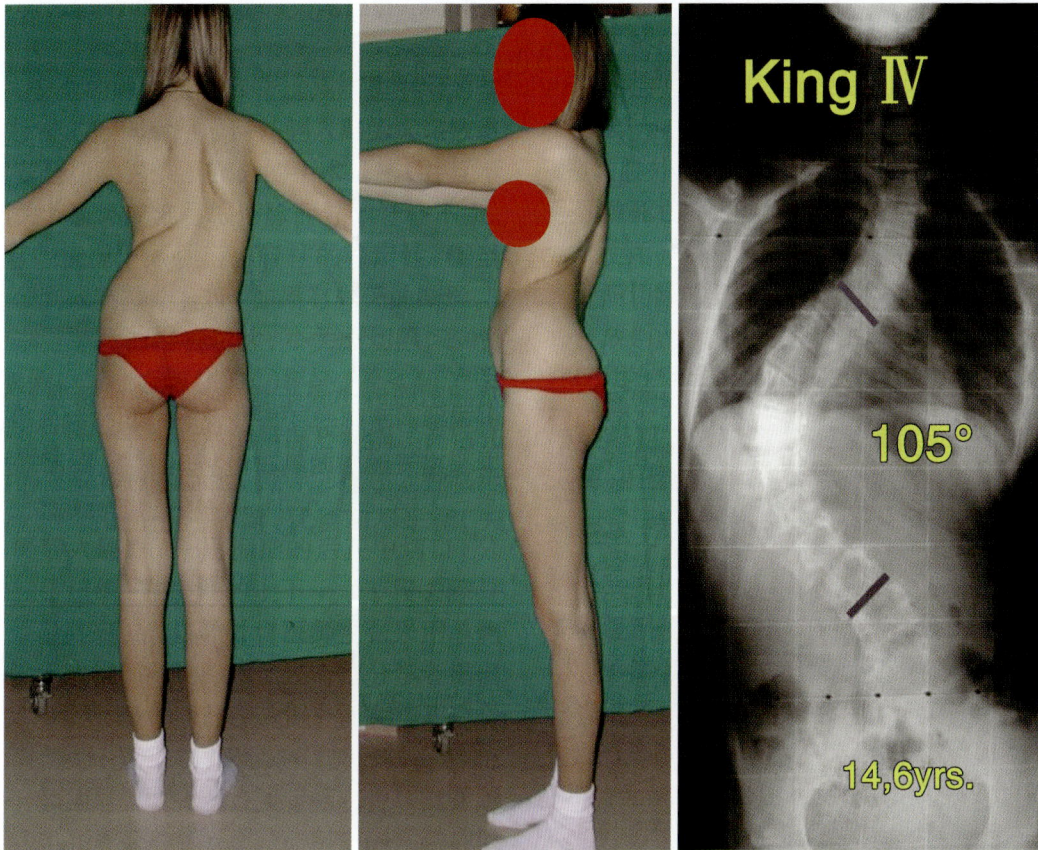

图 19.3　King Ⅳ型脊柱侧凸临床及影像学资料，患者为 14 岁女性

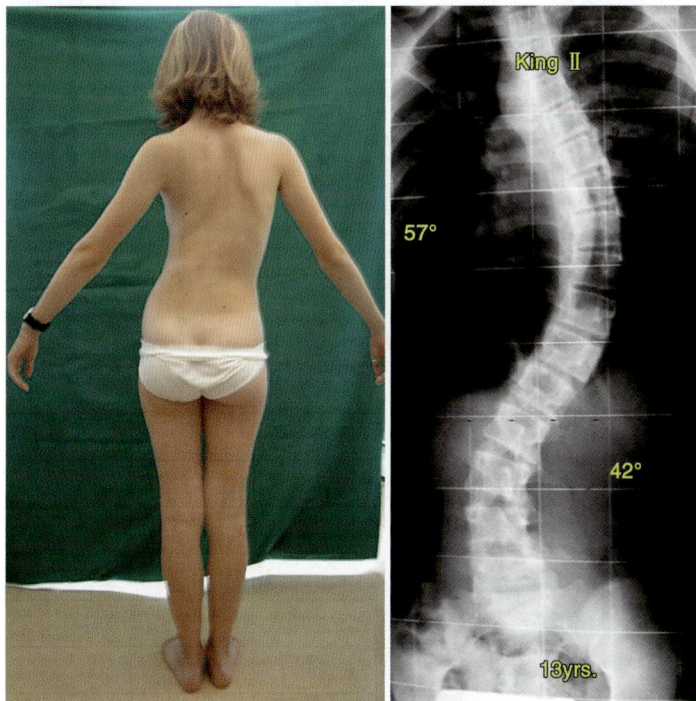

图 19.4　King Ⅱ型脊柱侧凸临床及影像学资料，患者为 13 岁女性

表 19.3　Lenke 分型

分型	上胸弯	主胸弯	胸腰弯/腰弯	描述
1	非结构性	结构性（主弯[a]）	非结构性	主胸弯（MT）
2	结构性	结构性（主弯[a]）	非结构性	双胸弯（DT）
3	非结构性	结构性（主弯[a]）	结构性	双主弯（DM）
4	结构性	结构性（主弯[a]）	结构性（主弯[a]）	三主弯（TM）[b]
5	非结构性	非结构性	结构性（主弯[a]）	胸腰弯/腰弯（TL/L）
6	非结构性	结构性	结构性（主弯[a]）	胸腰弯/腰弯-主胸弯（TL/L-MT）
次弯结构性弯标准	侧方弯曲位相上 Cobb≥25°，T_2～T_5 后凸≥+20°	侧方弯曲位相上 Cobb≥25°，T_{10}～L_2 后凸≥+20°	侧方弯曲位相上 Cobb≥25°，T_{10}～L_2 后凸≥+20°	

注：[a] 主弯，Cobb 角最大侧凸，通常是结构性弯。次弯，所有其他侧凸，可以使结构性弯或非结构性弯。

[b] 在 4 型（三主弯），主胸弯或胸腰弯/腰弯都可以是主弯，根据最大的 Cobb 角确定。如果主胸弯和胸腰弯/腰弯在度数上相同，则认为主胸弯是主弯。

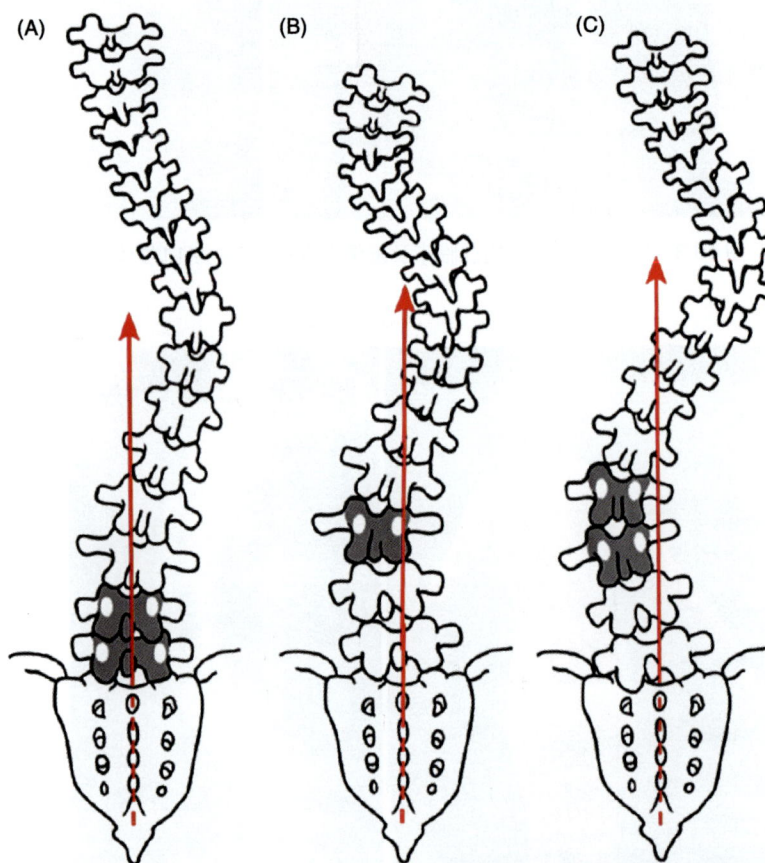

图 19.5　腰弯修正型。（A）CSVL 位于椎弓根之间（顶椎为椎间盘）。（B）CSVL 接触到顶椎椎弓根（顶点为椎体）。（C）顶点椎体完全位于 CSVL 外侧（顶点为椎间盘）

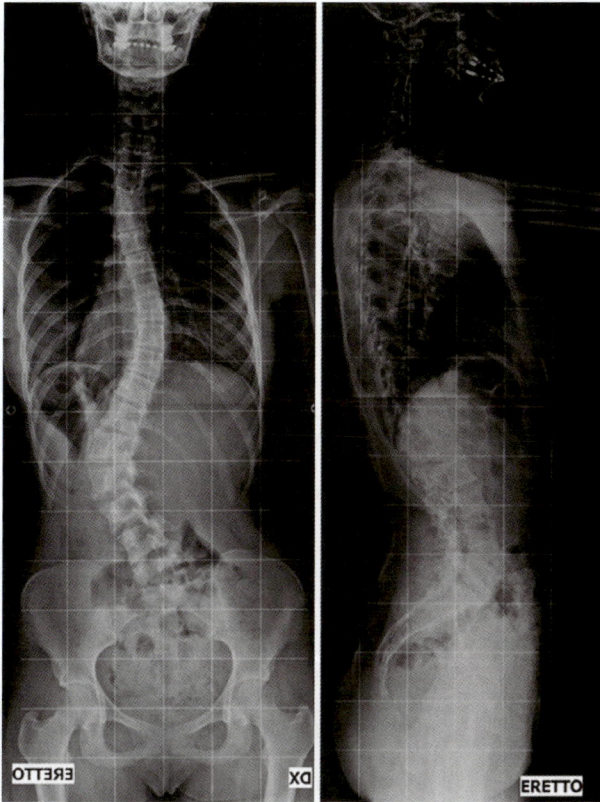

图 19.6　Lenke 6 型病例,患者为 15 岁女性

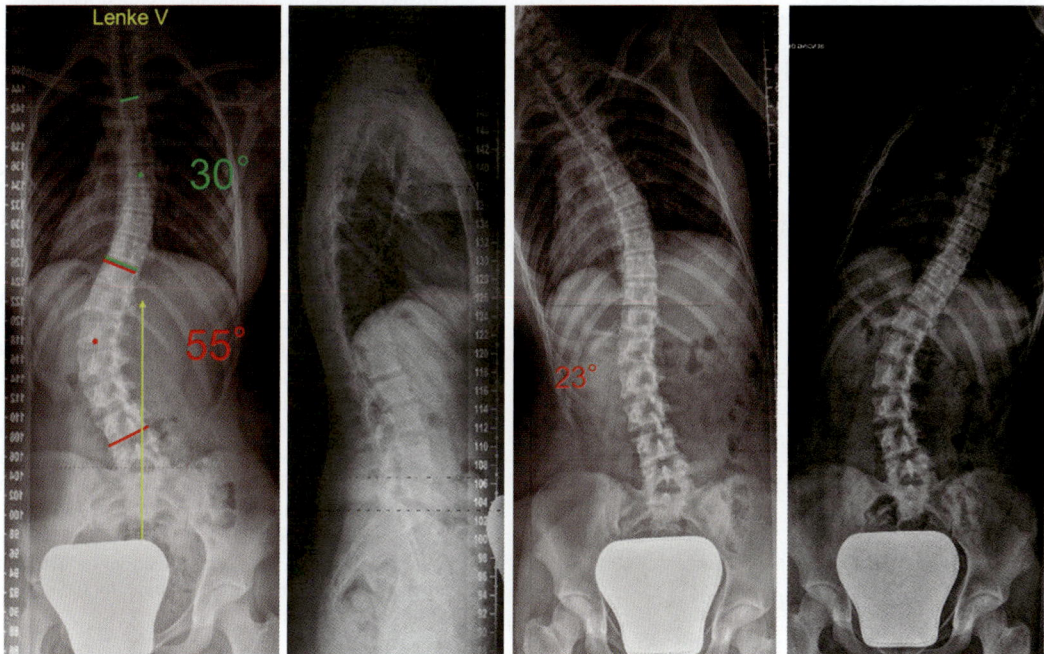

图 19.7　Lenke 5 型病例,患者为 13 岁女性,前后位侧屈 X 线提示双弯柔韧性良好

19.4　结论

对特发性脊柱侧凸的自然史的了解是判断侧凸在短期和长期内是否会发生进展的基础,并有助于医师为患者选择恰当的治疗时机和治疗方式,包括保守治疗及手术治疗。

对畸形自然史的不当判断会导致侧凸严重进展。另一方面,对畸形的误诊可能会导致过度治疗。

此外,特发性脊柱侧凸的分型有助于理解脊柱畸形发生的病理生理学机制,并非常有助于为手术患者选择恰当的融合范围。

临床注意事项

- 青少年特发性脊柱侧凸评估
- 特发性脊柱侧凸自然史
- 特发性脊柱侧凸分型

编者按

　　早期的脊柱畸形及进一步检查可以通过临床观察来完成。亚当斯身体前屈试验与脊柱侧凸测量计可以帮助判断患者是否需进行 X 线检查。侧凸大于 7° 需进行进一步的影像学检查。

（王升儒 译　仉建国 审）

资深专家点评

　　特发性脊柱侧凸目前病因不明，表现为脊柱三维上的畸形，是最常见的脊柱畸形之一。特发性脊柱侧凸根据年龄可以分为早发性脊柱侧凸与青少年特发性脊柱侧凸。对畸形的自然史的准确判断对于畸形的合理干预治疗来说至关重要。对于早发性特发性脊柱侧凸，可以通过结合畸形的严重程度、后前位 X 线肋椎角以及骨龄等因素来帮助确定畸形的进展风险，对于畸形严重、进展风险高的患者，可考虑使用石膏、支具甚至非融合手术等进行治疗。对于青少年特发性脊柱侧凸来说，需要充分考虑患者的生长潜力、畸形的特点（冠状位、轴位以及矢状位）来判断畸形的进展风险，对于畸形严重、畸形进展风险高的患者，需要考虑进行保守（支具、理疗等）或者手术干预。为了对畸形进行归类研究以及学术交流，有必要对 AIS 进行分型。AIS 的分型包括 King-Moe 分型、Lenke 分型以及北京协和医院团队提出的 PUMC 分型。其中 King-Moe 分型引入了脊柱侧凸治疗的一些重要概念，但是由于分型没有包括所有弯型，忽视矢状位畸形，且该分型是基于 Harrington 二维矫形理念，目前已经少用。近年来，随着对 AIS 的进一步了解，以及可达到三维矫形目的的节段性椎弓根螺钉内固定系统的出现，提出新的分型系统，如 Lenke 分型和 PUMC 分型。根据文献报道，这两种分型均有比较好的观察者间和观察者本身的可靠性，脊柱外科医师在对 AIS 评估治疗时可参考。此外，需要指出的是，没有一种分型是完美的金标准，在确定患者的治疗方案时，有时医师需要综合患者的特点以及治疗需求、畸形的特点、医师自身的因素等制定个体化的治疗方案。

（北京协和医院　仉建国）

参考文献

1. Skaggs DL, Guillaume T, El-Hawary R, et al. Early onset scoliosis consensus statement, SRS Growing Spine Committee, 2015. Spine Deform. 2015;3:107. https://doi.org/10.1016/j.jspd.2015.01.002.
2. Konieczny MR, Senyurt H, Krauspe R. Epidemiology of adolescent idiopathic scoliosis. J Child Orthop. 2013;7:3–9. https://doi.org/10.1007/s11832-012-0457-4.
3. Nilsonne U, Lundgren K-D. Long-term prognosis in idiopathic scoliosis. Acta Orthop Scand. 1968;39:456–65.
4. Weinstein SL, Dolan LA, Spratt KF, et al. Health and function of patients with untreated idiopathic scoliosis. JAMA. 2003;289:559–67. https://doi.org/10.1001/jama.289.5.559.
5. Edgar MA. The natural history of unfused scoliosis. Orthopedics. 1987;10:931–9.
6. Ascani E, Bartolozzi P, Logroscino CA, et al. Natural history of untreated idiopathic scoliosis after skeletal maturity. Spine (Phila Pa 1976). 1986;11:784–9.
7. Yawn BP, Yawn RA. The estimated cost of school scoliosis screening. Spine (Phila Pa 1976). 2000;25:2387–91.
8. Labelle H, Stephens Richards B, De Kleuver M, Grivas TB, KDK L, Wong HK, Thometz J, Beausejour M, Turgeon I, Fong DY. SRS school screening task force report. In: Half-day courses. Non-operative spinal deformity treatment techniques, Sagittal plane deformity corrective techniques, Spinal deformity in Myelomeningocele, SRS abstract book. Lyon: Pre-Meeting Course; 2013. p. 52.
9. Risser JC. The iliac apophysis; an invaluable sign in the management of scoliosis. Clin Orthop. 1958;11:111–9.
10. Canavese F, Charles YP, Dimeglio A. Skeletal age assessment from elbow radiographs. Review of the literature. Chir Organi Mov. 2008;92:1–6. https://doi.org/10.1007/s12306-008-0032-9.
11. Lonstein JE, Carlson JM. The prediction of curve progression in untreated idiopathic scoliosis during growth. J Bone Joint Surg Am. 1984;66:1061–71.
12. King HA, Moe JH, Bradford DS, Winter RB. The selection of fusion levels in thoracic idiopathic scoliosis. J Bone Joint Surg Am. 1983;65:1302–13.
13. Cummings RJ, et al. Interobserver reliability and intraobserver reproducibility of the system of King et al for the classification of adolescent idiopathic scoliosis. J Bone Joint Surg Am. 1998;80-A:1107–11.
14. Lenke LG, Betz RR, Harms J, et al. Adolescent idiopathic scoliosis: a new classification to determine extent of spinal arthrodesis. J Bone Joint Surg Am. 2001;83–A:1169–81.

第20章 青少年特发性脊柱侧凸的诊断与保守治疗

Massimo Balsano, Stefano Negri

20.1 患者病史

12岁女性，因患脊柱侧凸由家庭儿科医师转诊。月经初潮后2个月，无其他病史。日常参加常见的青少年活动，包括排球和舞蹈。无特殊既往病史（past medical history, PMH）和既往手术史（past surgical history, PSH）。

她的主诉为局限在腰部的轻微背部疼痛，休息时可缓解，在运动后加重。

20.2 体格检查

患者是一个外观健康的青少年，体重接近正常。右肩略高，腰线稍有不对称。用脊柱侧凸测量仪测出的右侧剃刀背为9°，左侧腰部隆起为10°（图20.1）。

无双下肢不等长。皮肤无异常，神经系统查体正常。

特发性脊柱侧凸，右胸弯24°，顶椎为 T_8，左腰

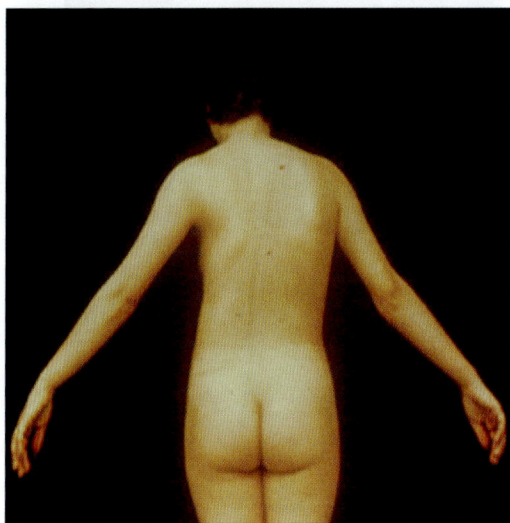

图20.1 初次就诊的患者临床外观像。注意肩部及腰部的不对称

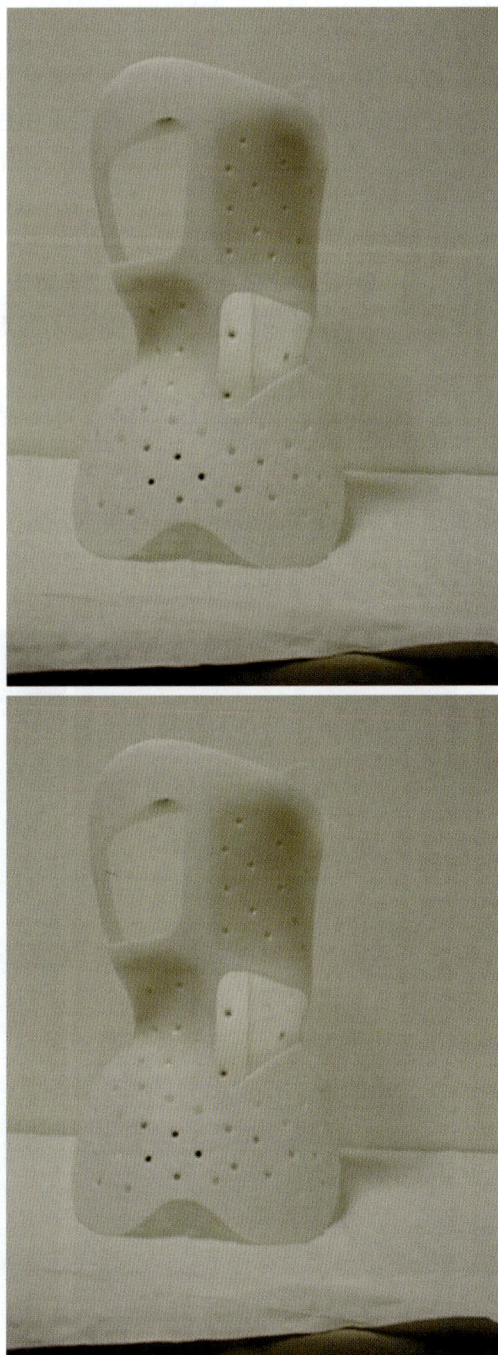

图20.2 色努支具，后方及前方视图

115

弯 25°，顶椎为 L$_2$，腰弯及胸弯均伴有椎体轴向旋转，其中腰弯旋转为重。

20.3 诊断

青少年特发性脊柱侧凸（AIS），Lenke 3 型，腰椎修正型 B 型，Risser 征 0 级。

20.4 治疗方案

母亲对女儿的病情非常重视，并且对医学治疗指征比较依从。

综合考虑侧凸的弯型，临床表现，以及脊柱生长期侧凸的潜在加重趋势（70%）[1-3]，我们采用色努支具治疗这个女孩（图 20.2），每天佩戴 22h，并结合运动及每周三次物理治疗[4]。

选择色努支具治疗是基于以下方面的考虑：
- 色努支具是一种硬性支具，可以提供三维矫正；
- 支具为前方打开，对肺功能、胸部和乳房有更好的顺应性；
- 它的校正机制是在三点应力系统下使作用力从侧凸的凸侧转移到凹侧，对侧凸进行有针对性的过校正；
- 患者及家长对此支具治疗均可接受，依从性很好。

支具治疗的目的是阻止脊柱侧凸可能的进展，

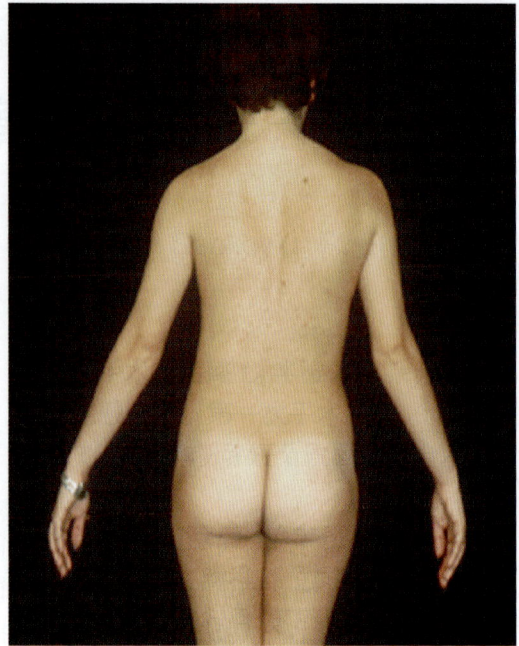

图 20.3 最终临床外观：肩部、腰部不对称完全恢复

从而避免今后的融合手术。

患者遵循了我们严格的要求，每 3 个月进行一次临床随访对照，并在治疗开始后的 3 个月、9 个月和 18 个月进行影像学随访对照。

经过两年的支具治疗，最终的结果显示患者在临床和影像学方面都获得了很好的改善（图 20.3 和图 20.4）。

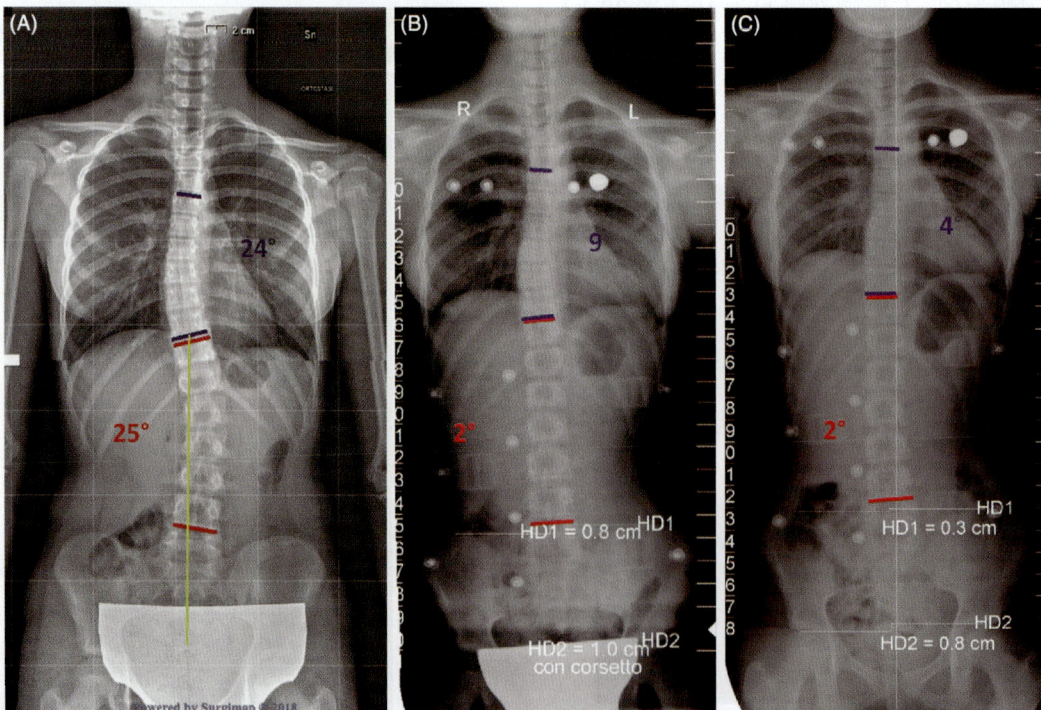

图 20.4 （A）初诊 X 线及测量：胸弯及腰弯（Lenke 3 型）。（B）3 个月后第二次 X 线检查（佩戴支具）：腰弯过矫正，提示腰弯柔韧性良好。（C）9 个月后第三次 X 线检查：侧凸控制良好，未见加重

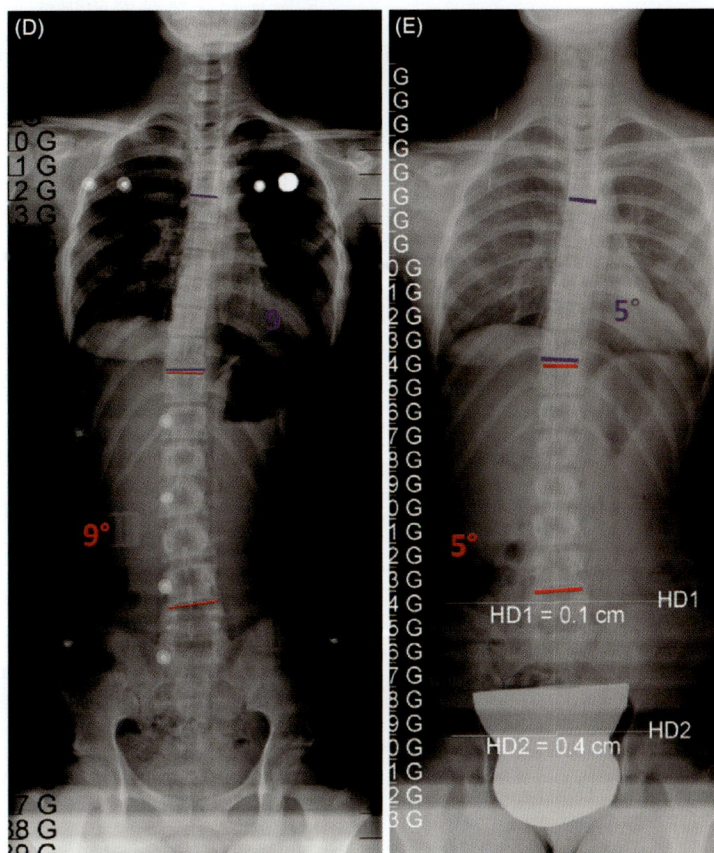

图 20.4（续）（D）第四次 X 线检查：矫形轻微丢失。（E）第五次 X 线检查：2 年后的末次随访

20.5　结果

在 2 年的随访中，患者在没有背痛或限制的情况下参加了所有期望的体育运动。她对自己的整体身材和肩部平衡感到满意。脊柱侧凸测量仪测出的胸背部隆起为 2°，腰部隆起为 3°。

20.6　讨论

AIS 的非手术治疗目标是控制侧凸进展，或者避免手术。

在这个病例中，患者成功地接受了色努支具的治疗，在临床、功能和影像学方面都有所改善。

这一结果的成功似乎与治疗的出发点、三维支具的选择，以及患者和其家长严格遵循医嘱的良好依从性有关。

临床注意事项

- 青少年特发性脊柱侧凸
- 进展
- 保守治疗
- 支具治疗

编者按

支具治疗的正确指征是骨骼发育尚未成熟。Risser 征、女性月经初潮以及男性变声期对于判断是否采用支具治疗的决策至关重要。治疗的结果往往是停止进展。几乎每次治疗结束后，脊柱侧凸的程度都保持和治疗开始时一样。

（高博 译　吴继功 审）

资深专家点评

　　该患者诊断青少年特发性脊柱侧凸，Lenke3型，腰椎修正型 B 型，Risser 征 0 级。首先选择支具和运动锻炼。影像观察及患者的满意度均得到理想的结果。针对这个病例有以下几点争议：

　　1. 患者的外观大体照片，治疗前后的姿势并不是完全一致的。正确方式是：双手自然下垂，眼睛平视，颈部不能旋转，拍摄角度垂直 T_8 脊柱和背部，更容易观察评估肩不平衡，上肢和躯干形成的躯干间隙不对称、双手在大腿投影的不等长。

　　2. 首次 3 个月复查 X 线，需要提醒的是该患者初始复查间隔时间过短。可以接受半年复查。

　　3. 锻炼治疗是脊柱侧凸治疗最为重要的因素，吊单杠和背部肌肉的训练是必须的。

　　4. 这个病例缺乏矢状位的全脊柱 X 线评估，如果在治疗前胸椎已经有明显的前凸，支具治疗需要格外慎重，严重者是禁忌。治疗 X 线依然没有侧位的全脊柱的 X 线，如果侧凸减轻，在胸段的前凸加重，支具治疗是失败的。显然该病没有提供完整的影像学检查资料，最终的结果评价是不完整的。

　　5. 支具治疗最大并发症之一就是对心肺功能的影响，因此治疗前后的心肺功能的评估很重要，患者随访 2 年，没有肺功能的指标和心功能的治疗评价，仅仅从影像和外观评价是不完整的。

（战略支援部队特色医学中心　吴继功）

参考文献

1. James JIP. Idiopathic scoliosis: the prognosis, diagnosis, and operative indications related to curve patterns and the age at onset. J Bone Joint Surg Br. 1954;36B:35–49.
2. Aulisa AG, Guzzanti V, Marzetti E, et al. Correlation between compliance and brace treatment in juvenile and adolescent idiopathic scoliosis: SOSORT 2014 award winner. Scoliosis. 2014;9:6.
3. Weinstein SL, Pçonseti IV. Curve progression in idiopathic scoliosis. J Bone Joint Surg Am. 1983;65:447–55.
4. Weiss HR, Rigo M. The Cheneau concept of bracing. Actual standards. Stud Health Technol Inform. 2008;135:291–302.

第21章　特发性脊柱侧凸：手术治疗

Ulf Liljenqvist

21.1　引言

本案例将详细介绍青少年特发性胸椎侧弯后路矫正和选择性融合的内容，将重点强调融合长度的选择和选择性融合的局限性。此外，还介绍了三维后路矫正技术。

21.2　病例描述

一名16岁女性患者，Lenke 1C型脊柱侧凸，胸弯52°，腰弯40°，腰弯在bending位为12°。胸椎后凸为37°（图21.1A-C）。她的胸椎侧凸的凹侧存在中度的疼痛。外观评估，左肩比右肩低1.5cm，胸椎的剃刀背畸形17°，腰部剃刀背畸形4°（图21.2A，B）。

手术治疗采用后路椎弓根螺钉技术，螺钉均为徒手植入。采用复位螺钉，节段平移和去旋转技术进行侧凸矫正。术后胸弯矫正至19°，而腰弯自发矫正至17°（图21.3A）。在左侧放置了一个5.5mm，轻微过度折弯的钴铬棒以矫正胸椎后凸（图21.3B）。使用自体骨加人工骨进行植骨融合。手术全程采用神经电生理检测，并采用控制性降压技术减少出血。

术后一年，该患者没有任何不适，且已经恢复了体育活动。胸椎剃刀背降低至9°，腰部没有明显剃刀背畸形（图21.4A，B）。X线显示脊柱完全平衡，仅腰弯轻度增加（图21.5A，B）。

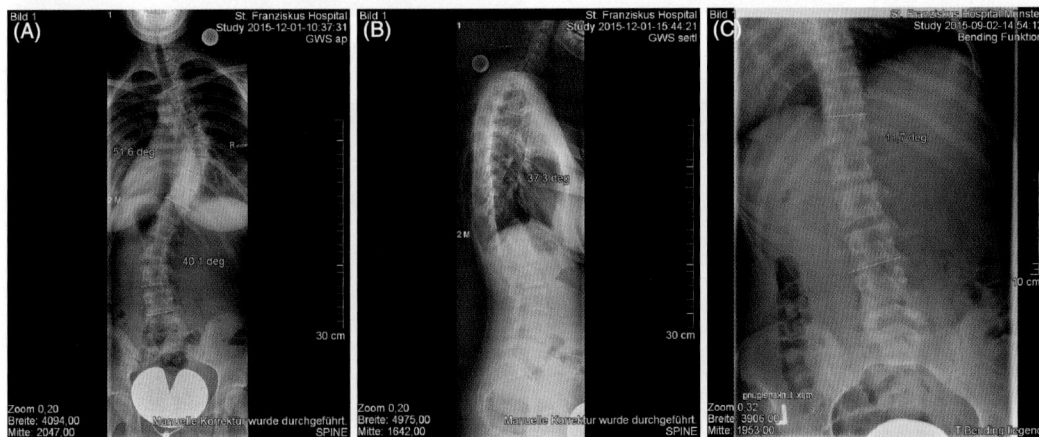

图21.1　术前全脊柱正侧位X线（A，B）和反向bending片（C）

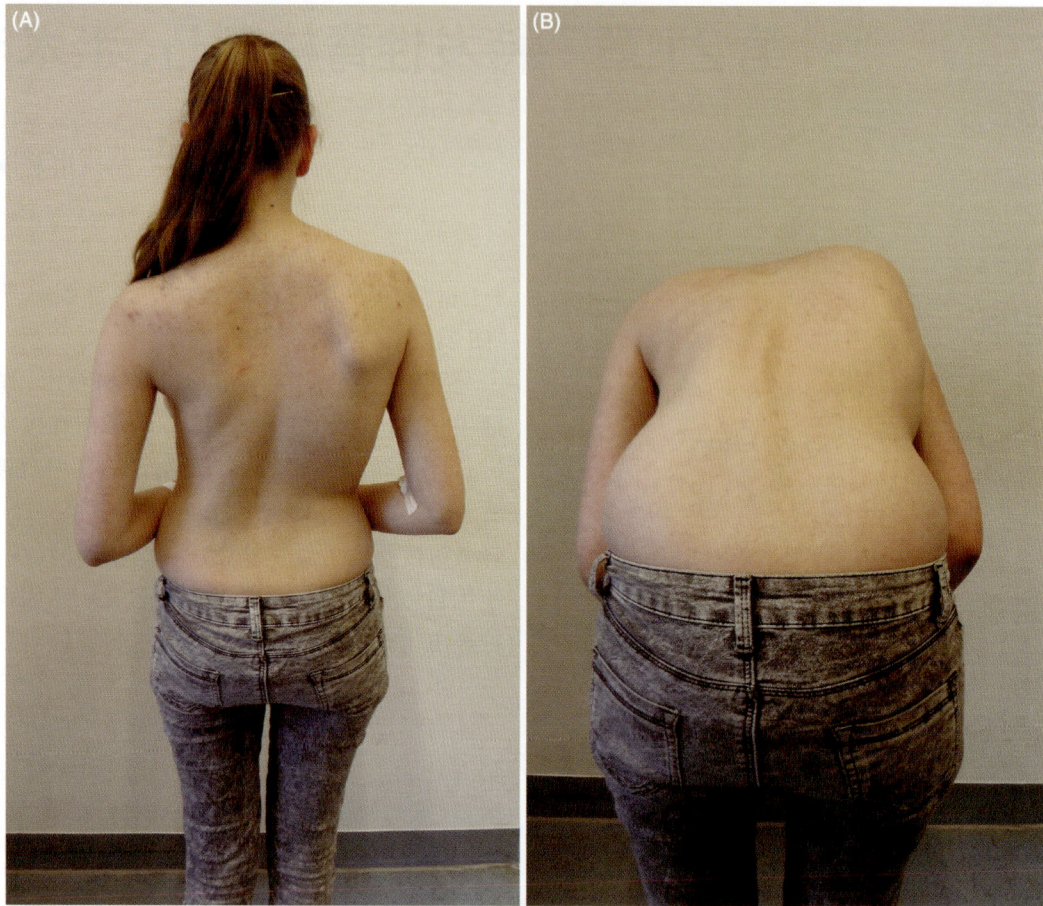

图 21.2　术前临床外观照（A，B）和前屈实验照（B）

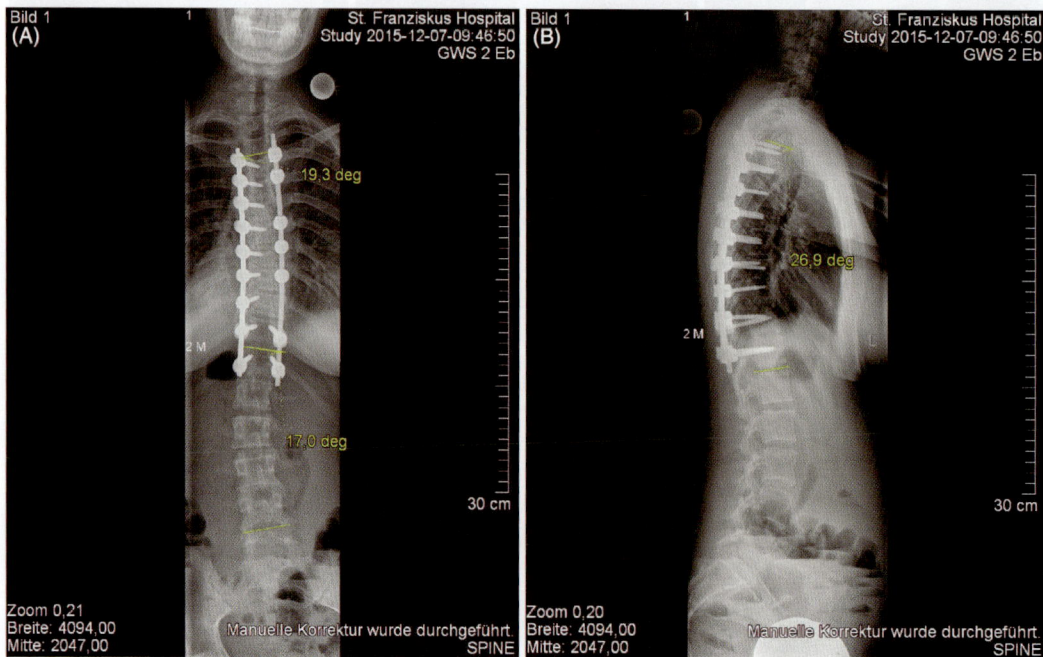

图 21.3　（A，B）术后全脊柱正侧位 X 线

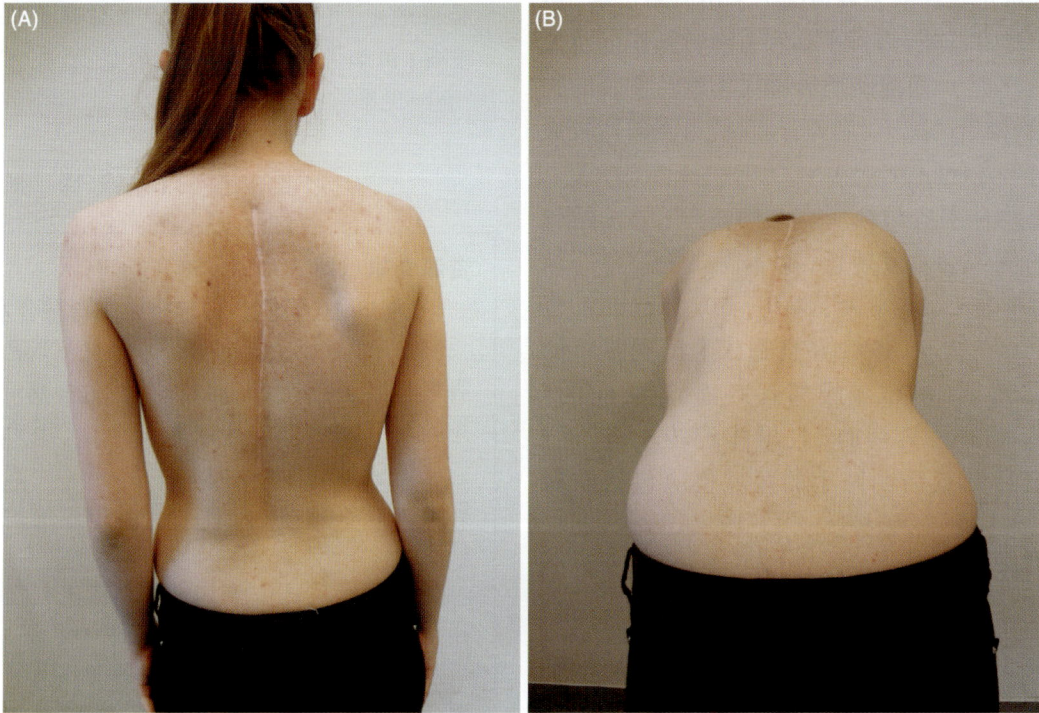

图 21.4 （A，B）术后一年外观照

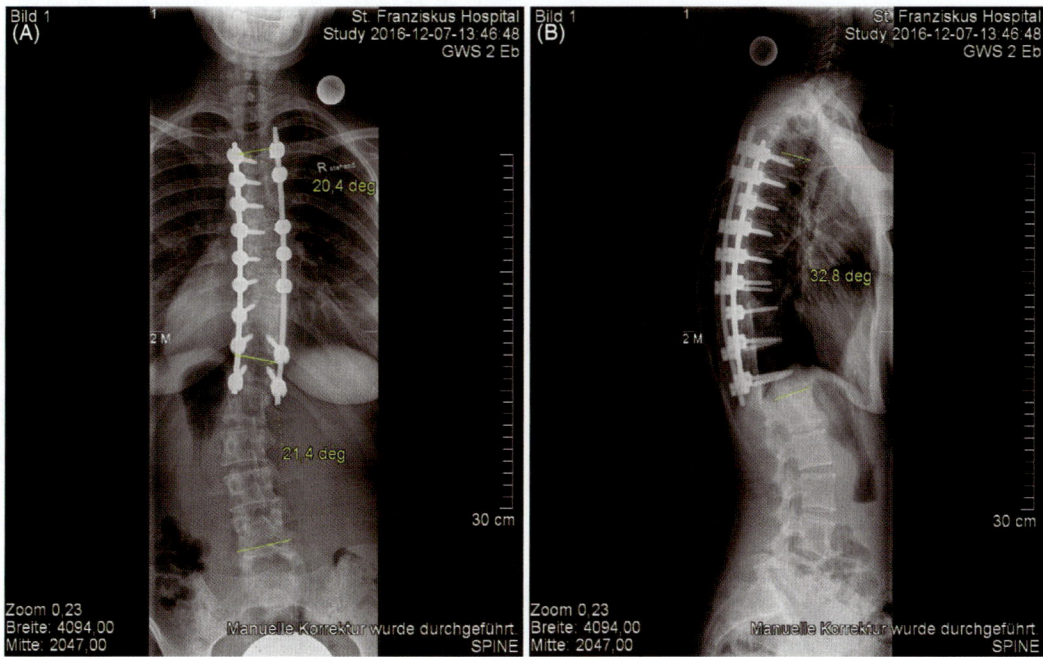

图 21.5 （A，B）术后一年全脊柱正侧位片

21.3　病例讨论

在青少年特发性侧弯超过50°的情况下，建议进行手术矫正。在大多数情况下采用后路技术，包括椎弓根螺钉器械，节段平移和去旋转操作以及矢状位矫形[3,4,9]。而前路矫形适用于旋转显著的胸腰弯，或胸椎后凸减小、剃刀背明显、继发腰弯较大的胸椎侧弯（Lenke 1C型）[2,6,8]。

矫形融合术应包括所有结构性弯；继发的较为柔韧的侧弯会自发矫正，而不需要被融合。结构弯的特征是Cobb角大于40°～50°，bending位上的Cobb角大于25°，并且临床上出现明显的椎体旋转特征（胸椎或腰部剃刀背）。相应的，非结构弯指的是柔韧的，且椎体旋转较轻。脊柱的过度后凸或后凸减小的区域也应包括在融合中[5,7]。

上固定椎（UIV）通常是上方的结构弯的上端椎。下固定椎（LIV）通常是下方的结构弯的第一个被骶骨中垂线触及的椎体。LIV应该没有旋转，并且LIV下方的椎间盘不能是僵硬的，即应该在两个bending位的两侧都敞开[1]。

21.4　结论与精华

- 如果腰弯小于50°，在bending位小于25°，且胸椎剃刀背比腰部剃刀背更加明显，则可以进行选择性胸椎融合术。
- 如果右肩关节较低，上胸弯大于40°，bending位上上胸弯大于20°，或者在左侧上胸椎区域存在剃刀背，上述满足任意一种情况则需要融合上胸弯（如融合至T_2）。
- 椎弓根螺钉和凹侧钴铬棒是金标准。
- 前路矫形适用于旋转显著的胸腰弯，或胸椎后凸较小而剃刀背较明显的情况。

临床注意事项
- 包含多个弯曲的脊柱侧弯中对结构弯的选择性融合
- 徒手植入椎弓根螺钉是金标准
- 在少数旋转显著的胸腰弯，或胸椎后凸较小的病例中，仍需进行前路矫正

编者按

在AIS中进行选择性融合的指征，除了减轻疼痛和美学考虑之外，更重要的是减少远期腰椎退变。LIV的选择对于保留腰椎节段非常重要；但如果没有融合足够的节段，则可能产生"叠加现象"。

（朱锋 译　张文智 审）

资深专家点评

Lenke 1C型侧凸和选择性胸弯融合术

对于Lenke 1C型侧凸，传统观点是需要将胸弯和腰弯一起融合。但是，对这些患者进行选择性胸弯融合术的兴趣日益浓厚，因为现在人们普遍认识到，融合终止于L_3以上不仅会提供更多的腰椎运动，而且会降低相邻节段退变的风险。

为了实现这一点，术前评估柔韧度的X线片很重要。大多数脊柱专家都认识到，支点侧屈的X线片[1]和全麻下牵引的X线是预测术后矫正的2种最佳方法[2]。了解胸弯在术后矫正的程度后，术者需要进一步关注腰弯的柔韧度。可以使用仰卧侧屈，支点侧屈或牵引的X线进行评估，因为所有这些都可以预测腰弯的矫正。如果腰弯比胸弯柔韧度要好，则无需担心，可以尝试最大程度地矫正胸弯，并且未融合的腰弯会自发平衡。但是，如果胸弯和腰弯柔韧度相等或胸弯的柔韧度更佳，则应注意不要"过度校正"胸弯，因为较大的残余腰弯可能导致失代偿。

手术技巧和窍门

由于平衡是最重要的，同时不一定要完全矫正侧弯，因此需要注意手术策略的制定。总的来说，对于所有手术矫正，我的目标是获得一个长方形的融合区域，其中UIV和LIV平行且没有相对位移[3]。

但是，在这个病例中，它在某种程度上取决于腰弯的柔韧性。由于腰弯较为僵硬，患者的腰弯无法完全矫正，因此我将在LIV处保留一定程度的倾斜，以保持胸弯和腰弯的平衡，就像作者在这种情况下所做的那样。因此，请注意避免在LIV的凹侧撑开，使融合区域成长方形。术中XR检查脊柱整体平衡在矫正结束时非常有用。

总结

Lenke 1C 型是可能进行选择性胸椎融合的特殊类别。但是，外科医师需要了解实现平衡的复杂性。有时，即使在最有经验的术者手中，未融合的腰弯仍可能失代偿，尤其是那些骨骼发育不成熟且具有剩余生长潜力的患者。因此，应告知所有患者及其父母，并在手术前让他们了解进行选择性融合的理由。如果存在疑问，那么融合延长到腰弯总是更安全的。

（香港大学矫形及创伤外科学系　张文智）

参考文献

1. Cheung KMC, Natarajan D, Samartzis D, et al.Predictability of the Fulcrum Bending Radiograph in Scoliosis Correction with Alternate-Level Pedicle Screw Fixation. *J Bone Joint Surg Am*, 2010, 92:169-176.

2. De Kleuver M, Lewis SJ, Germscheid NM, et al.Optimal surgical care for adolescent idiopathic scoliosis: an international consensus. *European Spine Journal*, 2014, 23（12）: 2603-2618.

3. Luk KDK, Don AS, Chong CS, et al.Selection of Fusion Levels in Adolescent Idiopathic Scoliosis Using Fulcrum Bending Prediction. *Spine*, 2008, 33（20）:2192-2198.

参考文献

1. Bai J, Chen K, Wei Q, et al. Selecting the LSTV as the lower instrumented vertebra in the treatment of Lenke type 1A and 2A adolescent idiopathic scoliosis. Spine 2018;43:E390–8.
2. Bullmann V, Halm H, Niemeyer T, et al. Dual-rod correction and instrumentation of idiiopathic scoliosis with the Halm-Zielke instrumentation. Spine. 2003;15:1306–13.
3. Cao Y, Xiong W, Li F. Pedicle screw versus hybrid construct instrumentation in adolescent idiopathic scoliosis. meta-analysis of thoracic scoliosis. Spine. 2014;39:E800–10.
4. Lamerain M, Bachy M, Delpont M, et al. CoCr rods provie better frontal correction of adolescent idiopathic scoliosis treated by all-pedicle screw fixation. Eur Spine J. 2014;23:1190–6.
5. Lenke L, Betz R, Harms J, et al. Adolescent idiopathic scoliosis: a new classification to determine extent of spinal arthrodesis. J Bone Joint Surg Am. 2001;83:1169–81.
6. Liljenqvist U, Halm H, Bullmann V. Spontaneous lumbar curve correction in selective anterior instrumentation and fusion of idiopathic thoracic scoliosis of Lenke type C. Eur Spine J. 2013;22:S138–48.
7. Liljenqvist U, Lerner T, Bullmann V. Selective fusion of idiopathic scoliosis with respect tot he Lenke classification. Orthopade. 2009;38:189–92.
8. Schmidt C, Liljenqvist U, Lerner T, et al. Sagittal balance of thoracic lordoscoliosis: anterior dual rod instrumentation versus posterior pedicle screw fixation. Eur Spine J. 2011;20:1118–26.
9. Suk S, Kim J, Kim S, Lim D. Pedicle screw instrumentation in adolescent idiopathic scoliosis (AIS). Eur Spine J. 2012;21:13–22.

第22章 合并对侧半椎体的先天性脊柱侧凸

Alpaslan Senkoylu, R. Emre Acaroglu

22.1 引言

先天性脊柱侧凸是一类复杂的脊柱畸形,如果处理不得当的话会造成严重后果。从接诊患者的一开始,疾病的每一步的病例变化都充满挑战。

这个典型病例的目的是讨论一例复杂半椎体脊柱侧凸的诊断、自然史,以及治疗选择。

22.2 病例描述

一名两岁男孩,以后背畸形为主诉到门诊就诊。患者本人没有其他疾病史,但是他哥哥在两年前因为先天性脊柱侧凸和半椎体做过手术。体格检查发现该患儿右侧下腰部及左侧季肋部都有剃刀背畸形(图 22.1),神经功能正常。脊柱全长正侧位片显示 T_{10} 左侧和 L_2 右侧半椎体,CT 显示两个半椎体均完全分节(图 22.2)。全脊柱 MRI 没发现髓内异常(包括脊髓空洞、Chiari 畸形、脊髓纵裂),脊髓圆锥终止于 L_1 平面。

第一次手术行后路 L_2 半椎体切除,短节段椎弓根螺钉固定融合术。第一次手术顺利,3 个月后,再次行后路 T_{10} 半椎体切除短节段固定融合术。

手术过程

后路半椎体切除后,单节段椎弓根螺钉固定。显露脊柱后部结构,胸椎部位同时显露凸侧半椎体所涉及的肋骨头,进行骨膜下剥离。半椎体上下各一节段椎体打入直径 4mm 椎弓根螺钉。然后在凸侧切除半椎体的横突(如果在胸椎还要同时切除肋骨头)以及用手指或者骨膜剥离器,沿腹膜后(或者是沿胸膜外)切除半椎体,这种方法更有利于定位并且出血比较少。用枪钳或者高速魔钻切除半椎体的椎板以及椎弓根。这时要注意保护好腰椎段走行的神经根,但如果在胸段可以牺牲肋间神经。控制好硬膜外出血,然后切除整个半椎体及上下的椎间盘和软骨终板。通过凸侧上下两个椎弓根螺钉进行加压,同时辅助对患者躯干三点施力弯曲进行矫形(图 22.3)。这样有助于防止过大力量直接施加在椎弓根上导致螺钉松动。局部减压获得的自体骨用于

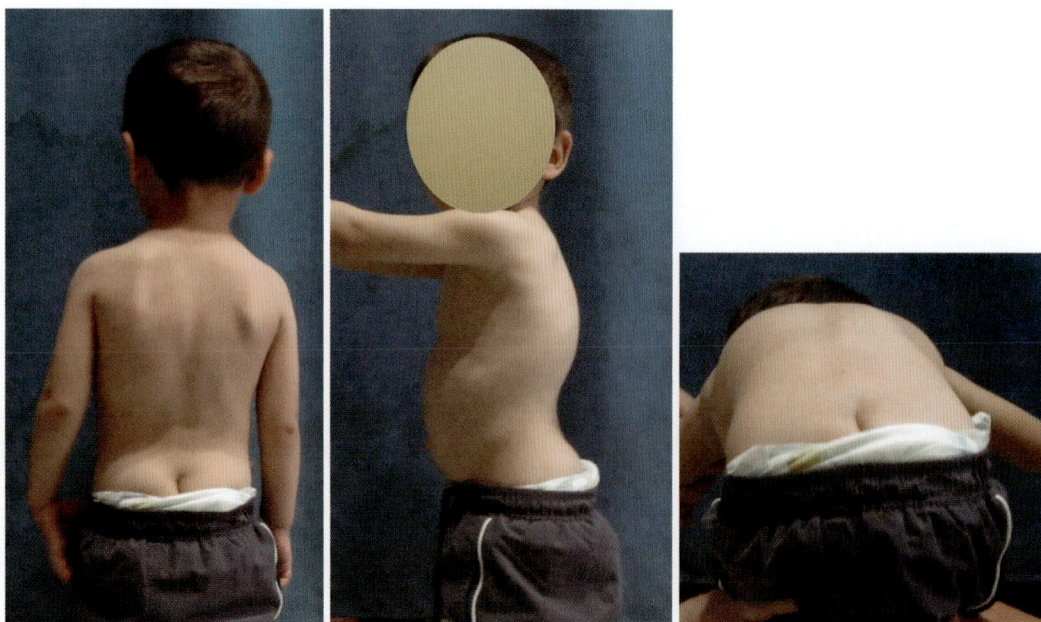

图 22.1 两岁男孩,前屈试验可见右侧腰部塌陷以及左侧剃刀背畸形

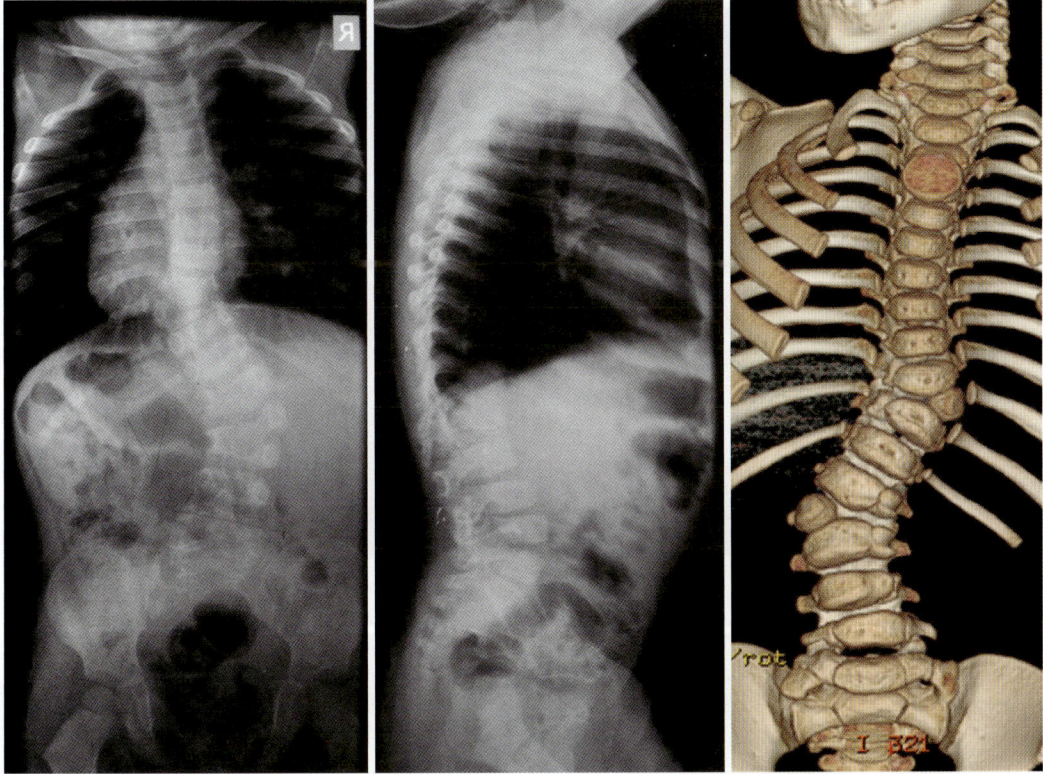

图 22.2　脊柱全长正侧位及 CT 三维重建都可见分别在 T_{10} 和 L_2 对侧都各有一个半椎体

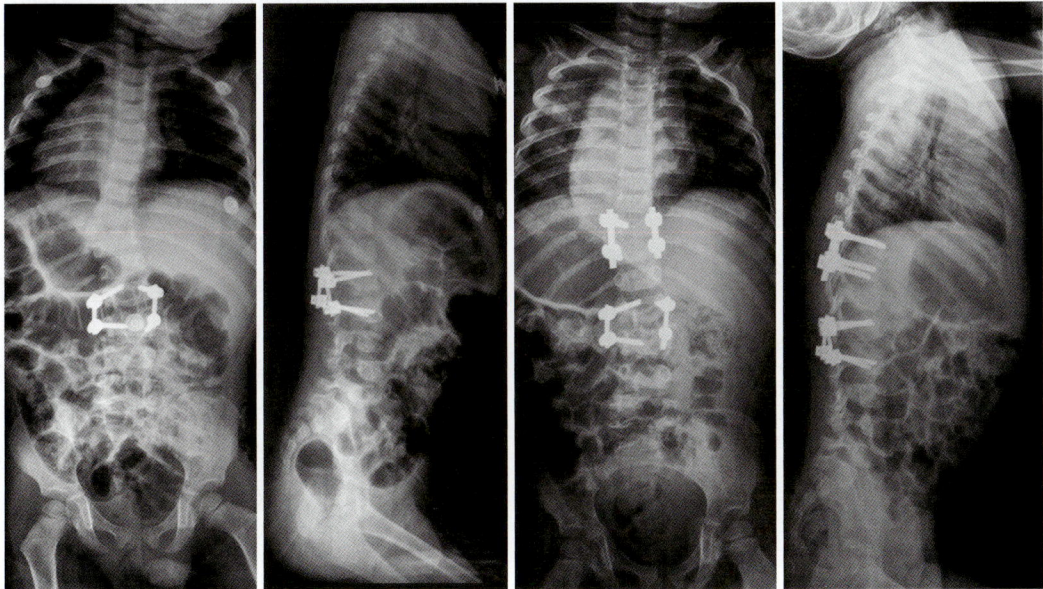

图 22.3　术后正侧位片,第一次术后双肩不等高,第二次术后双肩等高

这一个节段的融合植骨。术后患者可以佩戴 TLSO 进行活动,术后 3 个月后摘掉。

术后恢复顺利,没有并发症。患者随访 6 年,目前已经八周岁,脊柱平衡良好(图 22.4)。

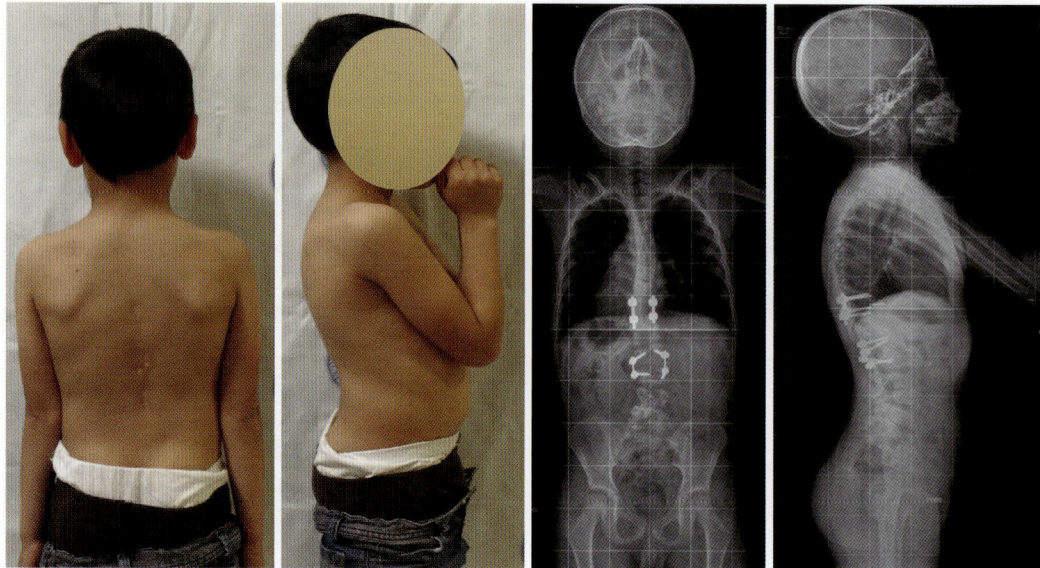

图 22.4　术后 6 年平衡良好

22.3　病例讨论

先天性脊柱侧凸是一种常见的脊柱三维畸形。一般分为形成不全或者分节不全两类，但是绝大多数病例都是混合型的。半椎体的病例应该是属于形成障碍这一亚型的[1]。因半椎体所在位置不同，侧凸发展的自然病史也有所区别，因此也决定了处理办法有所差异。目前已经很明确，位于腰椎或者是胸腰交界部位的半椎体导致的脊柱畸形进展可能性大而且预后不好。而位于上胸椎或者中胸椎的半椎体一般都可以代偿良好不需要手术[2]。半椎体的形态也是影响预后的重要因素。完全分节的半椎体（有两个生长终板）同时再加上半椎体对侧有一个未分节的骨桥预后最差，Mc Master 认为这种情况下每年会进展 10°。表 22.1 显示了从坏到好的预后分级标准[2-4]。

关于半椎体的处理，目前文献已经有共识，在特定的区域出现的半椎体，一旦确诊应该尽快治疗。对半椎体的早期处理可以有效地预防脊柱侧弯涉及椎体节段的增多、结构性侧弯的延长，以及代偿性侧弯的进展。目前文献普遍认为，后路半椎体切除，短节段融合及内固定是半椎体治疗的金标准[5,6]。

由于半椎体脊柱畸形经常合并脊髓异常，因此如果要进行手术治疗，术前进行全脊柱 MRI 是非常必要的[7]。我们这例患者也是用全脊柱 MRI 排除脊髓异常，然后再做 CT 来显示半椎体处的精确形态变化。在 CT 上可以看到在不同节段的双侧各有一个分节完全的半椎体（见图 22.2）。一期畸形 L_2 位置的半椎体切除，然后进行随访监控对侧 T_{10} 半椎体的发展情况。随访的 X 线检查发现第一次术后双肩不等高（见图 22.3），因此为了减少进一步冠状位失衡，二期进行了 T_{10} 半椎的切除。中期随访显示脊柱平衡良好（见图 22.4）。

22.4　结论与精华

先天性脊柱侧凸是一种复杂的脊柱畸形，需要在术前进行仔细的评估。对于特定类型的先天性脊柱畸形需要尽早手术治疗。同时孩子的家长需要知晓有再次手术可能性。

表 22.1　半椎体畸形从坏到好的预后分级

完全分节的半椎体，同时对侧有未分节骨桥
单侧的未分节骨桥
两个连续的完全分节的半椎体
完全分节的半椎体
不完全分节的半椎体
楔形椎
钳闭的半椎体
阻滞椎

Adapted from McMaster and Arlet et al.[2-4]

临床注意事项

- 详尽的影像学检查和解读能为椎管结构异常提供详细的解剖学解释
- 对于半椎体存在于腰椎或者胸腰椎的患者建议早期手术
- 术者具有较好的手术技术和临床诊疗能力
- 患者术后需要持续随访至成年

（白玉树　译　李明　审）

资深专家点评

先天性脊柱畸形临床上常见于儿童和青少年,其中半椎体畸形是最常见的类型。很多因素会影响半椎体脊柱畸形的自然史,半椎体的类型、部位,其中患儿年龄是最主要的影响指标。本章为对侧都有半椎体脊柱畸形的病例,作者对其进行了分期手术治疗。第一次术后对脊柱平衡性进行评估,没有恢复平衡,再行二次手术切除第二个半椎体。这是一种很明智的选择,因为并不是每一个半椎体都需要切除,也不是每一个有半椎体的患者都需要手术。半椎体畸形的儿童和青少年绝大多数都没有神经症状,因此手术的目的主要是平衡脊柱,减少或者减缓弯曲加重。手术中如能完整彻底地切除半椎体,往往可以仅行上下相邻节段或者短节段的固定,而不需要长节段固定代偿性弯曲。临床上很多有对侧半椎体脊柱畸形的患者,由于双侧半椎体,一定程度上平衡了脊柱的整体失平衡程度,因此很多情况下不一定需要手术治疗。但如果在胸腰交界段有半椎体或者是一侧弯曲有相对更快的进行性加重,就不得不手术治疗,比如本章病例。同时由于半椎体畸形的患者普遍年龄较小,脊柱整体生长发育有更多不可预测的可能,因此术后随访和密切关注脊柱的整体平衡变化非常重要。这也导致了半椎体脊柱畸形再次手术矫形的可能性总体上是要高于特发性以及退变性脊柱畸形的。

（海军军医大学第一附属医院　李明）

参考文献

1. Moe JH, Winter RB, Bradford DS, et al., editors. Scoliosis and other spinal deformities. Philadelphia: Saunders; 1978. p. 131–202. (Level of Evidence is 4).
2. McMaster MJ, Ohtsuka K. The natural history of congenital scoliosis. A study of two hundred and fifty-one patients. J Bone Joint Surg. 1982;64–A:1128–47. (Level of Evidence is 3).
3. McMaster MJ, David CV. Hemivertebra as a cause of scoliosis. J Bone J Surg-B. 1986;68(B):588–92. (Level of Evidence is 3).
4. Vincent A, Odent T, Aebi M. Congenital Scoliosis. Eur Spine J. 2003;12:456–63. (Level of Evidence is 4).
5. Ruf M, Jürgen H. Posterior Hemivertebra Resection With Transpedicular Instrumentation: Early Correction in Children Aged 1 to 6 Years. Spine. 2003;28(18):2132–8. (Level of Evidence is 3).
6. Chang DG, Kim JH, Ha KY, Lee JS, Jang JS, Suk SI. Posterior Hemivertebra Resection and Short Segment Fusion With Pedicle Screw Fixation for Congenital Scoliosis in Children Younger Than 10 Years. Spine. 2015;40(8):E484–91. (Level of Evidence is 3).
7. Batra S, Ahuja S. Congenital Soliosis: Management and Future Directions. Acta Orthop Belg. 2008;74:147–60. (Level of Evidence is 4).

第23章 翻修病例经椎弓根截骨术后迟发性神经功能障碍与手术部位感染

Susana Núñez-Pereira，Ferran Pellisé

23.1 引言

这个病例的特殊性在于术后出现了成人畸形手术中两个很棘手的手术并发症：迟发性神经损伤和手术部位深部感染。这个病例的神经损伤是迟发性的。这种情况并不常见，其处理方法与术中神经监测早期发现的神经损伤也不一样。至于手术部位感染，患者本身就有发生这种并发症的高危因素。经过一段时间恰当的治疗后，感染逐渐被控制，但是13个月后，又再次复发，这就需要对局部内固定进行二期的翻修更换。

23.2 病例描述

23.2.1 病史

患者：71岁老年女性

既往史：高血压，2型糖尿病，对非甾体抗炎药过敏

已经接受过4次腰椎手术：

2000年L_4/L_5固定融合手术

2006年延长至L_3/L_4固定融合手术

2010年L_3经椎弓根截骨术（pedicle subtraction osteotomy，PSO）

2010年翻修治疗脑脊液漏手术

在最后一次翻修手术中，送检标本被检测出凝固酶阴性葡萄球菌（CoNS）阳性。患者用了8周的抗生素，伤口并没有出现感染情况。随访过程中，患者出现持续性的整体失平衡和脊柱失稳的症状（图23.1），但并没有出现腰背部的疼痛。CT显示融合很牢固。由于症状持续存在，患者于2012年又进行了L_4的经椎弓根截骨术。术前使用ASIA评分评估神经系统功能，并无感觉或运动损伤。术前ODI和SRS-22$_{subtotal}$评分分别为64.4和2.06。

23.2.2 手术过程

首先取出体内原先的内置物，然后改为T_{12}到骶骨的长节段固定，又进行了L_5/S_1的经椎间孔腰椎椎间融合术（transforaminal lumbar interbody fusion，TLIF）和L_4的PSO。术前应用复方新诺明可以最大限度地覆盖前次引起感染的CoNS，预防再次感染。手术持续了585分钟，失血量大约为2 300mL。术中神经监测，包括运动诱发电位（motor evoked potentials，MEP）、体感诱发电位（somatosensory evokcd potentials，SSEP）和肌电图，在整个过程中均无异常。闭合切口时局部应用万古霉素。手术日当晚，患者拔管，双下肢活动良好。

23.2.3 神经并发症

手术后3天，双侧屈髋肌和伸膝肌出现新发的肌力下降（右侧1/5～2/5，左侧2/5～3/5），患者无法站立。CT显示：内固定位置合适，有一些术后新出现的血肿，但硬膜囊无明显的受压征象（图23.2）。由于神经功能的急性改变，患者无法站立，我们计划进行翻修手术探查所有可能涉及的神经根。短时间内无法进行MRI，因此决定不因为无法进行MRI而延迟手术。在急性神经功能损伤的情况下，MRI的结果也不太可能改变进行翻修手术的决定。

第2天进行了翻修手术。复方新诺明用于预防抗生素。L_2-L_5神经根两侧暴露，并沿椎间孔进一步减压。术中发现无明显异常，且手术外科医师未发现任何狭窄区域。手术后，运动功能障碍得到改善，翻修后3天，两肢的肌力4/5。手术后2年，运动功能障碍完全恢复。术后MRI排除了局部缺血，并且没有残余压迫（图23.3）。

23.2.4 感染性并发症

最初的伤口愈合良好，但是在翻修手术后的第

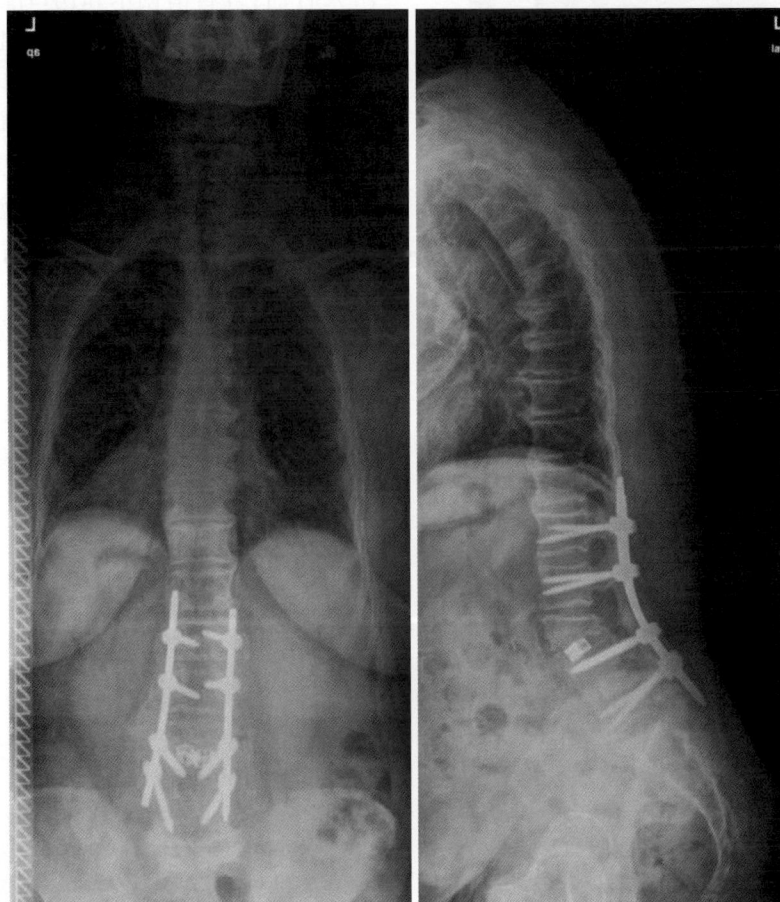

图 23.1　术前 X 线检查

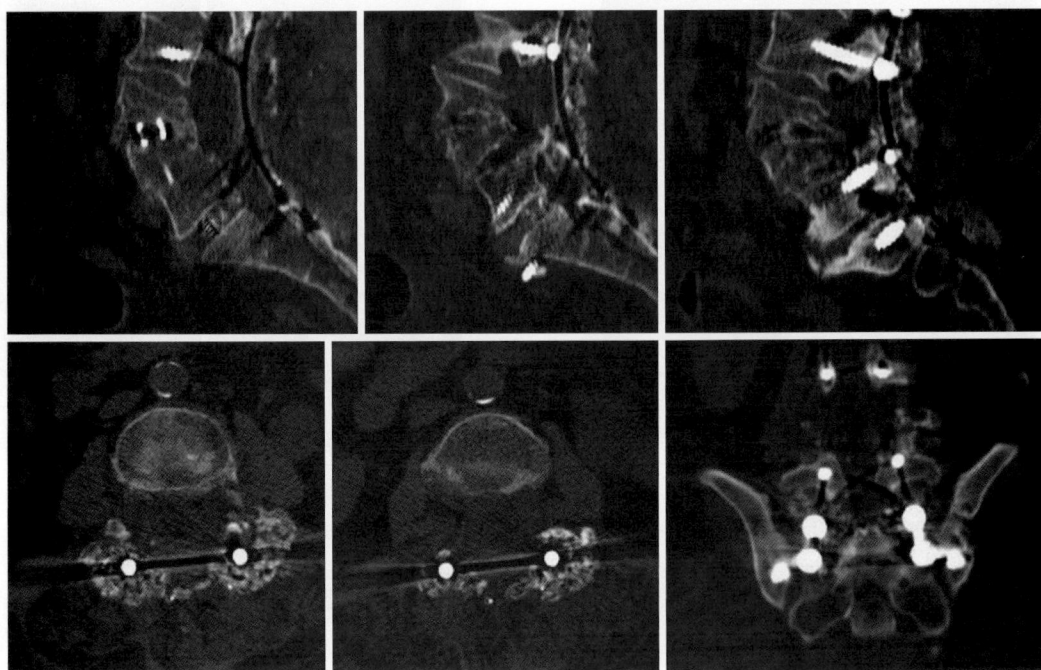

图 23.2　术后 CT 检查

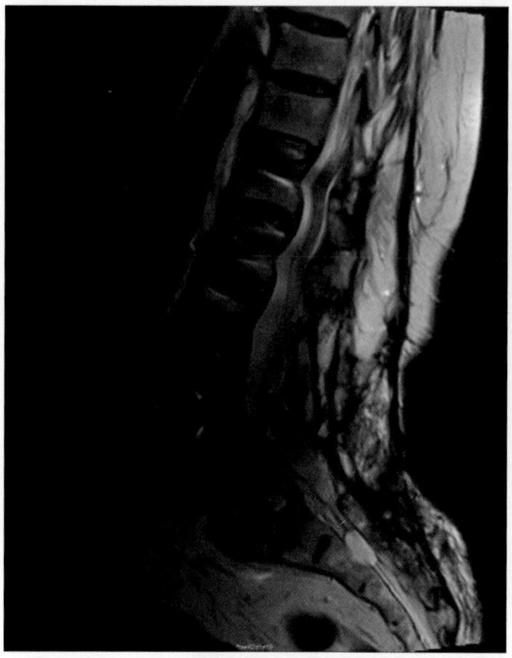

图 23.3 术后 MRI 显示无缺血或压迫迹象

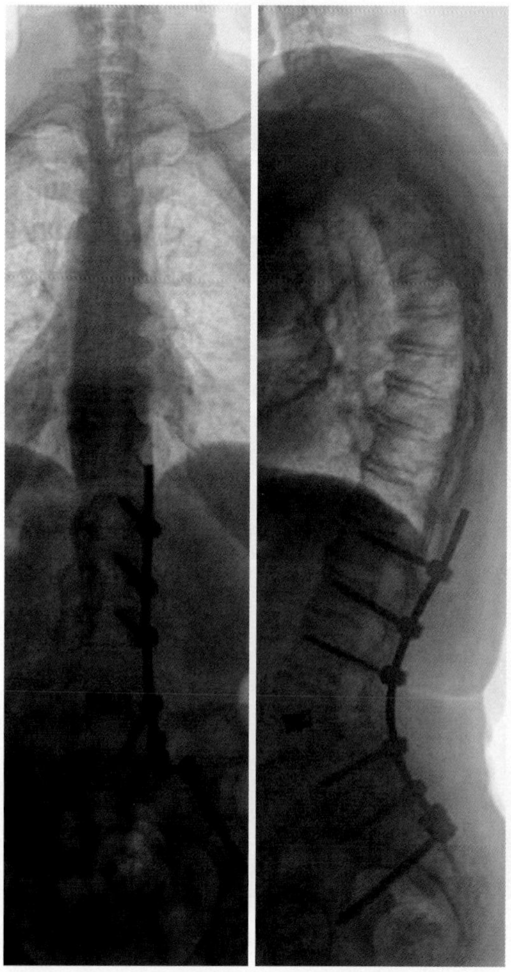

14 天，伤口出现脓性分泌物，没有败血症的迹象。两天后，行外科清创术和伤口灌洗。植入物留在原处，未取出。术中标本可培养出对氨苄西林和庆大霉素耐药的大肠杆菌。对个体，我们进行了针对性的抗生素治疗。在完成为期 2 周的静脉内抗生素疗程后，伤口成功愈合，出院后，患者又口服了 3 个月的抗生素。随访过程中，伤口愈合一直良好，未发现其他并发症。术后一年，患者因伤口左侧出现一瘘管，有分泌物流出而再次就诊。CT 结果显示内固定融合牢固。患者接受了再一次的外科清创术和 2 期内置物翻修置换手术。取出了与瘘管相连的左侧植入物（图 23.4）。所有标本组织中均可培养出大肠杆菌，并显示出与先前感染菌株相同的耐药情况。在移除部分内置物和抗生素治疗后 3 周，该患者接受了新的内固定手术（图 23.5）。清创术后，患者又口服了 6 个月的环丙沙星。在这两次手术中，伤口都没有出现问题。

23.2.5 最终随访

上次翻修手术两年后，患者肌力已经完全恢

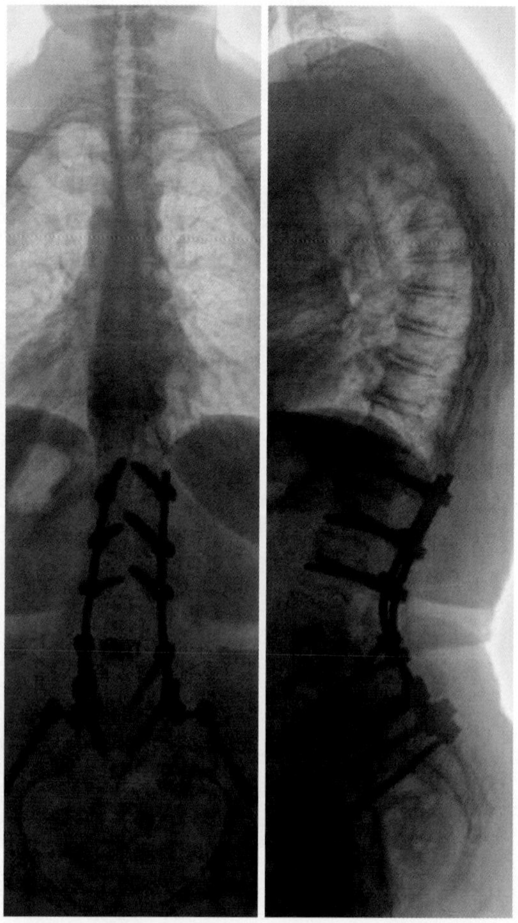

图 23.4 取出部分内置物

图 23.5 重置内置物后 X 线检查

复,无需任何帮助就可以站立和行走。双脚仍然有一些感觉异常,这使患者有些许担心。感觉异常可能与糖尿病引起的多发性神经病变有关。脊柱平衡良好,GAP 评分为 2,X 线显示矫正良好、融合牢固(图 23.6 和图 23.7)。然而,患者对其当前状态的还是不太满意的。第一次术后 5 年随访结果显示,ODI 和 SRS-22subtotal 评分分别为 52.5(−11.9)和 3.83(+1.77)。

骨盆入射角	66		脊柱整体(矢状位)序列及比例评分		2
年龄	75		脊柱比例		
年龄因素		1			
骶骨倾斜角	44.38		实际骶骨倾斜角与理想骶骨倾斜角差值		−3.6
理想骶骨倾斜角	47.94				
骨盆比例	对齐	0	严重后倾 适度后倾 对齐 前倾 −15° −7° +5°		
L₁-S₁腰椎前凸	69.18		实际腰椎前凸与理想腰椎前凸差值		−0.7
理想腰椎前凸	69.92				
前凸比例	对齐	0	严重前凸减小 中度前凸减小 对齐 前凸增大 −25° −14° +11°		
L₄-S₁腰椎前凸	31.28		腰椎前凸分布指数		45%
前凸分布比率	中度腰前凸比例减小	1	重度前凸比例减小 中等前凸比例减小 对齐 前凸比例增大 40% 50% 80%		
躯干整体倾斜	23.61		实际矢状位序列与理想矢状位序列差值		6.93
理想躯干整体倾斜	16.68				
脊柱骨盆比例	对齐	0	严重正 中等正 对齐 负 +18° +10° −7°		

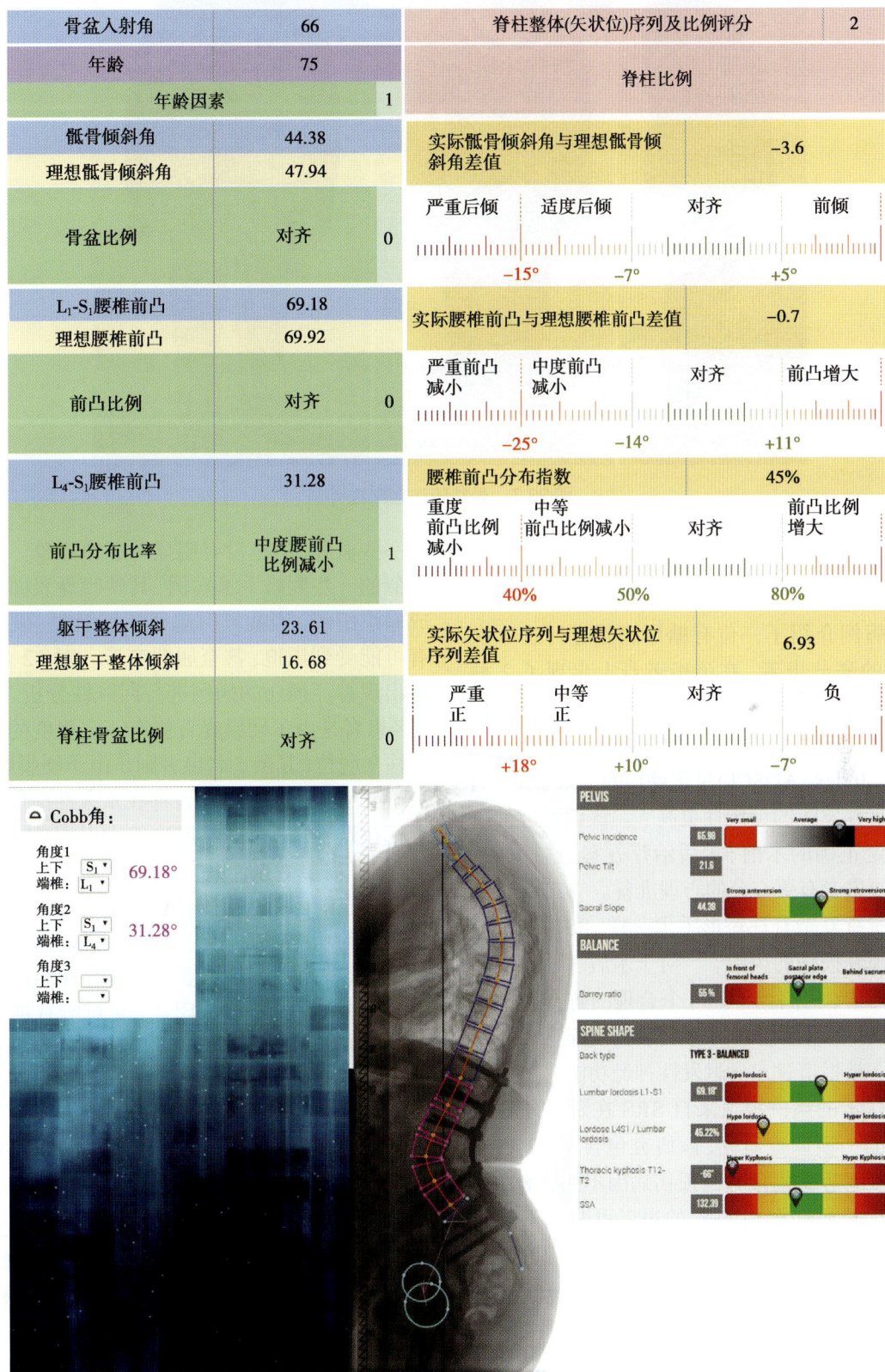

图 23.6　GAP 评分评估脊柱序列

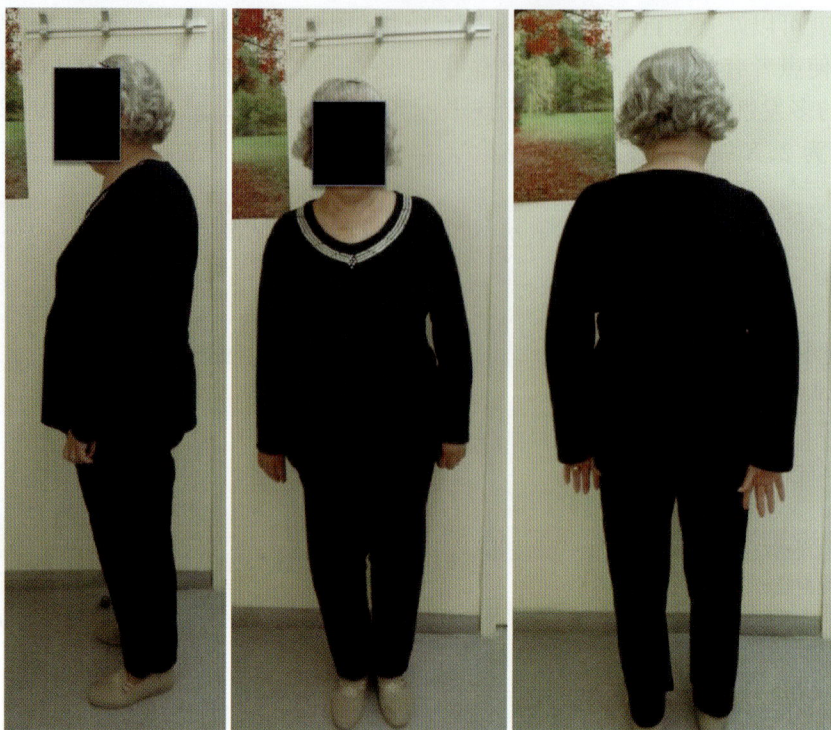

图 23.7　最终随访临床资料

23.3　病例讨论

上述病例介绍了一位有糖尿病且进行过 4 次脊柱手术的高危患者，在该患者身上出现了 2 种均需要翻修处理的脊柱畸形手术并发症。通过成人畸形手术复杂性指数（Adult Deformity Surgery Complexity Index，ADSCI）量化评出的复杂手术，通常发生严重并发症的可能性更高[1]。认识到这种风险对于制定正确的术前、术后治疗方案至关重要，同时可以使患者有更充分的心理准备。

正如所有复杂脊柱矫形手术一样，PSO 手术也有一定的神经损伤的风险[2]。对于术后 3 天出现的神经功能障碍，我们找不到一个合理的解释。术中神经监测良好，术后患者的神经系统检查正常。几乎也没有文献报道过术后迟发性神经功能损伤的病例。最大样本的病例报道来自 SRS 在矫形外科医师中进行的一项调查研究，该研究包含了 92 名病例[3]。42% 的患者出现神经损伤病因不明，38% 的患者是由于缺血性损伤，4% 的患者可归因于脊髓水肿，16% 的患者可归因于器械或血肿压迫脊髓。该病例报道中，有 68% 的患者进行了翻修手术。脊髓受压患者的预后优于缺血性损伤患者（86% vs.51%，P=0.048）。

上述患者没有内置物压迫硬膜的证据，CT 上可见一些血肿，但也没有明显的压迫迹象。和该病例类似的一些翻修手术病例，其硬膜囊表面常常会形成瘢痕组织，当截骨引起脊柱短缩时，硬膜囊就更有可能受到压迫，甚至屈曲变形。对 12 名 PSO 术后出现神经损伤的病例进行回顾性分析[4]，发现有 7 名患者是由于硬膜囊背侧有一定程度的受压或者脊柱半脱位，其余 5 名患者则是由于硬膜屈曲皱褶。12 名患者中只有 3 名患者存在永久性损伤。

在这种情况下，临床决策尤其具有挑战性，因为存在"需要做点什么"的压力，但是又没有明确的准则或规则可循。由于这种类型的并发症常常会引起严重的功能丧失，所以在第二天就进行了翻修手术，以探查硬脊膜是否受压迫或存在屈曲皱褶。术中未发现明显的异常，因此，又对所有神经根进行了进一步的减压。应用了 24h 的地塞米松。翻修术后不久，神经系统症状得到改善，这表明进一步减压对神经有一定的松解作用。我们不知道如果不进行翻修手术，患者情况是否会好转。但是，有证据显示由压迫造成的神经损伤预后相对较好，我们认为所有相关区域都应该进行仔细探查已确保神经完全松解。

至于手术部位感染，该患者有多种危险因素：4 次手术史，前期同一部位感染，糖尿病以及长时间、复杂的手术过程。翻修术后 24h 给予地塞米松是感染的另一个危险因素。预防措施包括特定的抗生素预防措施和更严格的护理措施，比如术前应用氯已定冲洗皮肤。翻修手术时,导尿管始终保持原位固定。这是革兰氏阴性菌(gram-negative bacteria, GNB)最有可能的一个入侵途径[5],也是患者最可能的感染原。为了扩大对 GNB 的覆盖范围,可以选择将庆大霉素与标准预防用药合用。然而,导致我们患者感染的菌株是对庆大霉素耐药的;因此,在这种特殊情况下,在预防方案中加入庆大霉素可能不会改变最终结果。

在脊柱手术部位感染患者中,约有四分之一会发生再次感染[6]。导致治疗失败的原因尚不确定。一些专家认为,长时间应用抗生素可能有助于避免复发[7],但现有证据表明该措施并不适用于所有患者。此外,就此类情况,目前尚无可靠的指南规定抗生素理想的治疗时间。对于类似的患者,应用抗生素通常为 3 个月。对于术后数月发生迟发性感染的患者,取出内置物通常是最佳治疗选择,因为这是去除黏附在内置物上生物膜的唯一方法。至于重新置入内置物,有研究称在青少年特发性脊柱侧凸患者中,由于后期感染而行植入物取出且不进行再置入的,矫正率的丢失相对较大[8],但是在成人脊柱畸形中并没有关于此类情况的报道。不过,3 柱截骨更容易引起内固定失败或断棒[9];因此,再次置入内置物加强支撑是合理的。由于感染仅限于一侧,对侧内置物可保留在原位,这样在手术开始时可以保持一定的稳定性。关于抗生素的使用,目前并没有复发病例的治疗标准。经医院传染科会诊后,针对性抗生素治疗了 6 个月,随访 5 年没有复发。

临床注意事项

- PSO 术后迟发性神经损伤可能与硬膜受压、屈曲皱褶或局部缺血有关
- 进行翻修手术是合理的,可以确保神经根充分减压并最大程度恢复神经功能
- 如果复发性手术部位感染不能在保留内置物的情况下通过清创术,应用抗生素治疗取得满意效果,则应考虑置换内置物

编者按

在复杂的脊柱手术中,手术部位感染是一个日益常见的问题。我们始终建议应早期进行积极的清创术。不应采取"等待策略"。负压辅助封闭技术治疗创伤伤口可取得满意的临床疗效。

（胡文浩　译　李利　审）

资深专家点评

该章给我们介绍了一例脊柱截骨术后出现迟发性神经损伤和手术部位感染的病例,以上两种并发症并不常见,但一出现就很棘手。作者为我们提供了一种很好的治疗经验。患者术前有多种基础病,有发生并发症的高危因素,又经历了多次手术,一般情况及局部情况都比较差,其治疗对于任何脊柱医师都是一种挑战。该病例通过足量足时的抗生素控制,并取出部分内固定进行广泛减压探查,最终取得了满意的效果。该病例给我们的启示主要有两点:①对于高风险患者,围手术期一定要注意监测各种指标,早期发现可能出现的问题;②一旦怀疑可能出现的手术并发症,比如感染或神经损伤,要积极采取措施,不要"坐以待毙",因为修复时间对患者非常关键。

（解放军总医院第四医学中心　李利）

参考文献

1. Pellisé F, Vila-Casademunt A, Núñez-Pereira S, Domingo-Sàbat M, Bagó J, Vidal X, et al. The adult deformity surgery complexity index (ADSCI): a valid tool to quantify the complexity of posterior adult spinal deformity surgery and predict postoperative complications. Spine J. 2018;18(2):216–25.

2. Kelly MP, Lenke LG, Shaffrey CI, Ames CP, Carreon LY, Lafage V, et al. Evaluation of complications and neurological deficits with three-column spine reconstructions for complex spinal deformity: a retrospective scoli-risk-1 study. Neurosurg Focus. 2014;36(5):E17.

3. Auerbach JD, Kean K, Milby AH, Paonessa KJ, Dormans JP, Newton PO, et al. Delayed postoperative neurologic deficits in spinal deformity surgery. Spine (Phila Pa 1976). 2016;41(3):E131–8.

4. Buchowski JM, Bridwell KH, Lenke LG, Kuhns CA, Lehman RA, Kim YJ, et al. Neurologic complications of lumbar pedicle subtraction osteotomy: a 10-year assessment. Spine (Phila Pa 1976). 2007;32(20):2245–52.

5. Núñez-Pereira S, Pellisé F, Rodríguez-Pardo D, Pigrau C, Sánchez JM, Bagó J, et al. Individualized antibiotic prophylaxis reduces surgical site infections by gram-negative bacteria in instrumented spinal surgery. Eur Spine J. 2011;20(Suppl 3):397–402.

6. Maruo K, Berven SH. Outcome and treatment of postoperative spine surgical site infections: predictors of treatment success and failure. J Orthop Sci. 2014;19(3):398–404.

7. Kowalski TJ, Berbari EF, Huddleston PM, Steckelberg JM, Mandrekar JN, Osmon DR. The management and outcome of spinal implant infections: contemporary retrospective cohort study. Clin Infect Dis. 2007;44(7):913–20.

8. Muschik M, Lück W, Schlenzka D. Implant removal for late-developing infection after instrumented pos-

terior spinal fusion for scoliosis: Reinstrumentation reduces loss of correction. A retrospective analysis of 45 cases. Eur Spine J. 2004;13(7):645–51.

9. Smith JS, Shaffrey CI, Klineberg E, Lafage V, Schwab F, Lafage R, et al. Complication rates associated with 3-column osteotomy in 82 adult spinal deformity patients: retrospective review of a prospectively collected multicenter consecutive series with 2-year follow-up. J Neurosurg Spine. 2017;27(4):444–57.

第 24 章　重度腰椎滑脱的手术治疗

Dezsö Jeszenszky, Markus Loibl

24.1　引言

本章将概述腰椎滑脱的特征性临床表现和放射学特征。主要讨论发病机制,分类和手术适应证,以及治疗过程中的手术策略和技术。展示病例旨在根据作者的经验重点介绍治疗重度腰椎滑脱的手术选择,并就以下方面检查现有证据:
- 入路的选择
- 固定范围
- 复位程度
- 椎间融合

看完本章,读者应意识到潜在的陷阱,并能够运用结论性的方法来规划和实施手术,治疗重度腰椎滑脱。

24.2　腰椎滑脱的发病机制,分类及诊断

腰椎滑脱是一个椎体相对于相邻下位椎体向前移位。腰椎滑脱典型的临床表现为因节段退变和不稳定性引起的腰背痛,以及由于神经压迫引起的神经根痛。重力和处于前凸状态下腰椎周围的纵向肌肉收缩会对下位腰椎施加作用力,促使椎体向前和向下移动。这些力可被小关节、后弓、椎弓根和椎间盘抵消。在腰椎滑脱中,由于这些结构中一个或多个失效,导致下腰椎向骶尾椎方向平移或者旋转[1]。

历史上,存在两个重要的描述腰椎滑脱表现的差异性的分类系统。Wiltse 分类将腰椎滑脱分为五类:发育不良型,峡部异常型,退行性,创伤性和病理性(表 24.1)[2]。发育不良型腰椎滑脱最常见于 L_5-S_1 水平,典型表现为下关节突(L_5 的下关节面)和上关节突(S_1 的上关节面)发育不良。峡部异常型腰椎滑脱的特征是关节之间的峡部缺损,常伴有因应力改变导致的 L_5 椎体或骶骨形态的继发变化。相反,退行性腰椎滑脱最常累及 L_4/L_5 节段。由于

表 24.1　腰椎滑脱 Wiltse 分类

Ⅰ. 发育不良型		先天性
Ⅱ. 峡部异常型		峡部缺损
	ⅡA	峡部裂 - 峡部应力性骨折
	ⅡB	峡部延长
	ⅡC	急性创伤性峡部骨折
Ⅲ. 退行性		由于长期存在椎间不稳
Ⅳ. 创伤性		峡部旁的后部结构急性骨折
Ⅴ. 病理性		广泛或局部的后部结构病理性破坏

关节突和峡部完整,所以此型滑脱前移很少超过1cm,但通常合并椎管狭窄。

Marchetti 和 Bartolozzi 根据病因推测(表 24.2)将腰椎滑脱进一步分为发育性和后天性[3]。1994 年完善分类,将发育不良型和峡部异常型合并在一起,然后根据异常情况进行划分。将滑脱按发育异常程度分为高发育异常和低发育异常,这可用于预测疾病进展(图 24.1 和图 24.2)。

Meyerding 量表为量化椎体前移的程度提供了一种通用的度量标准。该量表将下椎体分为四个相等的部分,根据上位椎体向前平移占下位椎体的百分比,分为五个等级(Ⅰ 到 Ⅴ)[4]。前移超过 S_1 终板的 50% 相当于Ⅲ级。在Ⅴ级腰椎滑脱症(腰椎脱位)中,L_5 椎体完全向前平移至骶骨前下方。Ⅲ级,Ⅳ级和Ⅴ级滑脱被认为是重度腰椎滑脱。

腰椎脱位发生在极少数患有腰椎滑脱的患者中,仅占所有病例的 1%。即使是经验丰富的脊柱外科医师,遇到此类病例的数量也是有限的。腰椎滑脱的诊断基于对腰椎的影像学评估,包括前后位和侧位 X 线检查以及过伸过屈位的动态 X 线检查。CT[5] 有助于评估腰骶部的骨性连接及其他后方附件的损伤。MRI 在检测退行性改变(例如滑脱节段的椎间盘退变或狭窄)时非常敏感。

表 24.2　Marchetti 和 Bartolozzi 的腰椎滑脱分类

1982	1994
发育性	
由于峡部裂	高发育异常
由于峡部延长	伴有峡部裂
创伤性	伴有峡部延长
急性骨折	低发育异常
应力性骨折	伴有峡部裂
	伴有峡部延长
获得性	
医源性	创伤性
病理性	急性骨折
退行性	应力性骨折
	手术后
	直接手术
	间接手术
	病理性
	局部病理
	系统病理
	退行性
	原发性
	继发性

24.3　重度腰椎滑脱的保守治疗方法和适应证

提出的分类有助于外科医师确定哪些患者最有可能从手术中受益。在无症状的青少年和成年人低和高发育异常性腰椎滑脱中尝试保守治疗是合理的[4]。保守治疗通常包括一门物理治疗课程，重点在于加强核心肌肉，以及辅助药物治疗，包括抗炎药和肌肉松弛剂。硬膜外注射（麻醉药和类固醇），以及向关节内及其周围注射均可减轻疼痛[6]。

保守治疗期间影像学进展很少（约 3%）；但是，尤其是在青春期生长爆发之前，应定期跟踪儿童以排除滑脱的进展[7]。

患有高发育异常性腰椎滑脱的青少年和有症状的低发育异常性腰椎滑脱的成年患者可以考虑手术。虽然进行了保守治疗但仍有持续的下腰痛和 / 或神经根痛的严重腰椎滑脱患者，或者出现神经功能缺损或姿势和步态改变的患者，通常需要手术。此外，对于无症状的前移大于 50% 的儿童和无症状的前移大于 75% 的成熟青少年（译注：19～21 岁），或有进展的患者，建议手术治疗[4]。

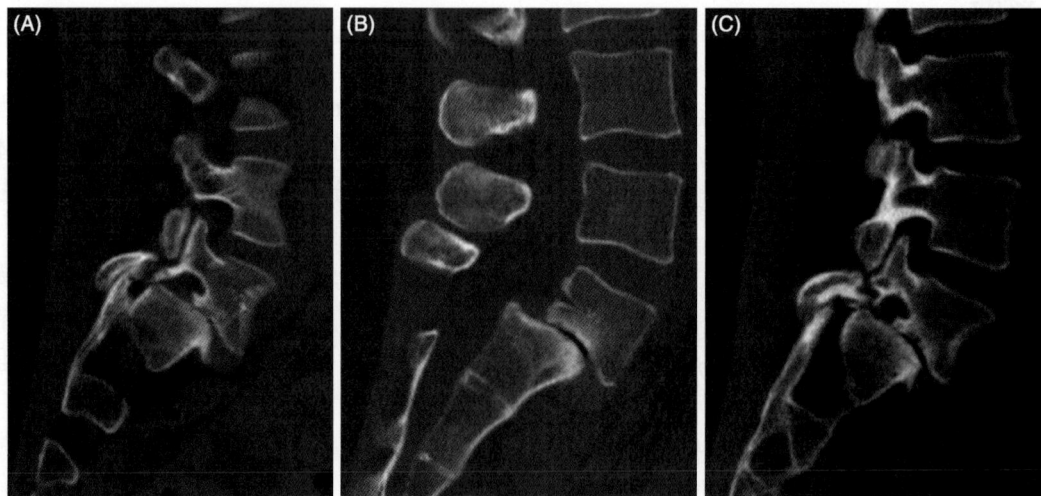

图 24.1　一例 40 岁低发育异常腰椎滑脱患者的腰椎矢状位 CT 重建：右侧（A），中线（B）和左侧（C）。注意骶骨形态和较小的骶骨滑移角

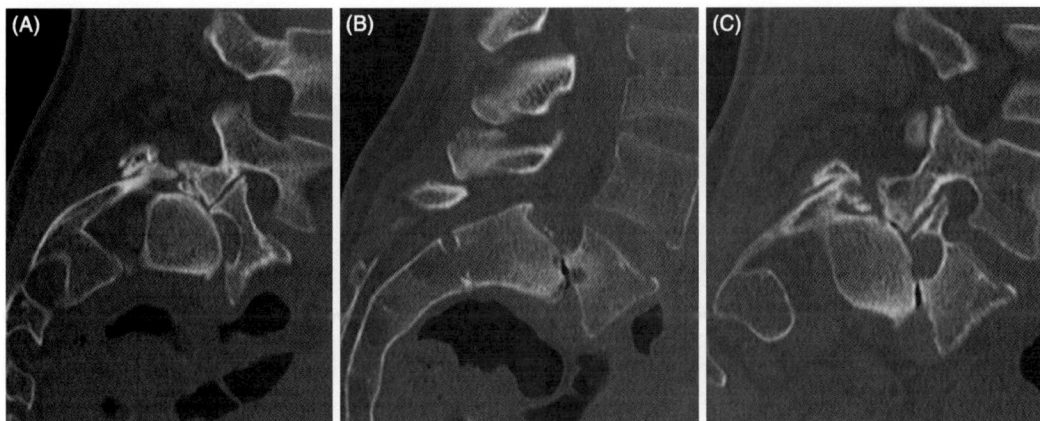

图 24.2　一例 28 岁高发育异常腰椎滑脱患者的腰椎矢状位 CT 重建：右侧（A），中线（B）和左侧（C）。尽管椎间盘退行性改变和滑移角较大，但仍有明显的骶骨边缘的磨圆

24.4　重度腰椎滑脱的病例分析

一名 20 岁女性患者，因背部疼痛加剧数年就诊。她主诉站立或行走 15 分钟后出现腰痛。否认腿痛。非甾体抗炎药和物理疗法最初有效的，但现在不再能缓解疼痛。在对腰椎进行放射学评估后，前后位 X 线显示为 V 级腰骶部腰椎滑脱伴隐匿性峡部裂（图 24.3）。CT 和 MRI 显示了腰椎滑脱的典型特征（图 24.4 和图 24.5）。

该患者在本院进行了后路手术使滑脱解剖复位以及 L_5/S_1 固定融合。术中进行了广泛的神经减压；临时固定 L_4 椎体以提高复位过程中的结构强度（图 24.6）。

在持续的神经生理学监测下，包括体感和经颅电刺激以及肌电图检查，该手术进展顺利。术后获得的正侧位平片均显示成功复位滑脱，并部分矫正后凸（图 24.7 和图 24.8）。在 5 年的随访中，矢状位 CT 重建检查显示可见牢固的腰骶间融合（图 24.9）。

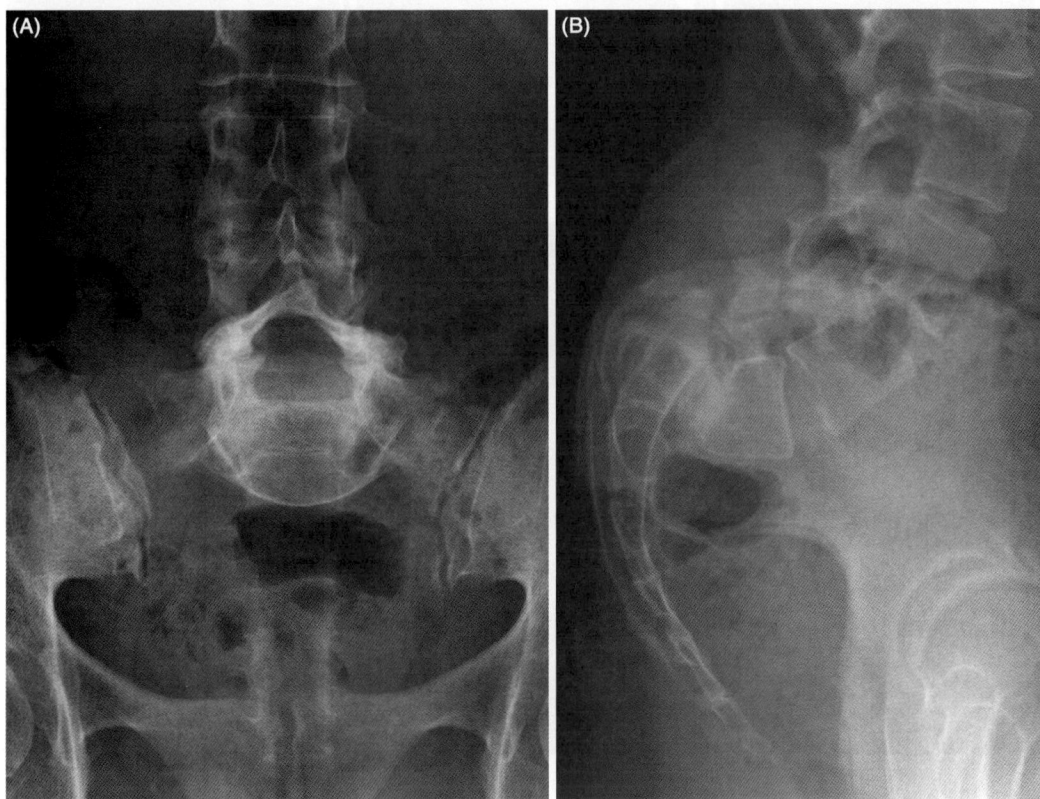

图 24.3　门诊就诊患者的腰椎 X 线。X 线显示 V 级腰骶部腰椎滑脱伴严重腰部后凸畸形和隐匿性腰椎峡部裂：前后位（A）和侧位（B）

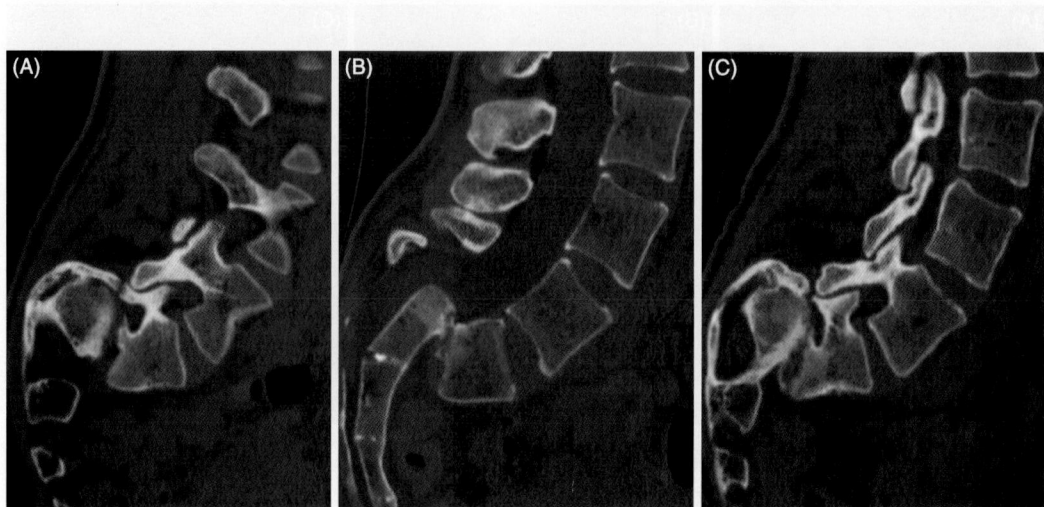

图 24.4 术前 CT。CT 显示 L_5 后部结构发育异常，包括双侧峡部缺损和 L_5 椎体的楔形变。矢状 CT 重建：右侧（A），中线（B）和左侧（C）

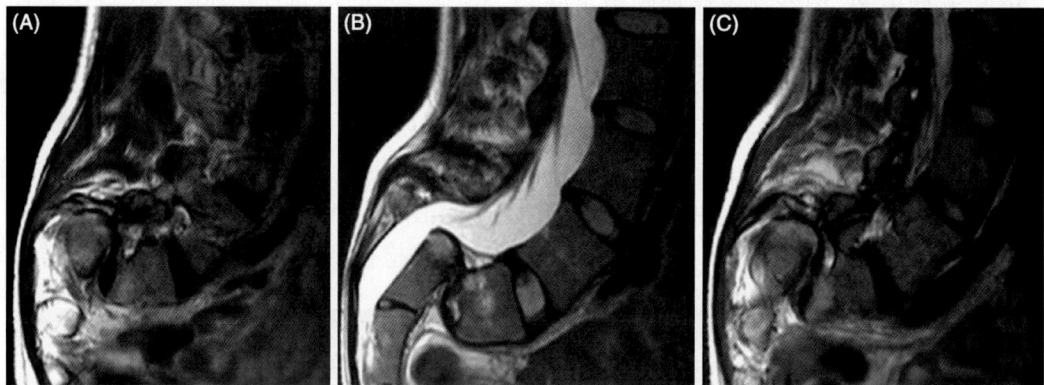

图 24.5 术前 MRI。MRI 证实 L_5 和 S_1 神经根孔严重的双侧狭窄。矢状 MRI 重建：右侧（A），中线（B）和左侧（C）

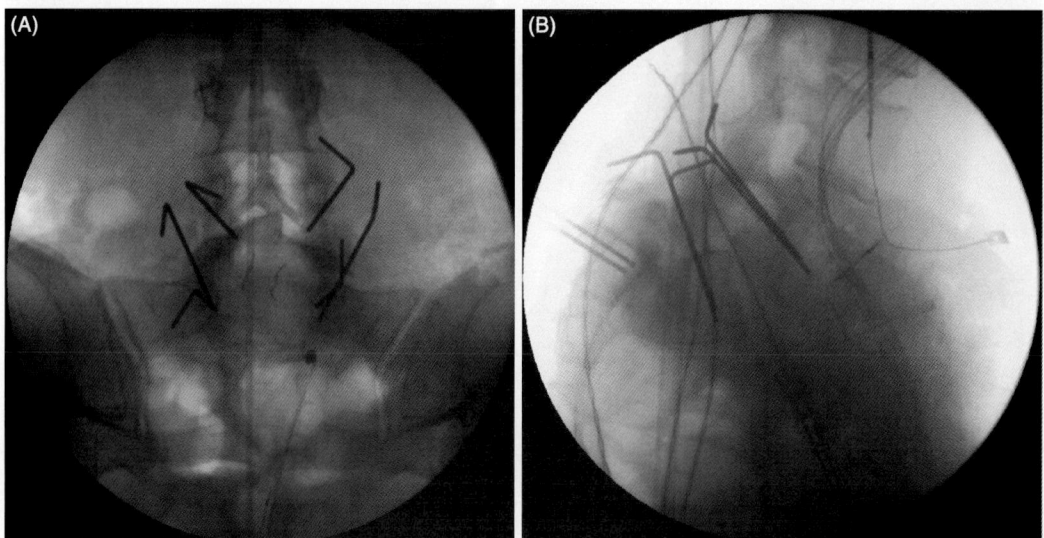

图 24.6 术中透视。术中临时固定 L_4 椎体以在复位过程中提高复位提拉图像强度。置入克氏针后的图像：前后位（A）和侧位（B）

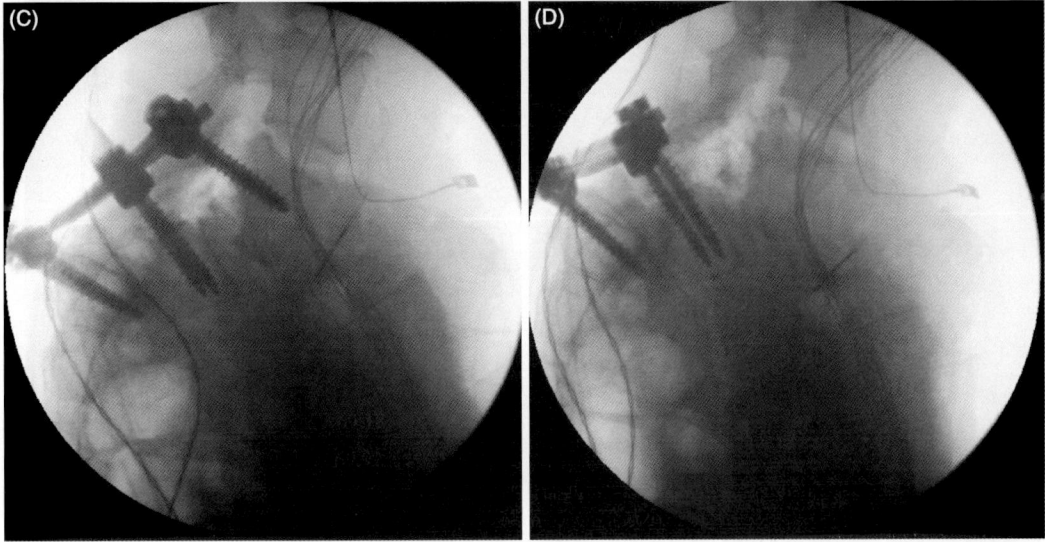

图 24.6(续) L₄椎弓根螺钉固定复位后侧位图像(C)和 L₄椎弓根螺钉去除后的侧位图像(D)

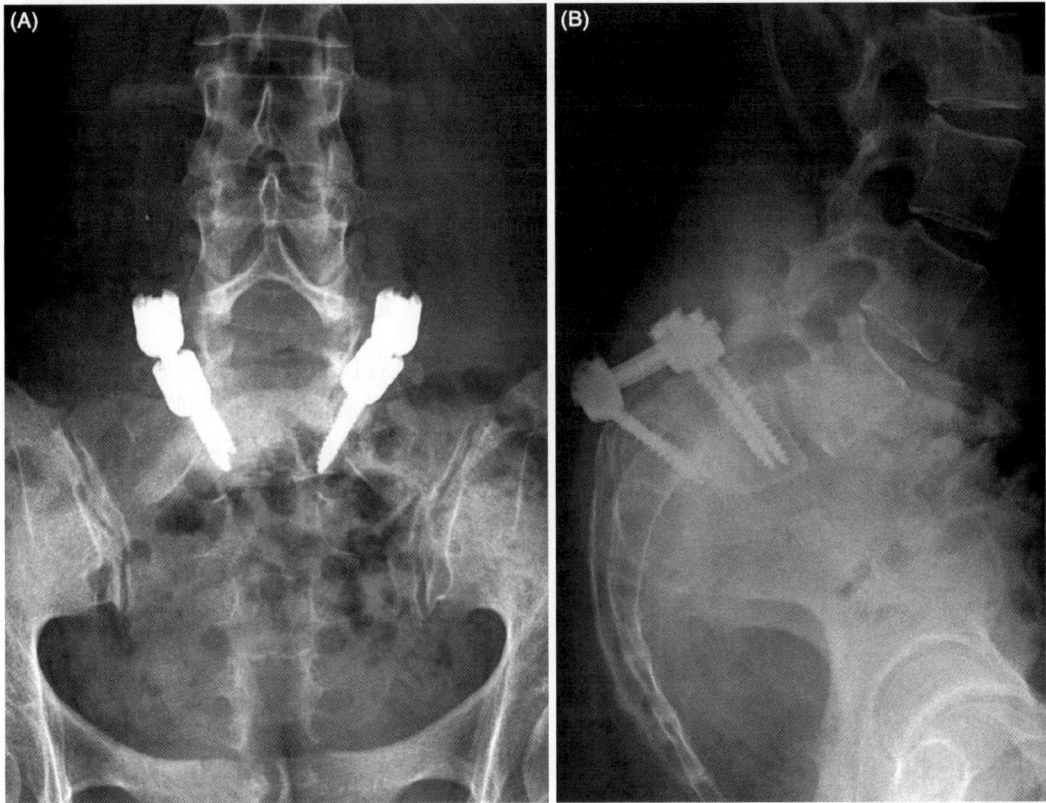

图 24.7 腰椎的术后 X 线:前后位(A)和侧位(B)。显示 L₅和 S₁椎弓根螺钉固定可以部分恢复滑脱和后凸畸形

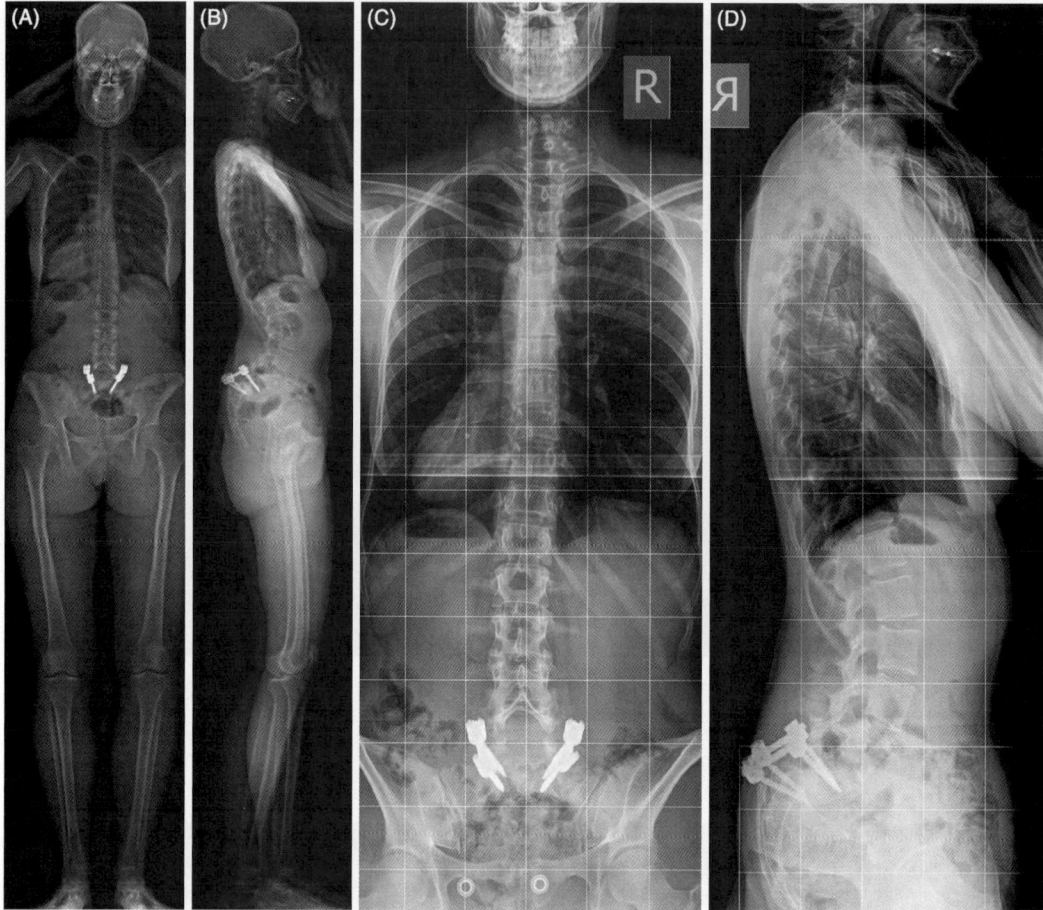

图24.8　术后5年X线显示矢状位方向持续改善，无相邻节段退变发生：全身正侧位(A, B)和脊柱正侧位(C, D)

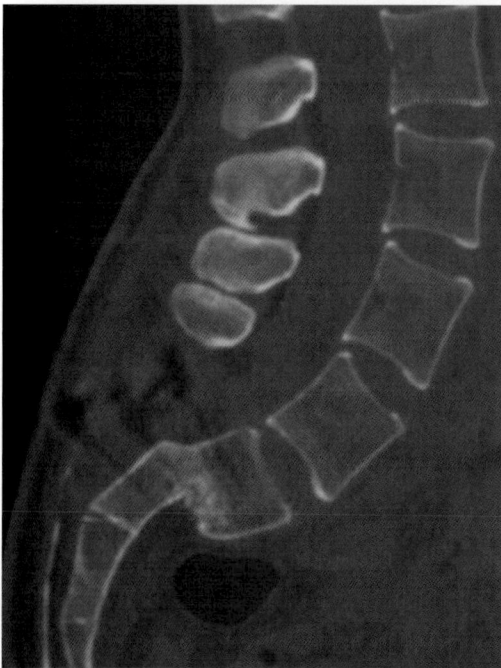

图24.9　术后5年门诊复查的CT矢状位扫描显示滑脱完全复位并融合

24.5　病例讨论

24.5.1　适应证

该患者仅有背痛，没有腿痛或神经功能缺损。重度腰椎滑脱手术治疗的临床指征包括对保守治疗无效的下腰痛和／或神经根痛，进展的腰骶部畸形以及神经功能缺损的存在[8]。在该腰椎脱位病例中，患者站立15min后出现腰痛，尽管与滑脱复位相关的神经系统并发症的发生率高达45%，但手术治疗的门槛很低[9]。手术的主要目的是减轻疼痛和神经系统症状（如果存在）。

24.5.2　入路选择

有几种前、后（或联合）入路手术治疗策略（背，背腹，背-腹-背）[8,10]旨在提供稳定的内固定，恢复矢状位平衡，复位腰椎滑脱和牢固的腰骶融合[8]。根据我们的经验，可以通过直视和控制处于危险中的神经结构以安全的方式从后方实现前部释放和复位。通过在L_5和S_1椎体背侧中置入椎弓根螺钉以固定维持这种复位。复位后,需要前柱支撑以允许背侧压缩力。作者更喜欢用钛网或骨对骨的前方支撑和融合以获得明确的前柱支撑。尽管一些同事主张采用后路固定结合前路腰椎椎间融合术(ALIF)形式的腹侧支撑,但大多数有经验的脊柱外科医师将采用后路方法进行固定、减压、复位和椎间融合,因为前者的平面由于节段性后凸畸形,重度腰椎滑脱中的 L_5-S_1 椎间盘间隙很难从前入路。此外,可通过后入路治疗策略避免前入路相关并发症[8,9,11,12]。但是,前路融合可能对翻修病例或假关节有帮助[5]。根据现有证据,腰骶椎间融合术的入路根据外科医师个人偏好,可选择后路或经椎间孔入路(PLIF 或 TLIF)[13],或连接杆和螺钉固定[10]。

24.5.3　固定范围

从 L_4 到 S_1 的固定是值得商榷的问题,因为它牺牲了 L_4/L_5 椎间盘。迄今为止,还没有关于如何在复位过程中和术后阶段提高结构强度的指南。作者和其他同事认为,临时固定 L_4 对减少操作具有优势[8,11],因为严重发育不良的 L_5 椎弓根中螺钉可能较弱且不可靠。此外,在复位过程中,L_5 螺钉上的剪切力相当大,可能会导致复位失败或植入物松动。由于这点,一些作者甚至建议使用永久性的 L_4 固定钉,以减少单个椎弓根螺钉上的应力,并在更水平的椎骨上固定终止[12,14]。在当前的病例中,可以在复位之后考虑释放 L_4/L_5。

24.5.4　复位程度

在文献中,潜在腰骶部畸形的矫正已引起越来越多的关注[13]。在重度腰椎滑脱中,关于原位融合与复位融合以及椎体 - 骨盆平衡的减少和恢复的相对优点,存在着相互矛盾的证据。尽管一些作者认为原位融合的结果令人满意,但大多数脊柱外科医师坚持认为,这种融合与假关节病,滑移进展和其他缺点的发生率不可接受有关,尤其是在治疗大龄青少年和成人时。

人们普遍认为,复位的目的是改善矢状位,而不必完全矫正前移。但是,迄今为止,对于减少腰骶部畸形和进行神经减压的必要性尚未达成共识。

Hresko 等报道了两组不同的骨盆高度滑脱的"平衡"或"不平衡"患者[15]。骨盆"不平衡"的患者包括骨盆后倾和骶骨垂直的患者,这些患者的骨盆倾斜度(PT)高且骶骨斜率低。Martiniani 等支持以下假设:对于骨盆"不平衡"的患者,应完全恢复 L_5/S_1

滑脱并恢复节段性脊柱前凸和骶骨位置矫正(将 PT 降低至正常值)[13]。基于作者和其他同事的经验,应针对所有患者,以解剖学方式减少腰部平移并纠正整体矢状位,以将腰骶交界处的剪切力降低至生理水平[8]。

严重的 L_5 滑移的减少通常与腰骶关节和相应神经结构的延长有关,这可能导致多达 45% 的患者发生神经系统并发症[9]。神经系统损伤的风险与所寻求复位的程度直接相关。因此,已提出通过骶骨椎板切除术缩短腰骶关节交界处,作为减少神经系统并发症(如 L_5 神经根病)的关键组成部分[14]。一些脊柱外科医师已经将缩短脊柱的概念扩展到切除大部分,甚至整个第 5 个椎体(所谓的盖恩氏手术),以促进减少和减轻牵张性神经根病[16,17]。尽管如此,复位后的短暂 L_5 神经根病还是很常见。Schär 等证实使用术中神经监测(intraoperative neuromonitoring, IONM)可预防不可逆的 L_5 神经根病的风险至最小[9]。如果 IONM 信号变化在术中恢复,则可在 3 个月内获得完全临床恢复。

对于如这里展示的类似病例,文献和我们的经验都主张在连续 IONM 下尽可能短的融合以完全纠正 L_5/S_1 前移,并纠正节段性后凸,防止神经系统的并发症。

24.5.5　椎间融合

高度腰椎滑脱复位后,前柱重建和腰骶部小关节融合与后外侧融合相结合对于确保长期腰骶交界处的稳定性至关重要。L_5 和 S_1 的椎体之间需要有足够的骨接触面以进行前柱融合。前柱支撑可提供强大的背侧压缩力,以减少剪切力,并避免神经孔缩小。作者偏爱钛笼结合自体骨移植,与皮质骨相比,松质碎屑的愈合更快。前柱支撑和椎间融合可以通过前入路或后入路完成。

在展示的病例中,由于 L_5 和 S_1 椎体的差异(见图 24.9),腰椎椎间融合未使用融合器。

24.5.6　文献指南

根据目前的证据,尚不能从文献中得出治疗重度腰椎滑脱的指南。此处报道的治疗指征符合当前共识。手术方式的选择(减少滑脱和节段性脊柱前凸的恢复)具有挑战性,但与当前专家意见一致。

证据级别:C

进行重度腰椎滑脱治疗的证据级别很低,现有文献最多仅包括回顾性队列研究。

24.6　结论与精华

重度腰椎滑脱的手术治疗仍存在争议。目前的讨论集中在两点：是否需要复位腰椎滑脱，应如何实现？从生物力学的角度来看，外科手术的目的是通过复位腰椎滑脱，矫正矢状位畸形，背侧张力带力和稳固的前柱支撑来减少腰骶关节交界处的剪切力。

临床注意事项

- 手术的主要适应证是对保守治疗无效的腰痛和神经根痛，腰骶部畸形的进展以及神经功能缺损
- 畸形矫正和脊柱－骨盆平衡恢复的作用需要进一步阐明
- 可以从后方以安全的方式实现器械的植入、减压、复位和椎间融合，并且可以直接观察并控制处于危险中的神经结构
- 使用 IONM，可以实现 L_5/S_1 的完全复位，同时将不可逆 L_5 神经根病的风险降至最低

编者按

　　重新定位和确定节段数是一个困难的决定。Lamartinas 对不稳定区域的定义可以帮助确定内固定中是否应只包含一个或两个椎体，以减少相邻节段失败的风险。

（吴玉杰　译　赵杰　审）

资深专家点评

　　重度腰椎滑脱的发病率相对较低，但治疗较为困难，有关重度滑脱外科治疗的高质量研究较少，目前仍有诸多争议。本章节对该疾病进行了相对全面的介绍，包括发病机制、分型、诊断、保守与手术治疗适应证，以及手术入路、固定节段、复位程度、前方支撑、并发症预防、术中神经监护等，为临床决策提供了有益参考。有关分型的研究除了该章节介绍的内容，还可参考国际脊柱畸形研究组（SDSG）的相关研究。文中针对复位导致的神经根牵拉并发症的问题有待商榷，需要将来进一步研究，通过 S_1 去穹窿、L_5 椎体部分／全椎体切除等方法减轻神经根牵拉可作为参考。有关固定节段的选择可参考 Lamartinas 不稳定区域的定义。相对于滑脱平移复位，旋转畸形的矫正是临床更应关注的问题，从生物力学角度分析，节段矢状位畸形的矫正更有利于获得良好的生物力学环境，临床应在神经减压充分的前提下力求解剖复位。

（上海交通大学医学院附属
第九人民医院　赵杰）

参考文献

1. Edwards C, Weidenbaum M. Spondylolisthesis: introduction. The textbook of spinal surgery. Philadelphia: Lippincott-Raven; 2011. p. 553–5.
2. Wiltse LL, Newman PH, Macnab I. Classification of spondylolisis and spondylolisthesis. Clin Orthop Relat Res. 1976;117:23–9.
3. Marchetti PC, Bartolozzi P. Classification of spondylolisthesis as a guideline for treatment. The textbook of spinal surgery. Philadelphia: Lippincott-Raven; 1997. p. 1211–54.
4. Rahman RK, Perra J, Weidenbaum M. Wiltse and Marchetti/Bartolozzi classification of spondylolisthesis-guidelines for treatment. The textbook of spinal surgery. Philadelphia: Lippincott-Raven; 2011. p. 556–62.
5. Molinari RW, Bridwell KH, Lenke LG, Ungacta FF, Riew KD. Complications in the surgical treatment of pediatric high-grade, isthmic dysplastic spondylolisthesis. A comparison of three surgical approaches. Spine. 1999;24:1701–11.
6. Sencan S, Ozcan-Eksi EE, Cil H, et al. The effect of transforaminal epidural steroid injections in patients with spondylolisthesis. J Back Musculoskelet Rehabil. 2017;30:841–6.
7. Danielson BI, Frennered AK, Irstam LK. Radiologic progression of isthmic lumbar spondylolisthesis in young patients. Spine. 1991;16:422–5.
8. Ruf M, Koch H, Melcher RP, Harms J. Anatomic reduction and monosegmental fusion in high-grade developmental spondylolisthesis. Spine. 2006;31:269–74.
9. Schar RT, Sutter M, Mannion AF, et al. Outcome of L5 radiculopathy after reduction and instrumented transforaminal lumbar interbody fusion of high-grade L5-S1 isthmic spondylolisthesis and the role of intra-operative neurophysiological monitoring. Eur spine J. 2017;26:679–90.
10. Lakshmanan P, Ahuja S, Lewis M, Howes J, Davies PR. Transsacral screw fixation for high-grade spondylolisthesis. Spine J. 2009;9:1024–9.
11. Shufflebarger HL, Geck MJ. High-grade isthmic dysplastic spondylolisthesis: monosegmental surgical treatment. Spine. 2005;30:S42–8.
12. Lengert R, Charles YP, Walter A, Schuller S, Godet J, Steib JP. Posterior surgery in high-grade spondylolisthesis. Orthop Traumatol Surg Res: OTSR. 2014;100:481–4.
13. Martiniani M, Lamartina C, Specchia N. "In situ" fusion or reduction in high-grade high dysplastic developmental spondylolisthesis (HDSS). Eur Spine J. 2012;21(Suppl 1):S134–40.
14. Min K, Liebscher T, Rothenfluh D. Sacral dome resection and single-stage posterior reduction in the treatment of high-grade high dysplastic spondylolisthesis in adolescents and young adults. Eur Spine J. 2012;21(Suppl 6):S785–91.
15. Hresko MT, Labelle H, Roussouly P, Berthonnaud E. Classification of high-grade spondylolistheses based on pelvic version and spine balance: possible rationale for reduction. Spine. 2007;32:2208–13.
16. Obeid I, Laouissat F, Bourghli A, Boissiere L, Vital JM. One-stage posterior spinal shortening by L5 partial spondylectomy for spondyloptosis or L5-S1 high-grade spondylolisthesis management. Eur Spine J. 2016;25:664–70.
17. Gaines RW, Nichols WK. Treatment of spondyloptosis by two stage L5 vertebrectomy and reduction of L4 onto S1. Spine. 1985;10:680–6.

第25章 脊柱-骨盆平衡参数、脊柱-骨盆失平衡的病因和发病机制

Aurélie Toquart，Cédric Y.Barrey

本章所展示的病例将着重于分析和理解临床上成人脊柱-骨盆平衡紊乱的情况。在阐述评估矢状位平衡的主要参数基础上，将详细描述3种临床上脊柱骨盆平衡的情况：平衡、代偿和不平衡（失代偿）。

25.1 背景

首先，非常重要的一点是确定正常的脊柱-骨盆平衡定义，以及描述这种平衡最相关的参数。

脊柱-骨盆平衡意味着位于骨盆和下肢上方的脊柱处于"最经济"的位置，以最小的肌肉活动的代价将整体的重心置于恰当的生理位置。这个平衡考虑了骨盆形态、骨盆位置和脊柱以上曲率之间的关系[1-6]。

骨盆指数（pelvic incidence，PI）反映骨盆的形状（形态参数），代表一个基本参数。PI是指垂直于骶骨终板中点的线和连接该点与股骨头中心的线之间的夹角。这是一个独立的参数，不受体位或骨盆位置的影响，在某种意义上讲终身是恒定不变的。

在几何上，PI等于骶骨倾斜度（sacral slope，SS）和骨盆倾斜度（pelvic tilt，PT）的代数和，这是两个与姿势相关的测量值（位置参数），用于描述骨盆的方向（前倾或后倾）：PI=SS+PT。

脊柱骨盆参数的临床意义总结见表25.1。

为了描述脊柱的形状，常用的部位角度有胸椎后凸（thoracic kyphosis，TK）和腰椎前凸（lumbar lordosis，LL）。它们代表位置参数，因此受受试者位置和脊柱退行性改变的影响。

现已证实PI和LL之间有显著的相关性（相关性约为0.6～0.7）[1]。文献中有一些公式，例如：

$$PT \text{理论值} = 0.37 \times PI - 7°^{[2]}$$

$$LL \text{理论值}(L_1\text{-}S_1) = 0.54 \times PI + 32.56°^{[3]}$$

这些公式的局限性为LL与PI之间的关系不是严格的线性关系，仅用一个公式是有局限性的，特别是对于极值（相对极端的病例）。这两个参数之间的关系随PI的变化而变化。基于PI的分级（六级，每级10°递增，从Ⅰ级到Ⅵ级），前期报道[5]充分说明了PI和LL之间关系的变化。实际上，对于低PI（Ⅰ级和Ⅱ级），LL等于PI+13°/18°；对于中PI（Ⅲ级和Ⅳ级），LL等于PI+6°/9°；对于高PI（Ⅴ级和Ⅵ级），LL近似等于PI，见表25.2。

表25.1 脊柱骨盆参数临床意义[6]

参数的性质	涉及解剖结构	参数	临床意义
解剖学	骨盆	PI	骨盆形态
位置	骨盆	PT	骨盆与股骨头相关的位置
位置	骨盆	SS	骨盆倾斜度
位置	脊柱	LL	在骶骨上方的弯曲以保持平衡
位置	脊柱	TK	为脊柱提供阻力和刚度
位置	脊柱和骨盆	C$_7$比率	C$_7$椎骨在骨盆上方的位置（反映整个脊柱在骨盆上方的相对位置）
位置	脊柱、骨盆和下肢	TPA	整个骨盆脊柱复合体在下肢以上的位置

注：PI代表骨盆指数（pelvic incidence）；PT代表骨盆倾斜度（pelvic tilt）；SS代表骶骨倾斜度（sacral slope）；LL代表腰椎前凸（lumbar lordosis）；TK代表胸椎后凸（thoracic kyphosis）；TPA代表T1骨盆角（T1-pelvis angle）。

表 25.2　根据六级 PI 分布（Ⅰ～Ⅵ级）预测的理论 PI 和 PT[6]

PI 分级	PI	PT 理论值	LL 理论值
Ⅰ	<38°	4°	PI+18°
Ⅱ	38°～47°	8°	PI+13°
Ⅲ	48°～57°	12°	PI+9°
Ⅳ	58°～67°	16°	PI+6°
Ⅴ	68°～77°	20°	PI+2°
Ⅵ	>78°	24°	PI−5°

在我们的其中一个研究[4]中，将正常人群按其 PI 分为 6 组（6 级），每递增 10°，分成一组，根据其 PI 得出理论的 PT、SS 和 LL。我们日常都用这个结果来计算腰椎前凸的缺失。

不同的确定腰椎前凸理论值的公式对结果有明显的影响，特别是对于极值（相对极端的病例，很高或极低的 PI）。例如，根据 Schwab、LeHuec 和 Barrey Roussouly 的计算方法，在 30° 的 PI 下，理论 LL 应为 40°、43° 和 48°。而根据他们的计算公式，80° 的高 PI 时，理论 LL 分别为 90°、68° 和 75°，如表 25.3 所示。

不仅要考虑腰椎前凸的整体大小，还要考虑前凸沿腰椎的分布。需要我们牢记的是，2/3 的前凸是由 L_4-S_1 节段提供的，40% 的前凸是由 L_5/S_1 提供的。

在进行局部分析的同时，必须评估整体脊柱序列的情况。为了评估整体矢状位平衡，通常使用矢状垂直轴（sagittal vertical axis，SVA），即 S_1 后上角和穿过 C_7 中心的垂直线之间的水平距离。它应该小于 50mm。如果是超过 50mm，则存在脊柱整体向前倾的矢状位失平衡（C_7 铅垂线位置整体向前）。

我们建议使用角度和 / 或比率参数来描述 C_7

表 25.3　不同方法计算腰椎前凸的理论值的影响

骨盆指数	LL 理论值		
	Schwab	Le Huec	Barrey-Roussouly
公式	PI+9°	PI/2+28°	PI 分级
30°	40°　不足	43°	48°
40°	50°	48°	53°
50°	60°	53°	59°
60°	70°	58°	66°
70°	80°	63°	72°
80°	90°　过大	68°	75°

相对于骶骨的位置，而不是测量线性距离。角度参数最早由 P.Roussouly 提出的脊柱骶骨角（spino-sacral angle，SSA），C_7 比率最初由 C.Barrey 报告，对应于 SVA/ 骶骨股骨距离比率（SVA/SFD）。这两个参数在多个文献中得到了验证[5]。

脊柱骶骨角（spino sacral angle，SSA）是指骶骨终板与连接 C_7 椎体中心和骶骨终板中点的直线之间的夹角。在正常人群中，该角度的平均值为 135°±8°。

SFD 是指股二头轴位（股骨头中心点连线的中点）垂直线与穿过骶骨后角的垂直线之间的水平距离。在正常人群中，C_7 比值（=SVA/SFD）的平均值为 −0.9±1（−1.9；0.1）。

在临床实践中，根据整体平衡情况，有三种类型：

1. 平衡没有代偿（正常的脊柱骨盆平衡）
2. 代偿的矢状位平衡（2A: 完全代偿；2B: 部分代偿）
3. 不平衡（失代偿导致的整体失平衡）

在本章中，我们将针对每种情况用病例进行阐述。

25.2　病例描述

25.2.1　病例 1

正常脊柱骨盆排列的平衡。

一名 26 岁无症状的女性患者。

首先，关于整体平衡，可以测量出 SVA 小于 50mm（−2mm），SSA 正好为 135° 且 C_7 比率测量为 −2/12=−0.17（正常），如图 25.1 所示。

其次，关于骨盆指数，计算下来为 37°（属于低 PI），因此根据 PI 的分级，她属于第一组（Ⅰ级），如图 25.2 所示。

从 PI 值来看，PT 理论值应为 4°。最后测得 PT 为 1°。这两个值非常接近，因此可以将 PT 视为正常值。SS 测量为 36°，而理论值为 33°。

在脊柱本身参数方面，LL 理论值为 55°，（PI+18°=37°+18°=55°），而实测为 58°，如图 25.3 所示。

关于腰椎前凸的分布，可以注意到 L_4-S_1 前凸（40°）正是代表了 L_1-S_1 前凸（58°）的 2/3。

最后，通过所有的参数计算结果，可以认为这个女性脊柱骨盆平衡是很好的，没有矢状位排列问题。

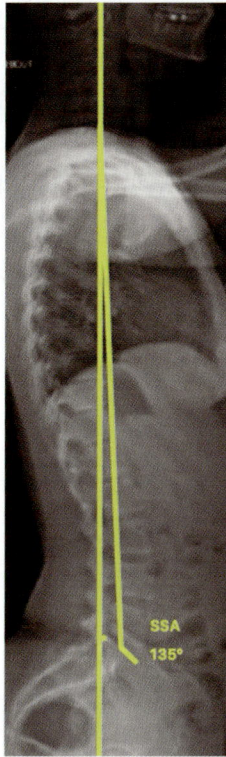

图 25.1　采用 SVA 及 SSA 评估整体平衡

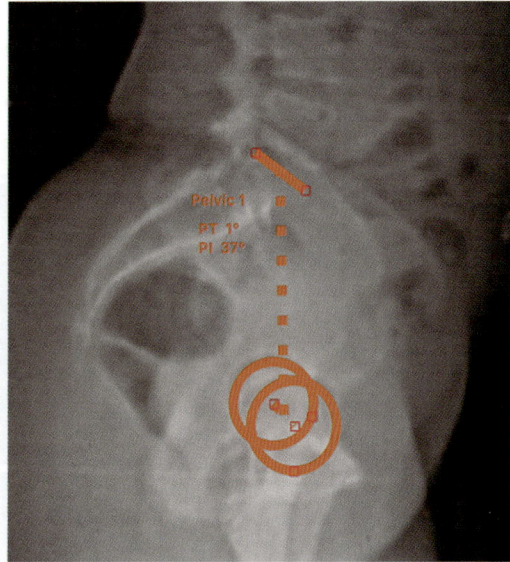

图 25.2　骨盆参数的测量：PI、PT 和 SS

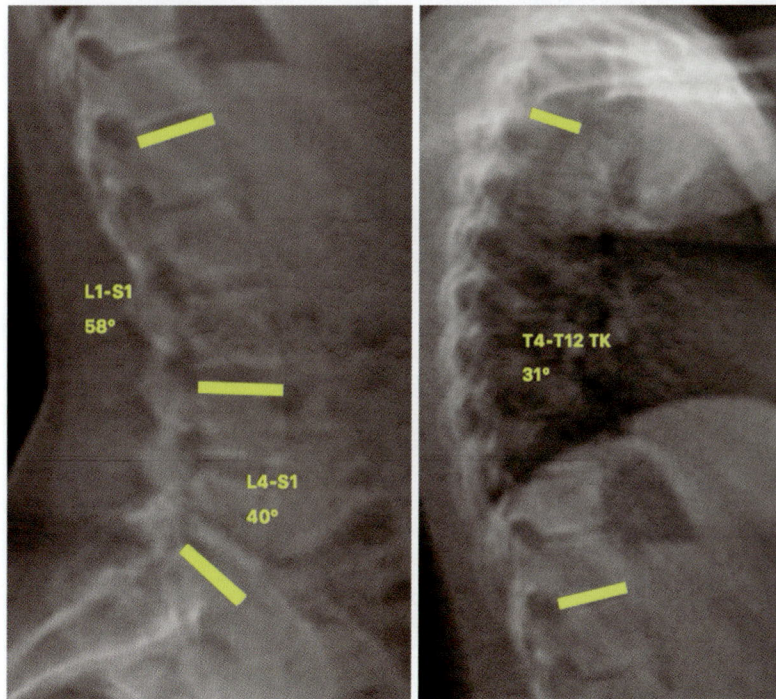

图 25.3　脊柱弯曲的测量：腰椎前凸和胸椎后凸

25.2.2　病例 2

代偿的矢状位平衡，代表一种代偿状态，其特点是仍然保持整体平衡，但代价某些代偿机制（胸椎后凸畸形、胸腰椎交界处过伸、骨盆后倾和 / 或膝关节屈曲）发生作用。

这位 40 岁的妇女多年来一直患有慢性腰痛。

我们可以测量到 SVA 小于 50mm（44.8mm），SSA 接近 135° +/−8°（122.5°）和 C_7 比 0.88（小于 1），如图 25.4 和图 25.5 所示。

尽管该病例保持了整体排列的平衡，但我们注意到 PT、SS 和 LL 不在正常范围内。

实际上，该患者 PI 测量到 64°（PI 属于第Ⅳ级），如图 25.6 所示。根据我们的表格，PT 理论值应该是 16°，SS 大约是 48°。事实上，PT 增加了，测量到 28°，即骨盆后倾，SS 减少，只测量到 36°。

L$_1$～S$_1$ 前凸（LL）仅测量到 45°，理论值为 69°（LL 理论值 =PI+5°=69°）。因此可以认为存在 25°左右的前凸丢失。L$_4$～S$_1$ 前凸仅为 15°，即代表现有 LL 的 1/3 和前凸理论值的 1/5，而它应代表 LL 的约 2/3。根据预期的理论值，L$_1$～S$_1$ 的前凸应在 70° 左右，因此 L$_4$～S$_1$ 的前凸应在 46° 左右（70° 的 2/3）。

胸椎后凸减少是另一种代偿机制，这种情况避免重心轴的前移，如图 25.7 所示。像本例这种情况，在胸椎柔韧度较好以及胸椎没有退变的年轻患者中比较常见。

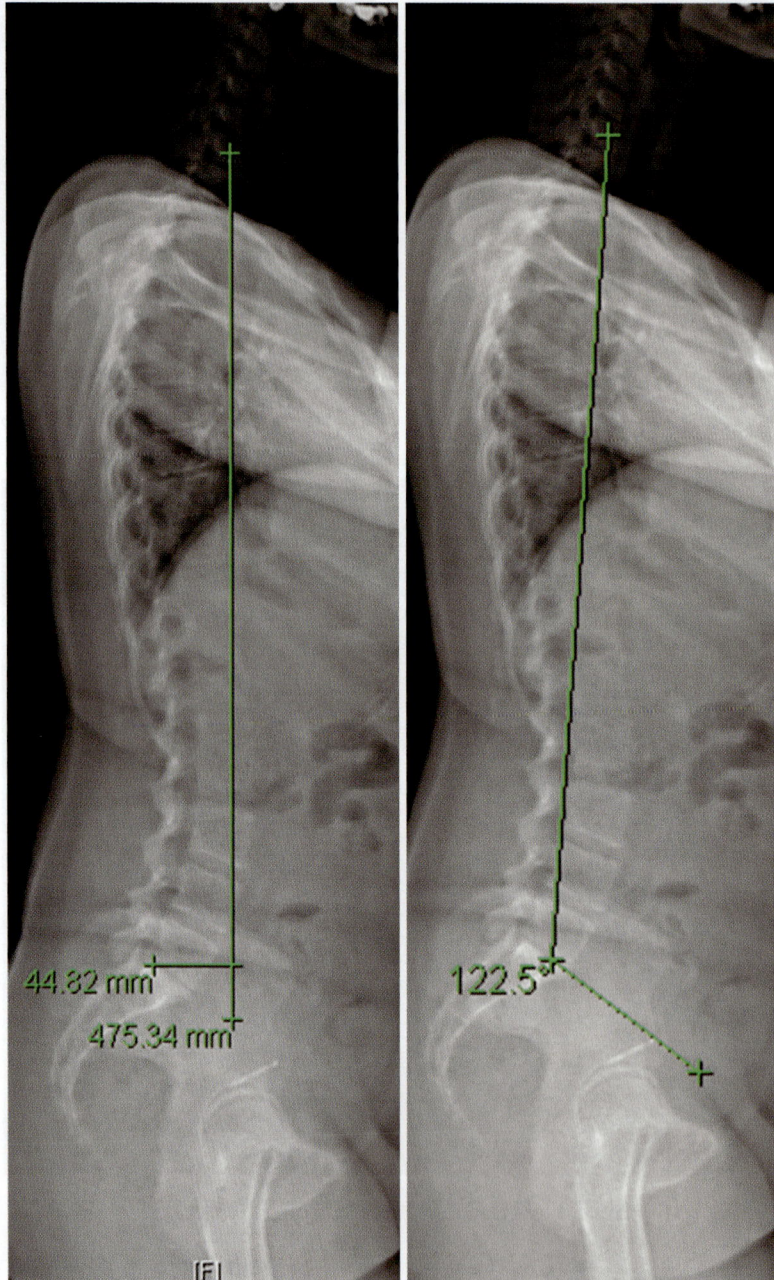

图 25.4   整体序列的评估：SVA 为 44.8mm，SSA 为 122.5°

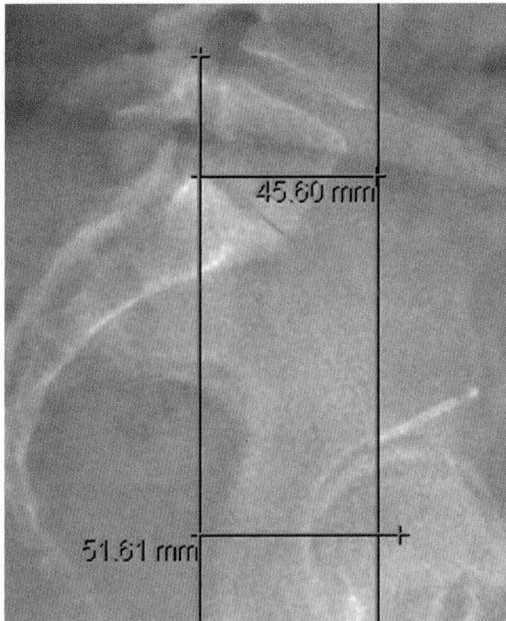

图 25.5　计算 C_7 比率（ $=SVA/SFD=45.6/51.6=0.88$ ）

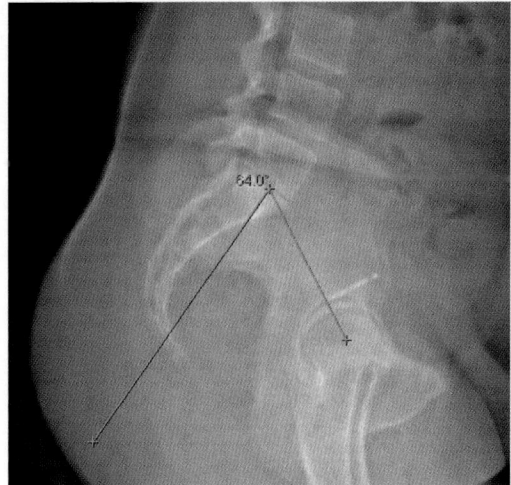

图 25.6　骨盆参数的测量：PI、SS 和 PT

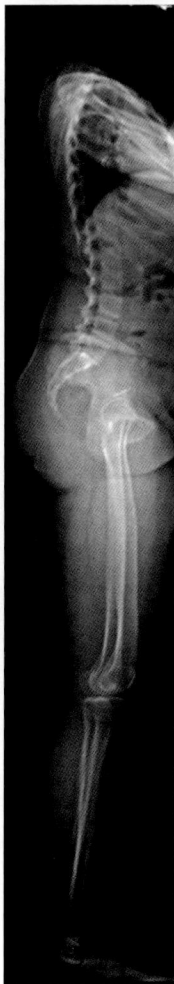

图 25.7　全身 X 线显示骨盆上方脊柱整体变平，腰椎和胸椎角度都减少

25.2.3　病例 3

不平衡。代偿机制不足以维持矢状位排列。

一名 48 岁男性患者，主诉腰痛和行走障碍。测量到 SVA 显著增加（正常值<50mm 时测量到 131mm），如图 25.8 所示。C_7 铅垂线位于股骨头前方。患者处于前不平衡状态。

同时，SSA 和 C_7 比值明显异常（SSA 只有 81°，C_7 为 1.4，远远大于 1），如图 25.9 所示。患者整体矢状位失衡。

关于骨盆参数，我们首先发现 PI 测量到 50°（PI 为Ⅲ级），如图 25.10 所示。考虑到该 PI 值，PT 应为 12° 且 SS 应为 38°。事实上，我们计算出 SS 仅为 5°，PT 大幅增加到 45°。PT 的增大对应骨盆的后倾，即髋关节的过伸。然而，这种骨盆后倾不足以弥补腰椎前凸的损失，也未能维持脊柱骨盆的平衡和整个矢状位排列。

现在关于脊柱参数，L_1-S_1 前凸几乎为零，仅测量到 3°（LL 理论值 =PI+9°，即 59°），因此腰椎前凸缺少 56°（图 25.11）。事实上，前凸丢失是严重的多节段退行性椎间盘疾病引起的，是矢状位不平衡的原因。L_4～S_1 前凸仅为 10°，TK 为 36°。

该患者接受了手术治疗，包括 T_{10} 至骨盆内固定、L_4 处行 PSO 截骨。手术后，我们可以观察到他矢状位平衡获得明显改善，如图 25.12 所示。SVA 现在小于 40mm（35.6mm），SSA 接近 135° +/-8°（123°），C_7 比值小于 1。

此外，骨盆参数现在接近理论值（理论 SS 为 40°，实测 SS=34°；PT 理论值为 12°，实测 PT=16°，PI 为 50° 不变）。

关于腰椎前凸的分布，L_1-S_1 前凸正好为 60°（LL 预期理论值 =59°），L_4-S_1 前凸为 46°，也就是说略大于 L_1-S_1 前凸的 2/3，如图 25.13 所示。

TK 为 51°，增加约 15°，没有进行任何手术干预进行矫正。这可能意味着术前有一个中等程度的低后凸来补偿矢状位不平衡。生理 LL 的恢复可以消除这种补偿机制。

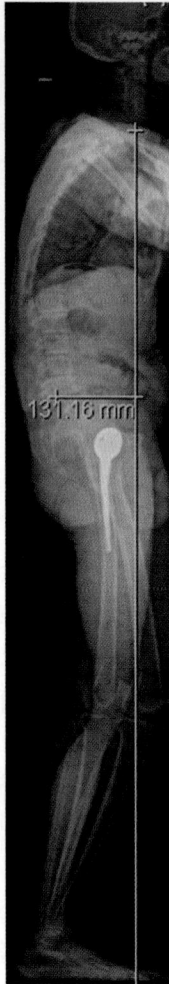

图 25.8 全身 EOS 成像显示脊柱畸形，同时脊柱向前侧矢状位失平衡，SVA 显著增加，>130mm

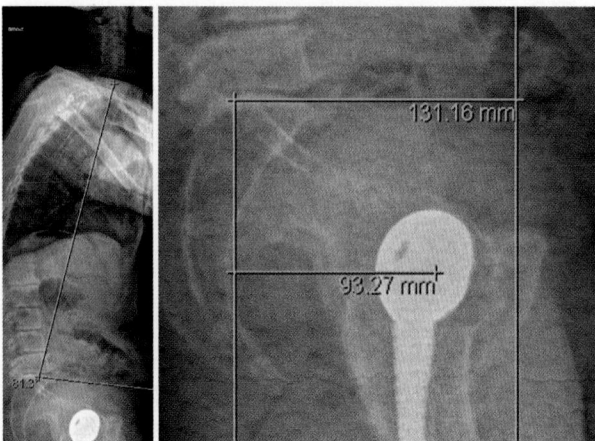

图 25.9 SSA 测量为 81°，C_7 比率为 1.4（131/93=1.4）

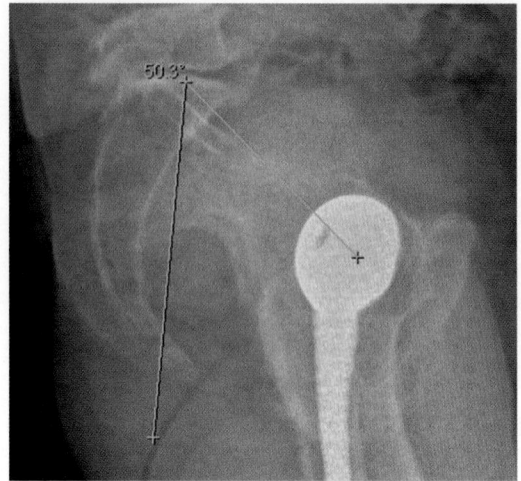

图 25.10 骨盆参数的测量：PI，SS 和 PT

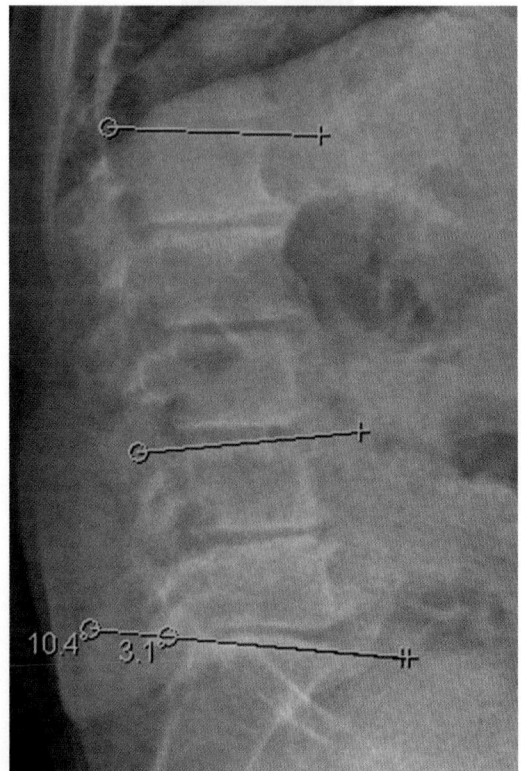

图 25.11 腰椎弯曲的分析，计算 L_1-S_1 以及 L_4-S_1 的前凸角度

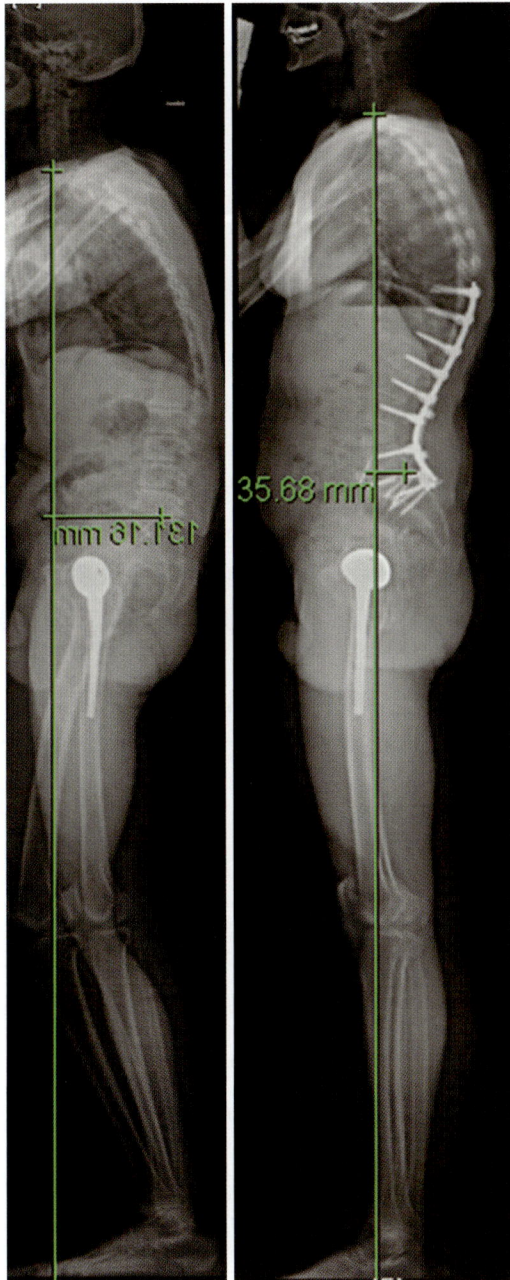

图 25.12　术后测量，SSA 为 123°，SVA 矫正到 35.6mm，C$_7$ 比率为 0.77（SVA/SFD=35.6/46.3=0.77）

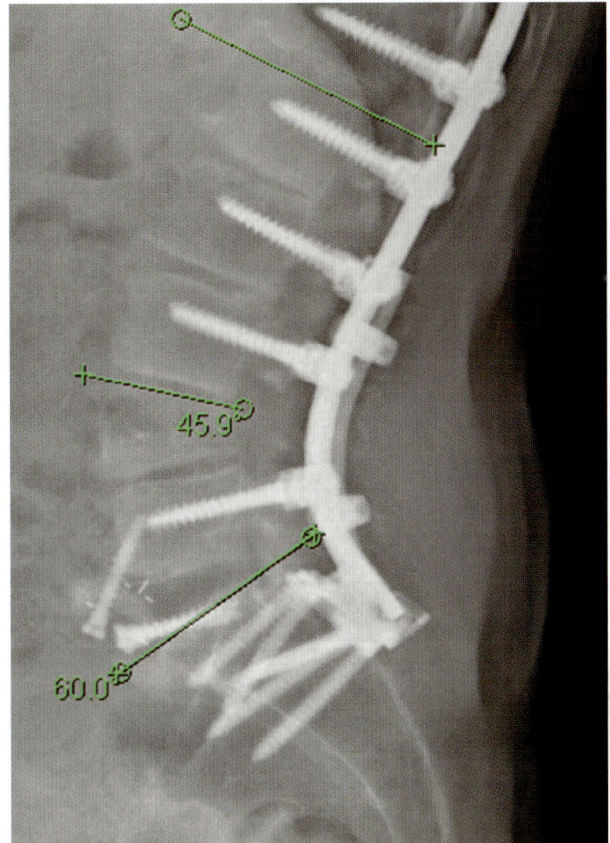

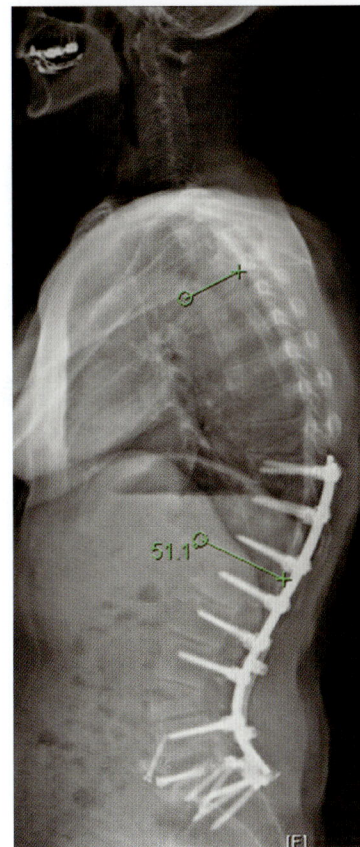

图 25.13　术后骨盆参数的测量：PI=50°，SS=34°，PT=16°

25.3　病例讨论

通过本章描述和3个临床实际病例，我们应该认识到在脊柱退行性疾病患者术前分析脊柱-骨盆平衡的重要性。

在成年人中，由于腰椎前凸减少或胸椎后凸增加，多数情况下会导致脊柱-骨盆失平衡[1-3]。这些脊柱曲度变化的第一个病因是脊柱老化，伴有关节炎和椎间盘退变。

有时，比较少见罕见的原因是由于非退变性脊柱病理状态，如休门氏病（Scheuermann disease），驼背，以及整体性的僵硬性的后凸。它也可能是由于创伤后脊柱后凸或术后由于内固定器械导致的前凸减少（医源性平背）。

脊柱后凸畸形导致躯干重心前移，可通过几种代偿机制予以抵消[4]。如果整个脊柱固定，则代偿机制位于骨盆和下肢的水平。主要的代偿机制是骨盆后倾，用以增加的PT。然而，如果畸形太大，自发的骨盆后倾可能不足以维持平衡。最后一种方法是屈膝和伸踝。这种情况是一面双刃剑，骨盆后倾可能导致更好的矢状位平衡情况，但通常会导致行走障碍和慢性疲劳[4]。

如果脊柱是灵活的，通常见于年轻患者，脊柱本身可以参与补偿机制。最典型的情况是腰椎退行性后凸，其中胸椎通常是后凸减少，和颈椎前凸减少。

25.4　结论与精华

术前评估成人脊柱畸形的脊柱-骨盆平衡，作者前期报道了一个三步算法[4-6]。

第一步是测量骨盆指数，以确定脊柱-骨盆位置其他参数的预期理论值，特别是LL理论值。从PI和LL的关系来看，使用分级的PI推测其他参数比使用唯一的公式更相关、更精确。

第二步是通过分析C7与骨盆相关的位置来评估整体矢状位平衡状态。关于最相关的参数，我们建议使用SVA，SSA和C7比值。

最后一步是寻找代偿机制。包括脊柱区域（胸腰结合段过伸、胸椎后凸减少等）、骨盆区域（只有1个补偿机制，即骨盆后倾）和下肢区域（膝关节屈曲）。

在对矢状位状态进行细致和系统的分析之后，下一步是制定矫正手术的策略，这将在另一章（第54章）中进行讨论。

编者按

为获得良好的手术效果，脊柱-骨盆参数是用于制定手术计划的重要工具。外科医师还必须考虑到相邻区域（如骶髂关节，髋关节和胸椎节段的柔韧性）的代偿情况，才能获得良好的效果，而不会导致相邻节段的失败。

（朱晓东　译　姜建元　审）

资深专家点评

对于成人脊柱畸形患者来说，矢状位平衡的重建十分重要，大量循证医学证据也表明脊柱-骨盆矢状位平衡的重建是影响术后患者生活质量的关键因素之一。本章节主要介绍了几个关键的脊柱骨盆平衡参数，以及PT和LL的预期理论值可根据低PI或者高PI进行不同的分级，从而进行不同公式的换算。本章节的3个病例很好地阐释了脊柱-骨盆平衡的评估方式，其中病例1为正常的脊柱-骨盆平衡参数；病例2虽然整体序列保持了平衡，但主要归结于胸椎的代偿；病例3为失平衡的患者，除了关注SVA之外，如何将SSA与PT矫正至合理的范围对手术方案的设计和患者的术后疗效是十分关键的。另外，我们不仅需要关注客观的脊柱-骨盆平衡参数，也要关注脊柱的序列特点、灵活程度和柔韧性（胸椎后凸和颈椎前凸的代偿），以及髋、膝、踝关节的代偿情况。

（复旦大学附属华山医院　姜建元）

参考文献

1. Vaz G, et al. Sagittal morphology and equilibrium of pelvis and spine. Eur Spine J. 2002;11(1):80–7.
2. Vialle R, et al. Radiographic analysis of the sagittal alignment and balance of the spine in asymptomatic subjects. J Bone Joint Surg Am Vol. 2005;87A(2):260–7.
3. Gille O. PhD thesis, Ecole Nationale Superieure des Arts et Metiers, Paris; 2006.
4. Barrey C, et al. Compensatory mechanisms contributing to keep the sagittal balance of the spine. Eur Spine J. 2013;22:S834–41.
5. Barrey C, et al. Sagittal balance of the pelvis-spine complex and lumbar degenerative diseases. A comparative study about 85 cases. Eur Spine J. 2007;16(9):1459–67.
6. Barrey C, et al. Current strategies for the restoration of the adequate lordosis during lumbar fusion. World J Orthop. 2015;6(1):117–26.

第 26 章　脊柱后凸畸形的诊断、分型与治疗原则

Mohammad Arabmotlagh，Michael Rauschmann

颈椎前凸、胸椎后凸及腰椎前凸共同构成了脊柱的生理弯曲。健康人胸椎后凸 Cobb 角介于 $20°\sim45°$，腰椎前凸 Cobb 角介于 $40°\sim60°$ 之间[1]。脊柱生理弯曲的存在使得脊柱低能耗地维持矢状位平衡。C_7 铅垂线可判定脊柱矢状位是否平衡，C_7 铅垂线自 C_7 椎体中心发出垂直向下经过骶骨，而健康人 C_7 铅垂线经过骶骨终板中心。许多因素会导致短节段后凸（角状后凸）或长节段后凸（弓状后凸）。颈椎和腰椎前凸、骨盆倾斜以及膝盖弯曲等代偿机制可防止躯体前倾。当上述机制无法代偿时，C_7 铅垂线向股骨头轴线方向前移，即脊柱矢状位失平衡。导致后凸畸形的病因可见表 26.1。

表 26.1　导致脊柱后凸畸形的病因

退变因素	创伤因素	炎症因素	发育因素	神经肌病因素
椎间高度丢失	创伤后后凸	感染	休门氏病	帕金森病
骨质疏松症	手术后后凸	强直性脊柱炎	先天性后凸	
	肿瘤		姿势性后凸	
	骨质疏松症相关创伤			

26.1　患者评估

医生应于患者直立时行体格检查，受检期间患者应尽可能使膝关节伸直。后凸畸形患者会采取屈曲膝关节以及骨盆后倾等姿势来代偿脊柱矢状位失平衡。通过 X 线侧位片参数测量评估脊柱矢状位平衡时，膝关节屈曲程度应纳入考量。髋关节屈曲内收可能限制骨盆的代偿作用。坐姿下髋关节及骨盆对脊柱姿态无影响。托马斯征阳性提示坐姿下脊柱矢状位失平衡改善可能与髋关节屈曲内收相关。可通过垫高后凸畸形顶点后拍摄侧位片等仰卧位检查协助判断后凸畸形柔韧性。还应重视步态变化及病理反射等退变体征。

26.2　影像学评估

后凸畸形患者应拍摄脊柱全长正侧位片，枕骨及股骨头可作为脊柱全长片摄片起止参照。自 C_7 椎体中心垂直向下的 C_7 铅垂线是脊柱矢状位平衡主要评估方法。C_7 铅垂线经过 S_1 上终板前缘时可视为脊柱矢状位平衡。C_7 铅垂线位于股骨头轴线之前则意味着脊柱显著失衡。冠状位上如果 C_7 棘突铅垂线与骶骨中线重合，则脊柱平衡。可通过仰卧位时垫高后凸畸形顶点后拍摄侧位片并观测椎间是否张开这一方法评估脊柱后凸畸形柔韧性。

若患者存在神经功能异常，角状后凸，或任何无明显诱因的不规则的脊柱畸形，均应接受全脊柱 MRI。CT 扫描有助于呈现复杂脊柱畸形结构。

26.3　治疗选择

脊柱后凸畸形手术治疗由后路内固定及不同截骨矫形方法共同构成。从创伤最小的板间部分截骨至创伤最大的一个或多个椎体截骨，截骨量逐渐增加。截骨量越多，可矫正脊柱后凸畸形角度越大，但随之而来的手术风险也越大。截骨术式的选择取决于后凸畸形程度及脊柱柔韧性。Smith-Peterson 截骨术（SPO）是最常应用于临床的截骨术式，SPO 在切开腰椎前侧椎间隙及前纵韧带以撑开前柱的同时切除部分后结构以短缩后柱，从而矫正强直性脊柱炎所致脊柱后凸畸形[2]。经典的 SPO 最多可矫正 $30°$ 的后凸畸形。然而 SPO 将铰链点置于截骨区域椎间盘后缘使得脊柱前柱被动撑开的机制却可能导致脊柱前方走行的大血管撕裂，当前这一严重并发

症已见于多篇文献[3]。由于动脉粥样硬化导致血管顺应性下降，该并发症更常见于老年患者。数年后 Wilson 对 SPO 进行，仅短缩后柱而不撑开前柱，从而降低前柱被动撑开所致血管撕裂的风险[4]。时至今日，SPO 通常指不撑开前方椎间隙的后柱楔形截骨。行 SPO 需评估前方椎间隙是否具有必要的活动度。在不撑开前柱的情况下，单节段 SPO 最多可获得 10° 的矫正。

1984 年，Ponte 采用切除相邻椎板、上下关节突关节及黄韧带的胸椎多节段 V 形截骨治疗休门氏病所致后凸畸形[5]。Ponte 截骨保持前柱完整，通过椎弓根螺钉加压实现矫形。Ponte 截骨铰链点与 SPO 相同，均位于截骨区域椎间盘后缘。因此 Ponte 截骨也可轻度撑开前方椎间隙，实现单节段 10° 的矫正（图 26.1）。

Thomasen 率先采用经椎弓根椎体截骨（pedicle-subtraction osteotomy，PSO），PSO 为避免撑开前柱而损伤脊柱前方血管仅通过闭合楔形截骨缺口而不撑开前柱实现后凸畸形矫形[6]。需在内固定器械植入后行 PSO。PSO 截骨步骤如下：切除椎板及关节突关节；完整切除椎弓根；经椎弓根基底部掏除椎体松质骨，楔形咬除椎体侧方皮质骨；保留椎体前方皮质骨及前纵韧带；压缩椎弓根螺钉闭合楔形空

腔完成矫形（图 26.2 和图 26.3）。为避免闭合楔形空腔时损伤脊髓，需精确掌握椎板截骨范围。相较于 SPO，PSO 术中失血更多。PSO 通过椎体截骨最多可获得 30° 的矫正。无论何种原因所致的僵硬的后凸畸形，PSO 均可作为首选术式。PSO 并未遵守应于畸形所在节段行截骨矫形的原则，其常见截骨节段为 L_2 或 L_3，例如僵硬性的全脊柱不平衡或强直性脊柱炎所致后凸畸形。在这些节段进行截骨矫形具有相应优势，例如相应节段无脊髓圆锥，故处理硬膜时脊髓损伤可能性较低。此外，截骨节段越低，铰链点上方节段越多，可矫正度数越大。近年来亦有研究支持在更低节段甚至 L_5 节段行 PSO 以在腰骶部重建腰椎前凸[7]。然而，如果后凸畸形位于颈胸段，例如强直性脊柱炎所致后凸畸形，也可于邻近 C_7 的上胸椎行 PSO，因该处椎动脉走行于椎体之外，行 PSO 时可避免损伤椎动脉。通过非对称楔形截骨，PSO 也可矫正冠状位畸形。PSO 的远期并发症主要为诸如断棒等内固定断裂。后方截骨范围过大导致前方椎间隙撑开，进而造成椎间不融合是内固定断裂的潜在机制。通过植骨桥接后侧间隙或选择前方间隙已融合节段行 PSO 可避免内固定断裂这一并发症。部分学者也推荐使用单侧双棒以加强截骨节段稳定性。

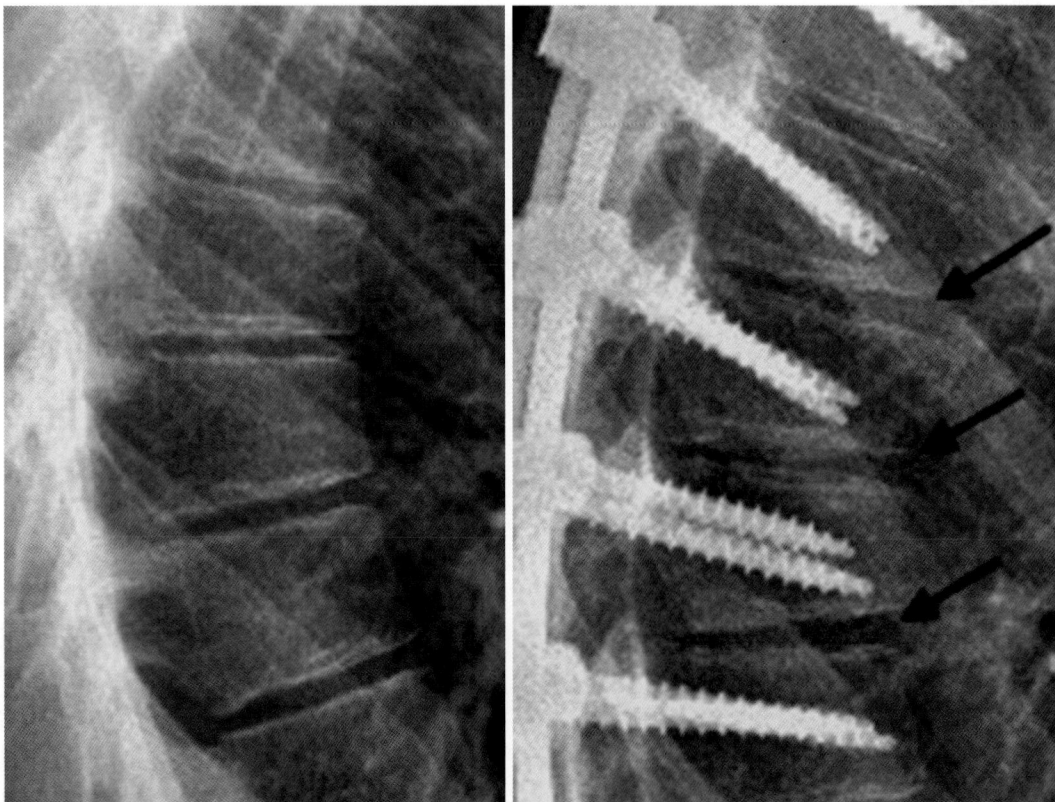

图 26.1　通过多节段 Ponte 截骨矫正休门氏病后凸的术前及术后胸椎侧位片。箭头处可见前方椎间隙张开

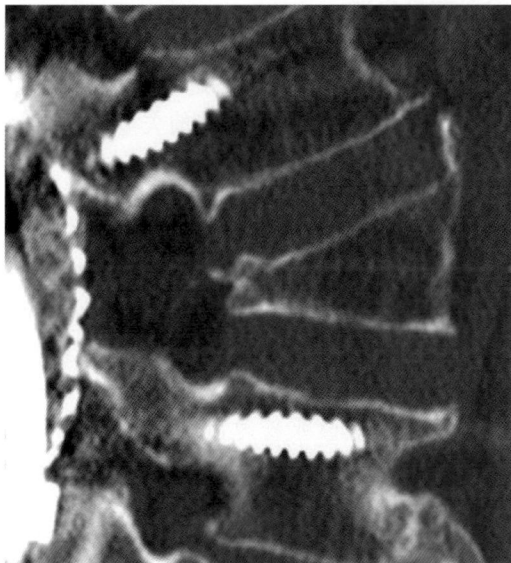

图 26.2　L$_2$ 节段 PSO 后椎体形态 CT

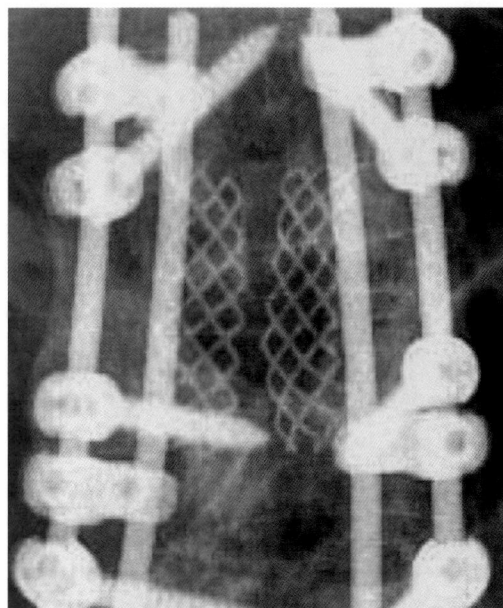

图 26.3　术后正位片——应用双棒技术实现截骨节段稳定,应用钛网植骨实现椎间融合

椎体三柱截骨(vertebral column resection,VCR)可有效矫正严重的脊柱冠状位及矢状位畸形(图 26.4 和图 26.5)。完全切除截骨节段椎体骨、椎间盘及韧带组织使得 VCR 可实现多平面畸形矫正。为充分矫正一个乃至多个节段脊柱畸形,术前截骨区域计划至关重要。半椎体畸形所致的僵硬性角状后凸及先天性脊柱侧弯是 VCR 的适应证。椎体切除后有时需植入融合器以重建正常椎间隙。VCR 手术难度大,神经损伤风险高,需由经验丰富的外科团队进行。神经的直接损伤或血供障碍均可导致神经系统并发症。建议在术中常规行 SSEP 及 MEP 神经电生理监测。

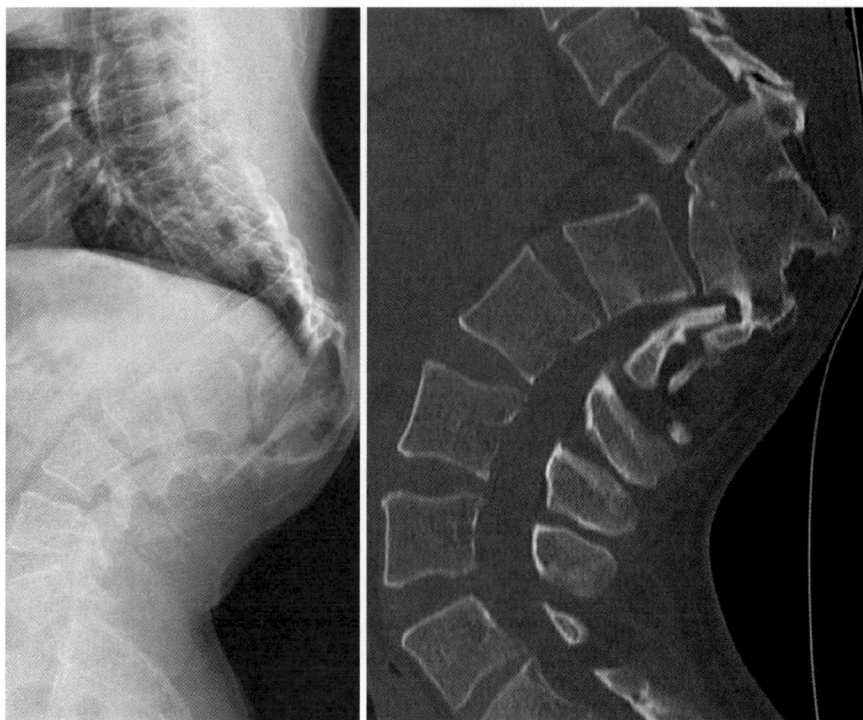

图 26.4　需行 VCR 矫正的严重创伤后僵硬性后凸畸形术前 X 线及 CT 侧位片

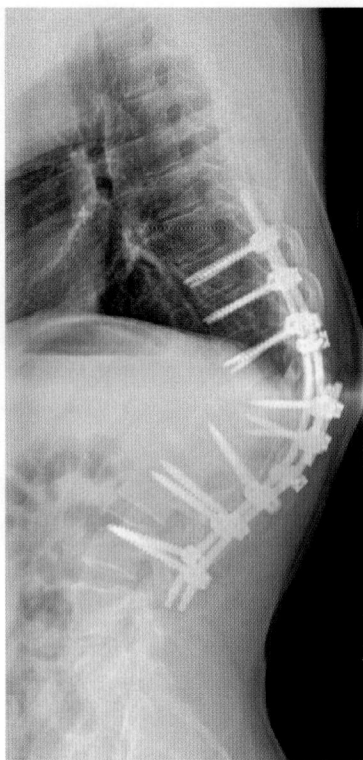

图 26.5　VCR 术后 X 线侧位片，由于术中神经电生理监测显示神经功能损伤，仅矫正 50%

26.4　精华

多种病理机制可导致脊柱短节段或长节段后凸。脊柱及邻近关节可在一定程度上代偿脊柱后凸。代偿机制无法代偿时，脊柱即表现矢状位失衡。完整的体格检查及影像学评估对于明确畸形的部位、范围、活动度及畸形代偿机制至关重要。

当前有由简单的后路部分截骨至复杂的多节段椎体切除等多种矫正后凸畸形的截骨术式应用于临床。截骨量越多，可矫正脊柱后凸畸形角度越大，但随之而来的手术风险也越大。

临床注意事项
- 膝关节和髋关节可代偿脊柱后凸畸形，评估脊柱平衡时将其纳入考量
- Ponte 截骨等单柱截骨可矫正柔韧、局限的后凸畸形，PSO、VCR 等三柱截骨可矫正僵硬的后凸畸形
- PSO 及 VCR 为避免矫正后椎管狭窄，需对椎管行广泛减压
- 临时装棒以控制逐步矫正幅度从而避免椎弓根螺钉松动

（陈誉　译　姜建元　审）

资深专家点评

脊柱截骨矫形术在脊柱畸形，尤其是在重度脊柱畸形的治疗中有着广泛的应用。目前，脊柱截骨术分为 6 级，从最基础的关节突截骨（SPO）到 2 个椎体以上的全脊椎切除术。在术前规划中，根据患者畸形的特点选取不同的截骨方式是十分重要的，应评估脊柱畸形的严重程度以及矫形所需要的程度，进而决定使用何种矫形术式。除了掌握本章节提到的不同截骨所获得的最大矫形程度之外，还应注意 SPO 与 Ponte 截骨主要用于矫正长节段且较为平滑的后凸畸形，而对于角状后凸或较为僵硬后凸的矫形效果有限。对于角状后凸或僵硬后凸，PSO 是最为常用的三柱截骨方式。另外，不对称 PSO 也可以在矫正后凸的同时对冠状位畸形进行矫正。VCR 虽然能够获得很好的矫形度数，但同时也具有较高的并发症发生率，因此选择 VCR 时需要十分慎重。本章节所介绍的截骨术主要是进行矢状位畸形的矫正，但手术中同样不能忽视冠状位平衡的维持。如冠状位失平衡方向在侧弯的凸侧，其术后造成冠状位失平衡的可能性较大，需要引起重视。脊柱外科医师应在熟练掌握本章节所介绍的截骨技术的基础上，充分考虑患者本身的情况，实施个体化的矫形方案。

（复旦大学附属华山医院　姜建元）

参考文献

1. Bernhardt M, Bridwell K. Segmental analysis of the sagittal plane alignment of the normal thoracic and lumbar spine and thoracolumbar junction. Spine. 1989;14:717–21.
2. Smith-Petersen MN, Larson CB, Aufranc OE. Osteotomy of the spine for correction of flexion deformity in rheumatoid arthritis. J Bone Joint Surg Am. 1945;27:1–11.
3. Fazl M, Bilbao JM, Hudson AR. Laceration of the aorta complicating spinal fracture in ankylosing spondylitis. Neurosurgery. 1981;8:732–4.
4. Wilson MJ, Turkel JK. Multiple spinal wedge osteotomy; its use in a case of Marie-Strumpell spondylitis. Am J Surg. 1949;77:777–82.
5. Ponte A, Vero B, Siccardi G. Surgical treatment of Scheuermann's hyperkyphosis. In: Winter RB, editor: Progressing Spinal Pathology: Kyphosis. Bologna; Aulo Gaggi. 1984. p. 75–81.
6. Thomasen E. Vertebral osteotomy for correction of kyphosis in ankylosing spondylitis. Clin Orthop Relat Res. 1985;(194):142–52.
7. Alzakri A, Boissiere L, Cawley DT, Bourgli A, Pointillart V, Gille O, Vital JM, Obeid I. L5 pedicle subtraction osteotomy: indication, surgical techniques and specifities. Eur Spine J. 2018;27:644–51.

第 27 章 舒尔曼病（脊柱后凸）与强直性脊柱炎

Mohammad Arabmotlagh，Michael Rauschmann

27.1 病例 1：舒尔曼病

27.1.1 引言

本例为患有舒尔曼病的青少年患者，本篇介绍了其临床特征、影像学评估、治疗决策以及手术操作。

27.1.2 病例描述

16 岁青少年由于其脊柱表现出明显的弯曲而被他的父母注意到。患者无疼痛症状，体育活动时未因其受到任何限制。弯曲的脊柱呈"驼峰"样外观，对患者心理造成负担。

体格检查未见神经功能异常。Adams 前屈试验示中胸段的后凸角度过大，未伴有明显的椎体旋转。该区域的后凸畸形不能通过向后伸展来代偿，为结构性后凸畸形。患者已出现第二性征，家长告知两年前变声。

全脊柱的 X 线前后位、侧位片均在站立位拍照（图 27.1）。如图示，根据 Cobb 法测量 T_{12} 下终板与 T_3 上终板夹角，其后凸角度为 81°（正常范围为 30° ～50°）。后凸顶点位于 T_9 水平，该区域的椎体前方压缩，呈楔形变（T_7-T_{11}）。此外，如箭头所示，终板发生异常改变（见图 27.1）。

根据患者的临床表现和影像学特点，诊断为舒尔曼病。该青少年患者骨骼发育成熟，再生长的可能性较小。告知患者病情，提示预后较好，同时告知其所有的治疗选择。治疗方案包括：①保守治疗：通过加强躯干肌群等物理疗法，继续观察病情变化；②外科干预：进行手术，矫正后凸畸形。

经过与患者及其父母充分讨论后，决定进行手术治疗。术前对脊柱进一步评估：首先，为患者额外拍摄仰卧位后凸顶点垫枕的侧位 X 线片（图 27.2）。可见该体位时，椎间盘前方张开，表明了该区域节段间残余少量活动性（箭头）；其次，行全脊柱 MRI，以排除神经系统病变及椎管狭窄（图 27.3）。

为了确定固定范围，在侧位 X 线片上进行评估：近端固定椎应包括后凸的端椎，在本例中为 T_3。远端固定椎应包括矢状面稳定椎（sagittal stable vertebra，SSV），即接触骶骨后缘铅垂线的最近端椎体（图 27.4），在本例中为 L_2。

本手术由后路进行，在后凸顶椎区行多节段 Ponte 截骨，T_3 至 L_2 水平行椎弓根螺钉内固定。通过双侧预弯棒产生的悬臂应力和节段间压缩来获得矫形效果。须注意胸椎后凸的矫正不超过 50%。术中采用 SSEP 和 MEP 行神经监测。在手术结束时，放置硬膜外导管以控制术后疼痛。

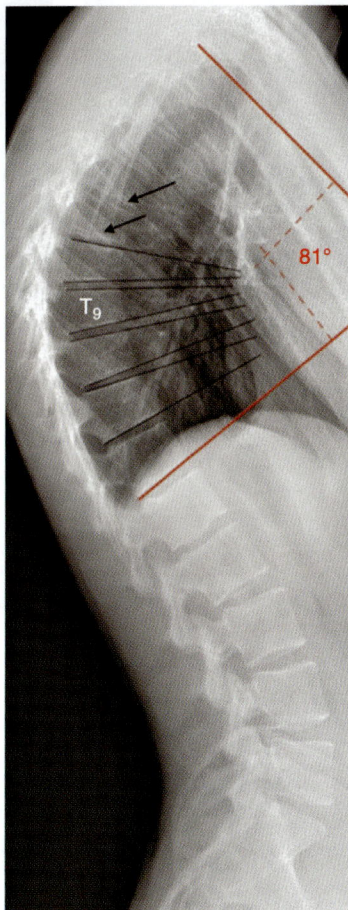

图 27.1 侧位脊柱 X 线显示胸椎 81° 后凸，T_9 处为后凸顶点，T_7-T_{11} 椎体向前楔形变。箭头示椎体终板不规则

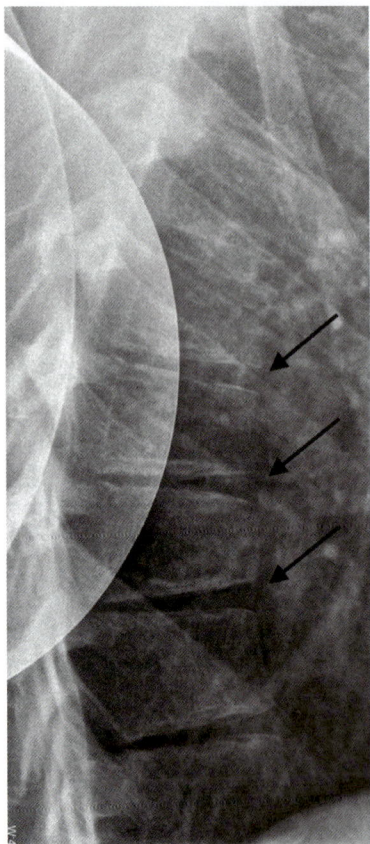

图27.2   平卧位胸椎X线，后凸顶点下垫枕后，显示椎间盘间隙打开（箭头）

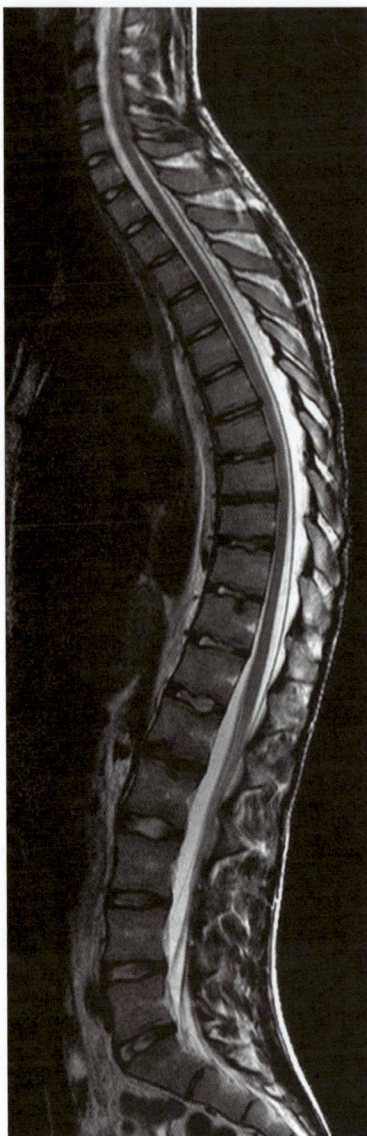

图27.3   建议术前行MRI扫描脊柱全长以显示椎管，排除椎管病变

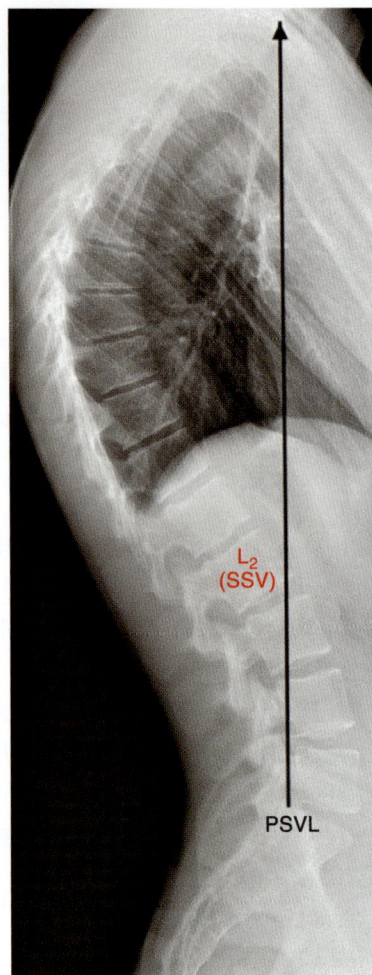

图27.4   骶后垂线（PSVL）从骶骨终板后缘垂直绘制，以识别矢状面稳定椎（SSV）。SSV是接触PSVL的最近端椎体。建议将SSV纳入远端固定范围

在支具支持下，患者术后即刻下地活动。术后摄制站立位的正侧位X线片（图27.5）。胸椎后凸矫正至53°。患者于术后7天出院。

27.1.3   病例讨论

手术治疗舒尔曼病的适应证包括：①经保守治疗后，后凸畸形仍进展；②胸椎后凸大于70°～80°，或胸椎后凸大于40°且伴有疼痛；③患者不能接受的外观问题。胸腰段后凸及角状后凸有更高的致残率，因此更适合行手术治疗。保守治疗方案包括：加强躯干肌的运动疗法，放松竖脊肌的临时性

支具治疗。若患者骨骼发育尚未成熟，可考虑使用支具来矫正畸形。而本例患者2年前发生了青春期特征性的嗓音变化，提示其已经历发育高峰。髂嵴（Risser征）及肘关节X线可进一步提示更多关于生长潜能的信息。骨骼系统已发育成熟或无疼痛症状的患者，则不需要保守治疗。据文献报道，由于舒尔曼病畸形的自然进展史，其手术治疗的适应证仍存在争议。有两项关于舒尔曼病患者长期随访的研究报道[1,2]，该两项研究均提示舒尔曼病患者更易出现背部疼痛，但日常活动并没有受到畸形所致的显著影响。只有在一些严重病例中，胸椎后

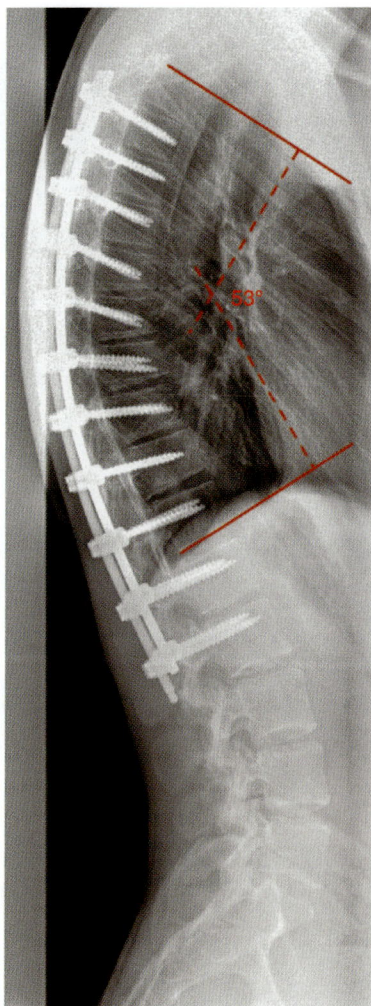

图 27.5 术后脊柱侧位 X 线显示胸椎后凸矫正至 53°

凸＞100°，才观察到心肺功能受限。若考虑手术治疗，须告知患者以上因素，及手术风险。

脊柱内固定处的交界性后凸(近端交界性后凸，PJK)是手术治疗的并发症之一。一项研究指出，近端交界性后凸比远端交界性后凸更常见，然而术后症状和翻修手术通常与远端交界性后凸相关[3]。其研究结果表明，当内固定范围未包括后凸端椎或畸形过度矫正时，则可能导致近端交界性后凸的发生。为了防止近端交界性后凸，建议畸形矫正率小于50%。其他研究报道了远端交界性后凸的发生，并建议将内固定范围延伸至矢状面稳定椎[4]。矢状面稳定椎被定义为接触骶骨后缘铅垂线的最近端椎体。数据显示，术前确定内固定范围是至关重要的。建议在近端纳入后凸顶椎，在远端纳入矢状面稳定椎。

截至目前，所有关于舒尔曼病手术治疗结果的报道，其证据水平均较低。这些研究均为回顾性，且手术方法不统一，包括单纯后路及前后联合入路；另外内固定种类也有区别，使用挂钩或椎弓根螺钉

均有报道。手术矫正的远期效果缺乏报道。尚无将舒尔曼病畸形的自然病程与手术矫正结果进行比较的数据。

27.1.4 结论与精华

• 关于舒尔曼病畸形自然进展史的知识相当重要，在临床决策过程中须加以考虑。当观察到畸形进展，保守治疗不能控制疼痛，患者不能接受外观时，可考虑手术治疗。

• 根据现有资料，建议近端将后凸的顶椎、远端将矢状面稳定椎纳入内固定范围，以预防交界性后凸。

27.2 病例2：强直性脊柱炎

27.2.1 引言

一名 29 岁青年女性，患有强直性脊柱炎。本篇介绍了其临床特征、影像学评估、治疗决策以及手术操作。

27.2.2 病例描述

一名青年女性主诉腰背部疼痛一年余。休息时疼痛消失，而行走时疼痛加剧。有时全脊柱均有疼痛。另诉无法站直、难以平视；行走时推着婴儿车可以改善症状。持续服用布洛芬止痛。有外伤史。

体格检查发现躯干前移，双膝屈曲，以代偿胸椎的弓形后凸。上腰椎有叩击痛，脊柱活动范围严重受限，且伴有疼痛。深吸气和呼气时胸围变化不大。髋关节查体示活动范围正常，无明显受限。端坐、仰卧时，躯干的屈曲畸形无明显变化。神经系统查体未见异常。

全脊柱前后位、侧位 X 线均在站立位摄制(图27.6)。腰椎生理前凸变直。胸椎后凸角度为 80°。骨盆向后旋转，骶骨角度接近垂直。骨盆向后倾斜超过 50°，骶骨斜坡(SS)几乎是水平的。C_7 铅垂线远在髋轴前方。CT 示全脊柱小关节、肋椎关节的骨化(图 27.7)。前纵韧带仅在中胸段骨化(图 27.8)。在 L_2/L_3 水平的后方结构骨化未延续，在此层面小关节尚未融合。

根据患者的临床表现和影像学特点，诊断为强直性脊柱炎(ankylosing spondylitis，AS)。与典型的AS 患者相比，此患者的疼痛症状在日常活动时加重，休息时消失。此外，疼痛并不局限于骶髂关节，而是出现在与该部位相对应的上腰椎；而在此部位，其后方结构骨化未延续，小关节间仍残留活动

度。局麻下行 X 线引导下小关节浸润注射术（封闭注射），数小时内疼痛几乎完全缓解。

结合患者情况，有两个主要问题需要解决：① L_2/L_3 水平由于其残余活动度所产生的疼痛；② 躯

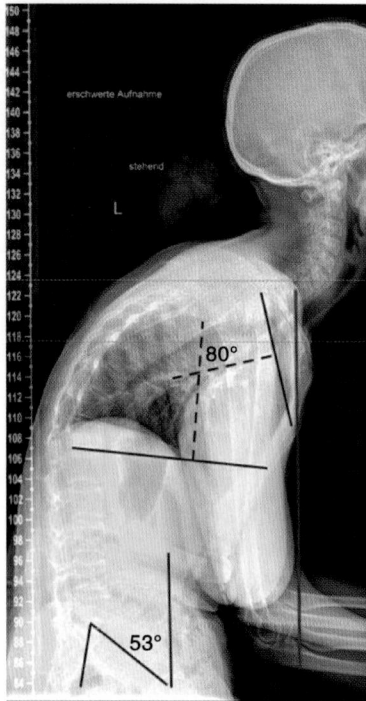

图 27.6   术前站立位全脊柱侧位 X 线。C_7 铅垂线为红色，骨盆倾斜 53°，胸椎后凸 80°

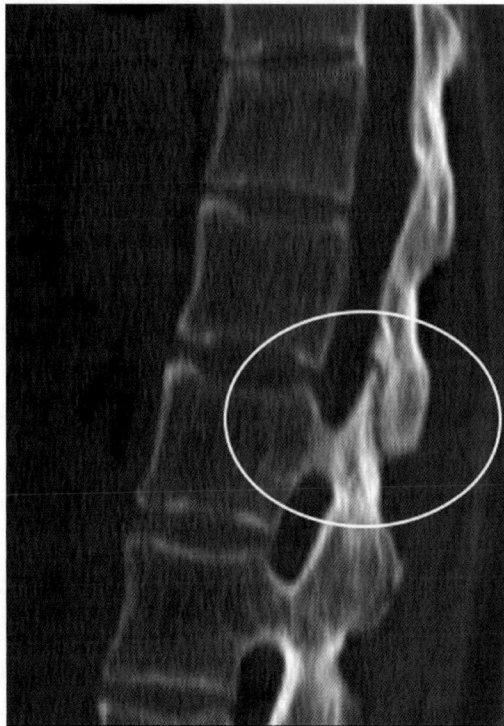

图 27.7   腰椎 CT 显示广泛小关节融合，椎间隙开放，L_2/L_3 水平小关节未融合

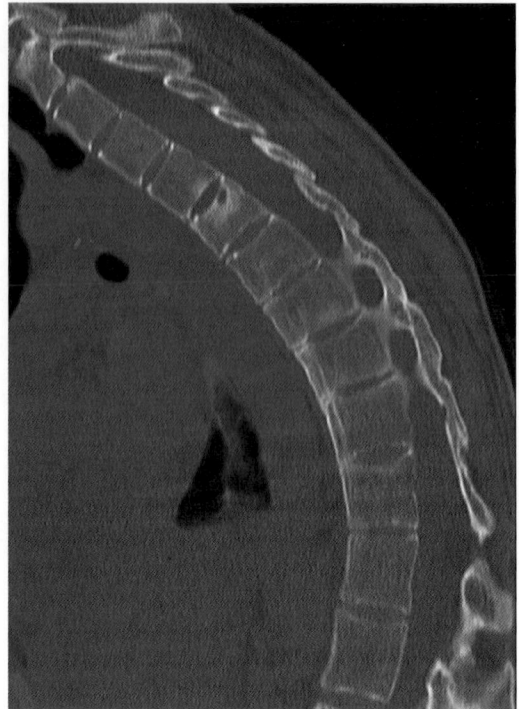

图 27.8   胸椎 CT 扫描可见椎间隙和前纵韧带骨化

干的矢状位失平衡。因此，建议采用手术治疗来实现 L_2/L_3 融合，并通过改良楔形截骨手术（Smith-Petersen 截骨术，SPO）来纠矫正矢状位畸形。

手术采用后入路，在 L_2/L_3 水平行单节段 SPO，在截骨椎的上下各 3 个椎体行后路椎弓根螺钉内固定术。通过在 L_2/L_3 椎间隙前部植入 CAGE，以及椎弓根螺钉后方加压来获得矫形效果。

在支具支持下，患者术后即刻下地活动。患者对术后外观表示满意。术后站立位摄制正侧位 X 线（图 27.9）。截骨实现了 25° 的节段性成角，矢状位失平衡得到明显矫正。

27.2.3   病例讨论

本例的强直性脊柱炎患者得到了有效治疗。矢状位明显失平衡，躯干向前移位，C_7 铅垂线位于髋轴前方。该患者的畸形包括僵硬性的腰椎前凸丢失，以及过度的胸椎后凸。骨盆入射角（PI）约为 50°。髋关节既没有屈伸挛缩，也没有任何影像学上的变性。脊柱的特征性改变是椎体后方结构骨化，椎间隙开放。腰部疼痛源于 L_2/L_3 处残留的活动性。因此，畸形主要在胸椎及腰椎，未累及髋关节，而疼痛源位于 L_2/L_3 水平。

此类畸形的椎体截骨建议在腰椎进行矫正。在腰椎截骨有两大优点。首先，截骨位置越靠近尾端，杠杆臂越长，则截骨术对屈曲畸形的矫正效果越好。

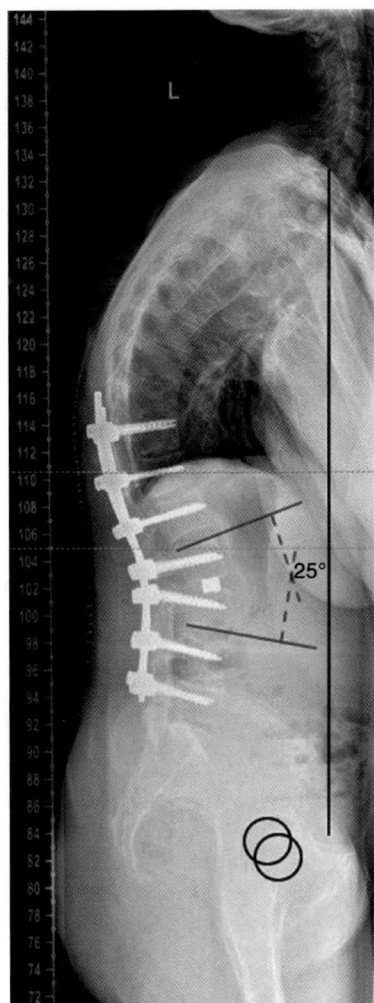

图 27.9　术后站立位全脊柱侧位 X 线。从 T_{12} 到 L_5 的后路内固定和 L_2/L_3 水平的 OWO,并在椎间隙前部植入一个 CAGE。在 L_2/L_3 水平达到 25° 的角状前凸。C_7 铅垂线明显向后移位,但仍位于髋轴前方

其次,腰椎截骨手术是在圆锥远端的安全区域进行,相对更少出现神经系统并发症。在确定截骨水平后,问题在于确定截骨度数。该患者胸椎后凸较大,PI 约为 50°。根据 Roussouly 等[5]关于 PI 的研究,PI 在骨骼生长结束后呈恒定值,生理性腰椎前凸(LL)与其呈正相关。因此,需要大约 50° 的腰椎前凸。

纠正畸形的方法有开放楔形截骨术(SPO)、多节段闭合楔形截骨术(Ponte 截骨术)和经椎弓根截骨术(PSO)[6]。多节段 Ponte 截骨术对各椎体间活动度有一定的要求,因此不适合本例患者。其他两种技术,SPO 和 PSO,都可以实现矫形。Smith-Petersen 截骨术(SPO)也是一种选择,因为 L_2/L_3 椎间隙尚未完全融合。为实现 50° 的矫正,须在两个水平进行截骨,因为单一水平截骨最多可实现 30° 的矫正(见第 26 章)。因本例患者年龄小,血管健

康、柔韧,椎体楔形切除时容易导致大量出血,因此选择 SPO。然而由于某些原因,本例患者仍在单一水平行 SPO。

患者对自己的术后外观表示满意。术后侧位 X 线(见图 27.9)显示矫正后的角度为 25°。C_7 铅垂线明显向后方的髋轴移位,但仍相对靠前,因此矫形尚不彻底。为实现完全矫正,须如术前评估所建议的那样行双水平的截骨。

在脊柱矢状位平衡和脊柱畸形矫正技术方面,有大量的生物力学研究以及临床研究。然而,由于这些研究所治疗患者的巨大变异性、缺乏对照,且所有研究均使用回顾性的方法,因此证据水平较低[7]。

27.2.4　结论与精华

- 强直性脊柱炎所导致的畸形,其矫形重建手术相当复杂。由于骨密度降低和脊柱活动性丧失,这些患者面临着很高的手术风险。
- 需要进行彻底的临床评估以及影像学评估,以确定脊柱畸形的构成情况,无论它是胸腰畸形、胸椎畸形还是颈胸畸形。须评估髋关节情况,注意是否存在屈曲挛缩;可以在脊柱矫形前行髋关节置换术。
- 有几种外科技术可用于矫正此类畸形。每一种方法都有其优点和局限性,应在手术决策过程中加以权衡。

临床注意事项

- 对于舒尔曼病,可经后路行椎弓根螺钉内固定和多节段 Ponte 截骨术进行矫正
- 内固定范围应将舒尔曼病所致的整个后凸畸形包括在内,内固定向下至矢状面稳定椎(SSV)
- 避免过度矫正,以防止近端交界性后凸(PJK)发生
- 强直性脊柱炎的僵硬畸形需要三柱截骨技术进行矫正
- 强直性脊柱炎的低骨密度是其手术治疗的难点。建议采用多椎体长节段内固定,至少在截骨部位上下各 3 个椎体行内固定,以防止失败

编者按

　　相比侧弯患者来说,后凸畸形患者出现神经功能损害并发症的可能性要更高,因此矫形术中,特别是涉及胸椎矫形术中行肌电监护极为重要。
　　截骨后的矫形操作应借助于手术床的倾斜而不是将蛮力用在椎弓根螺钉上。

(郑国权　译　王岩　审)

资深专家点评

　　舒尔曼病和强直性脊柱炎是较为常见的脊柱后凸畸形的病因。本章节重点从其临床特征、影像学评估、治疗决策和手术操作层面进行讲解。整体而言，全章节内容较为系统且全面。尽管所选临床病例较轻，但基本包含了疾病的相应特征。在治疗策略层面上，本章节略有欠缺。对于舒尔曼病，多节段 Ponte 截骨术仍然是主流手术，但有研究证明，顶椎区域前后路联合手术或者单纯后路 3 级截骨可以缩短手术融合范围。强直性脊柱炎后凸畸形的截骨方式最早是 SPO，现在采用最多的是 PSO 和脊柱去松质骨截骨术（VCD）。本章节所选方案非典型的 SPO，而是在 SPO 基础上增加 TLIF 的操作，可以作为一种手术治疗选择。强直性脊柱炎本身是融合性疾病，手术后融合并不困难。完成矢状位平衡的重建，是改善畸形和缓解症状的根本性因素。而传统的 PSO 截骨和最近常采用的 VCD 相较于早期的 SPO，无需可活动的椎间隙（强直性脊柱炎患者椎间隙常常完全融合），操作相对更安全，矫正效果更确切，应作为主流手术技术。在治疗策略层面，需要更多考虑颈椎融合情况和髋关节的活动度。

（解放军总医院第一医学中心　王岩）

参考文献

1. Murray PM, Weinstein SL, Spratt KF. The natural history and long-term follow-up of scheuermann kyphosis. J Bone Joint Surg Am. 1993;75(2):236–48.
2. Ristolainen L, Kettunen JA, Heliövaara M, Kujala UM, Heinonen A, Schlenzka D. Untreated scheuermann's disease: a 37-year follow-up study. Eur Spine J. 2012;21:819–24.
3. Lonner BS, Newton P, Betz R, Scharf C, O'Brien M, Sponseller P, Lenke L, Crawford A, Lowe T, Letko L, Harms J, Shufflebarger H. Operative management of scheuermann's kyphosis in 78 patients. Spine. 2007;32(24):2644–52.
4. Cho KJ, Lenke LG, Bridwell KH, Kamiya M, Sides B. Selektion of the optimal distal fusion level in posterior instrumentation and fusion for thoracic hyperkyphosis. The sagital stable vertebra concept. Spine. 2009;34(8):765–70.
5. Roussouly P, Gollogly S, Berthonnaud E, Dimmet J. Classification of the normal variation in the sagittal alignment of the human lumbar spine and pelvis in the standing position. Spine. 2005;30(3):346–53.
6. Bridwell KH. Decision making regarding Smith-Petersen vs. pedicle substraction osteotomy vs. vertebral column resection for spinal deformity. Spine. 2006;31(19):S171–8.
7. Kim KT, Park KJ, Lee JH. Osteotomy of the spine to correct the spinal deformity. Asian Spine J. 2009;3(2):113–23.

第 28 章　创伤性与先天性脊柱后凸的手术矫正与特殊考量

Sleiman Haddad，Antonia Matamalas，Ferran Pellisé

28.1　引言

"后凸"一词源自希腊语,用于描述"驼峰"。顾名思义,在脊柱中,它用来表示脊柱矢状位的前凹。正常脊柱有两个生理性后凸序列:胸椎和骶椎。病理性后凸可以发生在脊柱的任何部位,可由多种病因引起,包括先天性或发育性异常、创伤、感染、炎性疾病或者退行性椎间盘疾病等。因此,它可以影响任何年龄段的人群。

先天性后凸通常是由前方椎体形成障碍或分节不良引起的。在脊柱生长过程中,这种形式的前柱栓系可能导致渐进性畸形。由此导致的畸形的严重程度与缺陷的类型、发生位置和受累的节段数量有关。这种畸形不仅会导致矢状位的错位和失平衡,严重者还会导致神经脊髓受压。对于明显的、进展的和不稳定的先天性后凸畸形,推荐手术治疗,以恢复正常矢状位序列,防止矢状位失衡,保护神经结构。

大多数有症状的创伤性后凸畸形发生在胸腰椎交界处。它们主要由前柱高度或支撑的丢失引起。这些病例的手术指征是,急性病例中矫正畸形,解除神经压迫和恢复稳定性。对于已经形成的畸形,手术的主要目的则是恢复矢状位序列。

在本章中,我们将介绍各种病因的临床病例,并讨论在这些情况下治疗后凸畸形的基本原理。我们将回顾每个病例可用的各种外科技术,指导读者做出决策并讨论其他相关问题。

28.2　病例描述

28.2.1　先天性后凸畸形病例

一名 18 月龄幼儿转至我院,他的胸腰段存在进展性角状后凸。临床检查显示,胸腰段驼背尚有一定柔韧性,没有相关的神经异常。全脊柱站立位 X 线显示存在先天性脊柱脱位,在 T_{10}-L_2 处有 52° 的节段性后凸(图 28.1)。CT 扫描显示 L_1 椎体发育不全,后方小关节发育不良,T_{10}-L_2 后凸畸形 38°(图 28.2)。可以清楚地看到双侧关节突关节脱位。全脊柱 MRI 证实了由于 L_1 椎体的形成缺陷导致角状后凸(Ⅰ型),没有脊髓压迫或脊髓病,也没有其他相关的椎管内异常(图 28.3)。由于畸形严重,且存在较高的进展和神经损伤风险,我们建议手术治疗。这个患者在 20 月龄时做了手术。通过后正中入路,将脊柱沿骨膜下显露,将 3.5mm(颈椎)椎弓根螺钉从 T_{11} 至 L_3 双侧置入,同时略过 L_1。然后我们进行了 L_1 椎体后路全脊椎切除术(posterior vertebral column resection, PVCR),包括上下的椎间盘。在神经监测下逐步矫正畸形,前柱重建采用局部植骨的钛网。用符合生理弯曲的连接棒连接加压完成最后的结构。术后,医师要求患者使用硬质胸腰椎支具固定直至融合。术后 2 年,他获得非常满意的完全融合,畸形没有复发(图 28.4)。

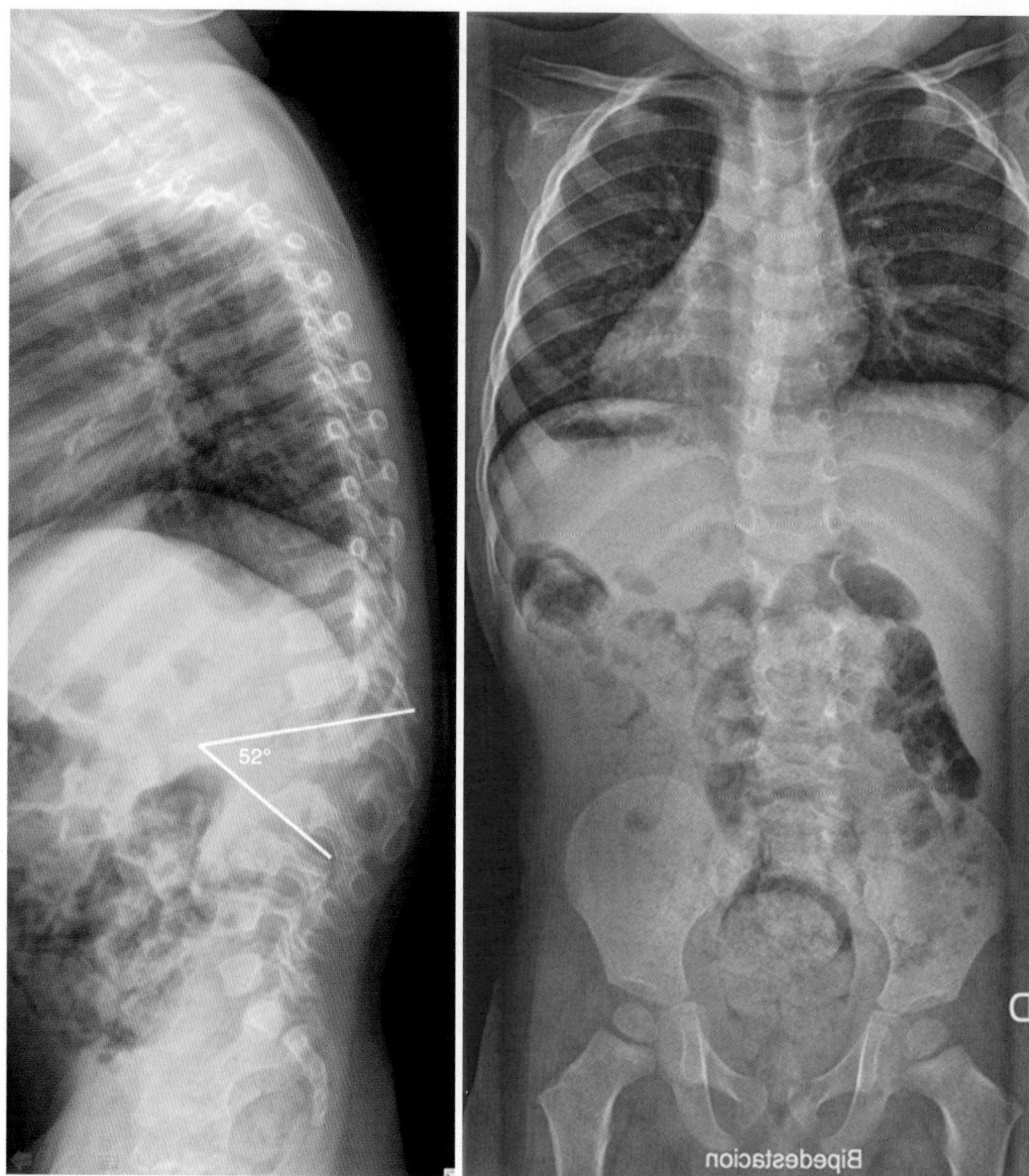

图 28.1 一名患有先天性 L_1 后凸伴脱位的 18 月龄幼儿的正侧位 X 线。局部后凸角 52°，T_{12}-L_1 小关节明显脱位

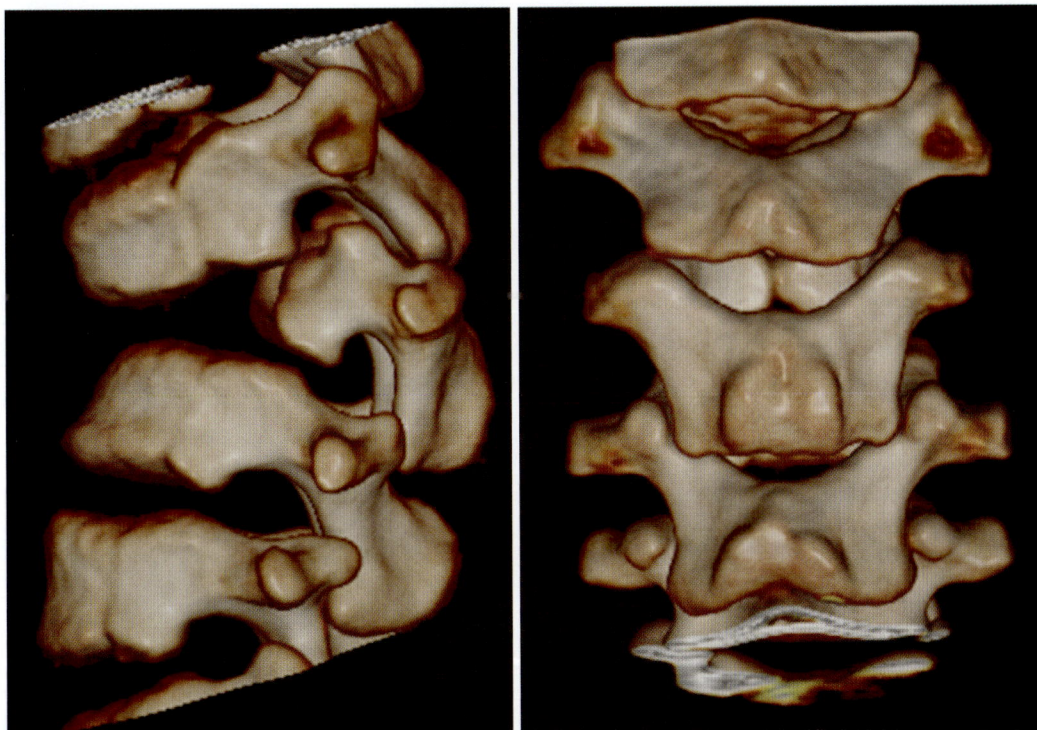

图 28.2　CT 三维重建显示较完整的后方椎弓，伴有发育不良、裸露的小关节，局部后凸角 38°

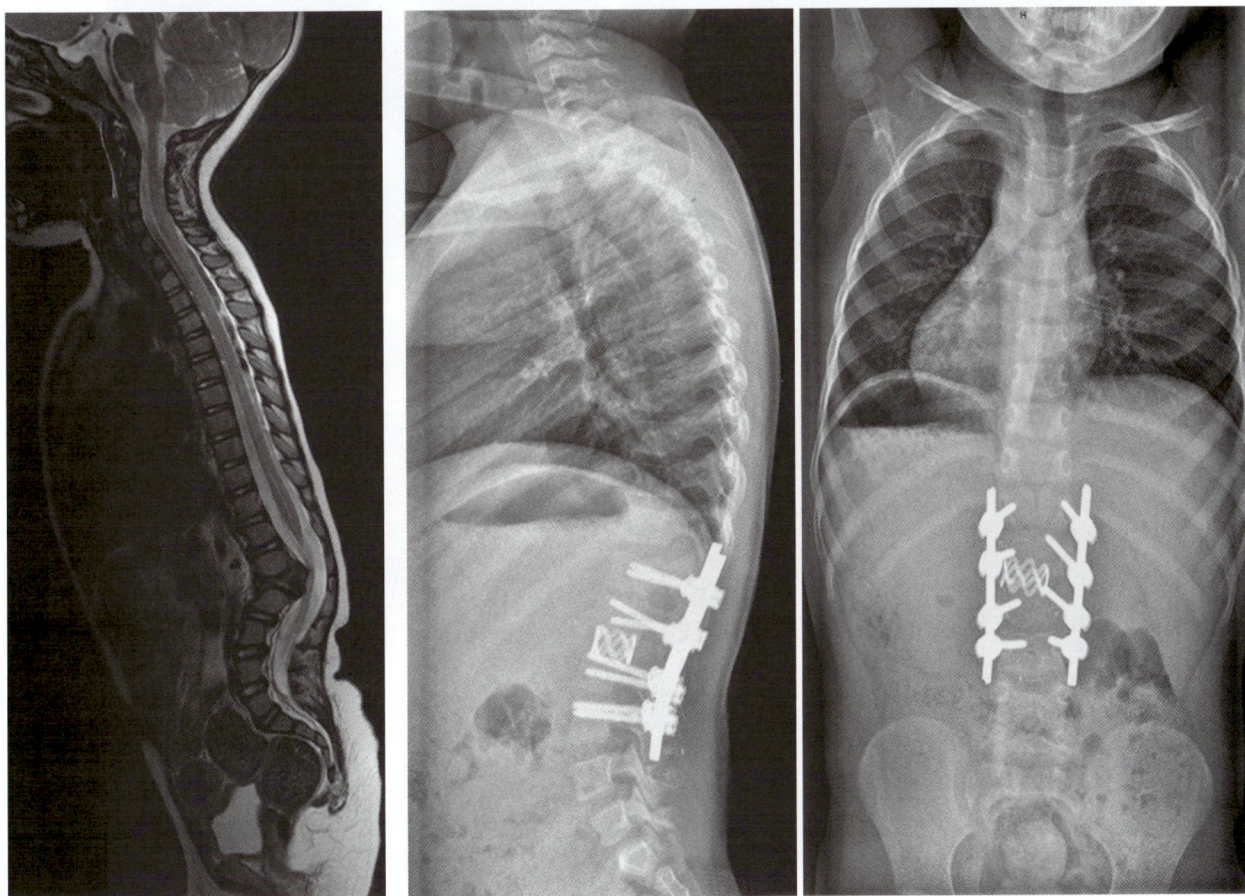

图 28.3　T$_2$ 加权全脊柱 MRI 正中矢状位，排除神经压迫、脊髓病及椎管内畸形

图 28.4　术后 2 年的正侧位 X 线检查显示胸腰段重建满意

28.2.2　创伤后畸形病例

　　一名 61 岁女性转至我院接受外科评估。她在 8 个月前从自己身高的高度跌落，被诊断为 L$_1$ 骨折。她最初接受保守治疗佩戴支具 3 个月。不幸的是，逐渐发展成严重的下腰痛，丧失劳动能力，保守治疗无效。在临床检查中，她有胸腰段后凸，但似乎保持了良好的矢状位平衡。她的畸形僵硬，过伸位和卧位时都不能矫正。她的神经学评估正常。

　　全脊柱站立位显示 L$_1$ 骨折愈合，导致局部后凸 38°（图 28.5）。然而，她通过下腰椎过度伸展（L$_2$-S$_1$ 前凸 71°，L$_4$-S$_1$ 前凸 65°）来维持骶骨矢状轴（SVA）5.4cm。骨盆后倾（PT 为 20°，SS 为 31°，PI 为 50°，GT 为 35°）。她的 GAP 评分是 9 分。综上，患者因胸腰段骨折而出现 II 型矢状面不平衡。畸形固定在 L$_1$ 上方，且呈角状。由于她的症状和畸形严重，建议手术治疗。考虑到畸形的固定和成角特征，胸腰椎的位置和椎体前方高度明显丢失，我们选择了 PVCR。为此，我们切除了包括相邻上方和下方椎间盘在内的楔形变的 L$_1$ 椎体，重建节段形态，恢复前柱支撑，增强融合。我们用局部植骨的碳纤维融合器重建前柱。后方稳

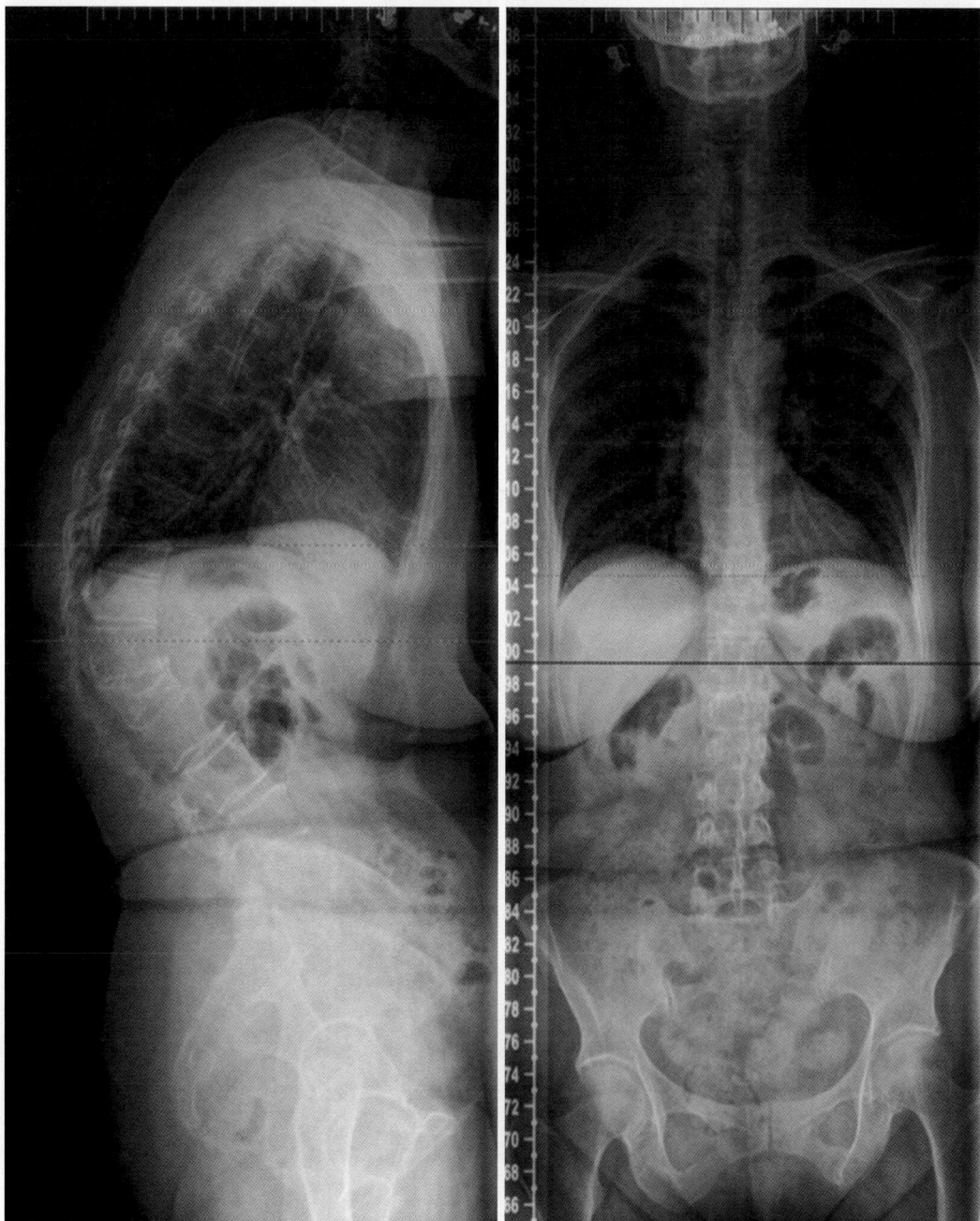

图 28.5　61 岁女性因 L$_1$ 骨质疏松性骨折导致的矢状位序列不齐，其正侧位站立全脊柱 X 线显示，局部后凸角度为 41°

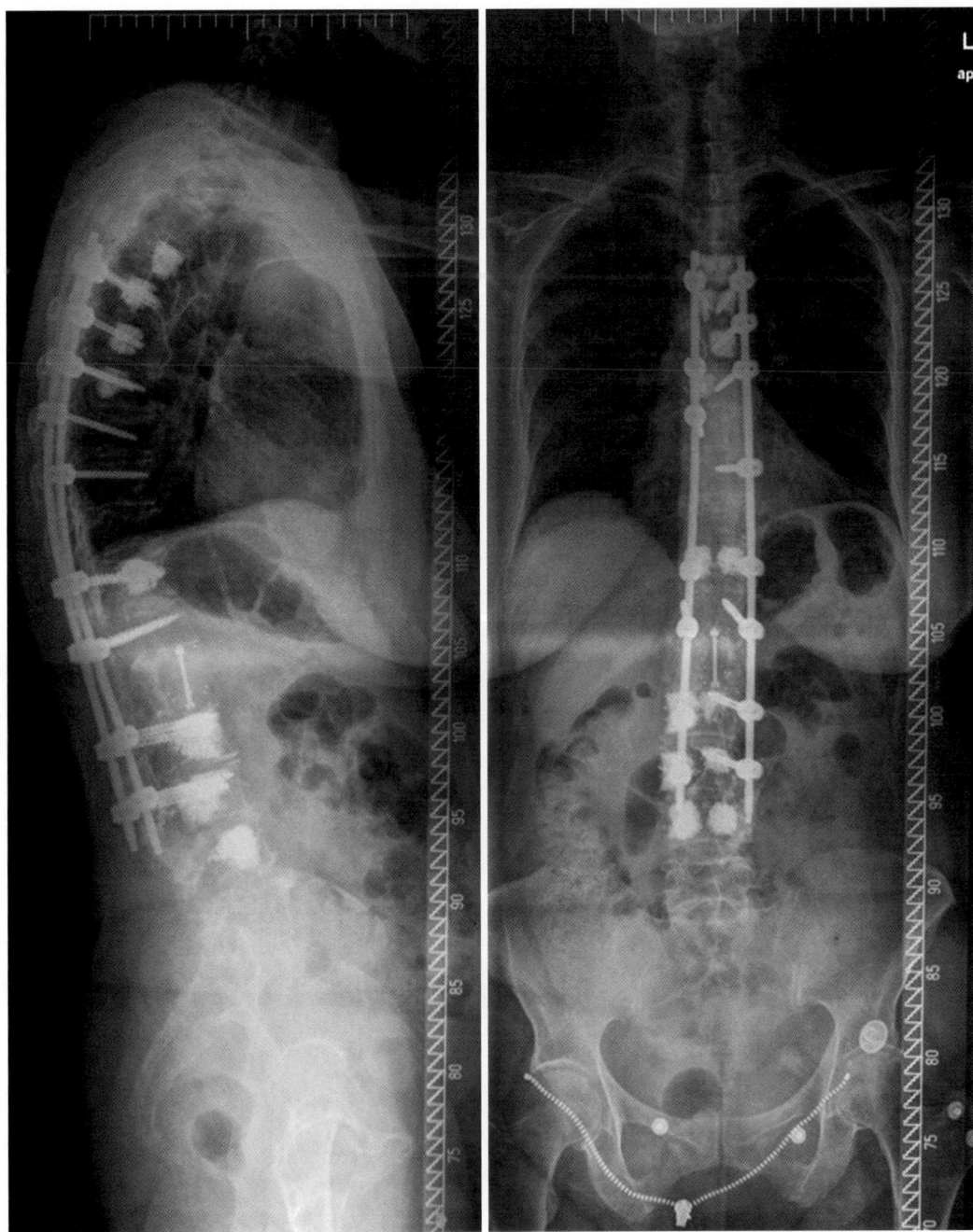

图 28.6　术后 4 年行正侧位 X 线检查。患者维持了满意的矢状位序列，没有继发的交界性失败或新的骨折

定性通过 $T_5 \sim L_3$ 骨水泥椎弓根螺钉固定保证。固定延伸至 T_5，我们避免了在胸椎的自然顶点终止内固定，防止可能出现的近端交接性后凸（PJK）。术中影像证实脊柱锚定位置合适和胸腰段矢状位序列恢复满意。在远近端固定椎体的相邻椎体上行预防性椎体强化术，以防止这些节段远期骨折。将同种骨置于去皮质的后方结构，以进一步加强融合。术中神经监测在整个手术过程中没有改变。患者术中及围手术期无严重并发症。术后 4 年，她的疼痛和运动功能有了明显的改善。她的

脊柱序列维持良好（SVA 2cm，GT 16°，LL 51°，L_4-S_1 38°，SS 34°，PT 16°，GAP 1），$T_{12} \sim L_2$ 后凸为 1°（图 28.6）。

28.3　病例讨论

　　严重的角状后凸畸形的治疗对脊柱外科医师来说是一个技术挑战。这需要正确理解畸形和由此产生的代偿机制，并掌握截骨技术。

　　先天性后凸是由于形成、分节或两者都有缺陷。

分节不良涉及 2 个以上的椎骨，通常导致普通的畸形。它通常在青少年人群中发现，由于其发展较晚，具有较小的进展潜力，不会对神经系统构成任何直接威胁。形成障碍更为常见，尽管也有累及多个节段的报道，但通常发生于单一节段[1]。进展性是这些病例的特点，神经系统损害的风险需要特别关注。先天性脊柱脱位被定义为先天性后凸最严重的形式，可伴有单节段椎管的矢状位突然移位[2]。小关节常发育不全和/或脱位。神经损伤进展几乎是普遍的。神经功能障碍在出生时可能很少被注意到，10%～12% 的先天性后凸畸形病例中会在日后出现，主要发生在青春期[3]。在先天性脱位中，神经损伤发生更早。因此，先天性脱位是一种外科急症，需要早期稳定，任何年龄均应尽早治疗。

另一方面，已经出现的创伤性后凸畸形通常不随时间进展。此外，神经损伤是在最初的创伤中造成并持续，且很少（如果有的话）随着时间的推移而加重。一个值得注意的例外是 Kummell 假关节，在这种情况下，前方支持不足可能导致畸形进展、后方结构疲劳、局部不稳定，在极端情况下，可能导致神经系统损害。

两类患者的手术适应证和目标各不相同。先天性畸形的适应证主要是畸形的进展和神经功能的损害。因此，我们的目标是阻止进展，恢复生理曲度和保护神经结构。在实现这些目标时，应尽可能少地矫正脊柱节段，以便继续生长。在整个生长过程中也应保持矫形，患者应在可接受的状态下逐渐康复。另一方面，外伤性后凸的患者主诉为严重的畸形，或由于矢状位序列改变而引起的疼痛和功能障碍。这类患者的治疗目标包括通过纠正局部后凸，恢复平衡及矢状位序列，消除代偿弯曲，实现牢固融合。

最初的检查通常包括全脊柱站立位 X 线以评估脊柱矢状位排列。主要的驱动因素通常是先天性畸形或外伤性损伤。在这两组中，通常是成角的，可以是僵硬或者固定的。代偿机制，一般是相邻节段的代偿，主要是使后凸上方的胸椎后凸变平和/或增加腰椎前凸。当这些还不够时，骨盆就会后倾，以使重心向后指向骶骨。如果这些机制失效，患者就会再使用膝盖。当所有可用的代偿机制都用尽后，患者就会出现矢状位失衡[4]。测量 SVA 或 GT 可以帮助外科医师评估整体序列。GT 与患者的体位无关，不需要进行任何 X 线校准[5]。柔韧性可以通过临床评估或者通过伸位或仰卧位 X 线评估。此外，比较站立位 X 线和仰卧位扫描（MRI 或 CT）可能会有帮助。畸形可以是：①完全柔软；②部分柔软；③固定[6]。

额外的检查包括 CT 扫描，以评估骨性解剖和柔韧性。它帮助外科医师做制定决策和手术计划。如果怀疑有神经损伤，或作为先天性畸形患者初始检查的一部分，也应进行 MRI。椎管内畸形的起初往往没有临床表现，高达 30% 的先天性椎体异常的患者通过 MRI 检查出有椎管内畸形。这些疾病包括脊髓栓系综合征、脊髓膨出、脊髓纵裂和脊髓空洞症。其中一些可能会改变手术计划。最后，MRI 还可以在其他水平上发现隐匿性伴发的椎体畸形。

对于先天性脱位，支具固定无效，牵引可能造成截瘫。根据畸形的严重程度和是否需要矫正，分节不良可以得到不同的治疗。在早期发现的轻度畸形中，短节段后路融合就足矣。避免使用内固定，尤其是对年幼患者。如果畸形严重，外科医师可以选择多节段前柱松解或椎体切除，这取决于畸形的大小和累及椎体的数目。建议使用后路内固定并在加压下闭合。然而，如果患者太小而不能使用内固定，可以使用过伸石膏。我们的病例表明，在早期使用小直径螺钉进行器械融合是可行的。在脊柱后凸小于 50° 的形成障碍中，如果在早期发现畸形，单纯的后路融合或栓系就足够了。这些畸形是部分柔软的，在压缩作用下是可以减小的。再次，融合可以使用内固定或局部搬移技术和过伸支具。在这种情况下，可能需要进行第二次手术来提高融合率。在避免使用内固定方面，Winter 和 Moe 报告了 12/17 例（71%）小于 5 岁的患者的满意结果[7]。如果畸形大于 50°，椎体发育严重不全，建议切除椎体。这可以通过分期的前/后入路或全后入路手术进行。作者推荐使用 PCVR，因为它可以更好地把控畸形和神经系统因素，同时减少手术和麻醉时间，以及两次手术的额外并发症。前柱可以用结构性移植物重建，如肋骨或腓骨，或者使用钛笼。

对于分布于各个节段的柔性畸形，可以采用后柱截骨术进行治疗，而对于严重且僵硬的角状后凸畸形，主要的治疗方法是采用三柱截骨术进行手术矫正。在创伤性畸形中尤其如此。本文介绍了几种三柱截骨术，通过前后联合入路或单纯后路对一个或多个椎体进行切除。鉴于三柱脊柱截骨的安全性和可行性证据逐渐增多，内固定更加可靠和牢固（例如，胸椎椎弓根螺钉与椎板钩或混合构造），更多的患者通过单纯后路手术治疗一个或多个顶端椎体后凸。尽管是都是后路截骨术，PVCR 与经椎弓根截骨术（PSO）的主要区别在于，PVCR 时，脊髓和楔形碎片均可在侧面直视下识别，从而确认完全减压。因此，PVCR 可以安全地在脊髓水平进行，并且可以切除多个椎骨。这提供了强大的移位和短缩效果来矫正严重的僵硬性畸形。因此，与 PSO 相比，PVCR 可以更好地解决角状畸形[8]。PSO 可矫正的角度受限于解剖因素。PSO 在成人腰椎可达到 25°～30°[6,9]。由于椎体较小，椎弓根楔形较小，在小儿人群中获得的矫正角度要少得多。在胸椎，PSO 更少使用[6]。此外，作者不建议在创伤性楔形变椎体中使用PSO。首先，矫正角度较小，因为上方截骨范围只能与上终板平行，跟随楔形角变动。此外，沿上终板截骨而不损伤上终板是技术上的挑战。最后，在椎体楔形变的情况下，PSO 导致两个活动椎间盘之间的椎体变平或变短，这显著增加了假关节的发生率。虽然脊髓缩短被认为是安全的，但过多的缩短可能是危险的。另一方面，PVCR 的矫形效果仅受脊髓的限制，而且 PVCR 可恢复前柱的高度。

到目前为止，还没有足够的文献比较 PVCR 与分期前后路截骨术（APVCR）的优劣性。然而，由于几个因素，前路经胸手术应用逐渐减少，主要是由于从凹侧接近大于 60° 的角状后凸畸形中很难。单纯的前柱撑开矫正会导致脊髓的严重拉伸。不论这些手术是分期进行还是一期进行，前后路联合手术都是一项外科手术，其相关的并发症可能相当高。与 APVCR 相比，理论上 PVCR 具有手术时间短、术中失血量少、维持脊柱稳定性、全程神经保护、重建脊柱更可靠、术后并发症更少、矫形更有效等优点。然而，最近的文献并没有发现两种方法在失血和并发症发生率上有显著差异[9]。在手术时间，手术通过单一入路，麻醉时间，以及对畸形和脊髓的同时把控等方面 PVCR 更具优势。

松质骨移植物传统用于 VCR 处，前柱重建可采用支撑移植物或钛笼。对于骨质较松的患者，我们更倾向于使用碳纤笼来重建前柱。封装越大，载荷分布越均匀，相邻椎体外侧皮质吸收越多，载荷压力越小。这将最终减小钛笼的沉降速度。

在手术矫形过程中，截骨后依次交换连接棒

或原位弯曲。在这个阶段，术者应该可以直视保护脊髓，最好有脊髓监护。这些对确保这项技术的安全性至关重要。作者建议常规使用 IONM，包括运动和感觉束的评估、自由肌电图和神经根检查。

单独监测躯体感觉诱发电位（SEP）可使术后截瘫发生率降低 50%～60%，但截瘫仍可在未发生 SEP 预警的情况下发生，多数情况下是由于脊髓前动脉综合征，该综合征仅影响脊髓前外侧的血管区域。当术中机械应力作用于神经组织时，即使在正常的全身血压下，脊髓灌注也可能受到损害。运动诱发电位（MEP）的引入允许单独监测皮质脊髓束（CT），其变化与手术后神经症状的结果高度相关。经颅电刺激（Tc-MEP，mMEP）触发肌肉运动诱发电位，评估运动皮层、CT、神经根和周围神经的运动输出功能和流量。据报道，Tc-MEP检测医源性运动缺陷的灵敏度为 75%～100%，特异度为 84%～100%。大多数永久性脊髓损伤被认为与胸脊髓的血液供应改变有关。在畸形复位过程中过度牵拉或缩短脊髓，以及机械撞击也可能造成永久性损伤。除了血管损伤外，MEP 可以更精确地指出脊髓在 PVCR 中受到压力的那一刻，这样就可以在电位发生任何变化之前立即将其纠正回正常状态。然而，一过性神经根损伤仍然是 PVCR 最常见的神经系统并发症。为了避免神经系统并发症，常见的策略包括通过保留一侧的神经血管束来维持脊髓的血液供应，以及避免麻醉血压过低。

术后切口感染和 / 或血肿形成后也需要重点关注，它可以影响 5%～10% 的病例，可以通过精细的操作和良好的营养状况来预防。

28.4　结论与精华

临床注意事项

两个病例都是胸腰段严重的角状畸形。在先天性脊柱后凸畸形中，后路椎体切除、替代形成不完全的椎体被认为是矫正畸形、恢复节段性前柱支撑和实现持久融合的最佳选择。在外伤性畸形病例中，我们选择 PVCR 而非 PSO 有两个主要原因。第一，使用 VCR 可以更好地实现单个节段所需的矫正效果。第二，当椎体明显楔形变且上下椎间盘可活动时，作者更推荐

VCR 而不是 PSO。在这种情况下，PSO 很容易破坏剩余的终板，使"漂浮"截骨的椎体成为假关节和机械性失败发生的高危部位。

（祝勇　译　吕飞舟　审）

资深专家点评

本文通过"一老一小"两个病例分别为我们展示了通过 PVCR 治疗创伤性和先天性脊柱后凸的显著疗效，并分别附上后期完整的随访结果，令人印象深刻。对于类似的僵硬型的角状后凸，我们在临床中发现采取传统的 PSO 往往不能获得满意的矫形效果，且围手术期并发症也并不少见。因此，我们也认为采用 PVCR 在这类患者中能获得更多的收益，当然这是在术者娴熟的手术技术以及具有强大的手术及麻醉团队支持的前提下。此外，值得注意的是，对于先天性脊柱后凸要尽可能"吝啬"固定节段来减少对生长发育的影响；而对于创伤性脊柱后凸，特别是存在骨质疏松的老年患者，关注的重点是提高内固定的把持力来减少诸如 PJK 或 DJK 等相关的内固定失败的风险，同时积极进行规范有效地抗骨质疏松治疗也尤为重要。术中的神经电生理监测则应该成为一个常规选项来保证手术的安全进行。

（复旦大学附属华山医院　吕飞舟）

参考文献

1. Pellise F, Vila-Casademunt A, European Spine Study G. Posterior thoracic osteotomies. Eur J Orthop Surg Traumatol: Orthop Traumatol. 2014;24(Suppl 1):S39–48.
2. Zeller RD, Ghanem I, Dubousset J. The congenital dislocated spine. Spine. 1996;21(10):1235–40.
3. Winter RB, Moe JH, Wang JF. Congenital kyphosis. Its natural history and treatment as observed in a study of one hundred and thirty patients. J Bone Joint Surg Am. 1973;55(2):223–56.
4. Barrey C, Roussouly P, Le Huec JC, D'Acunzi G, Perrin G. Compensatory mechanisms contributing to keep the sagittal balance of the spine. Eur Spine J. 2013;22(Suppl 6):S834–41.
5. Obeid I, Boissiere L, Yilgor C, Larrieu D, Pellise F, Alanay A, et al. Global tilt: a single parameter incorporating spinal and pelvic sagittal parameters and least affected by patient positioning. Eur Spine J. 2016;25(11):3644–9.
6. Bridwell KH. Decision making regarding Smith-Petersen vs. pedicle subtraction osteotomy vs. vertebral column resection for spinal deformity. Spine. 2006;31(19 Suppl):S171–8.
7. Winter RBMJ, Lonstein JE. A review of family histories in patients with congenital spinal deformities. Orthop Trans. 1983;7:32.
8. Papadopoulos EC, Boachie-Adjei O, Hess WF, Sanchez Perez-Grueso FJ, Pellise F, Gupta M, et al. Early outcomes and complications of posterior vertebral column resection. Spine J. 2015;15(5):983–91.
9. Saifi C, Laratta JL, Petridis P, Shillingford JN, Lehman RA, Lenke LG. Vertebral column resection for rigid spinal deformity. Glob Spine J. 2017;7(3):280–90.

第四篇
基础课程模块 4：脊柱创伤

第29章　流行病学与分型

Matti Scholz，Frank Kandziora

29.1　引言

在德国，每年大约有 50 万外伤病例，其中大约 10 000 人外伤涉及脊柱。大约 70% 的脊柱损伤位于胸椎和腰椎。由于胸腰段是连接固定的胸椎和活动的腰椎的结合区，特殊的生物力学载荷使其成为脊柱骨折的高发部位。

大多数的脊柱骨折为仅仅累及前柱的压缩性骨折。由于损伤瞬间严重的屈曲和牵张性后伸损伤，可以导致脊柱后方和前方张力带的损伤。最终，平移、牵张，或旋转等损伤机制相结合，就可能造成复杂的骨折脱位。

AOSpine 损伤分类系统是脊柱骨折比较可靠和简单的分类系统（图 29.1）[1]。而且，AO 脊柱损伤评分系统（AO Spine Severity Score，AOSIS）也有助于临床医师在治疗脊柱骨折时做出是否进行手术的判断[2,3]。

这一章节将概括创伤性胸腰段骨折的诊断要点，以及使用 AOSpine 损伤分类系统对骨折进行分类和使用 AO 脊柱损伤评分系统（AOSIS）选择合理治疗策略的关键点。通过本章节的学习，读者应该可以根据损伤形态、神经功能状态，以及潜在的治疗的修正因素对不同的脊柱骨折进行正确合理的分类。

文中选择展示的病例是一个多发伤患者，用以展示不同的骨折形态。通过这个病例，详细描述脊柱骨折评估流程，掌握合理的分类方法和治疗选择。

図 **AOSPINE**

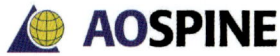

AOSpine损伤分类系统

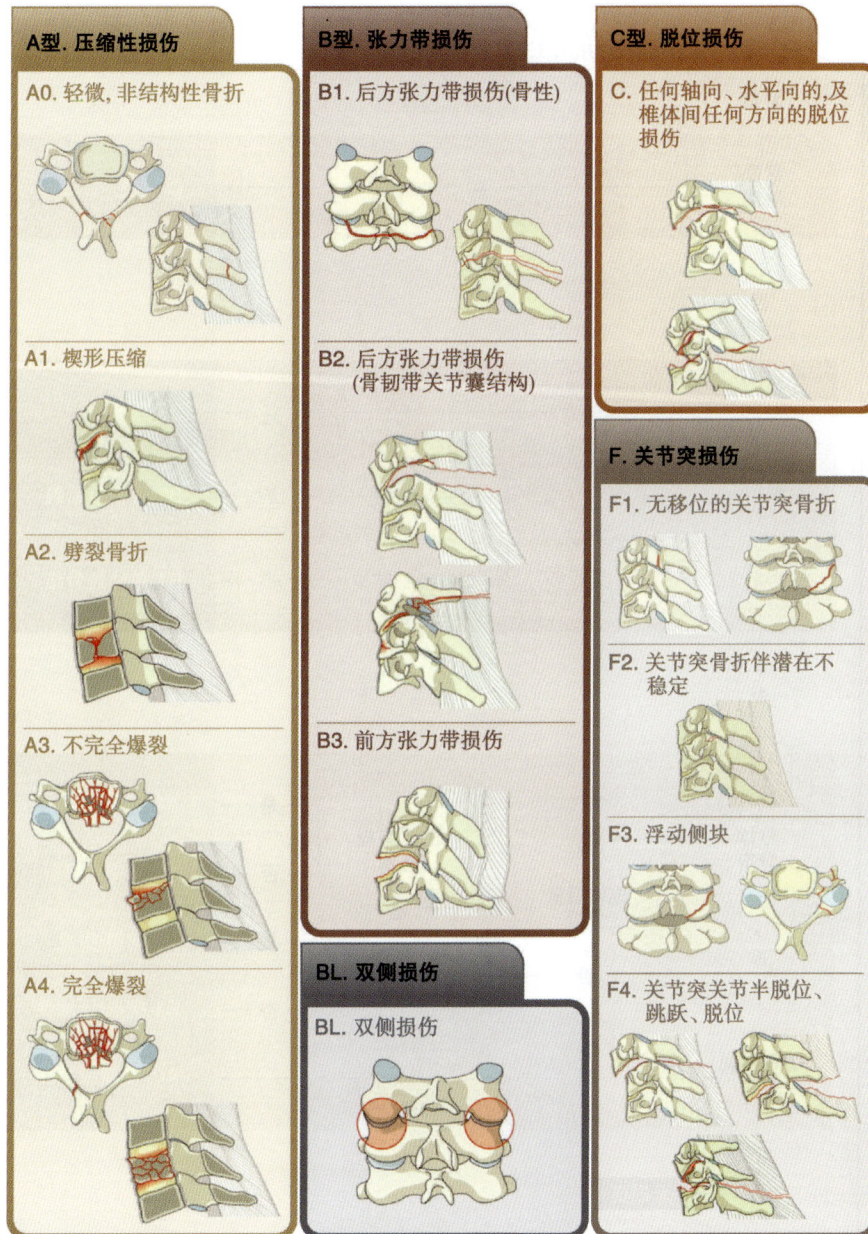

A型. 压缩性损伤

A0. 轻微,非结构性骨折

A1. 楔形压缩

A2. 劈裂骨折

A3. 不完全爆裂

A4. 完全爆裂

B型. 张力带损伤

B1. 后方张力带损伤(骨性)

B2. 后方张力带损伤
(骨韧带关节囊结构)

B3. 前方张力带损伤

BL. 双侧损伤

BL. 双侧损伤

C型. 脱位损伤

C. 任何轴向、水平向的,及
椎体间任何方向的脱位
损伤

F. 关节突损伤

F1. 无移位的关节突骨折

F2. 关节突骨折伴潜在不
稳定

F3. 浮动侧块

F4. 关节突关节半脱位、
跳跃、脱位

Contact: **research@aospine.org**
Further information: **www.aospine.org/classification**

图 29.1　胸腰段 AOSpine 损伤分类系统及形态学的分类步骤

AOSPINE

AOSpine损伤分类系统

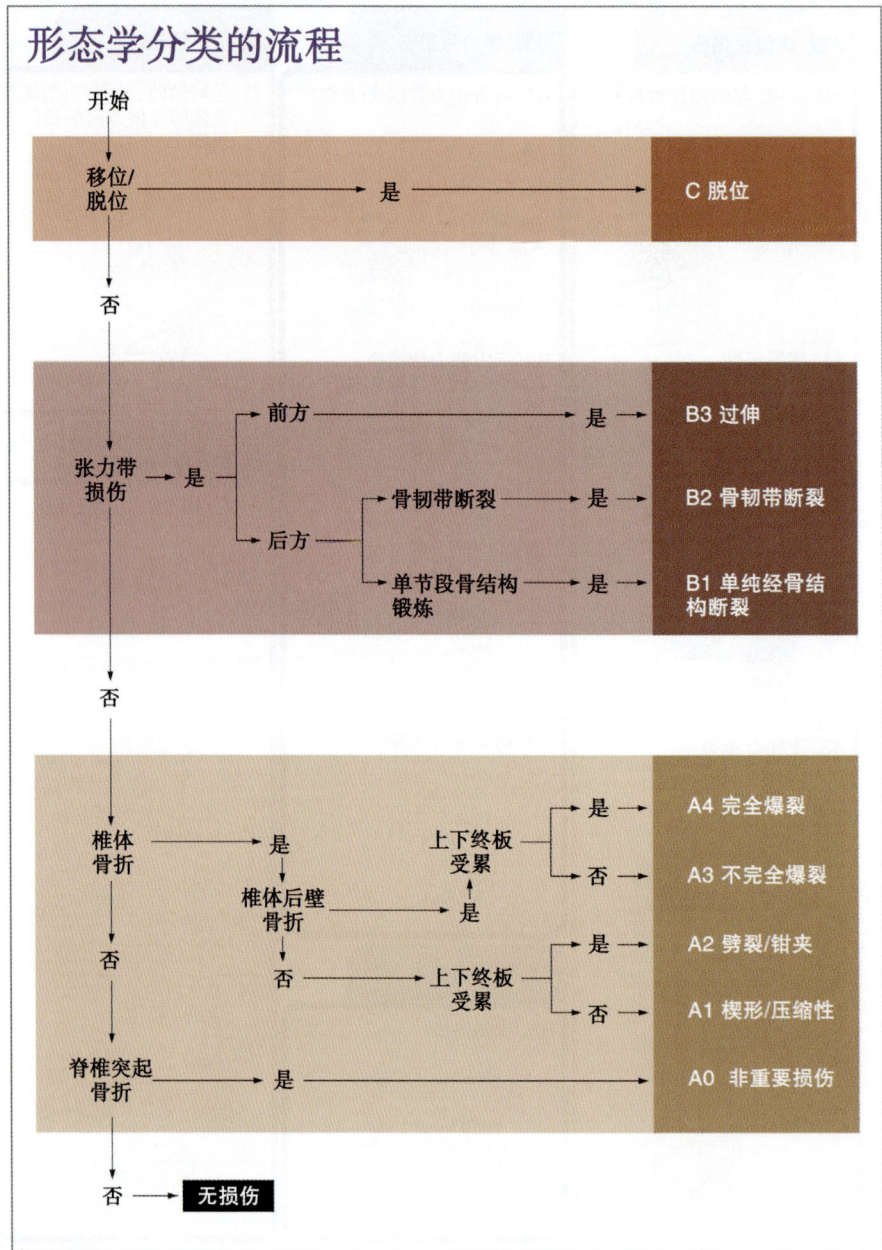

形态学分类的流程

开始

移位/脱位 —————是————→ C 脱位

否

张力带损伤 —是— 前方 ————————是→ B3 过伸

后方 — 骨韧带断裂 ———是→ B2 骨韧带断裂

单节段骨结构锻炼 —是→ B1 单纯经骨结构断裂

否

椎体骨折 —是→ 椎体后壁骨折 — 上下终板受累 —是→ A4 完全爆裂

否→ A3 不完全爆裂

是

否→ 上下终板受累 —是→ A2 劈裂/钳夹

否→ A1 楔形/压缩性

否

脊椎突起骨折 ————是————→ A0 非重要损伤

否 —→ 无损伤

图 29.1（续）

29.2　病例描述

一名 45 岁女性患者，由于疾病诱发的精神异常，自 3 层楼高处跳下自杀导致多发伤。经过现场急救和稳定，被转运到附近医院，行 X 线及 CT 检查后发现存在多发的脊柱骨折（图 29.2），后经直升机转运至我院。因此，到达我院时大约是伤后 2.5h。

初步的检查显示患者清醒，GCS 评分为 13 分，通过高级创伤生命支持（advanced trauma life support，ATLS）评估无 A、B 或 C 的问题。神经功能状态评估存在严重的"D"问题，表现为小腿肌肉瘫痪（运动功能Ⅱ级），伴有双下肢感觉障碍。骶尾部包括会阴区皮肤感觉保留，括约肌功能正常。根据 ASIA 分级，此例患者为 C 级。另外，皮肤有几处的挫裂伤，主诉严重的腰痛和左腕部疼痛。上肢的神经功能未见异常。由于严重的疼痛，为行进一步的检查诊断，在完成初步评估后患者给予镇静处理后经口行气管插管。此后，患者按照标准的多发伤检查流程进行评估，包括"头至足"全身 CT 扫描，包括冠状位和矢状位的 2D 重建（图 29.3）。

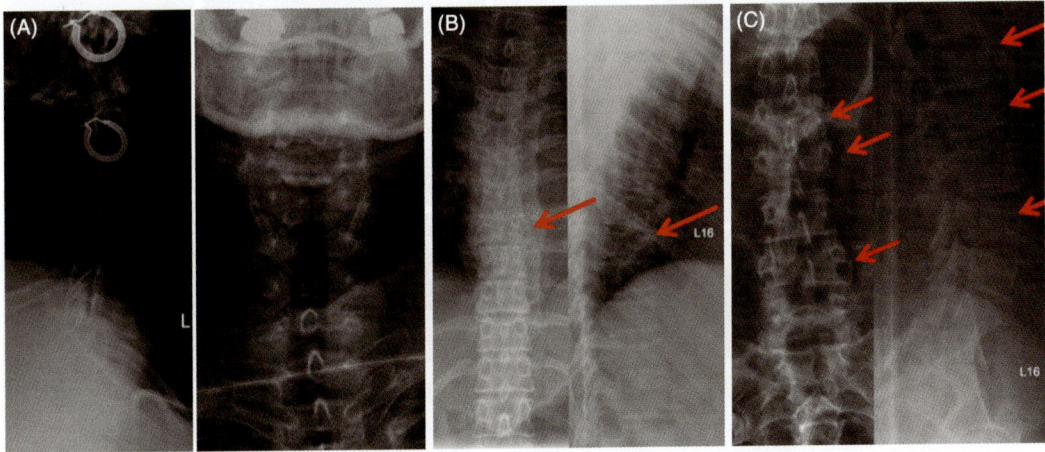

图 29.2　当地伤后即刻 X 线检查发现多发创伤性胸腰段骨折。（A）颈椎正侧位片。（B）胸椎正侧位片。（C）腰椎正侧位片

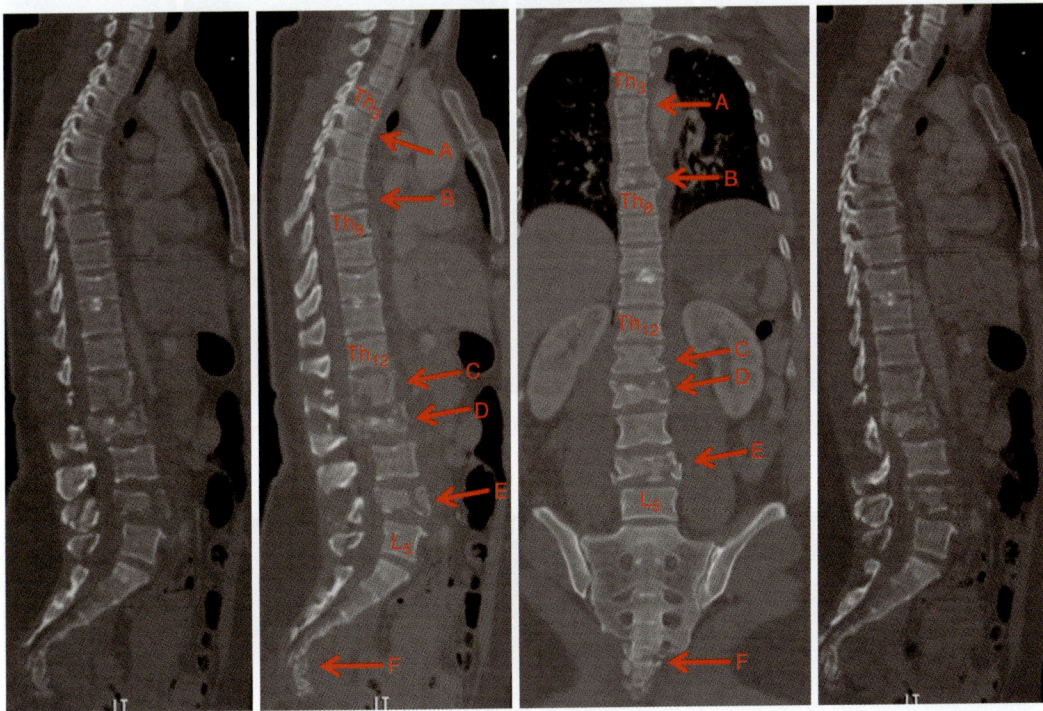

图 29.3　胸腰椎创伤扫描矢状位和冠状位重建。创伤扫描可见 T_4、T_7、L_1、L_2、L_4、L_5 和尾骨的骨折

根据 AO 脊柱损伤评估流程筛查每个脊椎的形态学分类，不存在平移或牵张型的骨折类型。L_1/L_2（图 29.4）及 L_3/L_4（图 29.5）节段是明确的后方张力带损伤（B 型）。未见前方张力带损伤（B3）或单纯骨性断裂的征象。因此，这两处骨折均为 B2 型损伤。

除了已经诊断的 B2 型骨折，同时发现其他的骨折累及椎体后壁。后壁累及的骨折包括 L_1（图 29.6）和 T_7（图 29.7）。L_1 和 T_7 骨折还累及到了上下终板，分类为 A4 型骨折。

T_4 骨折（图 29.8）并没有累及椎体后壁，但冠状位的劈裂累及上下终板。因此，此处骨折应为 A2 型。L_5 部位的骨折（图 29.9）并没有累及椎体，但存

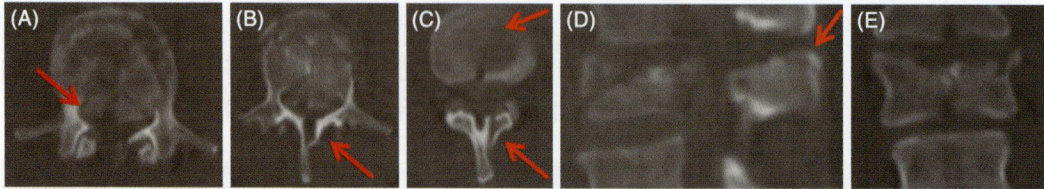

图 29.4　L_2 节段 CT 扫描发现 L_1/L_2 的张力带损伤，L_2 前方椎体完全性爆裂骨折合并严重的椎管侵及和左侧椎板劈裂

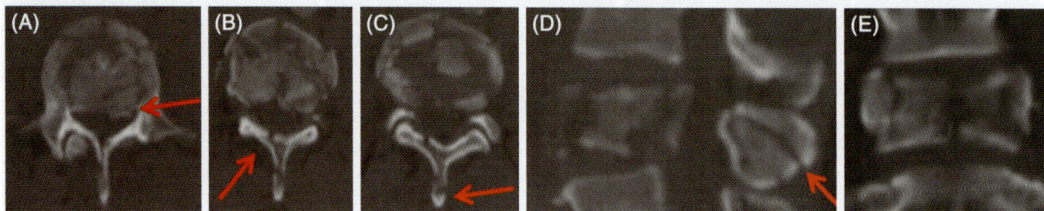

图 29.5　L_4 节段 CT 扫描显示 L_3/L_4 张力带损伤，L_4 前方椎体爆裂骨折伴有 50% 的椎管侵及和右侧椎板的骨折劈裂

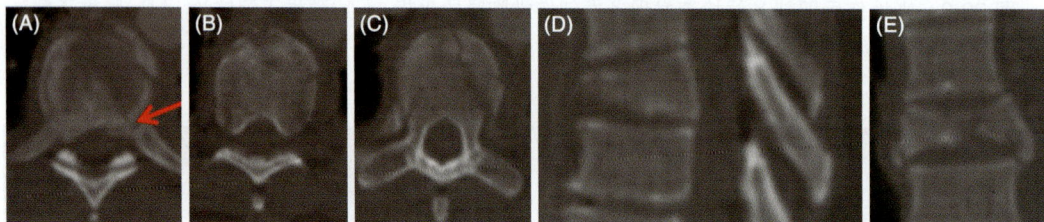

图 29.6　T_7 的 CT 表现排除了 C 型和 B 型损伤，但存在椎体后壁和上下终板的骨折

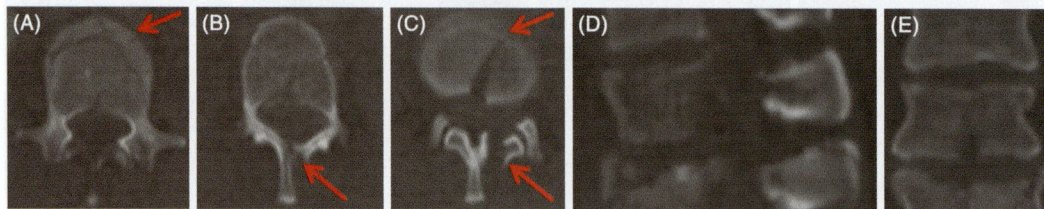

图 29.7　L_1 的 CT 表现排除了 C 型和 B 型损伤，但由于存在矢状位的椎体和左侧椎板劈裂，同时导致了椎体后壁和上下终板的骨折

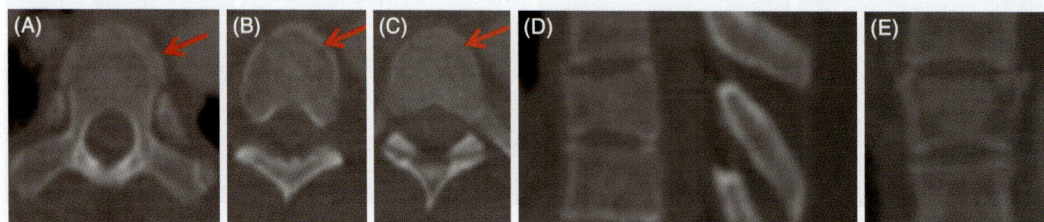

图 29.8　T_4 的 CT 表现排除了 C 型和 B 型损伤，也没有椎体后壁的骨折。骨折线位于冠状位，累及上下终板

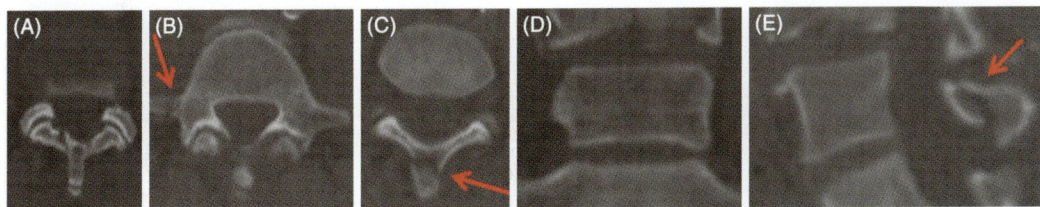

图 29.9　L_5 的 CT 表现排除了 C 型和 B 型损伤，无合并的椎体骨折。红色箭头指示右侧横突和棘突的骨折

在右侧横突和棘突骨折，并不影响脊柱的稳定性。此处骨折最终定位 A0 型骨折。

最终得出下述的诊断。脊柱骨折诊断按照损伤由重到轻的顺序进行排列。相同损伤亚型的骨折按照从头侧到尾侧的顺序进行排列[1, 4]。

1. L_1 不完全性脊髓损伤伴截瘫和骶段功能保留（ASIA C 级，运动功能 II 级）

2. L_1/L_2 AOSpine B2 型损伤，L_1 A4 型骨折

3. L_3/L_4 AOSpine B2 型损伤，L_4 A4 型骨折

4. T_7 AOSpine A4 型骨折（完全爆裂骨折）

5. L_1 AOSpine A4 型骨折伴椎板骨折

6. T_4 AOSpine A2 型骨折（冠状位劈裂）

7. L_5 AOSpine A0 型骨折（右侧横突＋棘突骨折）

8. 尾骨骨折（S_4 以下，AOSpine 骶骨骨折 A1 型）

9. 左侧桡骨骨折（AO C3.3 型）

10. 双侧肺挫伤

11. 手部切割伤，双膝及多处软组织挫伤

为了评估治疗适应证，AOSIS 评估的是最严重的骨折。B2 型骨折应记 6 分，另外应加上不完全脊髓损伤所记的 4 分（ASIA C 级）。因此，此患者 L_1/L_2 及 L_3/L_4 损伤评估最终得分为 10 分，根据 AOSIS 评估具备手术适应证。T_7 的 A4 型骨折为 5 分，可选择保守或者手术治疗。T_4 的 A2 型骨折评估为 2 分，可选择保守治疗。

此患者的治疗方案主要是后路 T_{11}/T_{12}-L_3-L_5 内固定和减压手术（图 29.10）。另外，T_7 骨折通过后路的双节段固定来稳定。一周后，二期行前方左侧腹膜后入路 L_1+L_2 和 L_4 椎体切除可扩张融合器植入融合术（图 29.11）。

此患者在医院截瘫中心治疗了 5 个月，神经功能获得了恢复。术后 9 个月，可以在同伴的帮助下行走 20min。出院回家后，克服了心理上的问题，与家人搬到了新公寓的一楼居住。

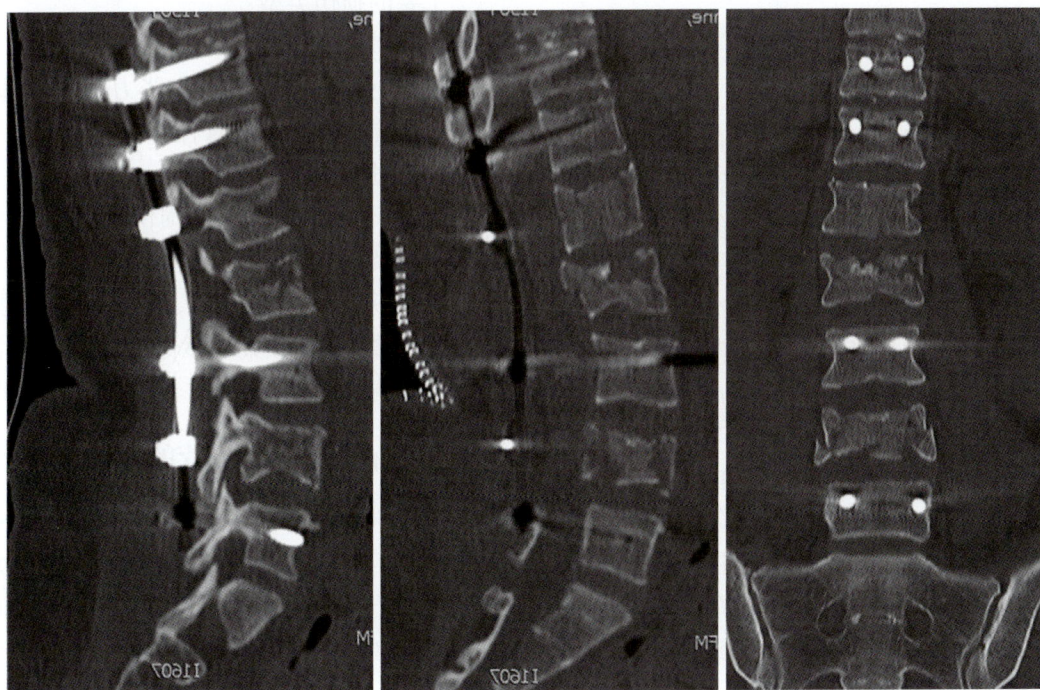

图 29.10　后路减压 T_{11}/T_{12}-L_3-L_5 内固定术后 CT 扫描

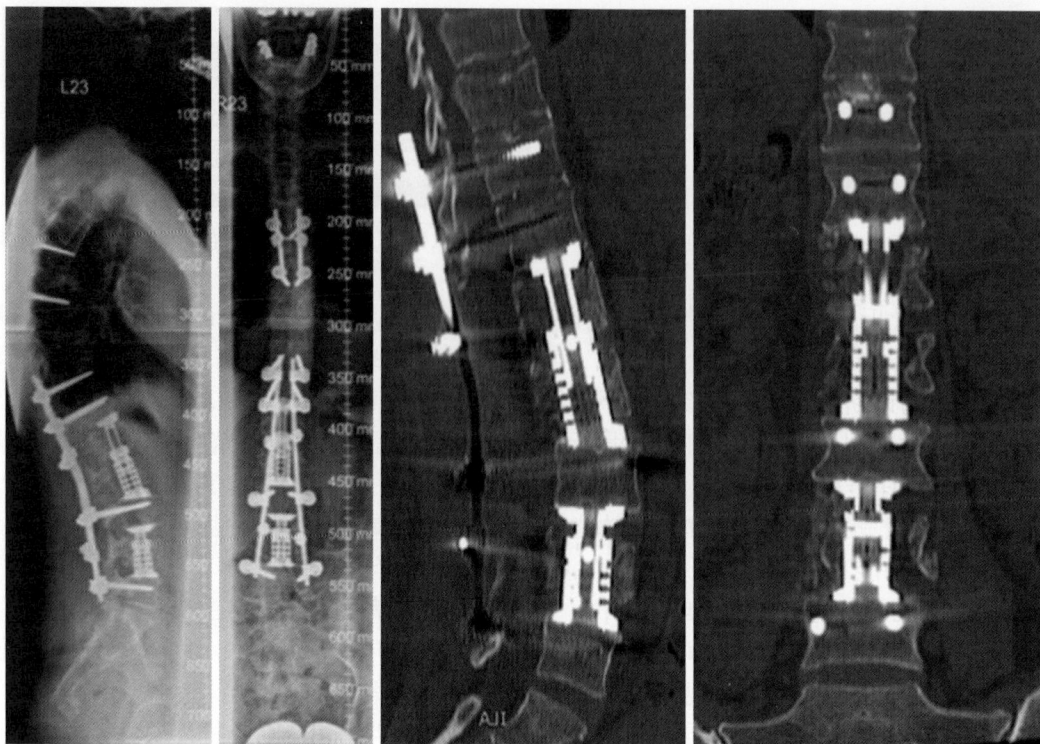

图 29.11　术后 9 个月站立位全长正侧位片显示脊柱在冠状位和矢状位是平衡的。CT 扫描显示良好的融合趋势和完美的内固定位置

29.3　病例讨论

本章展示的是一个有挑战性的脊柱多发骨折病例。对于这个病例,从诊断到最终治疗有几个重点需要讨论。

29.3.1　诊断

脊柱 X 线平片是筛查脊柱损伤的一个重要工具。然而,如果是多发伤患者或者普通平片怀疑脊柱骨折存在,CT 扫描就是标准的诊断工具。此患者的 X 线平片无法提供关于椎体后壁、张力带、小关节的详细状态,也就不可能通过它确定明确的治疗策略。基于 CT,可以将脊柱骨折按照 AOSpine 损伤分类系统进行分类:脱位(C 型),张力带损伤(B 型),前柱压缩伴或不伴后壁骨折(A 型)。如果韧带损伤(B 型)在保守治疗前无法排除,或 CT 无法解释的神经功能障碍,需要行进一步的 MRI 检查。此患者的腰椎存在明确的两个节段后方张力带损伤,L_1/L_2 节段创伤性的椎管骨性结构侵及可以解释神经功能障碍,因此这例患者进一步行 MRI 检查并非必要。

29.3.2　AOSpine 损伤分类系统

类似于 Magerl 分类系统,损伤的严重程度随着分类程度逐渐增加。AOSpine 损伤分类系统不同于 Magerl 分类中的三类基本损伤类型。然而,分类系统不在基于暴力机制,而在于不稳定的程度,与是否由牵张和旋转暴力造成并不相关。

主要的损伤类型:

A 型:压缩性骨折

B 型:张力带损伤,后方张力带(间盘韧带或骨性)断裂或前方韧带或骨性张力带损伤(无脱位征象的前柱过伸损伤)

C 型:任何方向的脱位损伤,伴后方和 / 或前方张力带断裂

为了获得正确的分类,应根据从 C 型到 A 型形态学分类的流程筛选影像学检查的方法(见图 29.1)。有关更多详细信息,请查阅原始文献[1]。

29.3.3　保守和手术治疗的指征

胸腰椎 AO 脊柱损伤评分(TL AOSIS)由 AO 脊柱创伤组织提出,并通过改良的 Delphi 方法和在 AO 脊柱全球专业机构内进行的几轮在线调查方法进行了完善[5]。胸腰椎 AOSIS 将分类与治疗推荐相关联,还进一步区分胸腰椎脊柱损伤的严重程度(0~12 分)。为此,关于损伤形态、神经损伤和修订因素的个体化评估及分值可在表 29.1 中查阅。

表29.1 胸腰椎损伤AO脊柱评分系统（TL AOSIS）

分类	得分
A型损伤	
A0	0
A1	1
A2	2
A3	3
A4	5
B型损伤	
B1	5
B2	6
B3	7
C型损伤	
C	8
神经损伤	
N0	0
N1	1
N2	2
N3	4
N4	4
Nx	3
患者相关修订因素	
M1	1
M2	0

胸腰椎AOSIS对于0~3分的患者建议保守治疗，超过5分的患者建议手术治疗，4~5分的患者可以选择保守或者手术治疗。当存在一些不确定的处理方式时，应考虑到不同的治疗理念，可用的资源，医师的经验和其他并不包括在此分类系统中的患者特定因素，这些因素可能在治疗选择中起到决定性的作用[6]。

29.4 结论与精华

骨折分类评估稳定性是非常重要的。一个正确的分类，比如使用AOSpine损伤分类系统和恰当的评分系统（AOSIS），有助于指导治疗。

临床注意事项
- 基于形态学特点的简单分类方法
- 较高的观察者间和观察者内的可靠性
- 包括患者神经功能状态和可能改变治疗决策修订因素的分类方法
- 胸腰椎AOSIS有助于治疗策略的选择

编者按

编者强烈推荐使用AO脊柱系统对脊柱损伤进行合理可比的分类。在欧洲，结果可能会因地区而异，我们对此表示认可。该案例的描述很好地说明在德语系国家，对于严重创伤患者的治疗，高度结构化和高效的处理流程在大型创伤中心中已经标准化。编者个人推崇此种方法，需要强调的是，对于这种类型的处理，仍缺乏Ⅰ级证据的支持。这也就是上述地区差异存在的原因。

（张志成 译 孙天胜 审）

资深专家点评

脊柱损伤分类一直是脊柱外科领域的热点，不仅促进同行间交流，更有助于选择最佳治疗方案。本章节通过一例特殊的脊柱多发伤患者详细描述了如何使用AOSpine损伤分类系统对骨折进行分类和AO脊柱损伤评分系统（AOSIS）选择合理治疗策略的关键点。

早期的Denis分型过于笼统，难于细化损伤状态和程度。后期1994年版的AO分类系统得到广泛应用，但其单纯依赖骨折的形态，与临床神经损伤的关联性较小，又缺乏对治疗决策的指导。胸腰椎脊柱脊髓损伤程度的评分系统（TLICS）和Load sharing分类应运而生，以指导临床决策。所以在2013年AO脊柱损伤分类修订时引入了TLICS分型的理念，同时建立了AO的评分系统，以指导临床。但应用新版的AO分类系统时应注意几个问题，比如对于修订因素M1的评估，此例患者并没有行MRI检查，有可能会遗漏后方韧带结构损伤。有研究报道，单纯使用CT评估存在一定的漏诊率，同时也会对神经结构损伤情况缺乏深入了解。另外，新版AO分类中对牵张损伤解释仍存在一定的争议，对于张力带损伤的病例个别存在借助结构的分离，如何界定还需要一定的使用经验和随访。

总之，通过本章节的学习，读者应该可以根据损伤形态、神经功能状态，以及潜在的影响治疗的修正因素对不同的脊柱骨折进行正确的分类，做出合理的治疗选择。

（解放军总医院第七医学中心 孙天胜）

参考文献

1. Vaccaro AR, Oner C, Kepler CK, et al. AOSpine thoracolumbar spine injury classification system: fracture description, neurological status, and key modifiers. Spine. 2013;38:2028–37. https://doi.org/10.1097/BRS.0b013e3182a8a381.

2. Kepler CK, Vaccaro AR, Schrocder GD, et al. The thoracolumbar AOSpine injury score. Global Spine J. 2015;6:329–34. https://doi.org/10.1055/s-0035-1563610.

3. Vaccaro AR, Schroeder GD, Kepler CK, et al. The surgical algorithm for the AOSpine thoracolumbar spine injury classification system. Eur Spine J. 2015;25:1–8. https://doi.org/10.1007/s00586-015-3982-2.

4. Reinhold M, Audigé L, Schnake KJ, et al. AO spine injury classification system: a revision proposal for the thoracic and lumbar spine. In: European Spine Journal. Berlin Heidelberg: Springer; 2013. p. 2184–201.

5. Schroeder GD, Vaccaro AR, Kepler CK, et al. Establishing the injury severity of thoracolumbar trauma: confirmation of the hierarchical structure of the AOSpine thoracolumbar spine injury classification system. Spine. 2015;40:E498–503. https://doi.org/10.1097/BRS.0000000000000824.

6. Verheyden AP, Hölzl A, Ekkerlein H, et al. Recommendations for the treatment of thoracolumbar and lumbar spine injuries. Unfallchirurg. 2011;114:9–16. https://doi.org/10.1007/s00113-010-1934-1.

第30章 院前急救、体格检查与多发伤处理

Philipp Schleicher，Frank Kandzioza

30.1 引言

该病例涉及以下问题：
1. 脊柱损伤的院前救治
2. 如何制动脊柱损伤患者
3. 多发伤的优先处置

30.2 病例描述

在一个工作日下午附近的小城，发现一名 50 岁男性躺在一辆摩托车旁。当救护人员到达时，伤者可自主睁开双眼，无语言反应，疼痛刺激时肢体过伸（去大脑强直，GCS=4+1+2=7），有泡沫样分泌物从口中溢出，双侧呼吸音减弱。明显的气道堵塞导致呼吸障碍及意识障碍。救护人员在手法制动颈椎的同时，立即建立两条静脉通路，并完成气管插管。

给予伤者 100% 的纯氧通气。在手法持续制动颈椎的状态下，安放一硬围领并采用轴向滚动法将伤者放置在真空垫上。

事发后大约 1 小时 15 分钟时伤者被送到了急救科。

到达急救科时伤者的主要生命体征：心率 140 次 /min，血压 99/75mmHg，血氧饱和度 95%，呼吸频率 12 次 /min（指令性 CPPV 通气），体温 35.7℃。

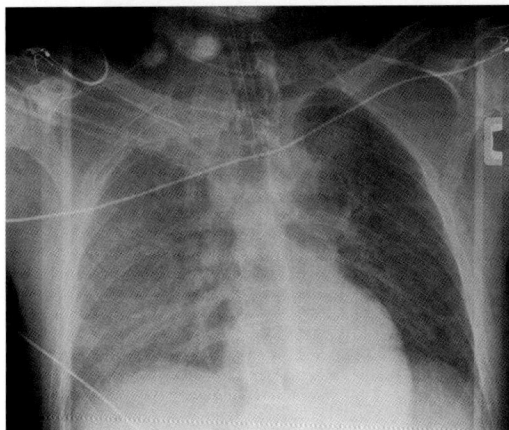

按照 ATLS 标准完成胸部（左图）及骨盆 X 线检查，结果显示双侧血胸，立即进行了胸腔置管引流，当即引流出 300mL 血液。此后引流量未继续增加，心肺指标得到改善。

根据主要受伤机制完成相关损伤部位的 CT 扫描。

CT 扫描结果显示为累及双侧侧块粉碎的寰椎不稳定 Jefferson 爆裂骨折（Gehweiler 分型 III B/ IV），合并 T_5-T_6 的屈曲牵张性爆裂骨折（AO Spine B2，NX）。

胸椎骨折同一水平对应的胸骨柄有骨折，提示了严重胸椎的不稳，即"漂浮胸"。尽管 T_5 和 T_6 完全爆裂，但胸椎管未受累及。根据 CT 诊断，应该优先处治胸椎骨折（图 30.1）。

除血胸外，伤者没胸腹的其他损伤，也没有创伤性脑损伤（traumatic brain injury，TBI）或脑缺氧的征象。考虑到寰椎 Jefferson 骨折可能导致椎动脉损伤，即行 CT 血管造影，结果未发现其异常。

另发现自发融合 C_5-C_7 节段的邻近 C_4-C_5 椎间隙明显增大，高度怀疑有过伸性损伤（图 30.2）。

此时，由于下肢尚无运动功能，怀疑可能是胸椎骨折导致了脊髓损伤。

为了进一步明确脊髓受压 / 损伤以及 C_4-C_5 的过伸性损伤，即刻完成颈椎和胸椎的 MRI。

MRI 未发现颈胸段有脊髓损伤，但 T_5-T_6 椎体后壁骨折块后移接触到脊髓前方；C_4-C_5 间盘破裂合并椎前血肿，间盘 T_2 加权像高信号，证实了自发融合 C_5～C_7 的邻近节段的过伸性损伤（AO Spine B3，M3，NX）（图 30.3）。

虽然寰枢关节前方少量渗出，但无颅颈不稳的征象如寰椎横韧带及覆膜的损伤，也无寰枕关节间隙扩大。

到达急诊科后大约 90min 就完成了 CT 扫描、CT 血管造影和 MRI，经计算创伤严重度（injurity severity score，ISS）为 29 分。

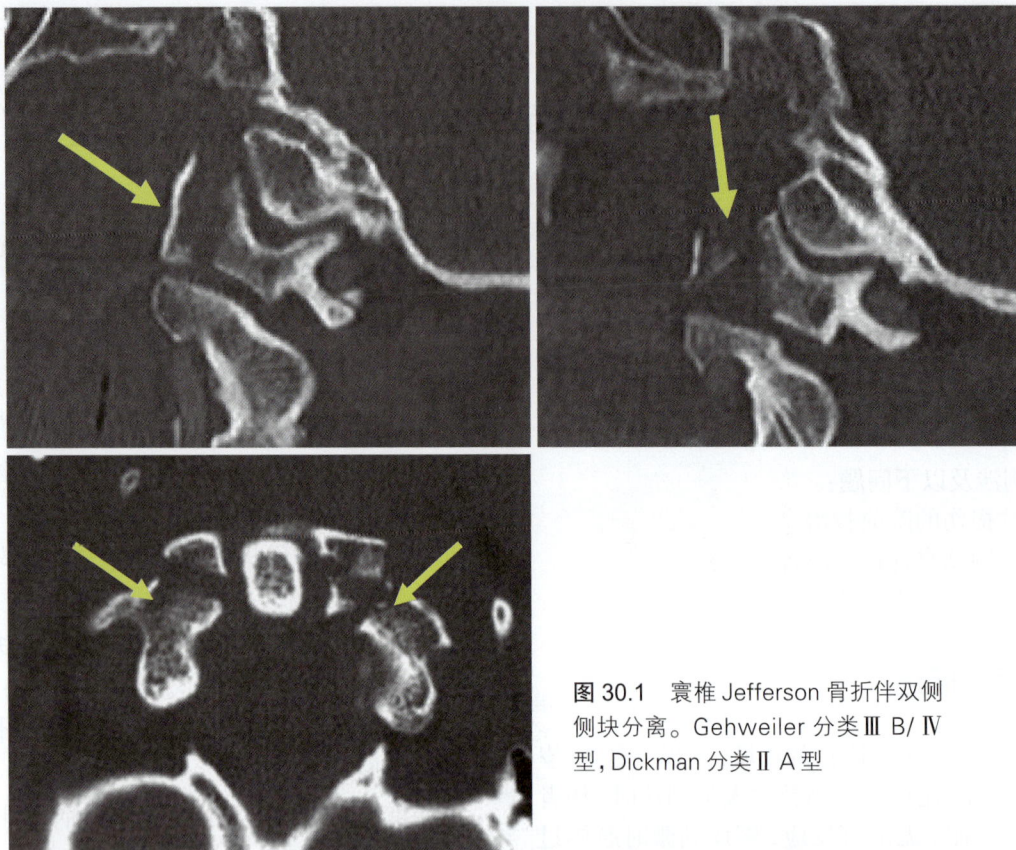

图 30.1   寰椎 Jefferson 骨折伴双侧侧块分离。Gehweiler 分类 Ⅲ B/ Ⅳ型，Dickman 分类 Ⅱ A 型

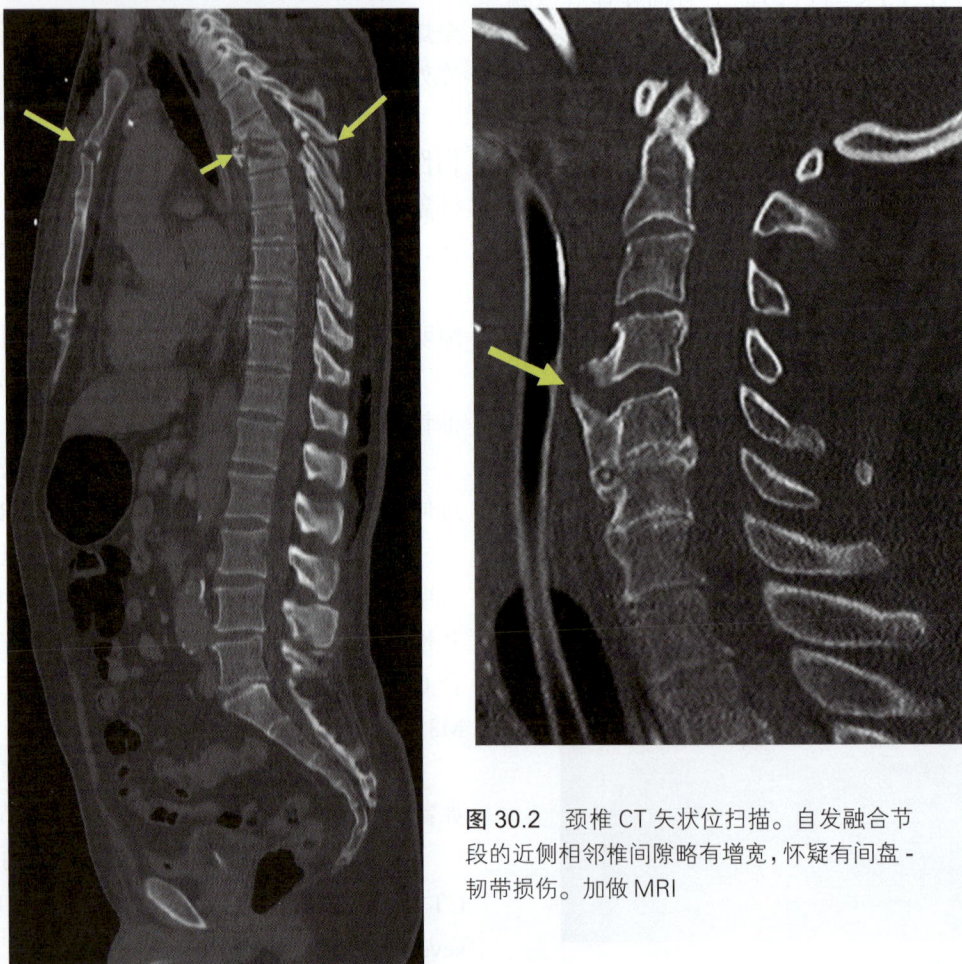

图 30.2   颈椎 CT 矢状位扫描。自发融合节段的近侧相邻椎间隙略有增宽，怀疑有间盘 - 韧带损伤。加做 MRI

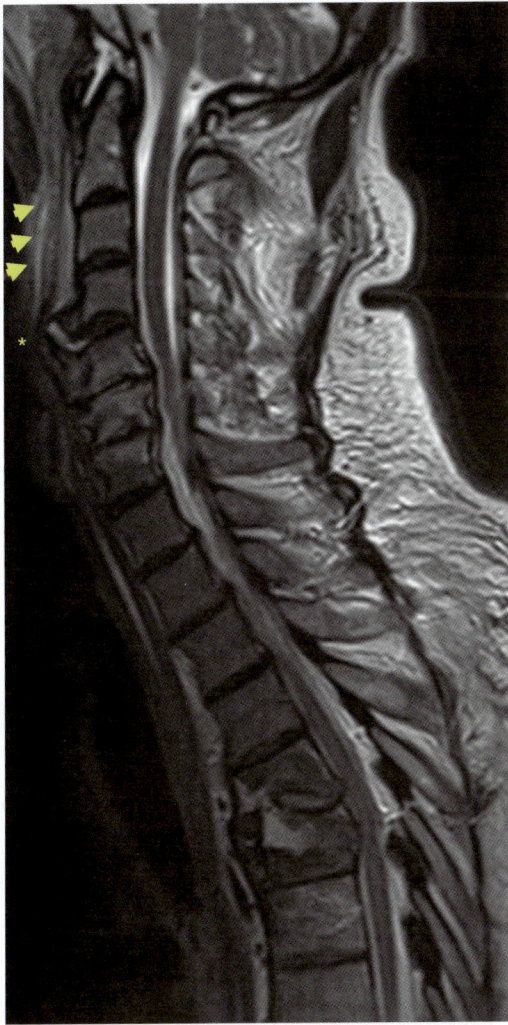

图 30.3　颈椎和胸椎矢状位 MRI T_2 加权像。显示 C_4-C_5 椎间隙高信号（星号）和椎前渗出（箭头），提示了经椎间隙损伤。在所有脊柱损伤节段，脊髓无明显异常，但 T_6 平面硬膜囊前后缘有轻度压迫

最终诊断为：

1. 严重的胸部钝器损伤：

（a）多发双侧肋骨骨折

（b）双侧血胸

（c）双侧肺挫伤

（d）胸骨骨折

2. 寰椎 Jefferson 骨折，Gehweiler Ⅲ B/Dickman Ⅱ A

3. C_4-C_5 过伸性损伤，AO Spine B3，NX

4. T_5-T_6 屈曲牵张性损伤，AO Spine B2，NX

30.3　治疗

抵达急诊科后 10min，迅速处治了威胁生命的血胸，接着对骨折最不稳定和神经危害最大的脊柱节段实施固定和减压，即急症当日手术。

步骤如下：

首先进行 C_4-C_5 的前路间盘切除和椎间融合（ACDF），然后同期实施 T_3-T_4 至 T_7-T_8 的后路减压和融合。手术时间分别为 70min 和 2h 5min，出血分别是 50mL 和 700mL，术中无并发症，术中证实了 C_4-C_5 间盘破裂不稳。在转运后 6.5h，即伤后 8h，就完成了当日手术。维持通气和镇静 3 天，直至患者的呼吸、循环、感染指标改善（图 30.4 和图 30.5）。

最后外科治疗——在创伤后 4 天针对寰椎 Jefferson 骨折采取了后路 C_0～C_3 枕颈临时固定手术，时间为 2h 10min，出血约 200mL（图 30.6）。

至此，消除了脊柱的不稳定并助于伤者旋转床上的运动康复治疗（rotorest kinetic therapy）。

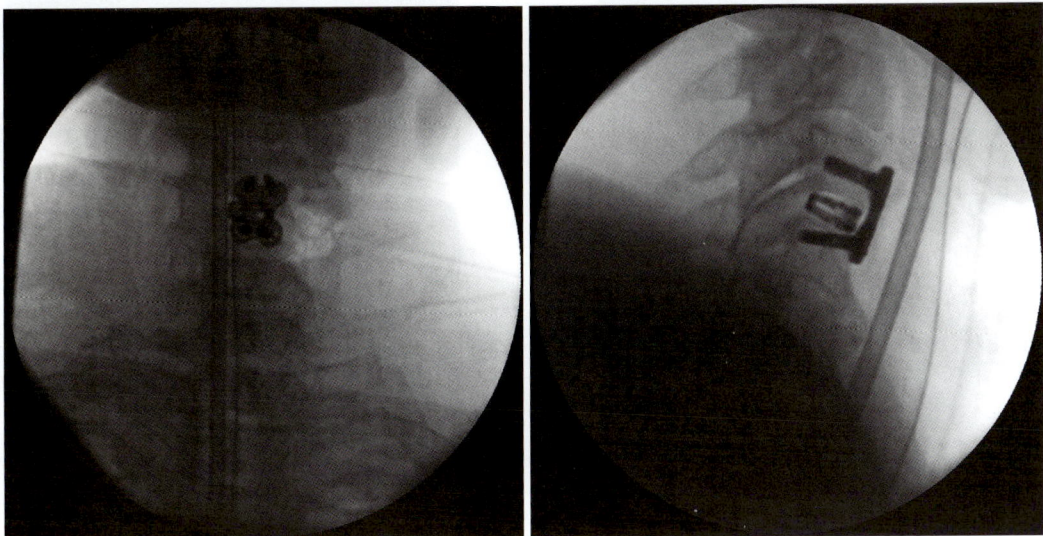

图 30.4　C_4-C_5 减压和钢板固定后术中透视像

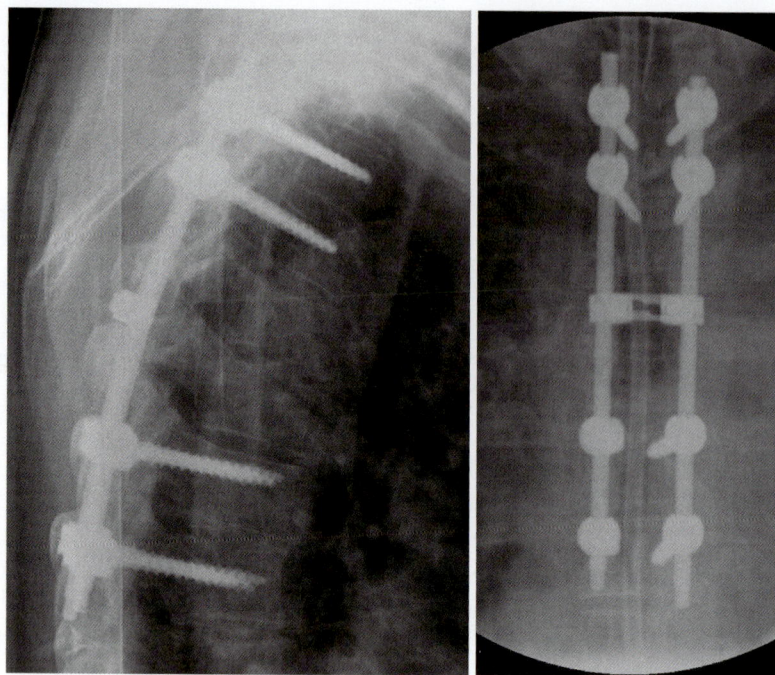

图 30.5　T$_5$-T$_6$ 减压和 T$_3$-T$_4$ 至 T$_7$-T$_8$ 固定术后 X 线

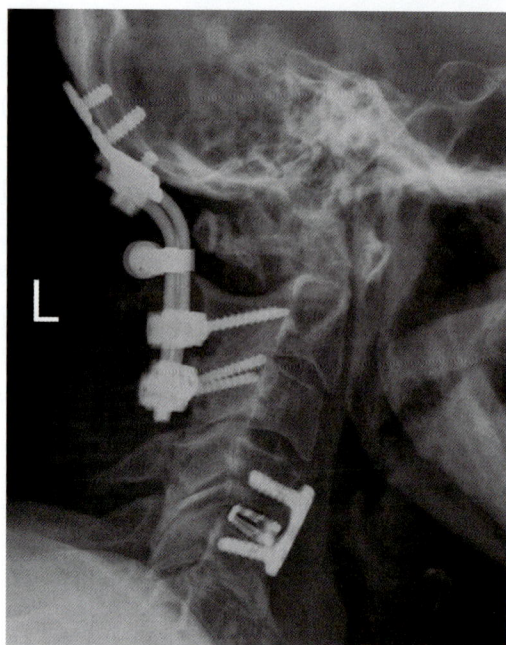

图 30.6　枕 - 颈内固定术后 X 线

由于胸部创伤严重，辅助呼吸延长到伤后 14 天，入院后 16 天转入普通病房。拔管后查体四肢感觉运动功能良好。

伤后近 4 周，患者能在无任何辅助下行走并出院后门诊治疗。

30.4　病例讨论

该病例很好地示范了创伤的院前急救和早期处治的临床经过。

院前急救阶段，重要的是要了解创伤现场和分析伤者身体所遭受的暴力。对于该病例，救护人员必须考虑到这是一起高速摩托车引起的事故，很容易导致各种严重的损伤，特别是脊柱损伤。多发伤（ISS＞16）合并脊柱损伤的可能性高达 30%～36%[1,2]。

面对该患者，第一步是在充分颈部制动的情况下保证气道通畅。处理气道时，手法制动是最为安全的方法。单独使用围领并不能充分地控制颈椎危险的活动（图 30.7）[3,4]。

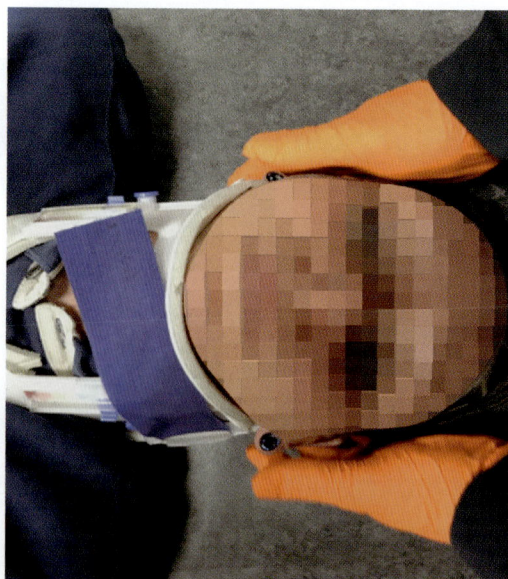

图 30.7　硬围领固定后头颈对线手法制动。单一围领不能提供足够的稳定，应该结合其他的制动措施

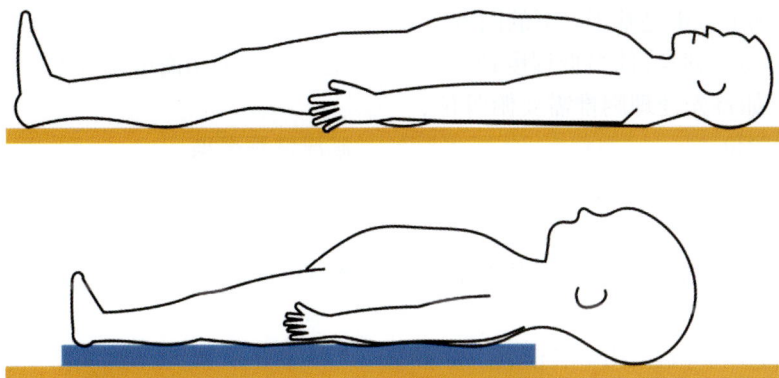

图 30.8　注意成人和儿童头枕与躯干的关系是不相同的。为了儿童的正确制动，推荐在躯干后方放置部分毯子

初步检查后，执行优先转运。对于严重及威胁生命的伤者，为了转运及后续外科治疗必须保持身体的整体制动。在我们的病例中，如存在不稳定因素（意识障碍，呼吸音减弱），均要考虑身体的整体制动。

对于怀疑脊柱损伤的伤者，提倡脊柱的整体制动，有两种基本方法：硬围领稳定颈椎后，伤者应该被安放并捆绑固定在专用脊柱板上，或者被固定到塑形真空垫上[5]。作者更愿意使用真空垫，因为更能满足不同伤者的个体需要，如别赫捷列夫氏病（译者注：强直性脊柱炎）所致的严重脊柱后凸畸形，或者颅脑创伤后上身宜抬高的体位。

平放伤者时，必须考虑其枕部与胸椎两者之间的关系：成人伤员，特别是伴胸椎后凸时，需要在头下垫一枕以防颈椎过度后伸；儿童由于枕部过大突出于胸椎，应该在胸背部放置毛毯或枕头以防止颈椎过屈（图 30.8）。

在搬运时硬围领并不能完全制动颈椎，头部必须加以固定：如使用头部固定夹或可塑形真空垫[6]。头部固定操作一定要在身体被固定在脊柱板或者真空垫之后，否则伤者的身体对于已固定好的头部间出现相对活动时，就可能导致颈椎致命的损伤（图 30.9）。

在严重伤者的转运间，血氧和血压管理是重要的环节，特别是脊柱损伤。脊髓对低氧非常敏感，所以要求氧饱和度维持在 95% 以上，平均动脉压维持在 80~90mmHg 以上[7]。

对于我们的病例，早期院内施救必须严格遵循 ATLS 流程，首先解决胸腔压迫导致的呼吸障碍（"B"类问题）。在进一步排除可导致循环障碍的胸部、腹部和骨盆损伤（"C"类问题）后，脊柱脊髓损伤（"D"类问题）应优先处理[8]。

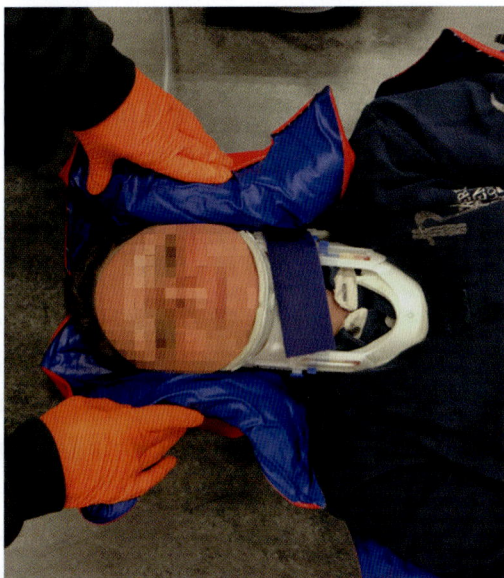

图 30.9　为了转运，应附加头部制动，即在头部周围使用可塑形真空垫

由于肺部损伤和不确定的神经状态，放弃了使用以保护脊髓的大剂量甾体激素。大剂量激素的神经保护作用仍有争议，但肺部和胃肠道的并发症已有报道。所以，近期的指南推荐大剂量激素仅适用于单一脊髓损伤的病例，而不适用于伴有多发伤的救治[4]。

72h 内的早期脊柱减压和固定手术结果显示，对伤者的住院时间、ICU 留置、辅助通气时间均有明显好处，特别是对于合并胸部损伤的胸椎骨折患者更获益于尽早地外科治疗[1]。

早期神经减压的效果仍存在争议，但越来越多的数据更支持早期外科手术带来的积极效果[9]。

对于该复杂病例，必须确定三处脊柱骨折（颈椎、下颈椎和胸椎）的优先处治流程，这不同于普通的多发伤[10]。

我们决定首先处治下颈椎是基于以下的因素：

1. 前路手术并不需要翻身，能最低程度地减少对整个脊柱的干扰。如首先处理胸椎需要俯卧位，容易导致颈部伤椎的脱位。

2. C_4-C_5 脊髓损伤对功能的潜在影响要大于 T_5-T_6。

3. 前路手术通常操作快、出血少，较其他节段手术的代价要小。

最后一步是处理上颈椎，这是由于寰椎 Jefferson 骨折（Gehweiler Ⅲ）通常不伴有神经损害；在晚期，由于慢性失稳和关节对位不良可导致相应的临床症状；另外，该手术操作有一定的技术要求，出血也比较多；故考虑在度过危险期后才择期实施。

通常，典型的 Gehweiler Ⅲ骨折以 C_1-C_2 固定甚至 C_1 环固定就够了，还能更多地保留头部活动度。该病例 C_1 骨折波及两边侧块（Gehweiler Ⅳ），担心螺钉难以锚定，为了尽量减小对屈伸活动的影响，故选择临时的枕颈固定。计划骨折愈合后取出固定物。

下颈椎骨折前路固定融合是成熟的术式。入路的相关并发症低，减压良好，使用现代成角固定内植物易于稳定。从生物力学看，特别是对于过伸性损伤（B3 型），前方张力带的恢复最为重要，即通过椎体前方钢板方可实现。

后路长节段椎弓根螺钉固定和椎板切除减压也是治疗不稳定胸椎爆裂骨折的成熟技术。辅助前柱支撑固定可以加以考虑，但胸椎损伤通常与弯曲活动相关，这不同于胸腰段的轴向压缩[11]；此外，T_5-T_6 的前路手术具有挑战性；而后路手术中增加固定节段对于活动度小的胸椎来说不会导致运动功能的明显丢失。

30.5　结论与精华

多发伤中脊柱骨折的发生率较高，对于每一位严重创伤患者均要怀疑有脊柱损伤的可能，直到被排除。

脊柱的有效制动和维持对脊髓的充分灌注是院前救治的基本措施。

院内处置中，优先气道的通畅（"A"）、呼吸的处置（"B"）、循环的管理（"C"），接着是脊柱损伤的处置。稳定损伤脊柱将更利于其他合并伤的救治。

对于不稳定脊柱骨折，外科治疗应当被视为急症手术，即"当日外科手术"。

如何优先处置多节段脊柱骨折，医师应当权衡脊髓因手术创伤而可能带来的"二次打击"。

临床注意事项

● 面对每一位严重创伤患者必须警惕有脊柱损伤的可能

● 当怀疑有脊柱损伤，应当实施脊柱制动直到明确诊断为止

● 只有在险重并危及生命，需要立即外科手术时，才能简化躯干脊柱整体制动

● 在多发伤的救治中，最重要和最困难的是
　－ 要把握全局
　－ 要优先处置
　－ 要关注细节，否则可导致灾难性后果
　－ 要灵活预案

经验教训

● 忽视伤情的微小征象。不要因创伤的复杂而迷惑或为抢时间而遗漏重要的诊断措施，这将有可能导致医师陷入救治的困境

● 仅仅依靠单一围领制动颈椎

● 将脊柱后凸伤者置于平坦的固定板时，有可能加重或导致脊髓损伤

编者按

该章节阐明和强调了疑似脊柱骨折多发伤的院前急救和院内早期处置最为重要的原则：医师必须明确并规范救治模式，且始终不能偏离！

（郑超 译　伍骥 审）

资深专家点评

这是从发生到治愈的临床常见、伤情严重、救治规范、效果良好的脊柱多处骨折伴多发性损伤的典型病例。整个过程中除了"经 T_5-T_6 椎板切除椎管减压"这一手术设计和方法可以商榷外，其他几乎没有值得争议的地方，更多的却是对读者有益的启示。

1. 院前伤情判断

在损伤现场快捷和准确的伤情判断是后续转运和救治的基础，包括生命体征、重要脏器、脊柱等。当 ISS 评分超过 16 分时，大约 1/3 的伤者可能伴有脊柱损伤；当出现意识障碍、呼吸减弱时，要警惕脊柱损伤的可能。

2. 院前正确转运

当怀疑脊柱损伤时应立即全脊柱制动，这是防止转运中神经系统潜在伤害的关键。头 - 颈 - 胸 - 腰全脊柱制动和躯体整体搬移是现场急救和转运的基本措施。转运中平均动脉压及血氧饱和度分别维持在 85～90mmHg 及 95% 以上，维持脊髓的充分灌注。

3. 院内程序施救

国际标准流程是临床施救的指南。经 ISS 的评分、ATLS 的 ABCDE 救治程序并生命体征平稳后，应尽早完成脊柱稳定性的重建和脊髓的减压。在多发损伤和脊柱多节段骨折中，均应贯彻损害责任优先处理原则。

4. 现代治疗理念

现代救治理念是成功治愈的保障。对同时有上颈椎、下颈椎和"漂浮胸"的治疗时，优先处理潜在损害最大的责任节段；C_1 Jefferson 骨折时选择了"非融合"的固定，不仅重建上颈椎的稳定，同时保留了运动功能；C_4-C_5 的过伸性损伤时，手术的理念在于重建前方张力带机制。均体现了处置中的现代外科理念。

5. 临床学习范例

救治中展现出的专业人员当代的医学理论、标准的救治流程、丰富的临床经验、过硬的专业技能，如现场判断及制动、快速转运及早期救治、精准阅片及损伤机制分析、伤情现代分类及评分、国际化诊断及处置路径、睿智的脊柱外科手术策略，均是读者学习的范例。

（空军特色医学中心　伍骥）

参考文献

1. Bliemel C, Lefering R, Buecking B, Frink M, Struewer J, Krueger A, et al. Early or delayed stabilization in severely injured patients with spinal fractures? Current surgical objectivity according to the trauma registry of DGU: treatment of spine injuries in polytrauma patients. J Trauma Acute Care Surg. 2014;76(2):366–73.
2. Eggers C, Stahlenbrecher A. Verletzungen der BWS und LWS. Unfallchirurg. 1998;101(10):779–90.
3. Kwan I, Bunn F, Roberts IG. Spinal immobilisation for trauma patients. Cochrane Lib. 2001;(2):CD002803.
4. Ahn H, Singh J, Nathens A, MacDonald RD, Travers A, Tallon J, et al. Pre-hospital care management of a potential spinal cord injured patient: a systematic review of the literature and evidence-based guidelines. J Neurotrauma. 2011;28(8):1341–61.
5. Mahshidfar B, Mofidi M, Yari AR, Mehrsorosh S. Long backboard versus vacuum mattress splint to immobilize whole spine in trauma victims in the field: a randomized clinical trial. Prehosp Disaster Med. 2013;28(5):462–5.
6. Báez AA, Schiebel N. Is routine spinal immobilization an effective intervention for trauma patients? Ann Emerg Med. 2006;47(1):110–2.
7. Bernhard M, Gries A, Kremer P, Böttiger BW. Spinal cord injury (SCI)—prehospital management. Resuscitation. 2005;66(2):127–39.
8. Lendemans S, Ruchholtz S. S3-Leitlinie Polytrauma/Schwerverletzten-Behandlung. Unfallchirurg. 2012;115(1):14–21.
9. Fehlings MG, Vaccaro A, Wilson JR, Singh A, Cadotte DW, Harrop JS, et al. Early versus delayed decompression for traumatic cervical spinal cord injury: results of the surgical timing in acute spinal cord injury study (STASCIS). PLoS One. 2012;7(2):e32037.
10. Henderson RL, Reid DC, Saboe LA. Multiple noncontiguous spine fractures. Spine. 1991;16(2):128–31.
11. Briggs AM, Van Dieën JH, Wrigley TV, Greig AM, Phillips B, Lo SK, Bennell KL. Thoracic kyphosis affects spinal loads and trunk muscle force. Phys Ther. 2007;87(5):595–607.

第 31 章　脊髓损伤

Sandro M.Krieg

31.1　引言

脊髓损伤（traumatic spinal cord injury，SCI）常导致感觉、运动和自主神经功能障碍。在不同国家，脊髓损伤的发病原因和发病率有所不同[16]。

目前，在世界范围内，仍很难获得准确的 SCI 发病率，大约在 236/100 万～1 009/100 万[16]。在急性期和慢性期，SCI 的治疗需要多学科的合作和耗费大量的医疗资源。SCI 患者不仅承受严重的生理和心理负担，其经济负担也很重，其终身治疗大约 303 万美元 / 人[16]。其高昂的费用不仅包括急救和后期物理治疗，还包括较高的长期并发症发病率，包括：压疮、二便功能障碍和尿路感染、伤口感染、内固定失败、呼吸系统疾患，以及慢性疼痛。掌握当前治疗脊髓损伤的最新进展知识，对 SCI 早期治疗和良好的预后至关重要。

本章将概述创伤性 SCI 的特点，以及临床病程、术前影像学检查、手术路径和围手术期管理等方面。另外，就其治疗的合理性进行循证医学讨论。最后，读者应该注意到治疗 SCI 患者面临的问题和陷阱。提供的病例强调在 SCI 诊治的各方面需要给予关注，包括：

- 急性期治疗
- 手术适应证
- 围手术期治疗
- 避免典型并发症

31.2　病例描述

一名 51 岁女性患者，就诊前一晚醉酒回家，头部、臂部有擦伤，自行上床睡觉。次日早上不能正常起床，其丈夫联系紧急救护。急诊室神经查体显示 C_7 以下瘫痪、膀胱功能障碍、肛门括约肌松弛；反射和感觉减退。诊断为脊髓损伤，ASIA 评级 A 级。CT 扫描显示 C_6/C_7 双侧小关节交锁脱位，无其他合并损伤（图 31.1）。行 MRI 检查，进一步明确是否有其他节段的椎间盘和韧带损伤（图 31.2）。

进行急诊手术，后路 C_6/C_7 脱位复位、侧块螺钉固定 + 前路减压融合器置入钢板内固定术（图 31.3）。

患者术后 ICU 治疗 4 天，未出现呼吸问题并出院，术后 7 天开始康复治疗。出院时神经功能较术前改善，神经查体：C_7 以下 ASIA 评级 C 级，膀胱和肛门括约肌功能未恢复。

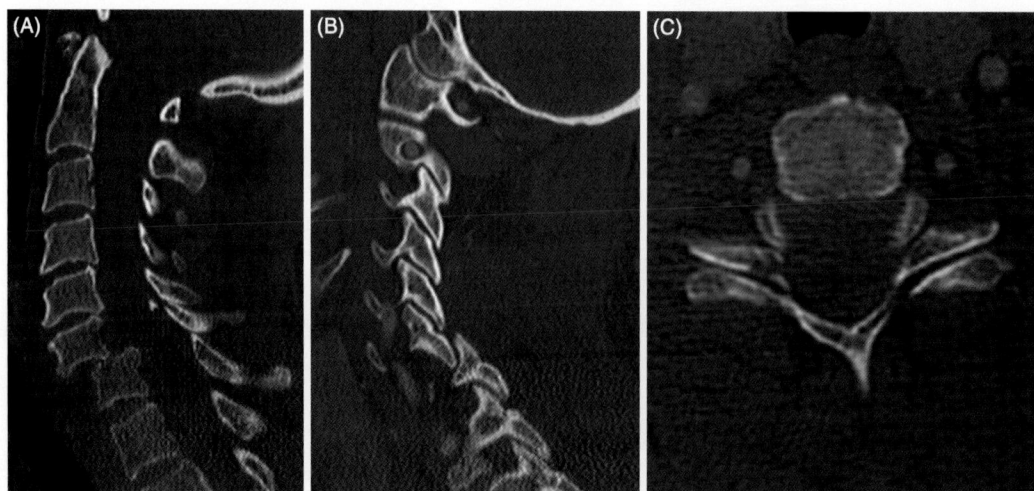

图 31.1　急诊 CT 扫描显示 C_6/C_7 双侧小关节交锁前脱位：正中矢状位（A）。旁矢状位（经关节面）（B）。轴位（C）

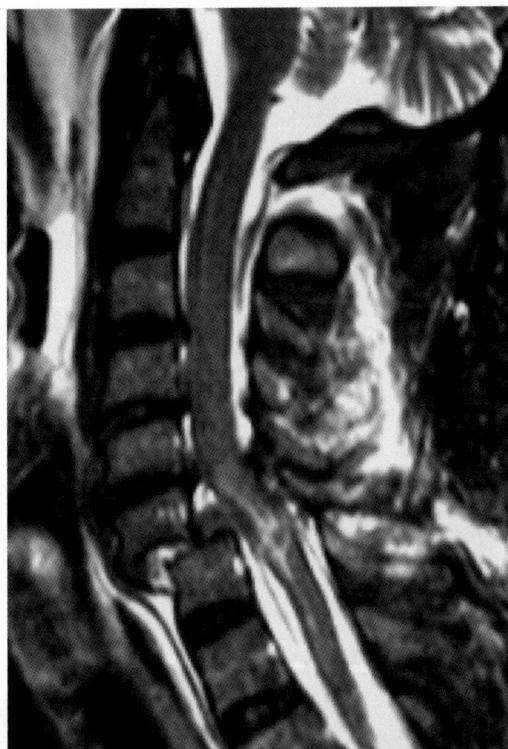

图 31.2 术前 MRI 矢状位：单节段脊髓软化，无其他节段间盘和韧带损伤

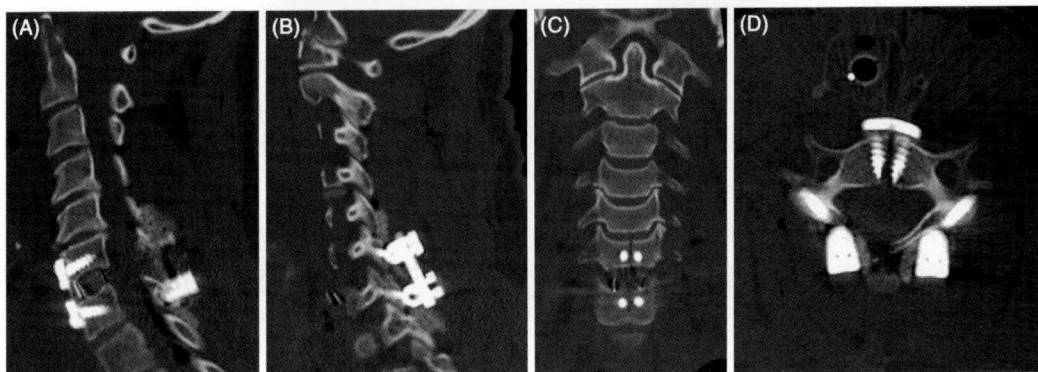

图 31.3 C_6/C_7 前路 Cage 钢板 + 后路侧块螺钉复位内固定术后 CT 扫描显示：正中矢状位（A）。旁矢状位（经关节面）（B）。冠状位（C）。轴位（D）

31.3 病例讨论

31.3.1 早期治疗

创伤引起脊髓的不可逆损伤后，需要保护未损伤的脊髓组织，以减少继发性损伤。应将 SCI 患者直接转运到有能力治疗脊髓损伤的三级医疗中心。该类机构有能力处理合并的创伤，如髋部骨折、血管损伤、颅脑损伤，以及脊髓休克和 SCI 并发症。

现场急救人员要在现场快速、正确地评估病情。按照高级创伤生命支持流程，在最重要的气道、呼吸、循环评估之后，包括神经功能的全面评估至关重要。值得注意的是，持续血压<90mmHg 可能加重脊髓功能损害[11,19]。高位颈髓损伤（C_0-C_5）尤

其可能引起呼吸问题而需要呼吸支持。甚至在不完全性 SCI，高达 50% 的患者住院期间需要气管切开，在高位颈髓损伤中，需要气管切开呼吸支持的比率更高[20]。

在急救室，首先需要排除多发损伤，因此很难对严重损伤患者进行确切固定。尤其对于合并多发伤的 SCI 患者，可能同时存在神经源性（需要用升压药）或低血容量（需要晶体或血制品）休克。全身 CT 扫描可以对多发严重损伤进行快速评估。同时，创伤诊疗团队中应包括脊柱外科医师，进行神经功能检查以给出快速、正确的评估。然而，快速的神经查体应包括运动、感觉和自主神经功能评估，且不影响包括 CT 扫描等其他诊疗过程。一旦患者制动后，ASIA 评级包括的其他检查要尽快完成[14]。

此时，应该区分神经源性休克（威胁生命的交感神经紧张丧失，引起的外周阻力下降）和脊髓休克（损伤平面以下的弛缓性瘫痪），常在 ASIA 评级 A 级或 B 级 SCI 患者中出现[5]。直肠检查评估自主神经和骶神经反射、感觉和肛门括约肌收缩。

本章的病例，患者不能起床可能由于神经源性休克和低血压。考虑到患者创伤机制不明，CT 检查显示无并发骨折，排除潜在的引起失血性休克的因素。

31.3.2 手术适应证

综上所述，有许多因素影响 SCI 合并多发伤患者的诊治。胸腰椎损伤 TLICS 和下颈椎损伤 SLIC 广泛用于指导 SCI 的治疗选择[6,18]。在这两种评价方法中，后纵韧带或间盘韧带复合体的完整性，损伤形态，以及神经功能损伤程度是重要的因素（详见第 30 章和第 34 章）。对这个病例，SLIC 评分 9 分，建议手术治疗。然而，就目前的 SCI 而言，该评分非常易于解读：任何 SCI 合并椎管狭窄是手术指征。

31.3.3 手术时机

当前，手术时机的选择仍有争议。早期手术（伤后<24h）有助于减少住院和 ICU 治疗时间，尤其对多发伤患者[4]。早期手术与延迟手术减压对 SCI 后的神经恢复效果并不一致。然而，目前大多数研究和学者支持早期减压对术后 6 个月内的 ASIA 评级改善具有优势[9,13]。但是，正确的复苏要优先于手术[7,10,20]。现有支持早期手术（伤后<24h）的报道，并不意味着我们要以伤后<24h 为指导日常工作的时间节点！当前报道的文献，可能为了足够的样本数而分为<24h 和>24h，导致统计瑕疵，同时缺乏病理学考虑。当考虑 SCI 的病理学情况，脊髓压迫不仅意味着神经纤维的破坏，也包括缺血和缺氧引起的细胞坏死，即所谓的继发性损伤[20]。目前，进一步随机对照试验证据依然缺乏，但凭直觉、临床经验和病理学支持，在安全的前提下应尽早行减压手术。我们提供的病例术后即刻恢复稳定，呼吸和循环稳定，并在术后 7 天内神经功能有 ASIA 2 级的改善。

31.3.4 影像学检查

SCI 是临床诊断。然而，我们依靠影像学检查明确损伤部位，并判断是否伴有血管损伤及无症状

的其他节段损伤。由于 CT 应用广泛，检查快速便捷，且便于机械通气的患者，因此广泛用于检查 SCI 患者。根据不同的创伤机制，CT 可用于颈动脉、椎动脉，甚至主动脉损伤的检查[3]。建议急性 SCI 患者的 MRI 检查，仅用于清醒、伴有严重疼痛和应用机械通气的神经损伤严重，不能用 CT 检查结果解释病情者。另外，对老年创伤患者在伤后<48h 行 MRI 检查以排除潜在的颈椎损伤[19]。当前，关于弥散张量成像和 fMRI 用于定量诊断 SCI 后脊髓完整性的报道越来越多[17]。至于本例 SCI 病例，其临床症状和 CT 检查结果相一致。然而，由于怀疑颈椎其他节段的间盘和韧带损伤，行 MRI 检查以明确指导手术入路。急诊减压同时，也可能一并清除椎管内血肿。术后，下肢轻瘫的早期恢复预示着潜在脊髓功能恢复。

31.3.5 手术治疗

术中除了解除影像学所见的压迫，还要根据创伤机制、骨折形态、椎间盘和韧带的完整性、神经损伤情况，选择合理的固定方法。大多数医师认为，对脊髓不完全性损伤的手术治疗较完全性损伤更积极。认为不完全损伤机制中，受伤时的原发伤没有对脊髓的完整性完全破坏，需要早期手术避免继发性损伤。临床实践中，由于脊髓休克的存在，对于区别完全与不完全脊髓损伤造成困难。鉴别的特定方法在后面描述（第 33 章~第 41 章）。

31.3.6 SCI 的术后处理

与手术减压目的一样，SCI 的主要治疗目的是减少继发性损伤。继发性损伤在伤后即刻开始，持续数周。包括：血脑屏障破坏、炎性因子、钠和钙介导的细胞损伤、谷氨酸脱氢酶相关的细胞毒性、血管痉挛、缺血和细胞凋亡等[14]。在宏观层面，继发性损伤可能由于脊柱失稳、组织缺氧、低灌注，或葡萄糖缺乏引起。在诸多继发性损伤机制作用下，遭受原发损伤的脊髓损伤继续加重，神经功能更加恶化。

随后，除了并发伤的处理，优化呼吸、心脏和循环参数对减少死亡率和促进神经恢复至关重要[15]。因此，建议伤后 7 天保持 MAP>85mmHg[15]。此外，曾尝试过的一些神经保护措施包括：许多中心应用过全身或局部低温疗法，对其有效性临床证据很少，仅在动物试验和一项回顾对照试验提示低温

疗法的有效性（43% vs.21%）[14]。一个前瞻非随机对照试验正在进行中（NCT01739010）。由于甲泼尼龙具有抗炎和抑制膜脂质过氧化作用，曾被用于 SCI 的治疗。然而，当前 AANS/CNS 指南并不推荐应用。最新的循证医学研究建议应用甲泼尼龙作为一种治疗选择[2,19]。它包括 8 个随机对照实验，对应不同的研究结果，显示应用甲泼尼龙治疗没有明显的神经恢复。其中一项短期应用：在 SCI 8h 后开始应用 24h 显示有明显的运动功能恢复。虽然应用甲泼尼龙致死亡率较低，但伤口感染和胃肠道出血发生率却高达 2 倍。因此，在该循证医学得出甲泼尼龙有效性的同时，AANS/CNS 指南并不推荐应用，且强调应用甲泼尼龙缺乏 FDA 支持。尽管如此，统计资料显示，应用甲泼尼龙治疗 SCI 患者的并发症减少了 44%[9]。包括外科手术在内的措施都是为了减少继发性损伤，与之不同，再生途径的目的是促进脊髓修复机制。目前，不乏一些高质量的文章给出一系列促进神经再生的实验研究[1,14]。

本章开始报道的 SCI 病例，由于其损伤平面在 C_4 以下，术后在 ICU 治疗 4 天期间未出现呼吸或循环问题，后被转入我科监护病房直到出院，出院去康复治疗前一直留置导尿管。

31.3.7　膀胱和直肠功能

作为 SCI 的一部分，膀胱和直肠功能可能短暂或永久丧失。造成严重的后遗症，包括尿路感染甚至肾功能损害。脊髓损伤后 1 年，约 33% 的患者因膀胱问题而重新入院[20]。因此，目前推荐间歇自控导尿代替瓦氏动作。直肠功能损害被定义为 3 型[12]：
- A 型（SCI 高于 T_7）：不能控制腹肌，脊髓骶反射存在
- B 型（SCI 低于 T_7）：能控制腹肌，脊髓骶反射存在
- C 型（SCI 低于 T_7）：能控制腹肌，无脊髓骶反射存在

康复治疗包括定时吃饭、直肠刺激等慢性治疗。可应用胃肠动力药物。对反复发作的直肠问题，结肠造口术也是一种选择。

31.3.8　文献指南

综上所述，已有几个指南报道，但其中部分观点相矛盾[8,19,20]。然而，包括手术指征等大部分治疗步骤是一致的。我们报道病例的治疗原则也与其一致。在一些病例中，治疗的重要步骤决策仍因医师不同而不同（表31.1）。

表 31.1　循证医学指导

标题	AANS/CNS 分级	指导/推荐
低血压	Ⅲ级	尽快纠正到收缩压＞90mmHg
	Ⅲ级	维持平均动脉压 85～90mmHg 一周
缺氧	无	避免缺氧（PaO_2＜60mmHg 或氧饱和度＜90%）[3]
ICU 监护	Ⅲ级	SCI 患者应在 ICU 进行血流动力学和呼吸监测，检测心血管和呼吸功能障碍
制动	Ⅱ级	SCI 患者或疑似 SCI 患者应给予制动（贯通伤除外）
	Ⅲ级	脊柱固定应采用刚性颈托和背板上有支撑块和绑带的支具固定
专业中心	Ⅲ级	SCI 患者应被转送到脊柱专科中心便于护理
查体	Ⅱ级	ASIA 分级并详细记录
影像学	Ⅰ级	不需要颈椎影像学检查：清醒的创伤患者无颈部疼痛/僵硬，神经系统检查正常，正常活动范围，无颈部过伸伤
	Ⅰ级	颈椎 X 线提示异常，建议 CT 检查
	Ⅰ级	符合改良 Denver 筛选标准的建议 CT 血管造影[4]
神经保护	Ⅰ级	不推荐应用甲泼尼龙[a]
脊髓减压	无	脊髓损伤 24h 内安全的手术建议改善神经恢复[5]
	Ⅲ级	清醒、不伴有腹侧损伤的骨折脱位建议闭合复位，复位前 MRI 检查对预后无影响

该表格（from Martin et al.[14]）显示当前最好的治疗指南及其循证医学证据分级，相关资料来自 2013 AANS/CNS 指南[14,19]

当前诊治 SCI 的最新进展，列出了几个关键建议，来自 2013 年美国神经外科医师协会和美国神经外科医师协会脊柱和周围神经疾病联合部分更新的指南[2]

[a]Martin et al. 不同意该指南

证据级别：A

目前为止所能得到的证据是大部分治疗效果都很满意。

31.4　结论与精华

当前，我们有相当好的科学证据指导脊髓损伤急性期的治疗。然而有些问题仍有争议，需要更大样本的随机对照实验来验证。在 10 或 20 年后，可能会有新的治疗手段出现，如药物干扰继发性损伤机制，细胞治疗，低温和生物材料应用等。

临床注意事项
- SCI 大多是创伤性的
- 大多数病例需要尽早减压，支持手术时机的证据很少
- 在许多病例，围手术期治疗存在循证医学分级争议

编者按

本章内容非常值得一读。作者讨论的问题非常重要，虽然在美国该论点已经毫无争议，但在其他国家仍不统一。在欧洲，SCI 患者的治疗时机和方式取决于其居住地的医疗水平，而不是基于循证医学文献的指导原则。

我们确信，对 SCI 患者，不需要考虑 ASIA 分级（例如完全损伤或不完全性损伤），手术减压稳定应该是"绝对的急诊手术"，除非并发其他威胁生命的创伤而不能进行急诊脊柱手术。

过多的科学讨论往往适得其反，因为从几个随机对照试验中永远不会有明确的数据证明早期干预是有益的。我们认为，只要有轻微怀疑造成延期手术，就可能会对患者不利。同时，急诊手术不会有更多的风险，那么毫无疑问就应该急诊手术。欧洲具有高度工业化和高水平的医疗环境，组织问题不应该成为影响 SCI 治疗决策的障碍。本章也表明，完全性脊髓损伤并非没有改善的可能，因为颈椎完全损伤不同于胸椎完全损伤，患者有相当大的恢复可能。关于这一点的讨论是重点，而不是更多关注于双侧关节突绞索如何复位（前路，后路，联合入路，前、后顺序等）。我们认为，手术方式应该由手术医师审慎的个体化选择。毕竟，不管黑猫白猫，能抓住老鼠的猫就是好猫。

（张涛　译　徐建广　审）

资深专家点评

脊髓损伤常由高处坠落或车祸等高能量损伤引起，生活伤所致的颈脊髓损伤大多合并椎管狭窄，而锐器伤及枪弹伤则极为少见。对于颈椎骨折脱位引起的脊髓断裂，严重挫伤等原发性损伤，现代脊柱外科技术尚无法修复，及时整复骨折脱位、减压脊髓、恢复颈椎稳定对于减轻和消除由组织缺氧、炎性因子、细胞损伤、血管痉挛和细胞凋亡等引起的脊髓继发性损伤尤为重要。术前应重视全面细致的体格检查，尤其是要注意鞍区感觉及肛门括约肌功能的残留，这对于及时发现颅脑、脏器合并伤及判断脊髓损伤程度与预后极为关键。除常规 X 线检查外，应进行 CT 扫描及 MRI 检查，前者有助于判断损伤机制及骨性结构损伤程度，后者对于评估脊髓及韧带复合体结构损伤情况不可或缺。在众多的颈椎损伤分型中，由于"SLIC 分型"兼顾了骨折损伤机制与类型、脊髓损伤程度以及韧带复合体结构完整性，对于手术指征确定，手术技术应用、内固定及融合方式选择具有较好的临床指导意义。鉴于脊髓损伤病理生理过程，在全身情况许可的情况下，应力争早期手术治疗（24h 内），彻底减压脊髓，即刻恢复颈椎稳定，为脊髓功能恢复创造良好的内环境。由于成人中枢神经元细胞再生能力极其低下，完全性脊髓损伤的临床治疗效果仍很不理想，因此，在手术治疗的同时，全面科学康复训练，及时预防和治疗脊髓损伤后并发症，以及后期的肢体、膀胱功能重建，对于进一步提高严重脊髓损伤治疗效果，减轻患者伤残程度及社会负担均极为重要。

（上海交通大学附属第六人民医院　徐建广）

参考文献

1. Ahuja CS, Nori S, Tetreault L, Wilson J, Kwon B, Harrop J, et al. Traumatic spinal cord injury-repair and regeneration. Neurosurgery. 2017;80(3S):S9–S22. https://doi.org/10.1093/neuros/nyw080.
2. Bracken MB. Steroids for acute spinal cord injury. Cochrane Database Syst Rev. 2012;1:CD001046. https://doi.org/10.1002/14651858.CD001046.pub2.
3. Bromberg WJ, Collier BC, Diebel LN, Dwyer KM, Holevar MR, Jacobs DG, et al. Blunt cerebrovascular injury practice management guidelines: the Eastern Association for the Surgery of Trauma. J Trauma. 2010;68(2):471–7. https://doi.org/10.1097/TA.0b013e3181cb43da.
4. Carreon LY, Dimar JR. Early versus late stabilization of spine injuries: a systematic review. Spine (Phila Pa 1976). 2011;36(11):E727–33. https://doi.org/10.1097/BRS.0b013e3181fab02f.

5. Ditunno JF, Little JW, Tessler A, Burns AS. Spinal shock revisited: a four-phase model. Spinal Cord. 2004;42(7):383–95. https://doi.org/10.1038/sj.sc.3101603.

6. Dvorak MF, Fisher CG, Fehlings MG, Rampersaud YR, Oner FC, Aarabi B, et al. The surgical approach to subaxial cervical spine injuries: an evidence-based algorithm based on the SLIC classification system. Spine (Phila Pa 1976). 2007;32(23):2620–9. https://doi.org/10.1097/BRS.0b013e318158ce16.

7. El Tecle NE, Dahdaleh NS, Hitchon PW. Timing of surgery in spinal cord injury. Spine (Phila Pa 1976). 2016;41(16):E995–E1004. https://doi.org/10.1097/BRS.0000000000001517.

8. Fehlings MG, Tetreault LA, Wilson JR, Kwon BK, Burns AS, Martin AR, et al. A clinical practice guideline for the management of acute spinal cord injury: introduction, rationale, and scope. Global Spine J. 2017;7(3 Suppl):84S–94S. https://doi.org/10.1177/2192568217703387.

9. Fehlings MG, Vaccaro A, Wilson JR, Singh A, Cadotte D, Harrop JS, Aarabi B, Shaffrey C, Dvorak M, Fisher C, Arnold P, Massicotte EM, Lewis S, Rampersaud R. Early versus delayed decompression for traumatic cervical spinal cord injury: results of the Surgical Timing in Acute Spinal Cord Injury Study (STASCIS). PLoS One. 2012;7(2):e32037. https://doi.org/10.1371/journal.pone.0032037.

10. Furlan JC, Noonan V, Cadotte DW, Fehlings MG. Timing of decompressive surgery of spinal cord after traumatic spinal cord injury: an evidence-based examination of pre-clinical and clinical studies. J Neurotrauma. 2011;28(8):1371–99. https://doi.org/10.1089/neu.2009.1147.

11. Hadley MN, Walters BC. Introduction to the guidelines for the management of acute cervical spine and spinal cord Injuries. Neurosurgery. 2013;72(Suppl 2):5–16. https://doi.org/10.1227/NEU.0b013e3182773549.

12. Hughes M. Bowel management in spinal cord injury patients. Clin Colon Rectal Surg. 2014;27(3):113–5. https://doi.org/10.1055/s-0034-1383904.

13. Lenehan B, Fisher CG, Vaccaro A, Fehlings M, Aarabi B, Dvorak MF. The urgency of surgical decompression in acute central cord injuries with spondylosis and without instability. Spine (Phila Pa 1976). 2010;35(21 Suppl):S180–6. https://doi.org/10.1097/BRS.0b013e3181f32a44.

14. Martin AR, Aleksanderek I, Fehlings MG. Diagnosis and acute management of spinal cord injury: current best practices and emerging therapies. [journal article]. Curr Trauma Rep. 2015;1(3):169–81. https://doi.org/10.1007/s40719-015-0020-0.

15. Ryken TC, Hurlbert RJ, Hadley MN, Aarabi B, Dhall SS, Gelb DE, et al. The acute cardiopulmonary management of patients with cervical spinal cord injuries. Neurosurgery. 2013;72(Suppl 2):84–92. https://doi.org/10.1227/NEU.0b013e318276ee16.

16. Singh A, Tetreault L, Kalsi-Ryan S, Nouri A, Fehlings MG. Global prevalence and incidence of traumatic spinal cord injury. Clin Epidemiol. 2014;6:309–31. https://doi.org/10.2147/CLEP.S68889.

17. Stroman PW, Wheeler-Kingshott C, Bacon M, Schwab JM, Bosma R, Brooks J, et al. The current state-of-the-art of spinal cord imaging: methods. NeuroImage. 2014;84:1070–81. https://doi.org/10.1016/j.neuroimage.2013.04.124.

18. Vaccaro AR, Lehman RA Jr, Hurlbert RJ, Anderson PA, Harris M, Hedlund R, et al. A new classification of thoracolumbar injuries: the importance of injury morphology, the integrity of the posterior ligamentous complex, and neurologic status. Spine (Phila Pa 1976). 2005;30(20):2325–33.

19. Walters BC, Hadley MN, Hurlbert RJ, Aarabi B, Dhall SS, Gelb DE, et al. Guidelines for the management of acute cervical spine and spinal cord injuries: 2013 update. Neurosurgery. 2013;60(Suppl 1):82–91. https://doi.org/10.1227/01.neu.0000430319.32247.7f.

20. Yue JK, Winkler EA, Rick JW, Deng H, Partow CP, Upadhyayula PS, et al. Update on critical care for acute spinal cord injury in the setting of polytrauma. Neurosurg Focus. 2017;43(5):E19. https://doi.org/10.3171/2017.7.FOCUS17396.

第 32 章　上颈椎创伤

Yu-Mi Ryang

32.1　引言

32.1.1　目标 1：颈椎脱位（关于评估、治疗和预后判断的难点）

寰枕脱位（atlantooccipital dislocation, AOD）或枕寰脱位（occipitoatlantal dislocation, OAD）是一种罕见但严重的上颈椎创伤，是颅颈交界处韧带创伤导致的。此类损伤往往是高能高速撞击所致，在创伤性颈椎损伤中占比较高，死亡率可达 20%～30%。此病容易漏诊，在高能撞击和战地复苏后应当格外注意。尽管曾经被认为是致命疾病（早期仅有 1/3 的患者能够活着抵达医院），更好的抢救技术以及更广泛的 CT 扫描让 AOD 现场存活率更高，诊断率更高，诊断更加及时，死亡率更低，神经并发症更少。但从另一个角度来看，该病报道的发病率也更高了[1]。

本章将提供一个典型的 AOD 病例，具有典型的发病机制，临床症状和体征。本病例报道的目标是提高对此类罕见颈椎创伤的敏锐性。及时诊断 AOD 需要丰富的临床经验和对该罕见疾病的充分认知。

本病例会重点阐述以下问题：
- 如何诊断这个罕见且可能致命的外伤
- 如何选择影像学检查
- 后续如何处置患者

在本章结束时，读者应当能够理解 AOD 诊断和治疗中的难点和隐患。

此类创伤根据 Harris 的分型方法可以分为 3 型：

Ⅰ 型：枕骨前脱位

Ⅱ 型：枕骨后脱位

Ⅲ 型：枕骨轴向脱位

32.1.1.1　病例描述

一名 53 岁男性患者，建筑工人，从 3m 高的脚手架上跌下。患者跌下后立即起身，无明显神经症状，随后被送入三级医院。在急诊室，患者迅速出现呼吸衰竭和双侧展神经麻痹。患者随后在急诊插管后转送至一家一级创伤中心的急诊。

急诊入院后患者被插管，镇静后给予机械通气。瞳孔缩小，对光反射存在。颅脑 CT 可见颅颈交界处有创伤性蛛网膜下腔出血，无其他异常（图 32.1）。CTA 的矢状位重建提示创伤性蛛网膜下腔出血延伸到了全颈椎的脊髓周围（图 32.2）。根据患者创伤位置和神经症状的恶化情况，尤其是呼吸衰竭和双侧展神经麻痹，怀疑患者可能出现了寰枕位置的创伤。重新仔细分析 CT 图像后发现患者有 AOD（图 32.3）。确诊 AOD 后马上加做了 MRI（图 32.4）。

患者在当日急行枕颈融合术，从枕骨融合到 C_2-C_3，C_2 峡部和 C_3 外侧螺钉固定（术后 CT 如图 32.5 所示）。

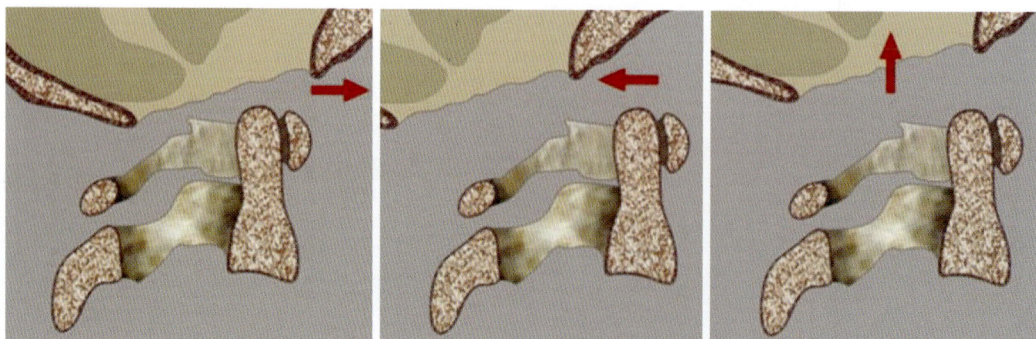

图 32.1　Harris 分型[2]

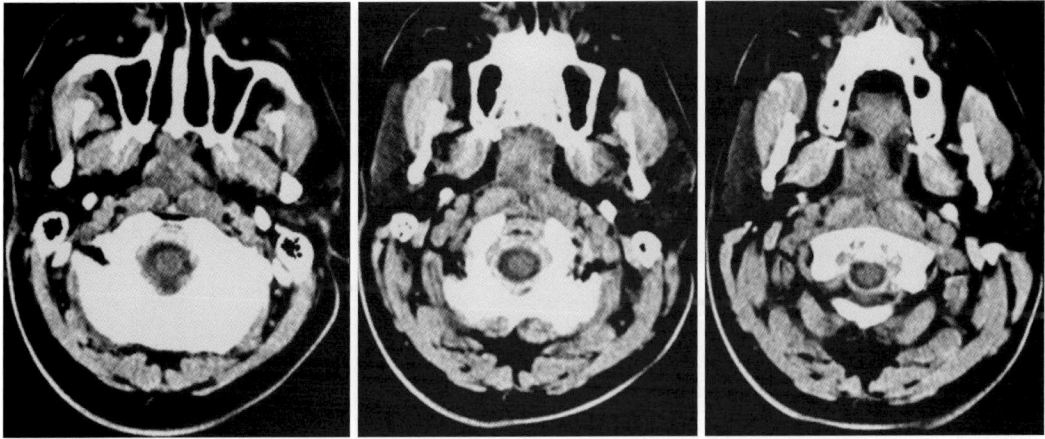

图 32.2　CT 提示颅颈交界处创伤性蛛网膜下腔出血，提示 AOD

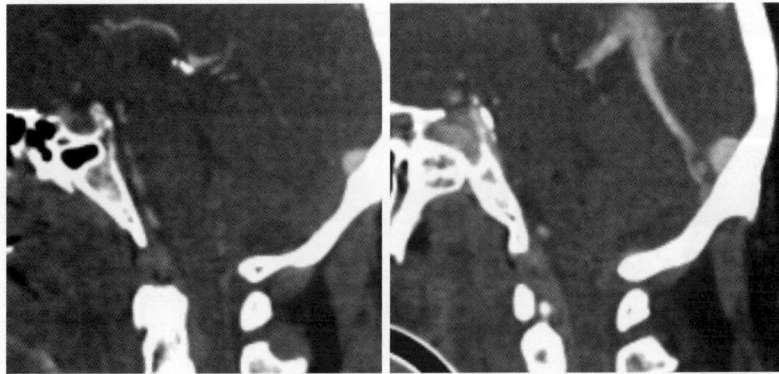

图 32.3　CTA 的矢状位重建提示颅颈交界处创伤性蛛网膜下腔出血

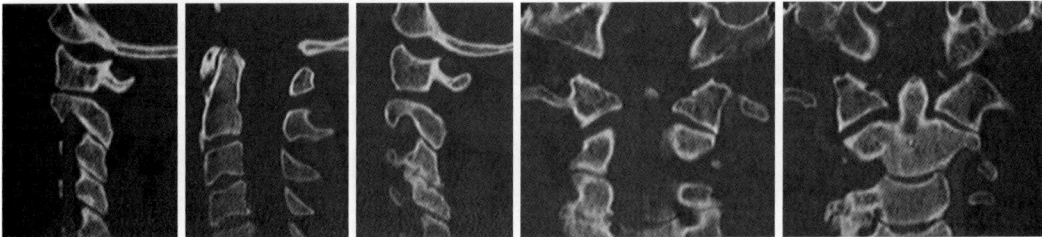

图 32.4　CT 的矢状位和冠状位提示枕髁和 C_1 之间位置异常

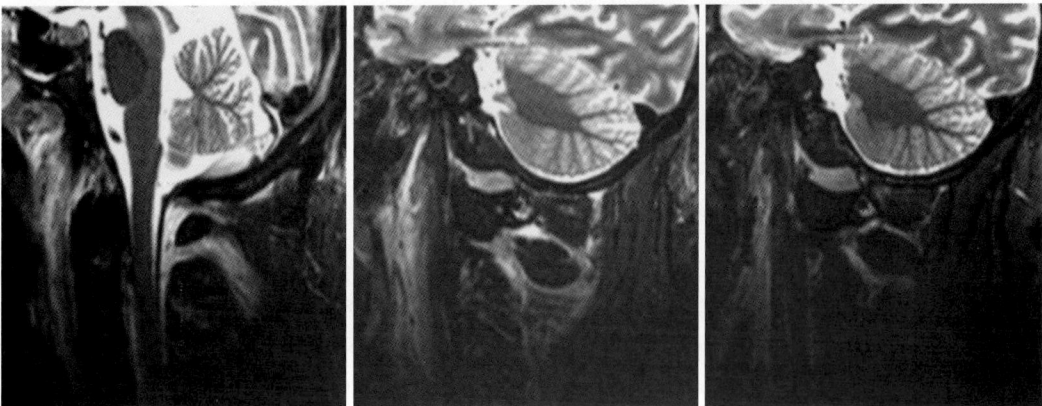

图 32.5　颅颈部矢状位和冠状位 STIR 序列 MRI 可见斜坡和齿状突尖端有低信号区，同时枕颈交界处也可见低信号区

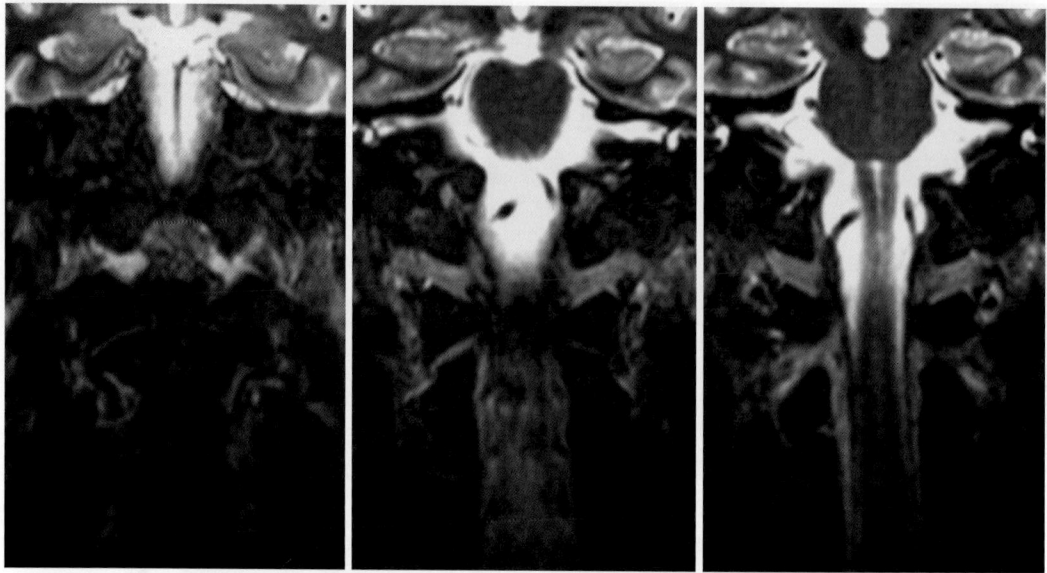

图 32.5（续）

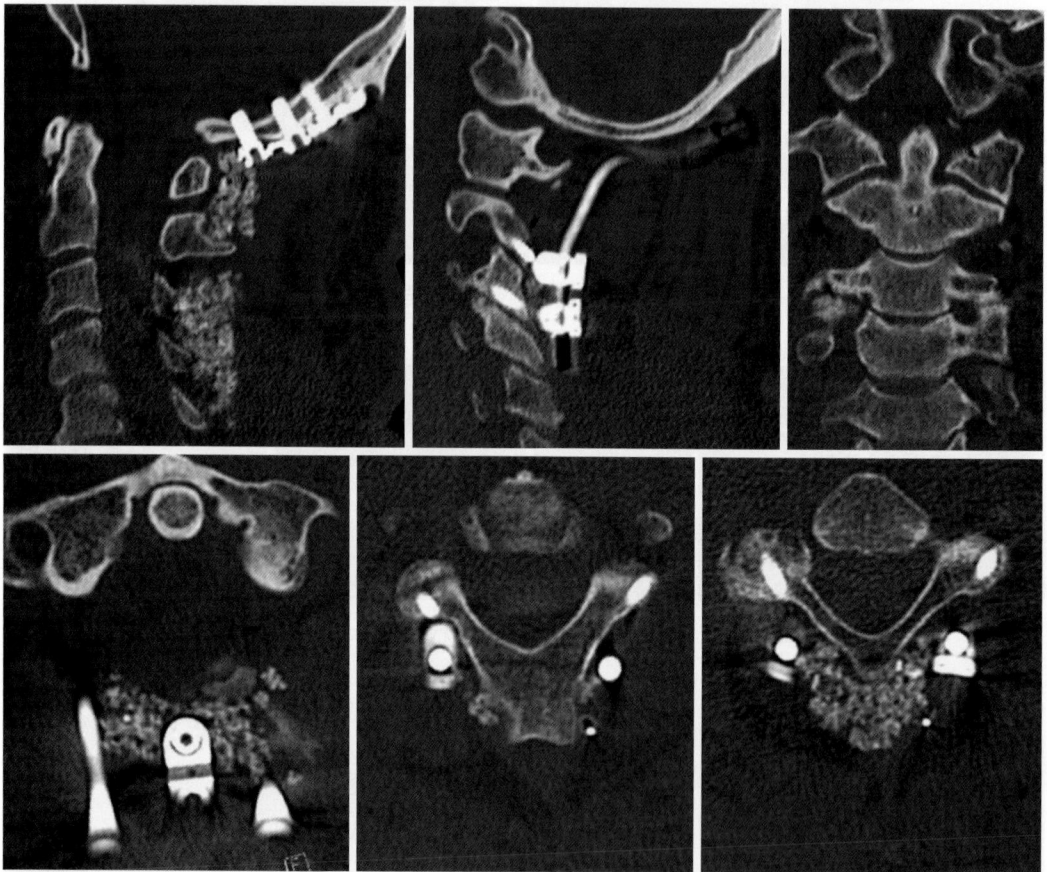

图 32.6　术后矢状位、冠状位和轴位的 CT

术后当日患者脱离了呼吸机，并在次日拔管。患者后续未出现新的神经异常。展神经麻痹将在随后几周内逐渐缓解。入院 2 周后患者出现急性呼吸困难和心脏停搏，当日行心肺复苏和紧急插管，肺 CT 可见重型肺栓塞（图 32.6），患者随后因此死亡。

32.1.1.2　病例讨论
临床和影像学评估

AOD 诊治最困难的就是及时诊断和治疗。这一点非常重要，因为该病是纯粹的韧带损伤，枕颈韧带的不完全或完全撕裂会导致高度的不稳定，进而威胁到生命。对患者的临床评估往往很困难甚至无法进行,因为患者常常失去意识,心肺功能不稳并且需要当场插管。因此对于战地复苏或者昏迷患者,尤其是经过高能创伤以及年轻患者,应当高度怀疑 AOD。患者出现过度外伸或者屈曲的体征,如发生头颅后侧或额头撕裂伤时,应当进一步怀疑 AOD。

若怀疑患者有 AOD,至关重要的一点是杜绝患者一切不必要的活动,尤其是过度外伸的动作,可能会导致神经功能下降高达 10%。我们建议尽早实施颅脑和颈椎 CT 和 MRI,加行 CTA 或 MRA 以排除可能的颈总动脉夹层。

手术指征

由于 AOD 是一个高度不稳定的韧带损伤,早期固定非常重要。

治疗方案

此类创伤应当立即固定,因此建议内固定融合术。

文献指南

我们的治疗符合美国神经外科医师学会的周围神经和脊柱联合疾病的诊疗指南。

目前证据等级

目前成人的诊疗方案推荐证据级别是Ⅲ级。

对于儿童患者,Ⅰ级证据推荐对枕髁间距行 CT 扫描。

临床注意事项
- 对于这个可能致命的疾病,早期诊断和干预至关重要
- 注意 AOD 的一些间接指征,包括
  - 创伤形式(过度拉伸或过度屈曲)
  - 高能损伤
  - 患者年龄(韧带损伤更常见于年轻人群)
  - CT 上颅颈部创伤性蛛网膜下腔出血是间接的颅颈交界处韧带损伤的指征
  - 在战地复苏中,间接提示高能创伤和颅颈交界处损伤并伴有脑干功能障碍
- 在查看骨骼创伤的同时注意韧带损伤,后者在 CT 上难以观察
- 注意观察脊柱力线,尤其是枕髁间距(condyle-C_1-interval, CCI)和寰齿间隙(atlanto-dental interval, ADI)
- AOD 中不建议牵引治疗,在使用颈托或其他颈椎支撑支具时应当格外注意,这些护具可能对颈椎有牵引作用,导致可能致命的临床预后

32.1.2　目标 2:C_2 骨折(关于手术选择和颈托的注意事项)

C_2 损伤包括齿状突骨折,创伤性颈椎滑脱以及非典型枢椎骨折。

在本章我们会提供一个创伤性齿状突骨折(tOF)的病例,因为这是颈椎最常见的创伤(10%~15%)。tOF 的发病率随年龄增长。

根据 Anderson 和 D'Alonzo 的分型方法[3],tOF 可以分成 3 型:

Ⅰ 型:齿状突尖端骨折;不稳定骨折

Ⅱ 型:齿状突基底部骨折;通常不稳定

Ⅱ A 型:粉碎性Ⅱ型骨折;通常不稳定

Ⅲ 型:C_2 椎体骨折;通常稳定

也有人使用 Grauer 分型[4](图 32.7):

Ⅰ 型:齿状突尖端骨折

Ⅱ A 型:齿状突基底部横向骨折线,无移位

Ⅱ B 型:前上至后下侧骨折线或者移位的Ⅱ型骨折

Ⅱ C 型:前下至后上侧骨折线或者粉碎性Ⅱ型骨折

Ⅲ 型:C_2 至少一个小关节骨折

Ⅰ 型骨折往往伴有翼状韧带撕裂,此型少见。Ⅱ型骨折是最常见的 tOF。

在年轻的患者中骨折来源往往是高处坠落或车祸导致的高能或高速撞击。相反,老年患者往往是因为低能创伤,如在居家环境中单纯摔倒。

因此年轻患者在此类创伤中当场死亡的概率高达 25%~40%,相反,老年患者基本未见死亡的报道。Ⅱ型骨折 80% 的患者神经功能完善,10% 有轻度的神经功能障碍,10% 有重度的神经功能障碍。常见的主诉是颈痛。

本案例的重点在于治疗方案的选择(保守治疗或手术治疗),集中在以下方面:
- 年龄和骨量
- 骨折类型和解剖结构
- 手术术式
- 影响预后,发病率和死亡率的因素

在本章结束后读者应当能够了解 tOF 诊治过程中的难点和隐患,尤其是和年龄有关的诊治要点。

32.1.2.1　病例描述

一名 45 岁男性患者,从 4m 高的梯子上摔下后短暂昏迷,苏醒后称严重颈痛。急诊入院时患者清醒且无明显神经症状。颈椎 CT 示Ⅱ型创伤性齿状

突骨折,无错位(图 32.7)。MRI 证实这是急性 Ⅱ B 型 tOF(STIR 序列),并排除了其他错位损伤(图 32.8)。

患者入院 7 天后在硬颈托固定下接受了 Böhler 报道的前路齿状突螺钉固定手术,术中使用双平面 C 臂机透视(图 32.9 和图 32.10)。手术过程无异常,术后次日移除硬颈托,患者恢复颈部活动。术后 CT 示骨折对位良好,螺钉位置正常(图 32.11)。患者术后 2 天出院,出院时无明显神经症状,颈痛明显好转(VAS 评分 3/10)。

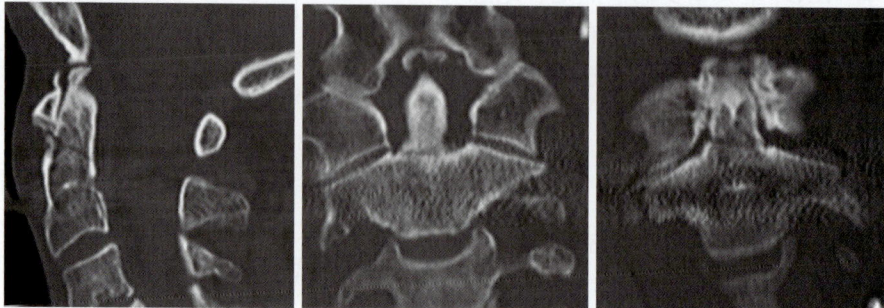

图 32.7　矢状位和冠状位 CT 可见无错位创伤性齿状突 Ⅱ B 型骨折

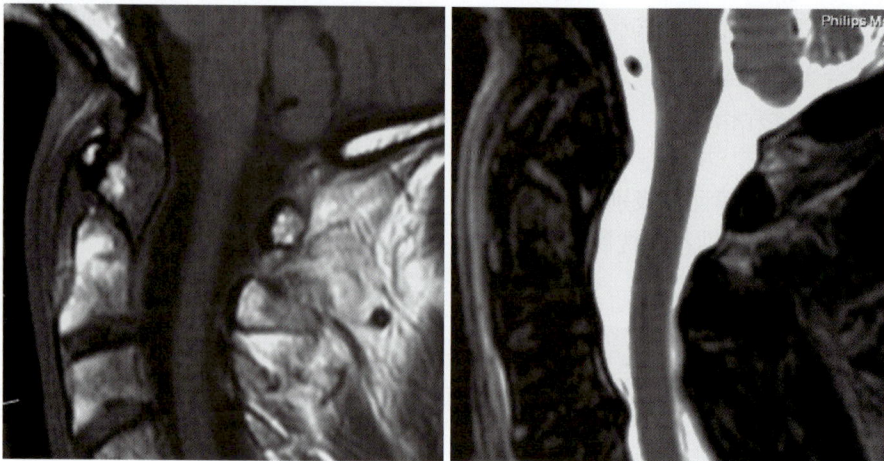

图 32.8　矢状位 MRI 可见创伤性齿状突 Ⅱ B 型骨折

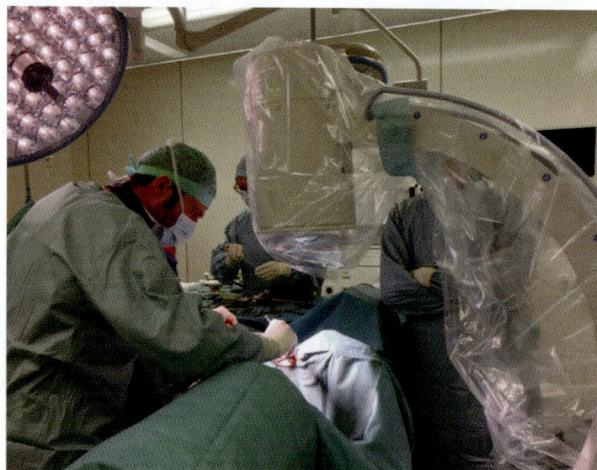

图 32.9　术中使用双平面 C 臂机透视

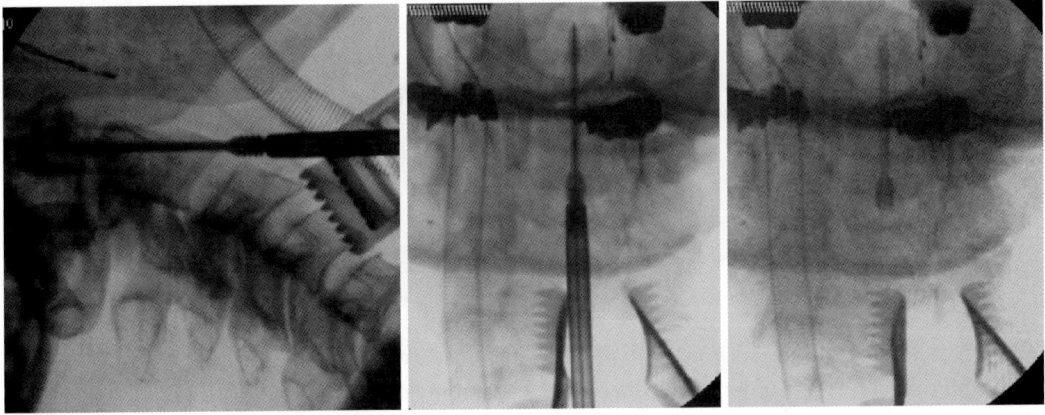

图 32.10　术中外侧和前后侧 X 线可见 K 线和前侧齿状突螺钉

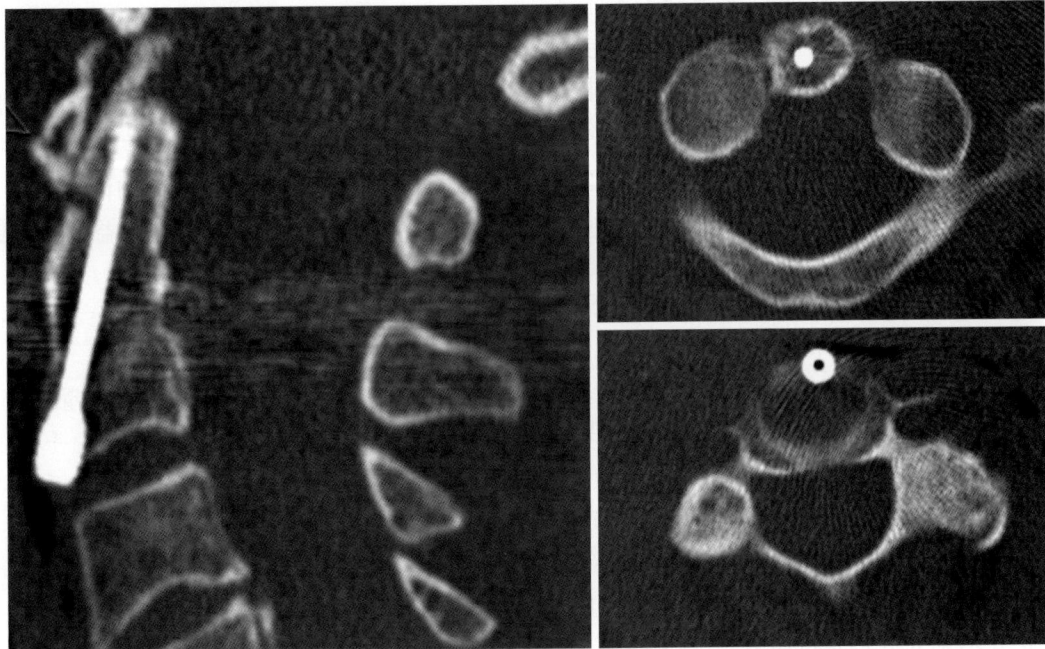

图 32.11　术后 CT

32.1.2.2　病例讨论

手术指征

　　Ⅱ型齿状突骨折是最常见的 tOF 骨折。此类骨折大部分是不稳定骨折，因此需要固定。目前对于此类患者，尤其是老年患者的治疗方案选择仍有争议，目前正在进行的一项欧洲多中心前瞻性研究便对此进行了探讨（INNOVATE 临床试验）。治疗方案的选择包括保守治疗和手术治疗。保守治疗包括硬颈托或颈外固定器固定；手术治疗包括前路固定和后路固定，前路固定包括前侧经关节 C_1/C_2 固定术或前侧齿状突螺钉固定术，或两种术式结合；后路固定包括 Magerl 报道的后路经关节 C_1-C_2 固定术[11]（图 32.12A），C_1 后外侧联合 C_2 峡部螺钉和使用 Harms-Goel 报道多轴螺钉系统的椎弓根螺钉固定系统[9,10]（图 32.12B）。

治疗方案

　　目前处理 tOF 没有Ⅰ级证据推荐。Ⅱ级证据推荐对 50 岁以上的Ⅱ型 tOF 患者实施手术治疗。一项前瞻性多中心研究显示老年人的手术治疗能够有效提高术后功能，融合率并降低死亡率。同时也有研究表明在大于 50 岁的人群中，采用保守治疗不融合的概率比年轻人群要高 21 倍[5,6]。因此目前对此类患者推荐使用手术治疗，并强烈推荐采用后路手术[7]。Ⅲ级证据提示可能导致不融合的因素包括患者年龄，骨折类型（是否错位），继发性复位丧失以及治疗延迟[5]。颈外固定器可用于非错位的Ⅱ型骨折患者，但是在老年人中这可能会导致死亡率高达 40%[8]。对于大于 5mm 的错位骨折，粉碎性骨折以及外固定无法恢复正常骨骼力线的患者，建议采用手术治疗[5]。无论是前路固定还是后路固定，

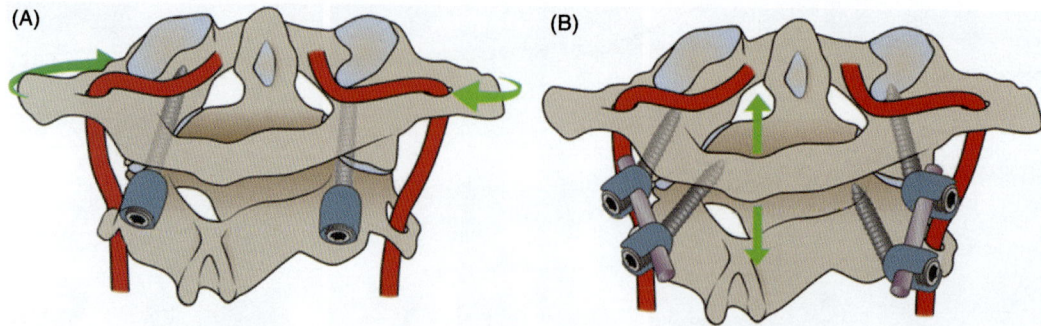

图 32.12　Magerl 后侧经关节突 C_1-C_2 固定术（A）。Harms-Goel 后侧 C_1-C_2 固定术（B）（Courtesy of AOSpine）（Source：AO Surgery Reference, www.aosurgery.org）（© Copyright by AO Foundation, Switzerland）

报道融合率都大于 90%。然而对于部分手术术式有一些禁忌证。Harms-Goel 术式适用于任何包括错位骨折在内的 tOF 患者，该术式能够在手术中有效复位。Magerl 术式则不适合错位骨折或者胸椎后凸的患者，因为钻孔点在 T_1 水平。同时 Magerl 术式造成椎动脉损伤的概率高于 Harms-Goel 术式。

前侧齿状突螺钉固定术（anterior odontoid screw fixation, AOSF）是一个相对简单且微创的手术。然而，该手术不适合桶状胸患者，胸椎后凸患者，短颈患者，骨质疏松或骨量降低患者以及 Ⅱ C 型骨折患者。若术前未考虑这些情况，手术失败概率高达 36%（矫正失败，骨不连，融合延迟，假关节形成），并且对于老年患者，术后呼吸困难和肺炎的风险也会提高。因此我们仅推荐用于小于 50 岁，骨量正常的非错位 Ⅱ A 型和 Ⅱ B 型骨折患者。

为何采用此治疗方案

该患者是 Ⅱ B 型非错位骨折，年龄小于 50 岁，因此我们决定采用 AOSF 手术治疗。

我们对于 tOF 的治疗方案推荐如下：

Ⅰ 型齿状突骨折	外固定保守治疗	
Ⅱ 型齿状突骨折	Ⅱ A 型或 Ⅱ B 型非错位年轻患者	前侧齿状突螺钉固定术
	老年患者或 Ⅱ C 型骨折患者	后侧寰枢椎固定术
Ⅲ 型齿状突骨折	稳定骨折	外固定保守治疗
	不稳定骨折	寰枢椎固定式

文献指南

我们的治疗符合美国神经外科医师学会的周围神经和脊柱联合疾病的诊疗指南。

目前证据级别

我们的治疗方案推荐基于 Ⅱ 级和 Ⅲ 级证据。

32.2　结论与精华

不稳定的 Ⅱ 型和 Ⅲ 型齿状突骨折应考虑手术治疗。AOSF 应仅限于骨密度正常、未移位的 Ⅱ A+B 型骨折的年轻患者。越来越多的证据表明，与保守治疗相比，老年患者从手术中获益，后者强烈建议采用 C_1-C_2 后路固定。

临床注意事项
- Ⅱ 型齿状突骨折是最常见的颈椎骨折
- 老年患者似乎更适合手术治疗，手术能改善老年患者的功能恢复，生活质量，死亡率和融合率
- 老年人强烈建议采用后侧 C_1-C_2 固定。
- Harms-Goel 术式适合任何齿状突骨折类型
- Magerl 术式不适合错位骨折以及一些解剖异常的患者（胸椎后凸畸形，高位椎动脉）
- 非错位骨折（Ⅱ A 型和 Ⅱ B 型），且骨量正常的年轻患者建议采用 AOSF
- AOSF 不适用于骨质疏松，粉碎性骨折或者前下-后上骨折的患者
- 对于老年 tOF 患者，骨质疏松是最重要的危险因素[12]
- 无论采用何种治疗方案，老年 tOF 患者都有较高的失败率，患病率和死亡率

32.2.1　目标 3：孤立性 C_1 骨折

寰椎骨折约占颈椎骨折的 3%～13%。其中约 56% 为孤立性 C_1 骨折，44% 为合并性 C_1-C_2 骨折。三分之一的患者为典型的 Jefferson 骨折，即寰椎前后弓骨折。

大约 9% 的患者有其他颈椎骨折，21% 的患者有相关的头部损伤。

典型的损伤机制是由于头部先跳入浅水或颅顶先着地所带来的轴向载荷。这类患者通常没有神经系统损伤。

C_1 骨折根据 Gehweiler 等人的研究进行分类[13]（图 32.13）：

- 1 型：孤立性前弓骨折
- 2 型：孤立性后弓骨折
- 3 型：寰椎前后弓骨折 "Jefferson 骨折"
    - 3a：完整的寰椎横韧带（transverse atlantal ligament，TAL）（稳定）
    - 3b：TAL 中断（不稳定）
- 4 型：孤立性侧块骨折（罕见）
- 5 型：孤立性横突骨折（非常罕见）

其中最有意义的骨折是寰椎前后弓骨折，也就是 Jefferson 骨折。评估寰椎横韧带的完整性至关重要，因为它决定了 3 型骨折是稳定的（3a 型，TAL 完整）还是不稳定的（3b 型，TAL 断裂）。

3b 型骨折根据 Dickmann 等人进一步分类[14]（图 32.14）：

- Ⅰ A 型：寰椎中央横韧带间隙损伤
- Ⅰ B 型：侧块附近间隙性寰椎横韧带损伤
- Ⅱ A 型：孤立性寰椎横韧带撕脱伤
- Ⅱ B 型：寰椎横韧带撕脱伴侧块骨折（Gehweiler 4 型）

因此，孤立性 C_1 骨折的治疗主要取决于寰椎横韧带的完整性。寰椎横韧带完整的非移位性寰椎骨折可仅行制动治疗，其他所有寰椎骨折均应手术治疗。寰椎横韧带完整或无移位性骨撕脱的脱位性寰椎骨折应考虑 C_1 融合术。对于移位和 / 或韧带内的寰椎横韧带断裂，应进行寰枢融合（图 32.19）。

在合并 C_1-C_2 骨折中，C_2 骨折类型决定了治疗方式（见 C_2 骨折部分）。

本病例旨在说明充分诊断和治疗 C_1 骨折的重要性和困难，包括：
– 充分的诊断成像
– 正确分类

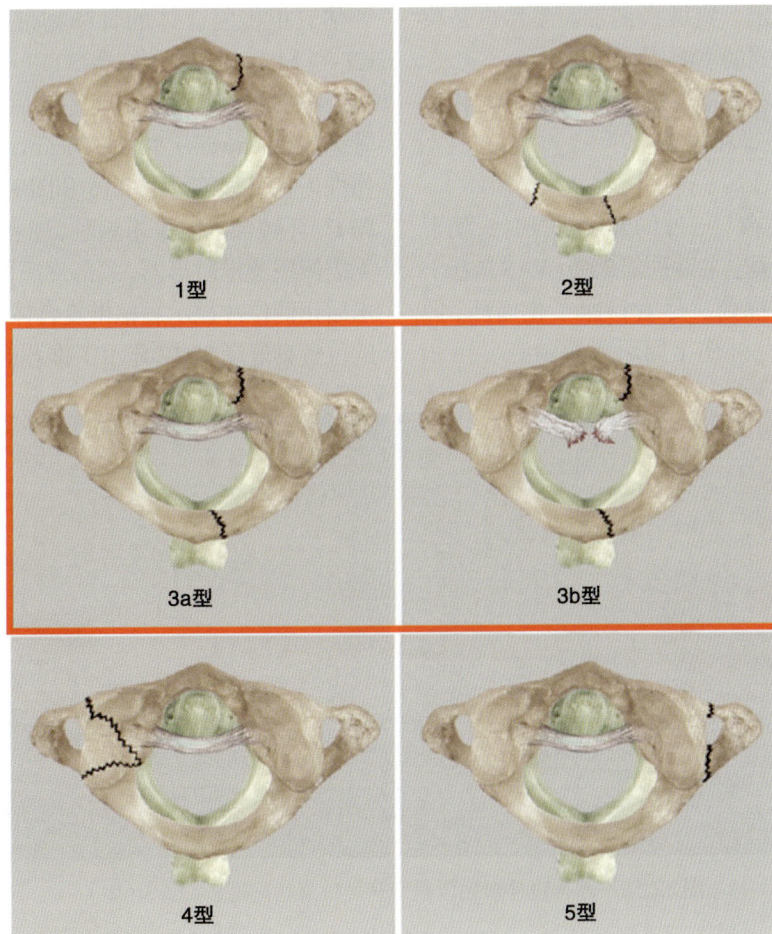

图 32.13　寰椎骨折的 Gehweiler 分类。Gehweiler 3a 型 = 稳定的 Jefferson 骨折；Gehweiler 3b 型 = 不稳定的 Jefferson 骨折[17]

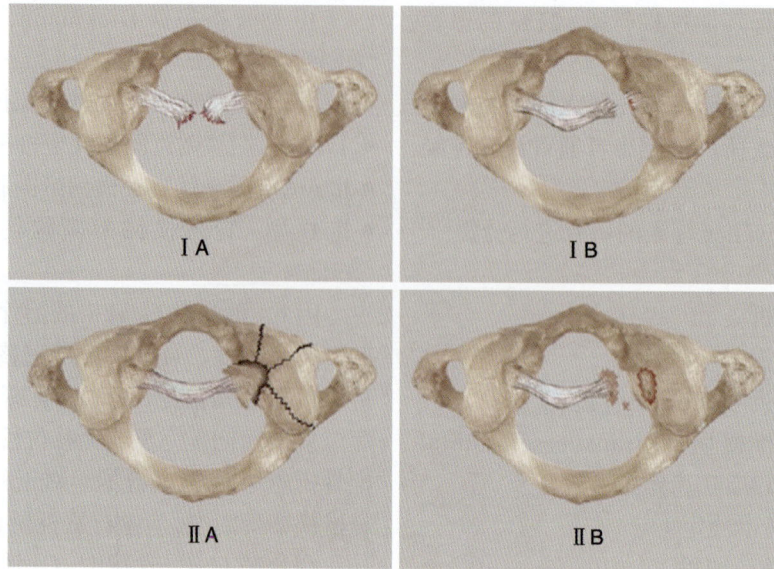

图 32.14　寰椎横韧带损伤的 Dickmann 分类[17]

– 治疗方案

– 寰椎横韧带完整性的重要性

充分的诊断性临床和影像学检查对于评估潜在的不稳定 C_1 骨折是非常重要的，这些骨折完全由寰椎横韧带的完整性决定。寰椎横韧带完整性也是决定应采用何种治疗方式的主要因素。

在本章的最后，读者应该意识到正确分类和治疗孤立性 C_1 骨折的困难和隐患。

32.2.1.1　病例描述

一名 25 岁的女性在与 5 岁的儿子扭打时头朝下倒下。她向她的家庭医生主诉颈部疼痛（VAS 7/10），后者为她开了口服止痛药。尽管口服了止痛药，但由于颈部持续疼痛，在外伤 1 周后入院治疗。由于她年纪小，决定做 X 线平片和动力位片检查，而未首选 CT 扫描，以尽量减少辐射。X 线显示寰枢椎不稳，寰齿间隙增加 >3mm（图 32.15）。幸运的是她神经系统未受到损伤且佩戴了颈椎矫形器。为了正确评估寰枢椎复合体的骨和韧带损伤程度，必须进行 CT 和 MRI 检查，并结合 STIR- 加权成像，证实右侧 Jefferson 爆裂性骨折（前环和后环）伴有寰椎横韧带骨撕脱（Gehweiler 3b 型 /Dickmann Ⅱ B 型）和轻微损伤性齿状突移位（图 32.16 和图 32.17）。随后进行了后路 C_1 环融合术。手术顺利，患者在术后第 2 天出院，无需佩戴颈椎矫形器，颈部疼痛得到改善（VAS 3/10）。术后正侧位片显示寰枢椎复合体的正确排列和内固定的位置良好图 32.18 显示了推荐的治疗流程。

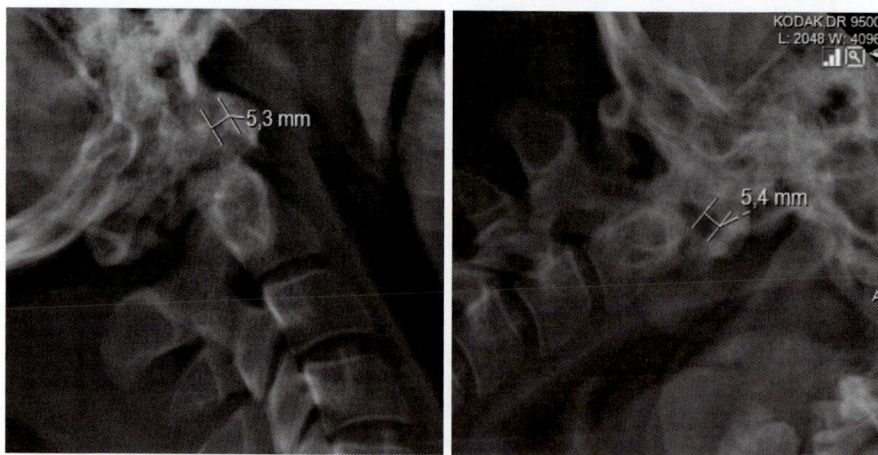

图 32.15　颈椎过伸过屈位提示病理性寰齿间隙（ADI>3mm）

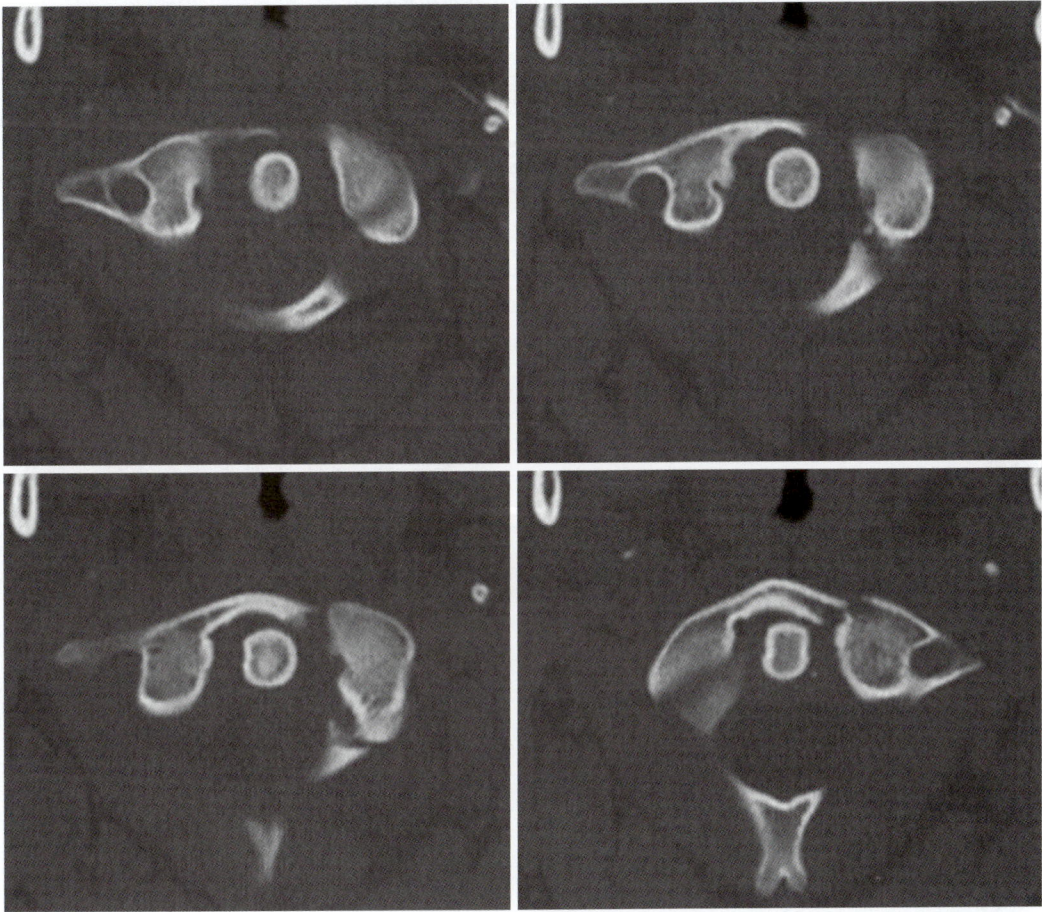

图 32.16　轴位 CT 扫描提示 C$_1$ 右侧 Jefferson 骨折（ Gehweiler 3b 型 /Dickmann Ⅱ B 型 ）

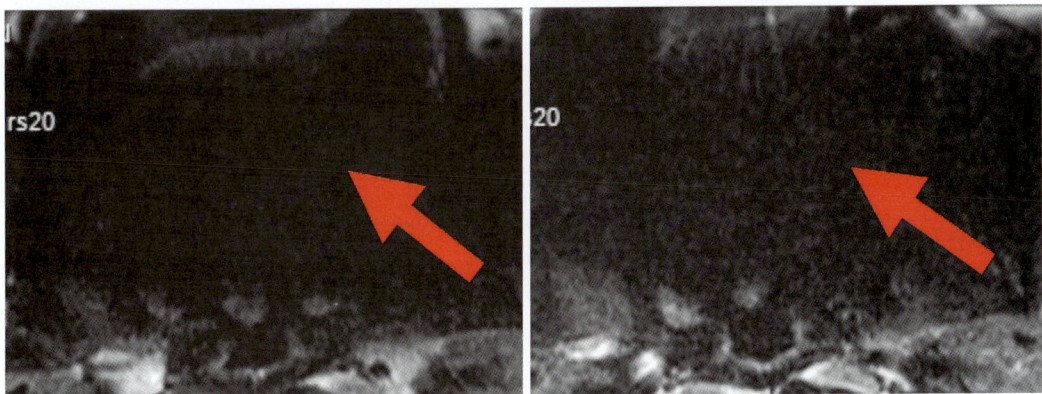

图 32.17　Gehweiler 3b/Dickmann Ⅱ B 型骨折伴寰椎横韧带骨撕脱

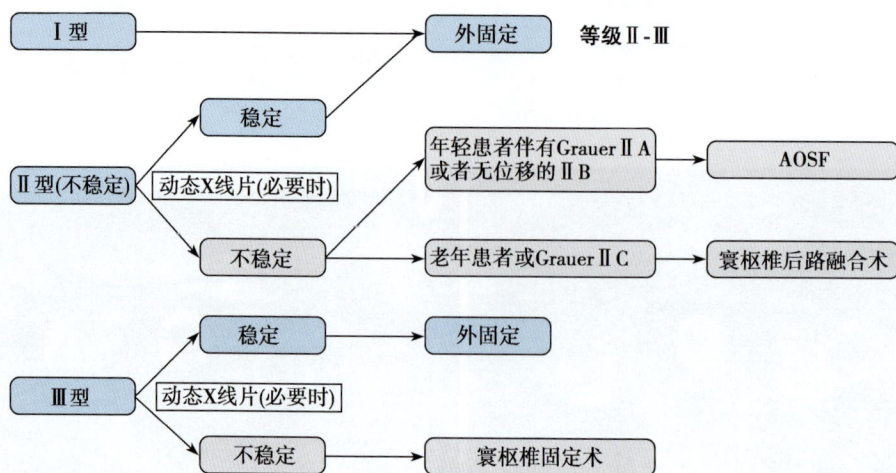

图 32.18　寰椎骨折推荐治疗流程图

32.2.1.2　病例讨论
为什么这么做

　　这个患者有 C_1 骨折, Gehweiler 3b 型伴 Dickmann Ⅱ B 型, 相当于不稳定骨折伴骨撕裂。因此, 对她采用了 C_1 融合术的治疗。

这么做是否符合文献指南

　　我们的治疗符合美国神经外科医师学会的周围神经和脊柱联合疾病的诊疗指南。

到目前为止, 证据等级如何

　　目前只有Ⅲ级证据[15,16]。

32.3　结论与精华

　　寰椎横韧带的完整性评估对于单纯 C_1 骨折的治疗方案制定非常关键。MRI 的 STIR 序列检查对于寰椎横韧带及其他韧带的损伤评估尤为重要。对于 MRI 检查不能确诊的病例, 颈椎过伸过屈位片可以帮助评估颈椎稳定性。

临床注意事项

－寰椎横韧带的完整性对于治疗选择尤为重要

－评估寰椎横韧带损伤及颈椎脱位性损伤需要行 MRI 及颈椎过伸过屈位片检查

－寰齿间隙大于 3mm 可以作为寰枢椎不稳的间接诊断标准

－Gehweiler 3a 型 C_1 骨折, 在寰椎横韧带完整的情况下, 可选择单纯外固定支具治疗

－Gehweiler 3b 型 C_1 骨折, 在寰椎横韧带不完整的情况下, 可选择 halo 支架固定治疗。然

而, 在老年人群中, 该型发病率及早期死亡率较高, 因此内固定手术治疗可能是更好的选择

编者按

　　本章节阐述了上颈椎创伤的现代理念, 尤其是针对孤立性不稳定性 C_1 椎体骨折治疗中关于保留寰枢关节活动的治疗选择理念, 以及对于老年齿状突骨折患者治疗可以选择后路 Harms/Goel 技术。

（陈建伟　译　　沈洪兴　审）

资深专家点评

　　本文主要总结上颈椎创伤临床的治疗情况及研究成果。上颈椎创伤的临床详细分类和检查, 有利于临床治疗和患者的恢复。伴随着上颈椎创伤研究的不断深入, 其分类和治疗也发生着日新月异的变化, 科技的发展也为上颈椎创伤临床治疗开辟了一条新的道路。应用骨科手术机器人, 通过手术区域 CT 扫描获得的立体实时动态三维影像, 可以帮助术者确定最佳的螺钉尺寸以及置钉的入钉点、角度和深度, 建立最佳置钉路径。显著提高了螺钉置入的精确度, 同时可大幅度减少由于螺钉置入不精准甚至失败, 引起严重的血管、神经或脊髓损伤等并发症。

（上海交通大学医学院附属仁济医院　沈洪兴）

参考文献

Level of Evidence II (Diagnosis)/III (Treatment)

1. Theodore N, Aarabi B, Dhall SS, et al. The diagnosis and management of traumatic atlanto-occipital dislocation injuries. Neurosurgery. 2013;72(Suppl 2):114–26.
2. Kandziora F, Schnake K, Hoffmann R. Injuries to the upper cervical spine. Part 1: Ligamentous injuries. Unfallchirurg. 2010;113:931–43.
3. Anderson LD, D'Alonzo RT. Fractures of the odontoid process of the axis. J Bone Joint Surg Am. 1974;56:1663–74.
4. Grauer JN, Shafi B, Hilibrand AS, et al. Proposal of a modified, treatment-oriented classification of odontoid fractures. Spine J. 2005;5(2):123–9.
5. Ryken TC, Hadley MN, Aarabi B, et al. Management of acute combination fractures of the atlas and axis in adults. Neurosurgery. 2013;72(Suppl 2):151–8.
6. Vaccaro AR, Kepler CK, Kopjar B, et al. Functional and quality-of-life outcomes in geriatric patients with type-II dens fracture. J Bone Joint Surg Am. 2013;95(8):729–35.
7. Harrop JS, Hart R, Anderson PA. Optimal treatment for odontoid fractures in the elderly. Spine (Phila Pa 1976). 2010;35(21 Suppl):S219–27.
8. Majercik S, Tashjian RZ, Biffl WL, et al. Halo vest immobilization in the elderly: a death sentence? J Trauma. 2005;59(2):350–6; discussion 356–8.
9. Harms J, Melcher RP. Posterior C1-C2 fusion with polyaxial screw and rod fixation. Spine (Phila Pa 1976). 2001;26:2467–71.
10. Goel A, Laheri V. Plate and screw fixation for atlanto-axial subluxation. Acta Neurochir. 1994;129:47–53.
11. Magerl F. Spondylodesis of the upper cervical spine. Acta Chir Austriaca. 1982;43(Suppl):69.
12. Käsmacher J, Schweizer C, Valentinitsch A, et al. Osteoporosis is the most important risk factor in traumatic odontoid fractures in the elderly. J Bone Miner Res. 2017;32(7):1582–8.

Level of Evidence III

13. Gehweiler JA, Osborne RH, Becker RF. The radiology of vertebral trauma. Philadelphia: Saunders; 1983.
14. Dickmann CA, Greene KA, Sonntag VK. Injuries involving the transverse atlantal ligament: classification and treatment guidelines based upon experience with 39 injuries. Neurosurgery. 1996;38:44–50.
15. Hadley MN, Walter PC, Grabb PA, et al. Isolated fractures of the atlas in adults. In: guidelines for the management of acute cervical spine and spinal cord injuries. Neurosurgery. 2002;50(3 suppl):S120–4.
16. Ryken TC, Aarabi B, Dhall SS, et al. Management of isolated fractures of the atlas in adults. Neurosurgery. 2013;72(Suppl 2):127–31.
17. Kandziora F, Schnake K, Hoffmann R. Injuries to the upper cervical spine. Part 2: Osseous injuries. Unfallchirurg. 2010;113:1023–41.

第 33 章　下颈椎创伤

Rodolfo Maduri，John M. Duf

本章节，我们将讨论两个特殊病例：下颈椎骨折脱位与爆裂骨折。对病例资料进行系统分析，并探讨手术方式选择及原因。

33.1　病例1：颈椎骨折脱位

33.1.1　引言

急性颈椎骨折脱位在整个颈胸段损伤中约占9%，在临床上较为少见。颈胸段脊柱骨折脱位定义为椎弓或椎体骨折断裂并伴有单侧或双侧小关节半脱位[1]。这常涉及高能创伤以及合并多发伤的患者。本病例报告的目的是概述颈椎骨折脱位的诊断及其在急诊、外科的治疗方法。我们着重对其进行影像学研究，特别是在 MRI 方面。同时，我们也关注包括牵引在内的闭合复位技术以及外科手术治疗。

33.1.2　病例描述

57 岁老年男性车祸伤后出现颈部疼痛，被急诊送至当地医院治疗。主诉颈部剧烈疼痛并有短暂意识丧失。临床查体未见异常，颈椎 X 线检查未见异常。对症治疗后返回家中。

患者于 4 天后出现颈部持续性疼痛伴右上肢疼痛无力再次就诊。全脊柱 CT 平扫示 C_7-T_1 骨折脱位，C_7 后弓骨折伴双侧上关节突交锁（图 33.1A）。颈托固定后转至我院。神经查体，右侧肱三头肌肌力、腱反射减弱。余神经系统查体未见明显异常。特别指出，未查及脊髓损伤表现（ASIA E 级）。

颈椎 MRI 显示颈椎间盘创伤性突出，C_7 椎体后方可见间盘组织，但未直接压迫脊髓。

由于椎体严重失稳，若在患者清醒状态下采取牵引复位可能出现椎管内突出的间盘对脊髓造成二次损伤，所以手术切开复位为首选方法。

使用脊髓肌电监测，患者仰卧于 Jackson 手术床上。在电生理检测下将患者头部安置于马蹄形头枕中，行重量为 3kg 的牵引，术前对比侧位片上颈椎序列，无变化。

采用标准的颈前路 C_7-T_1 椎间盘切除术

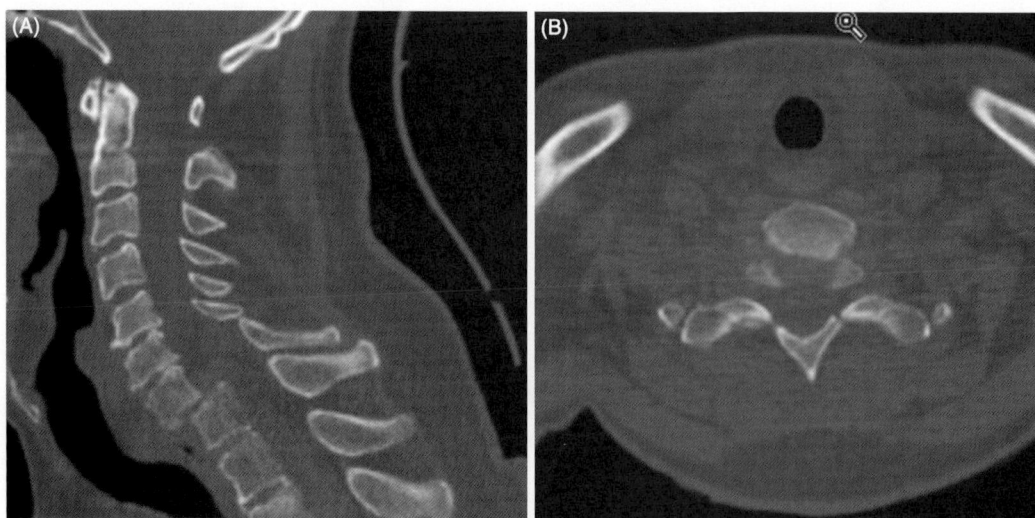

图 33.1　（A）矢状位颈椎 CT 显示 C_7-T_1 椎体外伤性脱位伴有关节突交锁。（B）轴位颈椎 CT 显示 C_7 后弓断裂

（ACD），置入 Caspar 牵开器轻柔撑开。不使用椎间融合器。使用皮钉闭合切口后患者转为俯卧位，沿 C_6-T_1 做后路正中切口。为方便 C_7-T_1 复位，使用高速磨钻将 T_1 双侧上关节突部分切除。撬拨复位后，使用刮匙刮除关节突关节面并在关节突间植入自体颗粒骨。透视引导下 C_7-T_1 双侧植入椎弓根螺钉固定。闭合切口，患者再次转为仰卧位。将颈椎前路切口重新打开，在 C_7-T_1 椎间隙置入融合器后行前方钛板固定。术后患者平稳，部分 C_8 神经功能恢复。术后影像显示骨折复位及植入物位置均满意（图 33.2）。

33.1.3　病例讨论

按照最新 AO 脊柱骨折分型，上述病例属于 C 型损伤 B 和 F4 型（病理性关节突交锁/脱位）[6]。

面对急性颈胸椎骨折脱位合并双侧上关节突稳定交锁的患者时，治疗上以神经根彻底减压，恢复脊柱序列，实现即刻的脊柱节段稳定和骨融合为原则。

可通过颈椎牵引闭合复位或后路切开复位来重建脊柱序列，而对于未合并创伤椎间盘突出的患者，可牵引闭合复位。此种开放式复位方法适合于无头部外伤并且神志清醒能够配合的患者。牵引应在透视辅助下完成，骨折半脱位能够在片上清晰可见。该技术采用头针固定在外耳道前方 2～3cm 处

将一个 halo 头环固定在头部。复位所需的牵引重量从每节段 5～10 磅（1 磅 =0.45kg）到患者重量的 80%。

手术切开复位恢复脊柱序列是闭合复位失败后的选择，而脊柱序列的维持以及融合均通过外固定、前方钢板固定以及前后路关节融合来实现。

如果双椎弓根骨折的关节面上有骨折碎片，采用头环背心支架固定进行复位的可能性更大，因为与锁定关节面相比，双椎弓根骨折更容易复位[3]，往往需要密切的放射学随访以排除骨折脱位[4]。

在我们的病例中，由于存在神经根压迫，选择通过前后路联合开放复位来实现 C_7-T_1 水平椎间孔直接减压，并通过椎弓根螺钉固定实现融合。

治疗策略基于Ⅲ级临床证据。

33.1.4　结论与精华

- 颈椎骨折脱位是一种需要复位融合的不稳定骨折。
- 清醒，未合并创伤性椎间盘突出的患者，可首先尝试闭合牵引复位。若复位失败，或颈椎 MRI 提示有创伤性椎间盘突出，我们将提倡切开减压后复位。
- 在诊断过程中，颈椎 CT 平扫以及 MRI 是两项重要的检查手段。

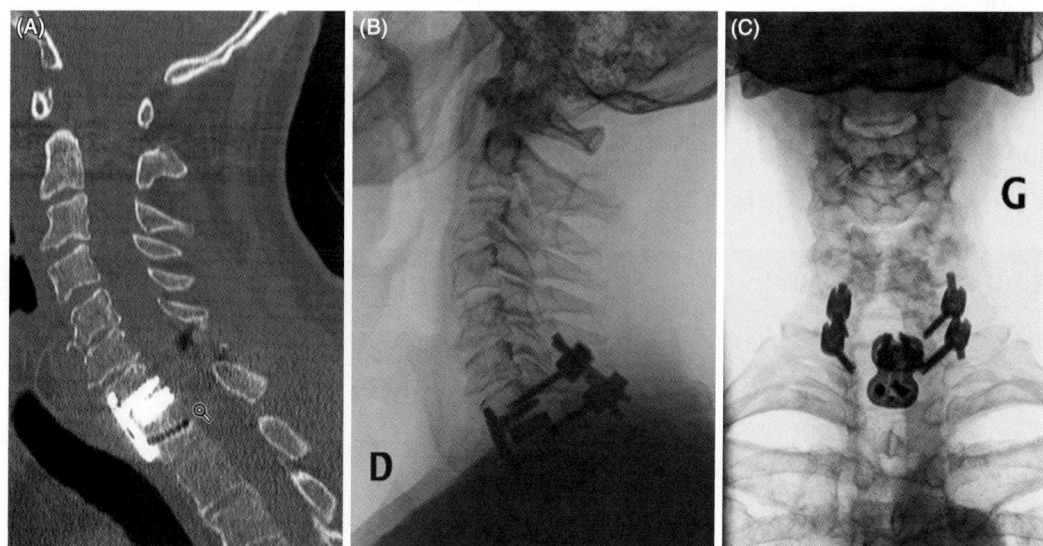

图 33.2　（A）矢状位颈椎 CT 显示术后颈椎矢状位序列恢复。（B）和（C）为术后颈椎正侧位片

33.2 病例2：下颈椎爆裂骨折

33.2.1 引言

颈椎爆裂骨折是由椎体纵向垂直压缩暴力所致。26%的脊髓损伤病例与这种颈椎骨折有关，往往需要早期手术干预来进行脊髓减压和重建脊柱序列[5]。

在这里我们报告一例下颈椎爆裂骨折病例，并对这种疾病的诊断、手术减压、复位以及节段序列重建固定等策略进行讨论。

33.2.2 病例描述

一名30岁男性患者，伐木工人，在作业时被倒下的树木击中头部，当场意识丧失，急救医师将患者围领颈部固定，置于硬质担架，随后转送至我院行进一步诊治。到达我院时，其GCS为10分，由于患者躁动不安而行气管插管。患者血流动力学稳定，插管前神经查体发现四肢肌力减弱（ASIA约为C级）。

颅脑CT示右侧颞骨骨折伴急性硬膜下血肿，行颅内压（ICP）监测。

颈椎CT平扫示C4爆裂骨折伴局部后凸畸形（图33.3A）。

根据AO脊柱骨折分型，此病例分型为A4+B3+F2[8]。

行ICP监测后，对颈椎爆裂骨折行手术治疗。

一期先对其行颈前路手术。患者取仰卧位，颈部处于中立稍过伸位。于C_3-C_4间隙行右侧横切口。经常规颈前入路显露骨折椎体前侧，显微镜下切除C_3-C_4、C_4-C_5椎间盘。C_4椎体次全切，并切除

后纵韧带。将可膨胀聚醚醚酮材质融合器植入骨槽中，透视位置良好，前方钛板固定。

术后再次检测脊髓功能状况按ASIA分级降至D级。颈椎MRI示C_4损伤节段水平脊髓T_2相高信号，合并后方韧带复合体（posterior ligamentous complex，PLC）损伤。

数日后行二期后路内固定术。患者取俯卧位，使用三点式Mayfield支架固定头部。行后正中切口暴露C_3-C_5椎体结构，3D导航下于C_3和C_5置入椎弓根螺钉，钛棒连接。磨钻去除C_3/C_4、C_4/C_5关节突，关节突间植入自体颗粒骨促进关节融合。

术后影像显示骨折复位良好脊髓减压充分（图33.4）。

33.2.3 病例讨论

下颈椎轴向屈曲压缩骨折常为不稳定损伤，特别是后方韧带复合体的断裂[9]。这类损伤需要手术治疗，恢复脊柱稳定性。此病例是由于过度屈曲轴向应力导致的后方韧带复合体断裂和颈椎骨折。通常情况下伴随脊髓损伤。这种脊髓损伤并无明显移位，是因为在脊髓在受到撞击时，发生严重变形，通过弹性回缩恢复到正常位置。这种情况下往往提示相关软组织，特别是韧带结构已经受损。脊柱前柱稳定性通过椎体次全切和融合器植入来重建，后方固定来重建后方张力带。

由于这是一种压缩性损伤，考虑牵引治疗是合理的，术前可以稳定损伤节段，或者术中可以辅助复位。而患者有伴随颅骨骨折和需开颅手术的可能性，因此不考虑使用牵引辅助治疗。

由于颈椎严重不稳并伴有脊髓损伤，因此选择

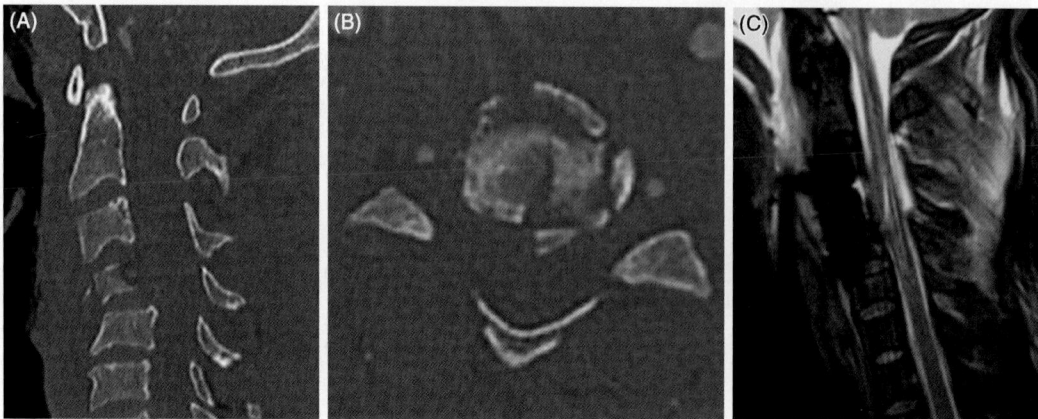

图33.3 （A）和（B）矢状位和轴位颈椎CT显示C_4椎体爆裂骨折伴后凸畸形。（C）颈椎术后MRI示，C_4椎体次全切，前方钢板固定，PLC破坏

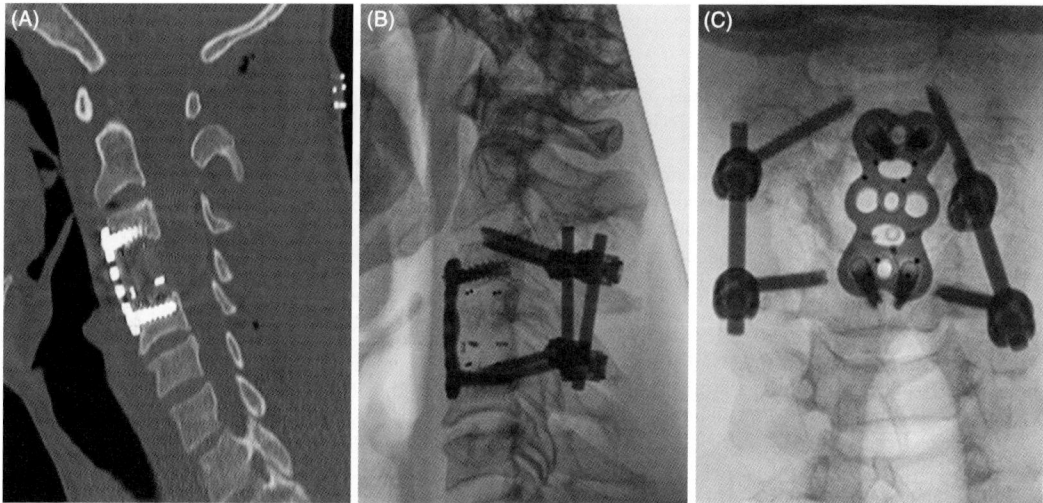

图 33.4 （A）术后矢状位颈椎 CT 显示颈椎前方融合器、钉板固定支撑，颈椎序列恢复。（B）和（C）术后颈椎正侧位 X 线

早期手术干预。然而，实施手术干预的具体时间仍存在争议[7]。

若颈椎 MRI 显示无创伤性椎间盘突出，可以考虑清醒状态下闭合复位。

脊柱序列恢复和稳定性重建可供选择的入路包括前路手术，后路手术以及前后路联合手术。对于术前颈椎 MRI 未发现外伤性椎间盘突出，通过牵引可以复位，脊髓功能完整的患者可行前路手术。颈椎屈曲压缩损伤并伴有后方韧带复合体断裂，颈椎序列完好的患者可行单纯的后路融合术。

Toh 等[5]对比前路和后路手术两种方式治疗爆裂骨折和泪滴样骨折的稳定性，结果发现经前路减压融合手术使椎管直径恢复了 60%，而后路固定手术只恢复了 6%。如果脊柱序列较容易通过牵引恢复，那么对于脊髓功能完整的患者可以行单纯后路固定术。

颈椎椎弓根螺钉固定术在生物力学上已被证明是一种非常稳定的结构，稳定性强于侧块螺钉固定。

此治疗策略基于Ⅲ级临床证据。

33.2.4 结论与精华

- 下颈椎爆裂骨折常需要手术治疗。如果伴有后方韧带复合体断裂，需要联合后路固定手术。颈椎 MRI 对手术策略的制定至关重要。
- 早期（24h 内）经前路手术进行彻底减压并恢复脊柱序列，可改善神经功能。
- 后路椎弓根螺钉固定比侧块螺钉固定稳定性更佳，但在技术上要求更高，并不是必须使用的。

编者按

本章内容增加了两种常见下颈椎骨折的手术处理方法。这些手术代表了现阶段最先进的技术水平，并且在 2019 年文中阐述的这些颈椎损伤是手术的明确指征。在我们看来，对于伴有颈脊髓损伤的骨折患者（如第 2 例患者），无论白天黑夜都应行急诊手术。对于第 1 例患者，如何进行合理处理是一个老生常谈的问题，且这么多年来也没有显著改变，即由经治医师来决定是先进行牵引、还是直接从前路或者后路切开复位。就我个人来说，我从来不做术前的牵引，我倾向于直接进行前路椎间盘切除、一期再行后路复位固定。

（马雷 译 丁文元 审）

资深专家点评

下颈椎是颈椎外伤的好发部位，由于该部位活动度较大，因此损伤往往合并有颈椎序列异常、稳定性受损，颈椎椎间高度、生理曲度不同程度丢失，大多伴有较严重的脊髓损伤，在治疗上存在复位困难、脊髓神经功能损伤加重等风险。在今后的临床治疗过程中，如何把控合适的手术时机、术前是否需要牵引辅助治疗以及手术方式的选择是我们每一位脊柱外科医师需要思考的问题。

脊柱外科的发展过程表明，无论是手术治疗，还是保守治疗，疾病的治疗效果才是追求的目标。忽视患者实际情况，一味地追求保守治疗或者一味地追求手术治疗，都是不可取的。针对不同疾病、不同部位的解剖特点研究与之相适的治疗方式，往往是避免医源性伤害、获得治疗成功的基础。

（河北医科大学第三医院 丁文元）

参考文献

1. Amin A, Saifuddin A. Fractures and dislocations of the cervicothoracic junction. J Spinal Disord Tech. 2005;18:499–505.
2. Duff J, Hussain MM, Klocke N, Harris JA, Yandamuri SS, Bobinski L, et al. Does pedicle screw fixation of the subaxial cervical spine provide adequate stabilization in a multilevel vertebral body fracture model? An in vitro biomechanical study. Clin Biomech (Bristol, Avon). 2018;53:72–8.
3. Ramieri A, Domenicucci M, Cellocco P, Lenzi J, Dugoni DE, Costanzo G. Traumatic spondylolisthesis and spondyloptosis of the subaxial cervical spine without neurological deficits: closed re-alignment, surgical options and literature review. Eur Spine J. 2014;23(Suppl 6):658–63.
4. Sonntag VK. Management of bilateral locked facets of the cervical spine. Neurosurgery. 1981;8:150–2.
5. Toh E, Nomura T, Watanabe M, Mochida J. Surgical treatment for injuries of the middle and lower cervical spine. Int Orthop. 2006;30:54–8.
6. Vaccaro AR, Koerner JD, Radcliff KE, Oner FC, Reinhold M, Schnake KJ, et al. AOSpine subaxial cervical spine injury classification system. Eur Spine J. 2016;25:2173–84.
7. Fehlings MG, Tetreault LA, Wilson JR, Kwon BK, Burns AS, Martin AR, Hawryluk G, Harrop JS. A clinical practice guideline for the management of acute spinal cord injury: introduction, rationale, and scope. Global Spine J. 2017;7(3 Suppl):84S–94S. https://doi.org/10.1177/2192568217703387. Epub 2017 Sep 5.
8. Ditunno JF, Young W, Donovan WH, Creasey G. The international standards booklet for neurological and functional classification of spinal cord injury. American Spinal Injury Association. Paraplegia. 1994;32(2):70–80. (ISSN: 0031-1758).
9. Vaccaro AR, Koerner JD, Radcliff KE, et al. AOSpine subaxial cervical spine injury classification system. Eur Spine J. 2016;25(7):2173–84. https://doi.org/10.1007/s00586-015-3831-3. [published Online First: Epub Date].

第34章　胸椎、胸腰段与腰椎骨折的治疗原则

Esat Kiter，Nusret Ok

34.1　引言

一直以来的观点认为：以椎体骨折分类为依据决定最佳的治疗方案是符合脊柱外科医师的利益。过去，尽管学界提出了很多以骨折形态或者受伤机制为基础的分类系统，遗憾的是，没有一种分类方法能够对日常医疗工作产生持久影响。在最近二十年内，脊柱学会一直致力于制定一种与手术方式相关的并且结合了骨折形态、受伤机制和临床特点的分类系统。然而，即使在最通用的分类系统中，治疗原则总是存在允许医师自行决定的灰色地带。

在本章节中，我们重点强调对患者评估过程的最基本因素，该评估结果可以影响医师的治疗选择，这些因素包括：

- 影像学阅片的重要性。
- 体格检查和询问病史可以为判断后方韧带复合体（posterior ligamentous complex，PLC）是否损伤提供重要线索。

34.2　病例描述

一名男性患者因车祸伤收入急诊科。车祸发生时，患者就座于前排乘客座位并系安全带。患者主诉胸背部疼痛。患者神经系统查体正常。患者不存在其他部位（如：头颅、骨骼或腹腔等）创伤合并症以及前胸皮擦伤。X 线平片显示 T_{12} 椎体骨折（图34.1）。急诊为患者预约了 CT 扫描后（图 34.2），患者被转诊至脊柱外科医师处。

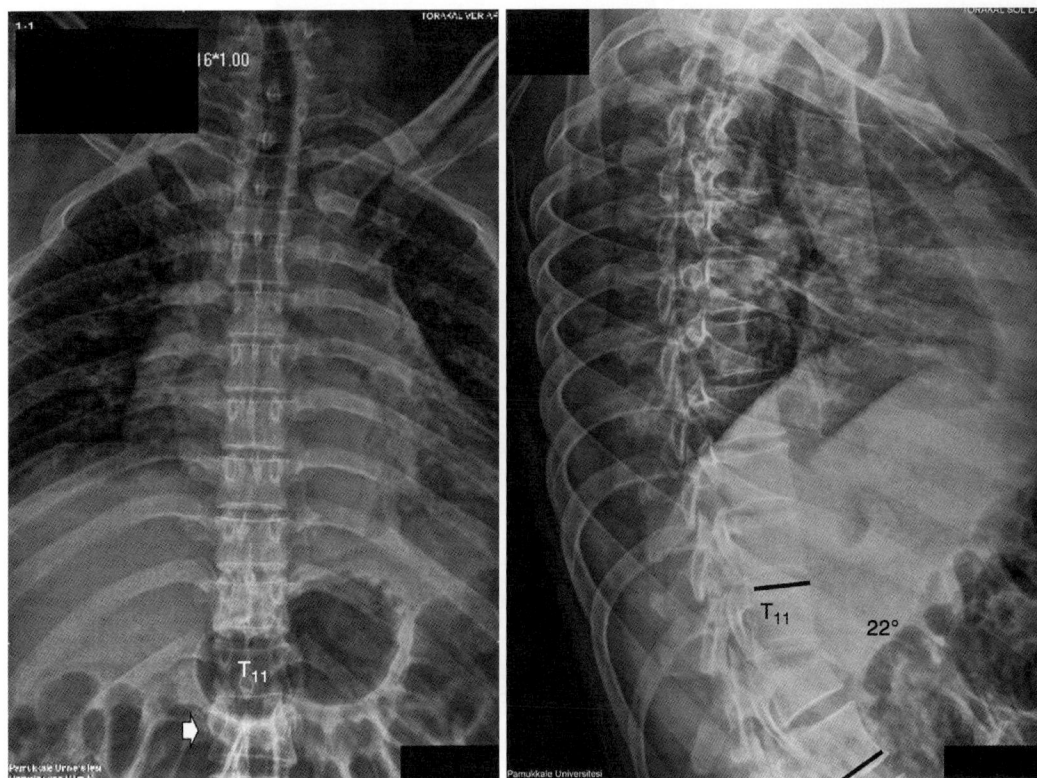

图 34.1　初次入院 X 线平片。患者拍摄的前后位与侧位平片可见上终板塌陷。平卧位测量局部后凸角度为 22°。T_{11} 与 T_{12} 棘突间间隙显著增宽（外科医师未能注意到）

该脊柱医师拟定的治疗方案为应用 Jewett 支具的保守治疗。住院第 2 天,患者佩戴支具下地行走。患者可以很好耐受行走,疼痛程度可以接受。然而,佩戴支具站立位平片显示由于骨折不稳定导致骨折部位后凸角度增大(图 34.3)。

尽管患者在行走时没有出现神经系统症状,但是出现了手术指征。手术方式为后路微创经肌间隙入路内固定术(图 34.4)。术后随访 7 年无并发症。

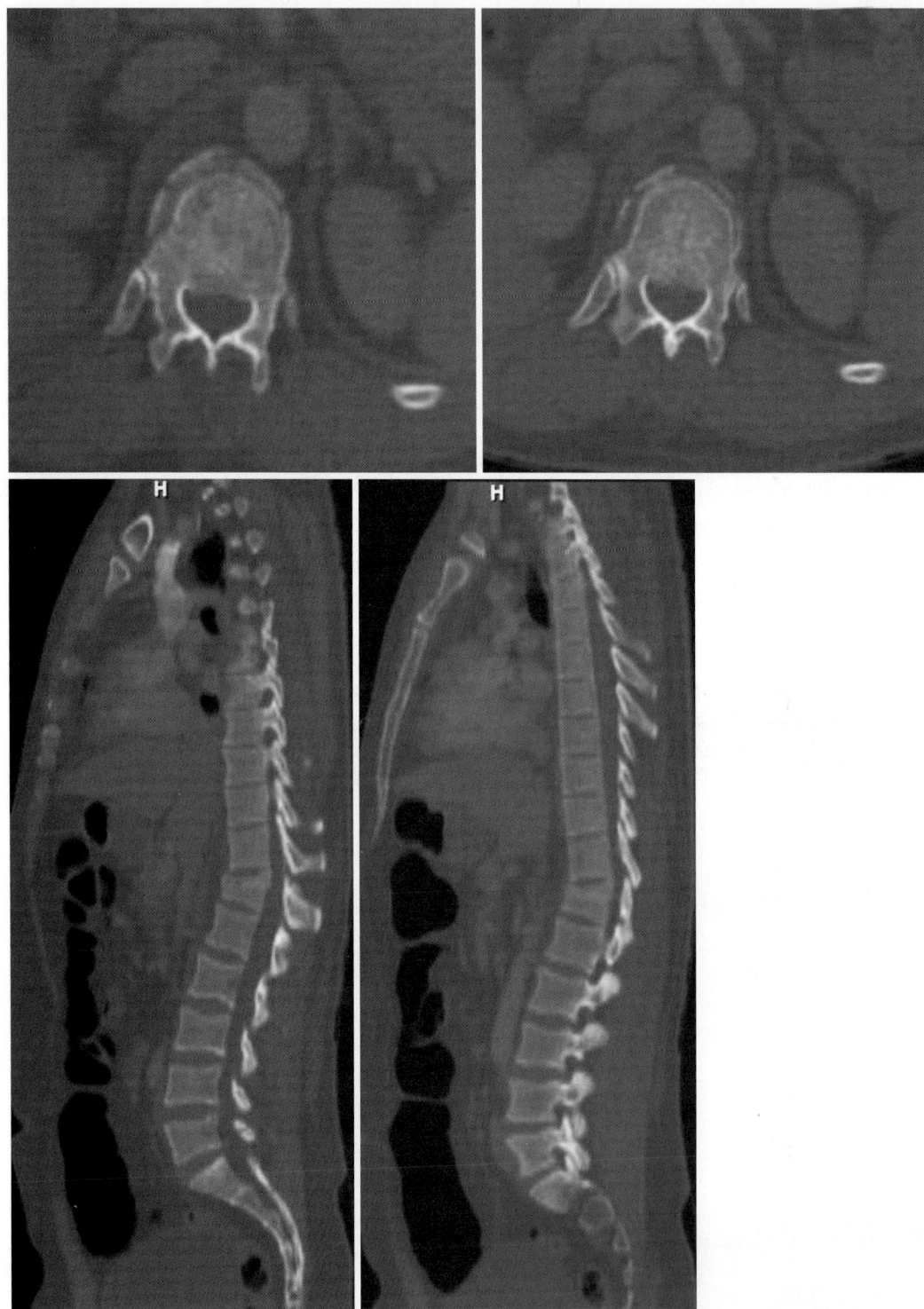

图 34.2　CT 扫描。CT 显示椎体上终板加椎体后壁的骨折。不存在脊柱后方骨性结构的骨折

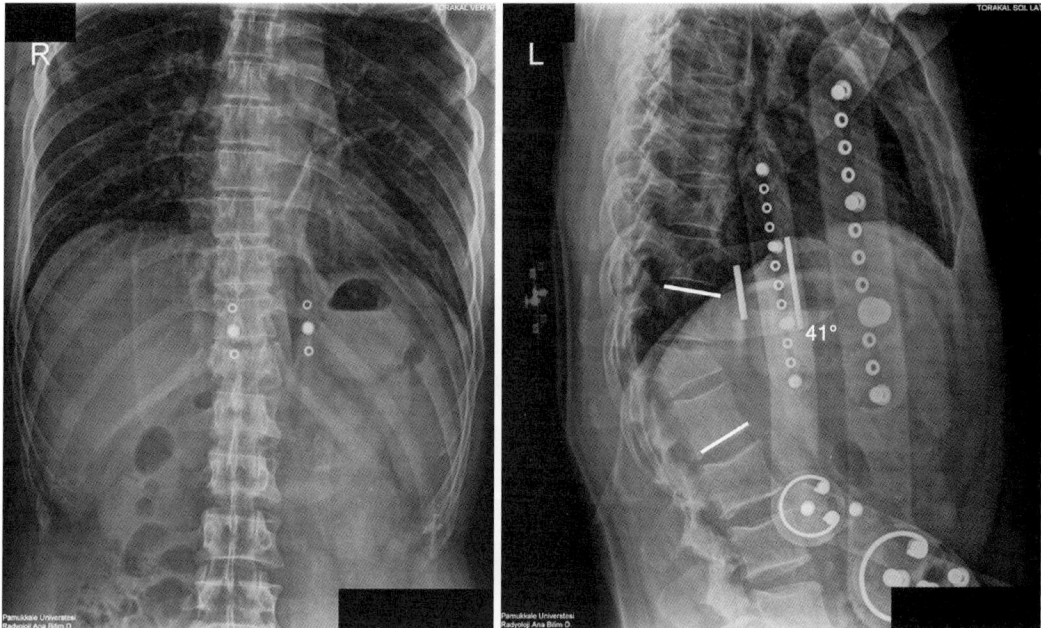

图 34.3　下地行走后站立位 X 线检查。在侧位像上，后凸角度增大明显可见。T_{11}、T_{12} 棘突间隙增宽依然存在

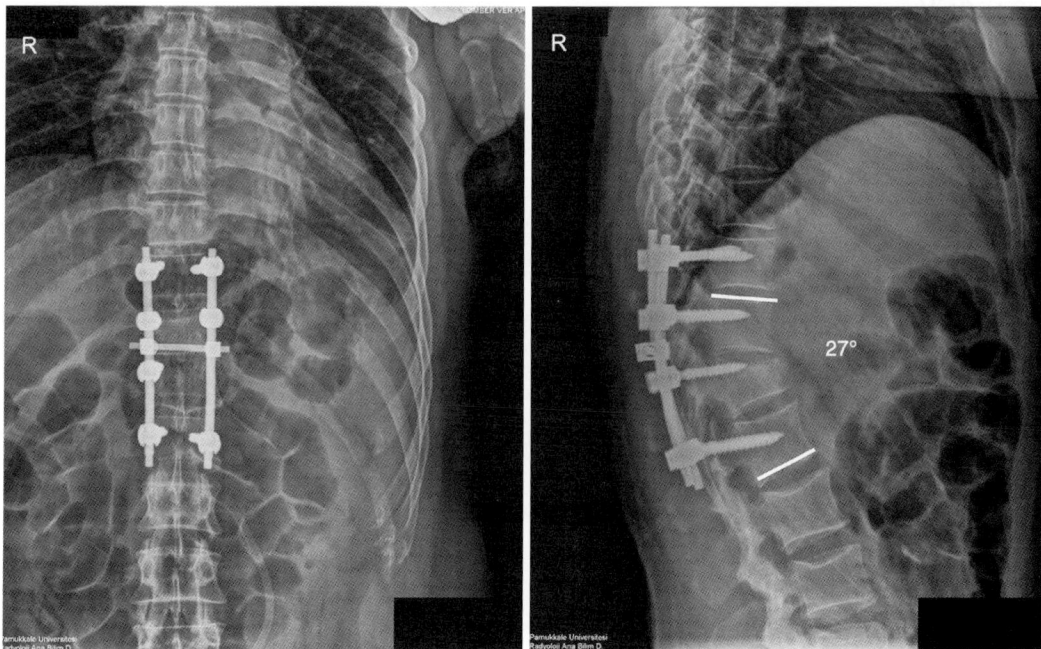

图 34.4　患者术后 X 线检查。经椎旁肌间隙（微创）入路内固定（俯卧体位后，后凸角度获得矫正）。单侧伤椎置钉

34.3　病例讨论

34.3.1　手术指征

这个病例是典型的脊柱屈曲牵张损伤。根据 AO 脊柱胸腰椎损伤分类评分系统(AO-TLICS),该病例为伴有骨及韧带断裂[7]的 B2 型损伤,评分为 6 分[2]。

根据 AO-TLICS 评分分类系统,患者分值大于 5 分时应建议手术,小于或等于 3 分时应建议保守治疗;介于 3 分和 5 分之间的患者由外科医师决定治疗方案[8]。

PLC 的组成包括:棘上韧带、棘突间韧带、黄韧带以及关节突关节囊。后方韧带复合体作为脊椎后柱的张力带结构对于脊柱的稳定性非常重要[6]。然而,多年以来关于骨折形态和受伤机制的描述只强调了脊柱骨折中骨的形态学,直到 20 世纪 80 年代以来随着 MRI 技术的发展,对于 PLC 的影像学检查才得以推广。但是,这种评估方法价格昂贵而且并不是所有医疗中心都拥有核磁设备。TLICS 评分分类系统于 2005 年制定,并随之广泛应用,MRI 作为该分类系统的特征性指标被推至前沿。

34.3.2　治疗失误

该病例的失误之处为最初检查未能注意到 PLC 损伤,相应的,按照 AO-TLICS 分类系统仅确定为 A3 型(3 分)损伤,继而采取了保守治疗。主要的失误原因包括:通过影像学图像未能直接发现并且考虑棘突间隙增大的征象,而且没有进行棘突间的触诊和体格检查。外科医师仅根据基本的 CT 影像做出了初步诊断。CT 扫描(仰卧位)不能获得站立位图像,所以,如果没有后方结构骨折的情况下,CT 对于受伤机制的判断只能提供有限的信息。

需要特别指出的是,如果借助更加简便的方法就能够对此病例的 PLC 损伤做出诊断,并因此不进行 MRI 检查的执业行为不应该被认定为错误。

34.3.3　手术技术

基本上来说,后方张力带修补术足以治疗此型病例。目前治疗这类病例的方法是经皮椎弓根螺钉内固定。然而,在 7 年前当地不具备经皮内固定系统的条件。在当时流行的术式为微创经椎旁肌间隙入路手术[4],而且该微创方法没有为患者进行融合手术。

与传统的开放手术椎弓根螺钉内固定相比,此种术式具有优势[5]。因为进行了伤椎置钉,所以减少远端固定长度,仅固定到 L_1[1,3]。

34.4　结论与精华

总而言之,针对 A 型骨折以及所有保守治疗的方法均不适用于 PLC 损伤病例,因此,应当对此型病例进行仔细评估。另外,MRI 有助于对这类损伤评估,但并非金标准。遵循最基本的患者评估制度(比如:详细采集病史和体格检查)应当被外科医师牢记为外科诊治流程的原则。这一病例提醒我们,即使不需要复杂的影像学检查,仅借助最简单的放射学方法,医师亦有可能做出正确的诊断。

> **临床注意事项**
> - 遵循最基本的患者评估制度(比如:详细采集病史和体格检查)应当被外科医师牢记
> - 如果医师知道应该检查哪个部位,仅借助最简单的放射学方法,亦有可能做出正确的诊断
> - 所有保守治疗的选项均不适用于 PLC 损伤

> **编者按**
> 全欧洲的脊柱医师对于如何治疗不稳定胸腰椎骨折的观点众说纷纭,但是支持或者反对观点的文献支撑级别过低,所以没有定论,这也是我们关注于此的原因。比如像本次病例的分析中,非常重要的两点:针对损伤进行经得起推敲的可靠的分类;评价采取保守支具治疗是否合理。

（王涛 译　马信龙 审）

> **资深专家点评**
> 本章节的病例非常有代表性,指出了 PLC 损伤的准确判断和及时治疗对于疾病的预后至关重要。我们的治疗经验:Schantz 钉系统的出现使得脊柱骨折的椎体前柱复位效率大大提高,复位力量明显好于普通椎弓根螺钉;对于 PLC 损伤的处理,简单易行的椎板间植骨融合就可以达到恢复后柱稳定性的目的;因为脊柱骨折的治疗有别于其他脊柱疾病,所以对于脊柱骨折治疗的微创理念应当更加关注治疗方法对预后的影响是否做到“微创”。

（天津医院　马信龙）

参考文献

1. Anekstein Y, Brosh T, Mirovsky Y. Intermediate screws in short segment pedicular fixation for thoracic and lumbar fractures: a biomechanical study. J Spinal Disord Tech. 2007;20(1):72–7. https://doi.org/10.1097/01.bsd.0000211240.98963.f6.
2. Kepler CK, Vaccaro AR, Schroeder GD, Koerner JD, Vialle LR, Aarabi B, et al. The Thoracolum bar AO spine injury score. Global Spine J. 2016;6(4):329–34. https://doi.org/10.1055/s-0035-1563610.
3. Mahar A, Kim C, Wedemeyer M, Mitsunaga L, Odell T, Johnson B, et al. Short-segment fixation of lumbar burst fractures using pedicle fixation at the level of the fracture. Spine (Phila Pa 1976). 2007;32(14):1503–7. https://doi.org/10.1097/BRS.0b013e318067dd24.
4. Pang W, Zhang GL, Tian W, Sun D, Li N, Yuan Q, Zhang B, et al. Surgical treatment of thoracolumbar fracture through an approach via the paravertebral muscle. Orthop Surg. 2009;1(3):184–8. https://doi.org/10.1111/j.1757-7861.2009.00032.x.
5. Sun XY, Zhang XN, Hai Y. Percutaneous versus traditional and paraspinal posterior open approaches for treatment of thoracolumbar fractures without neurologic deficit: a meta-analysis. Eur Spine J. 2017;26(5):1418–31. https://doi.org/10.1007/s00586-016-4818-4.
6. Vaccaro AR, Rihn JA, Saravanja D, Anderson DG, Hilibrand AS, Albert TJ, et al. Injury of the posterior ligamentous complex of the thoracolumbar spine: a prospective evaluation of the diagnostic accuracy of magnetic resonance imaging. Spine (Phila Pa 1976). 2009;34(23):E841–7. https://doi.org/10.1097/BRS.0b013e3181bd11be.
7. Vaccaro AR, Oner C, Kepler CK, Dvorak M, Schnake K, Bellabarba C, et al. AOSpine spinal cord injury & trauma knowledge forum. AOSpine thoracolumbar spine injury classification system: fracture description, neurological status, and key modifiers. Spine (Phila Pa 1976). 2013;38(23):2028–37. https://doi.org/10.1097/BRS.0b013e3182a8a381.
8. Vaccaro AR, Schroeder GD, Kepler CK, Cumhur Oner F, Vialle LR, Kandziora F, et al. The surgical algorithm for the AOSpine thoracolumbar spine injury classification system. Eur Spine J. 2016;25(4):1087–94. https://doi.org/10.1007/s00586-015-3982-2.

第35章　胸腰椎骨折的后路手术治疗

Yann Philippe Charles

35.1　引言

胸腰椎不稳定骨折和创伤导致的严重脊柱后凸畸形通常需要手术治疗。开放或经皮内固定哪种手术方案应该首选尚无明确的共识，植骨融合的必要性仍有争议[1]。目前，微创手术（minimally invasive surgery, MIS）的趋势越来越明显，因为微创手术降低了围手术期出血和感染的风险，缩短了住院周期[2]。有关开放和微创经皮技术比较的临床试验表明，MIS 可在短期内降低疼痛和功能障碍指数评分，而 6 个月后的临床结果相似[3,4]。对于后路经皮内固定术后的长期随访的结果不多。但是只要根据骨折类型、患者年龄和一般健康状况选择正确的手术策略，MIS 手术可有效地维持临床结果和矢状位参数[5,6]。

本病例描述将概述无神经损伤的胸腰段不完全性爆裂骨折的处理方法。讨论后路手术治疗的基本原理。

本病例的目的是在使用 MIS 方法临床和技术决策中的方方面面帮助读者，提供具体指导。讨论将集中在以下技术方面：

– 后路闭合复位技术的不同方法
– 通过椎体扩张和水泥强化来增加前柱支撑的适应证和局限
– 前柱重建和 MIS 植骨的适应证和具体要求
– 经皮内固定作为临时内固定的使用

35.2　病例描述

一名 52 岁女性患者在一次时速为 120km/h 的机动车车祸后被送往急诊室。意识清楚并且有良好的定向能力。血压 140/90mmHg，脉率 84 次 /min。临床检查显示右季肋部有血肿。肺部听诊正常，触诊右季肋部及上腹部压痛阳性。患者随后出现了胸腰段附近的背部疼痛。神经系统和四肢检查正常。

急诊常规进行了胸部和骨盆 X 线检查，发现右侧第 9 和第 10 肋骨骨折，排除了骨盆环骨折。由于是高能量损伤，注射造影剂进行了全身 CT 扫描。肝脏发现一个小的包膜下血肿，无活动性出血。脊柱 CT 显示 T_{12} 不完全性爆裂性骨折（图 35.1）。根据新的 AO 分型为 A3 型[7]。

2 天后进行腹部超声检查，显示脊柱手术前肝脏血肿无进展。将患者俯卧在 Jackson 手术床，胸腰段轻微前凸，以便骨折充分复位。然后采用经皮

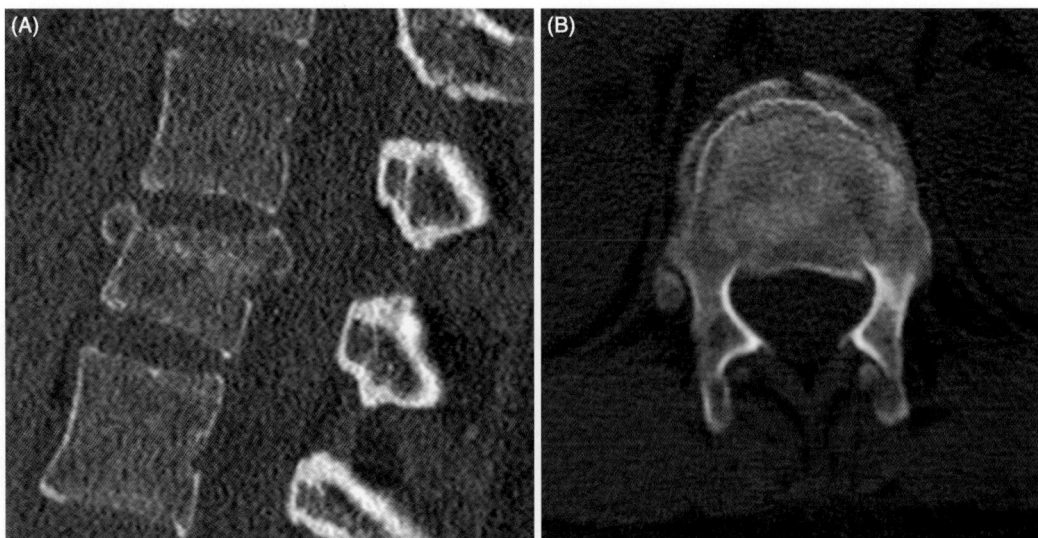

图 35.1　在急诊入院时进行的 CT 扫描显示，矢状位（A）和轴位（B）重建显示不完全性爆裂性骨折

方法进行 T$_{12}$ 后凸成形术，以便骨折复位。由于后壁受累，椎体成形术后需要进行经皮内固定以稳定 T$_{11}$-L$_1$ 节段椎体（图 35.2）。

在理疗师的帮助下，患者术后第一天就可以不佩戴支具下地活动。术后第 5 天出院时，患者完全自主活动，在家继续服用对乙酰氨基酚和曲马朵止痛药。

术后 6 周首次门诊随访，患者无疼痛，已不需要止痛药并开始通过物理治疗来加强椎旁肌肉组织。术后 2 个月患者重返学校的教师岗位。

常规随访时间为 6 个月。由于患者非常喜欢运动，她询问是否可以在马术比赛之前移除内植物。CT 扫描显示 T$_{12}$ 椎体骨折完全愈合（图 35.3），并在

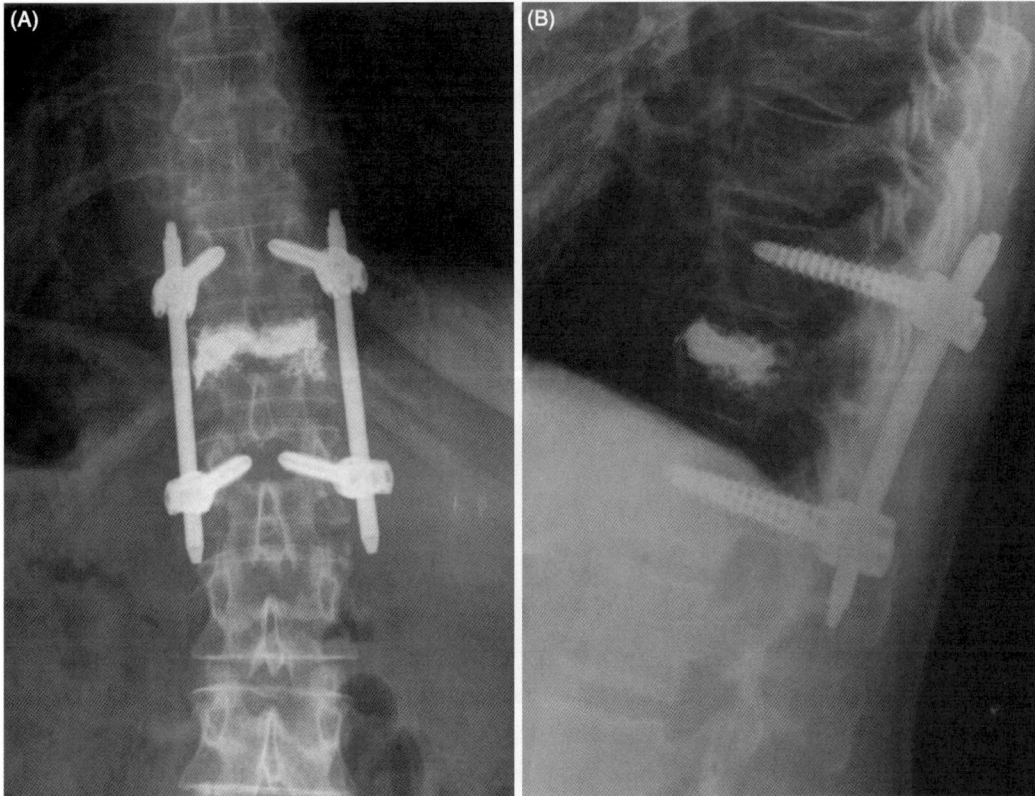

图 35.2　术后正位（A）和侧位（B）X 线显示 T$_{11}$-L$_1$ 的经皮内固定与 T$_{12}$ 椎体后凸成形术

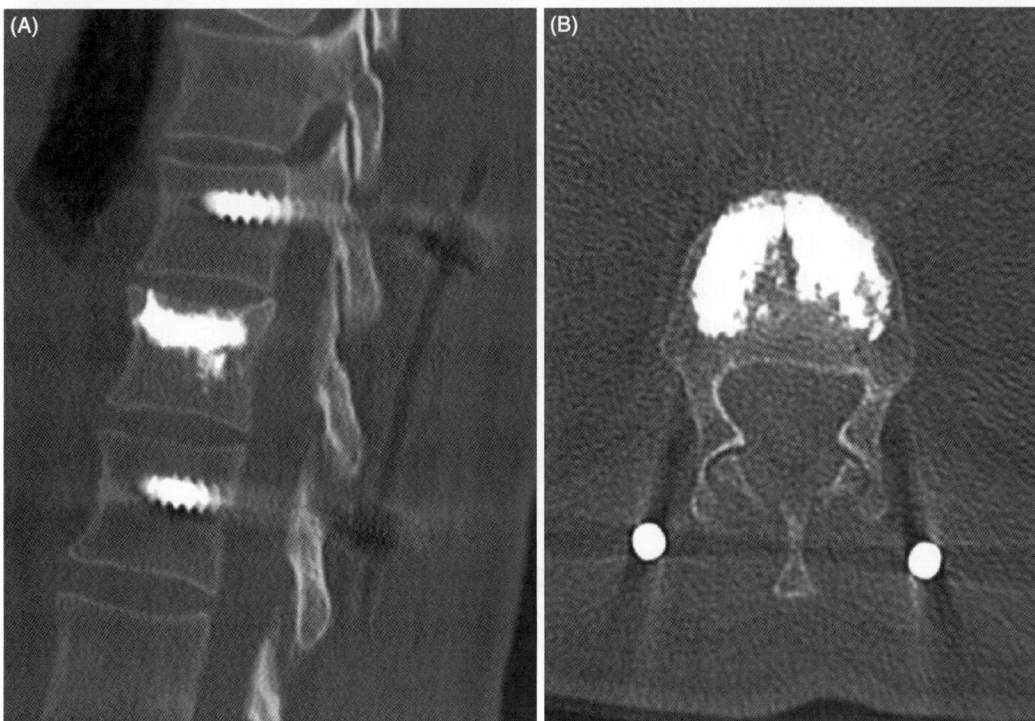

图 35.3　术后 6 个月进行的 CT 扫描显示 T$_{12}$ 在矢状位（A）和轴位（B）重建上的骨折愈合

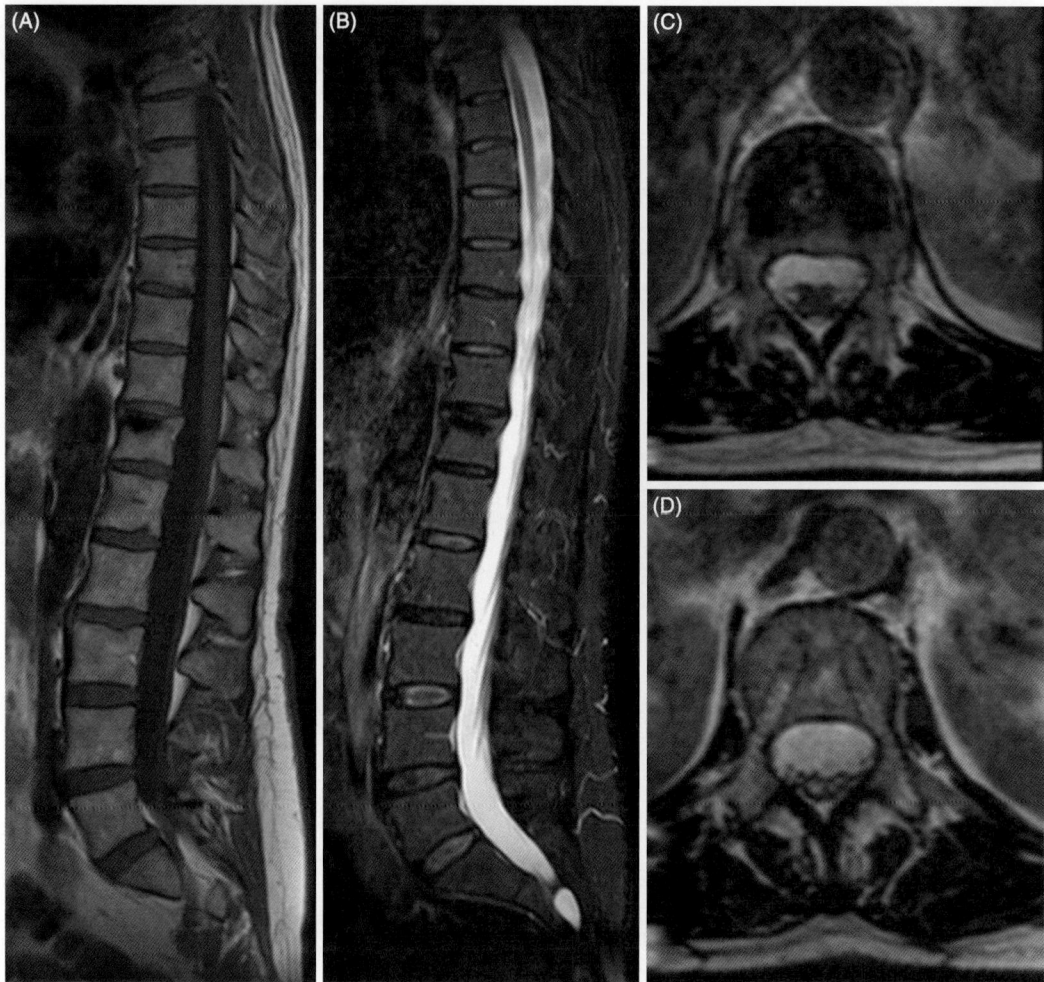

图35.4　植入物移植术后2年随访胸腰椎的MRI表现，矢状位T_1（A）和T_2（B）上有水合良好的T_1～T_{12}椎间盘序列，以及保留的椎旁肌肉组织，在骨折水平（C）和仪器水平L1（D）处有轻微营养不良

术后9个月经皮取出内植物。

　　二次术后随访顺利，患者恢复体育活动。出于研究目的，在术后2年随访时对胸腰椎进行了MRI检查（图35.4）。矢状位T_2序列显示，尽管T_{12}椎体既往有压缩骨折并进行了水泥强化，但T_{11}-T_{12}椎间盘保持良好的信号。此外，骨折处及内固定节段的椎旁肌肉组织在轴位上保持正常，脂肪浸润程度低。尽管在临床实践中并未常规使用MRI检查，但该MRI显示了通过微创技术保护肌肉软组织的优势。

35.3　病例讨论

35.3.1　适应证

　　该病例展示了胸腰椎交界处常见的不完全性爆裂性骨折。由于没有神经功能障碍和轻微的后壁移位，通过使用Böhler型支具固定保守治疗3个月的方案已经讨论过[1]。这种治疗可以达到骨折愈合，但可能会再次出现椎体塌陷，且无法矫正后凸。在T_{12}或腰椎A3骨折的情况下，短的经皮椎弓根螺钉固定是一种适当的选择，它可以稳定骨折并允许患者在术后不需要额外的支具支撑就能站起来。

　　在胸椎的骨折建议长节段固定，通过在伤椎上下两个节段固定以覆盖后凸顶点。在胸腰交界处发生的严重创伤性后凸畸形，如果需要通过内固定本身进行更多的复位，也可以考虑采用更多节段内固定。

35.3.2　复位技术

　　MIS复位技术的使用源自经典骨折复位的原理，开放和经皮复位技术之间存在相似之处。俯卧位在胸腰椎交接处形成轻微前凸可减轻骨折水平的后凸。

对于不稳定骨折，可以通过下肢牵引和 halo 牵引来加强复位。在爆裂性骨折中常用的是 AO 原则。在切开手术或使用 MIS 技术的单轴螺钉时，首先在 Schanz 螺钉上实现平行撑开。这种方法可以使韧带复位，然后对单轴系统进行角度调整，以便在第二步中恢复脊柱前凸[8]。作为一种替代方法，MIS 强力系统或经皮单轴长臂螺钉是有效的骨折复位技术[6]。预弯的前凸棒卡入骨折上方和下方的单轴螺钉中，撑开脊柱，并在骨折处通过韧带复位技术形成脊柱前凸（图 35.5）。附加技术，如体内弯棒技术，通过双侧前凸棒在患者体内弯曲延长前柱来矫正后凸畸形。上终板和后壁的骨折通过韧带的牵拉达到复位。对于这项技术，使用纯钛或具有适当弹性模量的钴铬棒是必须的[9]。或者，骨折椎体的单轴螺钉可以通过直接抬起终板来增强复位[3]。

35.3.3　前柱支撑

如果骨折类型为单纯骨折，如 Chance 骨折，根据新的 AO 分类[7]为 B1 型，那么单纯后路经皮内固定就足够了。如果在骨折类型中存在椎体塌陷，可以考虑增加椎体填充以维持长期的复位效果。后凸成形术是与后路内固定联合治疗不完全爆裂性骨折

（A3）的一种选择。将水泥注射到骨折的椎体中，可以立即稳定已达到的复位效果，并防止患者术后站立时脊柱后凸畸形的复发[5,10]。在本例中，后凸成形术先于经皮内固定植入。骨折复位主要通过患者俯卧位的体位来实现。如果在透视下发现这第一步的闭合复位不满意的话，建议先通过经皮内固定完成复位。这种方法增强了前柱的韧带复位作用，从而形成一个"蛋壳"，然后通过后凸成形术完成前柱的支撑。

在严重的前柱缺损的情况下可考虑行前路融合。如果预计复位效果主要来源于椎间盘，而不是椎体骨折处，不完全爆裂性骨折（A3）可选择单节段融合。单节段前路融合也可用于经间盘前方损伤（过伸剪切损伤）（B3）型骨折。对于伴有椎体椎间盘嵌顿的钳形骨折（A2）、完全爆裂性骨折（A4）或伴有前柱爆裂性骨折（B2）的屈伸性骨折，完整的前柱重建可能是更好的选择[6]。在治疗不稳定的胸腰椎骨折伴韧带损伤，选择 MIS 手术时前路融合是必要的，因为经皮内固定不能像开放性后路手术进行植骨融合[3,4]。

35.3.4　临时内固定

经皮内固定可作为临时的内固定物，在骨折愈合后通过皮肤小切口取出。这样可以在不损伤椎旁

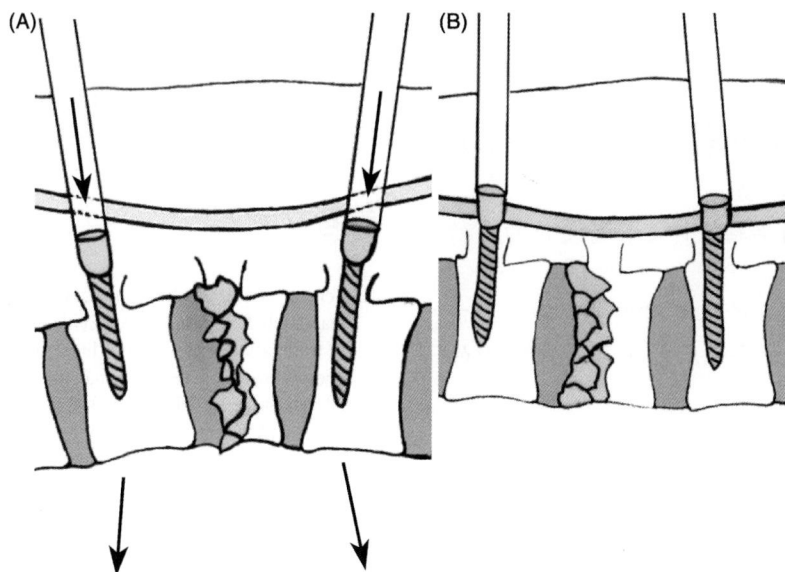

图 35.5　使用单轴长臂螺钉和预弯棒进行经皮骨折复位，棒逐渐进入螺钉头内（A）。一旦棒和螺钉之间达到 90° 的连接，这一动作就会使骨折的脊柱节段产生韧带牵拉和前凸复位（B）

肌肉的情况下治疗胸腰椎骨折,避免了后路的暴露剥离[11]。当采用后路复位固定技术和选择性前柱融合的联合手术时,如果未融合的腰椎节段的运动可以恢复,那么对于年轻患者来说,移除内固定是有益的[6]。椎体后凸成形术和经皮内固定,与随后的内固定取出术相结合,可以对不完全性爆裂性骨折进行非融合治疗。对年轻人的骨水泥注射的质疑可能存在。然而,这种尝试有足够的临床和放射学结果支持,而且没有长期的不良事件[5,10]。此外,这种策略似乎在A3骨折中是合理的,因为前端椎间盘通常在压缩损伤中受累[12]。

目前尚不清楚的是,在终板下注射水泥是否会抑制椎间盘的营养扩散供应。本病例的随访MRI显示,髓核仍保持良好的水化状态。这一发现强调,如果采用临时性经皮固定,不完全性爆裂性骨折并不一定会导致邻近椎间盘退变。

35.4　结论与精华

无神经功能障碍的不完全性胸腰段骨折可采用MIS手术治疗。在创伤早期,通过经皮内固定联合后凸成形术可以实现骨折复位和稳定。这种方法具有保留椎旁肌肉的优点。临床结果和矢状位序列在短期和长期的随访中都令人满意。在较年轻和体力活动较多的患者中,如果在腰椎或胸腰椎交界处可以预知到未融合节段的活动范围,则可以考虑去除内固定。

临床注意事项

- 如果需要经皮内固定而不融合,术前CT应排除小关节和韧带损伤
- 体位复位和使用单轴螺钉是骨折复位的有效技术
- 骨折椎体的扩张和骨水泥强化可立即实现前柱支撑,且能有效降低术后早期后凸畸形的复发

（闫亮　译　郝定均　审）

编者按

本文很好地阐释了"内支撑"作为不完全性爆裂骨折外支撑的替代方法的概念。

我唯一能提出的异议就是可不使用骨水泥而考虑使用伤椎短钉维持复位效果。

资深专家点评

胸腰段椎体骨折是脊柱骨折最常好发的部位,随着诊断与手术技术的改进,治疗方法不断更新,本节的病例充分说明了这一点。胸腰椎骨折分型中有里程碑的有1983年的Denis分型,其中中柱损伤理论指导人们十余年,但是被逐渐发现不足之处,1994年提出的AO分型弥补了它的不足,其依据压缩、牵张和旋转三种不同的损伤机制按照"3-3-3"的方式进行分型,但因为过于复杂,可靠性并不高,难以推广等缺点。因此,2013年对其改进,首先取消了亚型中的亚型,并将C中所有的亚型去掉,将A3型骨折分化为累积上终板损伤的A3型和上下终板损伤的A4型,将B型修订为完全经骨性的B1型、经骨和韧带的B2型以及过伸性损伤的B3型,并增加了神经功能障碍分级和修正参数,经临床应用一致性较好。本章节这一病例就是A3型损伤,继往治疗对于压缩程度轻的采用保守治疗,对于压缩程度重的选择手术,其中手术大多采用了切开复位固定。该作者采用经皮复位固定骨水泥填充空腔符合微创理念,对双侧软组织损伤小。另外,作者强调亦可以跨单一间隙固定,进一步减小创伤,这一治疗理念值得借鉴。但是,正如作者提到的对于一位五十岁左右,骨质正常的患者应用骨水泥还需要进一步观察,不过应用自体骨或者异体骨来代替,或者未来研发出可吸收骨水泥代替现有的骨水泥可以避免这一缺陷。

（西安市红会医院　郝定均）

参考文献

1. Scheer JK, Bakhsheshian J, Fakurnejad S, Oh T, Dahdaleh NS, Smith ZA. Evidence-based medicine of traumatic thoracolumbar burst fractures: a systematic review of operative management across 20 years. Global Spine J. 2015;5(1):73–82.

2. Court C, Vincent C. Percutaneous fixation of thoracolumbar fractures: current concepts. Orthop Traumatol Surg Res. 2012;98:900–9.

3. Lee JK, Jang JW, Kim TW, Kim TS, Kim SH, Moon SJ. Percutaneous short-segment pedicle screw placement without fusion in the treatment of thoracolumbar burst fractures: is it effective? Comparative study with open short-segment pedicle screw fixation with posterolateral fusion. Acta Neurochir. 2013;155(12):2305–12.

4. Vanek P, Bradac O, Konopkova R, Lacy P, Lacman J, Benes V. Treatment of thoracolumbar trauma by short-segment percutaneous transpedicular screw

instrumentation: prospective comparative study with a minimum 2-year follow-up. J Neurosurg Spine. 2014;20(2):150–6.

5. Zairi F, Aboukais R, Marinho P, Allaoui M, Assaker R. Minimally invasive percutaneous stabilization plus balloon kyphoplasty for the treatment of type A thoraco lumbar spine fractures: minimum 4 year's follow-up. J Neurosurg Sci. 2014;58(3):169–75.

6. Charles YP, Walter A, Schuller S, Steib JP. Temporary percutaneous instrumentation and selective anterior fusion for thoracolumbar fractures. Spine (Phila Pa 1976). 2017;42(9):E523–31.

7. Vaccaro AR, Oner C, Kepler CK, Dvorak M, Schnake K, Bellabarba C, Reinhold M, Aarabi B, Kandziora F, Chapman J, Shanmuganathan R, Fehlings M, Vialle L, AOSpine Spinal Cord Injury & Trauma Knowledge Forum. AOSpine thoracolumbar spine injury classification system: fracture description, neurological status, and key modifiers. Spine (Phila Pa 1976). 2013;38(23):2028–37.

8. Weiß T, Hauck S, Bühren V, Gonschorek O. Repositioning options with percutaneous dorsal stabilization. For burst fractures of the thoracolumbar junction. Unfallchirurg. 2014;117(5):428–36.

9. Charles YP, Walter A, Schuller S, Aldakheel D, Steib JP. Thoracolumbar fracture reduction by percutaneous in situ contouring. Eur Spine J. 2012;21(11):2214–21.

10. Fuentes S, Blondel B, Metellus P, Gaudart J, Adetchessi T, Dufour H. Percutaneous kyphoplasty and pedicle screw fixation for the management of thoraco-lumbar burst fractures. Eur Spine J. 2010;19(8):1281–7.

11. Ntilikina Y, Bahlau D, Garnon J, Schuller S, Walter A, Schaeffer M, Steib JP, Charles YP. Open versus percutaneous instrumentation in thoracolumbar fractures: magnetic resonance imaging comparison of paravertebral muscles after implant removal. J Neurosurg Spine. 2017;27(2):235–41.

12. Loriaut P, Mercy G, Moreau PE, Sariali E, Boyer P, Dallaudière B, Pascal-Moussellard H. Initial disc structural preservation in type A1 and A3 thoracolumbar fractures. Orthop Traumatol Surg Res. 2015;101(7):833–7.

第36章 胸腰椎骨折的前路手术治疗

Jens Castein, Frank Kandziora

36.1 引言

后路稳定手术是治疗脊柱骨折的金标准。我们想讨论的问题是,哪些患者增加前路稳定手术可以获益。

在临床实践中常见的情况是,后路手术后,需要增加一个前路手术。

尽管,实验证据提示,再增加一个前路稳定手术的必要性不高。但是,我们认为,再增加一个前路手术可以提高治疗效果。

下面是一个典型的病例,我们建议增加一个前路减压及稳定手术。

虽然在日常的临床实践中情况可能不是那么简单,但是,我们认为这个典型病例很好地说明了基本的原则。

36.2 病例描述

一名 33 岁男性患者,因为不明原因的汽车失控而致车祸,在事故现场做了处理,3h 后被直升机送到我们急诊室。

临床检查提示,T_6 以下脊髓损伤伴截瘫,残存部分感觉,ASIA B 级。

X 线和 CT 扫描显示骨折左侧 4-7 肋骨骨折,伴双侧肺挫伤。

截瘫的原因是 T_6/T_7(AOS C)骨折脱位,T_8 椎体上位不全爆裂骨折(AOS A4)。

根据新的 AOS 分型,属于 $T_6/7C$,$T_6/A4$,$T_7/A3$,$T_8/A4$,M0,N3 损伤(图 36.1 和图 36.2)。

急诊行 T_6,T_7 椎板广泛减压,T_4,T_5,T_8,T_9,T_{10} 椎弓根螺钉固定手术。

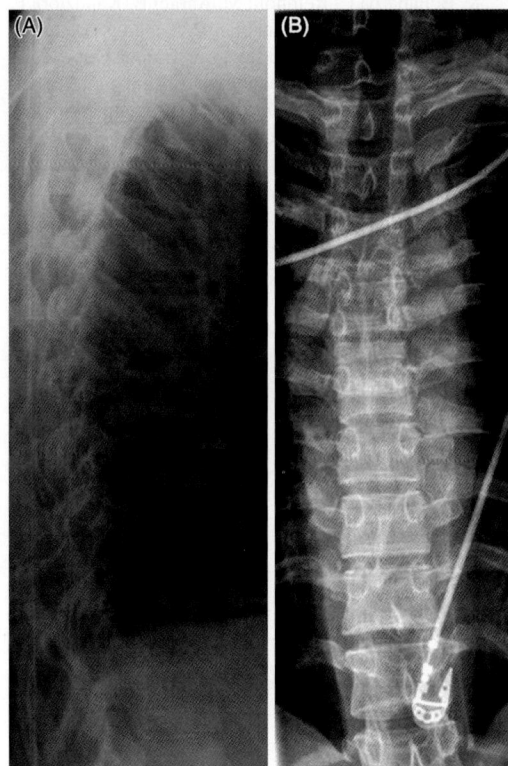

图 36.1 急诊室 X 线检查[侧位(A),正位(B)],显示 T_6、T_7、T_8 椎体骨折,T_6 椎体前移,为 T_6/T_7,C 型损伤

在后路手术后,患者神经症状没有明显改善,T_5 左侧椎管内有骨块压迫,我们又增加了一个的前路手术,在胸腔镜辅助下行 T_6,T_7 次全切除 $+T_8$(终板)部分切除,目的是从前方清除椎管内压迫(图 36.3)。

接下来,我们将患者转到截瘫病房做进一步康复治疗。

患者住院 7 个月后,重新学习行走。

他现在可以在没有辅助下短距离行走。不幸的是,他还是有共济失调步态和神经性膀胱的困扰(图 36.4 和图 36.5)。

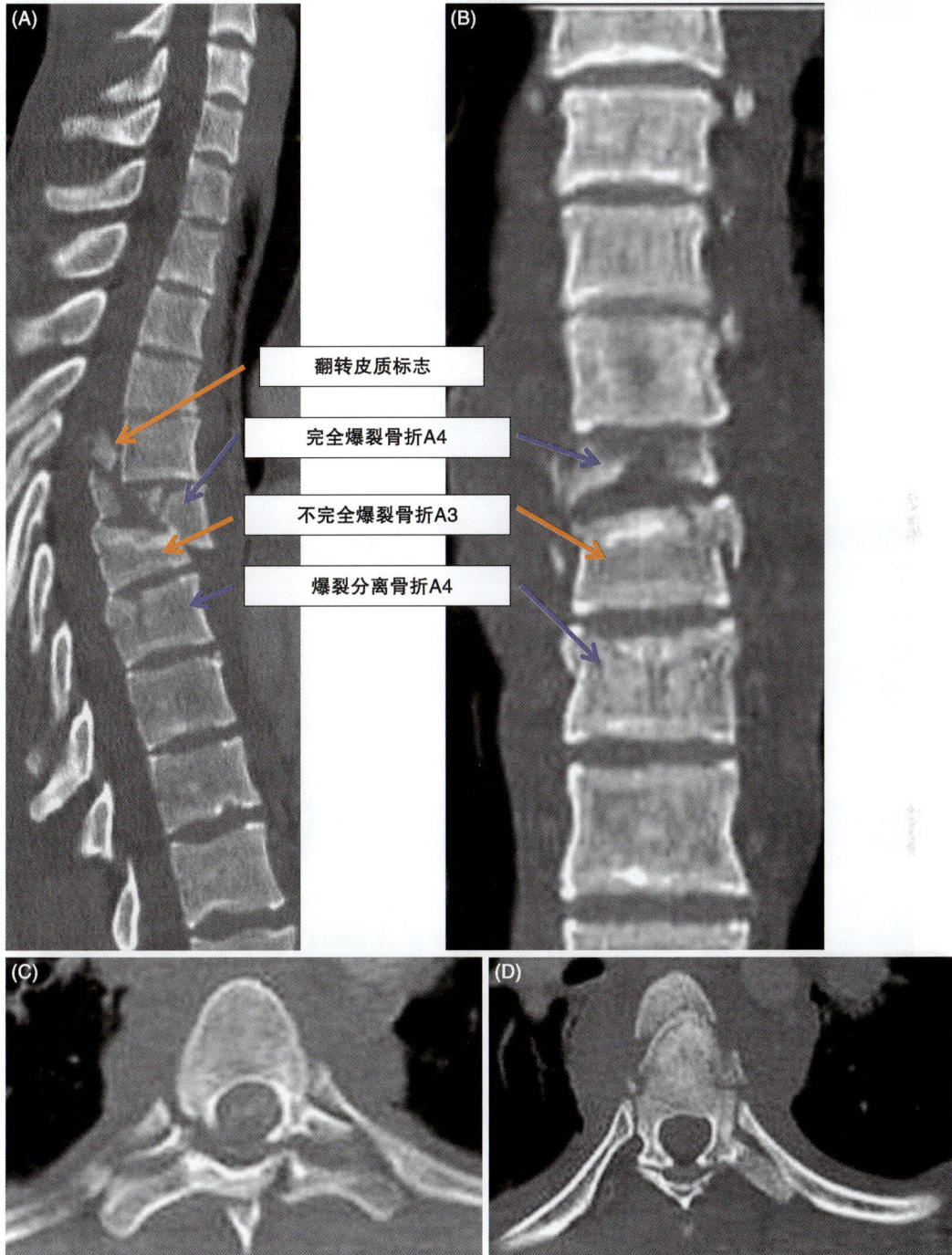

翻转皮质标志

完全爆裂骨折A4

不完全爆裂骨折A3

爆裂分离骨折A4

图 36.2　在 CT 扫描中可以看到更多的骨折细节。(A)、(B)、(C)和(D)层面显示矢状位、冠状位和轴位椎体损伤的程度

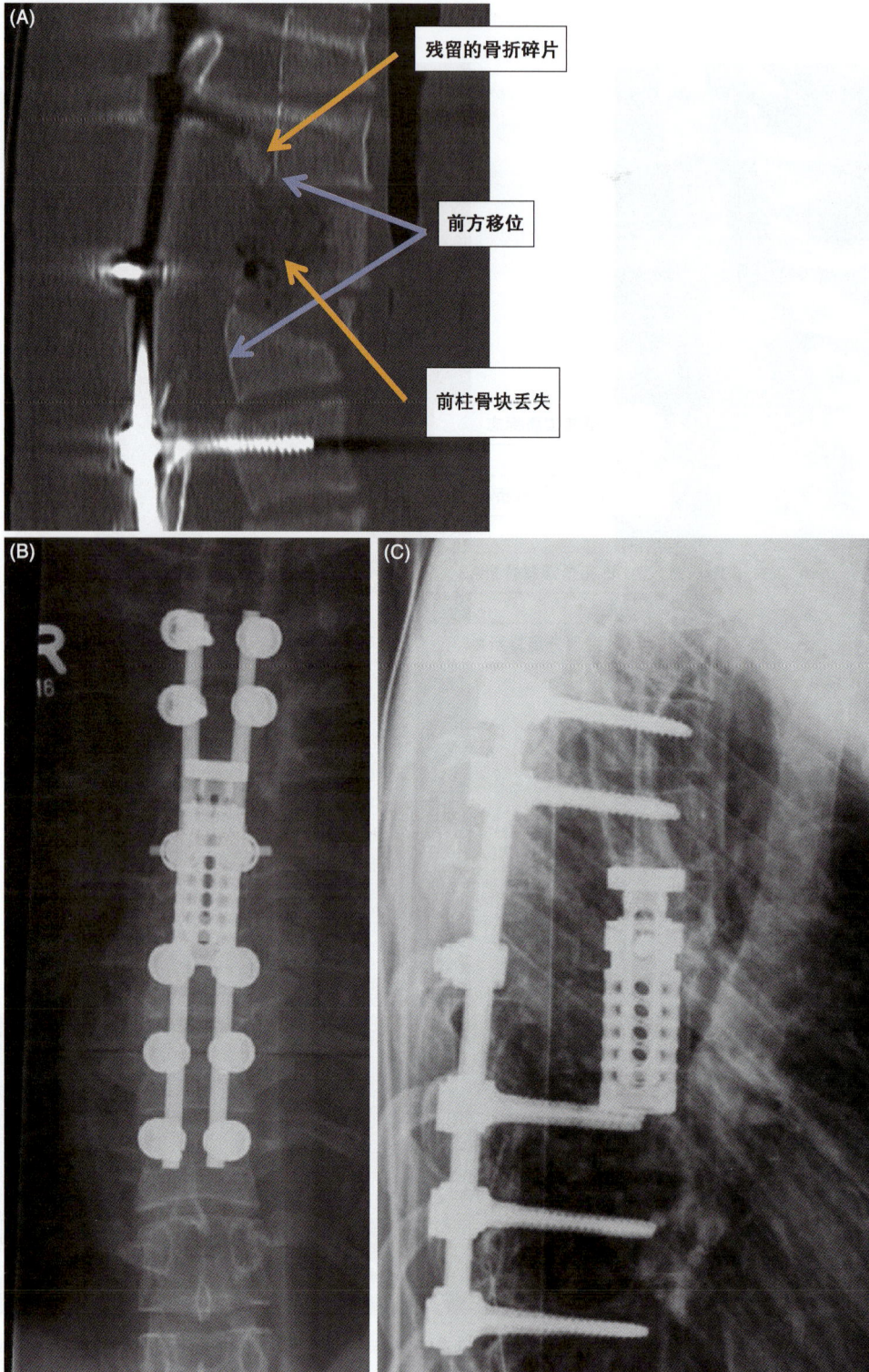

图 36.3   术后 CT（A）显示残留的骨碎片仍压迫硬膜囊，脊柱前柱骨量显著减少，前方移位。前路术后 X 线检查（B+C）显示内置物的形态良好，除有轻微的侧凸残留，后凸矫正良好

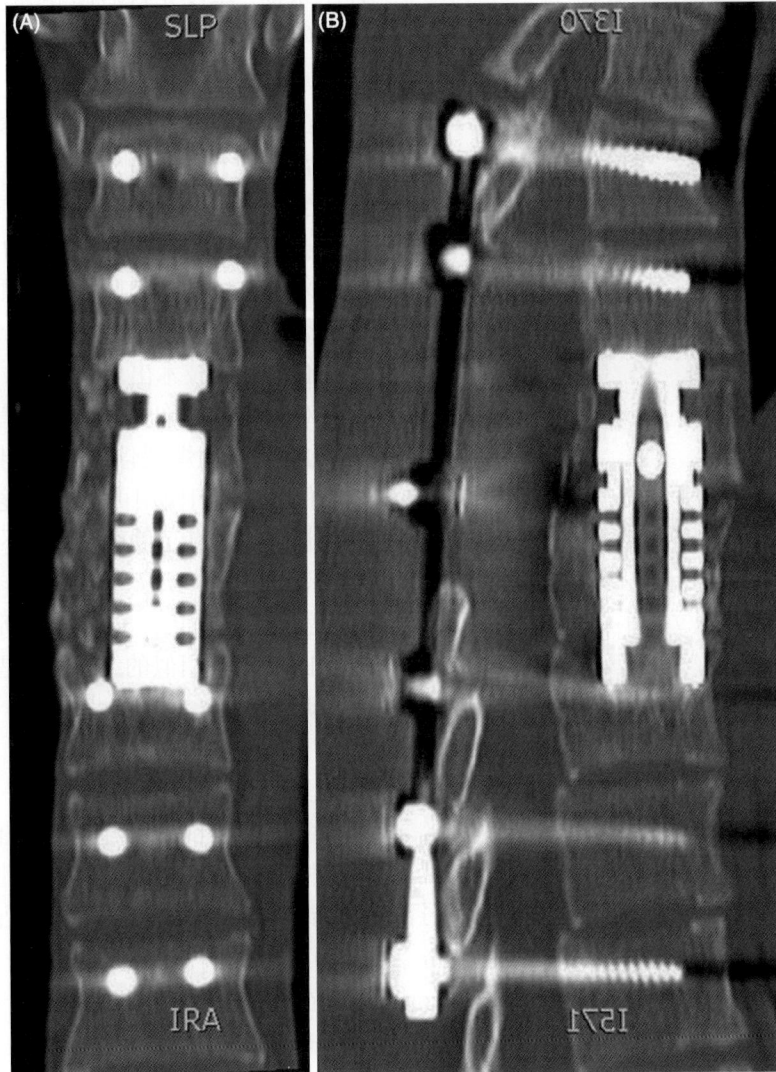

图 36.4　受伤 6 个月后,CT 扫描(A 和 B)显示内置物与骨融合良好,无明显的松动迹象

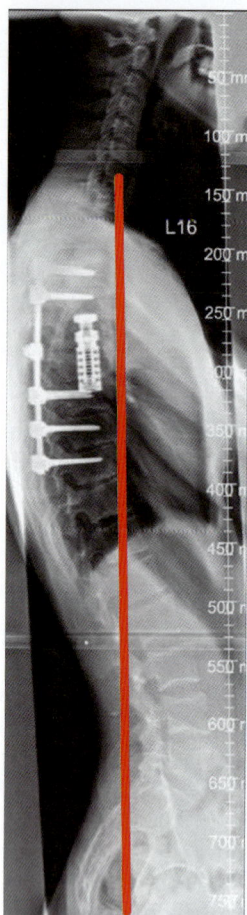

图 36.5　6 个月后脊柱全长片显示，生理性矢状位平衡

36.3　病例讨论

在上胸椎（T_1-T_5）我们推荐前路切除肋骨及横突入路。

T_5/T_6 到 T_{11} 采用经胸入路。因为右侧有肝脏阻挡，对于下胸椎手术，绝大部分外科医师推荐采用左侧入路。对于 T_5-T_8 的中上胸椎则采用右侧入路作为首选。

是采用胸腔镜手术，还是经典开放手术，取决于外科医师的经验和现有设备。在临床实践中，习惯采用小切口联合胸腔镜手术。特别是在本例手术中，要完成人工椎体置换，必然需要较大的切口，而纯粹的内窥镜手术是难以完成的。

对于 L_2-L_4，我们采用 XLIF 入路——最大程度进行侧方椎体间融合的方法。此入路采用了一个小切口，在腹膜后可以很好地显露椎体侧方，而不用暴露大血管。这是很安全的方法。

对于 L_1 椎体，两种入路都可以显露。我们主要使用 XLIF 入路。尽管对于外科医师来说，有时候

显露胸腔，会带来一些小麻烦。但是腹膜后入路最主要的好处在于，肺功能几乎不受干扰，术后疼痛很轻，不需要胸腔引流。

对于 L_5 椎体置换，必须采用经典的直肠腹膜后 ALIF 入路。当然 L_2-L_4 也可以用 ALIF 入路显露。但是根据我们的经验，XLIF 入路较少引起拉钩的滑动，损伤大血管的风险更小。

对于存在骨质疏松的患者，在计划行前后路联合手术前，建议先行后路相邻椎体的骨水泥强化。这样使得，前路的内置物支撑在此骨水泥填充物上，从而减少内置物下沉的风险。

在胸腰段骨折，我们做得最多的是单一间隙的椎间盘切除椎体间融合，在 A3 型骨折切除碎骨块后，至少保留 2/3 的椎体高度。在手术节段，必须保留足够的骨量，能够固定内置物。根据不同的病例，我们采用自体骨移植联合前路重建系统或者带螺钉的融合器完成手术。除此之外，现在文献中，尚未发现有更好的技术出现。

对于完全性胸腰椎爆裂性骨折或椎体压缩超过 2/3 的不完全性爆裂骨折，我们推荐椎体置换。在这些病例中，我们使用可调式钛笼。如果只采用自体骨移植，必然引起供区疼痛，不融合及增加矫形的丢失等并发症[1]。

就内置物而言，可调式钛笼和非调式钛笼，在融合比率上有相似的结果，但是可调式钛笼在术中更易调整[2]。

下腰椎，中、上胸椎骨折，是限定的前路手术指征。

由于腰椎的负荷绝大部分由后柱完成，因而，对于椎体压缩未超过 2/3 高度的下腰椎不全爆裂骨折来说，或多或少保留腰椎前凸矫正角度的丢失是不太可能的。

在我们的临床实践中，对于中上胸椎骨折后路手术来说，一般包括伤椎的上下两节椎体。我们考虑这些节段椎体较小，使得固定螺钉也比较小，只固定伤椎和上或下一节椎体是危险的。关于这一点还有另外一个理由，即此区域的运动节段的丢失，比胸腰段和腰椎来说，没有那么严重。根据 Glassman 等人[3]的研究，对患者来说，此区域的运动节段丢失的矫正更容易。因而，在这个区域的完全性爆裂骨折伴有"中等后凸"畸形也仅仅采用后路手术治疗。非常清楚地界定"中等后凸"是不可能的，但是，脊柱全长片可以帮助我们发现脊柱后凸对患者产生的影响，以及后凸矫正情况。

以往，对骨折椎体的稳定来说，后路长节段的固定手术是常规操作。

更现代的观念是，在胸腰段和腰段采用短节段固定，以获得尽可能多的运动节段。

尽管，单一的后路稳定手术，对很多脊柱骨折来说，是充分的治疗。作为单一的解决方案，同时也存在一些缺点。最常见的问题是，起始矫正的逐步丢失。Knop 等的研究显示，单一后路稳定手术后，在前柱的破坏程度和矫正角度的丢失之间存在相关性。例如，他们发现了术前椎体楔角与术后复位损失之间有明显的相关性[4]。

我们认为，在胸腰段骨折的治疗中复位的丢失和残留脊柱后凸是最应该关注的问题。

在 Glassman 2005 年的一个研究提示[3]，矢状位的平衡——脊柱后凸，通过 SF-12 及 ODI 评分分析，显示与健康状况的恶化呈线性相关。因为呈线性相关，所以不能够确定危害程度的临界角度。以胸腰椎为临界区的脊柱后凸恶化超过了腰椎。

在相邻的节段，脊柱后凸也可能加速退变。Oda[5]在活体动物（绵羊）实验中发现，在脊柱后凸中，融合 L_3-L_5 节段比原位融合更易引起上关节突显著性退变。

另一方面，增加一个前路手术会增加患者的出血量，延长手术时间和住院时间，并发症发生率也会增加[6]。

能够帮助我们准确判断影响前后路手术效果的因素，仍缺乏清楚的证据[6]。

Cormack 载荷分享对我们有所帮助[7]。Cormack 等分析了一组椎体骨折短节段固定患者。提出一个积分制的评分系统：其中包括伤椎数目，骨折后骨块所处的位置，创伤后后凸矫正情况，如表 36.1 所示。

表 36.1　Cormack 评分系统

伤椎粉碎程度	分数	后凸程度	分数
<30%	1	<3°	1
30%～60%	2	3°～9°	2
>60%	3	>9°	3
骨块移位程度			
0～1mm	1		
至少 2mm，但小于横截面的 50%	2		
大于 2mm，但超过 50% 的横截面	3		

这组患者 Cormack 评分为 7 分或者大于 7 分，均有断钉。

作者自己提供了这个分级系统的某些弱点。因为只调查了少量患者（28 例），另外本系统也没有包含后纵韧带的评价。但是，依然可以帮助我们评价前柱的稳定性。

我们认为，患者如果存在骨块进入椎管压迫脊髓神经的情况，是进行前路手术的重要考量。第一次后路手术后，进行 CT 扫描，发现骨块压迫硬膜囊，另外，患者的神经功能也没有改善，基于这些事实，需要增加一个前路手术。

通过前路手术切除前方碎骨块，解除硬膜囊受压，是有利的；对于胸髓来说，硬膜囊更不应该被干扰，因而，这点显得尤为重要。

尽管对椎间盘所起的作用研究的时间长，但是仍未明确。椎体的应力增加，必然伴有椎间盘的应力增加，像其他软组织一样，椎间盘只有有限的潜在修复能力。受损的椎间盘不能修复，可能会引起慢性疼痛。因此，这也成为牺牲运动节段，增加一个前路手术的理由。

重要的一点是，虽然一些椎间盘受损的分级，比如 Sander 等的分级，依然没有指南来指导临床决策[8]。

同样，重要的是患者的并发症。特别是伴有严重的肺部疾病，单纯后路长节段固定比后路短节段固定联合前路手术更加合适。另一方面，在进行开胸手术时，由于残留肺的问题，导致胸廓凹陷，会影响前路的稳定性。

在我们的病例中，增加一个前路手术，需要以下 4 个指征：

1. 椎体严重损伤（Cormack 评分＞7 分）

2. 后路手术后，椎管仍旧受压，神经系统症状存在

3. 患者年龄较小，我们期待恢复矢状位的平衡

4. 后路手术后，因为存在前方椎体的轴向移位，需要增加稳定性

36.4　结论与精华

文献中没有明确的增加前路手术的指南。

证据级别：C

尽管缺乏证据，但是参与脊柱骨折治疗的每一位医师，对这些患者的治疗应该有清晰的思路。

将我们的观点归纳为以下要点，进行描述。

根据德国骨科脊柱和创伤学会（德国骨科与创伤外科联合会 / 海登等）的建议，在以下情况中，我们推荐增加一个前路手术。
- 椎体压缩超过 1/3 高度
- 椎管内仍有骨块和脊髓神经根受压
- 初始后凸角大于 15°～20° 或脊柱侧凸大于 10°
- 椎间盘下陷至椎体或移位至椎管

为什么？

椎体如果存在广泛破坏，只是进行后路稳定手术，那么，预示着术后复位的丢失。初始后凸角越大，创伤越严重，术后复位丢失的可能性越大[4]。我们认为，特别是从长远来看，严重的脊柱后凸对胸腰段来说影响很大。当腰椎退变时，将阻碍代偿性的腰椎前凸。

此外，严重的椎间盘损伤不能愈合，可能会引起持续性的疼痛。

特别是在胸椎，如果硬膜囊前方仍有骨块，那么从前路取出则更加安全。

另一方面，我们不建议在所有病例中都采用前路手术。

在 A3 型损伤（AOSpine 分类）中，椎体后壁仅仅有微小的受累 / 骨块移位，脊柱后凸 <15°，骨头质量良好，没必要增加一个前路手术。

在 B 或 C 型损伤（AOSpine 分类），仅仅有小块的骨缺损的强直性脊柱炎患者中，单纯后路长节段稳定手术有较好的治疗效果。

当然，伴有肺部炎症并发症的患者，行后路长节段固定是有利的。

在上、下胸椎，特别是对于完全性爆裂骨折，考虑分析脊柱后凸和椎体的破坏程度后，我们也采用上、下各两个节段水平的后路固定的治疗。在这些区域，牺牲运动节段并不像在胸腰段或腰椎中那样重要，而且由于椎体较小，无论如何都需要长节段稳定。

临床注意事项
- 尽管缺乏证据，我们还是建议，当前柱有较大的骨缺损时（如椎体高度减少 30% 或双终板破裂），已经完成后路短节段固定的大部分 A3 型及全部 A4 型病例增加一个前路手术［参照德国骨科脊柱和创伤学会（德国骨科与创伤外科联合会 / 海登等）的推荐］
- 对于 A3 型推荐行前路单间隙融合，对于 A4 型则建议椎体置换

经验教训
- 对于有严重肺部疾病或复杂腹部手术史的患者，是否需要增加一个前路手术应该受到质疑，一般认为单纯一个后路长节段固定而不需要前路手术会获益。

编者按

作者清楚地向我们展示了一组需要行前路重建手术的病例，尽管没有高水平的证据，但还是提供了一个在何种情况下需要做前路手术的可靠的论点。

（李伟 译 徐华梓 审）

资深专家点评

这是一例复杂的多节段胸椎骨折，伴有脊髓损伤和多发肋骨骨折及肺挫伤。首先，术前必须评估患者的生命体征是否稳定，全身情况是否能耐受手术。否则，急诊手术有较大风险，要依损伤控制理念来处理。其次就是根据骨折的类型，决定手术方案，包括手术入路、减压、重建和固定。胸腰椎骨折常采用 AO 分型，TLICS 评分 >5 分的必须手术，Cormack 评分大于 7 分的要行椎体重建。后路手术是金标准，能解决绝大部分问题，包括前方骨折块的减压切除、椎体的重建和椎弓根固定。对于此类伴有肺损伤者，后入路能避免干扰胸腔内部脏器，减少术后并发症。如果术者更熟悉前路手术，特别是有胸腔镜辅助手术，也是选择之一。该病例包括了多种骨折类型，有严重的骨折脱位（C 型）及完全性爆裂骨折（A4 型），脊髓损伤和胸腔损伤。手术采用了后、前入路，包括了前、后方减压，前方重建，后路固定。这些技术是符合胸腰椎骨折的处理原则的。

（温州医科大学第二附属医院 徐华梓）

参考文献

1. Smits AJ, Polack M, Deunk J, et al. Combined anteroposterior fixation using a titanium cage versus solely posterior fixation for traumatic thoracolumbar fractures: a systematic review and meta-analysis. J Craniovertebr Junction Spine. 2017;8(3):168–78.

2. Eleraky MA, Duong HT, Esp E, Kim KD. Expandable versus nonexpandable cages for thoracolumbar burst fracture. World Neurosurg. 2011;75(1):149–54.

3. Glassman SD, Bridwell K, Dimar JR, Horton W,

Berven S, Schwab F. The impact of positive sagittal balance in adult spinal deformity. Spine (Phila Pa 1976). 2005;30(18):2024–9.

4. Knop C, Blauth M, Bastian L, Lange U, Kesting J, Tscherne H. Frakturen der thorakolumbalen Wirbelsäule. Unfallchirurg. 1997;100:630–9.

5. Oda I, Cunningham BW, Buckley RA. More does spinal Kyphotic deformity influence the biomechanical characteristics of the adjacent motion segments? An in vivo animal model. Spine. 1999;24(20):2139.

6. PP Oprel P, Tuinebreijer WE, Patka P, den Hartog D. Combined anterior-posterior surgery versus posterior surgery for thoracolumbar burst fractures: a systematic review of the literature. Open Orthop J. 2010;4:93–100.

7. McCormack T, Karaikovic E, Gaines RW. The load sharing classification of spine fractures. Spine (Phila Pa 1976). 1994;19(15):1741–4.

8. Sander AL, Laurer H, Lehnert T, El Saman A, Eichler K, Vogl TJ, Marzi I. A clinically useful classification of traumatic intervertebral disk lesions. AJR Am J Roentgenol. 2013;200(3):618–23. https://doi.org/10.2214/AJR.12.8748.

第37章　骶骨骨折

Ulas Yildiz，Frank Kandziora

37.1　引言

骶骨骨折因其异质性一直得不到重视，而且因其复杂的结构特点，临床诊治面临着很大的挑战。骶骨骨折大体上可以分为创伤（约占70%）和非创伤（约占30%）两类。随着世界人口老龄化加快的趋势，非创伤性骶骨骨折的比例将大大增加（比如骶骨不完全骨折）。创伤性骶骨骨折通常为高能量损伤的结果，以骨盆环损伤为典型表现，同时伴有骨盆周围软组织的损伤。相比之下，非创伤性骶骨骨折一般没有明确的外伤史，主要表现为骨质疏松骨折或不完全骨折，多发损伤比较少见。因此，在制定手术方案时，明确骨折类型就显得非常重要。然而，因为多数分类方法对于骶骨骨折的治疗缺少有效的指导意见，致使此类骨折的治疗没有统一方案，所以目前对于骶骨骨折的治疗主要是由患者所就诊的医疗机构来决定（如骨科，神经外科或创伤外科）。

本文通过比较骨质疏松性和创伤性骶骨骨折（采用同样手术方法且都存在腰椎骨盆不稳）临床疗效的差异，来分析复杂骶骨骨折的临床特点和治疗选择。

37.2　病例描述

37.2.1　病例1：创伤

一名22岁女性在以50km/h的速度开车时与另外一辆机动车相撞致全身多处受伤。

患者入院后主诉下腰痛、右手畸形。进一步检查发现右侧 L_5 神经根感觉和运动轻微受损。神经电生理检查提示胫前肌体表诱发电位在正常范围，表明神经根仅有轻微挫伤（图37.1）。

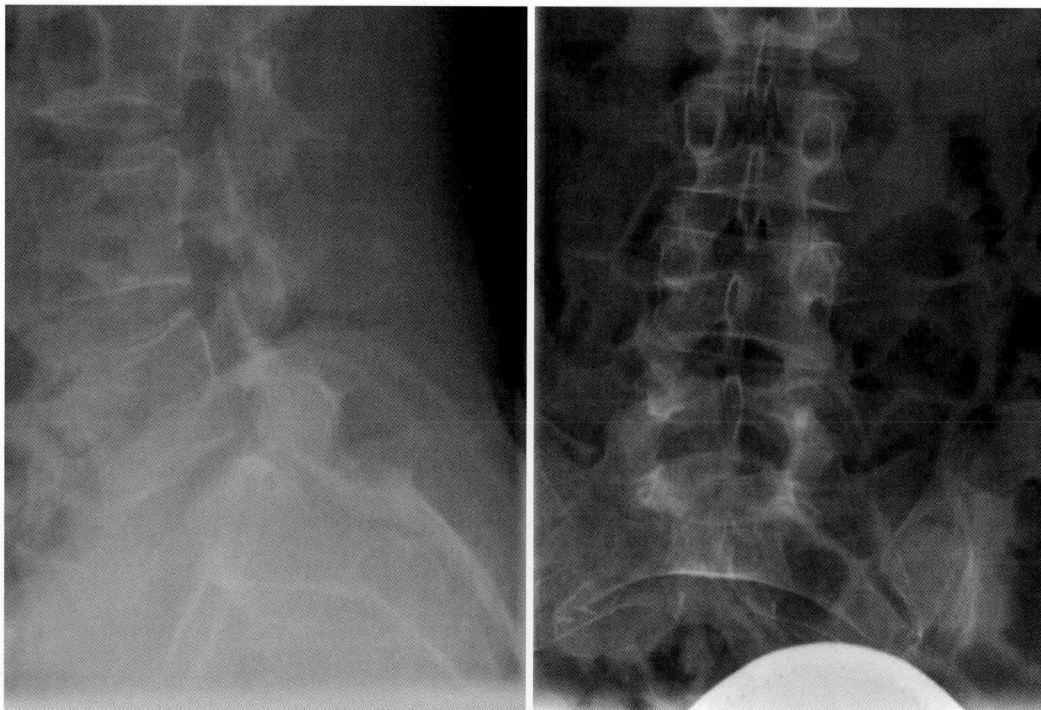

图37.1　X线提示骶骨骨折

影像学检查提示钩骨骨折、三角骨骨折脱位合并右腕关节脱位。

X 线平片提示骶骨骨折。进而行 CT 检查显示骶骨双侧 H 形骨折,右侧骶骨基底和骶骨翼脱位（图 37.2 和图 37.3）。骨折线累及 Denis 分类中所述的 III 区[1],中央椎管受累但神经结构完整。按 Roy-Camille 分型属于 II 型[2]。影像学没有发现 L$_5$ 神经根受损。

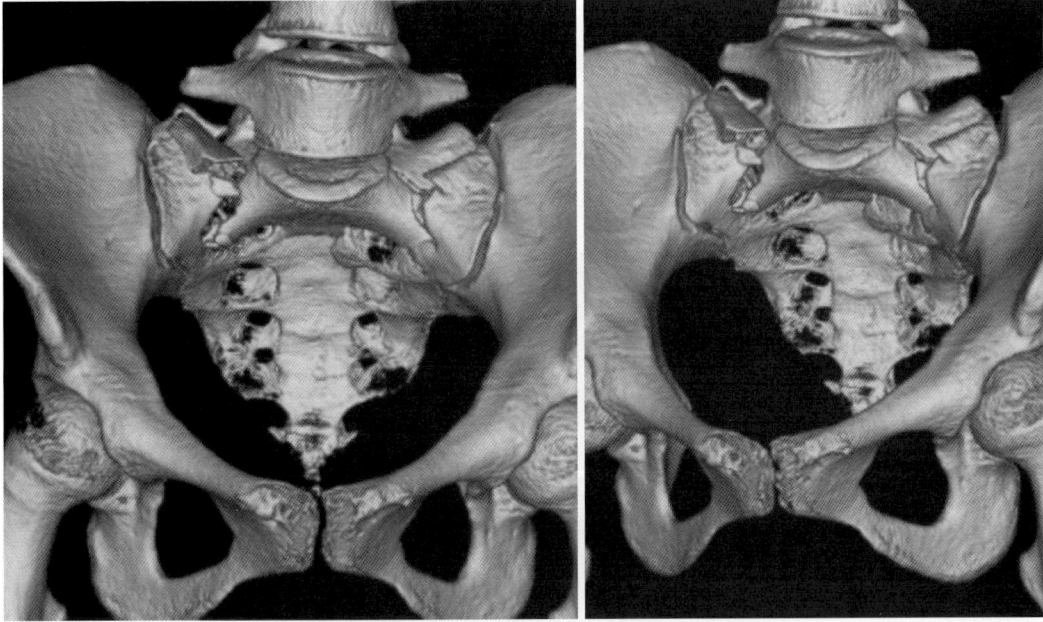

图 37.2　重建 CT 证实骶骨双侧骨折,右侧基底的骨折块移位明显

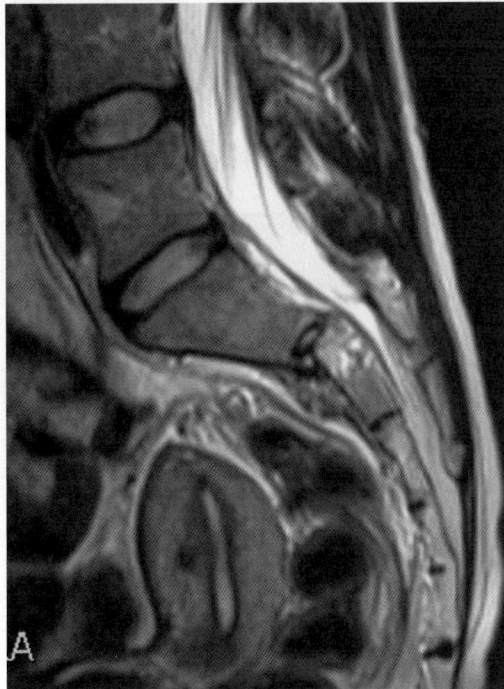

图 37.3　MRI 显示屈曲损伤,S$_1$,S$_2$ 骨折脱位伴有骶前血肿形成,属于 Roy-Camille 分类中的 II 型

手术入路选择 L_3-S_4 节段后正中切口，剥离椎旁肌，骨膜下显露 L_4-S_4 后方结构，两侧显露到双侧髂后上棘。在显微镜指引下置入双侧 L_4/L_5 椎弓根螺钉。充分暴露髂后上棘后，用 1cm 宽的骨凿在髂后上棘开口作为髂骨固定的切入点，目的是防止钉尾凸出，减轻患者的不适感。用探针探查从髂后上棘到髂前上棘的轨迹，在确保没有穿透皮质后，取合适长度的螺钉并在显微镜下置钉，尖端指向髂前上棘。然后连接钉棒。鉴于 H 形骨折的高度不稳定性，为了增加钉棒的牢靠性和减少轴向旋转，两棒之间连接横联。因为没有神经根受损的表现，故没有进行 L_5 神经根减压。术后患者未出现任何并发症。鼓励患者早期活动。随访内容包括拍摄站立位片以及骨盆入口位和出口位片。术后 3 个月行 CT 以查看患者骨折愈合情况。术后患者的运动和感觉功能完全恢复。

术后 4 个月骶骨骨折骨性愈合后取出内置物，使腰椎恢复节段运动（图 37.4～图 37.6）。

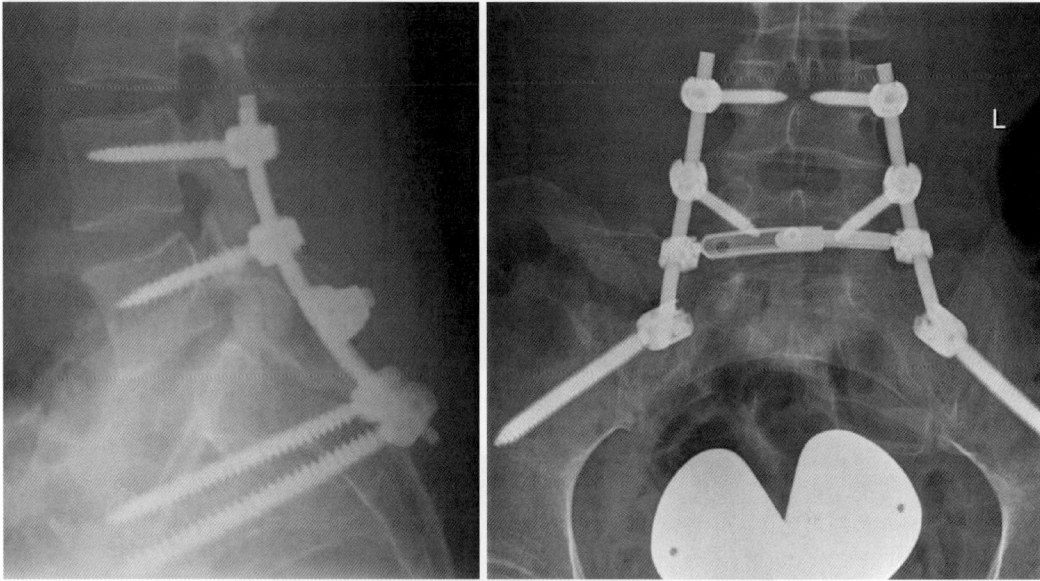

图 37.4　术后 X 线

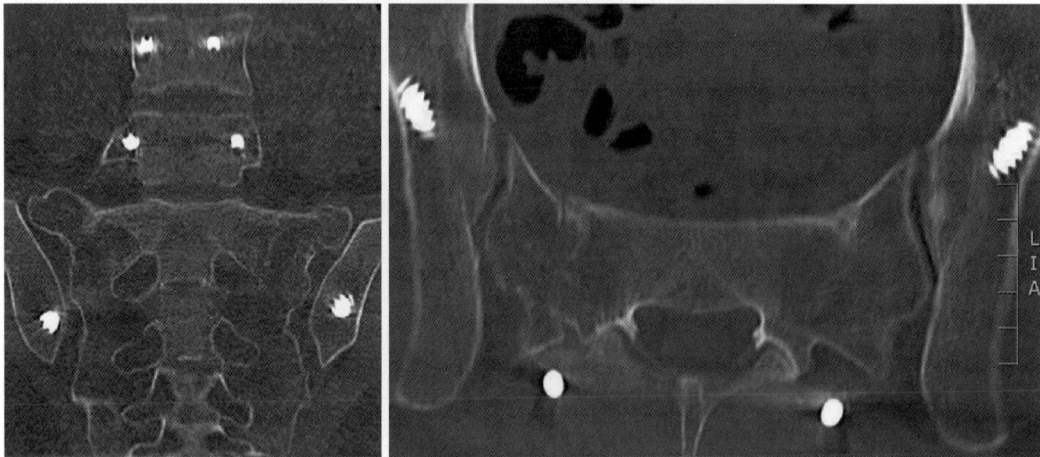

图 37.5　术后 3 个月的 CT 检查

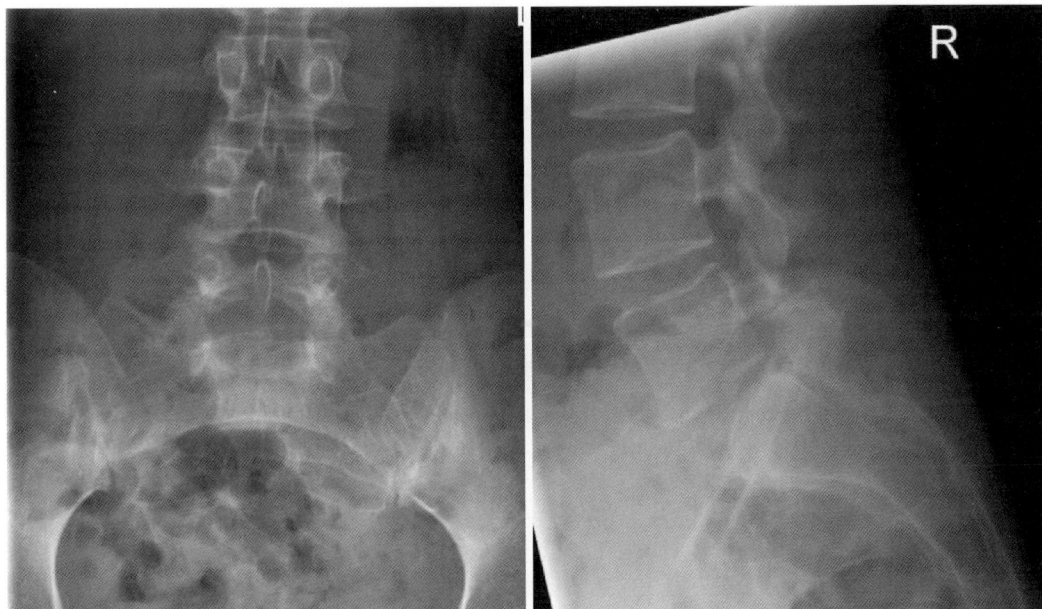

图 37.6　内置物去除

37.2.2　病例 2：骨质疏松

　　一位 81 岁的老人因癫痫惊厥摔倒致伤，主诉下腰部持续性疼痛。

　　经检查诊断为过伸性损伤：L_5/S_1 节段骨折脱位，属于 AO 分型中的 B3 型，患者要求手术治疗。双能 X 线骨吸收实验提示骨质疏松。该患者的 S_1 终板骨折，腰椎和骨盆连接处分离并伴有软组织的损伤（图 37.7）。

　　手术方案为 L_5/S_1 椎间融合、L_4-S_2 内固定。S_2 选用 S_2-alar 螺钉，将腰骶椎固定到骨盆环上。除了髂骨固定外，手术方式与上一个病例一样。之所以选择 S_2-alar 螺钉是因为它的切迹低，而且生物力学强度比普通的髂骨钉要强。切除的 L_5/S_1 关节突关节周围行同种异体骨植骨。

　　S_2-alar 螺钉可以直接将骶髂关节连接起来，并稳定了骶髂关节。这对于术前既已存在骶髂关节退变的患者非常有用，而对于那些年轻的、骶髂关节稳定的、将来要取出内置物的患者要尽量避免使用（图 37.8）。

　　接下来要进行的是前方支撑以及恢复矢状位平衡和腰椎正常力线。术前骨盆血管影像提示在髂静脉分叉处有足够宽的空间，故手术选择脐和耻骨联合之间的正中切口顿性分离腹膜到达后腹壁，在切除 L_5/S_1 椎间盘后将一枚前凸的 ALIF 手术用的融合器放入此间隙并拧入四枚螺钉固定以增加力学稳定性。

　　术后早期治疗包括尽早活动以预防肠梗阻和肺不张。早期经口进食有利于促进肠蠕动和恢复正常排便。当患者可以自主活动时，即应逐渐减少阿片类镇痛药的使用（图 37.9 和图 37.10）。

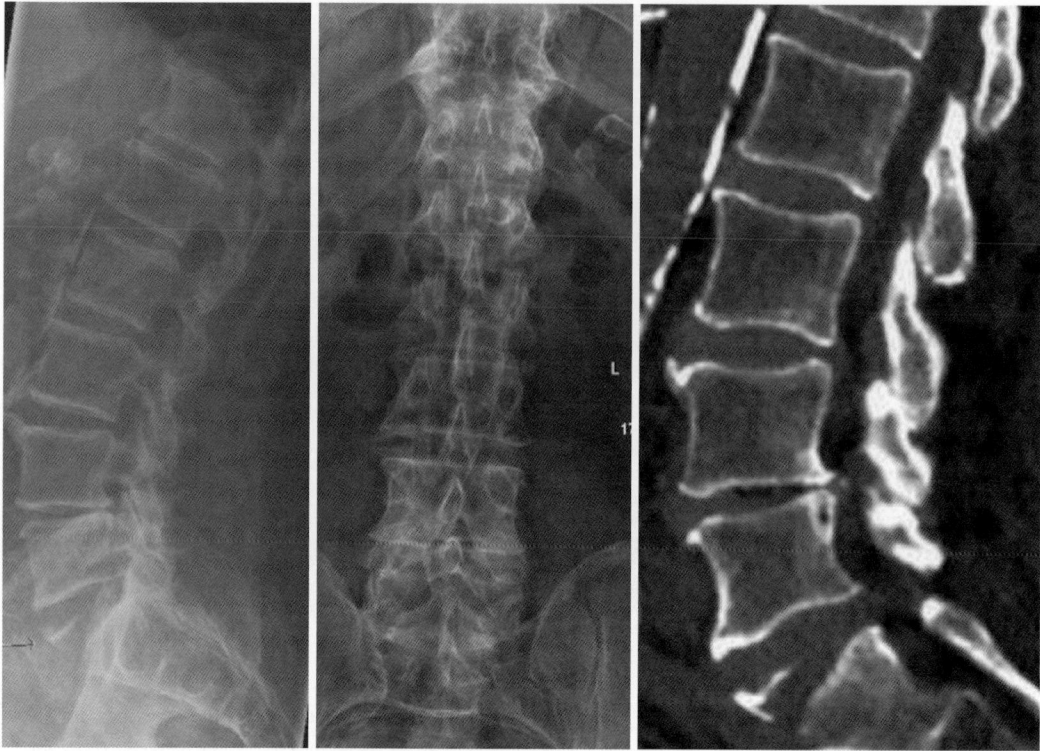

图 37.7　骨折为过伸性损伤,X 线提示 S_1 上终板撕脱骨折,L_5/S_1 节段间隙增宽

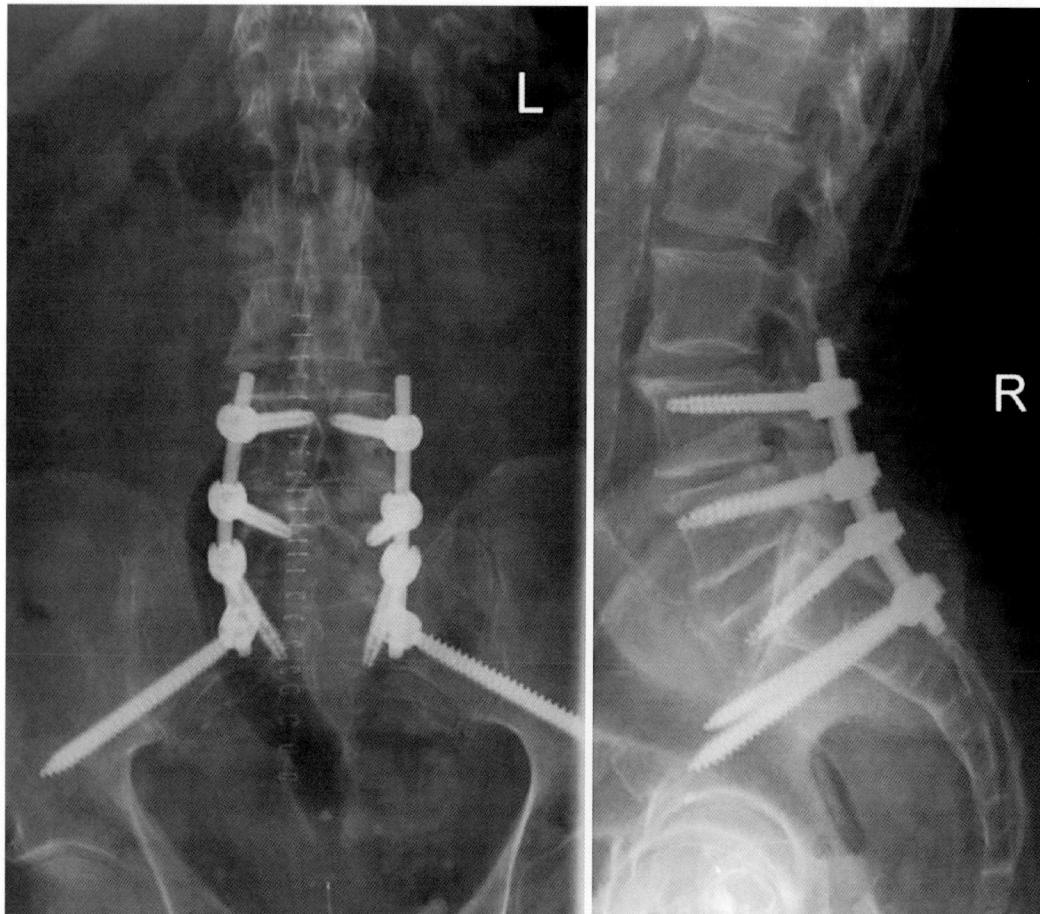

图 37.8　术后 X 线

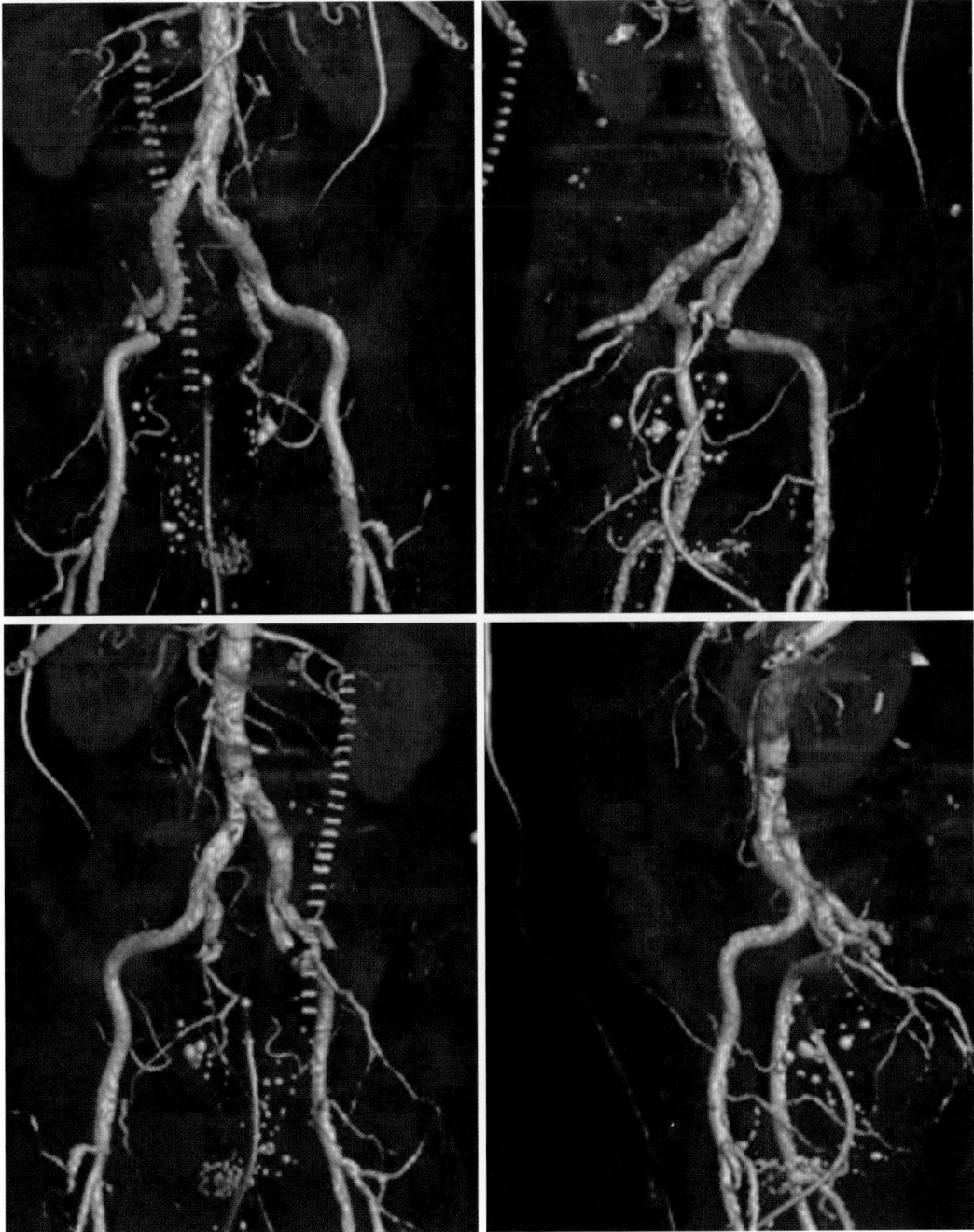

图 37.9 血管 3D 影像证实在髂静脉分叉处有足够空间

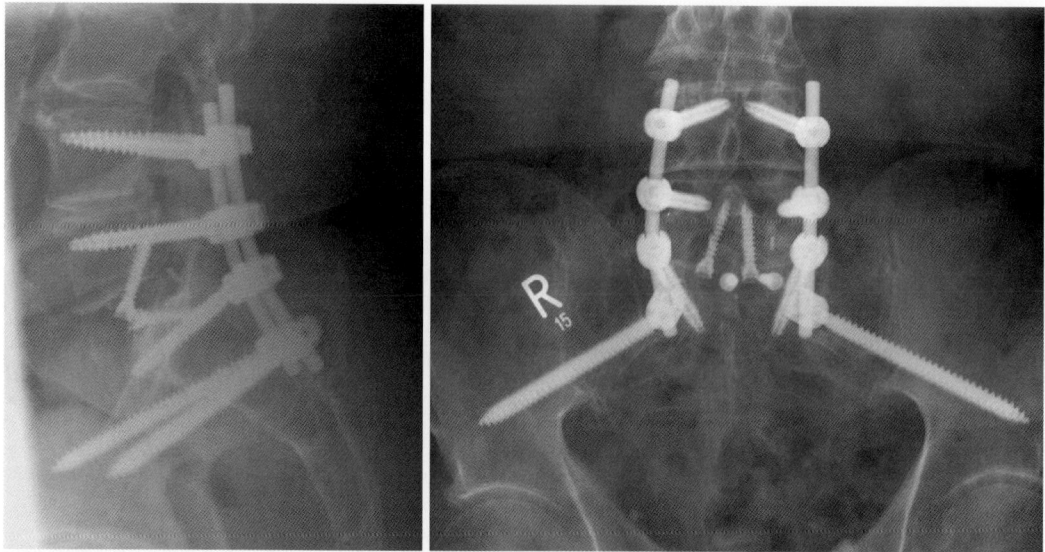

图 37.10 术后 X 线，椎间植骨

37.3 病例讨论

骶骨骨折由于其损伤机制的多样性有很多分类方法，最常用的是 Denis 或 Roy-Camille 分类[1,2]，此两种分类方法主要依据于骨折的部位和脱位的程度。Denis 等人按照骶孔将骶骨分为三个区，其中Ⅲ区靠骶孔最近，所以损伤后最容易出现神经损伤。Ⅲ区的椎体骨折很少出现神经损伤，主要是因为 Roy-Camille 分类中的Ⅱ型或Ⅲ型骨折为横形骨折，通常导致马尾综合征或腰骶丛神经功能障碍[3,4]。骶孔损伤后一般伴有神经根损伤。

骶骨骨折的 AO 分型主要是基于骨折的特点和并发症来进行分类的[5]。此分类法按照骨折不稳的程度将其分为 3 型。A 型不影响脊柱骨盆的稳定性，B 型骨折位于主要位于单侧并伴有后方骨盆的不稳定，C 型骨折位于双侧且同时伴随脊柱骨盆脱位。此分型方法试图得到国际社会的普遍认可，但因其主要用于创伤性骨折，忽略了骨质疏松或代谢骨病所引起的骨折，所以到目前为止还没有被广泛应用。

考虑到骨脆性的影响，Rommens 等人推荐使用骨盆环脆性骨折的分类方法[6]。与年轻成人骨盆环的损伤相比，骨质疏松患者难以承受如此重的负荷，包括低能量损伤或病理性载荷。许多骨折模式均表现为一种动态的过程。Linstrom 等人发现走路会导致双侧骶髂关节交替负重[7]，当骨量减少时会导致单侧或双侧骶骨骨折。在失去了侧方的支撑后，力就会从脊柱传导到骶骨，集中作用在骶骨的中央部分。这样就会反过来在骶骨的上部产生一个向前内侧的力量，导致横断骨折。

从这个角度看，虽然 Rommens 等人的分类方法仅仅反映了骨盆环损伤的情况，但是却能更好地说明骨盆环损伤的临床特点和形态特征，便于更好地理解和预测损伤的稳定性和预后。然而，尽管此分类方法便于理解，但是由于其复杂性，迄今为止应用很少。

前面所述的创伤病例由于骨折呈 H 形，按照 AO 分型属于 C3 型。因为是横形骨折，所以高度怀疑合并神经损伤，可能会出现马尾综合征或腰骶丛神经损伤的症状。但是由于骨折并没有累及椎管，所以没有出现严重的神经损伤症状，仅仅表现为右侧 L_5 神经根的感觉和运动障碍。骶骨右侧基底部骨折块移位、髂腰韧带损伤，L_5 神经根间接"拉伸"，这可能是神经症状出现的原因。由于术前神经电生理检查和周围神经功能均正常，而且影像学检查未见神经根受压，所以术中没有进行直接减压。我们期待通过韧带旋转还原起到间接减压的目的。手术切开主要是为了评估和解决骨折脱位。横形骨折通常造成脊柱骨盆的不稳定，手术通常需要恢复脊柱骨盆的稳定性。在垂直不稳定的骶骨骨折中，骨盆旋转的作用可以抵消剪切力，因此必须减轻骶骨负重。横联可以起到预防轴向旋转的作用。这有利于患者早期负重和术后护理。其他内固定方法，包括经皮骶髂螺钉、骶骨钉棒或人工间盘等都不足以提供坚强的内固定，以便患者进行早期活动。

对于骨质疏松患者来说，因为缺少相应的亚

型,FFP 分型并不适用。相比 U 形损伤而言,这种类型的骨折更应该归于 AO 分型的 B3 型。由于骨量减少,脊柱骨盆固定主要是为了达到可靠的内置物铆定,确保稳定和预防假关节形成。因为 S_1 终板完整,所以椎弓根螺钉可以从 L_4 固定到 S_1。选择 S_2-alar 螺钉主要是因为相比髂骨钉来说,它的切迹低、可以直接与近端的内固定相连、避免了广泛的软组织剥离,更大程度地增加生物力学稳定性。L_5/S_1 节段放入融合器是为了保证前方的支撑和诱导骨融合。

37.3.1　比较两个病例

在骨折愈合后,要取出年轻创伤患者的全部内置物,为了遵循临时稳定的原则,我们选择了单纯内固定。而骨质疏松的患者之所以选择 L_5/S_1 节段的永久性融合,主要是考虑到老年人通常存在韧带和软组织的钙化,一旦受到创伤通常会出现广泛的软组织损伤和脆性骨折,前后方足够的支撑才有利于患者早期活动。

37.4　结论与精华

高能量损伤必须经过高分辨率的影像学检查,特别是多层 CT 扫描才能确诊。如果合并神经损伤,通常需要行 MRI 扫描以明确有无椎管内出血或神经损伤。治疗原则主要以骨盆环的稳定为标准。创伤后早期主要通过减少腹膜后骶骨周围出血,提高患者的生存率。紧急情况下可以使用骨盆外固定。然而,如果条件允许,切开内固定更利于早期的护理和活动。而且,这样做可以将身体的重量由下腰椎绕过损伤的骶骨直接作用于髂骨上。

老年人通常没有外伤史,需要拍摄标准的骨盆平片来排除骨折。在前瞻性研究中有高达 60%~80% 的骨质疏松性骶骨骨折,回顾性研究中有大约 50% 的骨质疏松性骶骨骨折通过普通的 X 线检查未能发现[8,9]。如果患者主诉持续性疼痛,必须通过 CT 或 MRI 来证实有无骨折。在非创伤性骶骨骨折或者低能量创伤中,如果没有神经障碍,患者可以自由活动,也可以采取保守治疗。不稳定性骨折必须进行仔细的检查,否则可能会因为误诊误治而导致并发症出现。手术治疗时要最大程度恢复脊柱骨盆的稳定性。骶骨骨折一般需要长节段的内固定,特别是在骨质疏松的患者中,髂骨钉或 S_2-alar 螺钉的使用有助于对抗屈曲力量。特别是 L_5/S_1 节

段,因为腰骶段融合容易形成假关节。为了减少假关节形成的风险,可以在椎间植入人工骨。

> **临床注意事项**
> - 对于有代谢性骨病可能的患者,应该保持高度的警惕,谨防骨折漏诊。
> - MRI 阳性表现是发现骨质疏松性骶骨骨折的金标准。

(梁思敏　译　丁惠强　审)

> **资深专家点评**
>
> 目前针对骶骨骨折的分型,在临床上较为广泛使用的是 Denis 分型、Roy-Camile 分型、Isler 分型以及 AO 分型。本章节中的两个病例中,病例 1 为骶骨的 H 形骨折,病例 2 为 L_5/S_1 的伸展-分离型骨折。两个病例均采用了腰椎骨盆固定术。该术式主要适用于:①特殊类型的骶骨骨折,如 H、U 形骶骨骨折,该类骨折是 Denis Ⅲ 型骨折的特殊形式,是指骶骨横形骨折同时合并双侧经骶孔纵形骨折,此类骨折导致腰椎及骶骨上部中央骨折块从骨盆环分离,即"腰盆分离"(病例 1 属于此种情况);②高危骶骨横断粉碎性骨折;③骶骨骨折不愈合或合并 L_5 峡部裂滑脱;④严重的骶髂关节脱位和腰骶关节脱位(病例 2 即属于严重的腰骶关节脱位)。病例 2 患者合并骨质疏松,作者在后路腰椎骨盆固定的基础上,进行了 ALIF 来完成 L_5/S_1 的椎间融合。其优势在于可以同时采用零切迹的螺钉固定椎间融合器来增加力学稳定性,但这样的后前路手术也增加了患者的手术创伤,同时对术者的技术要求更高。而目前也有学者报道在后路固定的基础上采用 PLIF 或 TLIF 亦可实现 L_5/S_1 的椎间融合,重建腰椎-骨盆结构的稳定。
>
> (宁夏医科大学总医院　丁惠强)

参考文献

1. Denis F, Davis S, Comfort T. Sacral fractures: an important problem. Retrospective analysis of 236 cases. Clin Orthop Relat Res. 1988;227:67–81.
2. Roy-Camille R, Saillant G, Gagna G, Mazel C. Transverse fracture of the upper sacrum. Suicidal jumper's fracture. Spine. 1985;10(9):838–45.
3. Bellabarba C, Stewart JD, Ricci WM, et al. Midline sagittal sacral fractures in anterior—posterior com-

pression pelvic ring injuries. J Orthop Trauma. 2003;17(1):32–7.

4. Rodrigues-Pinto R, Kurd MF, Schroeder GD, et al. Sacral fractures and associated injuries. Global Spine J. 2017;7(7):609–16.

5. Bellabarba C, Schroeder GD, Kepler CK, et al. The AOSpine sacral fracture classification. Global Spine J. 2016;6(1_suppl):s-0036-1582696-s-0036.

6. Rommens PM, Hofmann A. Comprehensive classification of fragility fractures of the pelvic ring: recommendations for surgical treatment. Injury. 2013;44(12):1733–44.

7. Linstrom NJ, Heiserman JE, Kortman KE, et al. Anatomical and biomechanical analyses of the unique and consistent locations of sacral insufficiency fractures. Spine. 2009;34(4):309.

8. Gotis-Graham I, McGuigan L, Diamond T, et al. Sacral insufficiency fractures in the elderly. Bone Joint J. 1994;76(6):882–6.

9. Ries T. Detection of osteoporotic sacral fractures with radionuclides. Radiology. 1983;146(3):783–5.

第38章 高龄个体脊柱损伤

Maria Wostrack, Bernhard Meyer

38.1 引言

近年来，由于心脑血管疾病引发的跌倒导致的老年人外伤性骨折的风险在不断增加，此外，骨代谢的改变使骨骼脆化和骨折增加。即使是如室内坠落这样的轻微的创伤通常也会导致严重的脊柱受伤。

两种老年人最常见的骨折类型分别是胸腰椎的骨质疏松性压缩性骨折和颈椎上段的 Anderson 和 D'Alonzo Ⅱ型齿状突骨折[3]。

因为骨密度的丢失和术后围手术期并发症，这类外科手术的实施往往受到很大的限制。与某些患者可以得到明显受益的手术相反（如髋部骨折），目前仍缺乏老年人脊柱骨折治疗的明确指南。

本章将阐明对于围手术期发病率高的老年骨质疏松性骨折进行患者手术治疗与保守治疗可能会导致不完全愈合和神经功能障碍两种治疗方式可能存在的争议和困境。本章通过老年脊柱骨折最常见的两种类型，具体阐述了保守治疗和手术治疗的基本原理。

38.2 病例1

38.2.1 病例描述

一名 95 岁女性患者，有脑卒中和老年痴呆病史，摔倒后脑勺着地。外部进行 CT 扫描和 MRI 显示 Anderson 和 D'Alonzo Ⅱ型齿状突骨折（图 38.1 和图 38.2），采用 Miami-J 领颈圈进行固定后，将患者转移到我们的诊所，查体显示患者患有强烈的颈部疼痛，神经系统检查未见缺陷。

手术采用 Goel and Harms 技术通过 C_1-C_2 关节固定术对患者进行 C_1-C_2 固定（使用多轴螺钉固定 C_1 侧块和 C_2 峡部）（图 38.3）。

患者术后出现院内获得性肺炎，通过 1 周系统的抗生素治疗后治愈，未出现其他并发症。2 周后，患者的临床和神经学方面的体征达到稳定，出院并返回养老院。

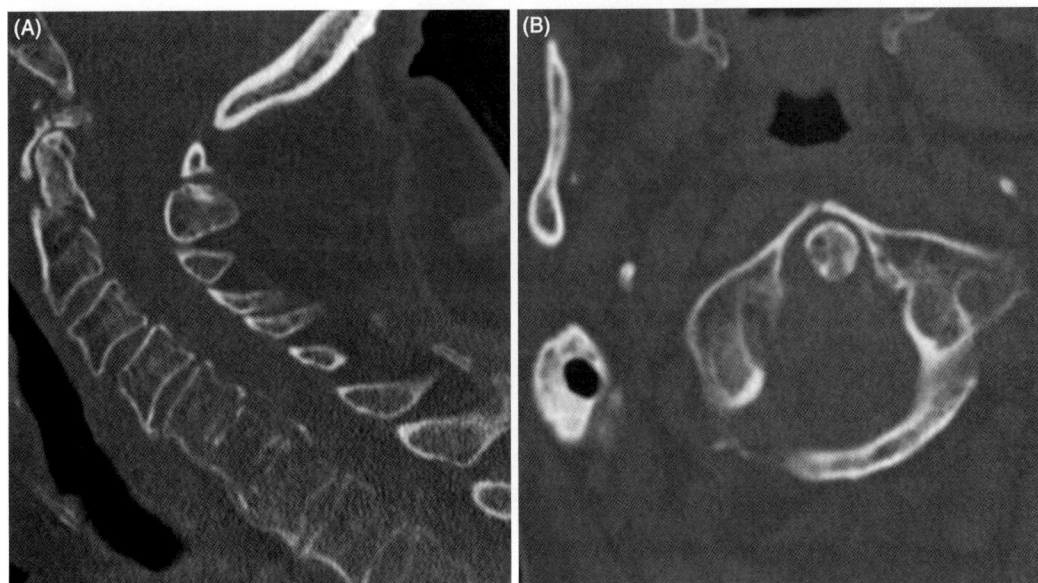

图 38.1 原始 CT 扫描。矢状位（A）和轴位（B）CT 扫描显示 Ⅱ 型齿状突骨折

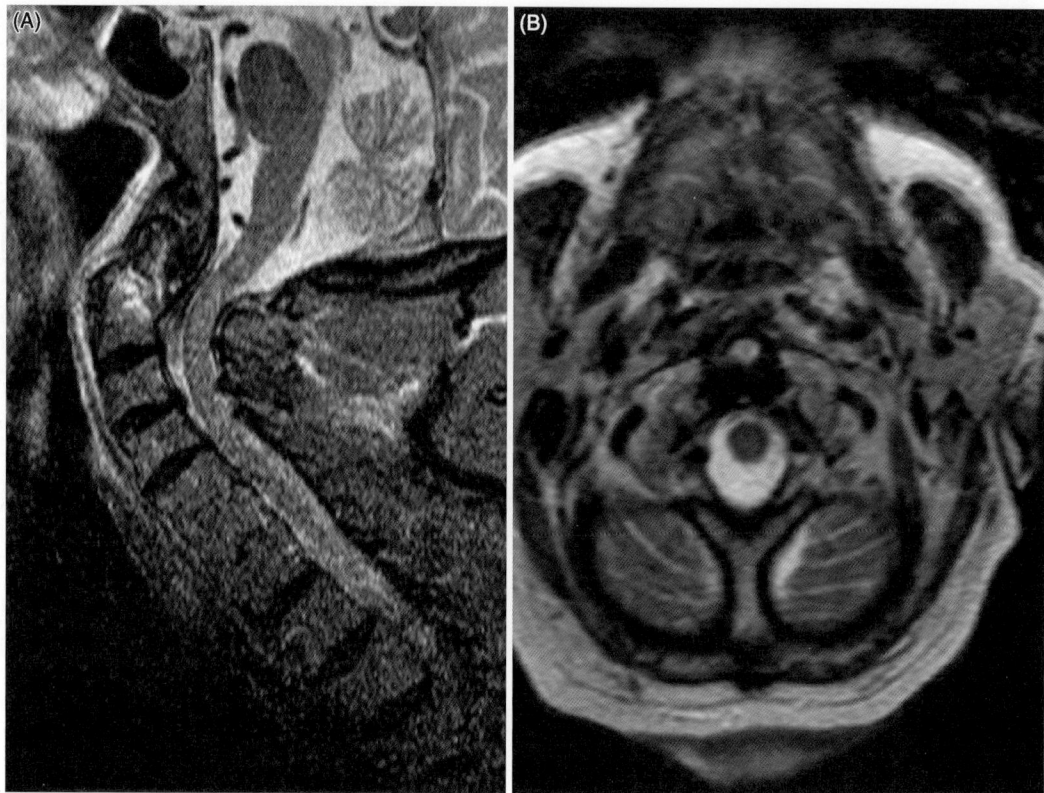

图 38.2　术前 MRI。矢状位 STIR MRI（ A ）显示沿 C_1/C_2 复合物的病理信号增强。矢状位和附加轴位（ B ）表示寰椎横韧带破裂

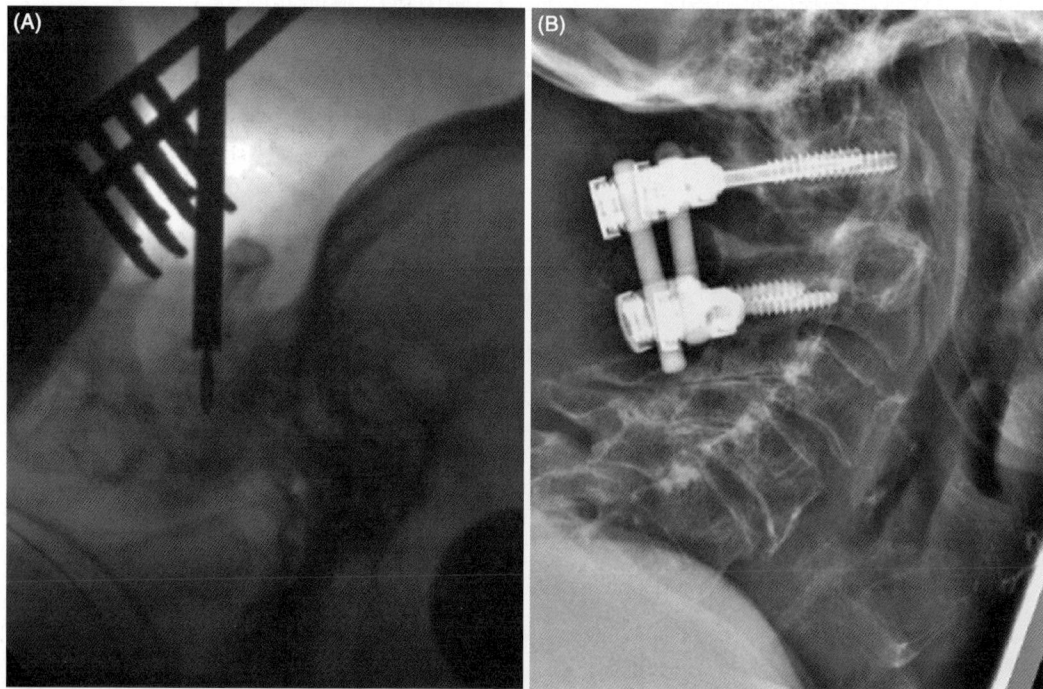

图 38.3　后方 C_1-C_2 螺钉固定。(A)在解剖标志和侧面透视的指导下，通过在 C_1 的侧块中放置螺钉（ A ）和在 C_2 中使用等距螺钉进行固定。(B)术后 X 线检查结果良好

38.3 病例 2

38.3.1 病例描述

患者是在门诊接待的一位 77 岁的老年女性,已知既往有骨质疏松和进行性的腰痛,患者在大约 2 个月前跌倒过。此外,在过去 9 个月中,该患者一直遭受慢性背痛和间歇性跛行。尽管给予了大剂量吗啡类药物镇痛,但是疼痛和间歇性跛行并没有明显缓解。CT 和 MRI 显示合并 L_1 椎体骨质疏松性压缩性骨折并伴有后凸畸形(图 38.4),在上述临床表现和影像学表现的基础上,为患者设计并进行手术治疗。

该患者接受了两个阶段的手术:经皮背侧矫正脊椎融合术椎弓根螺钉固定 T_{10}-T_{11}-T_{12} 和 L_2-L_3-L_4 并在第一步中 L_1 的水平,然后 2 天后椎体置换 L_1(图 38.5)。

患者术后没有明显的神经功能缺陷和术后并发症,在手术后 10 天,患者伤口残留疼痛,在没有帮助的情况下可以短距离行走,被转移到康复诊所继续治疗。

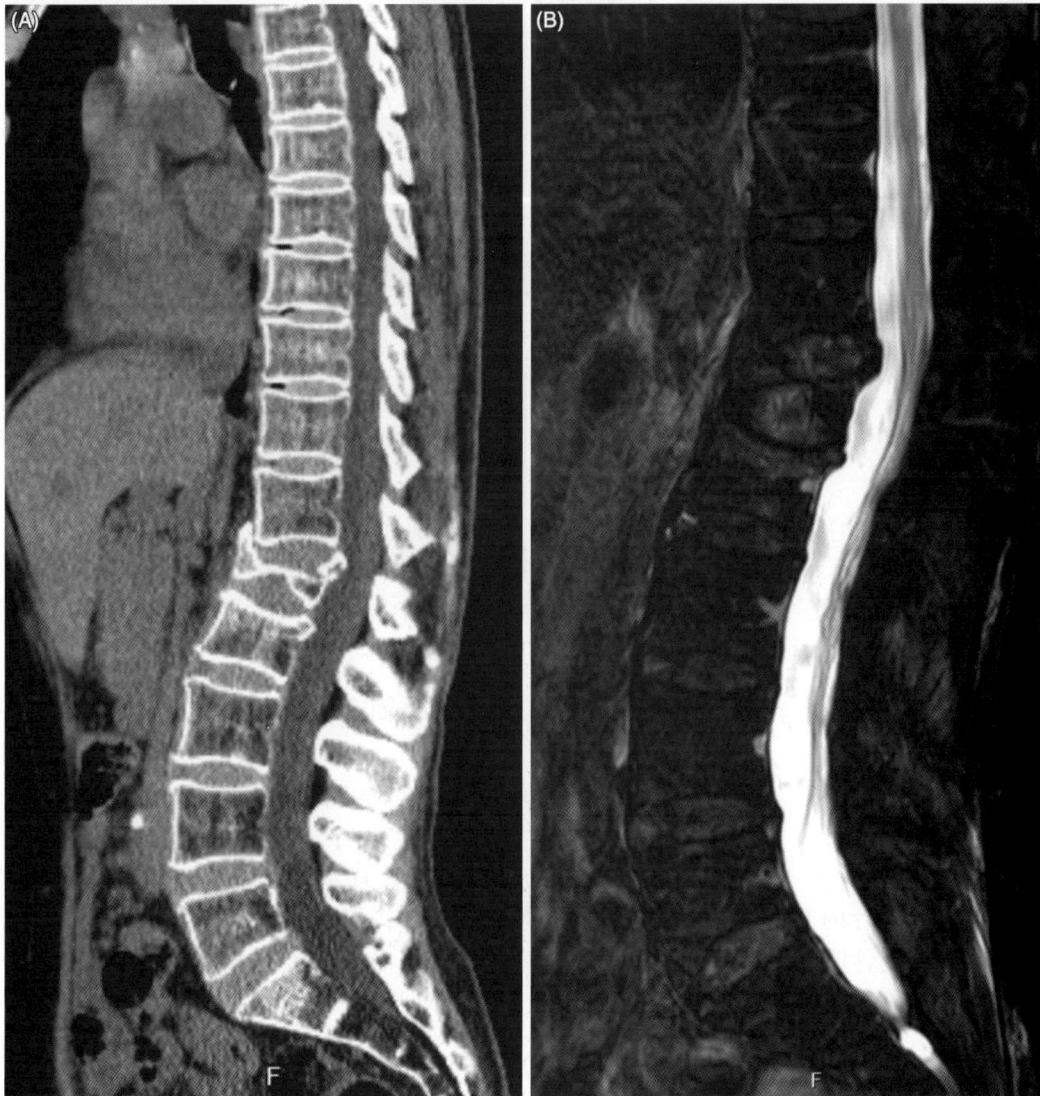

图 38.4 原始数据诊断。矢状位 CT(A)和 T_2 STIR MRI(B)显示 L_1 骨质疏松压缩性骨折并伴有后凸畸形

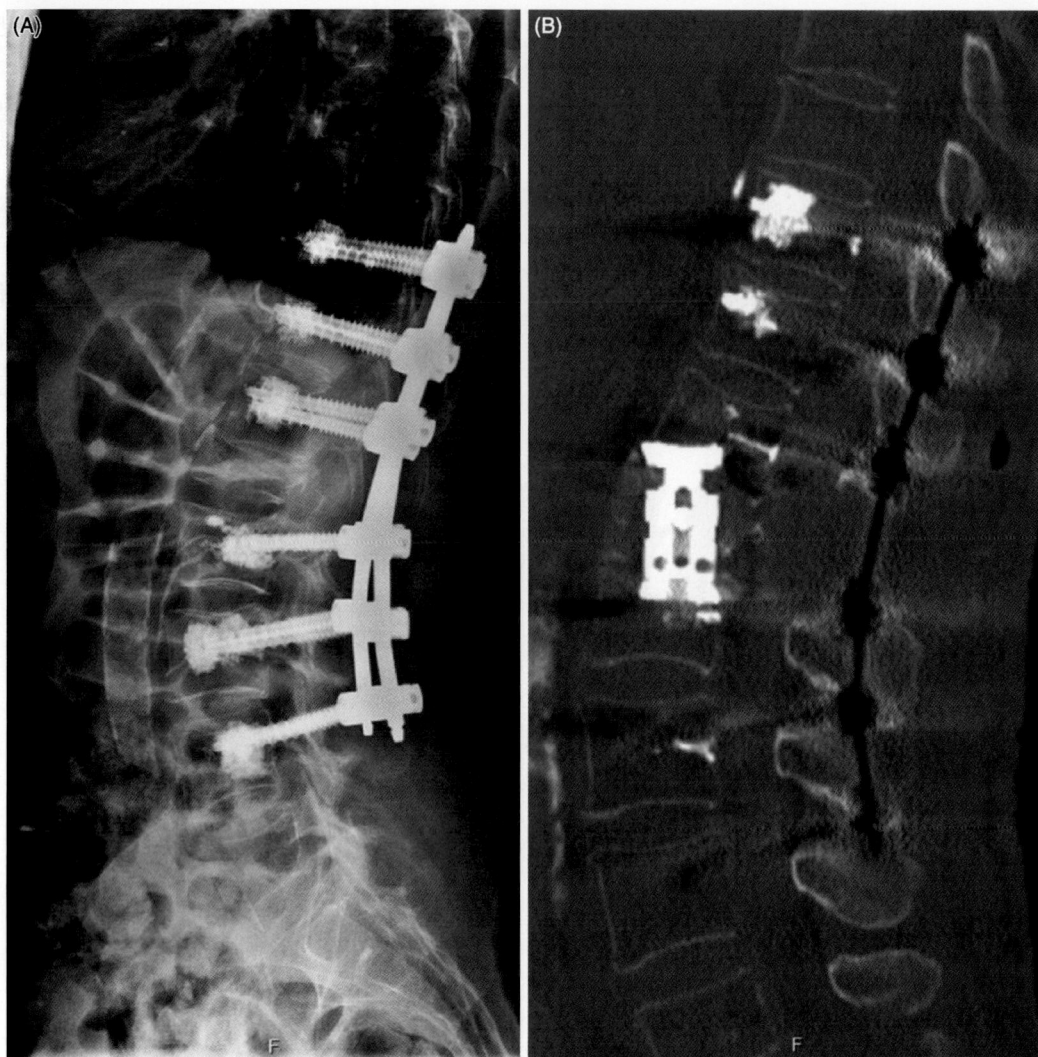

图 38.5 （A）术后图像。水泥增强椎弓根螺钉固定 T_{10}-T_{11}-T_{12} 和 L_2-L_3-L_4 并矫正后凸畸形后的矢状位 X 线。（B）矢状位 CT 扫描显示前路脊柱融合第二步进行后的最终结果

38.4　病例讨论

38.4.1　适应证

38.4.1.1　齿状突骨折

这些损伤往往与治疗的方法无关，且发病率和死亡率都较高。齿状突骨折相关的死亡率依然在增加（特别在术后 12 周时），而在术后 1 年时，死亡率仍然高达 37.5%[34]。

骨质疏松，血液供应不足骨和退变相关的生物力学受损是骨折愈合受阻的主要原因，从而导致假性关节炎的发生率高达 85%[8]，特别是齿状突脱位的患者似乎更容易发生骨不连，且死亡风险随之增加[12]。

Ⅱ型骨折的最佳处理方式仍然有争议，到目前为止，尚无基于 A 级证据的指南。

总体而言，Ⅱ型齿状突骨折的四种不同治疗方案如下：保守的方法包括刚性和非刚性固定，手术方法包括前路齿状突螺钉固定和后路 C_1/C_2 节段融合。

根据大样本 meta 分析显示，通过颈托或胸部支具固定进行保守治疗的患者死亡率在 33% 至 45% 之间[25]，而围手术期患者死亡率介于 6% 至 41% 之间[8,9,13,29,35]。Chapman 等人通过大型回顾性研究证实，与未接受手术治疗的患者相比，接受手术治疗的患者具有 30 天的生存优势（7% vs. 22%）以及长期生存改善的趋势（38% vs. 51%）[5]。据一项基于Ⅱ类数据的病例对照研究发现，通过非手术技术融合的融合率已达到 70%，但恰恰是在老年人中，保守固定会大大增加骨性骨不连的风险[19]：这项研究的优势率提示颅骨牵引的失败风险对于年龄 50 岁以上的患者是年轻患者的 21 倍，甚至

更高。关于融合率,相比于保守的选择,手术治疗可能会提供更多有益的结果,从而使骨愈合率高达 100%[8,35]。如果患者无症状并且动态 X 线显示骨折部位没有不稳定,则稳定的不愈合(或纤维结合)可能是治疗齿状突骨折的适当目标[18,25]。在这些情况下,最主要的问题是已确诊骨不愈合的患者发生延迟性脊髓病变的风险[7]。实际上,尚不清楚脊髓病变会在多长时间内发展:在大多数情况下,临床症状的出现往往需要几年的时间,从理论上讲,这对于老年人群而言可以忽略不计。但是,大多数保守治疗后不愈合的老年患者由于其临床相关症状仍需要在创伤后 90 个月内进行延迟手术[31]。

这些数据表明,这类患者进行手术可以获得更好的预后。

38.4.1.2　椎体压缩性骨折

骨质疏松性压缩性骨折多为 AO 分型的 A 型骨折,在老年人中非常常见(117/100 000),胸腰椎交界处是最常见的骨折部位。典型的症状包括急性下腰痛,运动缺陷和植物人状态,间歇性跛行,肢体废用以及显著的生活质量下降。目前保守治疗包括药物镇痛,卧床休息和相应的抗骨质疏松治疗。尽管大多数骨折在不手术的情况下均能良好愈合,但多达 30% 的骨折会出现疼痛,脊柱进行性后凸畸形和神经功能缺陷。对于非手术治疗无效的严重疼痛和疼痛性骨不连的患者,建议在急性期行经皮水泥骨增强术,包括椎体成形术或椎体后凸成形术。但是,如果陈旧的骨质疏松性骨折具有明确的后凸畸形和矢状位不平衡和相关症状,例如失能性疼痛或神经功能缺损,则应进行更进一步的治疗,包括背侧椎弓根钉棒固定系统和单层或多层椎板切除术减压[17]。如果条件允许,以微创经皮途径可最大程度减少老年患者的失血、手术时间和围手术期并发症。如果还有其他相关的畸形和 / 或爆裂性骨折,应对骨折椎体进行切除术以腹侧减压。脊柱内固定和融合器应该与截骨术相结合,以矫正节段性后凸畸形。目前尚没有明确的证据表明这些复杂的干预措施对老年人的利弊。尽管进行了完善的保守治疗,但为防止进行性的肢体残疾和症状进行性加重,这种治疗意见就像是最后的手段。关于此类案例的专家意见和报告很少[2,11,23,27],幸运的是,在有症状的患者中,仅有 5% 患者需要进行此类复杂的手术[30]。

38.4.2　手术方式

38.4.2.1　齿状突骨折

在不同的外科手术中,使用后入路 Goel / Harms 进行 C_1 侧块和 C_2 内固定螺钉固定 C_1/C_2 复合体是治疗齿状突骨折的最有效选择,其融合率接近 100%[10,20]。

在老年人口中,采用直接前路螺钉固定失败率更高,这主要是因为晚期骨质疏松导致螺钉松动和骨折不愈合的风险增加[1]。另外,部分持反对意见的学者认为前路手术术后发生肺炎和吞咽困难的风险高,以及寰椎横韧带损伤的愈合,复位不足和骨折脱位。这些事实表明为前路固定不适宜用于齿状突骨折提供了强有力的建议[14]。

38.4.2.2　椎体压缩性骨折

由于骨质疏松、内置物松动和老年人假关节形成发生率的增加,压缩性骨折患者采取内固定术往往具有很高的并发症发生率。在骨质疏松患者中,椎弓根螺钉松动和邻近的椎体骨折是常见的后遗症。为了尽可能地减少这类手术风险,手术的侵入性尽可能小。经皮植入固定物是一个很好的选择,可以很大程度上减少手术时间,失血,肌肉创伤和感染的风险,导致住院时间和术后康复时间大大缩短[27,28]。此外,将侧开孔中空椎弓根螺钉与 PMMA 水泥增强剂一起使用可将螺钉的拉出强度提高至非增强固定的两倍以上,并防止上述骨质疏松相关风险[26]。

如果胸椎后凸畸形较大,可能需要矫正畸形,有很多不同的手术可以用来矫正骨质疏松性脊柱畸形,包括前路脊柱融合术,单独的后路融合术,PSO 以及前路和后路联合手术[26,28,32]。不过,目前尚无共识,也没有证据表明哪种手术最适合。应根据患者的合并症,症状的严重程度和骨质疏松变化的程度,非常仔细地进行适应证和个体化评价。

即使手术进行得很完美,也应注意一些常见的晚期并发症,例如椎弓根螺钉松动和相邻节段内的螺钉或随后的椎体压缩性骨折。

38.4.3　保守治疗

38.4.3.1　齿状突骨折

对于不适合手术的患者,应考虑非手术固定作为替代治疗选择。所述的保守疗法包括使用硬的颈托的非刚性固定和 / 或通过 halo 外固定架进行刚性外部固定。

值得强调的是，在使用 halo 外固定架的患者中，尤其是在老年人中，死亡率为 40%，发病率超过 50%[15,25]。Tashjian 等人在一项 50 名患者的研究中表明，halo 外固定架患者的死亡率和发病率分别为 42% 和 66%，而接受外科手术或颈托固定的患者比例分别为 20% 和 36%[33]。Majercik 等人的另一项研究发现，老年患者中 halo 外固定架患者的死亡率显著高于接受手术或颈托治疗的患者（分别为 6% 和 12%），并且死亡率比年轻患者高 20 倍（40% vs. 2%）[21]，这使得今天几乎不再使用 halo 外固定架了。

在特殊情况下，对于 II 型齿状突骨折的老年患者，使用坚硬的颈托进行非刚性外部固定是可以接受的，但其风险过高。据报道骨融合率可达到 70%，稳定的纤维融合率约为 90%[24]。但是，不要忘记的是，颈托的保守治疗还会带来一些相应的并发症，例如褥疮，其发生率可以达到 10%[18]。

38.4.3.2　椎体压缩性骨折

保守治疗包括镇痛、物理治疗和卧床休息，可以解决急性压缩性骨折中大多数与疼痛有关的症状[22]。如果骨折愈合成畸形，但没有任何不稳定或神经功能症状，可以尝试保守治疗。颈托在治疗骨质疏松性压缩性骨折中的作用尚不清楚。使用扩展的颈托时，脊柱后方增加的压力值得担忧。此外，颈托还承担着额外的风险，尤其在老年患者中，如褥疮溃疡伴随发生的软组织感染，肺活量降低和轴向肌肉组织减弱[4]。

证据级别

齿状突骨折：C

迄今为止可用的证据水平相对较低。由于缺乏 I 类研究，没有前瞻性比较研究，对于老年人 II 型齿状突骨折或合并胸腰椎压缩性骨折的最佳治疗手段尚没有明确的结论。一项国际合作注册研究（INNOVATE）正在进行前瞻性评估老年患者对齿状突骨折进行手术或保守治疗后的骨折愈合和临床结果[16]。

椎体压缩性骨折内固定：D

证据极少。没有前瞻性研究，只有很少的回顾性系列评估了骨质疏松压缩性骨折的复杂重建手术利弊。因此，这些方法的指示应该非常严格，且仅适用于有进行性畸形和残疾症状的特定患者。

38.5　结论与精华

无论采用何种治疗方法，由于先前存在的损伤

及疾病，以及固定相关的影响因素，老年人中的骨质疏松性骨折预后差，死亡率较高。老年人骨折治疗的主要目标是尽可能快地恢复到创伤前活动的程度。

老年人中最常见的两种类型的是颈椎的 II 型齿状突骨折和胸腰椎的压缩性骨折。

在大多数情况下，II 型齿状突骨折都建议进行手术，因为如果不及时治疗，发生不稳定的假关节，患病和死亡的风险会响应增加。C_1/C_2 复合体的背侧固定在融合方面具有适当的手术路径，并且显著降低了围手术期并发症的风险。

如果疼痛程度低，不存在神经功能缺损，并且患者似乎可以从保守治疗中受益，则可以采用止痛药保守治疗并适当地固定胸腰椎的骨质疏松性压缩性骨折。因为他们的致残性和渐进性，骨质疏松患者的脊柱畸形治疗起来很复杂。对于严重塌陷导致神经功能缺损和畸形增加的骨折，可以考虑采用内固定稳定和减压的方法，使用经皮内固定等微创手术是不错的选择。

临床注意事项

- 尽早活动是治疗的主要目标
- 请记住，尤其是采用保守治疗方案时，骨不融合的风险增加，骨折相关的死亡率高
- 齿状突骨折：就融合和围手术期风险而言，经背侧入路固定 C_1/C_2 复合体提供了最合适的手术方法
- 某些进行性症状性畸形，失能症状和神经功能缺损的骨质疏松性压缩性骨折患者可以采用经皮打入内固定等手术方式

编者按

本章概述了老年人中最常见的 2 种骨折的手术治疗。对于病例 2 中所述的病例，基本上没有可靠的证据，因此应仅限于文中的描述。本文对老年人的齿状突骨折的个人看法是，螺钉固定 C_1/C_2 复合体是首选的治疗方法。如果考虑保守治疗，那么一个软的颈托足以使僵硬的假关节愈合。halo 外固定支架已经过时，并且比手术具有更高的风险。

（柏传毅　译　姜建元　审）

资深专家点评

　　本章主要介绍了老年人Ⅱ型齿状突骨折及胸腰椎骨折的病例。对于病例1,老年人的颈椎骨折往往会危及生命,对于Ⅱ型齿状突骨折,随着患者年龄的增大,保守治疗与非保守治疗的死亡率和失败率都随之增加。由于缺乏大样本研究,标准的治疗方案尚无定论。因此对于老年人Ⅱ型齿状突骨折采用何种治疗方式要综合各方面因素来考虑,比如稳定程度、年龄、健康状况以及是否合并其他基础疾病等方面等。对于骨质疏松的高龄患者来说并不一定达到完全的骨性愈合,如果不存在明显的脊髓损伤风险,稳定性纤维愈合一般也是可以接受的。因此,硬颈托固定是治疗老年人Ⅱ型齿状突骨折的较为有效方法。Halo 支架由于种种问题可能引起高龄患者较高的死亡率。如果骨折明显不稳定,或者如病例2的患者有老年痴呆,不宜进行长期的保守治疗,早期手术治疗可以有效减少并发症和死亡率。前路或者后路都是可以采用的术式,每种方式都有其相应的手术适应证和禁忌证。一般而言,后路固定方法的骨性愈合率高且并发症较少。

　　病例2中老年急性骨质疏松性胸腰椎骨折属于最常见的骨折之一,病例的处理方式较为合理。目前国内的 OTLICS 分型、ASOTLF 分型以及国际上常用的 DGOU 分型能够较好地指导手术适应证及手术方案。

（复旦大学附属华山医院　姜建元）

参考文献

1. Andersson S, Rodrigues M, Olerud C. Odontoid fractures: high complication rate associated with anterior screw fixation in the elderly. Eur Spine J. 2000;9:56–9.
2. Behrbalk E, Uri O, Folman Y, Rickert M, Kaiser R, Boszczyk BM. Staged correction of severe thoracic kyphosis in patients with multilevel osteoporotic vertebral compression fractures. Global Spine J. 2016;6:710–20.
3. Blauth M, Lange UF, Knop C, Bastian L. Spinal fractures in the elderly and their treatment. Orthopade. 2000;29:302–17.
4. Chang V, Holly LT. Bracing for thoracolumbar fractures. Neurosurg Focus. 2014;37:E3.
5. Chapman J, Smith JS, Kopjar B, Vaccaro AR, Arnold P, Shaffrey CI, Fehlings MG. The AOSpine North America Geriatric Odontoid Fracture Mortality Study: a retrospective review of mortality outcomes for operative versus nonoperative treatment of 322 patients with long-term follow-up. Spine (Phila Pa 1976). 2013;38:1098–104.
6. Choma TJ, Pfeiffer FM, Swope RW, Hirner JP. Pedicle screw design and cement augmentation in osteoporotic vertebrae: effects of fenestrations and cement viscosity on fixation and extraction. Spine (Phila Pa 1976). 2012;37:E1628–32.
7. Crockard HA, Heilman AE, Stevens JM. Progressive myelopathy secondary to odontoid fractures: clinical, radiological, and surgical features. J Neurosurg. 1993;78:579–86.
8. Deng H, Yue JK, Upadhyayula PS, Burke JF, Suen CG, Chan AK, Winkler EA, Dhall SS. Odontoid fractures in the octogenarian: a systematic review and meta-analysis. J Neurosurg Sci. 2016;60:543–55.
9. Dhall SS, Yue JK, Winkler EA, Mummaneni PV, Manley GT, Tarapore PE. Morbidity and mortality associated with surgery of traumatic C2 fractures in octogenarians. Neurosurgery. 2017;80:854–62.
10. Dickman CA, Sonntag VK. Posterior C1-C2 trans-articular screw fixation for atlantoaxial arthrodesis. Neurosurgery. 1998;43:275–80; discussion 280–271.
11. Elder BD, Lo SF, Holmes C, Goodwin CR, Kosztowski TA, Lina IA, Locke JE, Witham TF. The biomechanics of pedicle screw augmentation with cement. Spine J. 2015;15:1432–45.
12. Evaniew N, Yarascavitch B, Madden K, Ghert M, Drew B, Bhandari M, Kwok D. Atlantoaxial instability in acute odontoid fractures is associated with nonunion and mortality. Spine J. 2015;15:910–7.
13. Graffeo CS, Perry A, Puffer RC, Carlstrom LP, Chang W, Mallory GW, Clarke MJ. Deadly falls: operative versus nonoperative management of Type II odontoid process fracture in octogenarians. J Neurosurg Spine. 2017;26:4–9.
14. Harrop JS, Hart R, Anderson PA. Optimal treatment for odontoid fractures in the elderly. Spine (Phila Pa 1976). 2010;35:S219–27.
15. Horn EM, Theodore N, Feiz-Erfan I, Lekovic GP, Dickman CA, Sonntag VK. Complications of halo fixation in the elderly. J Neurosurg Spine. 2006;5:46–9.
16. Huybregts JG, Jacobs WC, Peul WC, Vleggeert-Lankamp CL. Rationale and design of the INNOVATE trial: an international cooperative study on surgical versus conservative treatment for odontoid fractures in the elderly. BMC Musculoskelet Disord. 2014;15:7.
17. Kashii M, Yamazaki R, Yamashita T, Okuda S, Fujimori T, Nagamoto Y, Tamura Y, Oda T, Ohwada T, Yoshikawa H, Iwasaki M. Surgical treatment for osteoporotic vertebral collapse with neurological deficits: retrospective comparative study of three procedures—anterior surgery versus posterior spinal shorting osteotomy versus posterior spinal fusion using vertebroplasty. Eur Spine J. 2013;22:1633–42.
18. Koech F, Ackland HM, Varma DK, Williamson OD, Malham GM. Nonoperative management of type II odontoid fractures in the elderly. Spine (Phila Pa 1976). 2008;33:2881–6.
19. Lennarson PJ, Mostafavi H, Traynelis VC, Walters BC. Management of type II dens fractures: a case-control study. Spine (Phila Pa 1976). 2000;25:1234–7.
20. Maiman DJ, Larson SJ. Management of odontoid fractures. Neurosurgery. 1982;11:471–6.
21. Majercik S, Tashjian RZ, Biffl WL, Harrington DT, Cioffi WG. Halo vest immobilization in the elderly: a death sentence? J Trauma. 2005;59:350–6; discussion 356–358.
22. McConnell CT Jr, Wippold FJ 2nd, Ray CE Jr, Weissman BN, Angevine PD, Fries IB, Holly LT, Kapoor BS, Lorenz JM, Luchs JS, O'Toole JE, Patel ND, Roth CJ, Rubin DA. ACR appropriateness criteria

management of vertebral compression fractures. J Am Coll Radiol. 2014;11:757–63.

23. Mesfin A, Komanski CB, Khanna AJ. Failure of cement-augmented pedicle screws in the osteoporotic spine: a case report. Geriatr Orthop Surg Rehabil. 2013;4:84–8.

24. Muller EJ, Schwinnen I, Fischer K, Wick M, Muhr G. Non-rigid immobilisation of odontoid fractures. Eur Spine J. 2003;12:522–5.

25. Muller EJ, Wick M, Russe O, Muhr G. Management of odontoid fractures in the elderly. Eur Spine J. 1999;8:360–5.

26. Okuda S, Oda T, Yamasaki R, Haku T, Maeno T, Iwasaki M. Surgical outcomes of osteoporotic vertebral collapse: a retrospective study of anterior spinal fusion and pedicle subtraction osteotomy. Global Spine J. 2012;2:221–6.

27. Pesenti S, Blondel B, Peltier E, Adetchessi T, Dufour H, Fuentes S. Percutaneous cement-augmented screws fixation in the fractures of the aging spine: is it the solution? Biomed Res Int. 2014;2014:610675.

28. Ponnusamy KE, Iyer S, Gupta G, Khanna AJ. Instrumentation of the osteoporotic spine: biomechanical and clinical considerations. Spine J. 2011;11:54–63.

29. Ryang YM, Torok E, Janssen I, Reinke A, Buchmann N, Gempt J, Ringel F, Meyer B. Early morbidity and mortality in 50 very elderly patients after posterior atlantoaxial fusion for traumatic odontoid fractures.

World Neurosurg. 2016;87:381–91.

30. Shen M, Kim Y. Osteoporotic vertebral compression fractures: a review of current surgical management techniques. Am J Orthop. 2007;36:241–8.

31. Smith JS, Kepler CK, Kopjar B, Harrop JS, Arnold P, Chapman JR, Fehlings MG, Vaccaro AR, Shaffrey CI. Effect of type II odontoid fracture nonunion on outcome among elderly patients treated without surgery: based on the AOSpine North America geriatric odontoid fracture study. Spine (Phila Pa 1976). 2013;38:2240–6.

32. Suk SI, Kim JH, Lee SM, Chung ER, Lee JH. Anterior-posterior surgery versus posterior closing wedge osteotomy in posttraumatic kyphosis with neurologic compromised osteoporotic fracture. Spine (Phila Pa 1976). 2003;28:2170–5.

33. Tashjian RZ, Majercik S, Biffl WL, Palumbo MA, Cioffi WG. Halo-vest immobilization increases early morbidity and mortality in elderly odontoid fractures. J Trauma. 2006;60:199–203.

34. Venkatesan M, Northover JR, Wild JB, Johnson N, Lee K, Uzoigwe CE, Braybrooke JR. Survival analysis of elderly patients with a fracture of the odontoid peg. Bone Joint J. 2014;96-B:88–93.

35. Yang Z, Yuan ZZ, Ma JX, Ma XL. Conservative versus surgical treatment for type II odontoid fractures in the elderly: grading the evidence through a meta-analysis. Orthop Traumatol Surg Res. 2015;101:839–44.

第39章 合并脊柱强直性疾病个体的脊柱创伤

Dominique A. Rothenfluh，David Kieser

39.1 引言

脊柱强直性疾病是引起脊柱融合的一系列混合疾病的统称。其中最常见的是强直性脊柱炎（ankylosing spondylitis，AS），它是一种系统性的慢性的自身免疫性的脊椎关节疾病，通常影响30岁左右的年轻男性，并导致从骶髂关节开始的尾侧到头侧方向的渐进性脊柱融合。它影响了0.2%的白人（在其他人口中较低），90%的患者HLA-B27检测阳性。大多数患者典型的影像学表现是椎体呈方形，在纤维环附着处有"亮角征"（Romanus病灶），边缘骨赘，骨质减少，最终形成竹节样脊柱。导致脊柱强直的其他脊椎关节病包括银屑病性关节炎、肠病性关节炎和慢性反应性关节炎。然而，在这些疾病中多节段脊柱强直较为罕见，并且由这些疾病引起的脊柱强直的患者，其表现、检查和治疗与AS相似。

受伤时，脊柱可以在任何地方骨折，但大多数情况下，骨折常发生在颈中段和颈胸段交界处（80%），胸腰椎交界处骨折较少。最常见的是通过椎间盘累及三柱的延伸性不稳定骨折。僵硬脊柱骨折与长骨骨折一样，继发性脱位和神经症状恶化较为常见。这些骨折的一个特点是硬膜外出血率高[6]，这增加了神经损伤和死亡的风险。然而，由于出血的渐进压迫效应，神经系统症状往往出现较晚，因此临床医师应注意这一渐进现象。

在脊柱强直性疾病，特别是AS，融合脊柱的应力屏蔽和骨吸收增加导致的骨质疏松，增加了骨折风险。因此，许多骨折是由于低能量创伤机制造成的，约50%的骨折在标准的平片上没有显示出来[3]。需要注意的是，高达三分之一的脊柱强直性损伤患者会有未识别的非邻近节段的损伤，其中近80%的患者如果不及早治疗将导致神经损伤，因此需要进行全脊柱CT或MRI扫描[2]。

本病例旨在说明对脊柱无危险性的损伤可导致不稳定的脊柱骨折，临床和标准X线检查难以识别。

39.2 病例描述

一名69岁女性，已知有AS病史，在家中从站立高度跌倒，左肩着地，导致肱骨近端骨折，随后被送往急诊科。她的眼睛周围和鼻梁上有轻微的淤青，分布在她的眼镜框部位。她自述没有任何神经方面的问题，但有轻微的颈部疼痛。她因肱骨近端骨折做了肩部外固定，然后出院，但由于持续的颈部疼痛，4天后返回。颈椎X线显示C_5/C_6椎前软组织肿胀，但未见骨折线（图39.1）。

横断面CT扫描显示累及3柱的粉笔状骨折（图39.2）。因此她接受了$C_4 \sim C_7$前路加压钢板固定。通过一系列X线检查显示骨折愈合，但恢复情况一般（图39.3），随后出院。

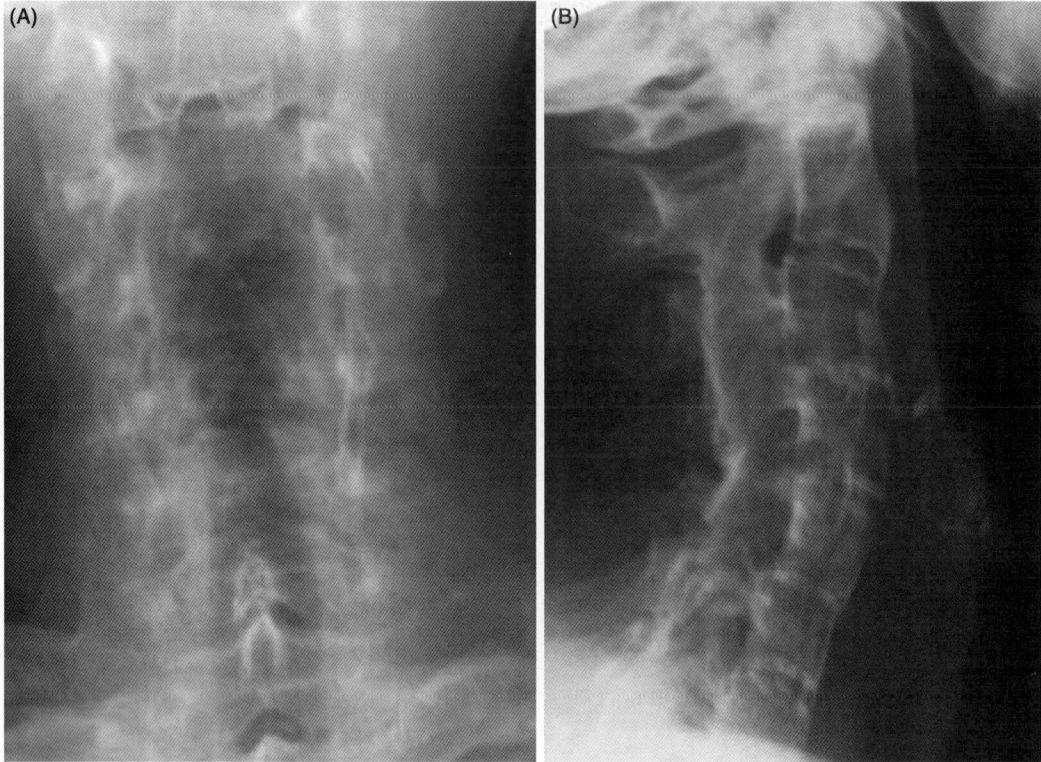

图 39.1   前后位(A)和侧位(B)直立颈椎 X 线显示椎体前软组织肿胀，但未能识别骨折

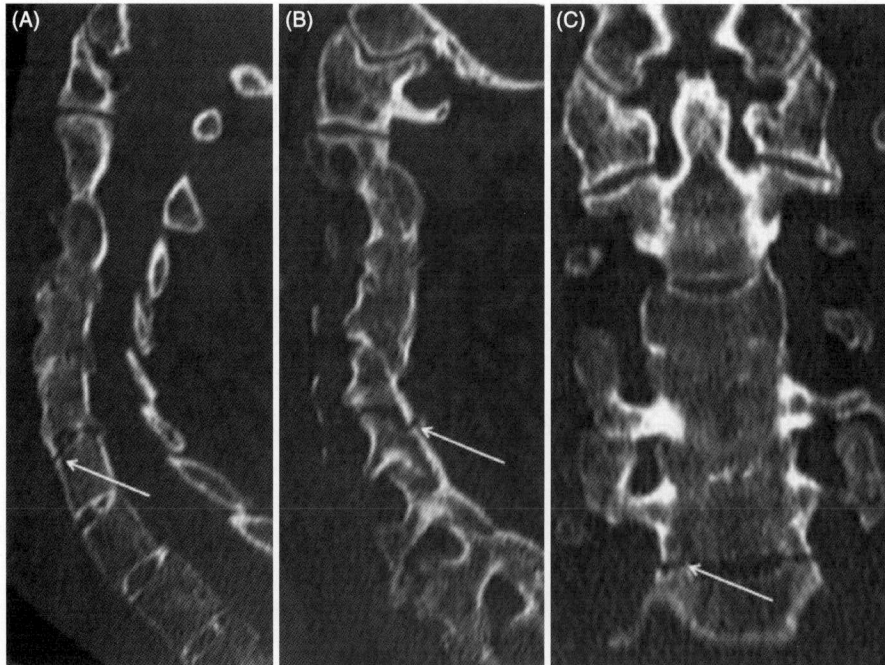

图 39.2   正中矢状位(A)、正中旁矢状位(B)及冠状位(C)CT 扫描。箭头指向 3 柱粉笔状骨折

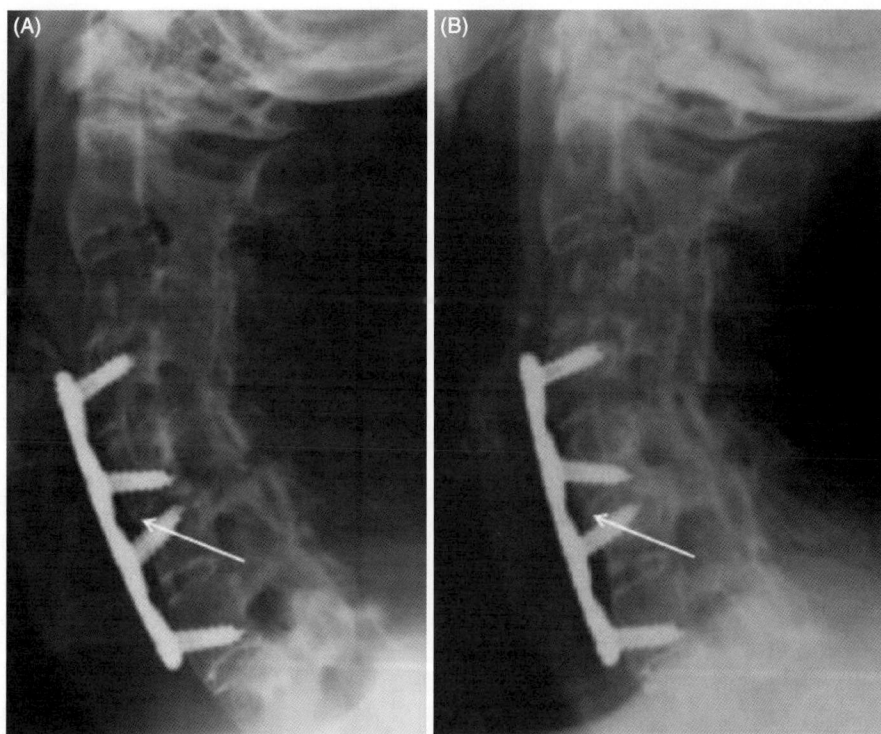

图 39.3　术后即刻（A）和术后 6 个月（B）侧位直立 X 线。箭头表示骨折线

39.3　病例讨论

39.3.1　诊断

这个病例说明了诊断脊柱强直性疾病患者不稳定的脊柱 3 柱损伤的困难性。该患者遭受了一次对脊柱无危险性的跌倒，这可以导致肱骨近端无移位骨折。然而，这个轻微的创伤却足以对她的僵硬的脊柱造成一个潜在的不稳定的粉笔状骨折。她肱骨近端的分散注意力的损伤限制了她对颈部疼痛的最初认识。然而，回想起来，临床医师应该已经认识到她眼眶周围的损伤，表明她的前额受到了撞击，颈部受到了延伸性损伤。提高对 AS 患者的警惕性可以确保患者在最开始就可以获得恰当的脊柱影像。此外，她重新拍摄的 X 线也很难诊断该疾病。只有在对 AS 骨折的细微之处有更高的认识后，才能确定椎体前软组织肿胀，并且拍摄横断面图像。

本病例介绍了脊柱强直性骨折的一种相当常见的情况，即低能量创伤不能提示进行影像学检查，或者是常规 X 线漏诊。据报道，在这些患者中，使用标准 X 线无法识别骨折的比例高达 50%，因此应优先采用横断面成像去排除或确认诊断[3]。值得注意的是，CT 和 MRI 是互补的，两者都不能检测到 100% 的骨折。尤其是在后柱损伤中，MRI 是有用

的，因为 CT 可能会漏掉它们[5]。

39.3.2　入路和固定方法的选择

脊柱强直性疾病的手术治疗原则与长骨骨折相似。由于杠杆臂长，骨折部位局部受力大，因此需要长节段多点固定。这对于伴有相关骨质减少的患者尤其重要，骨质减少常见于强直的脊柱，尤其是 AS 中。强直节段的椎间盘（intervertebral discs，IVD）不需要保留，因为它们的功能已被融合消除。然而，外科医师需要注意由于骨质疏松和畸形所带来的固定挑战。

考虑到脊柱强直性骨折存在潜在的不稳定性损伤，继发性脱位时存在神经损伤的风险，因此我们选择手术干预以确保骨折的最佳稳定性和愈合。她没有硬膜外血肿，这影响了前方还是后方入路的选择。最终，我们选择了前路手术，因为她的延伸性损伤导致了椎体前方张力丢失，而前路手术可以确保骨折的精确复位和增加前方张力。

尽管关于脊柱强直性疾病中脊柱创伤的具体处理，尤其是手术入路方面的文献仍然很少，但后入路似乎是治疗颈椎下段骨折较为常用的手术方式[4]。后入路的优点似乎可以很容易地扩大固定范围以减少骨折节段的杠杆臂，并在出现神经缺损或硬膜外血肿的情况下进行多节段减压。在颈椎有明显后凸

畸形的情况下，采用后入路可能更容易。然而，后路手术可能比前路手术更具侵入性。一项研究报道，前路固定的失败率高达 50%[1]。如果在前路发现固定不足，特别是由于骨密度降低，则需要额外的后路固定。虽然前后入路是最具侵入性的，但它们尤其适用于骨折固定期间同时进行畸形矫正的病例。在本例中，前路固定足够使骨折稳定愈合。

39.4　结论与精华

在脊柱强直性疾病中，由于低能量的创伤机制，分散性损伤和 50% 的骨折在标准的 X 线上无法显示导致了颈椎下段骨折常被漏诊。因此需要高度警惕，并且必须对整个脊柱进行横断面成像，如 CT 或 MRI。由于硬膜外出血率高，需要密切关注患者的神经系统状况。这些骨折通常是不稳定的，延迟诊断和保守治疗可能导致脊椎形态丧失、继发性脱位和神经功能障碍。虽然大多数骨折是用后路手术治疗的，但如果获得足够的固定，前路手术也可以使骨折愈合。由于骨密度降低和长骨性质的骨折，应选择长节段固定。

临床注意事项

- 50% 的脊柱强直性疾病患者的颈椎下段骨折在标准 X 线上没有显示出来
- 即使是低能量创伤，如简单的跌倒，也必须进行横断面影像学检查
- 由于硬膜外血肿发生率高，需要注意神经系统状态
- 大多数骨折的手术治疗采用后方入路，如果可以获得足够的固定，前路手术也可以使骨折愈合

编者按

除了关于这类患者所有的注意事项外，我想补充一点，根据我院的标准操作规程，一个有 AS 症状的患者，即使仅轻微创伤，在还未排除脊柱骨折的诊断时，都应视为脊柱骨折处理。为了排除骨折，必须对整个脊柱进行 CT 和 MRI 检查。这些患者的每一处骨折都被认为是高度不稳定的，因为它本质上是长骨骨折，手术基本上是所有病例的治疗选择。

（赵岩 译　吕飞舟 审）

资深专家点评

强直性脊柱炎患者往往在一些低能量暴力下就会出现脊柱 3 柱的损伤，如若合并其他部位的损伤或未出现脊髓受损表现，临床上极其容易漏诊。正如本文所提供的病例所给我们的启示，单纯的 X 线检查或局部的影像学检查都是不充分的，对于合并强直性脊柱炎的外伤患者都应留院观察，尽早完善全脊柱的 CT 和 MRI 检查，并在此之前严格卧床制动，严密观察其神经功能的变化。对于手术入路的选择，更多学者会选择后路的长节段的坚强固定融合，甚至为了更好地纠正畸形、解剖复位或者神经减压，而选择创伤更大的前后路联合手术。本病例中骨折断端并未出现移位，患者也未曾出现神经功能障碍，因此采取单纯的长节段前路固定也成为一些术者的尝试，建议术后辅以严格的头颈胸石膏或者支具制动，并严格定期随访，以此来保证确切的骨性融合。

（复旦大学附属华山医院　吕飞舟）

参考文献

1. Einsiedel T, Schmelz A, Arand M, Wilke HJ, Gebhard F, Hartwig E, Kramer M, Neugebauer R, Kinzl L, Schultheiss M. Injuries of the cervical spine in patients with ankylosing spondylitis: experience at two trauma centers. J Neurosurg Spine. 2006;5(1):33–45.
2. Finkelstein JA, Chapman JR, Mirza S. Occult vertebral fractures in ankylosing spondylitis. Spinal Cord. 1999;37(6):444–7.
3. Koivikko MP, Koskinen SK. MRI of cervical spine injuries complicating ankylosing spondylitis. Skelet Radiol. 2008;37(9):813–9.
4. Westerveld LA, Verlaan JJ, Oner FC. Spinal fractures in patients with ankylosing spinal disorders: a systematic review of the literature on treatment, neurological status and complications. Eur Spine J. 2009;18(2):145–56.
5. Whang PG, Goldberg G, Lawrence JP, Hong J, Harrop JS, Anderson DG, Albert TJ, Vaccaro AR. The management of spinal injuries in patients with ankylosing spondylitis or diffuse idiopathic skeletal hyperostosis: a comparison of treatment methods and clinical outcomes. J Spinal Disord Tech. 2009;22(2):77–85.
6. Wu CT, Lee ST. Spinal epidural hematoma and ankylosing spondylitis: case report and review of the literature. J Trauma. 1998;44(3):558–61.

第五篇
基础课程模块 5：脊柱肿瘤与炎症性疾病

第40章　脊柱感染：病因、发病机制、播散途径与诊断

Christoph Fleege，Michael Rauschmann

40.1　引言

脊柱感染较少见，占全部骨髓炎的 2%～7%，居第 3 位，仅次于股骨和胫骨骨髓炎[1]。该疾病常发生于 60～70 岁。大体上，分为非特异性（化脓性感染）和特异性感染。非特异性脊柱感染是在发达国家常见，而脊柱结核是最常见的特异性感染，在发展中国家和新兴国家中更为普遍。然而，随着全球化的发展，这些现象已发生变化。在过去的几十年间，因为人口的增长和医学诊断方法的进步，非特异性和特异性脊柱感染病例都有所增加。以往报道的脊柱感染发病率是 1∶250 000，但是，目前研究和登记的资料显示，随着老年人口增加，其发病率增加至 5∶100 000[2-4]。尽管诊断方法有进步，从首发症状到诊断的平均时间是 2～6 个月[5]。开始治疗时间超过 60 天以上，延迟治疗导致预后不良[6]。

小儿脊柱感染是一种较少见的疾病，其发病率为 1∶250 000，通常是金氏金菌和金黄色葡萄球菌造成的非特异性感染，而在非洲和南亚地区，特异性感染发生率较高[7]。

在临床工作中，明确诊断和细菌的特异性检测至关重要，本章将主要介绍脊柱感染的病因、发病机制和诊断方法。

以下展示一个典型病例的病程和标准的诊断流程。

40.2　病例描述

一名 56 岁患者，表现为腰痛伴右髋部放射痛。5 个月前患咽部黏膜感染（口疮），采用局部外用可的松治疗。

此外，次要诊断包括：肥胖（BMI 40.2kg/m²），NIDDM，尼古丁滥用，慢性阻塞性肺疾病和右髋关节骨关节炎。入院时的血液化验结果：白细胞 13/nL，CRP 13.7mg/dL（正常值<0.5）（图 40.1 和图 40.2）。

全脊柱 MRI 扫描（T_1 和 T_2 加权像）除有一处中央椎管狭窄之外，没有显示任何感染征象。由于严重的右髋关节骨关节炎和髋关节活动受限，患者有全髋关节置换术的手术指征，但感染指标升高，待其恢复正常再考虑手术。

4 个月后，患者因关节疼痛、腰痛、体重减轻和一般情况变差就诊于感染科。一直未使用抗生素治疗。

实施影像学检查（图 40.3～图 40.6）：X 线、MRI 和 CT 显示清晰的 L_2/L_3 非特异性脊柱感染征象伴右侧腰大肌轻度炎症反应。血液化验结果：白细胞 12.5/nL，CRP 14.1mg/dL（正常值<0.5）。轻度到中度发热 38.4℃。

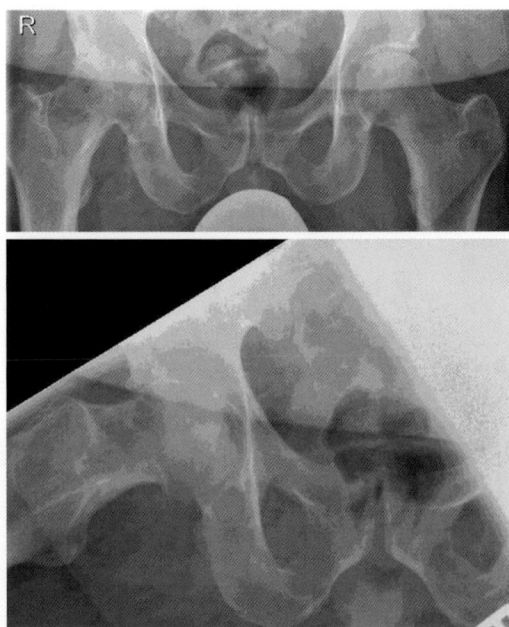

图 40.1　入院时的骨盆前后位和右侧 Lauenstein 位 X 线

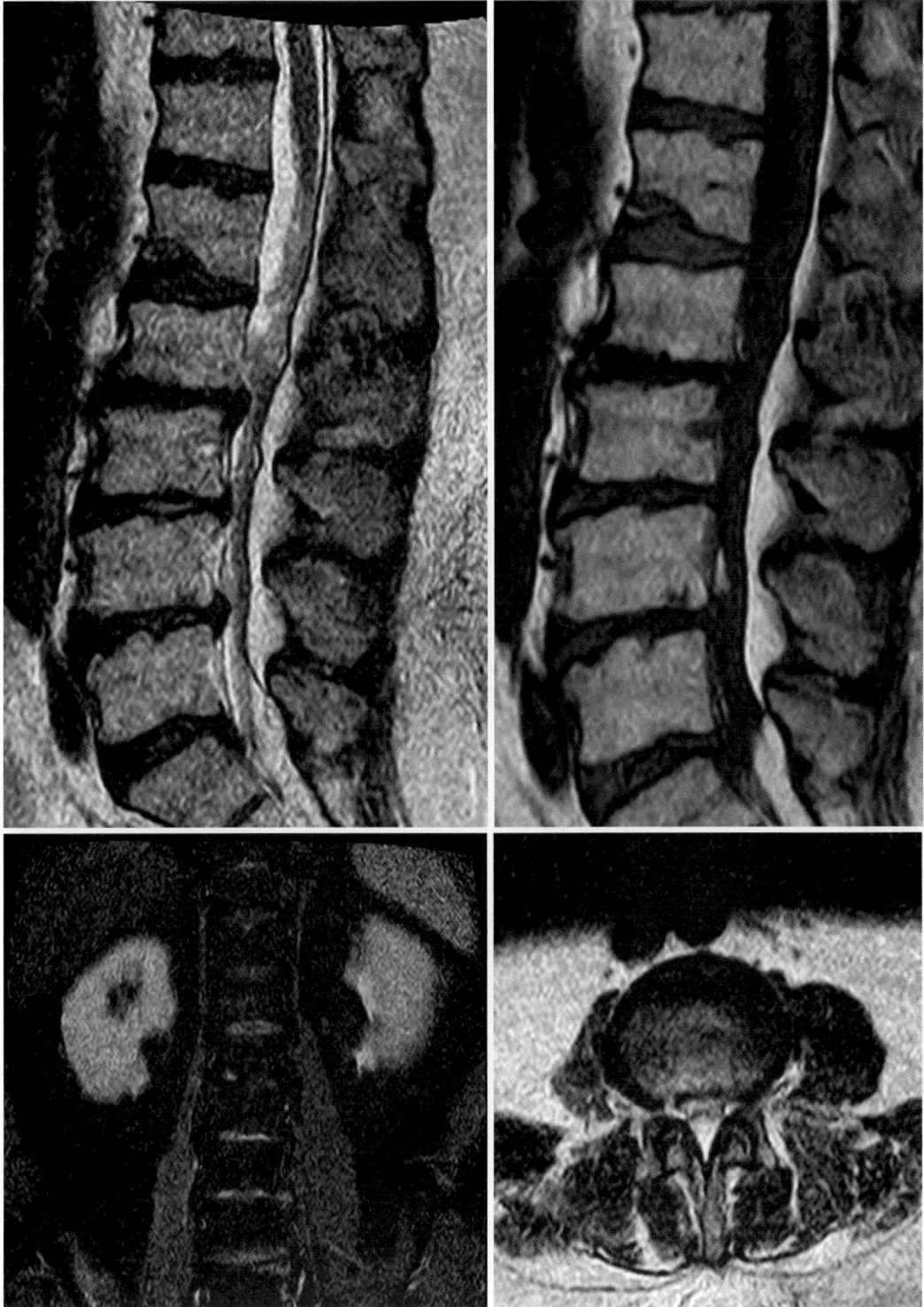

图 40.2　相同时间的腰椎 MRI

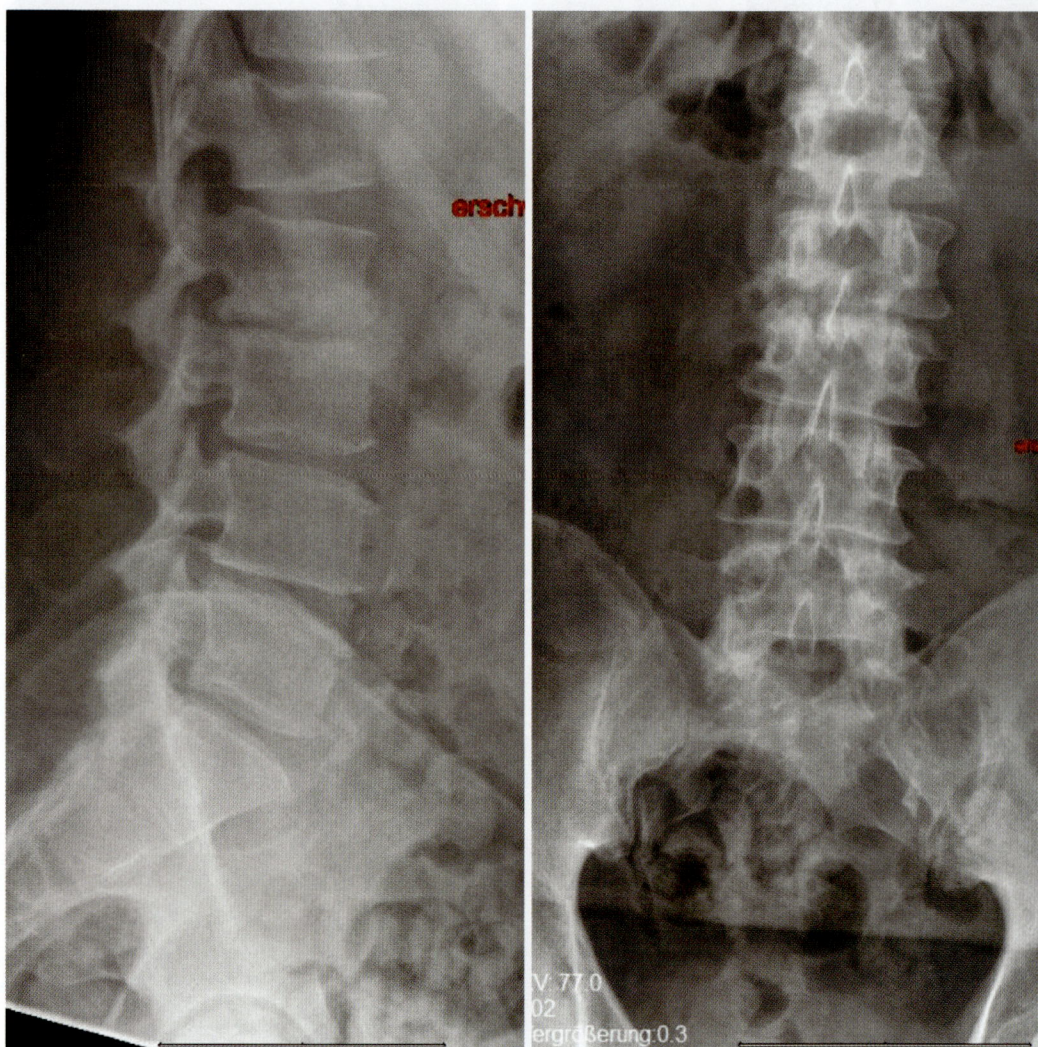

图 40.3   前后位和侧位 X 线

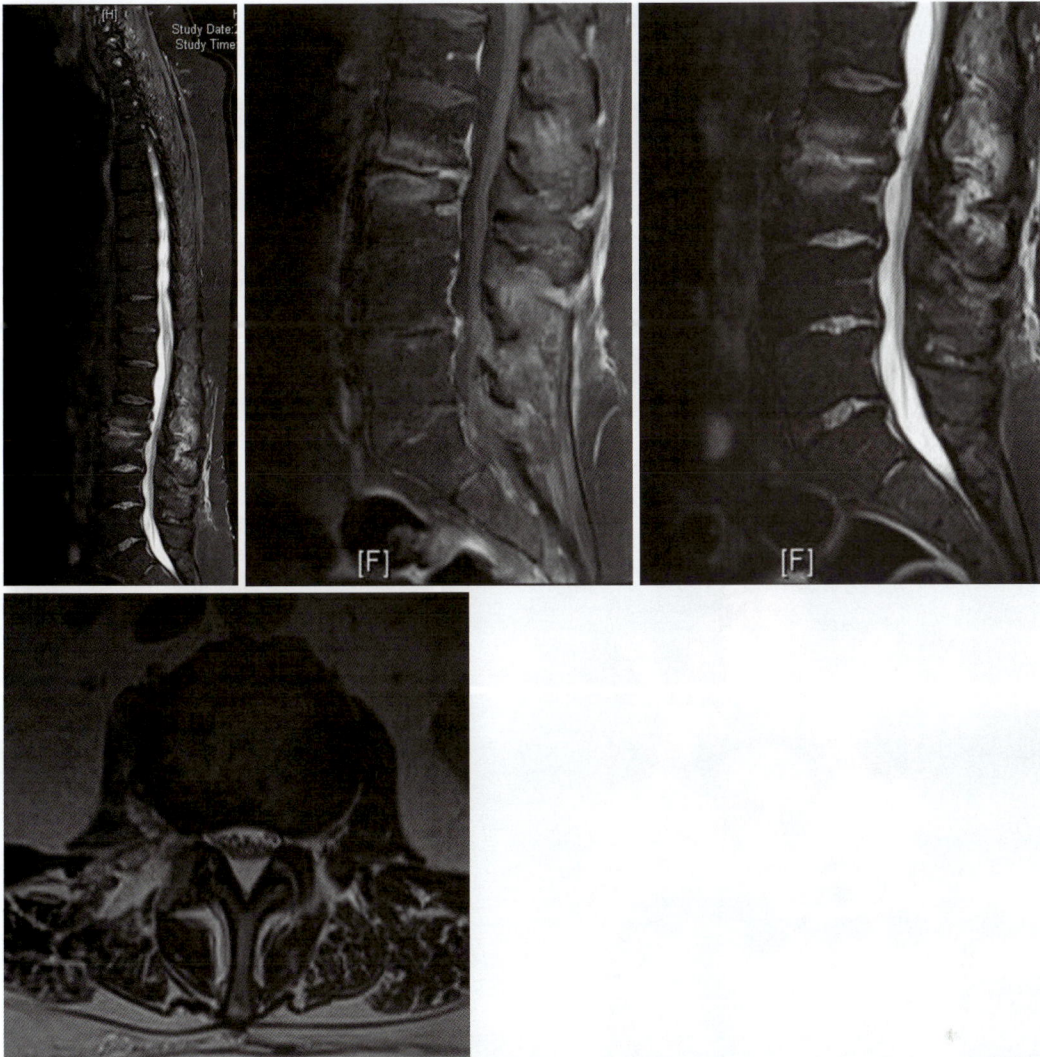

图 40.4　腰椎增强 MRI（ T_1 、 T_2 和 STIR ）

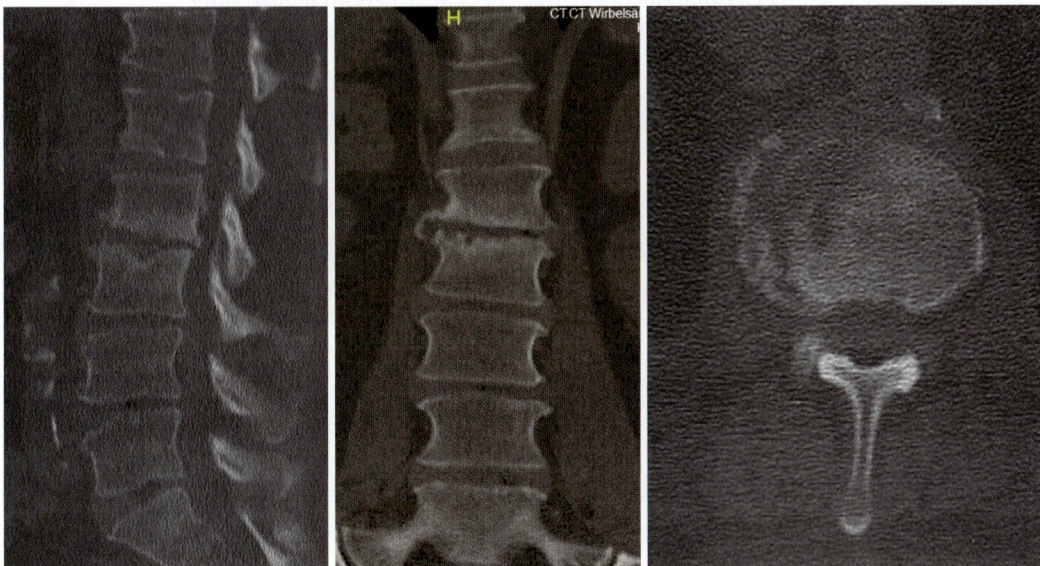

图 40.5　腰椎 CT

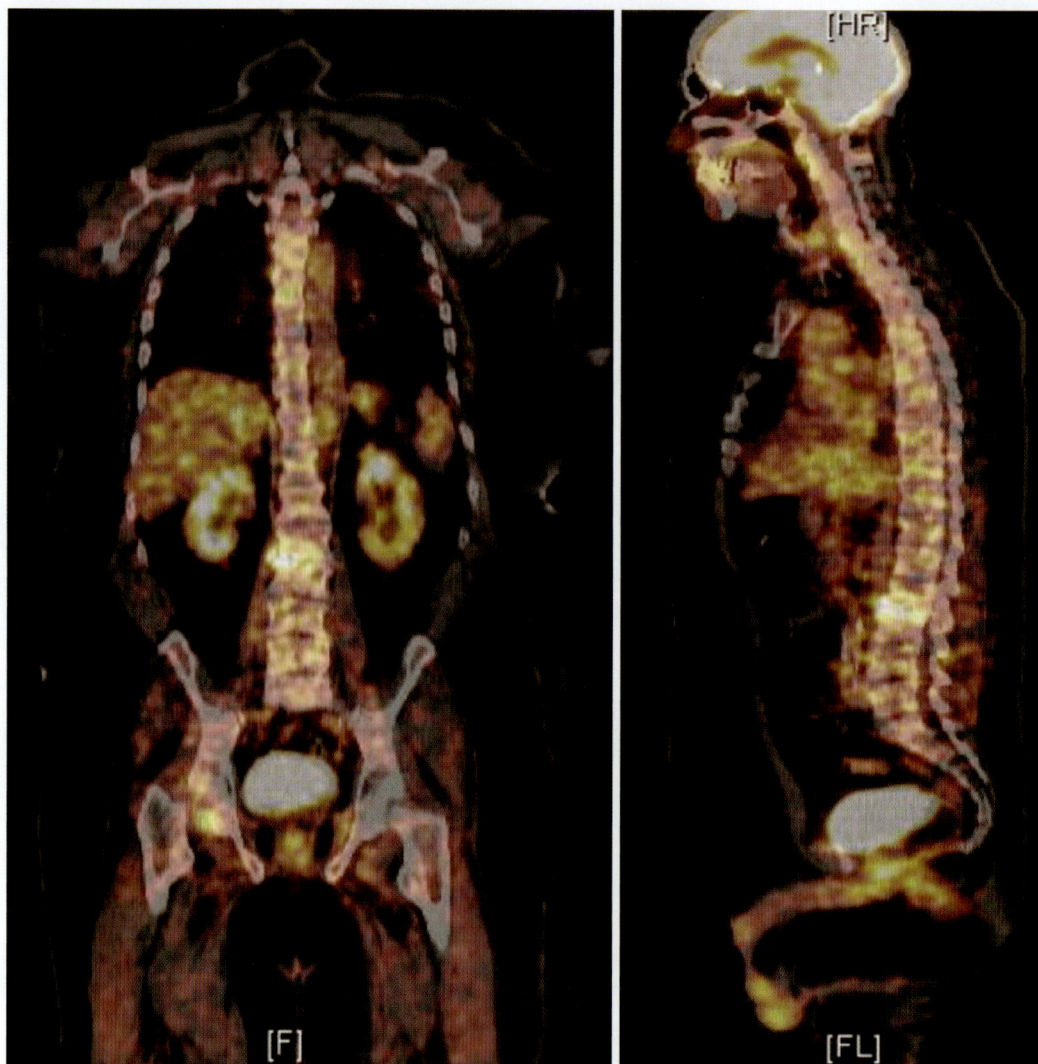

图 40.6　正电子发射断层显像（PET）用于排除其他的感染原

为了进一步明确诊断，在 3 个不同时间点进行血培养，但结果均为阴性。随后采用 X 线引导下细针穿刺活组织检查（图 40.7）。

椎间盘组织细菌培养也是阴性。组织学检测表现为慢性炎症反应，无特异性感染的证据。

开始采用经验性抗生素治疗：磷霉素 2g 1-0-1 和亚胺培南 0.5g 1-1-1 静脉注射，10 天后改为口服左氧氟沙星 500mg 1-0-1 和克林霉素 300mg 1-1-1-1 持续 6 周（图 40.8 和图 40.9）。

诊断后 6 个月，实验室感染指标恢复正常，腰痛明显减轻（VAS 评分 2 分）。仅右侧腹股沟有疼痛。因此，患者在症状出现后 9 个月恢复工作。由于是轻度疼痛，暂不计划行髋关节置换术。

这个病例展示了非特异性病史和症状的结构化诊断流程，影像学诊断的作用，采用血培养和活组织检查检出细菌的方法。

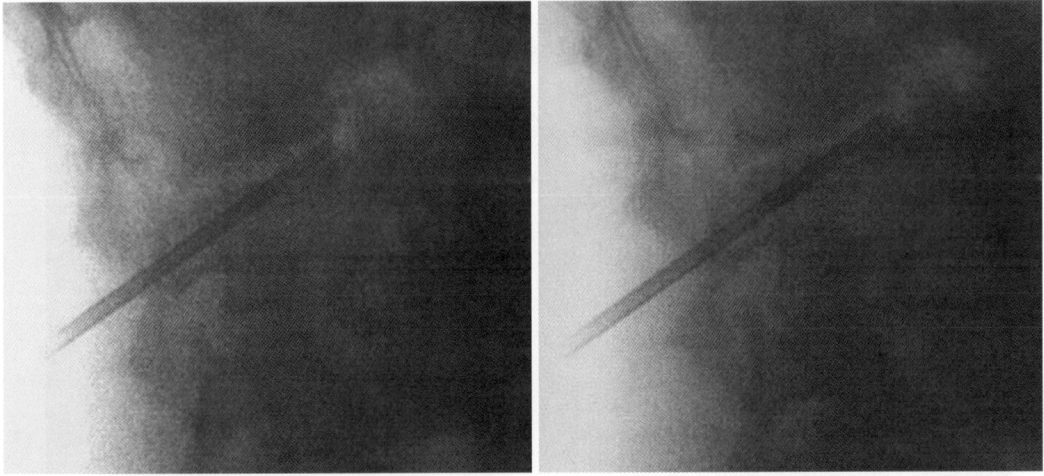

图40.7 术中X线记录2周后的 L_2/L_3 椎间盘和 L_3 上终板活组织检查

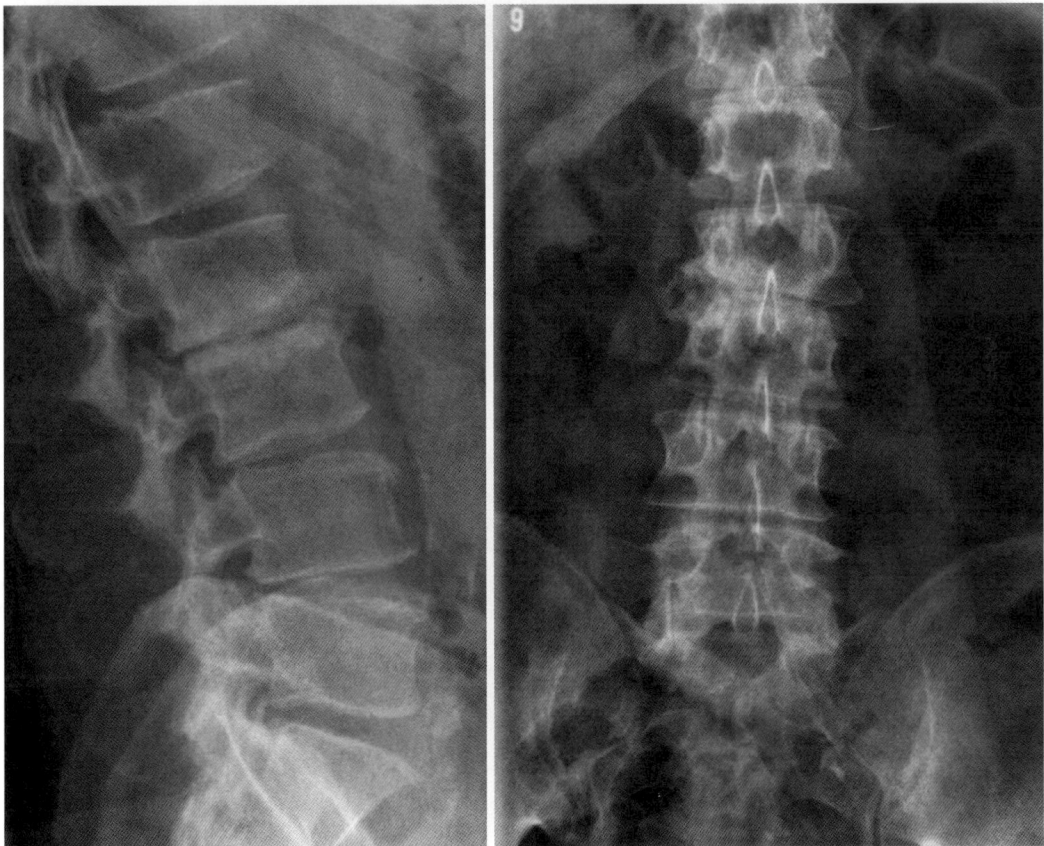

图40.8 诊断后4个月的前后位和侧位X线

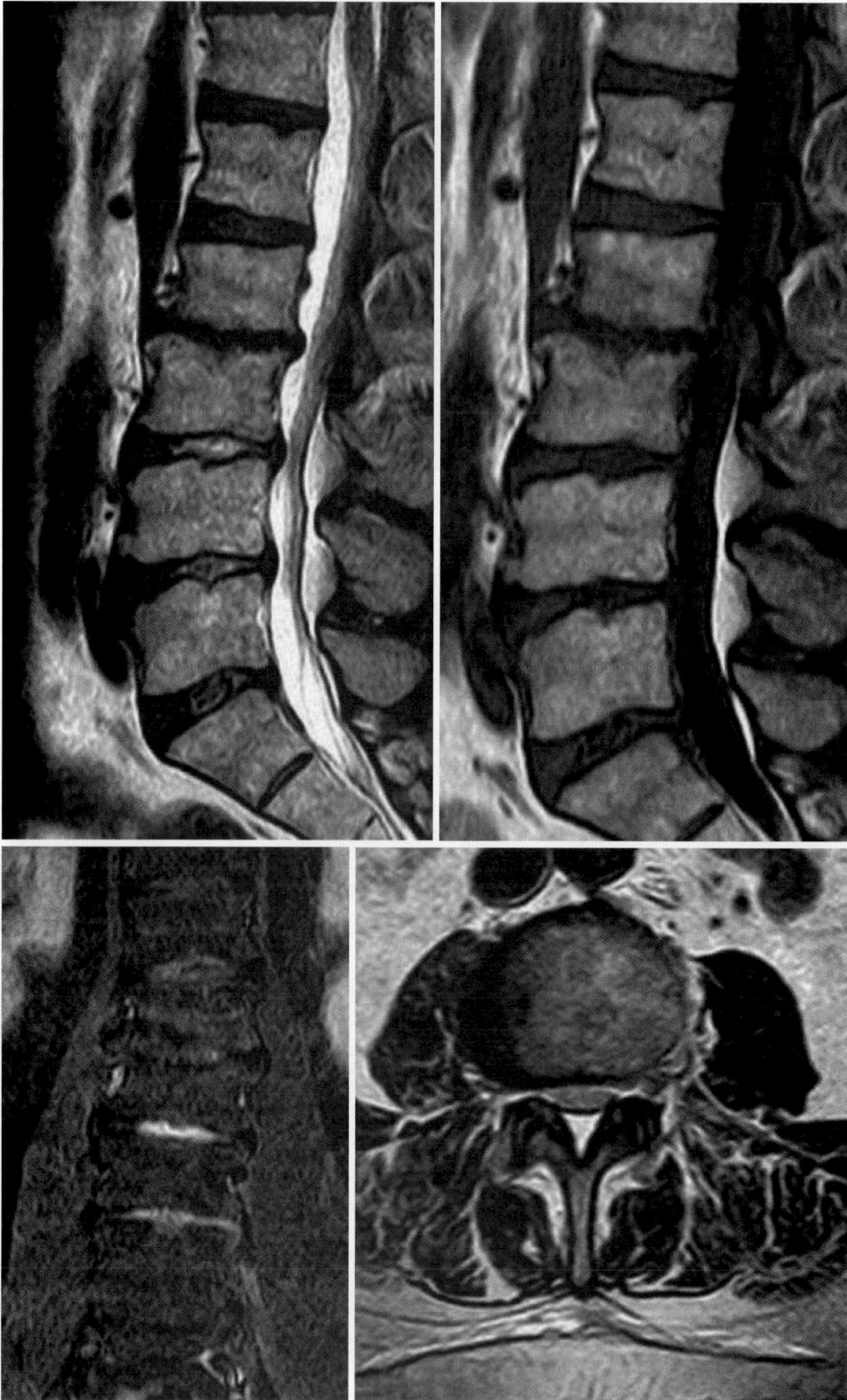

图 40.9　诊断后 5 个月的腰椎增强 MRI（T_1，T_2）

40.3　病例讨论

40.3.1　病因

脊柱感染由非特异性和特异性感染所致。细菌感染引起非特异性、化脓性感染。分枝杆菌、布鲁氏菌和真菌感染引起特异性感染，极少病例是因为寄生虫感染。

多数文献对病原菌的描述是一致的，但是对有特殊危险因素的患者群体持不同意见。最常见的化脓性脊柱感染病原菌是金黄色葡萄球菌，占 20%～80%；其次是革兰氏阴性细菌（主要是大肠埃希菌），占 4%～30%，链球菌/肠球菌，占 5%～30%（主要是表皮链球菌）[8-10]。

革兰氏阴性菌例如大肠埃希菌、变形杆菌和假单胞菌是免疫缺陷患者的感染原因[10]。链球菌和肠球菌常常与心内膜炎和糖尿病相关。低毒性细菌例如表皮葡萄球菌和链球菌造成的脊柱感染，进展缓慢是其临床特征。在临床实践中观察到较难治疗的耐药菌感染总体上在增加，例如耐甲氧西林凝固酶阴性葡萄球菌、链球菌、肠球菌和革兰氏阴性菌[11]。

特异性脊柱感染是由结核分枝杆菌造成，较少见的非结核性分枝杆菌（MOTT）感染病例在增加[4]。其危险因素包括贫困、营养不良、卫生欠缺和医疗欠缺[12]。

40.3.2　发病机制和播散途径

内源性感染途径主要是血源性播散，极少病例是通过直接蔓延或淋巴播散。

原发感染灶在骨盆、牙齿或下肢皮肤撕裂伤的区域者，在诊断时经常无法被发现。椎体血供的解剖特殊性可能会帮助感染的血源性播散。一方面，细菌通过动脉血流接种于椎体帮助感染灶的形成，这是由于前纵韧带动脉血运丰富和/或菌栓造成的终末动脉梗塞或静脉阻塞。另一方面，静脉播散是因为连接泌尿生殖道和胃肠道静脉的无瓣静脉丛，静脉血流量的增加，较长的静脉血流时间和腹压导致的逆行血流，促进细菌定植于腰椎和胸腰椎。

在成人中，血源性感染开始表现为椎体炎，接着可能会播散至椎间盘。研究显示很多非特异性脊柱感染的病原菌表达胶原蛋白受体，因此会促进骨连接[13]。继病原菌进入终末动脉和局部骨水肿发展后，局部炎症反应、小栓塞、骨梗死和坏死相关性缺血会发展。

分枝杆菌的传播主要是经动脉的血源性播散，椎体前部受累是典型的影像，也可能经静脉传播，通过 Batson 静脉从累及椎体中央和后部[12]。最终可能发展为特异性脊柱感染典型的肉芽肿。此外，典型的结核性脊柱感染会合并巨大的、沿腰大肌下行至腹股沟的"寒性脓肿"。

在儿童中，保持血管化的椎间盘会造成一种独特的椎间盘炎，有可能进展至全脊柱感染。

40.3.3　诊断

该疾病最初表现为局部腰痛伴非特异性全身症状，如发热、盗汗和体重减轻。可能出现直腿抬高试验阳性、叩痛和提踵疼痛。强迫体位、避免前柱承重和不稳定征象是更为典型的体征。实验室指标和临床症状一样无特殊性（白细胞、CRP 和血沉）。研究显示实验室指标的灵敏度和特异度低[白细胞（42%～55%）/97%，CRP 84%/71%，血沉（75%～90%）/43%][14]。在出现硬膜外脓肿时常可观察到白细胞计数偏高[10]。

早期诊断和致病菌检测是脊柱感染治疗的关键。

椎体骨髓炎和伴随的椎间盘炎的早期诊断比较困难，这可能会导致诊断延误。对于不明原因腰痛患者，正侧位腰椎 X 线是最基本检查手段，其灵敏度是 82%，特异度是 57%[15]。因为感染起自椎体干骺端，传统 X 线不容易发现这些最初的改变。相应终板破坏的征象，特别是在腹侧，可能是疾病发生的标志。然而，这与侵蚀性骨软骨病的鉴别是困难的。随后出现的松质骨破坏，上下终板侵蚀和椎间隙高度减低则进一步提示脊柱感染的可能。当疾病进展时，骨破坏增加伴随骨完整性丢失和静态矢状位失平衡。最终，修复过程会导致纤维化和过度骨连接。

CT 能够准确地显示骨破坏，是一种可供选择的检查，常用于有 MRI 禁忌证的患者。通过注射对比剂，该检查的灵敏度可以提高到 83%[16]。对比剂也可用于鉴别脓肿（对比剂分布于边缘）、炎症和斑片状组织（对比剂弥散分布）。CT 能够帮助鉴别炎症和退行性改变，因为它可以显示细微的真空现象，这主要存在于退行性改变。

F-FDG-PET 是一项可供选择的检查，特别适合有对比剂增强检查禁忌证的患者。在评估治疗的效果上它明显优于 MRI[17]。由于闪烁显像的特异度明显劣于 MRI，它主要的功能是发现多处感染灶的播散。

MRI 是在初步诊断时选择的影像学检查，其灵敏度 96%，特异度 92%[18]。除了冠状位和矢状位 T_1 和 T_2 加权序列，应该完善液体敏感的、脂肪抑制的 STIR 序列。冠状位和矢状位图像可以评估硬膜外脓肿、椎体和椎间盘感染，并可提供椎旁组织和腰大肌的总体影像。在 T_1 加权序列，受累椎体和炎症的软组织信号减轻（低信号），T_2 加权序列信号增强（高信号）。在疾病早期会出现终板模糊和分界不清，后期会出现显著的终板侵蚀。MRI 的一个缺点是其与疾病病程的相关性差。如果临床结局和化验结果是满意的，重复 MRI 检查可能是非必需的。单纯的骨/椎间盘 MRI 表现无改变不能代表治疗失败[19]。就这一点来说，MRI 用于短期随访需要慎重。逐渐康复的标准是原始 T_1 像骨髓信号增强[20]。在临床实践中，MRI 能够帮助鉴别骨软骨病的炎症退变过程和脊柱感染。退变性疾病的表现经常是 T_2 像椎间盘无信号增强和无广泛的椎旁炎症区域。椎间盘存在空气征，这是真空现象，提示退变过程[21]。

确定致病菌是成功治疗脊柱感染的关键。尽管这个假设是成立的，但它不是基于任何循证数据。一项回顾性研究显示，采用经验性治疗的患者相比靶向病原菌治疗的患者阳性治疗结果更多，但是两组的差异不显著，也受限于病原菌检测阴性的感染其严重性较轻的假设[22]。有几项技术是可供选择的病原菌检测方法。采用细菌培养检测病原菌应首先尝试血培养。该方法检测细菌的成功率是 40%～89%。如果已开始使用抗生素治疗，则成功率会降低，在血源性播散的感染病例中成功率会升高[23-26]。至少抽 3 次血培养能够提高检测的阳性率[27]。假如血培养的结果是阴性，即使影像学和临床症状是持续存在的，脊柱感染的诊断仍是不明确的，应采用第 2 种病原菌检测方法，直接从主要的感染灶采样。可在透视、CT 或 MRI 下实施活检。研究显示在 CT 辅助下的活组织检查更优，其定位更准确，并发症率更低[28]。经皮活检检测细菌的成功率在 14% 和 76% 之间[26,29,30]。局部麻醉药有抗菌作用，可能会降低检出率[31]。

SPILF（Société de Pathologie Infectieuse de Langue Francaise）推荐 3 次血培养阴性的病例实施经皮活组织检查：2 次活检取自上终板区域，2 次自取下终板区域，2 次自取椎间盘中心[32]。穿刺时注射生理盐水能够增加病原菌检测阳性率[33]。术中感染灶采样的优点是能够安全地采集大量组织。已证实使用抗生素治疗会减少血培养的检出率[34]。然而抗生素治疗对活检结果的影响是不明确的。虽然一些研究没有发现抗生素治疗对活检结果有显著的影响[29,35]，但是其他研究显示检出率显著降低，特别是在使用抗生素治疗 4 天以上[36,37]。除了病原菌分子学检测的可能，组织学检查可以补充诊断并在病原菌检测阴性时提供额外的关于坏死炎症性改变的信息。

相比非特异性脊柱感染，特异性感染的临床表现经常无特殊性，发热是极少见的。典型的影像学表现是大量的骨破坏。确诊特异性感染是通过活组织检查直接检出结核分枝杆菌。

40.4　结论与精华

为成功治疗脊柱感染，了解病史和临床症状并快速地做出充分的诊断是必要的。MRI 是脊柱感染性疾病的首选检查。CT 和核医学检查作为可选择的项目。在血流动力学和临床表现稳定的无神经功能损害的患者中，应实施基本的病原菌检测，其方法是多次的血培养，当血培养未发现细菌时，实施经皮活组织检查。

诊断流程：

1. 病史和临床检查

2. 实验室诊断和微生物学诊断（3 次血培养，PCR）

3. 影像学诊断（MRI，CT，PET）

4. 活组织检查

临床注意事项

- 脊柱感染的病史和临床症状经常无特殊性，这会导致诊断延误。请考虑该疾病！！！
- MRI 是诊断的金标准
- 强烈推荐通过血培养和经皮活组织检查明确微生物学诊断

（钟招明　译　　陈建庭　审）

参考文献

1. Babic M, Simpfendorfer CS. Infections of the spine. Infect Dis Clin N Am. 2017;31:279–97.
2. Jung N, Vossen S. Septische artthritis und spondylodiszitis. Z Rheumatol. 2016;75:861–8.
3. Nickerson EK, Sinha R. Vertebral osteomyelitis in adults: an update. Br Med Bull. 2016;117:121–38.
4. Zarghooni K, Röllinghoff M, Siewe J. Spondylodiszitis eine interdiszitplinäre Herausforderung. Dtsch Med Wochenschr. 2010;135:1182–5.
5. Frangen TM, Kalicke T, Gottwald M. Surgical management of spondylodiszits. An analysis of 78 cases. Unfallchirurg. 2006;109:743–53.
6. D' Agostino C, Scorzolini L, Massetti AP. A seven year prospective study on spondylodiscites; epidemiological and microbiological features. Infection. 2010;38:102–7.
7. Pricipi N, Esposito S. Infectious discitis and spondylodicitis in children. Int J Mol Sci. 2016;17:539.
8. Cottle L, Riordan T. Infectious spondylodiscitis. J Infect. 2008;56:401–12.
9. Mete B, Kurt C, Yilmaz MH, Ertan G, Ozaras R, Mert A, Tabak F, Ozturk R. Vertebral osteomyelitis: eight years experience of 100 cases. Rheumatol Int. 2011;32(11):3591–7.
10. Hadjipavlou AG, Mader JT, Nessessary JT, Muffoletto AJ. Haematogenous pyogenic spinal infections and theis surgical management. Spine. 2000;25(13):1668–79.
11. Murillo O, Grau I, Lora-Tamayo J, Gomez-Junyent J, Ribera A, Tubau F, Ariza J, Pallares R. The changing epidemiology of bacteraemic osteoarticular infections in the early 21st century. Clin Microbiol Infect. 2015;21(3):254.e1–8.
12. Garg RK, Somvanshi DS. Spinal tuberculosis: a review. J Spinal Cord Med. 2011;34:440–54.
13. Esendagly-Yilmaz G, Oluolglu O. Pathologic basis of pyogenic, non pyogenic and other spondylitis and discitis. Neuroimaging Clin N Am. 2015;25:159–61.
14. Zilkens KW, Peters KM, Schwanitz BM. New inflammation markers for early detection of spondylodiscitis Eur. Spine J. 1992;1(3):152–5.
15. Modic MT, Feiglin DH, Piraino DW. Vertebral osteomyelitis. Assessment using MR. Radiology. 1985;157:157–66.
16. Rausch VH, Bannas P, Schoen G. Diagnostic yield of multidetector computed tomography in patients with acute spondylodiscitis. Fortsch Röntgenstr. 2017;189:339–46.
17. Niccoli Asabella A, Iuele F, Simone F, Fanelli M, Lavelli V, Ferrari C, Di Palo A, Notaristefano A, Merenda NC, Rubini G. Role of 18F-FDG Pet/CT in the evaluation of response to antibiotic therapy in patients affected by infectious spondylodiscitis. Hell J Nucl Med. 2015;18(1):17–22.
18. Dagirmanjian A, Schils J, McHenry MC. MR imaging of spine infections. Magn Reson Imaging Clin N Am. 1999;7:525–38.
19. Euba G, Narvaez JA, Nolla JM, Murillo O, Narvaez J, Gomez-Vaquero C, Ariza J. Long-term clinical and radiological magnetic rexonance imaging outcome of abscess-associated spontaneous pyogenic vertebral osteomyelitis under conservative management. Semin Arthritis Rheum. 2008;38(1):28–40.
20. Gillams AR, Chaddha B, Carter AP. MR appearances of the temporal evolution and resolution of infectious spondylitis. AJR Am J Roentgenol. 1996;166(4):903–7.
21. Stabler A, Reiser M. Imaging of spinal infection. Radiol Clin N Am. 2001;39:115–35.
22. Kim J, Kim YS, Peck KR, Kim ES, Cho SY, Ha YE, Kang CI, Chung DR, Song JH. Outcome of culture-negative pyogenic vertebral osteomyelitis: comparison with microbiologically confirmed pyogenic vertebral osteomyelitis. Semin Arthritis Rheum. 2014;44(2):246–52.
23. Sakkas LI, Davas EM, Kapsalaki E. Hematogenous spinal infection in Central Greece. Spine (Phila Pa 1976). 2009;34:E513–8.
24. Kim CJ, Song KH, Jeon JH. A comparative study of pyogenic and tuberculous spondylodiscitis. Spine (Phila Pa 1976). 2010;35:E1096.
25. Mylona E, Samarkos M, Kakalou E. Pyogenic vertebral osteomyelitis: a systematic review of clinical characteristics. Semin Arthritis Rheum. 2009;39:10–7.
26. D'Agostino C, Scorzolini L, Massetti AP. A seven year prospective study on spondylodiscitis: epidemiological and microbiological features. Infection. 2010;38:102–7.
27. Gardos F, Lescure FX, Senneville E, Flipo RM, Schmit JL, Fardellone P. Suggestions for managing pyogenic (non-tuberculous) discitis in adults. Joint Bone Spine. 2007;74(2):133–9.
28. Nourbakhsh A, Grady JJ, Garges KJ. Percutaneous spine biopsy: a meta-analysis. J Bone Joint Surg Am. 2008;90:1722–5. 49.
29. Lora-Tamayo J, Euba G, Narvaez JA. Changing trends in the epidemiology of pyogenic vertebral osteomyelitis: the impact of cases with no microbiologic diagnosis. Semin Arthritis Rheum. 2011;41:247–55.
30. Cebrian Parra JL, Saez-Arenillas Martin A, Urda Martinez-Aedo AL. Management of infectious discitis. Outcome in one hundred and eight patients in a university hospital. Int Orthop. 2012;36:239–44.
31. Lehner B, Akbar M, Rehnitz C, Omler GW, Dapunt U, Burckhardt I. Standards of microbio-

logical diagnostics of spondylodiscitis. Orthopäde. 2012;41(9):702–10.

32. Societe de Pathologie Infectieuse de Langue Francaise (SPILF). Recommandations pour la pratique Clinique, Spondylodiscites infectieuses primitives, et secondaires a un geste intra-discal, sans mise en place de materiel. Med Mal Infect. 2007;37(9):554–72.

33. Shibayama M, Nagahara M, Kawase G. Ncw needle biopsy technique for lumbar pyogenic spondylodiscitis. Spine (Phila Pa 1976). 2010;35:E1347–9.

34. Müller-Broich JD, Petersdorf S, Pfugmacher R. Implementation of a diagnostic-algorhythm in the treatment of unspecific spondylodiszi-tis – save tool for pathogen detection. Eur Spine J. 2011;20:1979–2066.

35. Marschall J, Bhavan KP, Olsen MA. The impact of prebiopsy antibiotics on pathogen recovery in hematogenous vertebral osteomyelitis. Clin Infect Dis. 2011;52:867–72.

36. de Lucas EM, Gonzalez Mandly A, Gutierrez A. CT-guided fine-needle aspiration in vertebral osteomyelitis: true usefulness of a common practice. Clin Rheumatol. 2009;28:315–20.

37. Kim CJ, Song KH, Park WB. Microbiologically and clinically diagnosed vertebral osteomyelitis: impact of prior antibiotic exposure. Antimicrob Agents Chemother. 2012;56:2122–4.

第41章 单纯髓核切除术后化脓性感染

Andrei Slavici

41.1 引言

脊柱术后感染无论对患者或是脊柱外科医师来说都是一种灾难性的并发症。在美国,每年会有48万例髓核摘除手术,在这些未使用内植物器械的脊柱手术中,椎间盘炎症的发生率常高达4%[1,2]。针对这样严峻的高发术后感染率,每位脊柱外科医师必须熟练掌握脊柱术后感染的诊断和治疗。下面我们将介绍一个使用内固定和椎间融合技术治疗脊柱术后感染的病例。

41.2 病例描述

一名49岁患者,在5周前曾行L_4/L_5右侧髓核切除术,因出现发烧和强烈腰痛(不伴下肢根性疼痛),无法独立站立或行走,被他的家庭医师紧急转诊至诊所。患者是一位中度体力劳动者,既往无其他疾病,也无其他手术史。过去两周内一直口服家庭医师给他开的第二代头孢菌素(头孢克洛)。入院后体检:面色苍白,体温39.3℃。下腰部轻度发红,局部触痛和压痛剧烈。反复振动平推床试验(类似于脚跟下落刺激试验——修正的马克尔征)可以引出强烈的腰痛。神经系统检查显示下肢的感觉和运动功能完好。实验室检查结果:白细胞计数20/nL,C反应蛋白19mg/dL,降钙素原和尿常规检查均正常。影像学检查:腰椎正侧位X线显示轻度退行性改变和轻度脊柱侧凸(图41.1)。MRI显示,在抑脂像中L_4/L_5间隙的后方、L_4下终板和L_5上终板都表现为高信号(图41.2),在增强的T_1像中也为高信号,是一种炎症的表现(图41.3)。患者之前使用

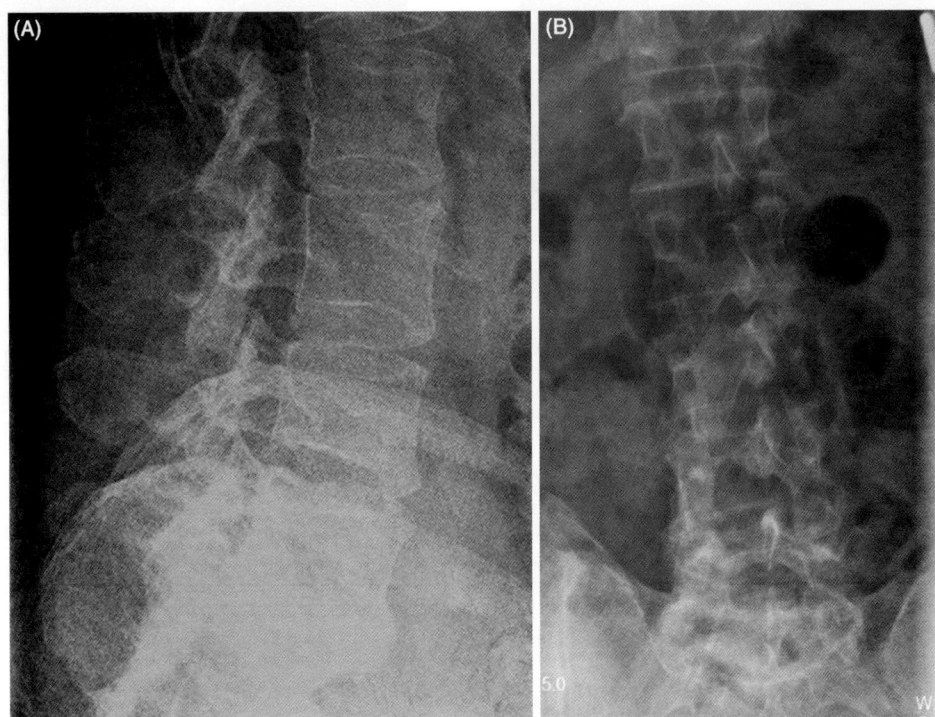

图41.1 站立位X线正位片(A)和侧位片(B)显示腰椎小关节轻度退变和脊柱轻度侧弯,可能是因疼痛引起

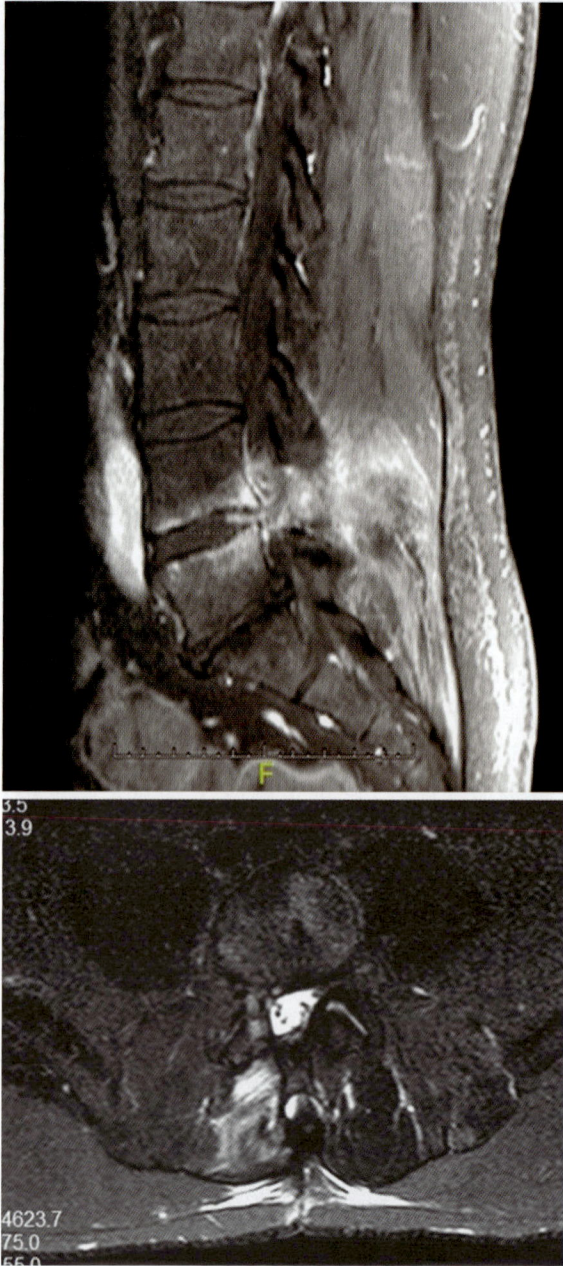

图 41.2　腰椎 MRI 的抑脂序列显示在 L_4/L_5 椎间隙水平终板、椎旁肌有增强信号，表明组织水肿

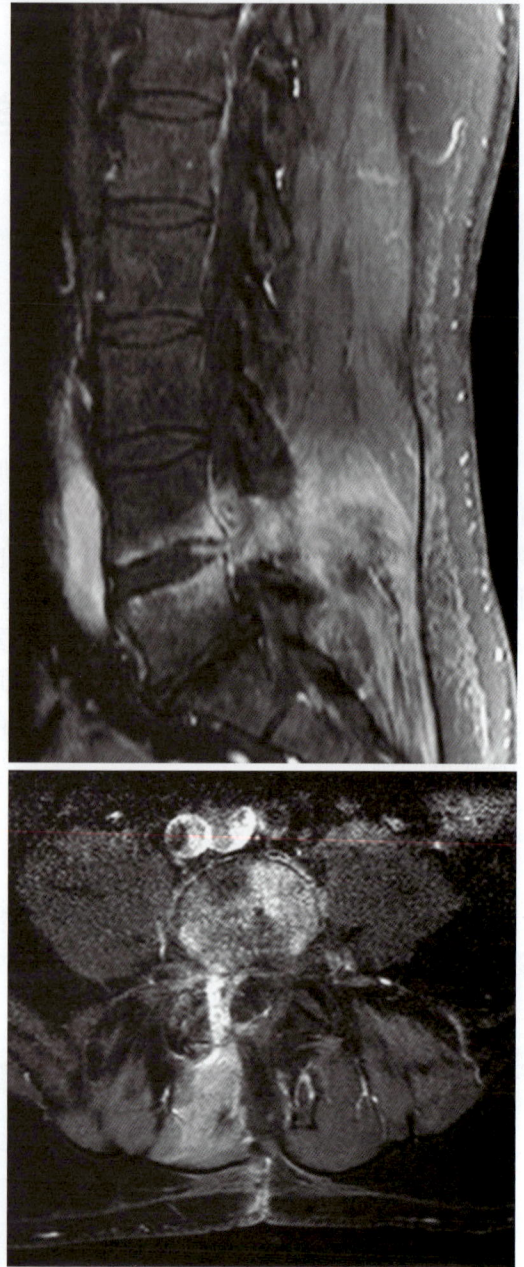

图 41.3　腰椎 MRI 在增强 T_1 序列中在矢状位和轴位都可看到血管强化，确认有炎症表现

的抗生素是无效的，所以先终止之前的抗生素疗程方案。告知患者目前诊断为腰椎术后感染，让患者选择保守治疗还是手术治疗。保守治疗方案为：经皮穿刺活检，根据病原菌药敏结果使用双疗程静脉注射抗生素治疗。手术治疗方案为：腰椎后路切开椎间隙彻底清创，后路固定以及节段间融合手术。患者最终选择手术治疗。手术采取 L_4/L_5 节段 PLIF，使用钛笼作椎间融合器，融合器内除了装入骨碎粒之外，还放入了抗生素。并使用椎弓根螺钉进行 L_4/L_5 内固定（图 41.4）。术后病

理诊断为椎间盘炎症，病原菌为头孢菌素耐药的表皮葡萄球菌。术后进行抗感染治疗，感染科专家给出的方案为：静脉注射利福平和万古霉素 14 天，随后口服利福平和左氧氟沙星 4 周，再单用左氧氟沙星口服 4 周。术后患者可以下地行走，并由理疗师协助康复治疗。术后 5 个月患者恢复良好，重返工作岗位。尽管患者没有症状，家庭医师出于安全考虑让他再复查张腰椎 MRI 和之前进行对比，复查的 MRI 显示在 T_2 像未见高信号表现（图 41.5）。

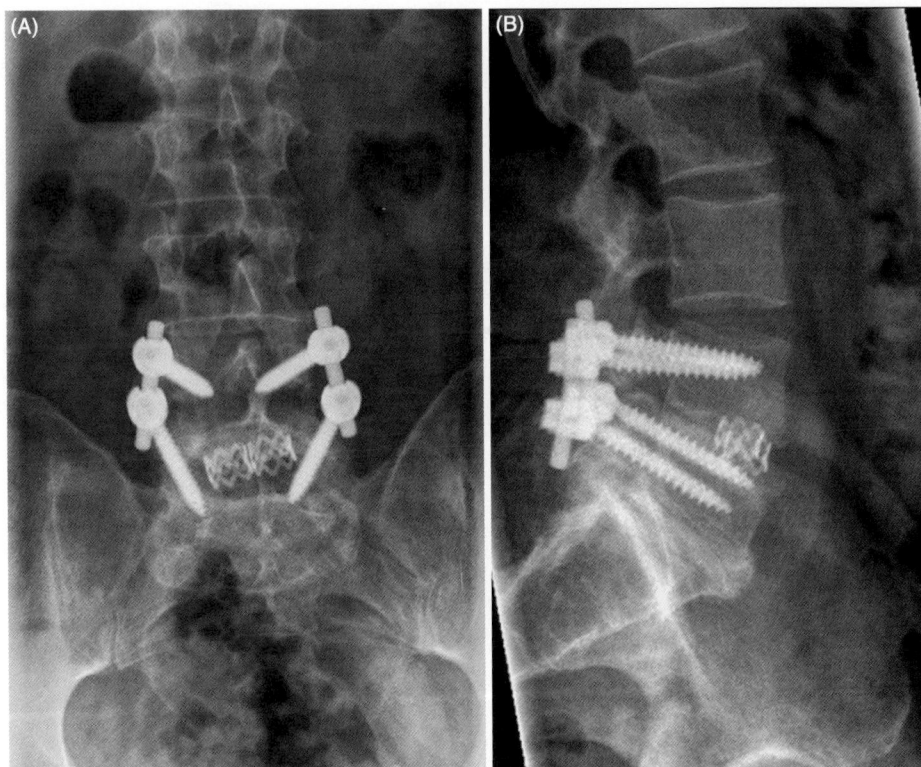

图41.4　站立位 X 线正位片(A)和侧位片(B)显示 L$_4$/L$_5$ 单节段 PILF 术后表现,椎弓根钉棒固定,以及使用 2 枚钛网做椎间融合

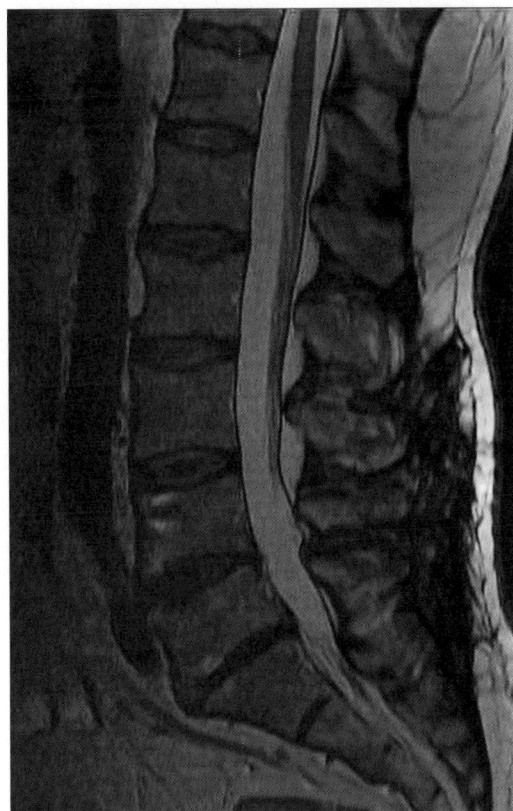

图41.5　术后 5 个月腰椎 MRI 矢状位 T$_2$ 序列显示椎管形态好,无水肿表现

41.3　病例讨论

即使在医疗科技进步如此之快的今天,每一次医疗处置的开始仍然是充分的询问病史和详细的体格检查。对于这个病例,从临床表现就高度怀疑是脊柱的化脓性感染。在此基础上进行全面的血液检查,包括血细胞计数、CRP、降钙素原、凝血状态、肝肾功能。CRP 自然变化为在术后达到峰值,但很快恢复正常。CRP 可以作为细菌感染的可靠指标,灵敏度和特异度为 100% 和 97%[3]。在临床中椎间盘炎和椎间盘突出的复发的患者中,经常碰到已经发现了病原学依据,但降钙素原或 PCT 指标仍然是正常的情况[4]。对于这类阴性结果的患者,仍然高度怀疑感染,建议进行细菌血培养,有助于在手术或活检前识别病原体。

增强 MRI 表现为病灶区域 T$_2$/ 抑脂序列高信号,T$_1$ 低信号,椎间盘间隙和相邻终板会有强化表现,伴或不伴有病灶周围炎性反应。更重要的是要检查硬膜外间隙和椎旁区域是否有脓肿形成。

如果患者当前的身体情况允许,在获得病原学结果之前不应开始使用或暂停之前使用的抗生素。

患者描述的疼痛性质为轴向负荷痛，平躺转身的时候会引起疼痛，需要在助步器的帮助下才能行走，说明该节段存在一定的不稳，因此选择内固定能够建立脊柱稳定性的手术方案。由于感染的椎间盘间隙做了彻底的清创，所以实施了后续的椎间融合，以保证患者脊柱矢状位的平衡。然而，由于缺乏有力数据和最新的研究，这类患者的最佳手术方案选择一直存在争议。也有研究表明在减压清创后做与不做椎间融合两种术式之间没有显著差异[5]。如果脊柱前柱损伤很小或没有损伤，患者仍有不稳定的临床症状，建议要进行后路的内固定支撑，可以采取经皮微创或开放植入。术后卧床使用静脉注射抗生素治疗，直到 CRP 降至正常，然后下地在支具保护下活动。刚性支具（如 TLSO）与带被动辅助功能的半刚性支具都可以选择使用。

对于保守治疗的患者，要通过活检进行细菌培养和药敏试验，得到结果后指导抗生素的使用。当无法获得或培养物为阴性时，可以通过经验治疗给药，使用的药物应基于局部微生物耐药性，必要时应请感染科专家会诊。药物联合应用有助于降低细菌耐药发生的风险，如果考虑葡萄球菌感染，推荐使用氟喹诺酮 + 利福平[6]。对于有内置物的患者，建议抗生素使用 12 周，虽然有文献报道 6 周与 12 周疗程相比没有显著差异[7]。

术后 12 周建议患者进行随访，内容包括病史、临床检查和 X 线，有症状的患者建议追加 CT 或 MRI。

41.4　结论与精华

脊柱术后感染是一个灾难性的并发症，临床上更会碰到很多不典型病例，脊柱外科医师应该努力学会如何诊断和治疗。这类患者治疗上应根据病原菌培养和药敏试验选择合理的抗生素。一旦采取手术治疗应对感染椎间隙进行彻底清创，尽量去除所有椎间盘和软骨终板，其次是内固定支撑和椎间融合器的置入，植骨材料推荐使用搭载抗生素的骨替代物，其中应根据细菌的类别选择合理的抗生素，万古霉素和庆大霉素是最有效的抗生素选择。钛网可作为椎体间内置物的首选，但在与聚醚醚酮（PEEK）笼对比，在控制感染方面没有显著差异[8,9]。综上所述，个体化治疗方

案的制定要根据患者的脊柱稳定性、合并症和自身选择治疗意向等因素，在最佳临床经验的指导下进行评估后进行。无论是采取保守治疗，还是单纯翻修减压或搭配内固定融合手术，治疗感染的主要目的是消除病灶，全面恢复器官功能，最终改善患者生活质量。

临床注意事项
- 彻底清创感染椎间盘是外科处理的主要目的。
- 对于椎旁脓肿，引流十分重要，无论是经皮还是开放。
- 当患者无法进行 MRI 检查时，可尝试 SPECT。
- 单一抗生素的持续应用容易诱发细菌耐药。

（席焱海　译　叶晓健　审）

资深专家点评

　　脊柱手术后感染是一个容易导致严重后果的并发症。感染原因很多，相关危险因素包括肥胖、糖尿病、手术时长、创伤等因素。临床可表现为红肿热痛中的部分症状。一旦怀疑，需尽早明确诊断和治疗。特异性的血液检查包括血细胞计数、ESR、CRP、降钙素原，并进行动态监测判断感染走向。诊断术后感染的金标准是病原学诊断。MRI 检查对于深部感染的诊断具有明确的优势，如有积液，可以在 B 超等影像引导下穿刺，同时可进行培养和治疗。细菌培养明确病原菌后，按照药敏结果选择用药。如果患者身体情况允许，在穿刺、抽血或获得病原学结果之前不使用或暂停之前使用的抗生素。治疗上注重全身与局部治疗相结合。抗生素治疗要足量、足疗程。对于炎症控制不佳、有积液、脓肿或疼痛剧烈的情况及时采取手术治疗是一种有效的治疗手段，手术包括炎性坏死组织的彻底清创，局部应用抗生素，以及根据患者脊柱稳定情况选择使用内固定及椎间融合技术治疗。本文病例属于典型的椎间盘术后感染。主诊团队在明确病原菌的基础上采取规范的抗生素治疗，同时积极行清创内固定椎间融合手术治疗，取得了优良的临床疗效，有很好的学习价值。

（上海交通大学医学院附属同仁医院　叶晓健）

参考文献

1. Gray DT, Deyo RA, Kreuter W, Mirza SK, Heagerty PJ, et al. Population-based trends in volumes and rates of ambulatory lumbar spine surgery. Spine (Phila Pa 1976). 2006;31:1957–63.
2. Sherman J, Cauthen J, Schoenberg D, Burns M, Reaven NL, et al. Economic impact of improving outcomes of lumbar discectomy. Spine J Off J North Am Spine Soc. 2010;10:108–16.
3. Kang B-U, Lee S-H, Ahn Y, Choi W-C, Choi Y-G. Surgical site infection in spinal surgery: detection and management based on serial C-reactive protein measurements. J Neurosurg Spine. 2010;13:158e164.
4. Maus U, Anderega S, Gravius S, Ohnsorge JA, Miltner O. Procalcitonin (PCT) as a diagnostic tool for monitoring of spondylodiscitis. Z Orthop Unfall. 2009;147:59e64.
5. Noh S, Zhang H, Lim H, Song H, Yang K. Decompression alone versus fusion for pyogenic spondylodiscitis. Spine J. 2017;17(8):1120–6. https://doi.org/10.1016/j.spinee.2017.04.015.
6. Legrand E, Flipo R-M, Guggenbuhl P, et al. Management of non-tuberculous infectious discitis. Treatments used in 110 patients admitted to 12 teaching hospitals in France. Joint Bone Spine. 2001;68:504e509.
7. Roblot F, Besnier JM, Juhel L, et al. Optimal duration of antibiotic therapy in vertebral osteomyelitis. Semin Arthritis Rheum. 2007;36:269e277.
8. Schomacher M, Finger T, Koeppen D, et al. Application of titanium and polyetheretherketone cages in the treatment of pyogenic spondylodiscitis. Clin Neurol Neurosur. 2014;127:65–70. https://doi.org/10.1016/j.clineuro.2014.09.027.
9. Shiban E, Janssen I, Wostrack M, et al. A retrospective study of 113 consecutive cases of surgically treated spondylodiscitis patients. A single-center experience. Acta Neurochir. 2014;156(6):1189–96. https://doi.org/10.1007/s00701-014-2058-0.

第42章 类风湿关节炎所致寰枢椎失稳的诊断与治疗

George K. Prezerakos, Adrian T. H. Casey

42.1 引言

类风湿关节炎是一种侵袭滑膜关节、骨骼和韧带的系统性、自身免疫性炎症疾病。类风湿关节炎最常见侵袭部位是外周小关节,第二常见侵袭部位是颈椎,因为颈椎本身包含 32 个滑膜关节[1]。

类风湿关节炎的发病率约为 1%～2%,在确诊 2 年后,颈椎受累率高达 86%,神经受累率达 58%[2,3]。

42.2 病因

尽管确切的病因仍不清楚,但可以明确类风湿关节炎是一种多因素导致的疾病。遗传和免疫易感个体被某种因素触发后导致滑膜关节内产生炎症链式反应,接下来炎症会导致血管翳形成、蛋白水解、破骨细胞活跃,这些反应将导致软骨、韧带和骨质破坏。炎症进程可能会逐渐减缓,但如果炎症反应继续,通常会导致进行性关节破坏、畸形,并最终导致不同程度的功能丧失[2]。

近年来药物治疗方面的研究取得了一定成果,药物疗法可以防止颈椎新发病变的形成,但不能阻止先前已经存在的病变损伤进一步发展[2,4]。

42.3 病理生理、临床表现及影像学特征

颈椎类风湿疾病的病理生理学有四个主要的病理解剖特征:①寰枢椎半脱位;②齿状突周围血管翳形成;③齿状突垂直移位;④枢椎下关节半脱位。因此这些都是潜在的手术靶点。

65% 的类风湿患者会出现 C_1-C_2 半脱位,这将会导致脊髓储备间隙减少,进而产生对脊髓的直接重复性损伤。C_1-C_2 半脱位可以通过寰齿前间距(anterior atlanto dental interval, AADI)进行量化,而寰齿后间距(posterior atlanto dental interval, PADI)可直接衡量脊髓储备间隙,它的数值可能与神经功能损伤有更好的相关性[5-7]。

齿状突垂直移位或者颅骨下沉起因于寰枢椎关节和枕颈关节同时破坏,并将导致脑干和椎动脉不同程度受压[8,9]。

垂直移位可通过 Redlund-Johnell 标准、Clarke 法或 Ranawat 分类法来进行量化评估,但没有哪一种方法能达到令人满意的灵敏度水平,为了达到 90% 以上的灵敏度,需要综合考虑所有的测量方法[10]。

枢椎下关节半脱位的发生率较低,但枕颈固定术后会导致枢椎下关节半脱位的发生率医源性增加[11]。

类风湿患者通常遭受全身系统性损害,因此很难对它的临床表现做出可靠的识别和解释,并且由于疾病对全身和局部的影响,常常会出现相应的功能受损[12]。脊髓受压可导致包括步态异常和手部灵活性受损等脊髓损伤特征的出现,而 C_2 感觉纤维受压可导致颈部、乳突、耳或面部疼痛,以及偏头痛。椎动脉受压和脑干受压都可导致耳鸣、眩晕、复视、吞咽困难和视觉障碍等症状,重要的是要注意到许多寰枢椎半脱位患者并没有症状。

42.4 临床分型

各种临床分级系统已被用于量化类风湿关节炎患者的神经状态(Ranawat Ⅰ～Ⅲ B 级)和功能状态(Steinbrocker Ⅰ～Ⅳ级)[13,14]。

根据 Ranawat 分级系统,患者无任何症状为 Ⅰ级;患者可自主行走但主观感到乏力为 Ⅱ级;患者

明显客观乏力为Ⅲ级；其中客观乏力但可自主行走为Ⅲ A 级，客观乏力同时不能自主行走为Ⅲ B 级。

美国风湿病协会采用的 Steinbrocker 评分（Ⅰ～Ⅳ级）系统是一种被广泛接受的评分方法，这种评分方法主要关注功能状态。类风湿患者能够胜任所有日常活动被评为Ⅰ级；有一些困难但是能胜任大部分日常活动被评为Ⅱ级；基本不能胜任日常活动或者不能自理被评为Ⅲ级；患者完全丧失行为能力、只能卧床或依靠轮椅被评为Ⅳ级。

Ranawat 分类法（Ⅰ～Ⅲ B 级）更加关注神经系统的功能障碍，遗憾的是这两种分级系统都比较粗糙，不能更加精确地区分不同程度的神经系统障碍或脊髓损伤。比如中等程度的脊髓损伤患者（Ranawat Ⅱ和Ⅲ A 级）并不能很准确地区分，而且在这些分级方法中手术后症状的明显改善或恶化是"模糊的"，无法体现。在 Steinbrocker 分级系统中，从Ⅱ级（能从事正常活动）到Ⅲ级（基本上不能从事正常活动或自理）有着巨大的跳跃。

42.5　手术治疗

回答有关类风湿颈椎受累患者治疗方面的问题（保守治疗还是手术治疗，以及手术方法和手术时机）需要了解该病的自然病程、预后因素和手术效果。

大多数可用的循证医学证据等级是Ⅲ级，因为它们是前瞻性或回顾性病例系列研究。

手术通常是减压融合术或者稳定术，根据受压部位以及手术医师偏好来选择实施前路手术或者后路手术。

前路减压术可以通过经口齿状突切除术来实现，这种手术主要适用于不可复位的寰枢椎半脱位、明显的齿状突周围血管翳或齿状突垂直移位。在很少情况下会使用这种手术方式。

寰枢椎内固定是可复性水平方向寰枢椎半脱位（无明显垂直移位或枢椎下关节病变）的首选治疗方法。

枕颈融合术是寰枢椎半脱位合并垂直移位以及枢椎下关节病变的首选治疗方法。

最后，枢椎以下的颈椎减压固定术（前路、后路或前后路联合）应用于颈椎阶梯状畸形，这种畸形

会导致枢椎以下的椎管直径减小。

42.6　病例报告

66 岁女性患者，近 3 周以来进行性四肢轻瘫，既往有类风湿关节炎和支气管扩张病史。这位患者发病前能在日常活动中完全独立地行走（Steinbrocker Ⅱ级）。患者主诉总是感觉枕骨下区域有中等程度疼痛，右侧明显。

该患者 14 年前被诊断为类风湿关节炎，接受过跖趾关节融合术和右侧肩关节成形术，她一直在服用缓解症状的抗风湿药物（DMARDs）和类固醇药物进行治疗。

患者神经系统检查显示有明显脊髓损伤体征，按照医学研究委员会（Medical Research Council, MRC）的分级标准，她的上肢肌力减退至 4-/5 级，双侧手指握力和腕部屈伸肌力减退至 3/5 级。

双侧 Hoffmann 征和 Ono 征均为阳性，同时伴有胸肌（C_5）、肱二头肌（C_6）和肱三头肌（C_7）反射亢进。

患者对针刺疼痛感觉减退且没有明显皮区分布特点，同时伴有远端指间关节处的关节位置感受损。

下肢检查结果与上肢相似，都有肢体近端肌力减退表现，屈髋和伸膝肌力降至 3/5 级。双足跖屈和背伸肌力为 4-/5 级同时伴有反射亢进。Romberg 征阳性（患者需要两人帮助才能站立）。

该患者术前即刻 Ranawat 评估等级为Ⅲ B 级；然而患者 Steinbrocker 评估等级为Ⅳ级，属于最糟糕的等级。

42.7　影像学资料

颈椎过伸过屈动力位 X 线提示寰枢椎半脱位，AADI 在颈椎过屈位时为 11mm，过伸位时为 2mm；PADI 在过屈位时为 12mm，过伸位时为 17mm（图 42.1）。

中立位颈椎 MRI 显示 C_1-C_2 水平脊髓内信号改变，但该水平的椎管狭窄程度轻微，提示该层面有动态压迫。也有证据表明，齿状突周围间隙形成的血管翳对椎管内脊髓产生了轻度到中度压迫（图 42.2）。

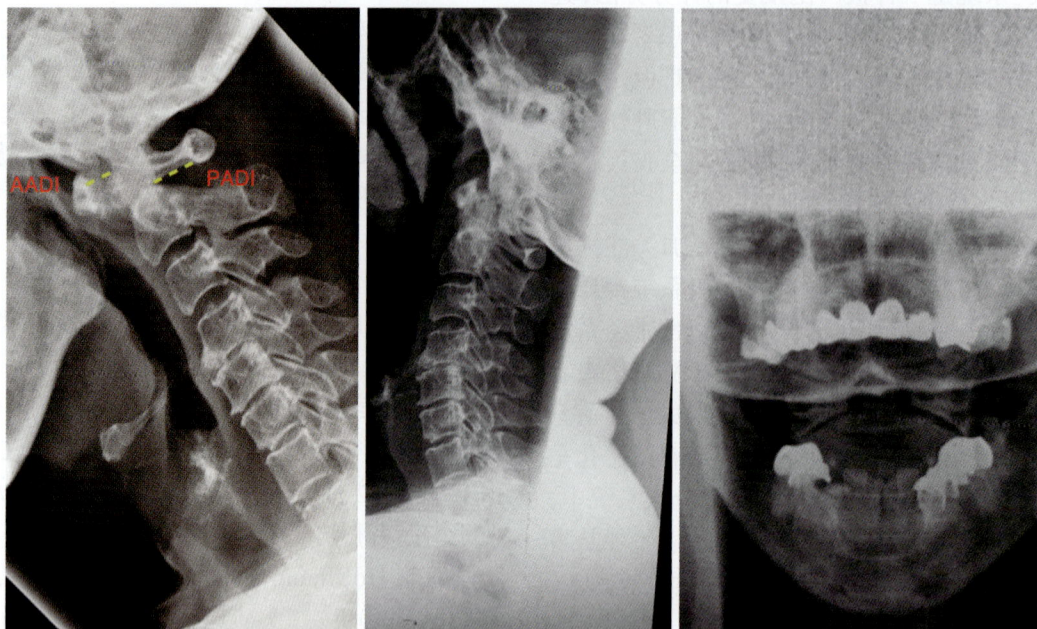

图 42.1 术前颈椎 X 线：过屈位（左），过伸位（中），张口位（右）。寰枢椎半脱位在过屈位时表现为 AADI 增大和 PADI 减小，而在过伸位时表现为 AADI 减小和 PADI 增大；在张口位 X 线上，寰枢椎关节基本都在正常范围内

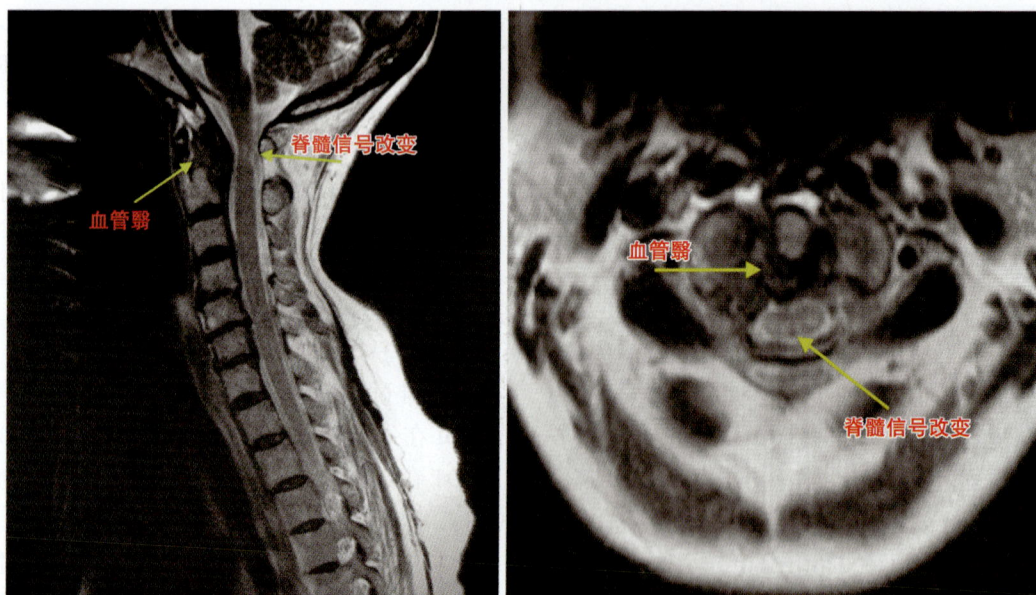

图 42.2 MRI T_2 加权正中矢状位（左）和 C_1-C_2 水平轴位（右）显示脊髓信号改变以及齿状突后间隙出现血管翳。标记处可见在中立位前路有压迫但椎管狭窄程度并不明显，提示动态压迫才是造成脊髓信号改变的原因

42.8　术中与术后过程

患者进行了手术复位，C_1 后弓切除减压，并通过 Harms 技术完成了器械固定融合。置入 C_1 侧块螺钉，确保双皮质固定；通过标准 Harms 技术置入双侧 C_2 椎弓根螺钉，螺钉需要贯穿峡部、椎弓根以及双层皮质。在同步神经电生理监测辅助下，将纵向连接杆置入 C_1 螺钉和 C_2 螺钉尾部凹槽内，先将 C_2 螺钉尾帽拧紧固定，再将 C_1 螺钉尾帽拧入，利用提拉力量完成复位。C_1 后弓切除术解除了齿状突后方血管翳的压迫。

术后影像学资料证实内固定器械位置良好，C_1-C_2 复位满意（图 42.3 ）。

患者术后被送进了密切看护病房，24h 后转回普通神经外科病房。4 天后出院到康复中心进行两周康复治疗。

在术后 6 周、3 个月、6 个月和 1 年时对患者进行随访，随访发现她取得了惊人的神经功能恢复。术后 6 周随访时她已经能够独立活动（Ranawat Ⅱ级），6 个月内实现了融合。

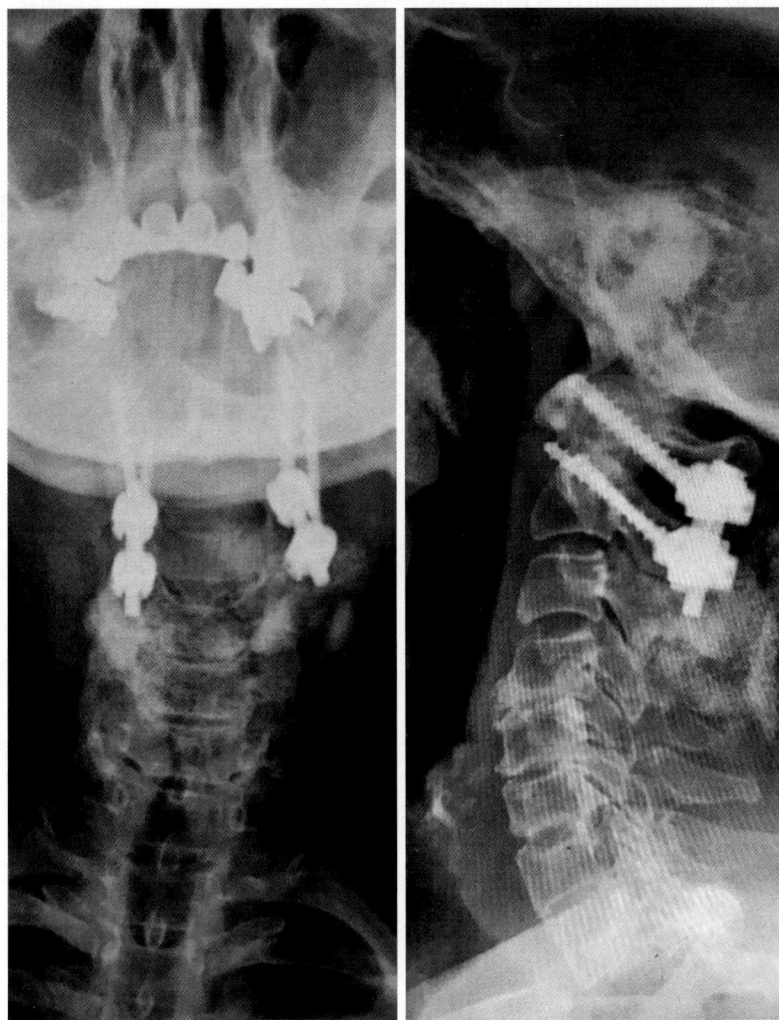

图 42.3　术后正位（左）和侧位（右）颈椎平片显示 C_1 侧块螺钉和 C_2 椎弓根螺钉位置令人满意；C_1-C_2 完全复位，所有四颗螺钉都实现了双皮质稳定

42.9 讨论和证据

关于类风湿关节炎合并寰枢椎半脱位患者进行减压融合手术的指征，存在着两种不同的观点。当患者有脊髓损伤、神经功能缺损或顽固性颈痛时，通常建议手术干预治疗[13, 15-20]，已达成共识。

然而在没有神经症状的情况下，根据异常的寰齿间距推荐施行预防性手术[16, 17, 21-26]，这一观点尚存在争议。

关于手术最恰当的时机，意见存在分歧，因为颈椎畸形的进展无法通过影像学资料进行预测[4, 5, 18, 27]。更重要的是，寰齿间距增大与神经症状发展的关联性很差[5, 25, 27, 28]，因为压迫可能是动态的，当存在垂直移位的时候，随着移位（颅骨下沉）的严重，寰齿间距实际上会减小。

许多风湿病学家提倡保守治疗[15]，包括对患者进行密切的临床观察，并认为在出现神经症状或体征后，再考虑手术。然而神经功能异常很难界定，特别是当存在致畸致痛性关节炎并伴有肌肉萎缩或周围神经炎的时候，因此有许多这样的患者直到四肢瘫痪、坐轮椅或甚至卧床才接受手术建议。

在这一特殊病例中，患者神经症状越来越严重但总体健康状况基本良好，因此建议行手术治疗。尽管很多文献报道已经证实手术在伴有神经系统症状患者治疗中的作用，但是还没有哪个非卧床患者手术治疗效果像这位患者如此显著[9, 12, 29]。

在没有颅骨下沉时，若PADI超过10cm（就如本例一样），则神经功能会有更大的恢复机会，即使术前评分很低。

在选择手术方式时，若没有明显的前方压迫，则无需经口切除齿状突，而是需要去考虑是选择C_1-C_2减压融合固定还是选择枕颈融合固定。由于C_2良好的椎弓根稳定性，在不合并颅骨下沉以及没有枢椎以下平面脊柱受累时，C_1-C_2融合术将是首选的手术方式。然而，当存在颅骨下沉、枢椎下关节受累，或C_2椎弓根解剖异常时，枕颈融合将是首选的手术方式。

42.10 结论

现有证据支持类风湿关节炎颈椎病患者伴有神经损伤症状时选择手术治疗，却没能对那些没有明显神经损伤症状或不能行走患者的治疗提出一个科学的指南。在这两种类型患者中，外科医师经验和患者偏好在选择治疗方案过程中发挥着更重要的作用。

临床注意事项

为了增加手术成功的概率，外科医师需要考虑到以下几点：

第一点，从手术角度来看，骨骼质量差的患者融合成功率会比正常人低，因此在解剖结构允许前提下，置入最大长度的双皮质螺钉将会是很有利的。这需要对影像学图片特别是标准侧位片仔细阅读研判，并对置钉过程中的手感反馈仔细体会。对于C_1侧块螺钉，如果置钉位置过度靠外，可能会导致椎动脉损伤，所以C_1侧块螺钉的置钉位置需要一定程度偏内。我们认为将侧块进钉点正上方C_1后弓突出部分磨除以确保最大限度骨质稳定是有用的。

第二点要注意的是慢性炎症侵蚀导致正常骨骼形态解剖标志的改变，因此必须仔细暴露全部的C_2下关节突—椎板峡部—C_2-C_1关节复合体上部分（可以使用大号Cobb行骨膜下剥离和棉片压迫止血，同时用双极电凝和锋利的细齿镊去除剩余软组织）。这样能给进钉点提供良好的视野，并且能安全探及到C_2椎弓根内侧表面，这对确认C_2椎弓根螺钉置入轨迹会非常有用。

第三点要注意的是这些患者的颈椎生物力学关系发生了改变[12]。在这种特殊情况下，如果在骨皮质开口、钻孔、攻丝和置入螺钉过程中对骨结构施加过大的压力，C_1-C_2关节（可能还有C_0-C_1关节）的不稳定状态可能导致重复性脊髓损伤，所以在任何时候都需要采用温和的动作和最小的向下力量。

第四点外科医师需要记住的是类风湿患者融合率会降低[1]。为了最大限度地提高融合的率，先钻孔处理C_1-C_2关节面，然后应用自体骨移植联合骨诱导和骨传导合成材料移植放置在关节外侧。骨形态发生蛋白BMP已被生产商明确禁用于类风湿关节炎患者。

最后一点，由于患者全身虚弱，术后感染的概率会增加。皮肤愈合问题使得系统性分层闭合伤口势在必行，并且术后密切监护尤为重要。我们也建议对这些患者进行清醒状态下纤维支气管插管，应当牢记尽管插管期间的麻醉操作会更麻烦，但不会加重寰枢椎的不稳定。

编者按

由于免疫抑制剂的应用，类风湿关节炎患者可能会存在伤口愈合的问题。因此，术前应与风湿病专家商讨决定是否可以在计划手术前尽早停止生物制剂类药物应用。

（魏任雄 译　陈安民 审）

资深专家点评

本文从病因、病理生理、临床表现讲到影像学特点，再从临床分型讲到手术方案，重点介绍了手术技巧，甚至特殊药物选择、麻醉插管时机等细节都有详述，并以典型病例收尾，由浅入深，将类风湿关节炎所致寰枢椎失稳生动地展现在脊柱外科医师面前，确为一篇不可多得的佳作。

有症状的类风湿关节炎所致寰枢椎失稳患者，主张及早手术治疗已达成共识。对于无症状的患者是否需做预防性手术，要对其类风湿疾病进行系统评估。寰枢椎失稳的程度会随病程而进展，尤其是垂直型脱位、应用糖皮质激素治疗、接受过关节手术、手部小关节破坏进展快、年轻的患者。PADI <14mm 伴脊髓损害的患者预后较差。故对无症状患者应密切观察，如有进展，可考虑手术干预。

术前要掌握头颈交界区骨性结构的参数，椎动脉的走行，影响复位的因素等，做好预案。枢椎椎板钉技术可作为椎弓根置钉困难时的替代方案，计算机导航和 3D 打印等技术的应用可实现个体化治疗，提高手术安全性。

齿状突后增生的血管翳等软组织在寰枢椎复位融合后，有消退现象。当寰枢椎复位很好时，可不切除寰椎后弓。

（华中科技大学同济医学院附属同济医院
陈安民）

参考文献

1. Bhatia R, Haliasos N, Vergara P, et al. The surgical management of the rheumatoid spine: has the evolution of surgical intervention changed outcomes? J Craniovertebr Junction Spine. 2014;5:38–43. https://doi.org/10.4103/0974-8237.135221.

2. Wasserman BR, Moskovich R, Razi AE. Rheumatoid arthritis of the cervical spine – clinical considerations. Bull NYU Hosp Jt Dis. 2011;69:136–48.

3. Gillick JL, Wainwright J, Das K. Rheumatoid arthritis and the cervical spine: a review on the role of surgery. Int J Rheumatol. 2015; https://doi.org/10.1155/2015/252456.

4. Kaito T, Ohshima S, Fujiwara H, et al. Predictors for the progression of cervical lesion in rheumatoid arthritis under the treatment of biological agents. Spine. 2013;38:2258–63. https://doi.org/10.1097/BRS.0000000000000066.

5. Boden SD, Dodge LD, Bohlman HH, Rechtine GR. Rheumatoid arthritis of the cervical spine. A long-term analysis with predictors of paralysis and recovery. J Bone Joint Surg Am. 1993;75:1282–97.

6. Nguyen HV, Ludwig SC, Silber J, et al. Rheumatoid arthritis of the cervical spine. Spine J. 2004;4:329–34. https://doi.org/10.1016/j.spinee.2003.10.006.

7. Mallory GW, Halasz SR, Clarke MJ. Advances in the treatment of cervical rheumatoid: less surgery and less morbidity. World J Orthop. 2014;5:292–303. https://doi.org/10.5312/wjo.v5.i3.292.

8. Casey AT, Crockard HA, Geddes JF, Stevens J. Vertical translocation: the enigma of the disappearing atlantodens interval in patients with myelopathy and rheumatoid arthritis. Part I. Clinical, radiological, and neuropathological features. J Neurosurg. 1997;87:856–62. https://doi.org/10.3171/jns.1997.87.6.0856.

9. Casey AT, Crockard HA, Stevens J. Vertical translocation. Part Ⅱ. Outcomes after surgical treatment of rheumatoid cervical myelopathy. J Neurosurg. 1997;87:863–9. https://doi.org/10.3171/jns.1997.87.6.0863.

10. Riew KD, Hilibrand AS, Palumbo MA, et al. Diagnosing basilar invagination in the rheumatoid patient. The reliability of radiographic criteria. J Bone Joint Surg Am. 2001;83-A:194–200.

11. Clarke MJ, Cohen-Gadol AA, Ebersold MJ, Cabanela ME. Long-term incidence of subaxial cervical spine instability following cervical arthrodesis surgery in patients with rheumatoid arthritis. Surg Neurol. 2006;66:136–40. https://doi.org/10.1016/j.surneu.2005.12.037.

12. Casey AT, Crockard HA, Bland JM, et al. Surgery on the rheumatoid cervical spine for the non-ambulant myelopathic patient-too much, too late? Lancet. 1996;347:1004–7.

13. Ranawat CS, O'Leary P, Pellicci P, et al. Cervical spine fusion in rheumatoid arthritis. J Bone Joint Surg Am. 1979;61:1003–10.

14. Steinbrocker O, Traeger CH, Batterman RC. Therapeutic criteria in rheumatoid arthritis. J Am Med Assoc. 1949;140:659–62.

15. Agarwal AK, Peppelman WC, Kraus DR, Eisenbeis CH. The cervical spine in rheumatoid arthritis. BMJ. 1993;306:79–80.

16. Santavirta S, Slätis P, Kankaanpää U, et al. Treatment of the cervical spine in rheumatoid arthritis. J Bone Joint Surg Am. 1988;70:658–67.

17. Heywood AW, Learmonth ID, Thomas M. Cervical spine instability in rheumatoid arthritis. J Bone Joint Surg Br. 1988;70:702–7.

18. Rana NA. Natural history of atlanto-axial subluxation in rheumatoid arthritis. Spine. 1989;14:1054–6.

19. Stirrat AN, Fyfe IS. Surgery of the rheumatoid cervi-

cal spine. Correlation of the pathology and prognosis. Clin Orthop Relat Res. 1993;293:135–43.

20. Zoma A, Sturrock RD, Fisher WD, et al. Surgical stabilisation of the rheumatoid cervical spine. A review of indications and results. J Bone Joint Surg Br. 1987;69:8–12.

21. Clark CR, Goetz DD, Menezes AH. Arthrodesis of the cervical spine in rheumatoid arthritis. J Bone Joint Surg Am. 1989;71:381–92.

22. Kourtopoulos H, von Essen C. Stabilization of the unstable upper cervical spine in rheumatoid arthritis. Acta Neurochir. 1988;91:113–5.

23. McCarron RF, Robertson WW. Brooks fusion for atlantoaxial instability in rheumatoid arthritis. South Med J. 1988;81:474–6.

24. Papadopoulos SM, Dickman CA, Sonntag VK. Atlantoaxial stabilization in rheumatoid arthritis. J Neurosurg. 1991;74:1–7. https://doi.org/10.3171/jns.1991.74.1.0001.

25. Weissman BN, Aliabadi P, Weinfeld MS, et al. Prognostic features of atlantoaxial subluxation in rheumatoid arthritis patients. Radiology. 1982;144:745–51. https://doi.org/10.1148/radiology.144.4.7111719.

26. Terashima Y, Yurube T, Hirata H, et al. Predictive risk factors of cervical spine instabilities in rheumatoid arthritis: a prospective multicenter over 10-year cohort study. Spine. 2017;42:556–64. https://doi.org/10.1097/BRS.0000000000001853.

27. Pellicci PM, Ranawat CS, Tsairis P, Bryan WJ. A prospective study of the progression of rheumatoid arthritis of the cervical spine. J Bone Joint Surg Am. 1981;63:342–50.

28. Winfield J, Cooke D, Brook AS, Corbett M. A prospective study of the radiological changes in the cervical spine in early rheumatoid disease. Ann Rheum Dis. 1981;40:109–14.

29. Wolfs JFC, Kloppenburg M, Fehlings MG, et al. Neurologic outcome of surgical and conservative treatment of rheumatoid cervical spine subluxation: a systematic review. Arthritis Rheum. 2009;61:1743–52. https://doi.org/10.1002/art.25011.

第43章 强直性脊柱炎患者颈胸交界区重度畸形的治疗选择

George K. Prezerakos，Adrian T. H. Casey

43.1 引言

颈椎畸形虽然不常见，但可严重限制身体功能和日常活动。其通常发生在矢状位，部分可归因于颈椎的生物力学（前柱承担的负荷较少）；部分是由于致病因素的性质，通常是后凸源性的[1]。诸多临床表现包括：颈部疼痛，不同程度的脊髓性或神经根性神经功能障碍，不能平视、吞咽困难、独立用餐及穿衣困难、难以保持个人卫生[2,3]。

43.2 病因

导致颈部畸形的原因是多样的，包括创伤、感染和肿瘤（转移瘤或者神经肿瘤），这些原因造成前柱丧失和后部结构损伤，从而导致常见的下颈椎和颈胸段矢状位畸形。由于脊柱保留了一定程度的活动性，因而这种可复性畸形可考虑多种手术矫正策略（前路、后路或前后路联合），通常无需行扩大截骨术[4-6]。

先天性和神经肌肉性的病因虽然少见，但常导致冠状位失衡和脊柱侧凸畸形。

医源性因素是颈部畸形最常见的原因之一，包括颈椎椎板切除术导致的后凸畸形，融合内固定失败或椎旁肌肉组织放疗而致萎缩和后方张力带失用，进而导致的低头综合征的矢状位失衡[7,8]。

炎性和自身免疫性疾病，如强直性脊柱炎（ankylosing spondylitis，AS），是导致颈胸部固定、不可复性畸形的最常见原因[5]。这也是本章节主要关注的内容，当然，其矫正策略可应用于前述类型的畸形。

43.2.1 强直性脊柱炎

Bechterew，Strumpell 和 Pierre Marie 将强直性脊柱炎描述为一种与 HLA B27 相关的脊柱炎症，其典型特征为：起始于骶髂关节并向近端发展，依次侵犯腰椎、胸椎和胸廓、颈椎并导致融合。其他与强直性脊柱炎相关的基因也已经被发现，包括 *ARTS1* 和 *IL23R*。

强直性脊柱炎与其他几种关节炎有许多共同的特征，如银屑病性关节炎、反应性关节炎（之前称为赖特病）以及与克罗恩病和溃疡性结肠炎相关的关节炎。其中每一种关节炎都会导致脊柱、其他关节、眼睛、皮肤、口腔和各种器官的疾病和炎症。鉴于它们的相似之处和引起脊柱炎症的倾向，这些疾病统称为"脊柱关节病（spondyloarthropathies）"。

用于治疗强直性脊柱炎的主要药物类型是镇痛药和旨在阻止或减缓疾病进展的药物。

所有血清阴性脊柱关节病的主要治疗方法是抗炎药，包括非甾体抗炎药，如布洛芬（ibuprofen）、保泰松（phenylbutazone）、双氯芬酸（diclofenac）、吲哚美辛（indomethacin）、萘普生（naproxen）和环氧化酶-2 抑制剂（COX-2 inhibitors）。

用于延缓疾病进展的药物包括肿瘤坏死因子-α（tumor necrosis factor-alpha，TNF-α）阻滞剂（拮抗剂），例如生物制剂依那西普（etanercept）、英夫利昔（infliximab）、戈利木单抗（golimumab）和阿达木单抗（adalimumab），以及白介素-17a 抑制剂苏金单抗（secukinumab）和抗白介素-6 抑制剂托珠单抗（tocilizumab）。

虽然早期诊断并采用物理治疗、改变生活方式、药物支持等早期干预措施是治疗的主流，但脊柱受累并形成固定后凸畸形较常见，其主要累及脊柱胸腰段，其次累及颈部和颈胸交界部位，并可致"颌触胸"（chin on chest）畸形，进而引发生理、心理和社会等所有相关问题。颈椎后凸预示着内科治疗的失败，内科医师和理疗师已经无能为力。

43.3　影像学评估

颈胸段畸形最重要的标志之一是颏眉角（chin-brow to vertical angle，CBVA），该角度由下眉心和下颌中点连线与患者垂直轴平行线构成（图 43.1）。它反应平视能力丧失的严重程度，同时也是一种用来规划和评估强直性脊柱炎患者后凸畸形矫正的测量指标[6,9]。

颈椎曲度可以通过 C_2-C_7 Cobb 角测量。

在重度后凸畸形中，颈胸交界处常形成后凸的顶点，对此种情况，Cobb 角的远端椎体应相应调整，在本例中，选择 C_2-T_2。

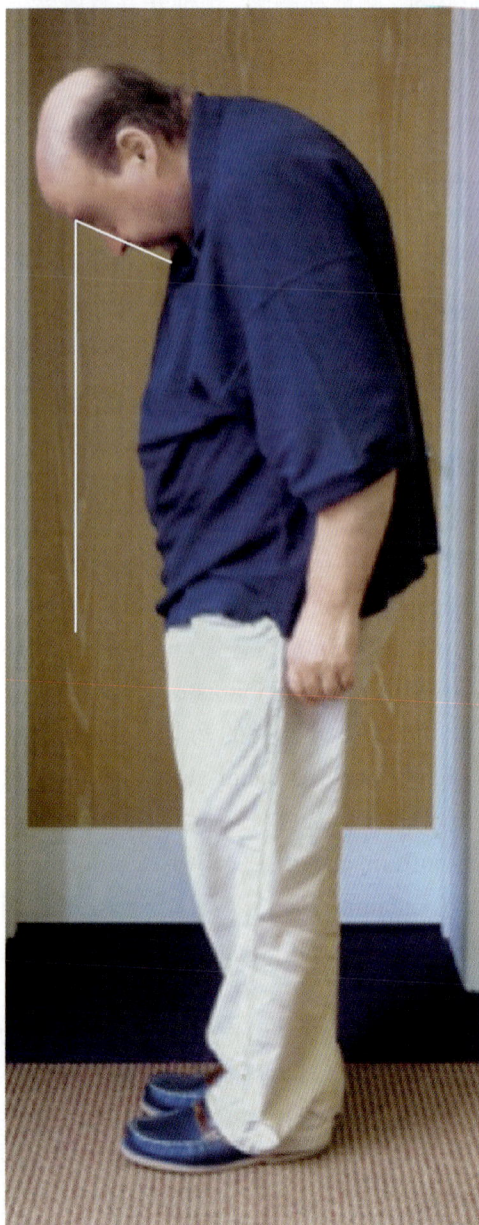

图 43.1　侧面照，上颏眉线与垂直轴线夹角

另一个重要的测量指标是颈椎矢状位偏移（cervical sagittal vertical axis，cSVA）。即经 C_2 椎体中心的铅垂线到 C_7 椎体后上角的水平距离。同样，如果颈胸交界成为后凸的顶点，远端椎体可调整为 T_2。这是一个重要的影像学测量，不仅与疼痛、残疾和生活质量评分等临床指标相关，而且可用来规划和评估手术前后的水平矫正效果[6,10]。C_7 至 S_1 岬矢状垂直轴偏移可显示胸腰椎部位的排列异常，这在强直性脊柱炎患者中较为常见，在颈胸交界畸形矫正手术规划前应予以考虑。

CT 是术前影像学评估的重要组成部分，目的是明确骨性解剖以便于内固定放置和截骨规划。MRI 可以评估脊髓和椎间孔压迫。

43.4　手术方法

原则上，矫正后凸畸形可经前路手术延长脊柱，或经后路缩短脊柱，或两者联合。一个重要的决定因素是脊柱的柔韧性，这不仅包括前方的前纵韧带和椎间盘，也包括后方的小关节复合体。不管怎样，手术的目标是改善平视及活动能力，减轻疼痛和神经功能障碍，并最终改善患者的生活质量。

现有的治疗方法仍具争议[11,12]。不过对于强直性脊柱炎这样的固定畸形，经后路缩短的矫形技术总体上是一种切实可行的治疗选择[3,6,10,13-15]。

后路矫正可以采用单节段或更常见的多节段的 Smith-Petersen 截骨术（Smith-Petersen osteotomy，SPO）。它包括去除椎板和部分上、下小关节突。对于强直性脊柱炎致颈胸段及胸腰段畸形，该术式已广泛应用并进行了多种改良[2,16,17]。

采用多节段 SPO 的优点包括均衡作用于神经、骨和血管的矫形应力。与扩大截骨术相比，SPO 截骨范围局限，因而失血量较少。在疗效方面，采用多节段手术可获得 20° ～40° 的矫正。其缺点包括假关节率高、每一节段的矫正潜力小、神经损伤或死亡的风险高，当然这些并发症的发生率见于该术式的早期报告，可能不适合当前[2,6,15,18]。而且该术式可能需要辅助前路手术。在强直性脊柱炎患者中，前方结构骨化（包括前纵韧带）这一重要限制使得单纯后路 SPO 矫正困难。

一种更有效但在技术上更具挑战性的选择是经椎弓根椎体截骨术（pedicle subtraction osteotomy，PSO），其去骨量包括双侧椎弓根。该术式后来经历了诸多演变，包括：部分椎体后部去松质截骨术，这种术式以楔形截骨或更广泛的截骨至椎体前部，从而获得更大的矫形。体位由坐位演变为俯卧位，融合则由外固定支具演变为内固定[1, 3, 5, 10, 13-15, 19, 20]。

其他术式包括"蛋壳"截骨术和经椎弓根双椎体楔形截骨术。总体的理念是通过闭合截骨面来缩短脊柱，因此文献中创造了"闭合截骨术"这个术语。

43.5　病例报告

本文报道病例为 52 岁男性，23 岁时确诊强直性脊柱炎。病情逐渐进展为"颌触胸"畸形，这使他困于家中，日常活动完全依赖他人。患者有严重的颈部疼痛，颈椎功能障碍指数（neck disability index，NDI）为 64%。在进食、吞咽、独立穿衣和保持个人卫生方面都有明显困难。由于平视能力几乎完全丧失，他的活动能力受到严重损害。

患者既往病史包括糖尿病、高血压和高体重指数（BMI 36kg/m^2）。他长期服用依那西普以及一系列抗炎药和轻度到中度的镇痛药。

术前颏眉角为 68°（见图 43.1）。CT 示鼻与心脏处于同一水平（图 43.2 和图 43.3）。

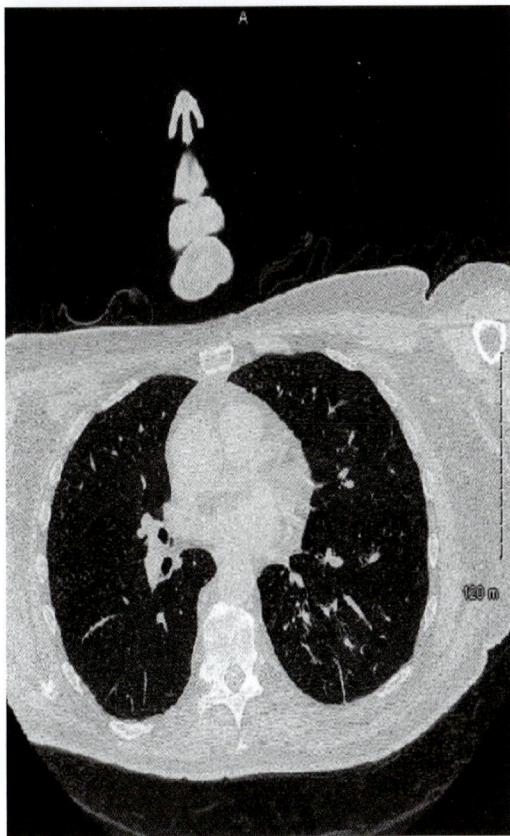

图 43.3　背面照

颈椎曲度为后凸 39°，T_1 倾斜角为 76°，颈椎矢状位偏移为 –9.7cm，T_1 倾斜角 - 颈椎曲度差比为 115°。C_2-T_2 Cobb 角为 68°（图 43.4）。坐位 - 仰位动态 X 线显示畸形为不可复性。

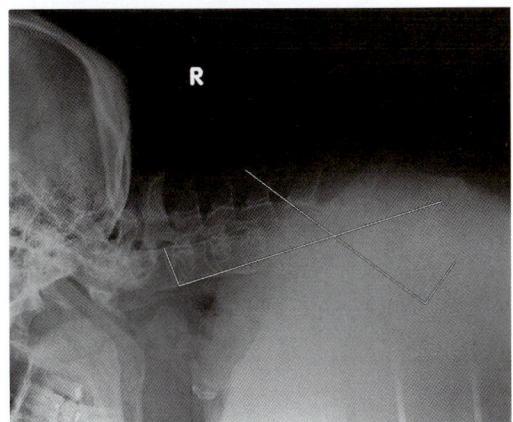

图 43.2　CT 横截面示鼻、心同水平

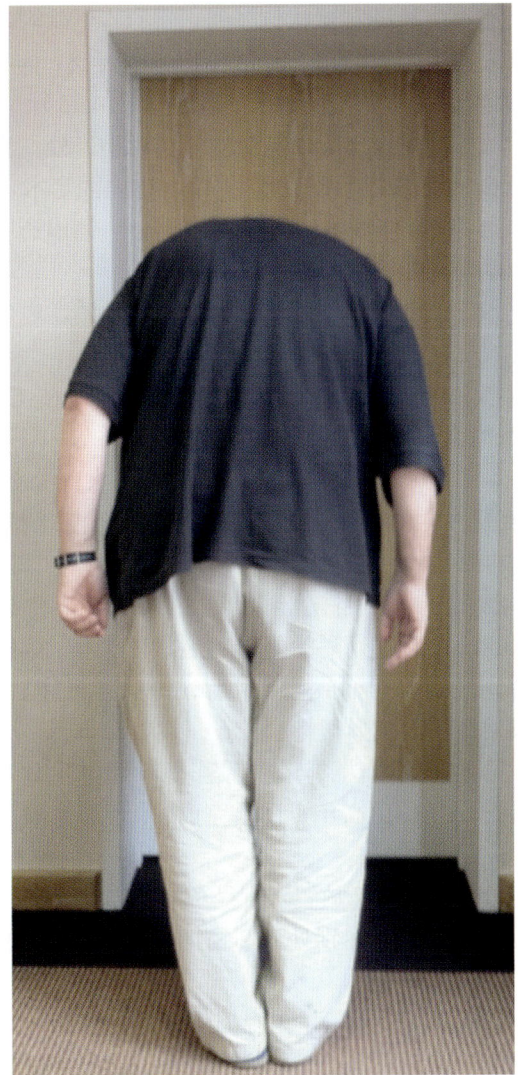

图 43.4　术前侧位片示 C_2-T_2 Cobb 角为 68°

前后位片证实冠状位序列正常，C_7 至骶岬未见明显失衡，故认为不必要行胸腰椎矫正手术。

MRI 未发现脊髓或神经根压迫（图 43.5）。

畸形的顶点位于颈胸交界，尤其是 C_7 处。患者行经 C_7 椎弓根楔形截骨矫形及 C_2-T_4 内固定术。

患者置于 Mayfield 3 点固定器上。铺巾透明以利于术中操作视野。

术中监测采用体感诱发电位和运动诱发电位两种方式。

第一步是置入 C_2 双侧椎弓根螺钉、C_3-C_4-C_5-C_6 侧块螺钉及 T_1-T_2-T_3-T_4 椎弓根螺钉。

第二步是 PSO，包括去除 C_7 椎板、大部分 C_6 和 T_1 椎板、C_7 上下小关节突，显露 C_8 神经根，辨别并去除椎弓根，到达 C_7 椎体。

第三步是后路楔形截骨术，采用超声骨刀和 lambotti 骨刀进行。为了避免冠状位失衡，截骨时应特别注意要对称截骨。最后，去除 C_7 椎体后壁，完成椎体后部楔形截骨。

第四步是复位，应在持续影像学和电生理监测下进行。操作由高年资助手完成，术者观察硬膜囊和 C_8、T_1 神经根。

最后一步包括放置双直径矫形棒。

这项技术已在别处详细描述过，且超出本文范围[10]。

患者恢复良好，并在特护病房进行 3 天的疼痛控制优化和肾功能管理。之后在神经康复室继续完成为期 1 个月的治疗。

神经功能方面，患者表现出右侧小指收肌轻度无力（医学研究委员会评级 3/5 级），症状持续 3 个月，直到术后 6 个月完全恢复（MRC 评级 4+/5 级）。

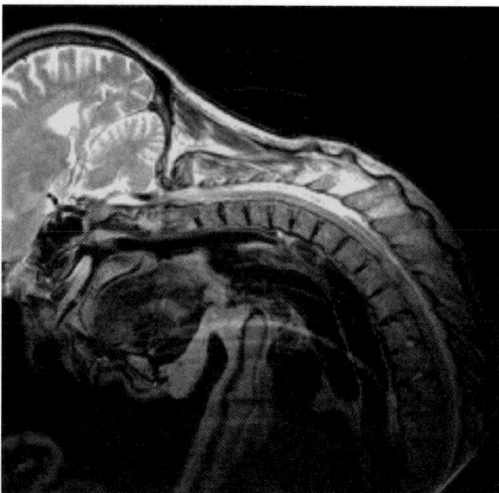

图 43.5　术前颈胸段 T_2 加权矢状位 MRI

术后颏眉角为 17°。C_2-T_2 Cobb 角为 13°。颈椎曲度为前凸 12°（改善 46°），T_1 倾斜角为 73°，颈椎矢状位偏移 –5.6cm，T_1 倾斜角 - 颈椎曲度差比为 61°（图 43.6）。

该截骨手术获得的矫形量为 C_2-T_2 Cobb 角矫正 55°（图 43.6 和图 43.7），颏眉角矫正 51°（图 43.8）。

2 年后最终随访时，矫形得以维持。

患者现在日常活动均可自理，甚至可从事兼职专业活动。2 年最终随访的 NDI 为 17%。

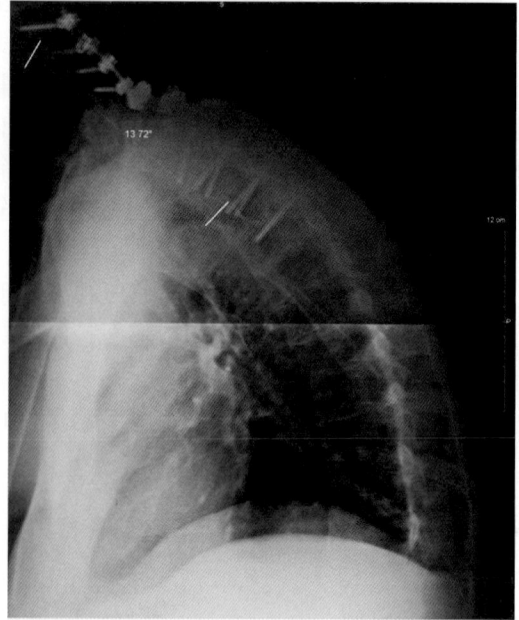

图 43.6　术后颈胸段侧位片，C_2-T_2 Cobb 角为 13.7°

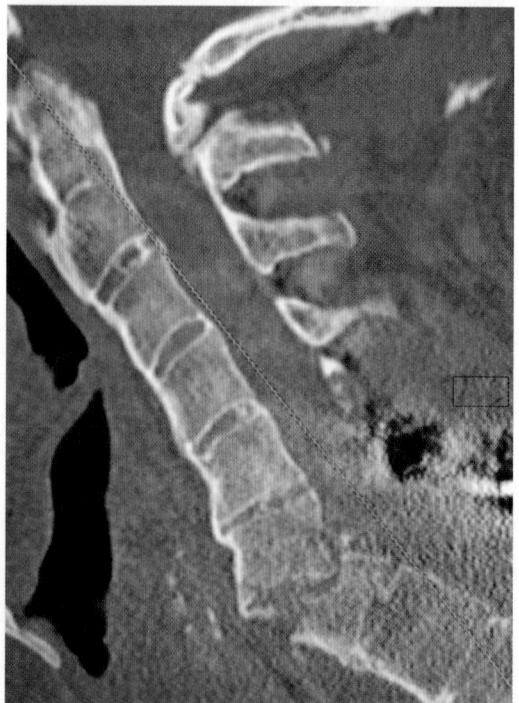

图 43.7　术后矢状位 CT 示 C_7 截骨术后及相应脊柱缩短

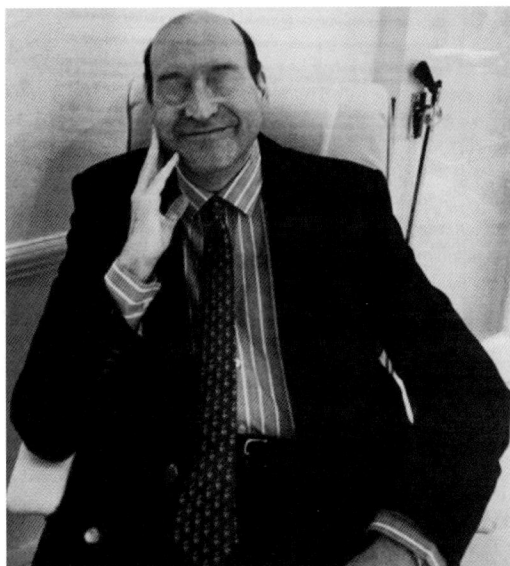

图 43.8　术后正面照

43.6　讨论

张开/延长和闭合/短缩截骨术均可有效治疗僵硬型颈胸段后凸畸形[2]。除可采用多种类型的 SPO 和 PSO，更可采用多种手术入路，包括前路、后路、后-前-后路联合。迄今为止，关于强直性脊柱炎患者行 PSO 有效性和安全性的研究是非对照性、非随机性和非前瞻性的。因此，最佳手术方法仍有争议。

PSO 治疗固定后凸畸形的证据来自回顾性病例研究，证据级别为Ⅲ级[21]。

Simmons 描述了颈椎单纯后楔形截骨术治疗强直性脊柱炎的理念[22]。其做法是行 C_7 椎板切除、双侧小关节突切除和椎弓根切除术，并扩大了截骨范围至包括 C_6 和 T_1 棘突。截骨部位选择 C_7 或 T_1 是基于多方面考虑：椎动脉在 C_6 处进入横突孔，与下颈椎其他节段相比，C_7 和 T_1 椎弓根较宽、椎管较宽和椎体较大。颈胸交界处通常是后凸畸形的顶点。

现阶段的手术技术对原有技术进行了改良，包括更广泛的椎体切除和全椎弓根切除，从而为硬脊膜、脊髓和 C_8 与 T_1 神经根创造了更大的空间。Simmons 报告了 36 年来对 131 例患者的治疗经验，其中 17 例患者采用了改良手术，其截骨范围更广，并辅以 halo vest 支架。手术取坐位，颏眉角平均矫正 37°。术后 2 例患者出现了 C_8 神经根麻痹，1 例患者出现了偏瘫，3 例患者出现了 halo 钉道感染[13]。McMaster、Belanger、Langeloo、Tokala Etame 和 Samudrala 均发表了病例研究，介绍 PSO 在强直性脊柱炎患者下颈椎畸形中的使用[1,3,10,14,19,20]。

McMaster 等采用了与 Simmons 类似的手术技术，获得了 54° 矫正。其报告的一组 15 例患者中有 1 例四肢轻瘫，2 例一过性 C_8 运动神经根损伤，4 例 C_8 感觉神经根损伤和 1 例深部伤口感染。

Belanger 等获得的平均矫正为 38°，矫正范围变化较大（15°～84°）。2 例永久性神经根损伤和 3 例感觉神经根损伤，1 例死亡。

Langeloo 等发表了他们在 16 例强直性脊柱炎患者中采用 PSO 治疗固定颈椎畸形的经验。后凸矫正 33°，颏眉角改善 37°。他们报告了 1 例死亡，1 例脊髓损伤和 9 例一过性 C_8 神经根损伤。

Tokala 等报告了他们关于去松质、后路闭合楔形截骨术的经验，这是另一种形式的 PSO，其切除椎体更多。8 例患者中有 5 例是强直性脊柱炎。他们获得的矢状位矫正为 57°，颏眉角改善为 36°。3 例患者出现了感觉神经根损伤，均自行缓解，2 例出现了感染，1 例出现了 C_6-T_1 半脱位，但无需翻修手术[10]。

Samudrala，Johnson 等报道了 8 例接受 C_7 或 T_1 PSO 的颈胸交界固定后凸畸形（非强直性脊柱炎）患者。他们获得的后凸矫正为 38.67°（15°～66°），疼痛同时减轻并恢复平视能力。他们报告 2 例感觉运动神经根损伤和 1 例上肢无力需行多节段椎间孔减压翻修术。

最近，Kim 和 Riew 等报告 PSO、SPO、SPO 联合前路截骨术（anterior osteotomy，ATO）的回顾性病例对照研究[15]。他们发现 PSO 和 SPO-ATO 联合手术之间有相似的矫正潜力。特别是在他们报告的 61 例患者中，有 10 例接受了 PSO。平均矫正角度 44.8°，移位的平均矫正为 2.8cm。这优于 SPO、ATO 或两者联合手术，当然 SPO-ATO 联合手术可更好的矫正移位（3.6cm vs. 2.8cm）。有趣的是，在各组中均没有神经并发症。然而，1 例行 C_7PSO 的患者出现了 C_6-T_1 前半脱位并需要翻修手术。此外，他们报告了 1 例感染和 1 例 C_1 螺钉位置不良，且有临床症状[15]。

PSO 的替代方法包括 Mumanneni 等描述的采用椎体次全切除进行逐次扩张术，该术式后凸矫正 24°。16% 的患者需采用后入路，100 例患者中只有 7 例有超过 20° 的后凸，没有固定畸形或强直性脊柱炎患者[23]。尽管有 3 例神经根麻痹，14 例术后吞咽困难，该报告的并发症总体上令人满意。

Wang 和 Ames 等描述了一种在矢状位和冠状位同时进行 3 柱矫形的单纯前路手术。该技术游离椎动脉牵向外侧，然后行外侧椎体切除术和小关节突切除术，所有步骤均采用前方入路[24]。

Etame 等回顾了除 Kim 等和 Samudrala 等的前述其他研究，其报告的并发症发生率很高（26.9%～87.5%），死亡率为 2.6%。这为患者的术前咨询提供较准确的真实数据。神经系统疾病占4.3%，而一过性神经系统疾病（最常见的是 C_8 神经根损伤）占 23.4%[1]。

尽管如此，所有研究都报告了 100% 平视能力恢复和较高的患者满意度[19]。PSO 具有良好的重建潜力，理由如下：可实现 3 柱矫形，它缩短脊柱的特点避免了对内脏或神经结构的应力，可用于融合块（常见于既往失败的颈椎融合或强直性脊柱炎患者），使3 柱骨 - 骨对合，最重要的是其具有强大的矫正能力。偶尔后方硬脊膜严重皱折需行硬脊膜成形术。

43.7　结论

对于"颌触胸"固定性后凸畸形的强直性脊柱炎患者，PSO 具有显著的畸形矫正能力。它可以改善患者的功能状态、生活质量和功能障碍指数。然而，这是一项具有挑战性的外科手术，不仅会发生非神经方面的并发症，更可能会付出神经并发症的沉重代价。

编者按

在该篇描述的用于风湿病患者颈胸段的矫正技术（PSO）是一种复杂的手术，只能由大型治疗中心来完成，因为其经常处理此类矫正手术，而缺乏经验者不要尝试。

（李军伟 译　夏磊 审）

资深专家点评

强直性脊柱炎是引起重度颈胸段后凸畸形的原因之一，并严重影响患者正常生活和工作。一旦出现重度颈胸段后凸畸形，保守治疗基本无效。

经颈胸椎后路截骨短缩是一种可行的方案。因椎体前方前纵韧带等结构骨化，仅靠后路 SPO 无法矫正，经椎弓根的 PSO 则可有效矫正颈胸段的后凸畸形，从而有效恢复颈椎的平视等生理功能。PSO 是 3 柱截骨，骨 - 骨对合，该手术方式是一种治疗强直性脊柱炎颈胸段后凸畸形的行之有效的方法。

疗效与风险并存：在强直性脊柱炎颈胸段后凸畸形者手术，PSO 良好的矫正脊柱后凸的同时，有造成 C_8 神经根受损、截骨处椎体半脱位和脊髓损伤等各种并发症的可能，适合有丰富脊柱畸形手术经验的脊柱外科医师团队开展。术中电生理监测仪的应用，截骨时，清晰的颈胸段解剖概念，血管、脊髓和神经根的有效保护，手术团队的娴熟配合，可有效地减少和避免相关并发症的发生。

（郑州大学第一附属医院　夏磊）

参考文献

1. Etame AB, Wang AC, Than KD, et al. Outcomes after surgery for cervical spine deformity: review of the literature. Neurosurg Focus. 2010;28:E14. https://doi.org/10.3171/2010.1.FOCUS09278.

2. Hu X, Thapa AJ, Cai Z, et al. Comparison of smith-petersen osteotomy, pedicular subtraction osteotomy, and poly-segmental wedge osteotomy in treating rigid thoracolumbar kyphotic deformity in ankylosing spondylitis a systematic review and meta-analysis. BMC Surg. 2016;16:4. https://doi.org/10.1186/s12893-015-0118-x.

3. McMaster MJ. Osteotomy of the cervical spine in ankylosing spondylitis. J Bone Joint Surg Br. 1997;79:197–203.

4. Kubiak EN, Moskovich R, Errico TJ, Di Cesare PE. Orthopaedic management of ankylosing spondylitis. J Am Acad Orthop Surg. 2005;13:267–78.

5. Steinmetz MP, Stewart TJ, Kager CD, et al. Cervical deformity correction. Neurosurgery. 2007;60:S90–7. https://doi.org/10.1227/01.NEU.0000215553.49728.B0.

6. Samudrala S, Vaynman S, Thiayananthan T, et al. Cervicothoracic junction kyphosis: surgical reconstruction with pedicle subtraction osteotomy and Smith-Petersen osteotomy. Presented at the 2009 Joint Spine Section Meeting. Clinical article. J Neurosurg Spine. 2010;13:695–706. https://doi.org/10.3171/2010.5.SPINE08608.

7. Deutsch H, Haid RW, Rodts GE, Mummaneni PV. Postlaminectomy cervical deformity. Neurosurg Focus. 2003;15:E5.

8. Gerling MC, Bohlman HH. Dropped head deformity due to cervical myopathy: surgical treatment outcomes and complications spanning twenty years. Spine. 2008;33:E739–45. https://doi.org/10.1097/BRS.0b013e31817f1f8b.

9. Suk K-S, Kim K-T, Lee S-H, Kim J-M. Significance of chin-brow vertical angle in correction of kyphotic deformity of ankylosing spondylitis patients. Spine. 2003;28:2001–5. https://doi.org/10.1097/01.BRS.0000083239.06023.78.

10. Tokala DP, Lam KS, Freeman BJC, Webb JK. C7 decancellisation closing wedge osteotomy for the correction of fixed cervico-thoracic kyphosis. Eur Spine J. 2007;16:1471–8. https://doi.org/10.1007/s00586-006-0290-x.

11. Anderson DG, Silbert J, Albert TJ. Management of cervical kyphosis caused by surgery, degenerative disease, or trauma. In: The Cervical Spine, 4th ed. Lippincott Williams & Wilkins: Philadephia, PA; 2005, p. 1135–46.

12. Grosso MJ, Hwang R, Krishnaney AA, et al. Complications and outcomes for surgical approaches to cervical kyphosis. J Spinal Disord Tech. 2015;28:E385–93. https://doi.org/10.1097/BSD.0b013e318299953f.

13. Simmons ED, DiStefano RJ, Zheng Y, Simmons EH. Thirty-six years experience of cervical extension osteotomy in ankylosing spondylitis: techniques and outcomes. Spine. 2006;31:3006–12. https://doi.org/10.1097/01.brs.0000250663.12224.d9.

14. Belanger TA, Milam RAI, Roh JS, Bohlman HH. Cervicothoracic extension osteotomy for chin-on-chest deformity in ankylosing spondylitis. JBJS. 2005;87:1732.

15. Kim K-T, Park D-H, Lee S-H, Lee J-H. Results of corrective osteotomy and treatment strategy for ankylosing spondylitis with kyphotic deformity. Clin Orthop Surg. 2015;7:330–6. https://doi.org/10.4055/

cios.2015.7.3.330.

16. Briggs H, Keats S, Schlesinger PT. Wedge osteotomy of the spine with bilateral intervertebral foraminotomy; correction of flexion deformity in five cases of ankylosing arthritis of the spine. J Bone Joint Surg Am. 1947;29:1075–82.

17. La Chapelle EH. Osteotomy of the lumbar spine for correction of kyphosis in a case of ankylosing spondylarthritis. J Bone Joint Surg Am. 1946;28:851–8.

18. Kim HJ, Piyaskulkaew C, Riew KD. Comparison of Smith-Petersen osteotomy versus pedicle subtraction osteotomy versus anterior-posterior osteotomy types for the correction of cervical spine deformities. Spine. 2015;40:143–6. https://doi.org/10.1097/BRS.0000000000000707.

19. Etame AB, Than KD, Wang AC, et al. Surgical management of symptomatic cervical or cervicothoracic kyphosis due to ankylosing spondylitis. Spine. 2008;33:E559–64. https://doi.org/10.1097/BRS.0b013e31817c6c64.

20. Langeloo DD, Journee HL, Pavlov PW, de Kleuver M. Cervical osteotomy in ankylosing spondylitis: evaluation of new developments. Eur Spine J. 2006;15:493–500. https://doi.org/10.1007/s00586-005-0945-z.

21. OCEBM levels of evidence – CEBM. https://www.cebm.net/2016/05/ocebm-levels-of-evidence/. Accessed 30 Apr 2018.

22. Simmons EH. The surgical correction of flexion deformity of the cervical spine in ankylosing spondylitis. Clin Orthop Relat Res. 1972;86:132–43.

23. Lau D, Ziewacz JE, Le H, et al. A controlled anterior sequential interbody dilation technique for correction of cervical kyphosis. J Neurosurg Spine. 2015;23:263–73. https://doi.org/10.3171/2014.12.SPINE14178.

24. Wang VY, Aryan H, Ames CP. A novel anterior technique for simultaneous single-stage anterior and posterior cervical release for fixed kyphosis: technical note. J Neurosurg Spine. 2008;8:594–9. https://doi.org/10.3171/SPI/2008/8/6/594.

第44章 类风湿关节炎患者枕骨-寰枢复合体与下颈椎畸形的诊断与治疗

Marcus Rickert

44.1 引言

尽管生物制剂的临床应用显著降低了类风湿关节炎（rheumatoid arthritis，RA）颈椎破坏的发生率和严重程度，但RA累及颈椎仍具有显著的临床意义。

通常，类风湿破坏始于寰枢关节和韧带，常导致寰枢椎半脱位，并可能进展为颅颈和下颈椎不稳定。由于不稳定和脊髓受压，随时可发生脊髓型颈椎病，并导致患者的预后恶化。RA受累颈椎的治疗目的是改善症状和防止进展。如果出现严重的不稳定，则需要手术治疗。由于生物制剂的应用增多，颈椎类风湿的临床表现发生了变化。单纯寰枢椎不稳定发生率降低了，而复杂的颅颈和下颈椎不稳定变得更加常见。这些患者通常需要从枕骨到上胸椎的长节段器械融合。现代手术技术、植入系统和脊柱导航的使用，使得这些高合并症的严重残疾患者的复杂手术也可行。

本章将概述颈椎类风湿不稳定的特点、典型的症状、必需的术前影像和手术方法。

在本章末尾，读者应认识到在治疗颈椎类风湿不稳时面临的问题和经验教训。

因此，本病例的目的是强调典型的诊断训练和手术治疗原则。

44.2 病例描述

一名61岁女性患者，RA病史30年，颈椎明显受累，双手、双脚、双膝、双髋多处破坏，近期行双侧全髋和膝关节置换。生物制剂治疗（修美乐，阿达木单抗，TNF-α阻滞剂）始于有临床表现时，术前4周至术后2周暂停。

2年来，该患者颈痛不断加重，其脊髓型颈椎病逐步进展，JOA评分11分。另外，她还有双侧 C_8 综合征。神经生理检查显示病理性MEP和SSEP，以及病理性EMG（C_8）。功能性X线示枕颈不稳、颅骨基底压迫。寰齿前间距8mm（正常<3.5mm）。此外，影像学显示 C_7-T_1 类风湿不稳定，滑移5mm（正常<3.5mm），并连续压迫脊髓。在类风湿患者中，不稳定的等级通常很难通过侧位X线进行量化，CT检查更好。齿状突尖在McRae线上方17mm（正常齿状突不高于McRae线）。MRI示延髓至 C_2 脊髓前方受压，C_7-T_1 水平因不稳定而椎管狭窄（图44.1）。

该患者入院，于首次临床症状出现3天后进行了手术。枕颈连接和颈胸连接切开复位，枕骨到 T_3 的后路器械固定。由于 C_1 侧块明显破坏、C_2 双侧横突孔高跨，不能使用 C_1/C_2 经关节螺钉或 C_2 椎弓根螺钉。由于下颈椎椎弓根非常细小，无法使用椎弓根螺钉（图44.2）。

由于解剖限制，联合应用 C_3 和 C_4 侧块螺钉与 T_1、T_2 和 T_3 椎弓根螺钉，代替 C_1/C_2 经关节螺钉和下颈椎椎弓根螺钉。使用术前CT和表面匹配的脊柱导航完成 T_1-T_3 椎弓根置钉。行 C_1 后弓切除和枕大孔扩大，完成颅颈交界区的后路减压。通过开放复位和固定，完成 C_7/T_1 的间接减压。使用局部减压骨和骨替代物（Actifuse Putty，Baxter），完成枕骨到 T_3 的后路融合。手术进展顺利，无不良事件，术前神经功能障碍术后明显改善。术后第5天MRI扫描确认充分减压（图44.3）。因此，不需要前路经口或经鼻切除齿状突。

术后患者切口头侧三分之一伴有分泌物10天，未行翻修术解决。术后16天拆线。该患者术后20天出院。出院时JOA评分已明显改善14分，且 C_8 症状不再存在。伤口愈合，没有分泌物或裂开。

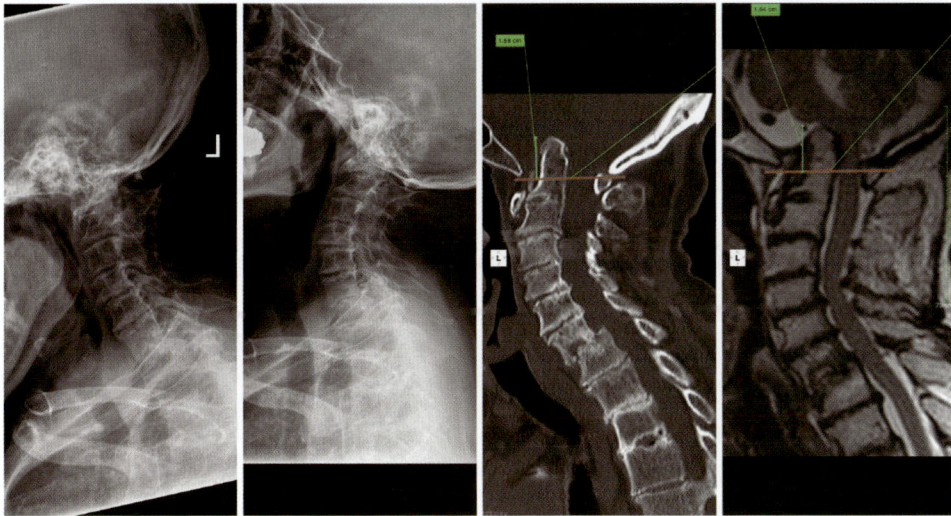

图 44.1　门诊的 X 线，CT 和 MRI

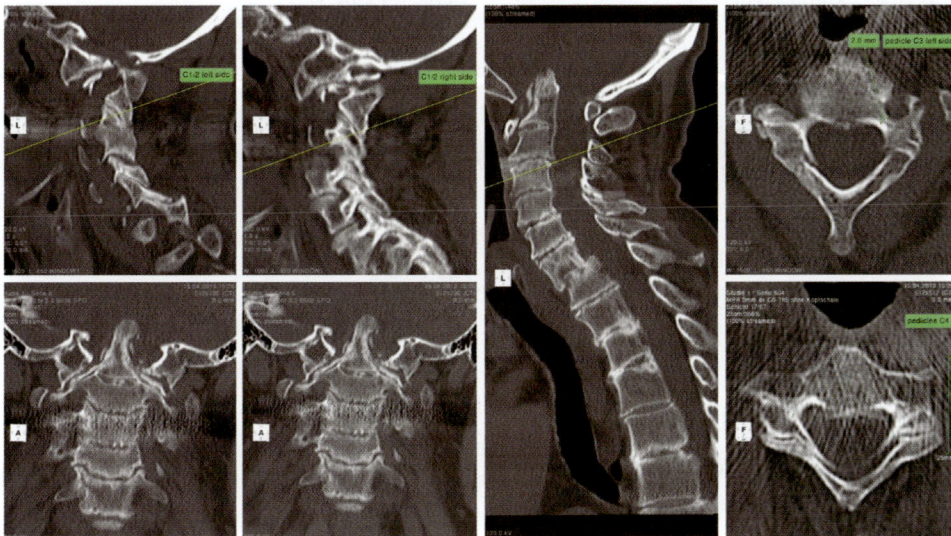

图 44.2　术前 CT 扫描。术前螺钉设计的 CT 多平面重建显示 C_2 横突孔高跨，双侧 C_1 侧块几乎完全破坏，且下颈椎椎弓根细小，椎弓根宽度 <3mm

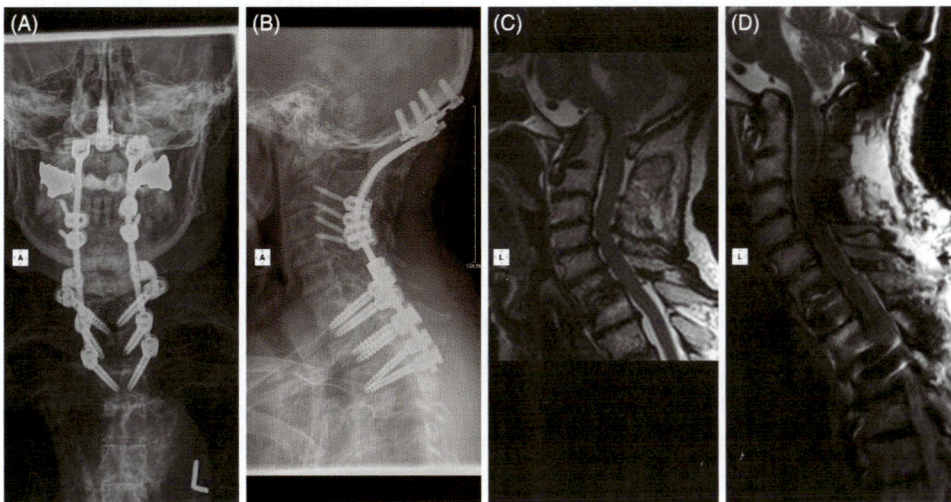

图 44.3　术后 X 线和 MRI。术后 X 线显示颅颈交界区的复位良好（A+B）。与术前 MRI 相比，术后 MRI（D）显示颅颈交界区复位和减压良好（C）

44.3 病例讨论

适应证和技术

RA 患者的临床症状在早期通常没有特异性。随着寰枢椎不稳定增加，出现典型的 C_2 神经根病。随着骨质破坏进展，常导致颈痛和头痛加剧。随着不稳定进一步发展，出现枕颈不稳定，可能出现血管性症状，如眩晕、眼球震颤和晕厥。如果发生脊髓压迫，可能会出现脊髓病，但由于 RA 患者关节破坏而很难检查反射、步态紊乱和手部运动变化，因此更难以诊断。头部倾斜时，Lhermitte 征阳性是典型的枕颈不稳定。

颈椎类风湿不稳定的手术治疗适应证取决于不稳定的程度和类型、伴脊髓病的脊髓压迫和无法医治的疼痛。

单纯寰枢椎器械融合的适应证[1-3]：
- 寰枢椎不稳定，寰齿前间距 >8mm
- 有症状的寰枢椎关节炎（通常为单侧）

应排除颅骨基底压迫或寰枕关节破坏的枕颈不稳定，这些可能是枕 - 颈器械融合的适应证。

C_1/C_2 类风湿不稳定的标准手术技术是 C_1/C_2 经关节螺钉与后方三点固定联合（联合皮质骨移植的 Galli 技术或联合骨替代的连接 C_1/C_2 螺钉的寰椎爪技术）[1-3]。由于不需要皮质骨移植，寰椎爪技术的并发症降低。将 C_1/C_2 稳定于中立位是重要的，因为过伸位固定会导致下颈椎后凸的风险增加[4]。

另一种技术是，由 Goel 和 Laheri 首先描述的，C_1 侧块螺钉与 C_2 椎弓根或峡部螺钉联合[5]。该技术的缺点是可能刺激 C_2 神经根，尤其是在类风湿患者中，出血量较高，屈伸稳定性降低[6,7]。

在横突孔高跨或骨质破坏无法使用 C_1/C_2 经关节螺钉的情况下，则需要使用 Goel 技术。

枕 - 颈 / 胸器械融合的适应证[8]：
- C_1 侧块骨质破坏导致颅骨基底压迫的垂直不稳定，可伴或不伴寰枢椎不稳定
- 寰枕关节破坏

枕颈融合应尽可能短（枕骨～C_2），不超过 C_4。在下颈椎不稳定的情况下，则应融合至上胸椎（T_3）。

寰枢椎固定的螺钉技术，与之前描述的单纯 C_1/C_2 固定的螺钉技术相同，然而由于棒固定于枕骨，因此无需后方三点固定。如果由于严重的骨破坏，C_1/C_2 无法充分固定，应将器械固定延长，使用 C_3 椎弓根螺钉延伸至 C_3，或使用 C_3 和 C_4 侧块螺钉延伸至 C_4。

严重破坏的 RA 患者，发生下颈椎不稳定的风险显著增加，因此，即使在行枕颈不稳定手术时，即使没有下颈椎不稳，也应考虑使用上胸椎椎弓根螺钉将器械固定延伸至 T_3[9,10]。

枕胸融合中，邻椎骨折的风险增加，尤其是融合延伸至 T_4 或更长时[11]。

前路经口或内镜经鼻齿状突切除术的适应证很少：
- 后路开放复位、稳定和减压后，延髓和 / 或脊髓持续受压

由于后路稳定术后齿状突后的血管翳完全消退[2]，很少需要前路经口或内镜经鼻齿状突切除术，这仅在不可复位的齿状突脱位致延髓和 / 或脊髓的前方骨性压迫时有适应证。

单纯前路器械融合（ACDF）的适应证很少：
- 由于软性和 / 或硬性椎间盘而非不稳定导致的单或双节段狭窄

在下颈椎狭窄节段不稳的情况下，由于 RA 患者骨质非常差，仅 ACDF 内置物失效的风险很高，附加后路器械是有益的。多节段狭窄应采用后路器械和减压治疗。

对于 C_1/C_2 经关节螺钉和 C_2 至高位胸椎椎弓根螺钉，应用脊柱导航是有益的，可显著降低内置物误置率[12]。

根据已发表的建议，在本病例中，由于枕颈不稳定伴严重的颅骨基底压迫和伴脊髓病的脊髓压迫、C_1 侧块显著破坏、寰枕关节破坏，需要行枕颈融合。由于下颈椎不稳定性 C_7/T_1，器械融合需要延伸至 T_3。脊柱导航用于 T_1、T_2 和 T_3 椎弓根螺钉置钉。

如果没有 C_7/T_1 下颈椎不稳定，将仅需要行枕颈器械融合。由于 C_2 横突孔高跨，为获得足够的稳定，器械无法止于 C_2，而应使用 C_3 和 C_4 侧块螺钉延伸至 C_4。在使用合适 C_3 椎弓根螺钉的情况下，器械可缩短而止于 C_3。术后 MRI 显示，由于复位和后路减压，延髓和脊髓充分减压。因此，无需前路减压。

并发症

与非 RA 患者相比，RA 患者术后并发症发生率更高。尤其是伤口愈合问题和感染的风险增加[13]。主要原因是使用免疫抑制药物治疗，尤其是生物制剂。已有指南发布，哪些免疫抑制药物应在术前暂停以及暂停多久[14]。

本患者行生物制剂治疗（修美乐，阿达木单抗，TNF-α 阻断剂），根据现有指南，该治疗必须在术前 4 周至术后 2 周暂停。然而，患者仍出现伤口愈合问题，切口头侧三分之一伴有分泌物 10 天，未行翻修术解决。

文献指南

如上所述,根据文献的现有指南,该患者治疗成功。

证据级别:A-C

迄今为止,临床数据的证据级别为 C,脊柱导航的应用和器械技术的生物力学数据的证据级别为 A。

44.4　结论与精华

通常,类风湿破坏始于寰枢关节和韧带,常导致寰枢椎半脱位,并可能进展为颅颈和下颈椎不稳定。由于不稳定和脊髓受压,随时可发生脊髓型颈椎病,并导致患者的预后恶化。RA 受累颈椎的治疗目的是改善症状和防止进展。如果出现严重的不稳定,则需要手术治疗。单纯寰枢椎不稳定发生率降低了,而复杂的颅颈和下颈椎不稳定变得更加常见。这些患者通常需要从枕骨到上胸椎的长节段器械融合。

临床注意事项

- 近年来,由于生物制剂治疗,颈椎类风湿不稳定手术治疗的发生率降低了
- 在大多数情况下,需要行后路稳定
- 进行性神经功能障碍很少见,但需要行手术治疗
- 并发症发生率很高,尤其是伤口愈合问题和感染,因此应根据现有指南暂停生物制剂

（张志平　译　　戴闽　审）

资深专家点评

类风湿性寰枢椎失稳或脱位主要原因有三点:①横韧带附着点受累后韧带松弛;②寰枢椎侧块关节囊受累松弛;③关节软骨破坏、高度丢失后,造成寰枢椎向前下滑移,齿状突向后上顶入枕骨大孔形成"颅底凹陷"。

对于文中病例,存在以下争议点:

1. 寰枢椎脱位或不稳定手术目的主要是恢复寰枢的正常解剖对位,此病例可以仅做寰枢椎复位、固定、融合,不必牺牲枕颈的活动。文中病例术后斜坡枢椎角度的恢复并不理想,应该是齿状突未完全下移的缘故。

2. C_7-T_1 不稳可以仅仅通过前路 ACDF 完成,术中从 C_0-T_3 的长节段固定是以所有枕颈活动丧失为代价的,手术方案值得商榷。

3. 对于骨质疏松病例,最好采用椎弓根螺钉固定。

（南昌大学第一附属医院　戴闽）

参考文献

1. Grob D, Luca A, Mannion A. An observational study of patient-rated outcome after atlanto-axial fusion in patients with rheumatoid arthritis and osteoarthritis. Clin Orthop Relat Res. 2011;469:702–7.
2. Grob D, Würsch R, Grauer W, et al. Atlantoaxial fusion and retrodental pannus in rheumatoid arthritis. Spine. 1997;22:1580–4.
3. Weidner A, Wähler M, Chiu ST, et al. Modification of C1-C2 transarticular screw fixation by image guided surgery. Spine. 2000;25:2668–74.
4. Iizuka H, Iizuka Y, Kobayashi R, et al. Effect of a reduction of the atlanto-axial angle on the cranio-cervical and subaxial angles following atlanto-axial arthrodesis in rheumatoid arthritis. Eur Spine J. 2013;22:1137–41.
5. Goel A, Laheri V. Plate and screw fixation for atlanto-axial subluxation. Acta Neurochir Wien. 1994;129:47–53.
6. Richter M, Schmidt R, Claes L. Posterior atlantoaxial fixation. Biomechanical comparison of six different techniques. Spine. 2002;27:1724–32.
7. Sim HB, Lee JW, Park JT, et al. Biomechanical evaluations of various C1-C2 posterior fixation techniques. Spine. 2011;36:E401–7.
8. Tanouchi T, Shimizu T, Fueki K, et al. Neurological improvement and prognosis after occipito-thoracic fusion in patients with mutilating-type rheumatoid arthritis. Eur Spine J. 2012;21:2506–11.
9. Fujiwara K, Owaki H, Fujimoto M, et al. A long-term follow-up study of cervical lesions in rheumatoid arthritis. J Spinal Disord. 2000;13:519–26.
10. Yurube T, Sumi M, Nishida K, et al. Incidence and aggravation of cervical spine instabilities in rheumatoid arthritis. Spine. 2012;37:2136–44.
11. Tanouchi T, Shimizu T, Fueki K, et al. Adjacent-level failures after occipito-thoracic fusion for rheumatoid cervical disorders. Eur Spine J. 2014;23:635–40.
12. Shin BJ, James AR, Njoku IU, et al. Pedicle screw navigation: a systematic review and meta-analysis of perforation risk for computer-navigated versus freehand insertion. J Neurosurg Spine. 2012;17:113–22.
13. Klemencsics I, Lazary A, Szoverfi Z, et al. Risk factors for surgical site infection in elective routine degenerative lumbar surgeries. Spine J. 2016;16:1377–83.
14. Kothe R. Management von immunsupprimierten Patienten. In: Börm W, Meyer F, Bullmann V, Knop C, editors. Wirbelsäule interdisiplinär: Operative und konservative Therapie. Stuttgart: Schattauer; 2017. p. 655–6.

第45章 骨质疏松：病因、诊断、药物与手术治疗

Haiko Pape，Yu-Mi Ryang

45.1 引言

有症状的或者是无症状的骨质疏松性椎体压缩骨折（osteoporotic vertebral compression fractures，OVCF）都是脊柱外科医师临床工作中经常面对的问题。

尽管骨质疏松是临床非常常见和普遍的问题，但在目前临床诊治工作中仍缺乏足够的诊断和治疗。在德国目前大约有 500 万至 600 万的骨质疏松患者，而且随着社会老龄化的加重，骨质疏松患者仍在逐年增多。

骨质疏松的定义是一种系统性、进展性的骨代谢性疾病，其特点是骨量减少和骨质量减退，从而导致骨脆性加大、骨折概率增加。世界卫生组织对骨质疏松的定量诊断标准是：用双光能 X 线吸收法（DXA）测量髋部和腰椎骨密度（bone mineral density，BMD）时，其降低幅度达到低于青年参考人群峰值骨量的 2.5 个标准差（T≤-2.5）。

骨折常常伴随着严重疼痛，同时导致功能障碍和生活质量的下降，增加近期内再发骨折的风险[1]。

主要的骨质疏松性骨折（髋部、股骨近端、椎体、前臂）也有较高的致死率，尤其是在伤后一年内[2,3]。

为提高患者生存质量，脊柱外科医师做出正确的骨质疏松性椎体骨折的诊断非常重要，同时应该充分评估保守治疗和手术治疗的优缺点以及风险。

我们提供该病例的目的是：一方面展示一个典型的骨质疏松性椎体压缩骨折的完整手术治疗方案，另一方面也指出手术治疗的一些缺点，同时指出骨质疏松是全身性疾病，并不只局限于脊柱部位，且不能仅靠手术来治疗。

45.2 病例描述

一名 75 岁女性患者，举行李箱后下腰部疼痛 2 周。其家庭医师诊断为肌肉拉伤，并给予非甾体抗炎药（NSAIDS）治疗，口服后疼痛无明显减轻。患者既往体健。

患者因站立、行走和坐位时疼痛明显（VAS 评分 6～8 分）到急诊就诊。经腰椎正侧位 X 线检查后发现 L₄ 椎体上终板塌陷，压缩性骨折。

体格检查：患者因严重下腰部疼痛（VAS 评分 8 分）而导致步态异常，无下肢放射性疼痛，但腰部叩击痛明显。神经查体无运动及感觉障碍，大小便功能正常。

患者入院后进行了脊柱站立位 X 线、CT 和 MRI 检查以获得骨折椎体的全面情况，包括骨密度、骨折椎体形态、冠状位和矢状位平衡、韧带复合体完整性，以此来评估潜在的不稳定性。MRI 检查显示骨折椎体未造成脊髓压迫。MRI STIR 序列显示 L₄ 椎体上终板骨髓水肿表现，证明该椎体为新鲜骨折。

向患者解释治疗可选方案，患者不愿保守治疗，我们为患者行球囊扩张椎体成形术。患者术后受益明显，一方面术后疼痛明显减轻，VAS 评分降低为 2 分；另一方面患者生活活动能力明显增强，患者术后住院两天，在住院期间即感受到了明显的生活质量改善。我们将他转诊给专门的骨质疏松治疗专家进行药物治疗和随访评估，她接受了钙剂、维生素 D 和双膦酸盐口服治疗，并在近期通过 DXA 检查来评估骨密度。DXA 检查是评估骨质疏松治疗效果的标准（图 45.1～图 45.4）。

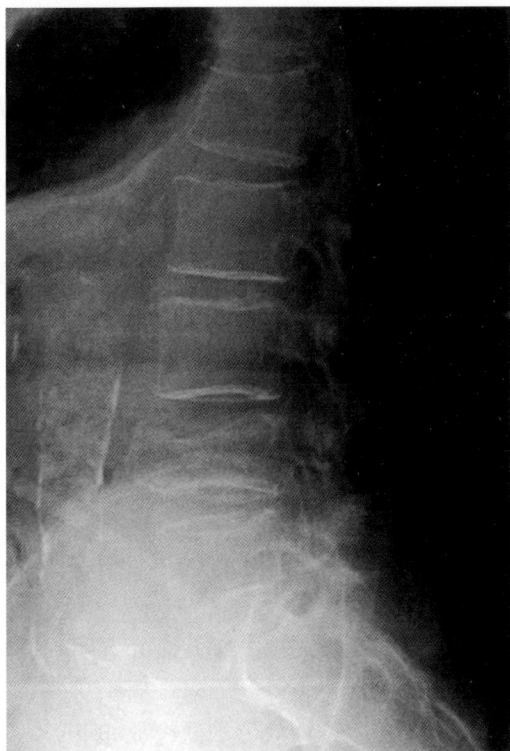

图 45.1　手术前腰椎 X 线侧位片显示 L₄ 上终板骨折

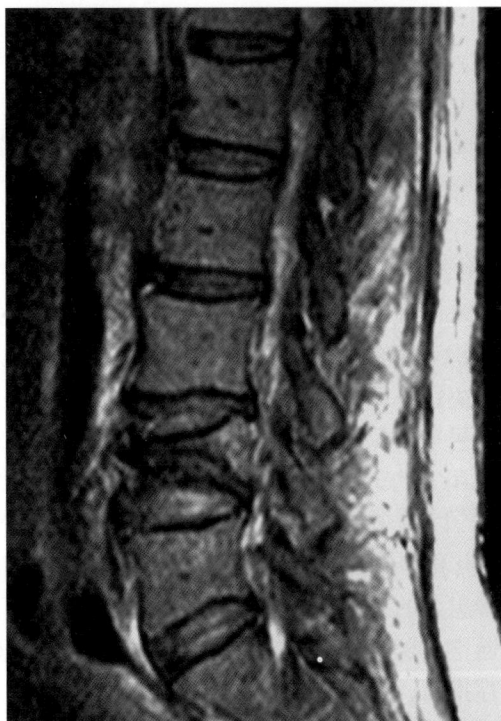

图 45.3　术前 MRI 显示骨折的 L₄ 椎体 STIR 阳性信号

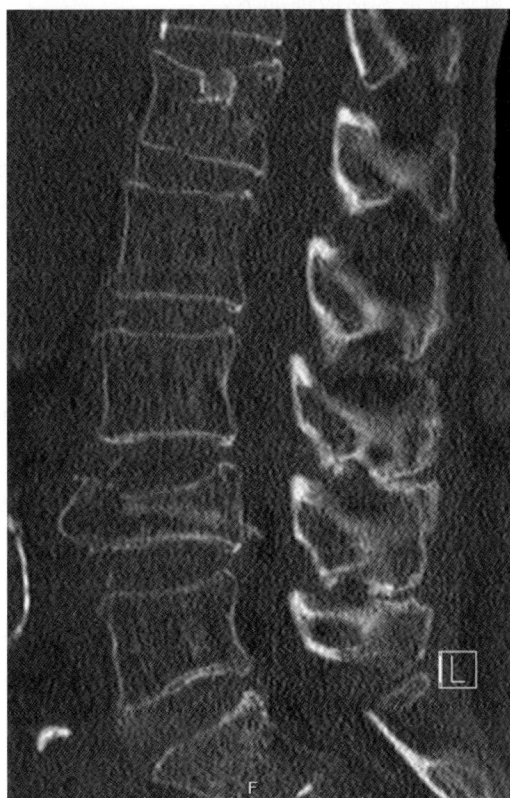

图 45.2　术前 CT 检查确认 L₄ 椎体骨折，有明显的椎体 高度丢失

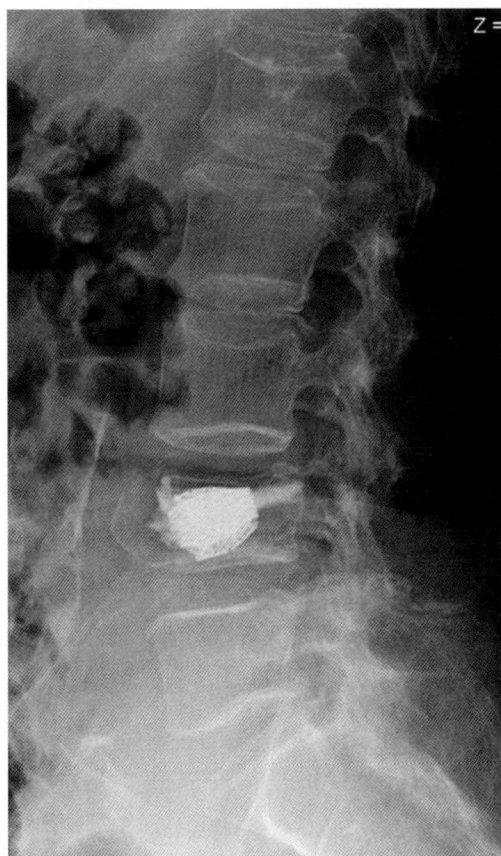

图 45.4　术后 X 线检查显示骨水泥在椎体内分布情况， 无骨水泥渗漏，椎体高度有所恢复

45.3　病例讨论

适应证

患者有严重的腰背部疼痛，并且在轴向负荷增加时疼痛加重。

保守治疗服用非甾体抗炎药对缓解疼痛无明显效果，患者生活活动能力受到明显影响。

手术治疗时机并无明确指南。手术治疗时机需综合考虑手术的风险和较长时间保守治疗的风险，个体化决定具体手术治疗时机。

如果采取保守治疗方式需根据世界卫生组织的指南加用安乃近、对乙酰氨基酚或者阿片类药物缓解疼痛，以避免较长时间制动导致的肌肉萎缩、抑郁、肺炎和静脉血栓。除了药物治疗，佩戴支具也可改善患者的生活质量。

通常，参照无神经损伤的腰椎间盘突出症患者的治疗指南，建议进行长达 6 周的保守治疗。

医师需考虑到保守治疗中镇痛药物的副作用，镇痛药物与其他药物的相互作用，以及口服阿片类药物会增加跌倒风险乃至再发骨折的可能性[4]。

如果在保守治疗过程中，患者因压缩骨折导致的疼痛 VAS 评分≥5 分，并且已经排除其他疼痛原因，应考虑采取微创椎体强化手术（vertebral augmentation procedures, VAP）。微创椎体强化手术应在骨折后 6~8 周内进行，因骨质疏松性椎体压缩骨折会在该时间窗口内自发愈合。如果压缩骨折导致了脊柱不稳定、冠状位或矢状位畸形或者神经压迫，应该采取手术治疗（减压 ± 内固定）。

骨质疏松性椎体压缩骨折行手术治疗的临床证据尚不充分。但是目前研究表明球囊扩张椎体后凸成形术或者椎体成形术较之保守治疗可显著降低 OVCF 的致死率[5,6]。同时手术治疗降低了该类患者脑卒中和肺炎的发生率[5,6]。

除以上几点外，微创手术治疗骨质疏松性椎体压缩骨折还有以下优点：

- 椎体强化治疗较之保守治疗可快速镇痛、改善患者生活活动能力、提高患者生活质量[7,8]。
- 手术治疗和保守治疗的并发症发生率无明显差别。
- 与保守治疗相比，椎体强化治疗能更好地矫正脊柱局部后凸畸形和伤椎椎体高度[9]。
- 椎体强化治疗后再发椎体骨折发生率低于保守治疗者[10-12]。

手术方法选择

如无神经压迫或不稳定性，OVCF 治疗应选择椎体成形术或球囊扩张椎体后凸成形术。骨水泥注入过程中应采用 X 线监视，以避免骨水泥渗漏至椎间盘间隙、椎管内和静脉血管中，如果发现骨水泥渗漏应立即停止注入骨水泥。

两种手术方式均很安全，对于改善脊柱局部后凸畸形和恢复伤椎高度均优于保守治疗，有良好效果。

两种手术方式对比，球囊扩张椎体后凸成形术对于恢复脊柱局部后凸畸形和伤椎高度更有优势[10-12]。

球囊扩张椎体后凸成形术骨水泥渗漏率更低。邻近椎体再骨折率和非邻近椎体再骨折率两种手术方式之间并无明显差异[13]。

总之，两种手术方式选择方面并无明确的临床指南。

通常球囊扩张椎体成形术适应证如下：

- 急性骨折或者 6 周内的亚急性骨折
- 有一定程度的局部脊柱后凸畸形或者椎体高度丢失需要恢复者

椎体成形术适应证如下：

- 伤后大于 6 周的椎体骨折
- 无明确后凸畸形和椎体高度丢失的骨折[14]

合并有脊柱不稳定、冠状位或矢状位畸形或者神经压迫的脊柱压缩骨折应采用骨水泥强化型椎弓根钉棒系统后路固定 ± 椎管减压术 ± 人工椎体置换术。首选经皮椎弓根钉技术，以减轻软组织损伤和减少出血[15]。

骨水泥椎弓根钉强化也应在 X 线监视下进行，以避免骨水泥渗漏情况发生。

如果存在椎体后壁严重破坏、椎体高度严重丢失、严重的后凸畸形或者侧凸畸形，则需行椎体切除术，这种情况下可能需要前后路内固定装置。

因椎体骨强度差需采用骨水泥强化型椎弓根螺钉，固定节段需包括骨折 / 塌陷椎体上方和下方至少两个节段。在某些情况下需采取截骨技术来矫正后凸畸形。

所幸仅仅大约 5% 的症状性骨质疏松性椎体压缩骨折需要做内固定手术[16]。

文献指南

近年来，已经发表了一些随机对照试验和 meta 分析等方面的文献，它们比较了手术治疗、保守治疗、空白手术治疗或者不同的手术技术，但无法给出确定的结果，甚至得到相反的结果。2009 年发表于新英格兰医学杂志的两个研究引发了一场关于椎体成形术存在（缺乏）益处的争论。Buchbinder 等人[17]的研究显示椎体成形术后 24 周内疼痛减轻情况和 QOL 评分提高情况，与保守治疗组之间并无明显差异。

Kallmes 等人[18]的椎体成形安全性和有效性调查队列研究（Investigational Vertebroplasty Safety and Efficacy Trial, INVEST）也指出椎体成形对疼痛减轻和生活质量提高与保守治疗对比并无明显差异。在术后 3 个月内椎体成形效果略好于对照组。仅此一点说明在 3 个月内椎体成形略有优势。

这些研究的循证医学证据级别较弱，因其有设计上的缺陷，存在选择偏倚，或者通常是因为纳入的患者数量较少。

目前缺乏长期随访研究的结果。仅有小部分长达 36 个月的随访研究表明，椎体强化治疗较之保守治疗 OVCF 可快速镇痛、提高生活活动能力、降低致死率、减少住院天数[19]。例如 Clark 等人[20]的急性症状性骨质疏松性椎体压缩骨折椎体成形治疗的安全性和有效性研究（VAPOUR 研究）显示椎体成形术较之保守治疗在镇痛、减少住院天数、维持伤椎高度等方面有明显优势，这种优势在术后即时和随访 6 个月时都很明显。

伴有神经功能损害的脊柱压缩骨折需要手术治疗，这点并无争议，但是对于具体手术方式的选择并无明确的临床指南。德国骨科和创伤医师协会（German Society for Orthopedics and Trauma, DGOU）有一个基于骨质疏松骨折分型（OF 分型）的临床治疗建议，该建议来源于一项前瞻性队列研究的结果。该骨质疏松性骨折分型治疗建议共包含 7 项内容，根据这 7 项内容进行评分（OF 评分）。专家根据评分给出具体治疗建议。7 个项目包含骨质疏松骨折类型（OF 分型）、骨密度、骨折发生机制、疼痛情况、神经功能受损情况、生活活动能力、健康状况。该评分可以协助确定选择手术治疗还是保守治疗，以及具体手术方式。在一些模棱两可的病例中，仍需根据具体情况确定具体的治疗方式[21-22]。

45.4　结论与精华

OF 评分＜6 分推荐保守治疗；OF 评分＞6 分推荐手术治疗。OF 评分恰为 6 分者需根据具体情况具体分析。

在对症状性骨质疏松椎体压缩骨折治疗过程中，必须强调对骨质疏松的恰当治疗，提高患者骨密度，降低再骨折发生的风险。

临床注意事项

- 骨质疏松性椎体压缩骨折有分类和治疗建议。对于模棱两可的病例需权衡手术治疗风险和保守治疗风险后采取个体化的治疗方案
- 对于 OF1 型和 OF2 型骨折建议保守治疗，保守治疗失败者建议行椎体成形术
- OF1 型和 OF2 型骨折保守治疗失败者；无明确外伤的 OF3 型骨折，骨折引起的疼痛 VAS 评分≥5 分者应采取椎体成形手术治疗
- 椎体成形术应在伤后 6～8 周进行，超过这个时限骨质疏松性椎体压缩骨折会自发愈合
- OF 3～5 型进展性骨折合并脊柱不稳定、脊柱失衡、神经受压，应采取减压手术 ± 内固定手术 ± 椎体置换术 ± 脊柱失衡矫正术
- PMMA 骨水泥强化均需在 X 线监视下进行，以防止渗漏，特别是肺栓塞和椎管内渗漏
- 球囊扩张椎体后凸成形术适合于急性骨折或者 6 周内亚急性骨折，以及存在脊柱后凸畸形的骨折或者是椎体高度明显丢失的骨折
- 椎体成形术适合于伤后 6 周以上的骨折，以及无明显后凸畸形的骨折和无明显椎体高度丢失的骨折

编者按

如文中所述，骨质疏松在骨折治疗中扮演着越来越重要的角色。另外在退变性脊柱疾病的治疗中，我们也需把骨质疏松考虑其中。

在骨质疏松患者进行复杂的脊柱手术前，提前应用促新骨形成药物（甲状旁腺激素）纠正骨质疏松，可提高脊柱融合率，降低因骨质量减低导致的并发症。

（王强　译　孙常太　审）

资深专家点评

近年来，骨科医师遇到越来越多的骨质疏松性脊柱压缩骨折患者，部分原因是骨科医师重视了并能及早从腰背痛患者中筛查出骨折的患者。

正如这个章节里提到的，有症状的患者，特别是经过保守治疗后仍然有明显腰背痛的患者，在不超过6周病程的情况下建议手术治疗。虽然有文献表明手术治疗和保守治疗远期效果接近，但椎体成形术或球囊扩张椎体后凸成形术无疑在早期能够明显解除患者的疼痛，增加活动量，减少卧床和疼痛引起的并发症，并能减少即时的畸形和后期的畸形进展。手术方式的选择上德国骨科和创伤医师协会的 OF 评分有一定的参考价值。重要的是无论保守治疗还是各种手术治疗，医师必须权衡给予的治疗是否有效，并且能否减少并发症。

不能忽略的是患者必须接受适当的抗骨质疏松的治疗，减少再次骨折和骨折后畸形发展的危险。

（北京医院　孙常太）

参考文献

1. Delmas PD, Genant HK, Crans GG, et al. Severity of prevalent vertebral fractures and the risk of subsequent vertebral and nonvertebral fractures: results from the MORE trial. Bone. 2003;33:522–32. Level of evidence: Ib.
2. Oleksik A, Lips P, Dawson A, et al. Health-related quality of life (HRQOL) in postmenopausal women with low BMD with or without prevalent vertebral fractures. J Bone Miner Res. 2000;15:1384–92. Level of evidence: III.
3. Lau E, Ong K, Kurtz S, et al. Mortality following the diagnosis of a vertebral compression fracture in the Medicare population. J Bone Joint Surg Am. 2008;90:1479–86. Level of evidence: III.
4. Li L, Setoguchi S, Cabral H, Jick S. Opioid use for noncancer pain and risk of fracture in adults: a nested case-control study using the general practice research database. Am J Epidemiol. 2013;178(4):559–69. https://doi.org/10.1093/aje/kwt013. Epub 2013 May 2. Level of evidence: III.
5. Edidin AA, Ong KL, Lau E, et al. Mortality risk for operated and nonoperated vertebral fracture patients in the medicare population. J Bone Miner Res. 2011;26:1617–26. Level of evidence: III.
6. Edidin AA, Ong KL, Lau E, et al. Life expectancy following diagnosis of a vertebral compression fracture. Osteoporos Int. 2013;24:451–8. Level of evidence: III.
7. Boonen S, Van Meirhaeghe J, Bastian L, et al. Balloon kyphoplasty for the treatment of acute vertebral compression fractures: 2-year results from a randomized trial. J Bone Miner Res. 2011;26:1627–37. Level of evidence: Ib.
8. Anderson PA, Froyshteter AB, Tontz WL Jr. Meta-analysis of vertebral augmentation compared with conservative treatment for osteoporotic spinal fractures. J Bone Miner Res. 2013;28(2):372–82. https://doi.org/10.1002/jbmr.1762. Evidenzgrad 1++ SIGN. Level of evidence: Ia.
9. Farrhoki MR, Alibai E, Maghami Z. Randomized controlled trial of percutaneous vertebroplasty versus optimal medical management for the relief of pain and disability in acute osteoporotic vertebral compression fractures. J Neurosurg Spine. 2011;14:561–9. Level of evidence: Ib.
10. Liu JT, Li CS, Chang CS, et al. Long-term follow-up study of osteoporotic vertebral compression fracture treated using balloon kyphoplasty and vertebroplasty. J Neurosurg Spine. 2015;23:94–8. Level of evidence: Ib.
11. Zou J, Mei X, Zhu X, Shi Q, Yang H. The long-term incidence of subsequent vertebral body fracture after vertebral augmentation therapy: a systemic review and meta-analysis. Pain Physician. 2012;15(4):E515–22. Level of evidence: Ia.
12. Liu JT, Liao WJ, Tan WC, et al. Balloon kyphoplasty versus vertebroplasty for treatment of osteoporotic vertebral compression fracture: a prospective, comparative, and randomized clinical trial. Osteoporos Int. 2010;21:359–64. Level of evidence: Ib.
13. Vogl TJ, Pflugmacher R, Hierholzer J, et al. Cement directed kyphoplasty reduces cement leakage as compared with vertebroplasty. Spine. 2013;38:1730–6. Level of evidence: Ib.
14. Anselmetti GC, Bernard J, Blattert T, et al. Criteria for the appropriate treatment of osteoporotic vertebral compression fractures. Pain Physician. 2013;16:E519–30. Level of evidence: IV.
15. Kashii M, Yamazaki R, Yamashita T, et al. Surgical treatment for osteoporotic vertebral collapse with neurological deficits. Eur Spine J. 2013;22:1633–42. Level of evidence: III.
16. Shen M, Kim Y. Osteoporotic vertebral compression fractures: a review of current surgical management techniques. Am J Orthop (Belle Mead NJ). 2007;36:241–8. Level of evidence: IV.
17. Buchbinder R, Osborne RH, Ebeling PR, et al. A randomized trial of vertebroplasty for painful osteoporotic vertebral fractures. N Engl J Med. 2009;361(6):557–68. https://doi.org/10.1056/NEJMoa0900429. Level of evidence: Ib.
18. Kallmes DF, Comstock BA, Heagerty PJ, et al. A randomized trial of vertebroplasty for osteoporotic spinal fractures. N Engl J Med. 2009;361(6):569–79. Level of evidence: Ib.
19. Wardlaw D, Cummings SR, Van Meirhaeghe J, et al. Efficacy and safety of balloon kyphoplasty compared with non-surgical care for vertebral compression fracture (FREE): a randomised controlled trial. Lancet. 2009;373(9668):1016–24. Level of evidence: Ib.
20. Clark W, Bird P, Gonski P, et al. Safety and efficacy of vertebroplasty for acute painful osteoporotic fractures (VAPOUR): a multicentre, randomised, double-blind, placebo-controlled trial. Lancet. 2016;388:1408–16. Level of evidence: Ib.
21. Blattert TR, Schnake KJ, Gonschorek O, et al. Nonsurgical and surgical management of osteoporotic vertebral body fractures: recommendations of the spine section of the German Society for Orthopaedics and Trauma (DGOU). Global Spine

J. 2018;8(2_suppl):50S–5S. Level of evidence: II (Prospective cohort study)/V(Treatment recommendation: Expert opinion).

22. Schnake KJ, Blattert TR, Hahn P, et al. Classification of osteoporotic thoracolumbar spine fractures: recommendations of the spine section of the German Society for Orthopaedics and Trauma (DGOU). Global Spine J. 2018;8(2_suppl):46S–9S. Level of evidence: V (Expert opinion).

附件 1　OF 骨折分型

OF 1 型　骨折椎体无畸形（MRI 显示为新鲜骨折）

OF 2 型　骨折椎体轻度畸形，骨折椎体后壁轻度受累（骨折椎体后缘高度丢失<1/5）

OF 3 型　骨折椎体后缘明显受累（骨折椎体后缘高度丢失>1/5）

OF 4 型　骨折椎体完整性明显受累，椎体塌陷，胡桃钳形骨折

OF 5 型　分离移位或者是旋转移位的骨折

附件 2　基于 OF 骨折分型的评分系统

参数	分级	得分
骨折分型（OF 1~5 型）	1~5	2~10
骨密度	T 值<−3	1
外伤史	有	1
	无	−1
疼痛评分（服用镇痛药物情况下）	VAS≥4	1
	VAS<4	−1
神经功能障碍	有	2
生活活动能力	无	1
（服用镇痛药物情况下）	有	−1
健康状况	ASA>3	−1
	痴呆	−1
	BMI<20kg/m^2	−1
	需要护理	−2
	抗凝状态	−2

0~5 分：保守治疗

6 分：保守治疗或者手术治疗

>6 分：手术治疗

第 46 章　脊柱良性肿瘤与肿瘤样病变

Yu-Mi Ryang

46.1　引言

　　脊柱良性肿瘤和肿瘤样病变是罕见的病变,约占所有硬膜外脊柱肿瘤的 10%。

良性肿瘤

- 椎体血管瘤(vertebral hemangioma,VH)
- 骨样骨瘤(osteoid osteoma,OO)
- 成骨细胞瘤(osteoblastoma,BOB)
- 骨软骨瘤(osteochondroma,OC)
- 动脉瘤样骨囊肿(aneurysmal bone cyst,ABC)
- 嗜酸性肉芽肿(eosinophilic granuloma,EG)

半恶性肿瘤

- 骨巨细胞瘤(giant cell tumor,GCT)

　　相关文献证明脊柱良性肿瘤和肿瘤样病变有一定的好发年龄和好发部位。虽然 10 岁以下患者 90% 以上的肿瘤是良性的,但这个数字随着年龄的增长而下降。在 30~40 岁的患者中,良性脊柱肿瘤大约占 50%,而在 60~70 岁的患者中,只有不到 10% 的脊柱肿瘤是良性的[4]。

好发年龄

0~20 岁	嗜酸性肉芽肿(eosinophilic granuloma,EG)
11~20 岁	骨样骨瘤(osteoid osteoma,OO) 动脉瘤样骨囊肿(aneurysmal bone cyst,ABC)
11~30 岁	成骨细胞瘤(osteoblastoma,BOB)
21~30 岁	骨软骨瘤(osteochondroma,OC)
11~40 岁	骨巨细胞瘤(giant cell tumor,GCT)
31~60 岁	椎体血管瘤(vertebral hemangioma,VH)

好发部位

　　一些肿瘤主要位于椎体前部,而其他肿瘤则倾向于椎体后部[6,8]。

椎体前部

- 嗜酸性肉芽肿(eosinophilic granuloma,EG)
- 椎体血管瘤(vertebral hemangioma,VH)
- 骨巨细胞瘤(giant cell tumor,GCT)

椎体后部

- 动脉瘤样骨囊肿(aneurysmal bone cyst,ABC)
- 成骨细胞瘤(osteoblastoma,BOB)
- 骨样骨瘤(osteoid osteoma,OO)
- 骨软骨瘤(osteochondroma,OC)

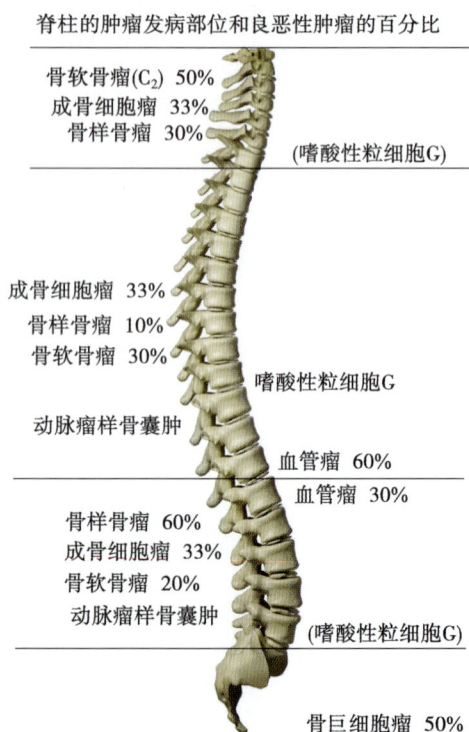

脊柱的肿瘤发病部位和良恶性肿瘤的百分比

骨软骨瘤(C_2) 50%
成骨细胞瘤 33%
骨样骨瘤 30%
(嗜酸性粒细胞G)
成骨细胞瘤 33%
骨样骨瘤 10%
骨软骨瘤 30%
嗜酸性粒细胞G
动脉瘤样骨囊肿
血管瘤 60%
血管瘤 30%
骨样骨瘤 60%
成骨细胞瘤 33%
骨软骨瘤 20%
动脉瘤样骨囊肿
(嗜酸性粒细胞G)
骨巨细胞瘤 50%

症状

　　脊柱肿瘤最典型的症状是与活动无关的持续性背部疼痛,通常在休息和夜间加重。

分期

　　根据 Enneking 的研究,良性肿瘤分为三个阶段[5]:

- 潜在病变
- 活动性病变
- 侵袭性病变

1 期：病变是不活跃的、无症状的、缓慢的或不生长的，有真正的包膜包裹，不需要治疗[1,6]。

2 期：病变症状轻微，生长缓慢，肿瘤边界扩大，需要行病灶内切除，复发率低。

3 期：病灶生长迅速，肿瘤包膜破裂或缺失，侵犯邻近结构，复发率高，需手术完全切除。

46.2　病例描述

2A. 骨样骨瘤

2A：一名 42 岁男性患者，颈胸区疼痛，疼痛放射至右臂。他没有神经功能缺损，并且对服用阿司匹林（acetylsalicylic acid, ASS）有良好的反应，但是停止服药后出现复发症状。CT 和 MRI 显示 T_1/T_2 小关节右侧有一个小的成骨细胞样病变，中央有血管纤维结缔组织且周围骨样基质包绕（图 46.1 和图 46.2）。

患者不想定期服用 ASS 或非甾体抗炎药，要求手术。因此，他接受了 CT 导航下的显微外科切除术（图 46.3）。

术中和术后的治疗过程都很顺利，患者在术后第 5 天出院，疼痛完全缓解。

2B. 动脉瘤样骨囊肿

2B：一名 16 岁神经系统正常的男性青少年，有 1 年的颈部进行性肿胀和疼痛病史。CT 和 MRI 显示颈部有一个巨大的囊性非增强肿块，从 C_1 向后延伸至 C_3，C_2 后椎板几乎完全溶解，累及两条椎动脉。此外，患者有 C_2-C_3 椎体的不稳定伴半脱位（图 46.4）。

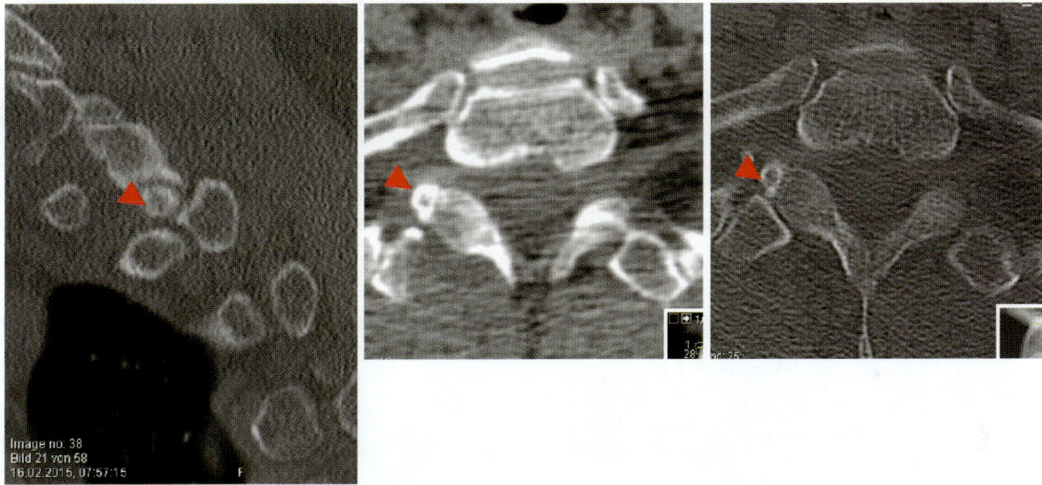

图 46.1　骨样骨瘤中央病灶伴硬化边缘的 CT 表现

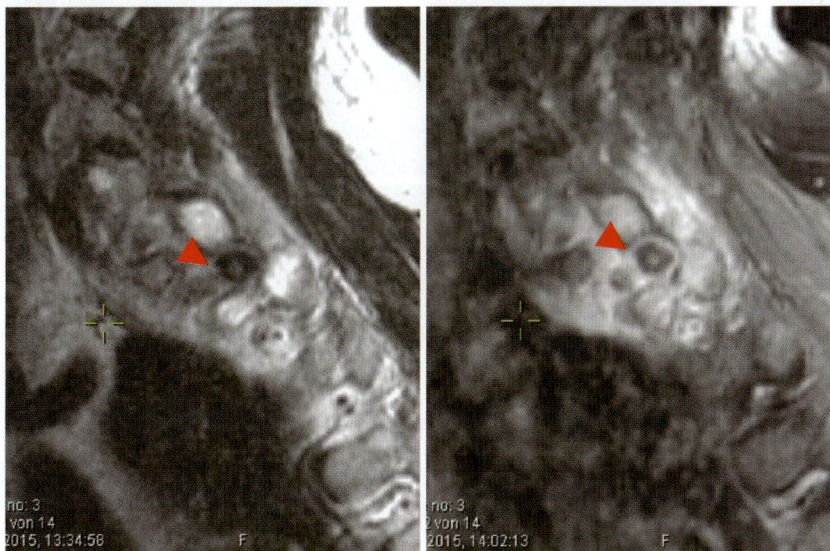

图 46.2　MRI（T_1+ 钆增强和 T_2 加权图像）。病灶边缘钙化呈 T_1 和 T_2 低信号，而病灶中心未钙化呈 T_2 和对比度增强 T_1 的高信号图像。由于前列腺素的生产，邻近骨髓和软组织有明显的水肿性变化

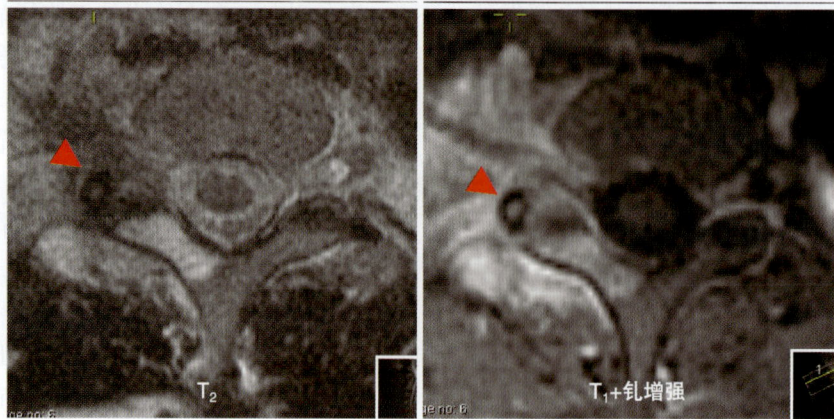

图 46.2（续）

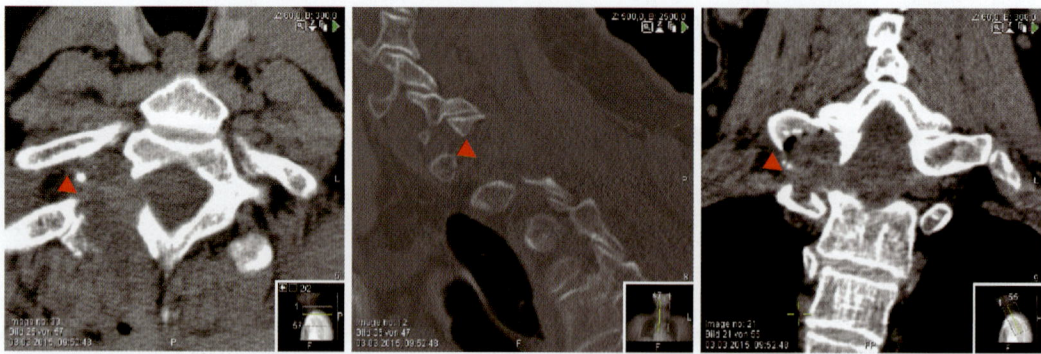

图 46.3 术后 CT 扫描显示病灶完全切除

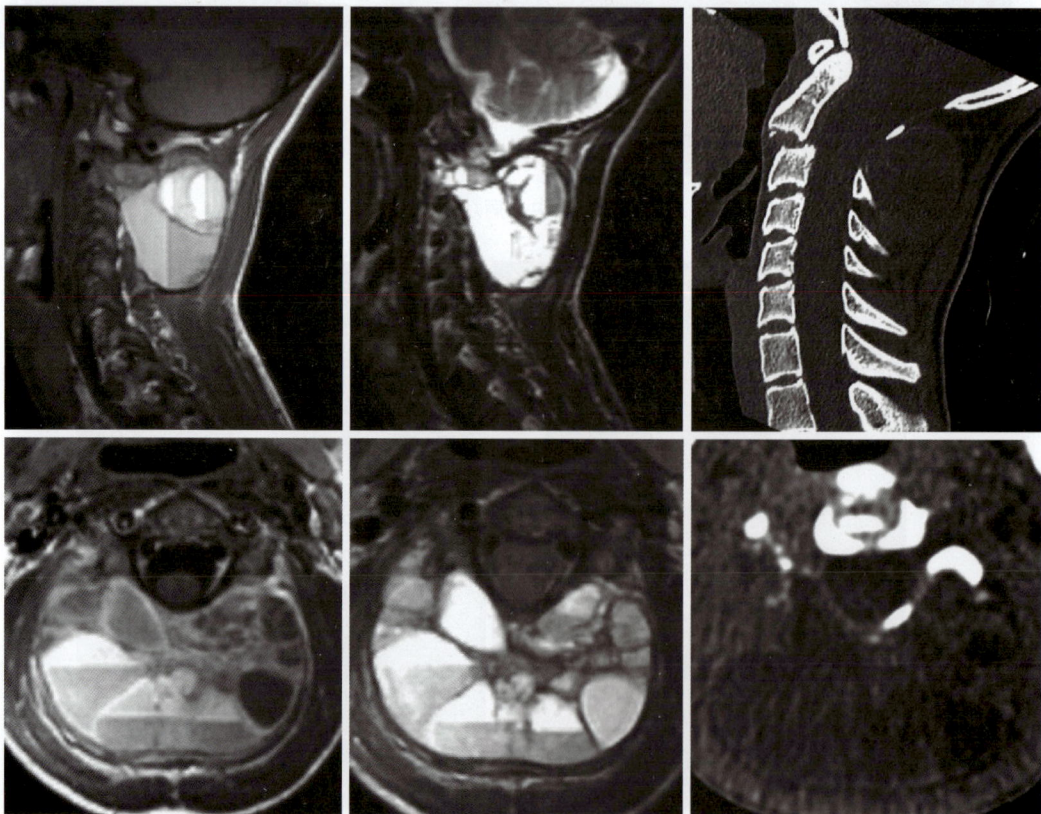

图 46.4 CT 扫描和 MRI（T_1+ 钆增强和 T_2 加权图像）显示溶骨性扩张性病变，伴周围皮质骨和病理性液 - 液平面

　　患者接受了一个规划的 2 期显微手术切除肿瘤：1 期先行 C_1-C_3 侧块后路固定，1 周后，2 期行前路椎间盘切除，使用 PEEK 融合器和腹侧钢板行 C_2-C_3 脊柱融合术（图 46.5 和图 46.6）。

　　术后病程平稳，第 2 次手术后 4 天出院，颈部疼痛明显改善。

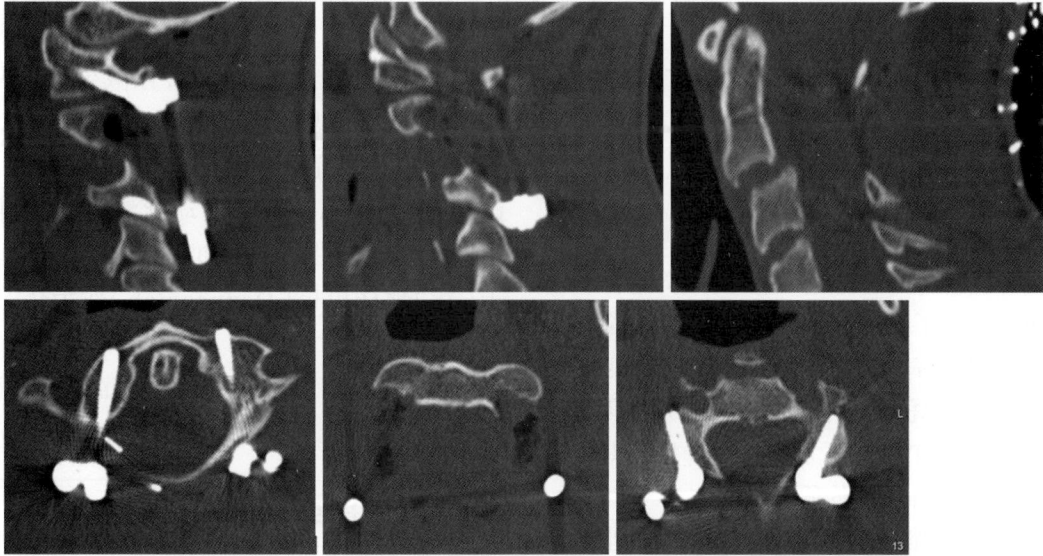

图 46.5　肿瘤切除后的术后 CT 和后外侧块螺钉固定 C_1-C_3

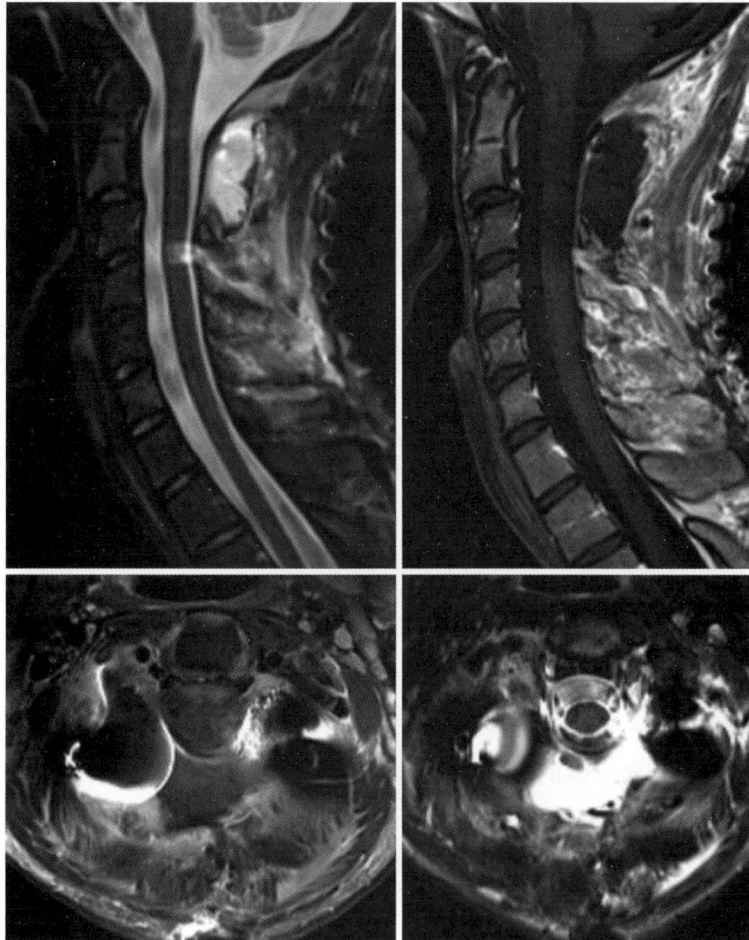

图 46.6　术后矢状位和轴位 MRI（T_1+ 钆增强和 T_2-STIR）显示肿瘤完全切除

46.3 病例讨论

3A. 骨样骨瘤（osteoid osteoma，OO）通常发生在 10～20 岁，好发于腰椎或颈椎的后椎板或椎弓根。这个患者有特征性的骨样骨瘤的主诉，能够通过摄入 ASS 药物治疗缓解的夜间性疼痛。影像学上的 CT 是诊断这类肿瘤的首选方法，因为骨样骨瘤总表现出一个被骨样基质包围的中央病理性病灶。

由于每次停药后疼痛复发，此病例就要求手术。对于有症状的活动性病变，建议采取手术治疗。因此，对此病例进行了 CT 引导下的显微外科切除术。这类脊柱肿瘤中，特别是骨样骨瘤，体积小，很难发现，在术中不易于凭肉眼与正常骨区分开。因此，我们强烈建议在 CT 引导下切除这类肿瘤，以免遗漏肿瘤或不完全切除肿瘤的危险。

另一种治疗策略是热消融病灶。这种微创技术越来越流行，并且当神经结构与病灶的距离至少超过 5mm，才可以应用，以避免热损伤。同样的，皮质骨缺失的病例也需要谨慎地使用这种微创手术。据报道，这种手术成功率为 80%～100%，复发率和失败率分别约为 5%。一些研究者主张将这一治疗策略作为金标准。然而，这项技术应用性的证据支持不足。

骨样骨瘤的鉴别诊断是成骨细胞瘤，其组织学与骨样骨瘤基本相同，但生物学行为表现不同。成骨细胞瘤往往发生稍晚（20～30 岁），并且没有明显好发的脊椎节段，直径大小超过 1.0～1.5cm。成骨细胞瘤也有 10%～15% 的复发趋势，如果不完全切除，肿瘤表现出局部侵略性生长，复发率甚至可能上升到 50%。其他鉴别诊断是动脉瘤样骨囊肿和骨肉瘤。

关于替代疗法的证据支持同样不足。复发或未完全切除的侵袭性成骨细胞瘤可考虑放射治疗（推荐度低）。化疗可考虑用于复发性侵袭性成骨细胞瘤（推荐度低）[7]。

3B. 动脉瘤样骨囊肿

动脉瘤样骨囊肿易发生于腰骶棘的后部，通常表现为广泛的生长，在充满血液的空腔内有特征性的液 - 液平面。由于溶骨性病变和累及邻近椎体和椎间盘间隙，动脉瘤样骨囊肿可导致椎体不稳。建议行病灶内切除。如果病灶内切除不完全，这些病灶的复发率高达 20%～30%。然而，完全的切除由于其扩张性的生长模式而很少可行。

动脉瘤样骨囊肿可继发于先前存在的其他肿瘤，特别是成骨细胞瘤、血管瘤或骨巨细胞瘤。

另一种可选治疗方法，如独立的选择性动脉栓塞术，推荐度低，其可行性的证据支持不足。然而，进行术前栓塞十分推荐，以减少术中失血。放射治疗只应考虑适用于不能手术的肿瘤，侵袭性复发肿瘤或不完全切除的肿瘤（推荐度低）[7]。地诺单抗（Denusomab）在动脉瘤样骨囊肿的一线治疗中尚未发挥作用（推荐度低），但是也有关于（新）地诺单抗（Denusomab）作为佐剂使用的报道[2,3]。

动脉瘤样骨囊肿与骨巨细胞瘤和成骨细胞瘤鉴别诊断。

46.4 结论与精华

脊柱良性肿瘤或肿瘤样病变是罕见的疾病，主要影响年龄在 40 岁以下的较年轻人群。这类肿瘤还表现出在脊柱中的典型的好发部位。骨样骨瘤、成骨细胞瘤和动脉瘤样骨囊肿主要发病于脊柱后部。手术仍是这些肿瘤的首选治疗方法。根据肿瘤的分期，依照相关建议采取治疗方式。由于这些肿瘤是罕见的，没有前瞻性或随机试验存在，治疗只能依赖专家的经验和意见。因此，没有第一级别的证据和治疗指南。这些肿瘤完全切除后可以治愈。然而，重要的是根据肿瘤的实质性和分期，这些肿瘤表现出不同的复发率并且需要不同的手术方式治疗，即病灶内切除和完全性切除。这些脊柱良性肿瘤或肿瘤样病变也可恶变，例如骨巨细胞瘤也可发生转移，成骨细胞瘤可以转化为骨肉瘤，骨软骨瘤可以转化为软骨肉瘤。

到目前为止，在成骨细胞瘤和动脉瘤样骨囊肿的一线治疗中不采用替代疗法（放疗 / 化疗）。在骨样骨瘤中，经皮穿刺消融术可能是一种可行的手术替代方法。

辅助放射治疗只应在侵袭性复发性的成骨细胞瘤和动脉瘤样骨囊肿中，或在不可能完全切除的情况下考虑采用。辅助化疗在侵袭性复发性成骨细胞瘤中的作用有限。新佐剂地诺单抗（Denusomab）在动脉瘤样骨囊肿中可能起作用，但仍然缺乏证据，特别是长期的观察结果[2,3]。

临床注意事项

- 如果可能的话，应以完全切除为目标，因为不完全切除与不同的复发率有关
- 对于骨样骨瘤和非侵袭性成骨细胞瘤，建议进行病灶内切除
- 手术中容易忽略骨样骨瘤，应使用脊柱导航下切除骨样骨瘤
- 成骨细胞瘤在组织学上与骨样骨瘤相同，但更大（直径 >1.0～1.5cm）
- 非侵袭性成骨细胞瘤复发率为 10%～15%
- 侵袭性成骨细胞瘤需要整块完全性切除，复发率高达 50%
- 动脉瘤样骨囊肿可能继发于骨巨细胞瘤、成骨细胞瘤和椎体血管瘤
- 成骨细胞瘤、动脉瘤样骨囊肿、骨巨细胞瘤和椎体血管瘤是扩张性生长性病变
- 骨巨细胞瘤可能被误认为动脉瘤样骨囊肿，因为两者都显示典型的病灶内液 - 液平面
- 骨巨细胞瘤、成骨细胞瘤和骨软骨瘤有转变为恶性肿瘤的能力，因此必须进行完全切除

（凡进　译　殷国勇　审）

资深专家点评

　　脊柱原发性肿瘤在实际临床中属于罕见病，且发病机制不清、临床表现各异、病理分型复杂。本章节中以发病年龄和好发部位为切入点，系统梳理不同脊柱肿瘤的发病特点。与既往已有的专业书籍不同的是，本书中讲解内容角度新颖、论述清晰，给人留下深刻印象。例如，根据发病部位位于椎体前部或后部，图文并茂地阐述嗜酸性肉芽肿、椎体血管瘤、骨巨细胞瘤、动脉瘤样骨囊肿、成骨细胞瘤、骨样骨瘤、骨软骨瘤的发病特点。同时，本章节内容建议根据不同瘤体的病理分型和生长位置，选择不同的治疗手段。在病例 2 中，作者通过 CT 引导下的显微外科切除术手术方法切除骨样骨瘤，解决在术中难以找寻、分辨骨样骨瘤的问题。这比既往所推崇的热消融病灶法又更进了一步，避免了对周围神经的灼伤和软组织的损害。动脉瘤样骨囊肿易发生于腰骶棘的后部，通常表现为广泛的生长，在充满血液的空腔内有特征性的液 - 液平面，既往研究多推荐动脉栓塞术进行治疗。本书中系统回顾手术、应用地诺单抗等方法，提出根据瘤体起源和位置选择最合适治疗方法的观点。

　　综上所述，本章节对于脊柱肿瘤的阐述清晰、论证翔实、结论可靠、内容丰富，值得所有脊柱外科医师学习。

（江苏省人民医院　殷国勇）

参考文献

1. Boriani S, Weinstein JN, Biagini R. Primary bone tumors of the spine. Terminology and surgical staging. Spine. 1997;22:1036–44.
2. Charest-Morin R, Boriani S, Fisher CG, Patel SR, Kawahara N, Mendel E, Bettegowda C, Rhines LD. Benign tumors of the spine: has new chemotherapy and interventional radiology changed the treatment paradigm? Spine (Phila Pa 1976). 2016;41(Suppl 20):S178–85.
3. Dubory A, Missenard G, Domont J, Charles C. Interest of Denosumab for the treatment of giant-cells tumors and aneurysmal bone cysts of the spine. About nine cases. Spine (Phila Pa 1976). 2016;41(11):E654–60.
4. Erlemann R. Imaging and differential diagnosis of primary bone tumors and tumor-like lesions of the spine. Eur J Radiol. 2006;58:48–67.
5. Enneking WF, Spanier SS, Goodman MA. A system for the surgical staging of musculoskeletal sarcoma. Clin Orthop Relat Res. 1980;153:106–20.
6. Fuchs B, Boos N. Primary tumors of the spine. In: Boos N, Aebi M, editors. Spinal disorders. Berlin, Heidelberg: Springer; 2008.
7. Harrop JS, Schmidt MH, Boriani S, Shaffrey CI. Aggressive "benign" primary spine neoplasms osteoblastoma, aneurysmal bone cyst, and giant cell tumor. Spine (Phila Pa 1976). 2009;34(22S):S39–47.
8. Ravindra VM, Eli IM, Schmidt MH, Brockmeyer DL. Primary osseous tumors of the pediatric spinal column: review of pathology and surgical decision making. Neurosurg Focus. 2016;41(2):E3.

第 47 章　脊柱原发性恶性肿瘤

Marcus Rickert, M. Rauschmann

47.1　青少年（尤因）肉瘤

47.1.1　引言

47.1.1.1　病因和流行病学

脊柱原发性恶性骨肿瘤 [即椎体肉瘤（vertebral sarcomas），不包括浆细胞瘤] 是很罕见的实体肿瘤，仅占整个骨骼系统中所有原发性恶性骨肿瘤的 5%~10%。

脊柱原发性肿瘤的好发部位是胸椎和骶骨，其次是腰椎和颈椎[1]。

骨尤因肉瘤（Ewing's sarcoma，EWS）是尤因肉瘤肿瘤家族的一部分，该家族具有相似的分子和组织学上的发现，包括原始神经外胚层肿瘤（primitive neuroectodermal tumors）、尤因软组织肉瘤以及 Askins' 肿瘤[2]。

病理学家 James Ewing 于 1921 年首次在一例前臂病理性骨折的青少年女性中详细地描述了这一肿瘤[3]。

尤因肉瘤占所有原发性恶性骨肿瘤的 6%~8%，是小儿骨骼第二常见的恶性肿瘤。

80% 的患者年龄小于 20 岁，其中男孩患病率稍高一些（男：女 =1.4：1）。在美国，年均发病率约为 3/100 万[4]。

尤因肉瘤好发于长骨骨干和干骺端、骨盆、肋骨以及脊柱。高达 10% 的尤因肉瘤起源于脊柱[5,6]。

尤因肉瘤是儿童最常见的脊柱原发性恶性骨肿瘤。从组织学上讲，尤因肉瘤是一种高度侵袭性的小圆蓝细胞肿瘤（small round blue cell tumor），最常起源于骨，并且往往表现为大的软组织肿块以及转移。大约 1/4 的尤因肉瘤出现在软组织而不是骨中，同时也有约 1/4 的患者在诊断时就有可检测出的转移灶。最常见的转移部位为肺（50%），其次是骨（25%）以及骨髓（20%）[2]。

大多数原发性骨肿瘤病因不明。尤因肉瘤的病因尚不清楚。通常来说，非肿瘤样改变、肿瘤样骨病变以及骨的良性肿瘤都可能发展为侵袭性骨肿瘤。

47.1.1.2　发病机制

分子病理学

遗传因素似乎在尤因肉瘤的发展中起着至关重要的作用。t（11;22）（q24;q12）（*EWS-FL11* 融合基因）具有很高的特征性，几乎占所有尤因肉瘤的 85%[7]。

尤因肉瘤细胞表达由 *MIC2* 基因编码的 p30/32 MIC2 抗原，这是一种表面糖蛋白，可以被单克隆抗体识别。MIC2 分析对诊断尤因肉瘤的灵敏度为 95%[8]。

临床表现

与其他原发性骨肉瘤（primary bone sarcomas）相同，疼痛是尤因肉瘤患者最常见的首发症状。

与骨肉瘤患者相比，脊柱 / 椎体尤因肉瘤患者（56%~94%）更常伴有神经功能受损的症状，同时也更常出现全身症状如发热、乳酸脱氢酶（LDH）和白细胞的升高。肿瘤通常位于椎体中，并且常显示出较大的骨外软组织部分（extra-osseous soft tissue portion），并向邻近软组织和硬膜外间隙生长。肿瘤生长到椎管内压迫神经结构可导致神经功能的缺失[9]。

活体组织检查

活检对确保诊断来说是必要的。进行活检时应当取到足量有代表性的肿瘤组织，以进行组织学评估和分子生物学检查。在计划活检时，必须考虑活检的方法、活检瘢痕是否已经会被肿瘤组织污染，以及在之后的局部治疗中是否需要切除或放射照射。

强烈建议由经验丰富的病理学家对组织样本进行共同评估。一般来说，尤因肉瘤先通过活检来诊断，然后才开始化疗。对于局部肿瘤的控制可以选放疗和 / 或手术治疗。

47.1.1.3　治疗

在过去几十年中，在全身性化疗（systemic chemotherapy）整合到治疗中后，尤因肉瘤的治疗和预后得到了显著改善。目前对于预后来说，全身性综合化疗（systemic polychemotherapy）是最至关重要的一步。放疗和手术都是对尤因肉瘤局部控制的基本治疗手段。尤因肉瘤对化疗和放射线敏感,有助于提高长期生存率。

目前的治疗包含一系列新辅助化疗、局部肿瘤控制以及后续辅助化疗。这三种治疗方案的组合是现在的标准治疗。

化疗

目前患者都是按照标准化的综合化疗方案来治疗的。首先接受 VIDE 方案[长春新碱(vincristine)、异环磷酰胺(ifosfamide)、多柔比星(doxorubicin)及依托泊苷(etoposide)]诱导化疗 6 个周期。在不同治疗组中是否进行新辅助化疗取决于其危险因素。

局部控制

尤因肉瘤常对放疗敏感,因此可以根据肿瘤的部位及局部肿瘤大小采取手术治疗和 / 或放疗。

由于单独化疗或者放疗导致局部肿瘤复发率的升高,应该尽可能对于可切除的肿瘤行广泛性肿瘤切除术(wide tumor resection)来治疗。

因此对有临床表现的脊柱 / 椎体尤因肉瘤的充分治疗是一个多模式的治疗理念,包含综合化疗以及受累脊柱节段的全脊椎整块切除术(en bloc spondylectomy),然后行术后放疗。

仅辅助放化疗而不做肿瘤切除手术应该仅限于解剖学位置不利于手术,以及肿瘤切除会导致重要功能缺失这样的情况。通过单独放疗,局部控制率可以达到 80%～85%。

预后

过去 20 年里尤因肉瘤的治疗取得了显著进步。随着有效化疗的发展,5 年生存率已从 5%～10% 提高到 75%[10]。尤因肉瘤的预后取决于原发肿瘤位置、瘤体大小、组织学反应以及是否转移。原发性肿瘤无转移的患者在接受足量的局部化疗之后,5 年生存率为 50%～75%。伴有骨转移的患者预后不良,3～5 年生存率小于 10%～20%[7]。

大约 30%～40% 的尤因肉瘤患者的肿瘤会复发,其中 2/3 的肿瘤复发是在最初 2 年内。

47.1.2　病例描述

一位 2 岁男孩紧急转诊到我们脊柱外科。他的父母观察到患儿行动能力减退并且经常很烦躁,因此他们常咨询儿科医师,但没有察觉出明显的重点症状。在发展成无法控制的步态不稳这一紧急情况后,我们给予患儿镇静药物后做了全脊柱 MRI 扫描。虽然患儿年龄较小导致临床检查比较困难,但

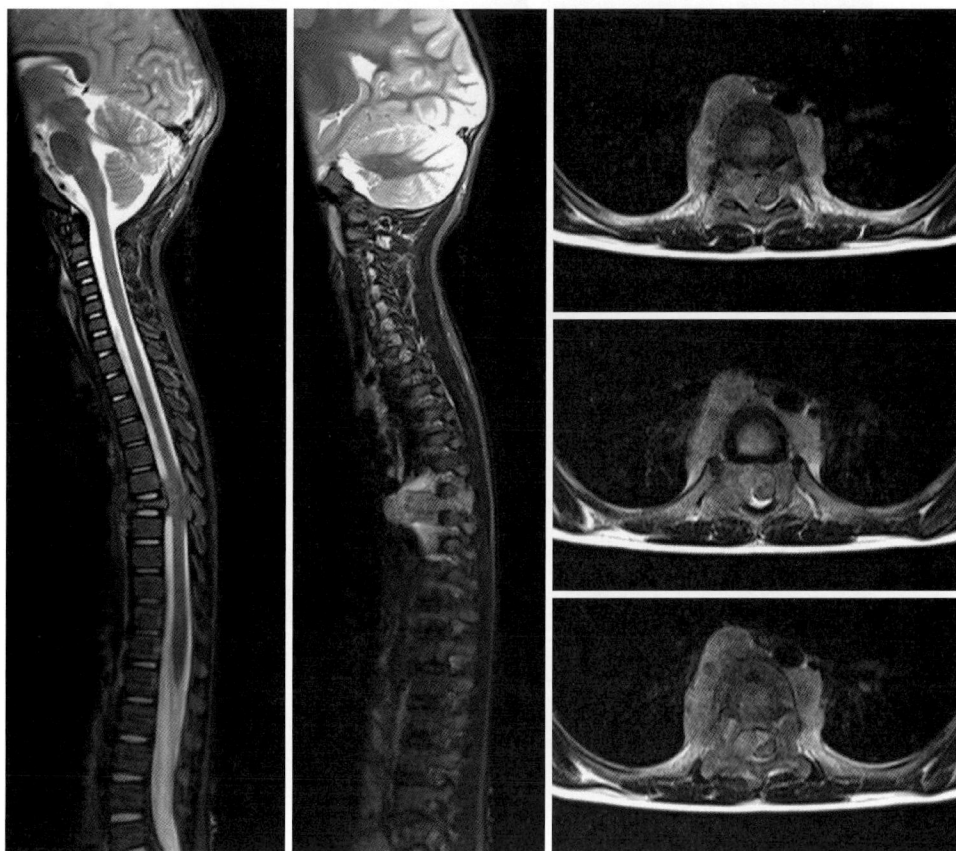

图 47.1　首次就诊的 MRI 扫描。MRI 提示 T$_7$ 椎体病理性骨折,肿瘤侵犯椎管并引起脊髓压迫。椎旁软组织也受累

是却可以检查到他最初的瘫痪症状。这个男孩能够活动下肢但是无法再站立或者行走（图 47.1）。

分析完影像后立即对该患儿做了急诊手术。患儿接受了后路 T_7 椎板切除术和 $T_6 \sim T_8$ 的固定术治疗，同时还通过肋骨横突切除术和 T_7 右侧椎弓根切除术来进行减压以及减瘤（tumordebulking）。多个肿瘤组织样本被收集起来以进行详细的组织学和微生物学评估。手术及术后很顺利，患儿的神经得到改善并且几乎可以不用父母的帮助重新走路（图 47.2）。

组织学结果为属于尤因肉瘤家族的小圆蓝细胞肿瘤。另外免疫组织化学（免疫组化）检查证实了其为低分化的尤因肉瘤。同时还请第二位组织病理学专家读片，也得出了相同的结论。

骨扫描以及正电子发射断层成像（PET）没有发现任何转移灶。

该患儿被转诊到小儿肿瘤科进行肿瘤综合治疗。

在 VIDE 联合方案的综合化疗以及放疗下，到目前为止，肿瘤没有进展，也没有发生转移性播散。在最后一次随访中，患儿无疼痛，也无任何神经功能缺失及体格检查中的异常发现（图 47.3）。

我们为该患儿提供了一份控制局部肿瘤的手术方案，包括广泛性肿瘤切除术（包括 T_6 及 T_8 的椎体切除术）+ 延长后路固定节段 + 椎体置换术。多学科肿瘤委员会（multidisciplinary tumor board）还讨论了胸主动脉部分切除术。他们还评估了作为手术治疗方案的替代疗法——质子刀治疗。

由于在目前治疗方案下无任何肿瘤进展并且临床情况较平稳，患儿父母尚未做出最终决定。

47.1.3　病例讨论

该小儿原发性恶性肿瘤的治疗方案不是典型的临床路径。由于肿瘤组织侵犯椎管，导致脊髓压迫而突发瘫痪的病史使得该患儿需要急诊手术。必要

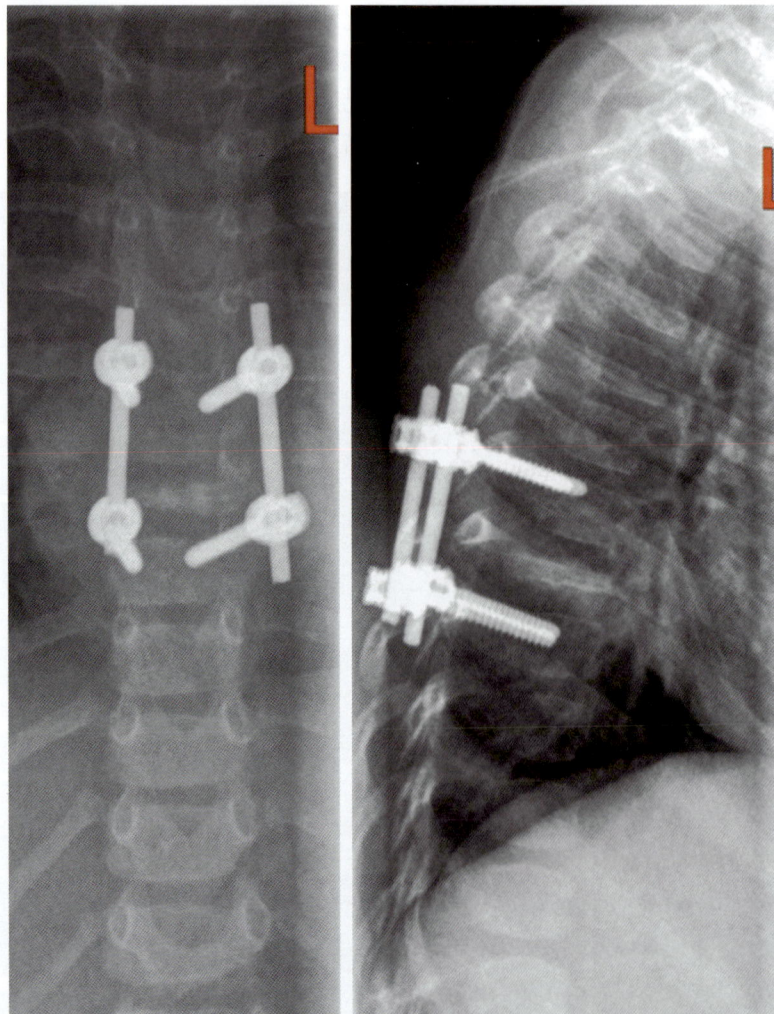

图 47.2　术后 X 线。置入合适的内固定

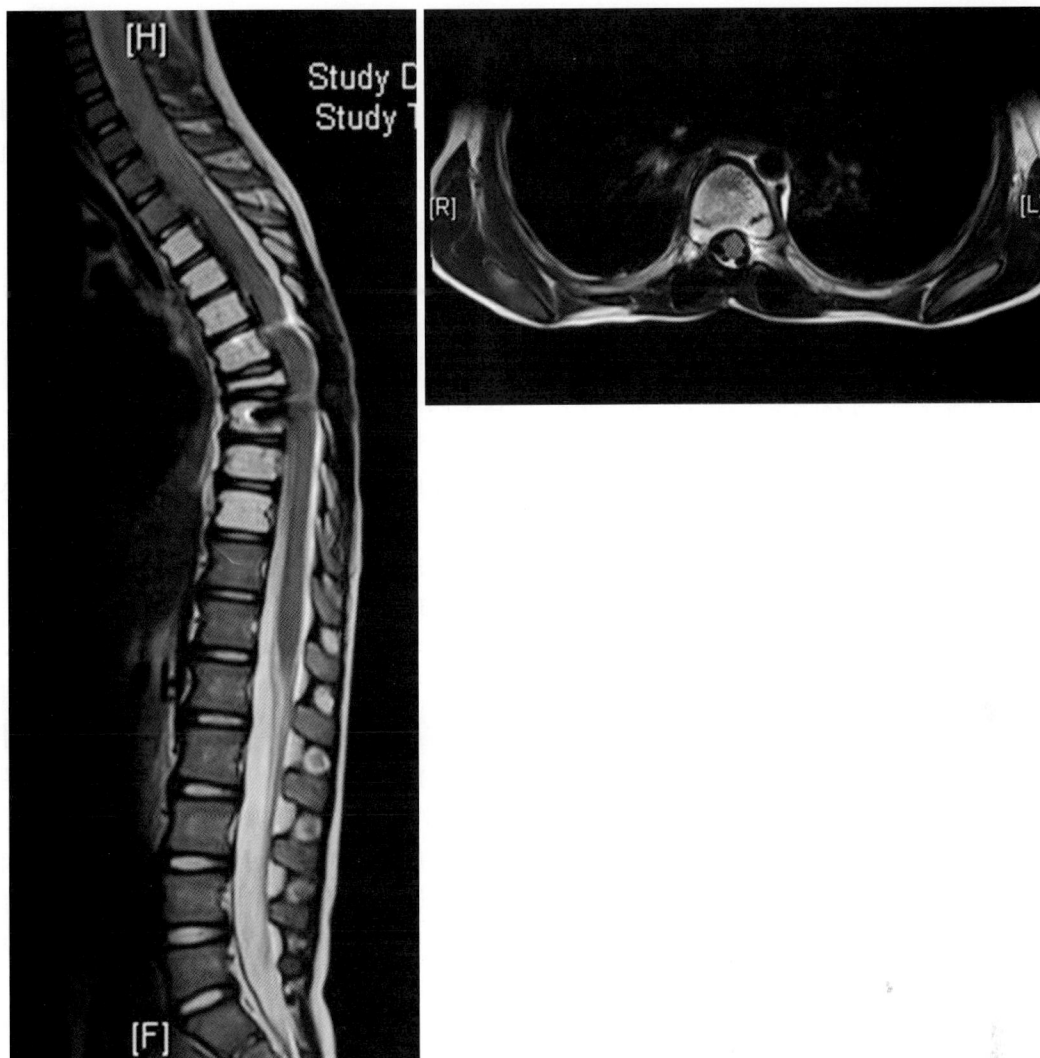

图 47.3 放化疗后胸椎 MRI。于术后 4 年扫描，提示椎旁肿瘤缩小且增强 MRI 没有强化；没有脊柱转移灶。T_3-T_{10} 节段放疗后骨髓变化

的减压及稳定手术是治疗的第一步。术中组织学样本证实为尤因肉瘤，因此术后需要加上放化疗。虽然该患儿的年龄相较于这一特殊实体肿瘤的平均年龄而言较小，但是这一病例很好地说明了对于尤因肉瘤的患者而言，其首发症状以神经功能缺失更为常见。

在没有紧急事件的理想情况下，我们会先取活检，得到组织病理学结果后再开始新辅助诱导化疗（neoadjuvant induction chemotherapy）。局部肿瘤的控制需要由多学科肿瘤委员会讨论并且其取决于很多不同因素。局部控制这一目标可以通过手术和/或放疗来达到。对于一个手术方案而言最主要的问题是肿瘤的可切除性，以及能否做到肿瘤切缘阴性（tumor free resection margins）。如果病变可以切除，通常来说手术是首选方法[11]。

对于那些为了保留功能而无法手术，或者已经切除肿瘤但切缘不够的患者通常采用放疗。指南指

导下的术后肿瘤放化疗在我们这个病例中证明是有效的，既往文献结果也支持这一治疗方法。术后肿瘤影像显示这是一个充分的治疗，在任何治疗时间均无肿瘤进展。此外，有人建议通过切除手术来控制局部肿瘤，以改善预后。同时我们也与相关学科讨论了所有手术方案。由于患儿年龄小并且手术大，因此还提出了包括质子刀治疗的另一种治疗方案。目前来说，这种治疗方式尤其对于生长在关键部位的尤因肉瘤可以带来有希望和有益的结果，但是文献共识表明需要更多高质量的临床研究来进一步研究其长期疗效[12]。

47.1.4 结论与精华

由于患儿家属迟迟无法做决定，无法报道该病例的最终结果。这也说明由于治疗肿瘤患者时需要频繁调整治疗方案以找到个体化解决方案，治疗上

是很困难的。

> **临床注意事项**
> - 在过去没有全身性治疗的情况下，仅有 10% 患者能被治愈。
> - 因为有了现代化疗方案，5 年生存率显著提高。
> - 预后取决于原发肿瘤位置、体积大小、组织学反应以及是否转移。
> - 对于局部肿瘤控制，可以使用手术治疗和 / 或放疗。

47.2 脊索瘤

47.2.1 引言

47.2.1.1 病因和流行病学

根据目前的 WHO 分类，脊索瘤是指由脊索发展而来的原发性恶性骨肿瘤[13]。脊索瘤来源于残存的胚胎脊索组织[13]。脊索在人类胚胎发育至约 8 周时消失，有证据表明脊索瘤是从遗留的脊索成分发展而来的。

脊索瘤主要位于骶骨（40%～50%）、颅底的斜坡区域（35%～40%）以及椎体中（15%～20%）[14]。发生在骨骼系统外的病例也有报道但非常稀少[15]。脊索瘤大约占所有原发性恶性骨肿瘤的 4%。

脊索瘤最常在 50～60 岁的年龄中被诊断出，年新发病率为 1/1 000 000，患病率为 1/100 000。比起女性，脊索瘤在男性中更为常见；而其在儿童中非常少见。在生物学上脊索瘤属于低至中等级别的肿瘤，其增殖速率较为缓慢。但它们也会出现局部浸润和骨破坏性生长，经常复发的病例多达 40%。脊索瘤具有高达 30% 的转移率及较短的无瘤生存期[16]。

脊索瘤可以出现肺、肝、骨、皮下、淋巴结及其他位点的转移[17]。仅有小部分患者可以通过手术治疗完全治愈。诊断脊索瘤后的中位生存期是 6～7年，但变化范围比较大[18]。脊索瘤局部复发趋势显著，局部复发常常会导致严重的残疾，这对治疗来说极具挑战性。

47.2.1.2 病理学

大体上看脊索瘤是质软、胶冻状、灰色至蓝白色的肿瘤，通常有假包膜。镜下显示有密集堆积的梭形成纤维样细胞组成的纤维链小叶结构，这些细胞包裹了高度空泡状（酸性胞质）的上皮样肿瘤细胞群。

脊索瘤可分为四种亚型：普通型脊索瘤、软骨样脊索瘤、去分化型脊索瘤和肉瘤样脊索瘤[13]，其中普通型（经典型）脊索瘤是最常见的肿瘤。

免疫表型

根据 WHO 分类，如果要在组织病理学上诊断脊索瘤，则需要 EMA（上皮膜抗原）、S100 蛋白以及波形蛋白阳性的免疫组织学证据。但是它们的表达在不同病例中是多种多样的。Brachyury 是脊索瘤的特异性免疫组化标记，它是一种正常胚胎发育所需的，在脊索中表达的转录因子。Brachyury 在大多数脊索瘤病例中过表达；但脊索瘤中去分化的成分则不表达 Brachyury。

临床表现

脊索瘤患者的临床表现取决于肿瘤的位置。

由于肿瘤生长缓慢，骶骨脊索瘤以及腰椎脊索瘤经常因人体代偿导致肿瘤长得较大时才有明显的临床症状。并且由于长期存在、非特异性的初始症状，肿瘤的诊断常被延误，这使得肿瘤长得较大。从初始症状出现到诊断的中位时间长于 2 年。相比之下斜坡部位的脊索瘤有神经症状因此能够较早诊断。典型斜坡部位脊索瘤的症状为复视、头痛和吞咽困难。中轴骨脊索瘤表现为局部疼痛、腰部和臀部疼痛、根性痛，伴或不伴步态障碍，如果肿瘤更位于骶尾部时，则会有直肠膀胱功能障碍[19]。

47.2.1.3 治疗

我们展示的病例主要侧重于骶骨脊索瘤的治疗。

通常来说脊索瘤的治疗应该以多学科协作的方式进行，并且遵循脊索瘤基金会（Chordoma Foundation）在 2015 年发布的全球共识[17]。

脊索瘤对传统放化疗不够敏感。因此手术治疗是控制肿瘤复发以及使生存率最大化的主要治疗手段。

建议先进行术前活检。理想情况下，应该在 CT 引导下，从中线经后路取活检，这样可以使得活检的路径被包含在肿瘤切除术的入路中。

手术技术因肿瘤位置而异，但通常来说，其目标是按照 Enneking 肿瘤分期系统实现切缘阴性的整块切除（complete en-bloc resection）。外科手术主要目标要达到肿瘤的 R0 切除。包括切缘在内的手术质量是影响预后的主要因素，尤其是局部复发率。不幸的是，由于广泛的肿瘤浸润，涉及神经结构、膀胱和直肠,无法使得每一个病例都做到切缘阴性。整块切除将会导致患者严重的功能缺失。有时甚至无法行整块切除手术。仅有50%的病例可以大致取得阴性切缘。为了提高肿瘤切除术质量,术前应该仔细地制定有关切缘的手术方案,并且要考虑是否需要扩大切除范围,包括部分直肠或邻近的肌肉组织。伤口裂开及感染是骶骨切除术后恢复不理想的主要因素,可以由整形外科医师帮助处理局部软组织问题和闭合困难伤口。整块切除还可能会引起围手术期许多并发症,包括肠道、膀胱和运动功能障碍。发生严重功能丧失的风险增加与否取决于切除的节段。高于 S_3 节段的肿瘤切除手术常会导致更高风险的神经功能缺失。因此需要与患者讨论用放疗替代手术的可能性。

此外,病灶内切除术和不完全切除术与较高的局部复发率有关[17,20]。

放疗

目前,放疗与肿瘤全切术联合进行,这样的方法可以实现较高的局部肿瘤控制率。对于某些患者而言,可在活检后只进行大剂量放疗[21]。

Rotondo 使用质子束放疗来治疗脊索瘤患者。在他的研究中,通过手术(肿瘤整块切除)和术前、术后放疗相结合,提高了原发性脊索瘤局部肿瘤控制率[20]。

对于那些不适合手术(医学上无法手术),肿瘤无法切除或拒绝手术的患者,可以考虑单独使用根治性放疗(definitive radiation therapy)。许多鼓舞人心的报道显示,接受高剂量质子或碳离子放疗的非手术患者,其5年持续的局部肿瘤控制率分别为80%和96%。Chen 得出结论:对于那些仅活检而未做脊索瘤切除的患者,尤其是老年患者和肿瘤位于较高骶骨节段的患者,单独大剂量放疗可能是一个合理的选择[22,23]。

不幸的是,肿瘤的局部复发率仍然较高,而且局部复发将导致更为恶劣的后果。所有病例的最终个体化治疗方案应该由肿瘤多学科协作团队讨论决定。

现有证据的质量

由于该实体肿瘤比较稀少,因此目前仍然缺乏有力证据。现已发表的临床证据主要是基于回顾性病例分析,因此在做临床决策时需要考虑到一些不确定因素[17]。

局部复发

肿瘤次全切除术(subtotal resection)的局部复发率高达50%~100%,相比之下切缘阴性的肿瘤全切术复发率为0%~53%[22]。

基于低质量的证据表明,肿瘤切除不足很可能是局部复发的主要原因。先前已总结了其他可能影响局部复发的因素,包括年龄增加、肿瘤位于较高的骶骨节段、放疗不足、以前做过肿瘤切除手术、恶性程度高的肿瘤和肿瘤浸润程度高[24]。

局部复发的患者不太可能通过任何局部补救治疗达到治愈,可以选择的治疗方式包括手术、放疗以及全身治疗,以兼顾疾病和生活质量。

化疗+药物治疗

由于脊索瘤生长缓慢,通常化疗不作为一个有希望的治疗选项。

总体而言,没有足够的证据推荐用化疗作为治疗脊索瘤的方法。药物对脊索瘤的疗效有限[25]。迄今为止,还没有随机对照试验能够明确针对脊索瘤系统药物治疗具有临床上的益处。

但是最近在脊索瘤中已经发现具有相应靶点结构的分子遗传路径,这为脊索瘤靶向治疗开了先河。几种靶点(EGFR, Brachyury)的抑制剂在该疾病中表现轻微的积极作用。进一步的研究正在进行中。

47.2.2 病例描述

一名40岁的女性被转诊到门诊。主诉自从几个月前的一次跌倒后,尾骨部位一直剧烈疼痛。起初疼痛可以控制,但现在愈发严重。诉无法仰卧,不伴任何膀胱和肠道功能的异常。在该病史里也没有记录到任何合并症。

临床检查发现近臀沟处有一触痛的肿瘤,但没有任何神经功能的缺失(图47.4)。

在分析完影像后,我们建议先进行活检以在组织学上鉴别肿瘤,并且评估进一步的治疗方案。此外,我们通过 PET-CT 扫描完成了肿瘤分期成像。不幸的是,PET-CT 发现了一处肺部转移灶(图47.5)。

几天后通过中线处小切口对该患者进行了活检。

组织学结果提示其为具有肉瘤意义的间质瘤,剩余部分为具有典型形态的脊索瘤。在这方面上将其鉴定为肉瘤样或去分化型脊索瘤,其中高级别的肉瘤比例占主导。

该患者在活检后发生了伤口延迟愈合,于是对其再次手术,伤口在几天内愈合。

同时在 CT 引导下对肺部的病变进行活检,确诊其为转移灶。

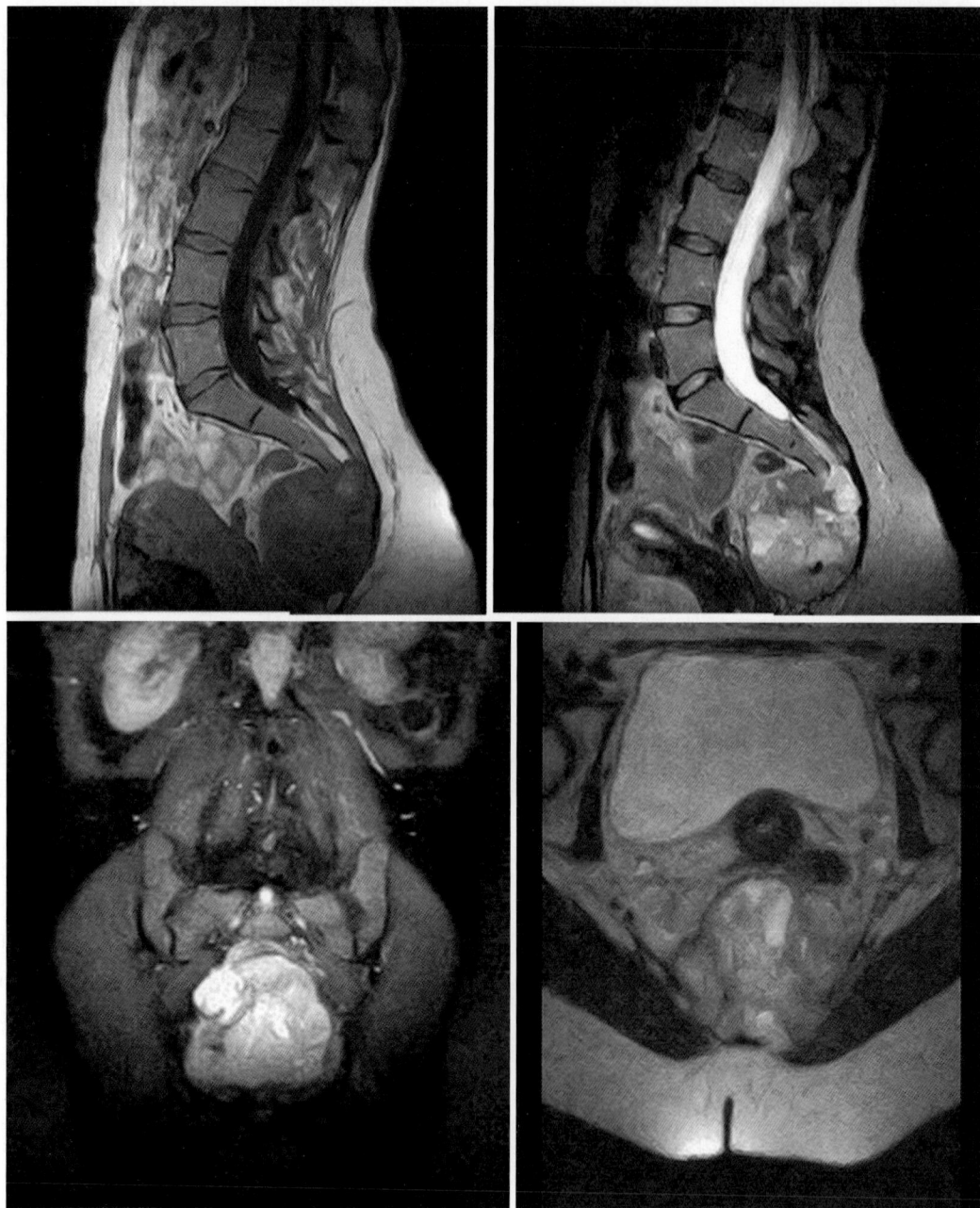

图 47.4　首次就诊的 MRI 提示在骶骨远端约 7cm 处有一巨大肿瘤，起源于 S_4 椎体。肿瘤向盆腔，边界不清，提示为脊索瘤

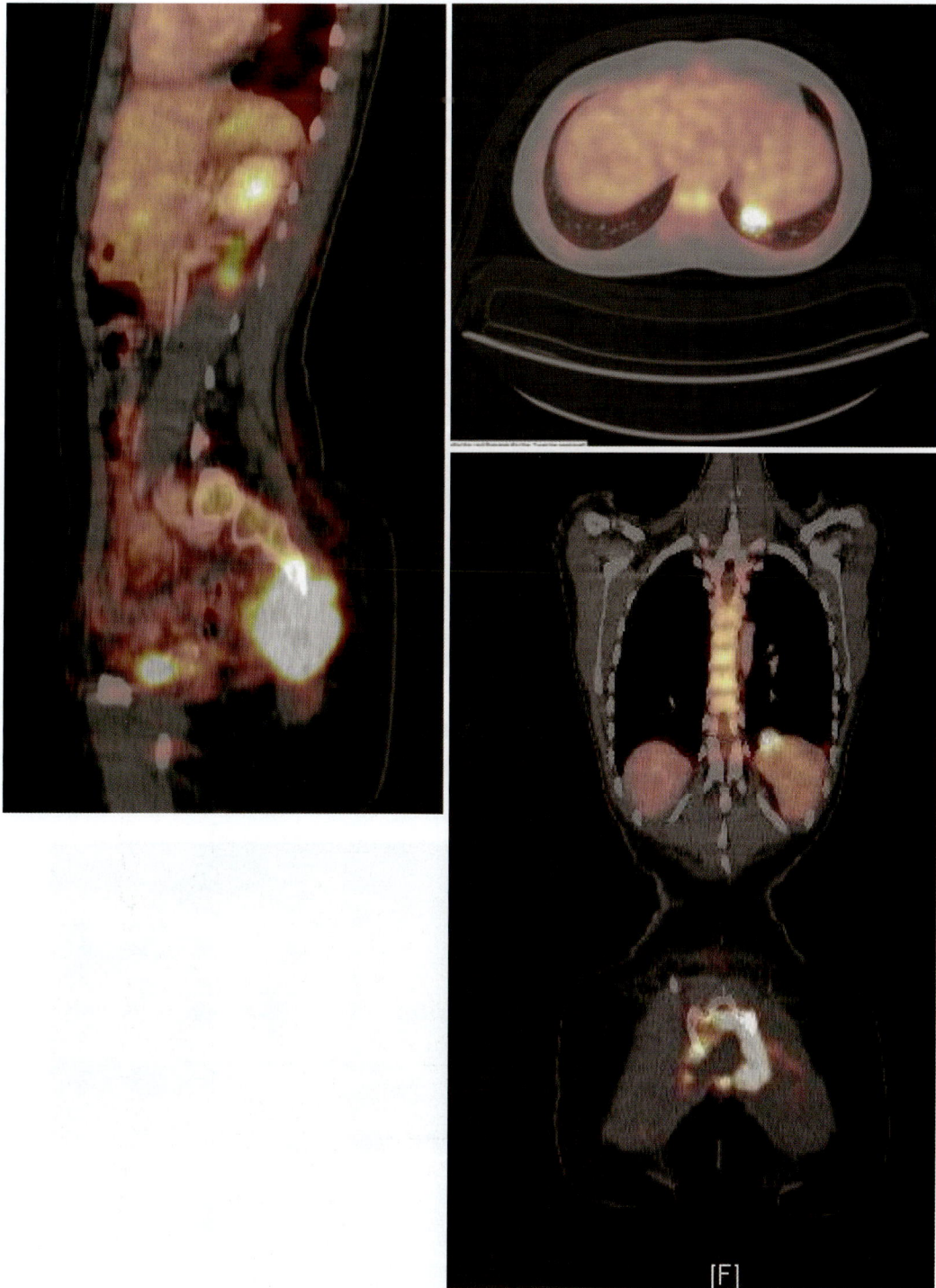

图 47.5 PET-CT 分期扫描。提示左下叶高代谢的肺部肿块与左侧膈肌表面相接触,和肺部的转移灶一致。没有高代谢的淋巴结转移证据

我们的多学科肿瘤委员会对该病例的后续讨论建议进行肿瘤切除术外加肺部转移灶的放疗。

经过患者同意后，我们对其行前后路联合肿瘤切除术：从前路分离肿瘤，并且在腹部外科医师的帮助下移动了直肠的位置；保留右侧 S_3 神经根，从后路行远端骶骨切除术，完成了经后路肿瘤切除。此外还对双侧臀大肌以及左侧的梨状肌做了部分切除（图 47.6 和图 47.7）。

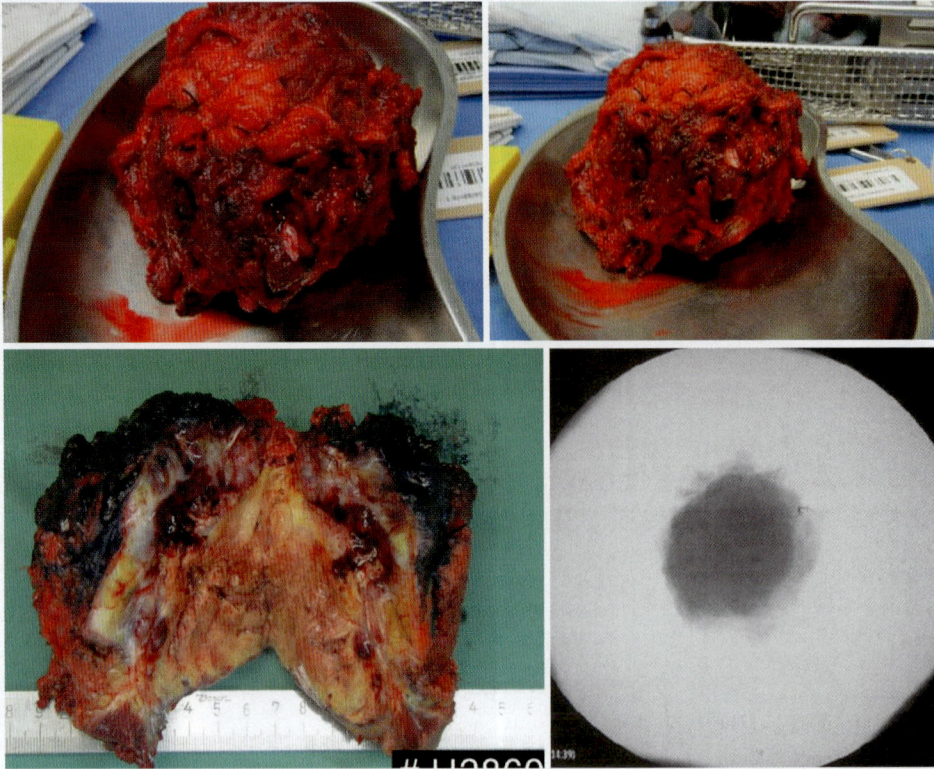

图 47.6 术中结果——大体及 X 线下切除的肿瘤。切除了 11.5cm×11cm×8.8cm 的巨大实质性肿瘤

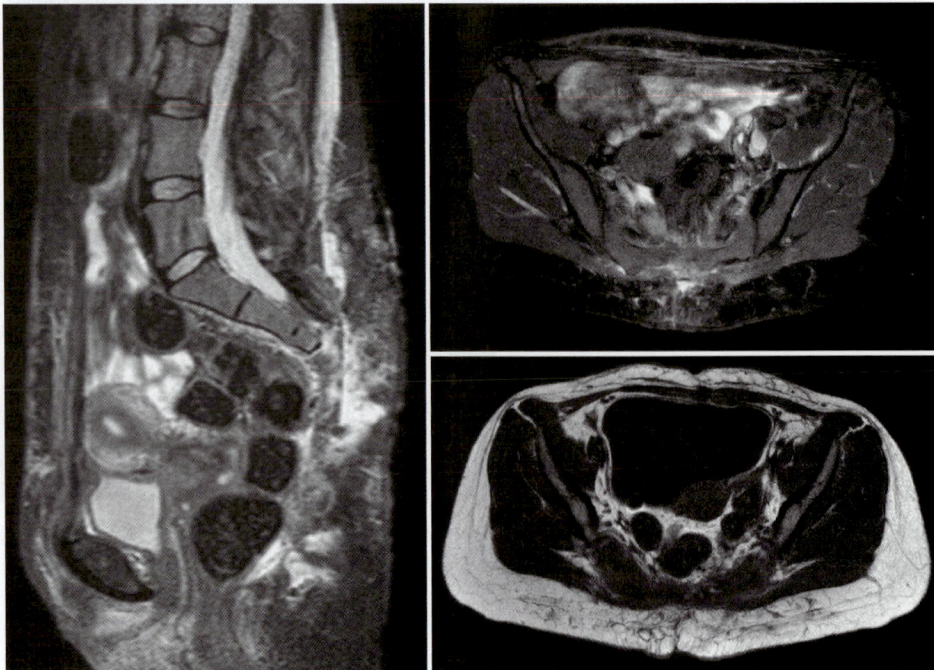

图 47.7 术后 MRI 扫描。MRI 显示肿瘤及切缘已被切除

在早期患者恢复良好。术后神经功能检查提示肛门括约肌（M.sphincter ani）肌力下降且患者最初在控制膀胱方面有困难，但没有任何肛周感觉丧失。几天后膀胱功能障碍得以缓解。没有检测到其他神经功能缺失。

之后，患者发生了伤口感染及皮肤坏死。住院时间延长并且进行了多次伤口清创术。经过几次手术及抗生素治疗，最终伤口愈合（图 47.8 和图 47.9）。

最终的组织学结果显示这是一个有去分化成分的侵袭性脊索瘤，并且肿瘤细胞接近骨切除的边缘。

参考病理学评估确定这是一个去分化型脊索瘤。

为了进一步治疗肿瘤，该患者被转诊到肿瘤科。由于是肿瘤晚期，首先用异环磷酰胺及多柔比星开始化疗，并持续了 3 个周期。原本计划对手术部位行术后放疗但被患者拒绝。

化疗后对患者做了肿瘤再分期的检查。不幸的是影像学检查提示广泛的骶骨、髂骨以及臀部肿瘤复发。此外肺部转移灶增大且出现了 L_4 椎体新发

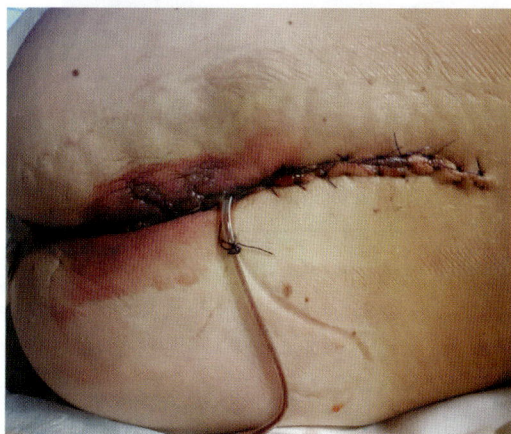

图 47.8 术后伤口感染。该图显示局部软组织的情况以及皮肤坏死

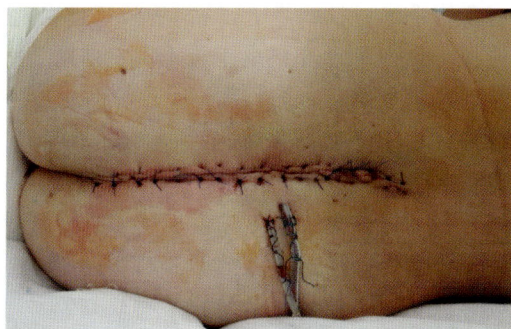

图 47.9 多次清创的最终结果。伤口愈合情况

转移灶（图 47.10）。

肿瘤学家开始给予另一种药物——索拉菲尼（Sorafenib）治疗，这是一种酪氨酸激酶抑制剂（tyrosine kinase inhibitor）。

最优化的治疗也没有能够阻止肿瘤进展。由于肿瘤的侵袭性高，患者在术后几个月死亡。

47.2.3 病例讨论

这是一例治疗不成功的骶骨脊索瘤病例。由于肿瘤的部位、生长缓慢且无特异的临床表现，其确诊经常被延误。该患者在跌倒后出现持续性疼痛及模糊的临床症状，通过活检后得到确诊，多学科协作讨论后得出了治疗方案。由于一个非常小的切口导致患者出现伤口愈合障碍，因此其拒绝术前放疗。当然患者在初诊时就有肺部转移的晚期疾病。不过治疗计划显示肿瘤全切术进行得非常顺利，甚至术后最初的神经功能缺失也得到缓解，并且患者在几个月后的随访中表示能够完全控制膀胱和肠道功能。不幸的是患者术后出现了严重伤口感染及皮肤坏死，这延长了患者住院时间并且患者经历了多次翻修手术。

在伤口完全愈合后患者才开始进行肿瘤内科的治疗。

我们也计划对患者进行术后质子束放疗，但是患者拒绝，我们无法根据原治疗方案继续下去[17]。进一步的肿瘤治疗表明该肿瘤细胞对化疗敏感程度不够。这种情况在文献中有所报道，提示脊索瘤治疗非常困难。第二种药物——酪氨酸激酶抑制剂的治疗没能够减缓肿瘤进展，疾病晚期转移灶的播散导致患者在几个月后死亡。由于严重的软组织感染，我们无法遵循有关术前放疗的文献建议。同样不幸的是患者也没有接受术后放疗。理论上放疗能够较大地改变临床病程。进一步的肿瘤治疗表明目前医学上的治疗选择非常有限，特别是在有转移的晚期肿瘤病例中。没有药物能够阻止肿瘤的复发和进展。整个病例显示了一个令人沮丧的病程，以及该恶性肿瘤较短的存活期。尽管如此，新的靶向药物治疗方案正在试验中，并且已经取得了初步成果。

放疗仍然在不断改善，有充足的证据表明其作为手术的替代选项可以局部控制肿瘤，巩固了其在新辅助和辅助治疗上的地位。

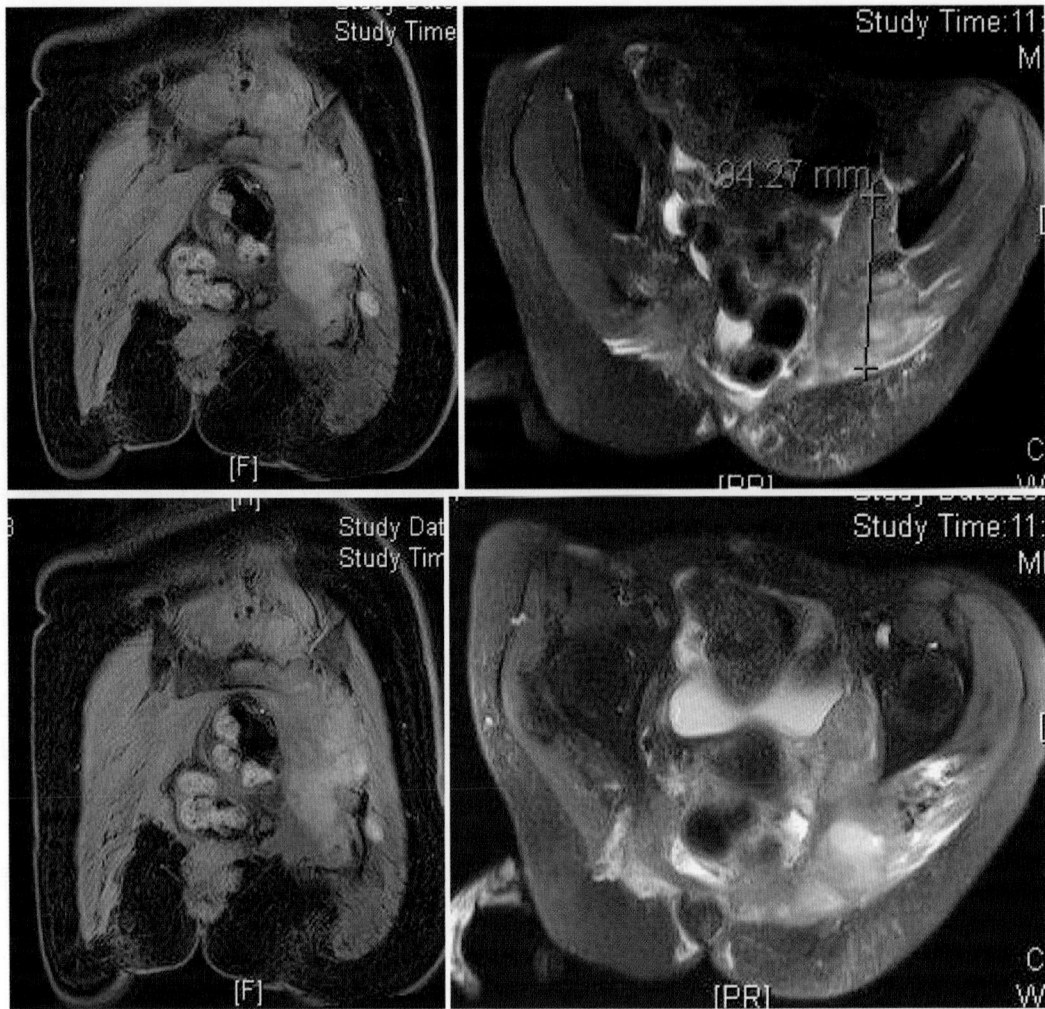

图 47.10　骨盆 MRI 再分期成像。提示肿瘤全切术后广泛的复发

47.2.4　结论与精华

目前能使脊索瘤患者中位生存期最大化的治疗方案非常有限。有必要对治疗前景好的新药进行更深入的研究来改善药物的治疗效果，并通过放疗和手术相结合的方式来提高对局部肿瘤的控制。

临床注意事项
- 手术与放疗相结合是控制脊索瘤复发以及使生存率最大化的主要及标准治疗方案
- 当无法进行手术治疗时，应该考虑使用大剂量适形放疗来治疗脊柱和骶骨的原发性（新生的）脊索瘤
- 随着放疗的不断进步，它将成为治疗原发性（新发的）以及局部复发脊索瘤更佳的选择

（李熙雷　译　董健　审）

资深专家点评

原发于脊柱的尤因肉瘤非常罕见，且大都有软组织肿块形成。由于解剖学位置关系，很难做到广泛切除，但联合有效的放化疗方法，患者的生存率较以前有明显提高。由于肿瘤发现的比较晚，患者就诊时可能已经合并有远处转移。作者提供的病例与我们临床所遇到情况很相似，对于有急诊手术指征的患者，这样的治疗方案是最优选择。但由于患者家属拒绝进一步辅助治疗，其预后可能欠佳。

脊柱脊索瘤较为常见，目前临床治疗手段主要为手术治疗，质子或重离子治疗对无法切除的肿瘤可能有一定的效果，但由于这一资源紧缺，无法作为常规治疗选择。对于 S_3 以下的脊索瘤，可以在保留大小便功能的情况下整块切除肿瘤。而累及 S_1、S_2 水平的脊索瘤，在行整块切除术时需要牺牲 S_1、S_2 神经，影响患者大小便功能，

需要在术前和患者充分沟通。而国内大部分患者都对此有所顾虑，因而整块切除率较低，影响治疗效果。

（复旦大学附属中山医院 董健）

参考文献

1. Kelley SP, Ashford RU, Rao AS, Dickson RA. Primary bone tumours of the spine: a 42-year survey from the Leeds Regional Bone Tumour Registry. Eur Spine J. 2007;16:405–9.
2. Moore DD. Haydon RC Ewing's sarcoma of bone. Cancer Treat Res. 2014;162:93–115.
3. Ewing J. Diffuse endothelioma of bone. Proc NY Pathol Soc. 1921;21:17–24.
4. Esiashvili N, Goodman M, Marcus RB Jr. Changes in incidence and survival of Ewing sarcoma patients over the past 3 decades: surveillance epidemiology and end results data. J Pediatr Hematol Oncol. 2008;30(6):425–30.
5. Freyschmidt J, Jundt G, Ostertag H. Knochentumoren: Klinik, Radiologie, Pathologie. Berlin/Heidelberg/New York: Springer; 2003.
6. Kim HJ, McLawhorn AS, Goldstein MJ, Boland PJ. Malignant osseous tumors of the pediatric spine. J Am Acad Orthop Surg. 2012;20(10):646–56.
7. Caudill JS, Arndt CA. Diagnosis and management of bone malignancy in adolescence. Adolesc Med State Art Rev. 2007;18(1):62–78. ix.
8. West DC. Ewing sarcoma family of tumors. Curr Opin Oncol. 2000;12(4):323–9.
9. Schaser KD, Melcher I, Druschel C, Tsitsilonis S, Disch AC. Surgical management of thoracolumbar spinal sarcoma. Orthopade. 2012;41(8):659–73.
10. Balamuth NJ, Womer RB. Ewing's sarcoma. Lancet Oncol. 2010;11(2):184–92. https://doi.org/10.1016/S1470-2045(09)70286-4.
11. Hoffmann C, Ahrens S, Dunst J, et al. Pelvic Ewing sarcoma: a retrospective analysis of 241 cases. Cancer. 1999;85(4):869–77.
12. Frisch S, Timmermann B. The evolving role of proton beam therapy for sarcomas. Clin Oncol (R Coll Radiol). 2017;29(8):500–6.
13. Flanagan AMYT. Chordoma. In: Fletcher CDM, Bridge JA, Hogendoorn PCW, Mertens F, editors. World Health Organization classification of tumours. Pathology and genetics of tumours of soft tissue and bone. Lyon: IARC Press; 2013. p. S328–9.
14. McMaster ML, Goldstein AM, Bromley CM, Ishibe N, Parry DM. Chordoma: incidence and survival patterns in the United States, 1973–1995. Cancer Causes Control. 2001;12:1–11.
15. Lauer SR, Edgar MA, Gardner JM, Sebastian A, Weiss SW. Soft tissue chordomas: a clinicopathologic analysis of 11 cases. Am J Surg Pathol. 2013;37:719–26.
16. Bergh P, Kindblom LG, Gunterberg B, et al. Prognostic factors in chordoma of the sacrum and mobile spine: a study of 39 patients. Cancer. 2000;88:2122–34.
17. Stacchiotti S, Sommer J, Chordoma Global Consensus Group. Building a global consensus approach to chordoma: a position paper from the medical and patient community. Lancet Oncol. 2015;16(2):e71–83.
18. Stacchiotti S, Casali PG, Vullo SL. Chordoma of the mobile spine and sacrum: a retrospective analysis of a series of patients surgically treated at two referral centers. Ann Surg Oncol. 2010;17:211–9.
19. Walcott BP, Nahed BV, Mohyeldin A, Coumans JV, Kahle KT, Ferreira MJ. Chordoma: current concepts, management, and future directions. Lancet Oncol. 2012;13:e69–76.9.
20. Rotondo RL, et al. High-dose proton-based radiation therapy in the management of spine chordomas: Outcomes and clinicopathological prognostic factors. J Neurosurg Spine. 2015;23:788–97.
21. De Amorim Bernstein K, DeLaney T. Chordomas and chondrosarcomas-the role of radiation therapy. J Surg Oncol. 2016;114(5):564–9. https://doi.org/10.1002/jso.24368. Epub 2016 Oct 19.
22. Chen YL, et al. Definitive high-dose photon/proton radiotherapy for unresected mobile spine and sacral chordomas. Spine (Phila Pa 1976). 2013;38:E930–6.
23. Imai R, et al. Carbon ion radiotherapy for unresectable sacral chordomas. Clin Cancer Res. 2004;10:5741–6.
24. Varga PP, Szövérfi Z, Fisher CG, Boriani S, Gokaslan ZL, Dekutoski MB, Chou D, Quraishi NA, Reynolds JJ, Luzzati A, Williams R, Fehlings MG, Germscheid NM, Lazary A, Rhines LD. Surgical treatment of sacral chordoma: prognostic variables for local recurrence and overall survival. Eur Spine J. 2015;24(5):1092–101.
25. Stacchiotti S, Casali PG. Systemic therapy options for unresectable and metastatic chordomas. Curr Oncol Rep. 2011;13:323–30.

第48章　脊柱继发性恶性肿瘤：
诊断、分期、手术与辅助治疗

Jens Gempt

48.1　引言

70% 癌症患者存在脊柱转移。随着肿瘤治疗方法的不断发展以及常见肿瘤患者的总体生存时间不断延长,脊柱转移瘤的患者数量不断增加,脊柱转移瘤已经成为一种常见疾病。其中 5%～15% 的脊柱转移瘤患者硬膜受到肿瘤的压迫。

引起脊柱转移的最常见原发性肿瘤是肺癌、乳腺癌和前列腺癌,这三种实体肿瘤占所有发生脊柱转移的肿瘤的 60%,其他常见的引起脊柱转移的肿瘤包括肾癌、黑色素瘤、甲状腺癌、结直肠癌和淋巴瘤。

脊柱转移瘤治疗方案取决于不同的因素,如患者的神经功能、脊柱稳定性、疼痛、生活质量、肿瘤学标准(单发转移还是多发转移,根治性治疗还是姑息性治疗,肿瘤本身的特性,预期寿命)。

脊柱转移瘤的治疗包括全身治疗或化疗、局部放疗和手术治疗。手术治疗选择多种多样,范围从仅减压到减压和稳定背侧入路联合腹侧和背侧入路,直至选定病例的整块切除术。

本章阐述了脊柱转移瘤的几个特点:常见症状、术前影像学分析、手术方法以及辅助治疗。

列举这些病例的目的是阐明决定治疗方案的重要步骤,以及考虑到原发疾病的预后和治疗而选择的手术策略。

- 手术适应证
- 根据肿瘤位置、大小和与周围组织的关系,选择合适的入路
- 手术策略取决于肿瘤本身性质和疾病分期

48.2　病例描述

48.2.1　病例 1

一名 55 岁女性患者,主诉颈部剧烈疼痛数月。神经系统检查正常。近 5 年进行了乳腺癌的手术治疗,以及紫杉醇和泰莫西芬治疗。

断层 CT 和全脊柱 MRI 扫描显示 C_7 椎体病理性骨折,并伴有多发胸椎转移灶(图 48.1)。跨学科

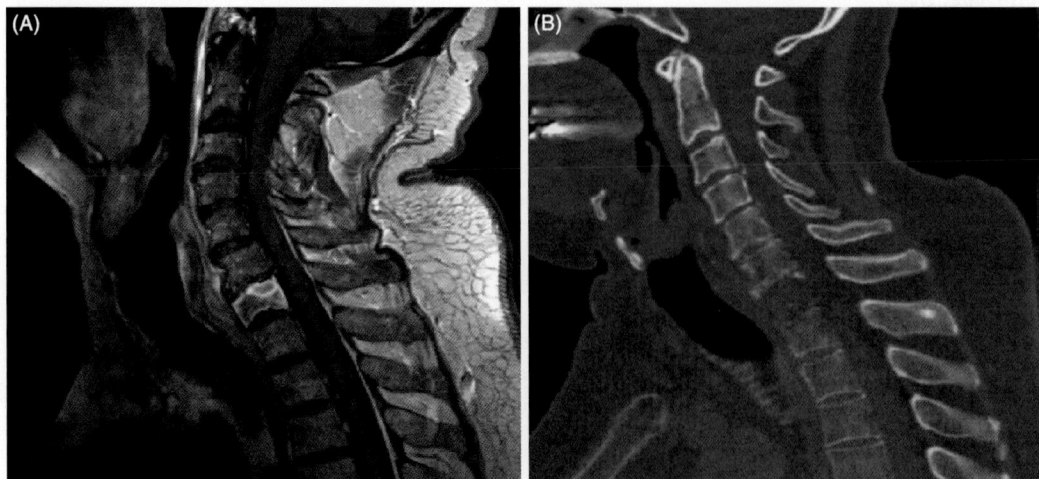

图 48.1　55 岁女性患者门诊 MRI、CT 检查。MRI(A)和 CT(B)显示 C_7 病理性骨折

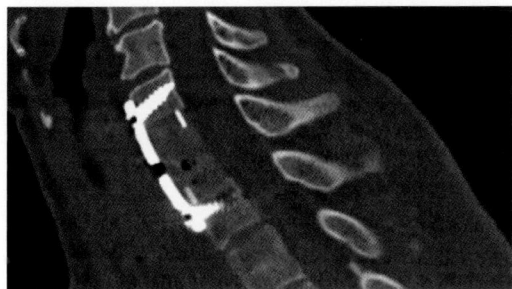

图 48.2　术后颈胸交界处的 CT 扫描显示 C_7 椎体重建成功，内置物的位置和脊柱的序列满意

肿瘤委员会决定首先进行前路 C_7 椎体重建术。对于胸椎转移瘤，在 C_7 椎体重建术后，再决定是否手术联合放疗，还是单纯放疗。最终决定只进行放疗（图 48.2）。

48.2.2　病例 2

一名 82 岁男性患者，主诉长期颈部疼痛和下背痛以及患有强直性脊柱炎（M.Bechterew 病），伴有进行性胸痛以及步履不稳。患者自述由于步态障碍在过去几周内曾多次跌倒。临床检查提示脊髓性共济失调，下肢腱反射亢进，T_5 平面以下出现感觉减退。

因怀疑胸椎骨折对该患者进行了脊柱 CT 检查，结果提示 T_3 椎体溶骨性改变伴椎管内肿物，T_4，T_5 和 T_6 椎体骨质破坏。尿液检测中本周蛋白阳性，既往史提示数年前有结肠癌病史。经过跨学科肿瘤委员会一同讨论后，患者接受了以后路经皮微创的方式对 T_1-T_2-T_4-T_5-T_6-T_7-T_8 椎体进行椎体后固定术，以及经后正中切口减压和 T_3 椎体重建术。术后 2 周，步履不稳、疼痛和感觉减退等症状均消失。组织病理学检查示浆细胞骨髓瘤。由于该患者的伤口愈合问题，在初次手术后 2 周进行了伤口翻修，术后 5 周患者才开始全身治疗和局部放疗（图 48.3 和图 48.4）。

48.2.3　病例 3

一名 62 岁男性患者，近 3 个月出现体重下降。主诉腰背部伴左下肢疼痛数周。体格检查未提示神经功能损害。

CT 显示右肺大片病灶，怀疑右侧肺癌，同时怀疑右肾侵袭。此外还发现 L_1 椎体转移伴椎管内肿块。全脊柱 MRI 扫描证实为 L_1-L_2 椎体破坏。

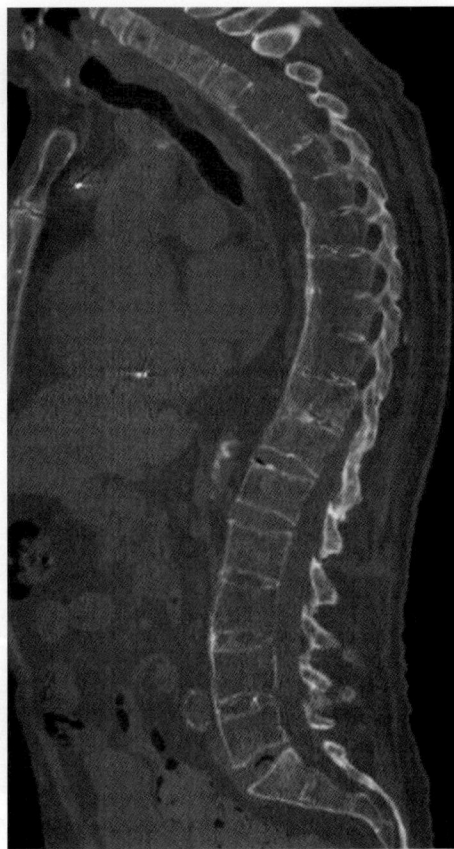

图 48.3　病例 2 的术前 CT 扫描显示 T_3 椎体溶骨性改变，以及典型的强直性脊柱炎表现

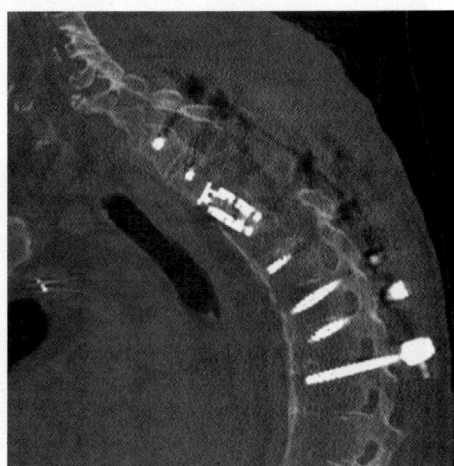

图 48.4　术后 CT 扫描显示椎弓根螺钉内固定、椎体重建术后改变

跨学科肿瘤委员会决定进行脊柱减压和内固定术。通过微创方法行 T_{11}-T_{12}-L_1-L_2-L_3（L_1 和 L_2 仅一侧椎弓根螺钉）碳纤维椎弓根螺钉内固定，并通过正中切口对 L_1-L_2 的肿瘤去瘤减压。组织病理学检查提示为非小细胞肺癌，术后开始全身治疗和局部放疗（图 48.5 和图 48.6）。

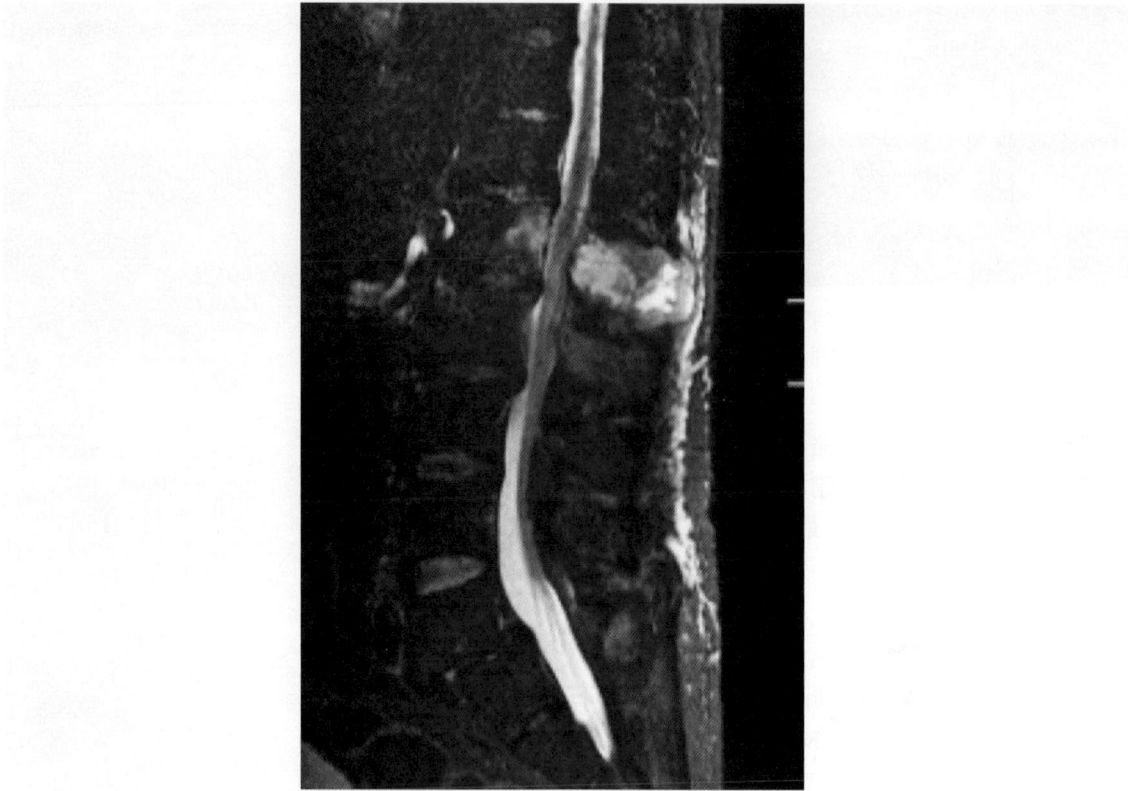

图 48.5　术前 MRI 扫描提示肿瘤位于 L_1 和 L_2 水平

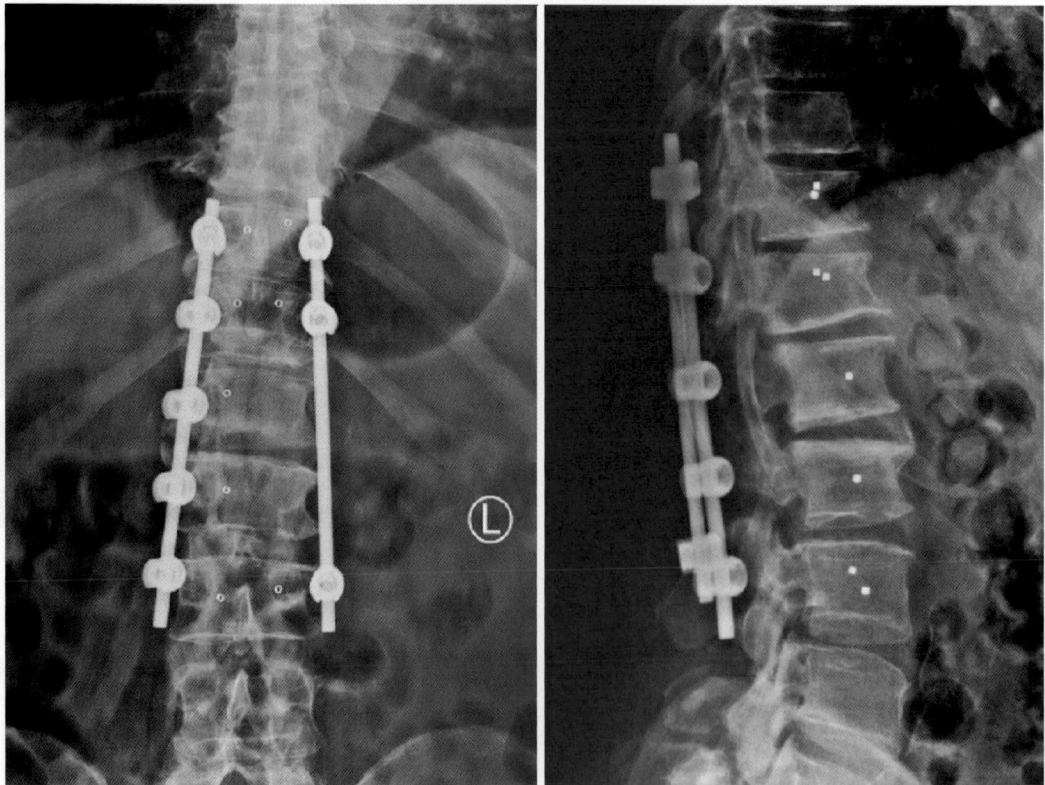

图 48.6　术后 X 线显示 T_{11}、T_{12}、L_3 双侧碳纤维椎弓根螺钉内固定，L_1、L_2 单侧固定

48.3　病例讨论

是否决定手术主要考虑以下几个方面因素，这些因素或多或少独立于原发疾病本身：

- 稳定性——是否存在不稳定？
- 肿瘤学——能否行根治性治疗？
- 神经功能——是否因为硬膜外脊髓压迫而出现神经功能障碍？
- 疼痛和生活质量——患者是否存在保守治疗下难以控制的剧烈疼痛？
- 组织学诊断——是否需要进行组织病理学或分子病理学评估？
- 一般的临床状况，预期寿命——患者能否在手术中存活下来？术后能否恢复并通过手术获益？

48.3.1　病例 1

第 1 例患者主要症状仅仅是颈部剧烈疼痛，一般状况看起来很好，但她的原发疾病——早在 5 年前就诊断为乳腺癌伴有转移，然而直到今天，她的生活质量依然较好。如今，对于乳腺癌患者来说，即使为晚期，患者也可以有一个较长的生存期，这种情况是很常见的。这类患者需要检查 HER2 受体，因为 HER2 在乳腺癌患者体内过度表达，已经成为现代乳腺癌治疗的重要靶点。

该患者神经功能正常，神经根仅受到轻微压迫，肿瘤主要位于椎体内。

从肿瘤学的角度来看，这个患者存在多发转移，手术干预不会显著降低肿瘤带来的损伤。对于脊柱稳定性，我们认为 C_7 椎体的病变是不稳定的。脊柱转移瘤中对脊柱稳定性的定义可能因观点不同而有所不同。通常情况下，应用 SINS 评分系统评价脊柱转移病变的脊柱稳定性。它包括病变部位、负重痛、病变类型、脊柱对线情况、椎体塌陷和后外侧结构是否受累[3]。一个更实际的观点认为如果一个患者存在明确负重痛，那么他的病变脊柱是不稳定的。

48.3.1.1　治疗方案的选择

该患者采用前路手术来进行椎体重建。我们选择该方法主要依据回顾性病例研究以及一些日常记录的数据，没有高级别证据，但是我们符合"脊柱肿瘤研究组"的指南[2]。一般来说，对于 C_0-C_2 病变，推荐采用后路加内固定方法；而对于 C_3-C_6 病变，主要考虑采用前路（视病变情况而定，还可考虑采用后路内固定）；对于有明确定位的 C_7-T_2 病变，建议采用前路和 / 或后路加内固定的方法。目前，在绝大部分病例中，单纯行椎板切除术而不进行脊柱内固定治疗的手术方法已经落后。

48.3.2　病例 2

对于第 2 例患者，主要是由于脊髓硬膜外压迫导致的脊髓源性步态异常和进行性神经功能障碍，因此手术指征是很明确的。脊柱不稳定、肿瘤性质不清、疼痛也是手术治疗的指征。患者需要进行全脊柱 MRI，但由于安装了心脏起搏器，所以没有进行检查。对于转移性病变引起的脊髓压迫，有高级别的循证医学证据表明，单纯放疗与环形减压术后再进行放疗的结果比较显示，手术联合放疗患者恢复行走的能力明显优于单纯行放疗的患者[4]。

48.3.2.1　治疗方案的选择

后路手术的目的是行脊柱内固定和椎体重建。因为该患者同时伴有强直性脊柱炎，脊柱稳定性是患者的一个主要问题，这需要长节段的椎弓根螺钉固定，以及必要的椎体重建。椎弓根螺钉的植入选择经皮入路，但不幸的是，在术后出现了伤口愈合不良。伤口愈合和伤口感染的问题在继发性脊柱肿瘤病变患者中很常见。这些患者中，单纯伤口感染的发病率可达 10%～20%，总体的发病率可超过 30%[1]。因此，手术方法应尽可能减少组织损伤，否则会有很高风险出现伤口愈合不良。

48.3.3　病例 3

第 3 例患者的原发肿瘤已经发生转移。患者原发灶怀疑肺癌，断层 CT 发现了多处病灶。我们没有发现患者出现神经功能损害，但病变累及了腰胸段的所有脊柱。患者有背痛，保守治疗无效。特别是在治疗幼稚型肿瘤患者时，应尽早进行全身治疗。考虑到肿瘤方面的因素，根据 Tomita 或 Tokuhashi 等人的预后评分可以用来评估预后[6,7]。这些评分包括一般情况、原发部位、转移数目等。

虽然由于现代免疫治疗和分子病理学检测的出现，在治疗方案和患者生存期上有了质的飞跃，但这些患者经过治疗后，其生存期能达多久，仍然很难预测。

关于这个患者需要考虑的是，手术治疗是否会显著延迟患者的全身治疗，因为穿刺活检之后同样也需要时间来进行组织病理学检查。如果由于出现了进行性的神经功能障碍或脊柱不稳定，而不得不在化疗和放疗下进行手术，这些患者的发病率会成倍增加。

48.3.3.1 治疗方案的选择

因此，我们决定采用后路减压和椎弓根螺钉内固定术。由于伤口愈合可能是这个患者的一个主要问题，因此我们的目标是通过微创手术尽可能减少组织损伤。

如果脊柱失稳需要椎体重建，则应根据明确的组织病理、肿瘤的进展速度和可用的治疗方案来选择合适的手术时间。对于内固定材料，具有较少 MR 伪影的新型透射线 / 非金属材料越来越多。由于这些材料应用临床不久，目前关于其临床应用的研究较少，但在 MRI、CT 随访成像以及放疗方案设计等方面的优势是很明显的[5]。

48.4 结论与精华

脊柱的继发性恶性肿瘤的治疗一直是一个跨学科的问题。手术适应证、手术时机、手术范围的选择取决于多种因素。由于免疫治疗方面的巨大进步，转移瘤患者的预后显著提高，因此需要手术治疗的患者大幅增加。肿瘤转移引起脊髓压迫、神经功能损害和脊柱稳定性受损，是放疗和 / 或化疗前进行手术的明确指征。根据手术的紧急程度，患者应在术前接受断层 CT 和全脊柱 MRI 检查。

> **临床注意事项**
> - 决定治疗的主要因素：脊柱稳定性、肿瘤因素、一般临床状况、预期寿命、神经功能、疼痛和生活质量
> - 治疗应始终围绕多学科和个体化治疗方案
> - 术前应进行全脊柱 MRI 及断层 CT 检查
> - 外科手术主要包括减压和内固定，仅行减压较少见
> - 切口愈合障碍发生率较高，应尽可能应用微创方法减少组织创伤

（王博 译 杨群 审）

资深专家点评

几乎所有的恶性肿瘤都可能出现骨转移，而脊柱又是最易被受累的区域。脊髓受压神经功能损害以及脊柱稳定性受损是手术的主要适应证，然而，手术与否以及手术方案的决定需要从多个方面考虑。本章节通过 3 个典型的病例阐述了脊柱转移瘤的常见症状、术前影像学分析、手术方法以及后续的辅助治疗等。通过 3 个病例的讲述，我们应当了解脊柱转移瘤诊疗的重要步骤，手术决策的选择方法。在临床工作中，我们需明确脊柱转移瘤的个体化综合治疗。在治疗时临床医师应遵循循证医学原则，根据患者身体状况、肿瘤病理类型、临床分期和发展趋势等，优化多学科综合治疗手段，努力做到临床决策的科学性，以期最大幅度地提高患者临床疗效及改善患者生活质量。

（大连医科大学附属第一医院 杨群）

参考文献

1. Bakar D, Tanenbaum JE, Phan K, Alentado VJ, Steinmetz MP, Benzel EC, Mroz TE. Decompression surgery for spinal metastases: a systematic review. Neurosurg Focus. 2016;41(2):E2. https://doi.org/10.3171/2016.6.FOCUS16166.
2. Fisher CG, Andersson GB, Weinstein JN. Spine focus issue. Summary of management recommendations in spine oncology. Spine (Phila Pa 1976). 2009;34(22 Suppl):S2–6. https://doi.org/10.1097/BRS.0b013e3181baae29.
3. Fisher CG, DiPaola CP, Ryken TC, Bilsky MH, Shaffrey CI, Berven SH, Harrop JS, Fehlings MG, Boriani S, Chou D, Schmidt MH, Polly DW, Biagini R, Burch S, Dekutoski MB, Ganju A, Gerszten PC, Gokaslan ZL, Groff MW, Liebsch NJ, Mendel E, Okuno SH, Patel S, Rhines LD, Rose PS, Sciubba DM, Sundaresan N, Tomita K, Varga PP, Vialle LR, Vrionis FD, Yamada Y, Fourney DR. A novel classification system for spinal instability in neoplastic disease: an evidence-based approach and expert consensus from the Spine Oncology Study Group. Spine (Phila Pa 1976). 2010;35(22):E1221–9. https://doi.org/10.1097/BRS.0b013e3181e16ae2.
4. Patchell RA, Tibbs PA, Regine WF, Payne R, Saris S, Kryscio RJ, Mohiuddin M, Young B. Direct decompressive surgical resection in the treatment of spinal cord compression caused by metastatic cancer: a randomised trial. Lancet. 2005;366(9486):643–8. https://doi.org/10.1016/S0140-6736(05)66954-1.
5. Ringel F, Ryang YM, Kirschke JS, Muller BS, Wilkens JJ, Brodard J, Combs SE, Meyer B. Radiolucent carbon fiber-reinforced pedicle screws for treatment of spinal tumors: advantages for radiation planning and follow-up imaging. World Neurosurg. 2017;105:294–

301. https://doi.org/10.1016/j.wneu.2017.04.091.

6. Tokuhashi Y, Matsuzaki H, Toriyama S, Kawano H, Ohsaka S. Scoring system for the preoperative evaluation of metastatic spine tumor prognosis. Spine (Phila Pa 1976). 1990;15(11):1110–3. Retrieved from http://www.ncbi.nlm.nih.gov/pubmed/1702559.

7. Tomita K, Kawahara N, Kobayashi T, Yoshida A, Murakami H, Akamaru T. Surgical strategy for spinal metastases. Spine (Phila Pa 1976). 2001;26(3):298–306. Retrieved from http://www.ncbi.nlm.nih.gov/pubmed/11224867.

第六篇

高级课程模块1：
扩展性适应证和复杂手术技术

第49章　颅颈交界区手术的适应证和手术切除技术（经鼻、经口）

Jens Gempt

49.1　引言

当前，颅颈手术行前路切除的适应证是非常少见的。颅颈交界区可能需行前路切除手术的疾病包括颅底凹陷症和寰枢椎脱位和/或齿状突血管翳增生，常见于类风湿关节炎的患者或其他非类风湿的各自关节的退变，也包括颅颈交界区的感染或罕见的原发或继发的恶性肿瘤。

在严重的类风湿关节炎和疾病长程进展的病例中，增生的滑膜侵犯破坏软骨及骨的结构。因此，在颅颈交界区形成了肿瘤样组织，致使神经受压损害，同时也因为颈椎关节的破坏，常导致颈椎序列不佳。因为所有可能的适应证很少见，所以在某种程度上关于什么样的患者适合做手术以及选择什么样的手术入路都缺少高水平的科学证据。

列举这些病例的目的在于，在充分考虑了疾病实质的基础上阐释制定手术治疗决策和手术策略的重要步骤。

- 手术适应证
- 合适手术入路的选择
- 随着药物疗法的发展导致治疗策略的改变

49.2　病例描述

49.2.1　病例1

一名84岁男性患者，近年来感到腰痛并进展性颈痛。仅能在辅助下行走数米，无辅助下不能行走。神经系统查体发现，双上肢精细运动功能障碍，伴严重的脊髓型步态异常。通过腰椎小关节浸润封闭下腰痛得到了明显缓解。颈椎 CT 及 MRI（图 49.1）提示颈椎广泛的退行性改变，颅颈交界区的序列错位，齿状突后团块占位，致 C_5/C_6 和 C_6/C_7 水平中度椎管狭窄。除了明显的颈椎关节退变外，患者的腕关节和膝关节也同样存在退变，但此前没有诊断过类风湿关节炎，一直给予对症处理。我们决定实施单一枕颈后路手术。通过置入双侧的 C_1 侧块螺钉和 C_2 峡部螺钉进行固定（图 49.2）。

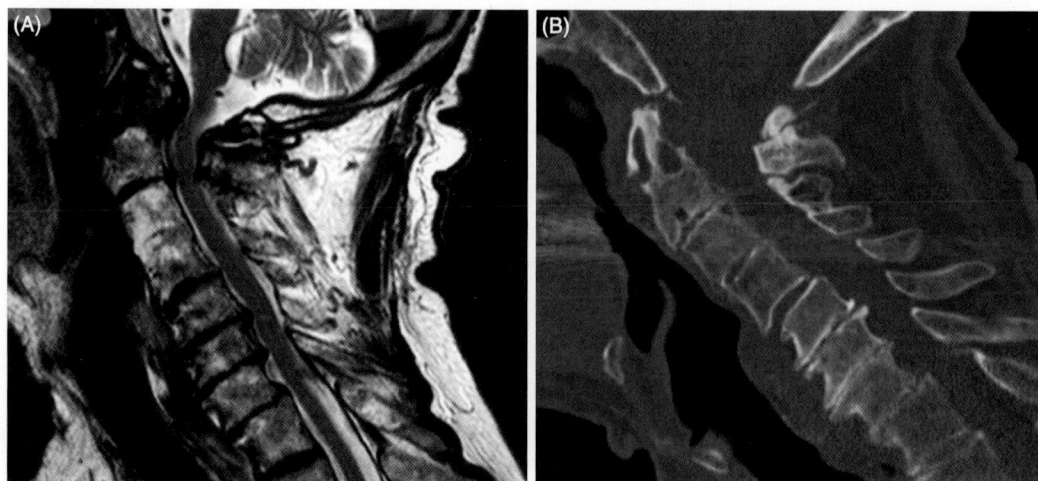

图 49.1　病例1术前的 MRI 和 CT。MRI（A）和 CT（B）显示齿状突后血管翳和 C_1/C_2 关节的增生及颅颈交界的序列不齐导致了延髓/脊髓的扭结和受压。同时，在 C_5 水平以下可见中度的颈椎管狭窄

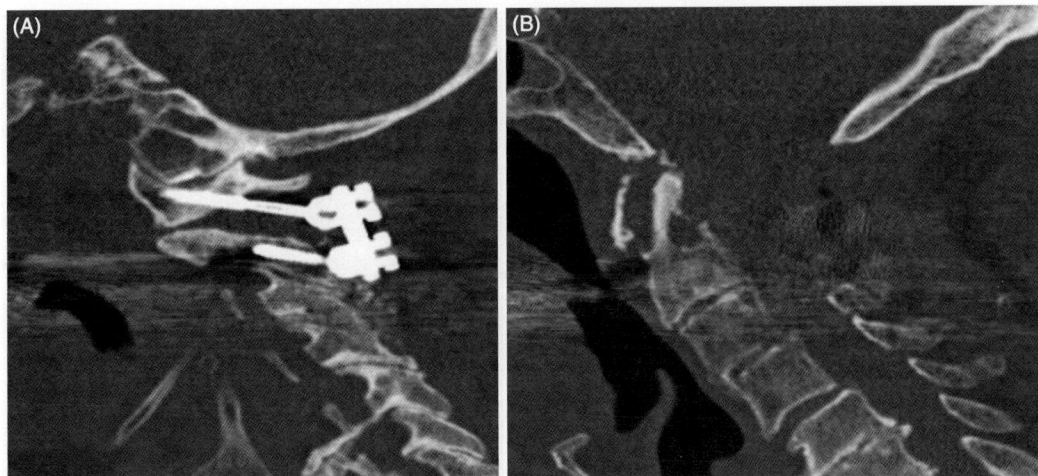

图 49.2　病例 1 术后 CT。CT 显示 C_1 的双侧侧块钉和 C_2 峡部钉（A）以及脊髓背侧受压（B）

对患者行椎板切除以便对脊髓背侧减压。住院时，患者的脊髓型步态异常及精细运动障碍均得到改善，被转回康复病房继续治疗。

49.2.2　病例 2

一名 85 岁男性患者，左侧肩部及腿部感觉障碍 1 年。特别是肢体感觉发冷且痛觉过敏。近几个月出现进行性行走功能障碍。现在无辅助下不能行走，写字困难，神经系统查体提示精细运动功能障碍和严重的脊髓型步态伴有左肩部、左胸部及左下肢的冷 / 热温度觉异常。

行 CT 和 MRI 等影像学检查后提示典型的强直性脊柱炎表现（图 49.3），伴有严重的颅颈交界区关节的退变，巨大的齿状突后血管翳使脊髓受压。先行后路手术，置入双侧的 C_1 侧块螺钉和 C_2 峡部螺钉（图 49.4）。同样为行脊髓背侧减压，进行了椎板切除手术。

手术顺利，术后患者未见神经功能进一步恶化。因为在腹侧仍然存在致压物压迫脊髓，遂在鼻内镜下经双侧鼻孔行再次手术。切除 C_1 前弓的上部和齿状突尖，对脊髓行进一步的减压（图 49.5）。

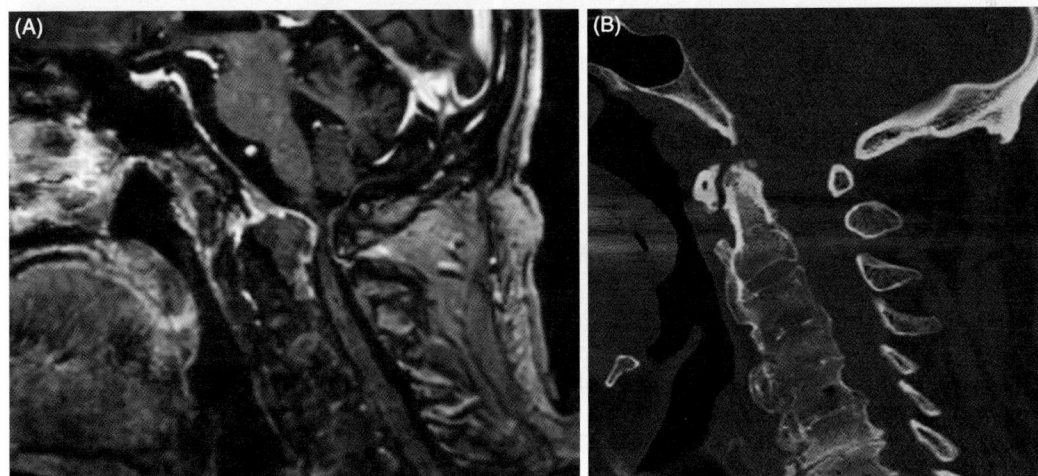

图 49.3　病例 2 患者术前的 MRI 和 CT。具有强直性脊柱炎典型改变的颅颈交界区的 MRI（A）和 CT（B）显示有严重的颅颈交界区关节的退变和齿状突后侧巨大的血管翳致脊髓受压（A）

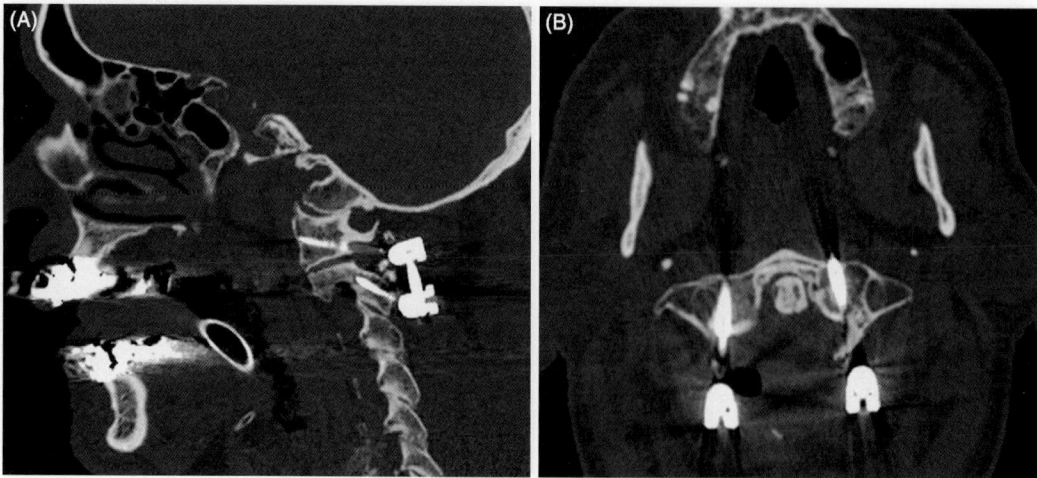

图 49.4　病例 2 患者第一次手术后 CT 平扫。颅颈交界区第一次术后 CT（A，B）。螺钉位置良好（A），术后可见背侧减压

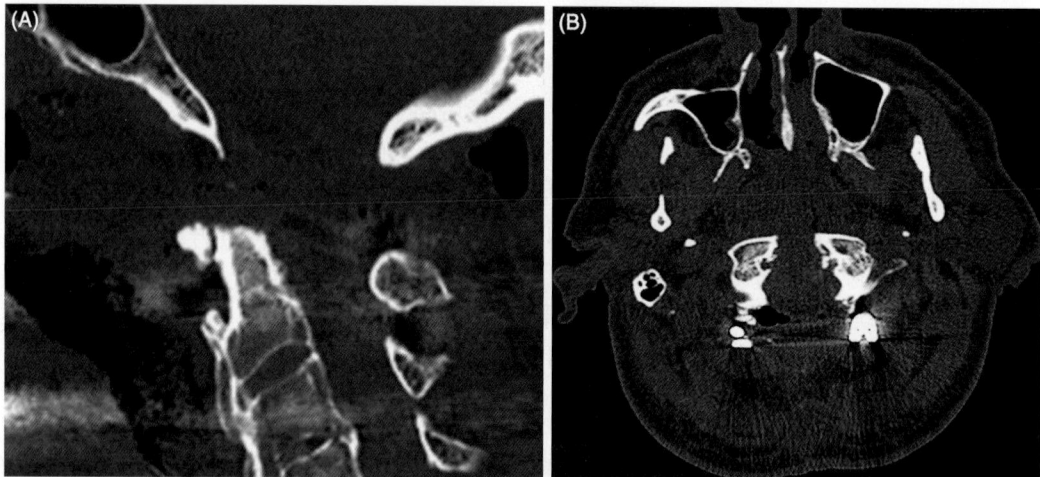

图 49.5　术后 CT 平扫。术后 CT 提示了齿状突尖部的切除及 C_1 前弓上部的切除，进而形成一条通往齿状突背侧致压物的通道（A，B）

49.3　病例讨论

手术的适应证，禁忌证以及手术入路的选择，需要参考以下几个方面：
- 稳定性——是否存在 C_1-C_2 或 C_0-C_1-C_2 的失稳？
- 神经功能——是否存在因脊髓受压导致的神经功能受损？
- 有无潜在疾病？
- 有无必要的组织学诊断？
- 后路还是前后联合入路——有无导致的神经功能缺失明显的腹侧致压物？

49.3.1　病例 1

49.3.1.1　适应证

第 1 例患者表现为颈部剧烈疼痛伴颅颈交界区序列错位及进行性神经症状。严重的步态异常和精细运动功能障碍。这些都提示患者具有手术指征。上述症状的出现及神经功能受损与脊柱的失稳和伴随的齿状突后巨大团块压迫脊髓有关。因此，其具有行脊柱稳定及减压手术的指征。

49.3.1.2　入路选择

C_1-C_2 关节引起了脊柱失稳和脊柱序列错乱。因此我们决定仅恢复这一节段的稳定。通常而言，需行 C_0-C_1-C_2 稳定的情况是罕见的。只在创伤导致的寰枕脱位或难以行 C_1 固定的病例中才能见到[5]。

是否行减压同样需要讨论。在病例 1 中，患者存在严重的神经功能受损，且存在背侧的压迫，行椎板切除并背侧减压是有手术指征的。在中等程度的神经受损的病例中，脊髓腹侧或背侧的减压不是必需的，因为对失稳进行固定后齿状突后方的血管翳就会彻底消失[3]。

在病例 1 中,我们认为没有必要进一步对脊髓腹侧进行减压。

49.3.2　病例 2

49.3.2.1　适应证

第 2 例患者存在双上肢精细运动的障碍和严重的脊髓型步态异常,同时伴有左侧肩部,左胸部及左下肢冷 / 热的温度觉异常。该患者的症状及神经功能的下降与脊柱失稳及伴随的巨大的齿状突后侧血管翳致压物导致严重神经受压有关。因而具有稳定手术和减压的指征。

49.3.2.2　手术入路的选择

因为该病例同样存在 C_1-C_2 失稳及颈椎序列不佳。我们也仅做了该节段的稳定手术。同样选用了双侧的 C_1 侧块螺钉和 C_2 峡部螺钉。经关节突螺钉在以往一直被认为是行 C_1-C_2 固定融合的金标准。然而,我们认为行 C_1 侧块螺钉和 C_2 的峡部螺钉具有更低的手术风险[6],因而将其作为备选方案。该患者因为存在严重的神经功能受损,显然需要行神经减压手术。因为有行椎板切除和脊髓背侧减压术的指征,一期便完成了这样的手术。术后腹侧的致压物巨大,神经仍存在受压,故有行二次手术进行腹侧减压的指征。对于颅颈交界区可能的腹侧入路有经口入路、经颈侧方入路和经鼻内镜入路[1,2,4,7]。

术区的感染、吞咽障碍是经口手术的主要并发症。经鼻内镜手术使一种更为微创的手术路径成为可能[8]。特别是在我们这例患者中,主要的压迫来源于齿状突尖部,没有必要进行 C_2 基底部的切除,否则已行颅颈交界区固定后,再经鼻内镜下行切除术将存在巨大困难。对于此患者来说,以完全的颈椎腹外侧入路到达齿状突的尖部是不可能的,因此该手术方案也没有被采纳。

49.4　结论与精华

具有行前方切除的颅颈手术的适应证非常少见,应该根据不同患者而制订个性化的手术方式。随着类风湿药物治疗的应用,其他原因和潜在疾病导致的颅颈交界失稳行颅颈交界区前方切除手术将比以往明显增多。对于中度神经受损或无神经受损的患者仅考虑行单一后路手术,对于神经受压导致严重神经受损的患者必须行减压手术。作为

可能到达颅颈交界区腹侧入路方式,经鼻入路比经口入路更加微创,适用于多数病例,应该更值得推崇。

临床注意事项

- 齿状突后方致压物通常由寰枢椎失稳引起,可能在寰枢固定后逐渐吸收
- 对于严重神经功能障碍的病例应实施外科减压术
- 对达到颅颈交界区而言,经鼻入路比经口入路更加微创,更应成为首选

（付索超 译　夏虹 审）

资深专家点评

颅颈交界区系延髓等生命中枢之所在,手术风险高,难度大,已经是脊柱外科界的共识。作者谈及的颅颈交界区前路切除手术适应证罕有,我们在临床上的体会也是相似的。我们在国内开展颅颈交界区包括寰枢椎的经口前路手术较多,积累了一定经验。其中也涉及了一些必须切除齿状突的病例。对于颅颈交界区手术来说,复位、稳定是关键。我们在临床上本着一个原则,即能经后路复位解除压迫的,就不做经口手术;需经口手术能解剖复位或基本复位的,就不处理齿状突后方的血管翳。从我们的病例中来看,血管翳增生往往在固定后会逐渐变小,甚至消失。绝大多数病例都取得了良好的临床效果。对经口前路松解难以满意复位或既往行后路融合术后复位不佳,仍存在前方压迫时,才考虑行齿状突切除手术。经术前评估,若无颅底凹陷或张口困难等,我们多行经口齿状突手术。如果经口难以完成,个别病例的处理也与本文作者相同,经鼻内镜辅助下行齿状突切除术。与本文作者不同的是,对于能经口切除齿状突者,我们更倾向于经口手术。一方面经口操作空间大,更方便和习惯,经过规范的术前洁牙、术中消毒及术后护理,也鲜有经口手术感染的发生;另一方面,经口 TARP 手术可仅一个入路一次手术完成减压复位固定。

（解放军南部战区总医院　夏虹）

参考文献

1. Gempt J, Lehmberg J, Grams AE, Berends L, Meyer B, Stoffel M. Endoscopic transnasal resection of the odontoid: case series and clinical course. Eur Spine J. 2011;20(4):661–6. https://doi.org/10.1007/s00586-010-1629-x. **EBM V**

2. Hadley MN, Spetzler RF, Sonntag VK. The transoral approach to the superior cervical spine. A review of 53 cases of extradural cervicomedullary compression. J Neurosurg. 1989;71(1):16–23. https://doi.org/10.3171/jns.1989.71.1.0016. **EBM IV**

3. Jun BY. Complete reduction of retro-odontoid soft tissue mass in os odontoideum following the posterior C1-C2 tranarticular screw fixation. Spine (Phila Pa 1976). 1999;24(18):1961–4. **EBM V**

4. Kassam AB, Snyderman C, Gardner P, Carrau R, Spiro R. The expanded endonasal approach: a fully endoscopic transnasal approach and resection of the odontoid process: technical case report. Neurosurgery. 2005;57(1 Suppl):E213; discussion E213. **EBM IV**

5. Mendenhall SK, Sivaganesan A, Mistry A, Sivasubramaniam P, McGirt MJ, Devin CJ. Traumatic atlantooccipital dislocation: comprehensive assessment of mortality, neurologic improvement, and patient-reported outcomes at a level 1 trauma center over 15 years. Spine J. 2015;15(11):2385–95. **EBM IV**

6. Ringel F, Reinke A, Stuer C, Meyer B, Stoffel M. Posterior C1-2 fusion with C1 lateral mass and C2 isthmic screws: accuracy of screw position, alignment and patient outcome. Acta Neurochir. 2012;154(2):305–12. **EBM IV**

7. Spetzler RF, Hadley MN, Sonntag VK. The transoral approach to the anterior superior cervical spine. A review of 29 cases. Acta Neurochir Suppl (Wien). 1988;43:69–74. **EBM IV**

8. Van Abel KM, Mallory GW, Kasperbauer JL, et al. Transnasal odontoid resection: is there an anatomic explanation for differing swallowing outcomes? Neurosurg Focus. 2014;37(4):E16. **EBM V**

第 50 章　$C_0/C_1/C_2$ 内固定技术

Anja Tschugg，Sebastian Hartmann，Claudius Thomé

50.1　引言

　　枕颈交界区是枕骨与上颈椎之间的复杂过渡区。它由两个主要的关节组成：寰枕关节和寰枢关节。寰枕关节承担了整个颈椎屈伸运动一半的活动度，而寰枢关节则负责大部分的颈椎旋转活动。双侧弯曲、牵张和轴向载荷是该区域的其他重要特征[1,2]。退行性、炎性和肿瘤病变均可导致这两个关节的不稳定，进而需要内固定和融合手术。由于大多数病例涉及寰枢椎不稳，本章主要讨论寰枢椎固定，而下一章关于颅底凹陷的章节将详细讨论枕颈固定。

　　寰枢关节与其他脊柱节段显著不同，具有非常复杂的解剖结构。创伤、炎症、先天畸形或肿瘤均

可引起寰枢关节不稳定。在这些病例中，后路或前路寰枢椎内固定是一种有效的治疗方法。所谓的 Magerl 寰枢椎经关节突螺钉技术和由 Harms 和 Goel 引入的钉棒系统是目前应用最广泛的寰枢椎固定技术[3,4]。本章将重点介绍寰枢椎失稳的特点、术前需进行的影像学检查和手术入路。此外，还将讨论不同手术入路的优缺点。

50.2　病例描述

　　一名 67 岁男性患者，主诉颈椎疼痛进行性加重，活动后加重，不伴有根性疼痛和上肢感觉运动障碍。CT 显示齿状突溶骨样改变，诊断为累及齿状突的韦格纳病（图 50.1）。

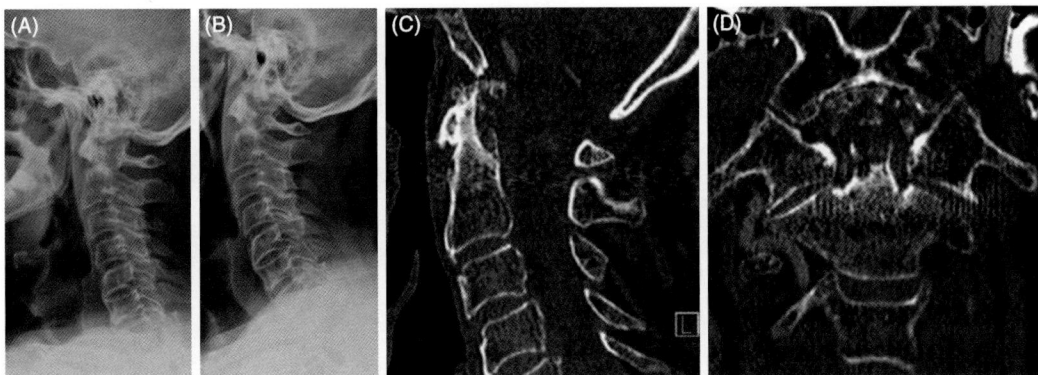

图 50.1　术前侧位 X 线表现前屈（A），后伸（B），由于运动时疼痛剧烈，活动受限。术前矢状位（C）和冠状位（D）CT 显示齿状突的溶骨性改变和齿状突周围韧带钙化

50.3　病例讨论

50.3.1　适应证

CT 显示寰枢关节存在炎性破坏和潜在的不稳定。活动后疼痛难耐，药物治疗无效，有手术指征。

50.3.2　手术入路选择

Harms/Goel 后路寰枢椎内固定术。

50.3.3　术前准备

外科医师应做好充分的手术准备，以尽量减少术中并发症，同时保证患者获得最佳疗效。在寰枢或枕颈固定病例中，分析两侧椎动脉在颅颈交界处的粗细和走行方向非常重要。这可以通过 MRI 来实现，或者通过术前计算机断层血管造影（computed tomographic angiography，CTA）来更精确地展示骨性结构和血管的关系。在大约 10% 的病例中发现变异[5]。椎动脉损伤最常发生在枢椎椎体攻丝过程中[6]。

50.3.4　手术步骤

手术采用俯卧位，将患者头部固定在三钉固定的 Mayfield 头架上。暴露枕骨下部和上颈椎至 C_3。

仔细显露 C_2 的棘突和 C_1 的后弓。显露范围要足够靠外，以便能充分探查到 C_1 和 C_2 侧块，确保最佳进钉点和进钉方向。作者采用术中导航（术中 CT 成像）获得更好的螺钉轨迹。否则，需要反复透视。在没有导航的情况下，作者倾向于解剖出硬膜囊的外侧边界，以辨认 C_2 椎弓根的头内侧边界和 C_1 侧块的内侧边界。

C_1 螺钉的进钉点位于 C_1 侧块的后下部中心，与后弓连接处。侧块需要用探子探到并在 C_1/C_2 关节层面显露。这里常见的静脉出血可以通过骨膜下剥离和抬高头部位置来尽量减少。文献中有各种各样的技巧，包括通过后弓的外侧部放置螺钉，可以避免静脉丛出血和失血。然而，只有当后弓足够"厚"（CT 上显示为 >5mm）时，才有可能对螺钉钉道进行修正。否则会大大增加椎动脉损伤的风险。在本例中，C_1 采用常规置钉方法，进钉点位于颈椎后弓下方。C_1 螺钉的理想状态是双皮质固定，以获得最大的稳定性，但应指向内侧以避免损伤颈动脉。因为 C_1 前弓的尖部是指向前方的，所以在透视时侧位片行螺钉尖部不会超过前弓尖部（图 50.2）。

C_2 椎弓根螺钉也以标准方式置入，随后连接固定棒[3]。术后 X 线见图 50.2。C_2 可以通过各种技术进行固定。标准的 Harms/Goel 技术多采用"长"的

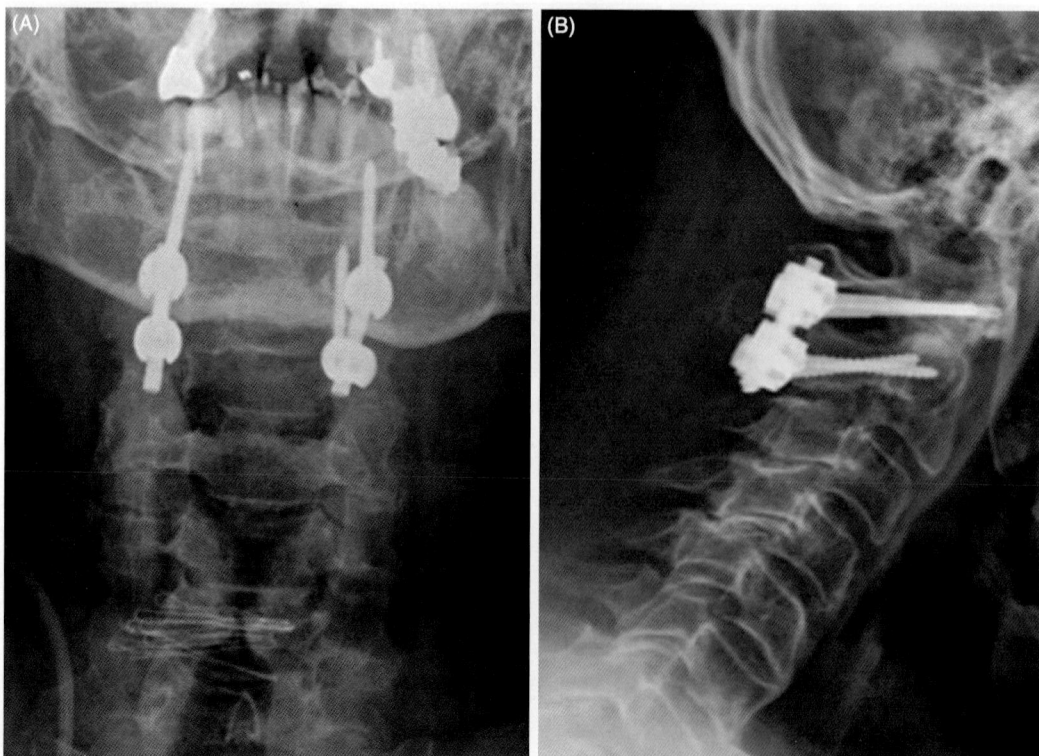

图 50.2　术后寰枢关节 X 线前后位（A）及侧位（B）片

椎弓根螺钉,但不适用于存下椎动脉骑跨的情况。因此,在某些情况下需要使用"短"的峡部螺钉或侧块螺钉。它们循相同的钉道轨迹,但没有完全通过椎弓根。通常 14mm 的螺钉不会伤及椎动脉。更有甚者,可以选择椎板螺钉,它们在棘突的基部相互交叉。根据 Magerl 的观点,大部分学者更倾向于使用 Harms/Goel 技术,而不是经关节突螺钉(见下文),这主要是因为 C_2 中有多种置钉技术可供选择。

50.3.5　不同的手术技术

C_1/C_2 不稳定的手术治疗可以通过各种技术来实现,这些技术具有明显的优点和缺点。历史上,固定可通过后路捆扎和在 C_1 后弓、C_2 棘突之间植骨(Brooks 和 Dickman & Sonntag 的技术)来完成。此后,Magerl 引进了 C_1/C_2 经关节突固定,螺钉以向上、向前的角度置入。经关节螺钉的优点包括可以经皮置入以及生物力学上的优越性,因为它们直接穿过关节,同时破坏了关节面,可以促进融合。避免使用 Harms/Goel 技术可能带来静脉丛出血和 C_2 神经根误伤,也很有吸引力。另一方面,由于经关节突关节螺钉钉道的特殊方向,在肥胖和胸椎后凸患者中置钉难度大。其他缺点包括置钉时伤及椎动脉的风险和 C_1 内钉道过短导致后期螺钉松动[7]。多数作者主张增加后路植骨融合以克服这一缺陷。Harms/Goel 技术采用的是与脊柱其他节段一样的沿椎弓根方向的相当直的钉道置钉,这对大多数外科医师来说更为熟悉。此外,还有更多的视觉和触觉感知的解剖标志,对 C_1 固定更具吸引力。许多学者打开 C_1/C_2 关节以促进融合,而其他人认为这是没有必要的,因为总体融合率很高。Harms/Goel 技术的主要优点是可以直接将 C_1 重新复位到 C_2 之上,以及 C_2 的更多置钉选择,这使得该技术基本适用于所有病例。

前路经关节螺钉也是一种选择,其钉道更为直观,起点从 C_2 椎体侧方 C_1/C_2 关节下方的凹槽开始,这些螺钉必须足够短,才不会侵犯 C_0/C_1 关节。然而,术后常见吞咽困难,所以作者只推荐这种技术配合前路齿状突螺钉联合使用,或者是在不适宜后路手术的情况下使用。

在本例中,我们选择了后路治疗方案,因为它入路更直观简单,并且具有优越的生物力学稳定[8]。基于上述原因,我们采用了在 C_1 中使用侧块螺钉和在 C_2 中使用椎弓根螺钉的 Harms/Goel 技术。然而,需要注意的是,这种螺钉置入技术血管损伤的风险更高,尤其是椎动脉和潜在的颈动脉损伤风险[3,7,9]。

为了克服这一缺点,作者通常在这些病例中使用导航,可以减少暴露时间和减少失血[10]。此外,术中使用 CT 引导是可靠的,并且置钉准确率更高[11]。

证据级别:C

50.4　结论与精华

寰枢椎不稳主要是通过具有较高生物力学稳定性的后路内固定技术来解决。有两种主要的技术:Magerl 的经关节突螺钉技术和在 C_1 中应用侧块螺钉、C_2 中应用椎弓根螺钉的 Harms/Goel 技术。用枕骨板可以很容易地将枕骨固定连入这些结构中。

临床注意事项

- Harms/Goel 和 Magerl 的寰枢椎内固定是目前应用最广泛的寰枢椎内固定技术
- 术前应进行椎动脉的计算机断层血管造影(CTA)
- 术中 CT 引导可减少出血量,提高置钉准确性

(贺瑞 译　张文志 审)

资深专家点评

寰枢椎是连接人体头部和躯干的枢纽,周围解剖结构复杂、解剖变异常见,创伤、炎症、先天性畸形及肿瘤等导致的寰枢椎不稳常常需要手术固定、复位及融合,变异的解剖及复杂的结构使寰枢椎手术难度增大且风险高、陷阱多。上颈椎内固定中寰椎侧块螺钉+枢椎椎弓根螺钉内固定术是目前寰枢椎内固定中应用最广泛、固定最可靠的技术,需要枕骨固定时可加枕骨板延长固定。本章节通过一个累及寰枢关节的韦格纳病患者的诊疗及手术过程,详细介绍了该手术的术前准备、体位摆放、关键步骤及术中操作技巧,并引申介绍了其他可能的替代手术固定方案及优缺点;强调术前必要的影像学检查及椎动脉 CTA 检查有利于了解椎动脉及寰枢椎椎动脉孔的变异,以便术前合理规划螺钉钉道、长度,或者更改其他的安全固定方式。

相信本节内容对临床医师了解寰枢椎内固定手术方式、要点、技巧、如何规划合理安全的手术方案及规避不必要的手术风险有很大帮助。

(中国科学技术大学附属第一医院　张文志)

参考文献

1. White AA, Panjabi MM. The clinical biomechanics of the occipitoatlantoaxial complex. Orthop Clin North Am. 1978;9:867–78. **EBM IV**

2. Offiah CE, Day E. The craniocervical junction: embryology, anatomy, biomechanics and imaging in blunt trauma. Insights Imaging. 2017;8:29–47. **EBM V**

3. Harms J, Melcher RP. Posterior C1-C2 fusion with polyaxial screw and rod fixation. Spine (Phila Pa 1976). 2001;26:2467–71. **EBM IV**

4. Jeanneret B, Magerl F. Primary posterior fusion C1/2 in odontoid fractures: indications, technique, and results of transarticular screw fixation. J Spinal Disord. 1992;5:464–75. **EBM IV**

5. Yamazaki M, Okawa A, Furuya T, et al. Anomalous vertebral arteries in the extra- and intraosseous regions of the craniovertebral junction visualized by 3-dimensional computed tomographic angiography: analysis of 100 consecutive surgical cases and review of the literature. Spine (Phila Pa 1976). 2012;37:E1389–97. **EBM IV**

6. Gluf WM, Brockmeyer DL. Atlantoaxial transarticular screw fixation: a review of surgical indications, fusion rate, complications, and lessons learned in 67 pediatric patients. J Neurosurg Spine. 2005;2:164–9. **EBM IV**

7. Huang DG, Hao DJ, He BR, et al. Posterior atlantoaxial fixation: a review of all techniques. Spine J. 2015;15:2271–81. **EBM V**

8. Sim HB, Lee JW, Park JT, Mindea SA, Lim J, Park J. Biomechanical evaluations of various c1-c2 posterior fixation techniques. Spine (Phila Pa 1976). 2011;36:E401–7. **EBM V**

9. Pitzen T, Salman E, Ostrowski G, Welk T, Ruf M, Drumm J. Left-right axial rotation within C1-2 after implant removal. J Neurosurg Spine. 2013;19:688–93. **EBM IV**

10. Hitti FL, Hudgins ED, Chen HI, Malhotra NR, Zager EL, Schuster JM. Intraoperative navigation is associated with reduced blood loss during C1-C2 posterior cervical fixation. World Neurosurg. 2017;107:574–8. **EBM IV**

11. Czabanka M, Haemmerli J, Hecht N, et al. Spinal navigation for posterior instrumentation of C1-2 instability using a mobile intraoperative CT scanner. J Neurosurg Spine. 2017;27:268–75. **EBM IV**

第51章　颅底凹陷症

Anja Tschugg，Sebastian Hartmann，Claudius Thomé

51.1　引言

枕颈交界区位于颅骨与上颈椎之间，是一解剖结构十分复杂的移行区域。该区域主要由寰枕和寰枢两个关节构成，C_0/C_1 和 C_1/C_2 分别承担了近一半的颈椎屈伸运动和旋转运动。双侧协同、分离和轴向载荷是枕颈区的其他重要特征[1,2]。

枕颈融合术主要用于治疗由创伤、类风湿关节炎、肿瘤、先天性畸形以及退变等各种原因引起的颅颈交界区不稳定。通常，重建颅颈交界区稳定是手术治疗的主要目的。1972 年，Foerster 首先报道了采用自体腓骨支撑植骨重建稳定的手术技术。此后，陆续报道了利用螺钉、钢丝、椎板钩固定以及 Halo 支具制动等各种手术方法。上述这些方法多数需要术后长时间佩戴 Halo 支具或 Minerva 背心，甚至采取卧床牵引以促进融合[3]。为了加快术后康复和融合，内固定技术也取得了迅速发展。由于枕颈区钉 - 板内固定装置存在钢板固定孔距与患者颈椎侧块或椎弓根解剖结构不匹配的缺点，因此钉 - 板内固定很快被钉 - 棒内固定系统取代。目前在枕颈疾患的各种融合技术中，钉 - 棒内固定装置已取得了最理想的治疗效果[4]。

颅底凹陷症是颅颈交界区一种常见的畸形，其临床特点是齿状突向上突入狭小的枕骨大孔。因此，延髓或脑干以及该区域的其他结构受到齿状突压迫并向背侧移位，从而导致神经功能损害。颅底凹陷也可由类风湿关节炎引起，然而在先天性疾病和畸形中更为常见（例如 Klippel-Feil 综合征，Chiari 畸形）[5]。在合并寰枕融合或寰椎枕骨化的病例中，大约 50% 存在 C_1/C_2 不稳定[6]。CT 和 MRI 对颅底凹陷症的准确诊断至关重要。详细的骨（CT）和神经（MRI）结构的影像资料以及患者的临床表现是决定进一步治疗方案，尤其是手术治疗的前提条件。在需要选择手术的情况下，通常采取的治疗方案是术前颈椎牵引和后 - 前路减压融合术[7]。随着手术技术的进步，现在部分作者已经放弃了术前牵引。

本章节在概述颅底凹陷症的临床特点、典型症状、必要的术前影像学检查和手术方法外，还将进一步探讨不同手术方法的基本原则。关于枕颈内固定的基本理论同样可以用于其他颅颈交界区疾患。

51.2　病例描述

本病例是一名 47 岁，既往诊断为类风湿关节炎的女性患者，主要临床表现为进行性颈枕区疼痛伴双上肢感觉减退。MRI 和 CT 显示颅底凹陷并伴有齿状突向上突入枕骨大孔（图 51.1）。经过几个月的

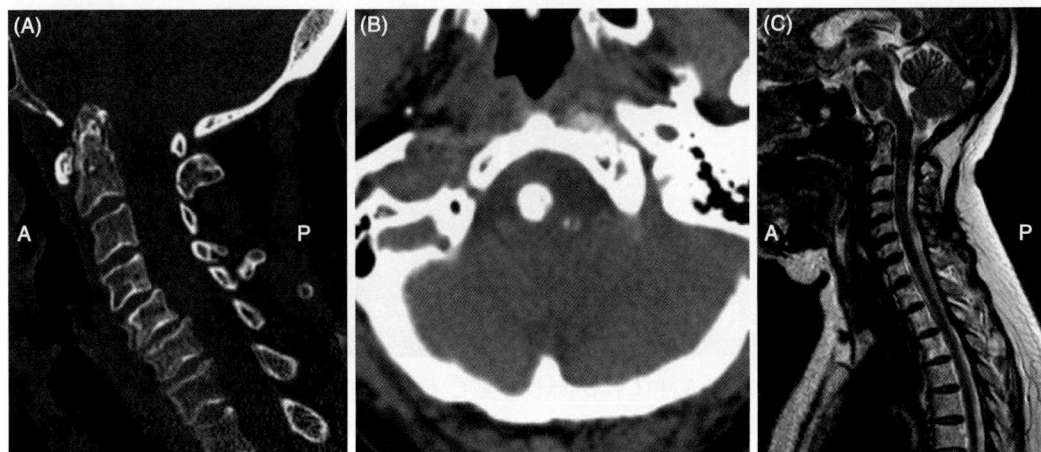

图 51.1　术前枕颈交界区 CT 扫描矢状位（A）和轴位（B）。术前矢状位 MRI（C）。A，前方；P，后方

保守治疗，疼痛症状并没有得到持久改善。

51.3 病例讨论

51.3.1 手术适应证

该患者临床表现为顽固性疼痛同时伴有脊髓病的早期征象。诱发电位结果提示部分感觉功能障碍。尽管在影像学上齿状突对延髓前方仅表现为轻度压迫，但颅颈交界区 C_2 与颅骨之间失稳是引起患者症状和体征的主要原因。由于保守治疗失败，因此可采取手术复位和融合进行治疗。

51.3.2 入路选择

使用 Crutchfield 颅骨牵引，从 3kg 重量伸展牵引 3 天后行后路 C_0-C_3 内固定融合术（图 51.2）。

51.3.3 术前准备

手术医师术前必须做好充分的准备，尽可能减少围手术期并发症，同时确保患者获得最佳的手术疗效：

• 颅颈内固定术后由于患者头颅将被永久性固定，在这个位置上不能活动，因此术前对患者头颅的

合适位置进行评估至关重要。临床所称的中立位是指患者直视前方时，颈椎侧位片上下颌骨不与 C_2 或 C_3 重叠[8]。基于 X 线的测量方法很多，其中枕颈倾斜角（occipitocervical inclination，OCI）优于枕颈角（occipitocervical angle，OCA）和枕颈间距（occipitocervical distance，OCD），是较为有用的一种方法。OCI 是指 C_4 椎体后缘连线与 Mc Gregor's 线相交形成的夹角，大约为 $102° \pm 8°$（详见图 51.3）。OCA 是指 C_3 上终板的平行线与 McRae 线的夹角。OCD 是指 C_2 棘突的最高点到枕骨隆突的最短距离[9]。

• 术前应当完善椎动脉 CTA 检查。大约 10% 的患者可能合并血管畸形。在颅颈交界区包括游离齿状突小骨和 C_1 枕骨化等先天性骨发育畸形的患者中，三维 CTA 检查经常可以发现合并椎动脉骑跨[10]。据文献报道椎动脉损伤的发生率大约为 3%，通常发生于 C_2 椎弓根钻孔攻丝时。一旦术中发生椎动脉损伤，应当立即将螺钉植入钉道封堵出血[11]。

• 因颈椎退变行手术治疗的患者中，大约有 2% 合并骨质疏松症。与非骨质疏松患者相比，这些患者更有可能接受翻修手术，而且住院时间也更长[12]。因此，使用抗骨质疏松药物辅助治疗对于促进植骨

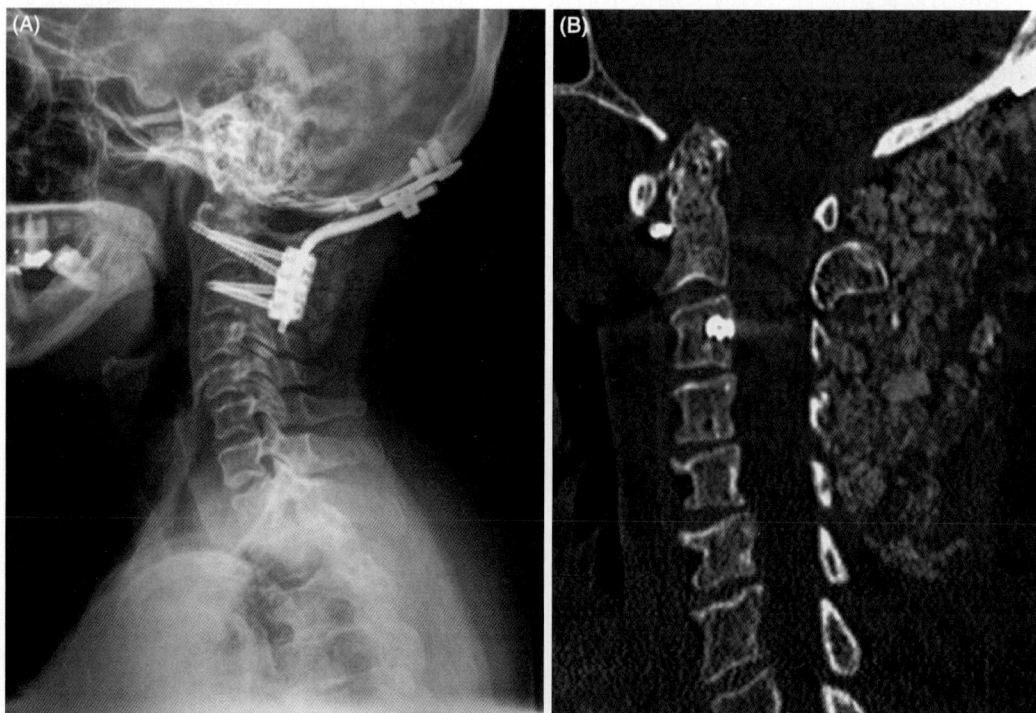

图 51.2 术后枕颈交界区 X 线（A）和 CT（B）示枕骨至 C_3 椎弓根螺钉固定融合。由于颅底凹陷症 C_1 置钉困难以及单 C_2 螺钉固定强度不足，因此，该类患者作者通常延长内固定至 C_3 侧块或椎弓根固定

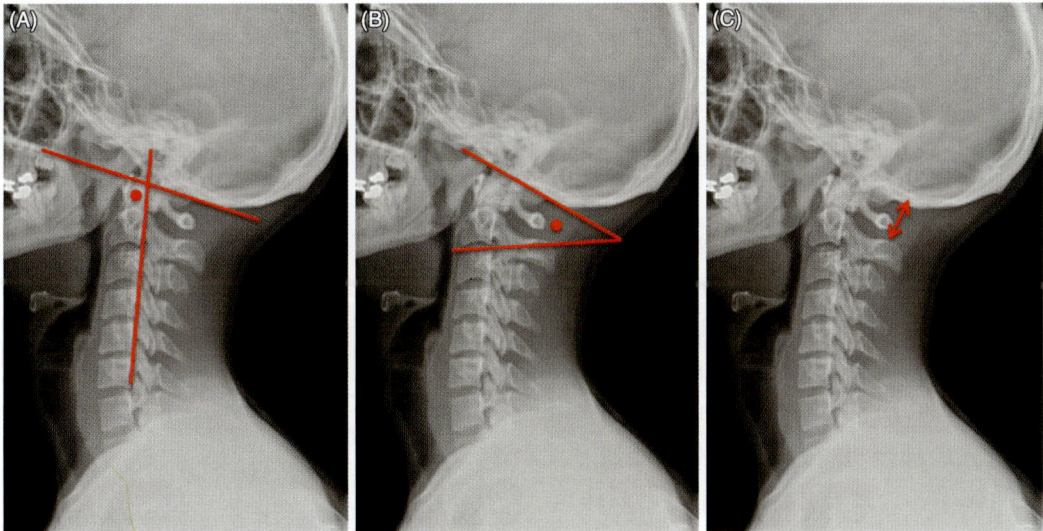

图 51.3　枕颈交界区确定枕颈融合头颅合适位置的重要参数。(A)枕颈倾斜角(OCI；102°±8°)。(B)枕颈角(OCA)和(C)枕颈间距(OCD)

融合非常重要。目前,无论是在动物活体研究还是临床实验中,特立帕肽以及双膦酸盐类药物在辅助融合方面均具有良好的应用前景[13]。

51.3.4　手术过程

手术采取俯卧位,将患者头颅固定在三点式 Mayfield 头架上或者于俯卧位通过 Halo 环将头颅固定。暴露枕骨、上颈椎至 C_5 水平,在显露 C_2 棘突和 C_1 后弓时应当十分小心,避免误入 C_1/C_2 间隙。

枕骨板应置于中线位置。不同枕骨板系统的孔距不同,大多数枕骨板均可在后正中线植入多枚螺钉。我们需要牢记的是在后正中线靠近枕骨粗隆附近的骨质最为坚强。如果存有疑问,术前 CT 扫描有助于选择合适的置钉位置。作者倾向于选择尽可能较长的螺钉,使螺钉完全穿透枕骨获得更好的把持力。如果硬脑膜穿孔出现脑脊液漏或从钉孔处渗血,立即在钉孔内植入螺钉即可,无需采取其他处理。

在本病例中,于 C_2 植入了椎弓根螺钉。对该患者较理想的状况是在 C_1 侧块也能够植入螺钉。但针对颅底凹陷症来说,由于枕骨、C_1 和 C_2 结构距离非常近,不仅使钉尾紧邻相互干扰难以置钉,而且为钉 - 棒连接带来极大困难。因此,作者通常使用 C_3 侧块螺钉或椎弓根螺钉以获得充分的固定,甚至可能将内固定延长至 C_4。为了避免固定节段过长,本病例选择固定至 C_3。根据患者的解剖结构,于 C_2 可以选择峡部或者椎板螺钉。将连接棒按照枕颈交界区中立位置预弯,然后与枕骨板、螺钉连接固定[4]。由于适当弯棒具有一定困难,因此在枕骨和 C_1/C_2 之间使用铰链连接系统则可能较为简便。

由于头颅的重量和由此对螺钉产生的应力作用,尤其是在没有及时获得骨性融合时,则可能导致螺钉松动和内固定失败。因此,需要将自体骨、同种异体骨或骨替代品放置在充分去皮质显露的(和备好的)植骨床表面。作者使用磨钻磨除表面骨皮质,有时通过向侧方或头侧钻孔获取自体骨。同时,在制备植骨床时须注意避免过度打磨枕骨板周围的颅骨。

生物力学研究推荐将枕颈融合内固定终止于 C_2,固定可以包括或不包括寰椎[14, 15]。由于临床上远端 C_2 固定可能会导致下颈椎不稳定,因此,当枕颈区存在不稳定时,内固定常可扩大至下颈椎[16]。如上所述,作者不仅采取 C_2 螺钉固定,而且 C_1 无法置钉时还可将固定向尾侧延长。如果 C_1 和 C_2 双侧置钉均有足够的强度,那么则可以避免将固定延长至下颈椎。回顾性研究表明,枕颈交界区短节段和长节段固定的融合率无明显差异。然而,采取 C_2 椎弓根螺钉固定术可以减轻颈部疼痛,而且手术并发症发生率也较长节段固定低[3]。

综上所述,术前对解剖变异采取仔细评估和对围手术期可能发生的并发症进行准确预判的情况下,实施枕颈融合术的并发症发生率很低[11, 17, 18]。枕颈融合术围手术期死亡率大约为 3.75%,主要与患者自身合并症或潜在肿瘤相关。手术相关死亡率低于 1%[4]。详见表 51.1。

表 51.1　枕颈融合术并发症发生率

总体	30%	邻近节段退变	7%
切口感染	5%	枕大神经痛	1.7%
假关节形成	5%～7%	椎动脉损伤	3%

随着人口老龄化，枕颈交界区退变性和类风湿疾病在老年人群中呈增长趋势。另一方面，近年来，现代医学对类风湿关节炎的有效治疗明显降低了其对枕颈交界区的严重影响。通常，老年患者颈椎术后预后相对较差，但是如果合并神经功能障碍，65 岁以上的患者术后神经功能改善仍然较为满意[19]。因此，如果能够妥善处理合并症，老年患者同样可以采取手术治疗。

目前，尽管大多数病例可采取单纯后路撑开复位和融合技术治疗，但是对于严重的颅底凹陷症患者可能需要联合（另外的）前路手术。常用的方法是后路内固定技术后，经鼻（鼻内镜）行部分斜坡切除和齿状突切除。目前也有采取单纯前方经口入路行复位固定融合术的报道[20]。该病例经 Crutchfield 颅骨牵引已取得成功，因此，仅需要采取 $C_0/C_2/C_3$ 固定融合而不需要行前路减压术。在麻醉充分诱导的情况下，利用现代椎弓根螺钉技术在术中可以获得足够的节段间撑开和复位，因此有些外科医师已经放弃了术前牵引。然而，术前牵引能够对畸形活动度提供重要的信息。另外部分专家对是否通过 C_1/C_2 关节间撑开将齿状突从枕骨大孔"拔出"存在争议。在关节间隙内置入支撑物可以达到复位的目的，但可能会导致静脉丛的大量出血。

51.4　文献指南

证据级别：C

51.5　结论与精华

大多数颅底凹陷症患者可以通过现代椎弓根螺钉和连接棒系统，采取术前或术中牵引和后路自枕骨至 C_2 或 C_3 内固定融合技术治疗。仅有部分脑干前方压迫非常严重的病例需要联合前路腹侧减压，目前大多数可采取经鼻内镜技术。作者通常首先行后路固定复位术，如果需要再行前路减压手术。

临床注意事项
- 对于行枕颈融合术的患者，术前必须仔细评估头颅的最佳位置
- 术前应当行椎动脉 CTA 检查
- 如果不能通过后路撑开和复位达到前方减压，应当采取前路（经鼻）行齿状突切除术

（徐韬 译　盛伟斌 审）

资深专家点评

本章节主要总结了颅底凹陷症的临床特点和一般处理办法，并通过病例来生动展示了这一点。上颈椎畸形是临床上相对复杂的一类疾病，其治疗理念也随着手术技术和手术设备、器械的发展在不断改变，但总体而言，手术治疗的主要目的还是实现上颈椎的稳定，以及解除静态或者动态的颈脊髓压迫。在这之中，详细的影像学研读和术前准备十分重要，其能显著减少手术时间、提高手术疗效、避免严重的术后并发症。

（新疆医科大学第一附属医院　盛伟斌）

参考文献

1. White AA, Panjabi MM. The clinical biomechanics of the occipitoatlantoaxial complex. Orthop Clin North Am. 1978;9:867–78. **EBM V**
2. Offiah CE, Day E. The craniocervical junction: embryology, anatomy, biomechanics and imaging in blunt trauma. Insights Imaging. 2017;8:29–47. **EBM V**
3. Pan J, Huang D, Hao D, et al. Occipitocervical fusion: fix to C2 or C3? Clin Neurol Neurosurg. 2014;127:134–9. **EBM IV**
4. Winegar CD, Lawrence JP, Friel BC, et al. A systematic review of occipital cervical fusion: techniques and outcomes. J Neurosurg Spine. 2010;13:5–16. **EBM II**
5. Chaudhry NS, Ozpinar A, Bi WL, Chavakula V, Chi JH, Dunn IF. Basilar Invagination: Case Report and Literature Review. World Neurosurg. 2015;83:1180.e7–11. **EBM V**
6. Smith JS, Shaffrey CI, Abel MF, Menezes AH. Basilar Invagination. Neurosurgery. 2010;66:A39–47. **EBM V**
7. Goel A. Treatment of basilar invagination by atlantoaxial joint distraction and direct lateral mass fixation. J Neurosurg Spine. 2004;1:281–6. **EBM IV**
8. Wholey MH, Bruwer AJ, Baker HL. The lateral roentgenogram of the neck; with comments on the atlanto-odontoid-basion relationship. Radiology. 1958;71:350–6.
9. Yoon SD, Lee CH, Lee J, Choi JY, Min WK. Occipitocervical inclination: new radiographic

parameter of neutral occipitocervical position. Eur Spine J. 2017;26:2297–302. **EBM IV**

10. Yamazaki M, Okawa A, Furuya T, et al. Anomalous vertebral arteries in the extra- and intraosseous regions of the craniovertebral junction visualized by 3-dimensional computed tomographic angiography: analysis of 100 consecutive surgical cases and review of the literature. Spine (Phila Pa 1976). 2012;37:E1389–97. **EBM III**

11. Gluf WM, Brockmeyer DL. Atlantoaxial transarticular screw fixation: a review of surgical indications, fusion rate, complications, and lessons learned in 67 pediatric patients. J Neurosurg Spine. 2005;2:164–9. **EBM IV**

12. Guzman JZ, Feldman ZM, McAnany S, Hecht AC, Qureshi SA, Cho SK. Osteoporosis in cervical spine surgery. Spine (Phila Pa 1976). 2016;41:662–8. **EBM IV**

13. Stone MA, Jakoi AM, Iorio JA, et al. Bisphosphonate's and intermittent parathyroid Hormone's effect on human spinal fusion: a systematic review of the literature. Asian Spine J. 2017;11:484–93. **EBM III**

14. Wolfla CE, Salerno SA, Yoganandan N, Pintar FA. Comparison of contemporary occipitocervical instrumentation techniques with and without C1 lateral mass screws. Neurosurgery. 2007;61:87–93. discussion 93. **EBM V**

15. Yüksel KZ, Crawford NR, Melton MS, Dickman CA. Augmentation of occipitocervical contoured rod fixation with C1-C2 transarticular screws. Spine J. 2007;7:180–7. **EBM V**

16. Abumi K, Takada T, Shono Y, Kaneda K, Fujiya M. Posterior occipitocervical reconstruction using cervical pedicle screws and plate-rod systems. Spine (Phila Pa 1976). 1999;24:1425–34. **EBM IV**

17. Lall R, Patel NJ, Resnick DK. A review of complications associated with Craniocervical fusion surgery. Neurosurgery. 2010;67:1396–403. **EBM III**

18. Deutsch H, Haid RW, Rodts GE, Mummaneni PV. Occipitocervical fixation: long-term results. Spine (Phila Pa 1976). 2005;30:530–5. **EBM IV**

19. Clarke MJ, Toussaint LG, Kumar R, Daniels DJ, Fogelson JL, Krauss WE. Occipitocervical fusion in elderly patients. World Neurosurg. 2012;78:318–25. **EBM IV**

20. Shkarubo AN, Kuleshov AA, Chernov IV, Vetrile MS. Transoral decompression and anterior stabilization of atlantoaxial joint in patients with basilar impression and Chiari Malformation Type I: a technical report of 2 clinical cases. World Neurosurg. 2017;102:181–90. **EBM V**

第52章 上胸椎和颈胸交界区的椎体次全切除和截骨技术

Nils Hecht，Marcus Czabanka，Peter Vajkoczy

52.1 引言

由于放射线显影和手术显露困难，上胸椎和颈胸交界区的脊柱手术仍然极具挑战。尽管该区域严重畸形行手术治疗后能改善疼痛和残障，但手术实施仍然复杂且缺乏标准[11]。其复杂性首先在于椎体次全切(corpectomies)和脊柱重建术，可以是前路、后路或联合入路；其次，各种软组织松解和从单纯关节面松解(Ponte 或 Smith Peterson 截骨术)到全脊椎切除(vertebral column resection，VCR)的各级截骨术(osteotomies)均可选用于减压和畸形矫正；另外，除了因手术椎体节段数多需要内固定以确保生物力学稳定性外，越来越多前路和后路内固定的使用也需要360°入路的经验和知识。在此背景下，本章将就上胸椎和颈胸段的手术入路、典型影像以及治疗该区域脊柱不稳时可能遇到的陷阱进行概述。具体而言，所列病例将详述：

1. 椎体切除与椎体重建的典型适应证
2. 术前、术中和术后影像
3. 前、后路与联合入路的选择

52.2 病例描述

52.2.1 病例1

一名 60 岁女性患者，双下肢感觉异常、进行性无力 12h。神经系统查体显示 T_5 水平以下感觉减退和截瘫(ASIA B 级)。CT 和增强 MRI 显示左上胸腔内巨大肿瘤团块侵蚀导致 T_2~T_4 椎体溶解性破坏、脊柱后凸畸形伴脊髓受压(图 52.1)。

由于过去 12h 神经损伤运动功能迅速恶化，术者与患者详细讨论手术必要性后，她被带到手术室，使用术中三维数字体层摄影(3D DVT)成像技术，急诊行环形减压、导航下后路侧块/椎弓根螺钉固定及后外侧椎体重建(图 52.2)。在导航置钉(侧块螺钉 C_5 和 C_6；椎弓根螺钉 C_7、T_1、T_5、T_6 和 T_7)后，切除左后外侧肿瘤，T_2-T_4 从双侧切除椎体/肿瘤进行环形减压，并植入了可撑开(扩张)融合器。通过 3D 成像评估融合器和螺钉位置(图 52.2)，并在椎体次全切之后安置双侧棒和横连接固定(图 52.3，A 图)。术后，患者被转移到我们的重症监护室进

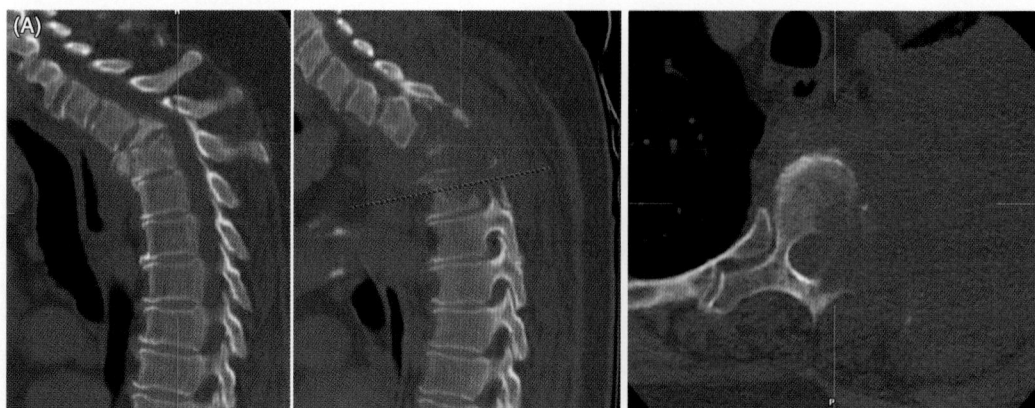

图 52.1 术前影像学。CT(A)和 MRI(B)扫描显示，由于左胸腔顶内巨大肿瘤，T_2-T_4 椎体溶解性破坏伴脊髓压迫。红色虚线表示相应的横断面

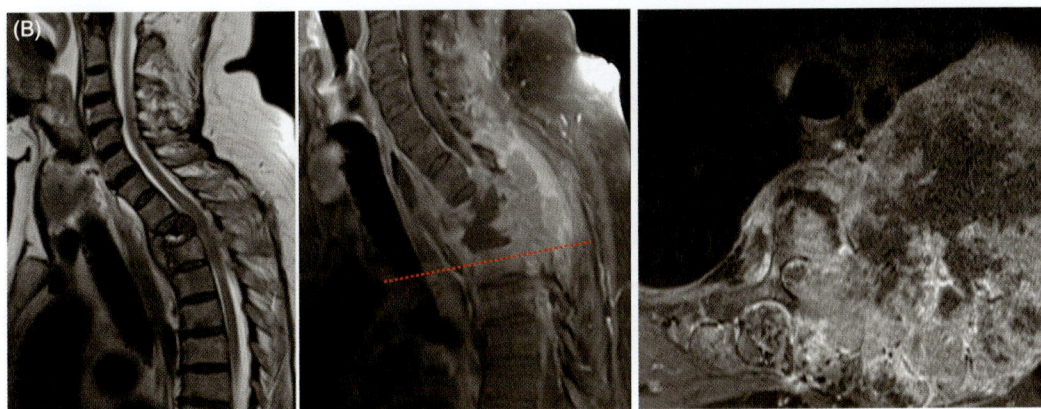

图 52.1（续）

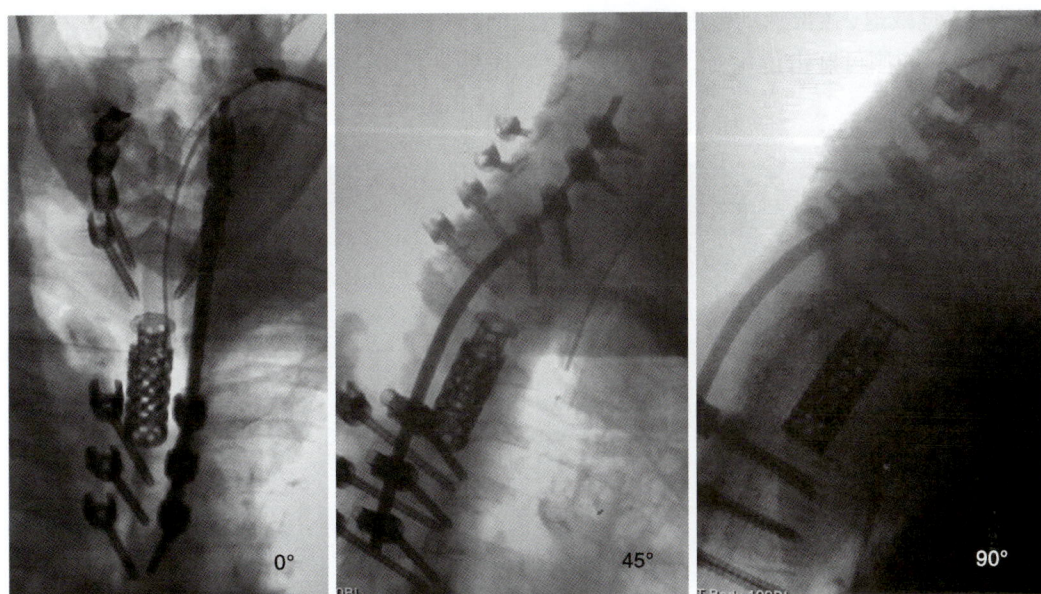

图 52.2　术中影像。导航置入椎弓根螺钉和椎体重建后，采用术中 3D DVT 旋转扫描显示，侧位片图像质量较差，放置可撑开融合器的 $T_2 \sim T_4$ 水平椎体前缘较难看清

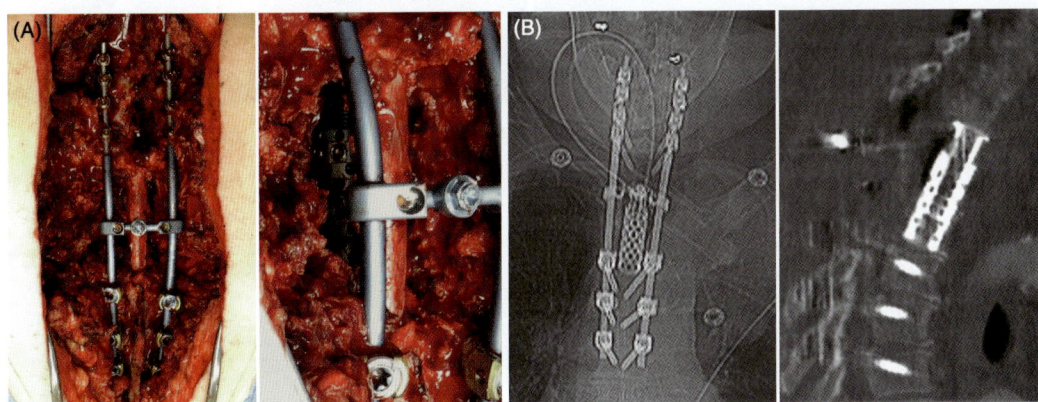

图 52.3　术中视图和术后影像。（A）为左侧肿瘤切除椎体重建安放棒和横连接固定术后的后外侧视图。（B）为术后 CT 成像（CT 定位和矢状位重建）显示内置物位置

行血压维持，3 天后转移到我们的普通病房，在之后的 1 周中，她双下肢运动功能有所恢复，<50% 的关键肌群肌力<3 级（ASIA C 级）。术后第 1 天 CT 扫描证实减压充分（图 52.3 B），组织病理学检查显示鳞状细胞癌转移，最有可能来源于既往未诊断的喉癌。患者转入我院肿瘤科进一步治疗和康复。

52.2.2　病例 2

一名 65 岁女性患者，近 1 个月进行性颈痛和左臂感觉异常。就诊时，神经系统查体显示其左臂麻木和感觉异常，无明显的神经根放射体征。由于颈胸交界区疼痛、感觉减退，颈部活动范围明显受限。急诊 MRI 扫描显示肿瘤可疑占位病变，C_7、T_1 溶解破坏，颈胸交界处后凸成角，肿瘤已侵袭进椎管内即将发生脊髓压迫且 C_5 和 C_6 椎体有可疑病变的迹象（图 52.4）。

第 2 天患者被送往手术室，行前路 C_7、T_1 椎体次全切，椎体重建，C_6-T_2 前路板固定，一期后路 C_7-T_1 减压，C_4-C_6 侧块钉 T_2-T_4 椎弓根螺钉固定术。术后患者转入复苏室。患者术前的颈部疼痛立即消退且没有新的运动或感觉损伤，但患者出现呼吸困难和短促。紧急喉镜检查显示双侧声带麻痹，根据 Lichtenstein 术式对左侧声带进行了侧向固定。术后，患者转入我们的普通病房，恢复良好，手臂疼痛减轻，神经症状消退。术后影像证实内置物位置良好，减压充分（图 52.5）。组织病理学检查结果为多发性骨髓瘤，进行化疗和放疗。

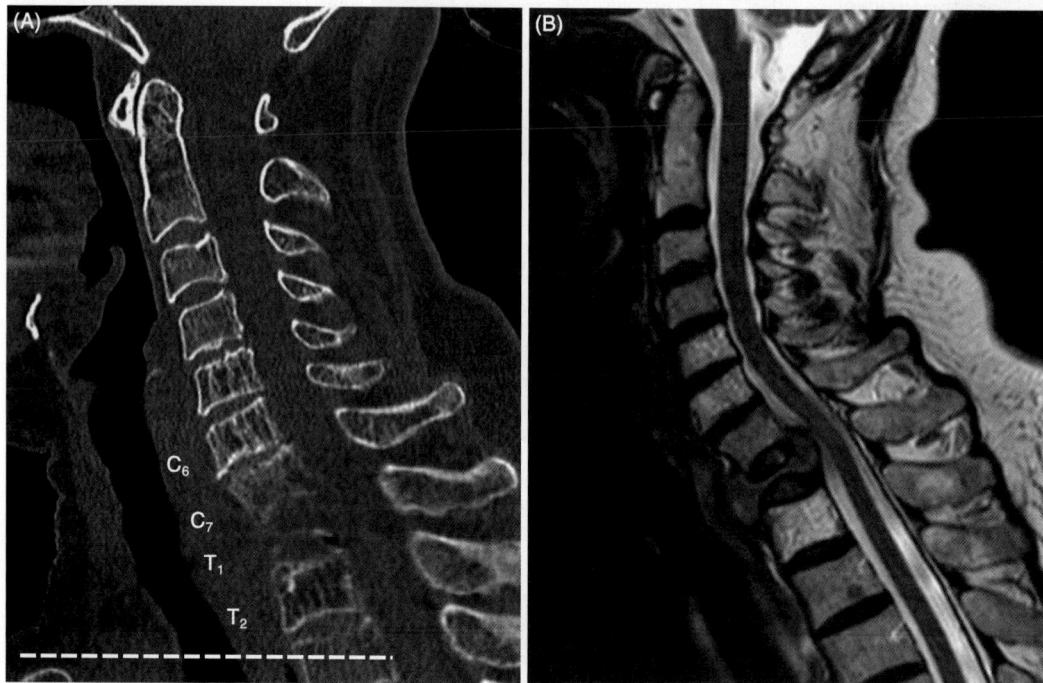

图 52.4　术前矢状位影像。CT（A）和 MRI（B）扫描显示颈胸交界处溶解性占位病变、脊柱后凸畸形和脊髓压迫。白色虚线为胸骨柄水平线与颈胸段的关系

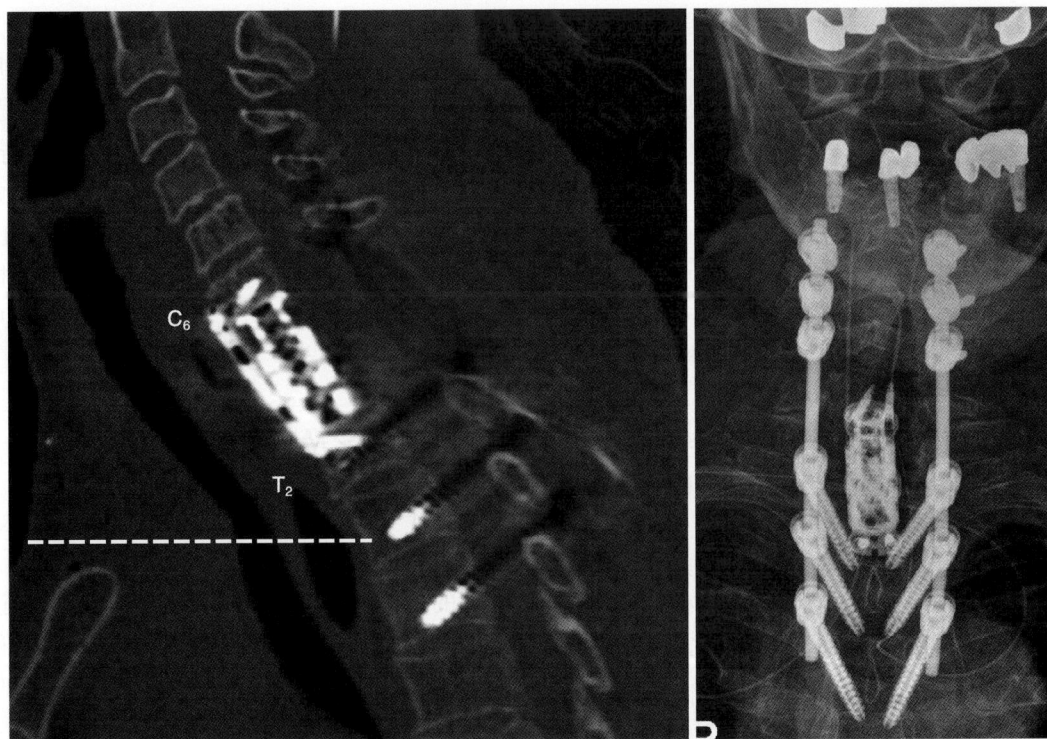

图 52.5　术后影像。术后 CT(左)(虚线为胸骨柄水平线)和正位 X 线(右)确认内置物位置良好,减压充分

52.3　病例讨论

52.3.1　手术指征

　　颈胸段需减压和部分椎体切除的病变多数为脊柱转移性肿瘤,常伴有骨质破坏。在这种情况下,"分离手术"取得发展,在硬膜囊和神经根周围确定清晰的边缘,从而允许立体定向放射外科治疗,无论组织学表现如何,均能确保局部肿瘤控制率高[6]。除了获得良好生存机会的局部肿瘤控制外[3,9],可根据脊柱肿瘤不稳定评分(Spinal Instability Neoplasm Score, SINS)[4]和脊髓是否受压导致神经功能缺失的风险来确定手术指征。

　　在病例 1 中,手术决策主要受到以下因素的影响:肿瘤侵蚀诱发脊髓压迫导致严重运动障碍的快速发作,虽紧邻半刚性胸椎但有不稳定的脊柱后凸,以及病变累及脊柱的前、后部结构(SINS 16)。相比之下,病例 2 中的患者仅出现局部疼痛和左臂感觉减退,无严重神经功能损伤,但影像学结果显示溶解性肿瘤累及颈胸交界处的两个椎体,伴脊柱后凸(SINS 13)和脊髓压迫,由于局部疼痛和高度不稳定,有手术指征。进一步需要讨论的是两个手术病例的术前卡氏功能状态评分(Karnofski Performance Status, KPS)均为 100% 和行走能力不受限制,其可

作为生存[1]和术后行走状态的有利预测因素。尽管这类病例行减压手术的时机仍然是一个有争议的问题,但两名患者均在就诊后 24h 内行手术治疗,因为在出现症状后 48h 内进行减压,神经功能结局(尤其是在病例 1 中显示急性神经功能损伤)可能会改善得比超过此时间点位的更好[10]。

52.3.2　影像

　　术前影像明确病变水平、畸形程度和评估骨质是必要的,进而计划整体手术策略、入路和重建长度。为此,必须比对普通平扫和增强 MRI 的 T_1 和 T_2 加权像横断位、矢状位和冠状位重建以及 CT,并应急诊完成检查。在有 MRI 禁忌证的病例中,应用脊髓 CT 代替。

　　术中,由于颈胸和上胸区域影像显影困难,普通 X 线侧位片(C 臂影像)较为困难。在这里,前后位投影通常用于明确病变节段和置胸椎椎弓根螺钉。在当前病例中,术中 3D DVT 影像的导航系统用于指导后路内固定和评估内置物位置,由于普通平片的局限,在病例 1 中也有助于确定次全切的 T_2-T_4 椎体前缘。

　　术后,由于侧位片的局限,我们在术后第 1 天常规进行 CT 扫描,以确认减压充分、内置物位置正确以及评估畸形矫正情况。重要的是,如果术

前神经功能损伤的患者没有改善，甚至恶化（无论术前运动状态如何），必须进行 MRI 以排除手术相关出血的潜在可逆原因，若存在，需要立即手术清除。

52.3.3　入路选择和手术技术

脊柱的任何区域都不容易治疗，其中颈胸区域可能是最难显露的区域。传统颈胸入路包括开胸术或胸骨切开术，尤其是后者与其他部位脊柱前路或后路相比，并发症发生率更高。

病例 1 显示上胸椎溶解性肿瘤，需要多节段环形减压和脊柱 360° 重建，因受肩胛骨和胸骨柄限制，难以采用直接外侧（经胸）或前路进入上胸椎和颈胸交界处。在这种情况下，如文中展示的后外侧经椎弓根入路具有以下优势：可以一期完成全脊椎切除、硬膜外减压、椎体重建环形融合和后路内固定，并提供了即刻稳定性，同时避免了该区域传统前 / 外侧入路和后入路相关的并发症[2，7]。如果病变节段需要中线减压和在胸骨柄水平以上椎体重建（如病例 2 所示），通常使用前路钢板固定，随后进行后路减压和稳定。然而，不应低估颈胸区域前路手术的风险，尤其是关于喉返神经损伤的风险，这可以通过我们在病例 2 中的患者在前后联合入路手术后的双侧声带麻痹看出。尽管关于前路固定后是否需要额外后路固定的观点可能各不相同，但实验证据和多数专家意见一致：2 个或更多节段椎体次全切术，若后方结构未受累无需后路减压[5]，但加上后路固定能更加稳定。

使用可撑开融合器代替钛网的优点是可以根据椎体次全切除的大小原位调整尺寸，并能维持复位而不需要额外的钢板固定。在病例 1 中，首先完成 360° 松解，再单棒固定（右侧），继而交替使用融合器撑开和棒复位完成一期后路脊柱后凸矫形。相应的，病例 2 采用前后联合入路进行手术，通过前路融合器撑开、钢板固定以及仰卧改俯卧行后路内固定复位来实现脊柱后凸矫正。尽管仍缺乏明确的证据支持使用后路横连接（如我们在病例 1 而非病例 2 中所做的），生物力学结果表明，在脊柱前部和后部结构均受到不稳定影响的情况下，颈胸区域行椎体次全切节段放置横连接可能更有益，如病例 1 所示[8]。

另一个有争议的问题就是整个病变节段需要内固定的椎体数量。一般而言，我们的经验是不将长的固定直接终止在颈胸交界处（C₇ 和 T₁），而是在次全切椎体节段往上下至少各延长 2 个节段（即 C₅ 至 T₃）后路固定。在下颈椎（除 C₇ 外），根据骨质，我们通常会进行侧块螺钉固定，因为与颈椎椎弓根螺钉内固定相比，安全性更高，特别是在脊柱导航不可用时。在这两个病例中，平片或 C 臂在上颈胸区域均有局限，建议使用高质量术中 DVT 或 CT 进行术中导航，以减少内置物位置不佳的风险并能观察到术中即刻矫形效果，这可能有助于降低二期内固定翻修手术的发生率。

52.4　结论及精华

由于更标准化的后外侧和前后联合入路的发展，颈胸段和上胸椎手术的安全性得到改善。然而，详细的术前 MRI 和 CT 对于根据解剖学制定个体化手术策略和方案是必要的。未来，术中导航和 3D 成像的普及将进一步增加颈胸段脊柱手术的安全性和有效性。

临床注意事项
- 影响入路的主要因素是病变的部位、大小和结构以及潜在相关畸形的程度
- 必须进行术前 MRI 和 CT 扫描
- 2 个或更多节段的椎体次全切除术应额外增加后路固定
- 术中导航和 3D 成像有助于简化手术

（陈凌强　译　　解京明　审）

资深专家点评

上胸椎和颈胸交界区因其毗邻结构复杂，放射显影困难，常规手术入路显露有限，被公认为难度最大的脊柱手术区域之一。脊柱其他部位的手术较常用的是前路和后路，但上胸段因为有肩胛骨、胸骨遮挡，以及椎体前方的主动脉等因素，常规的前路或后路往往难以达到手术目的，或者可能碰到血管破裂、神经损伤等问题。本文作者展示了两例颈胸段的脊柱肿瘤病例，一例刚开始出现神经功能障碍，一例仅有局部疼痛和左上臂的感觉异常，但影像资料均显示了相应椎体溶骨性破坏、局部不稳后凸畸形，有明确的手术指征。针对两个病例作者分别采用了一期后路经椎弓根入路病灶椎体切除重建后路内固定术和一期前路椎体切除重建钛板内固定＋后路钉

棒内固定术。两类手术都是目前针对颈胸段比较常用的手术方案。作者较为详细地对两种手术方案进行了介绍，对各自的适应证和手术要点进行了阐述，并展示了术中喉返神经可能损伤的陷阱，同时讨论了固定节段、矫形方法、是否安放横连接、术中导航应用等，均给出了较为明确的建议。但该文也有病例数量少，随访不完全的缺点，同时读者应高度关注一期后路病灶切除 + 后路内固定术的病例远期内置物断裂发生率高。该文篇幅不长，但信息量大，通过病例的展示，帮助读者明确手术指征、制定手术策略、把握手术细节、避免手术陷阱，是不可多得的好文。

（昆明医科大学第二附属医院　解京明）

参考文献

1. Bakar D, Tanenbaum JE, Phan K, Alentado VJ, Steinmetz MP, Benzel EC, et al. Decompression surgery for spinal metastases: a systematic review. Neurosurg Focus. 2016;41(2):E2.
2. Bilsky MH, Boland P, Lis E, Raizer JJ, Healey JH. Single-stage posterolateral transpedicle approach for spondylectomy, epidural decompression, and circumferential fusion of spinal metastases. Spine (Phila Pa 1976). 2000;25(17):2240–9. discussion250
3. Fehlings MG, Nater A, Tetreault L, Kopjar B, Arnold P, Dekutoski M, et al. Survival and clinical outcomes in surgically treated patients with metastatic epidural spinal cord compression: results of the prospective Multicenter AOSpine study. J Clin Oncol. 2016;34(3):268–76.
4. Fisher CG, Dipaola CP, Ryken TC, Bilsky MH, Shaffrey CI, Berven SH, et al. A novel classification system for spinal instability in neoplastic disease: an evidence-based approach and expert consensus from the spine oncology study group. Spine (Phila Pa 1976). 2010;35(22):E1221–9.
5. Koller H, Schmoelz W, Zenner J, Auffarth A, Resch H, Hitzl W, et al. Construct stability of an instrumented 2-level cervical corpectomy model following fatigue testing: biomechanical comparison of circumferential antero-posterior instrumentation versus a novel anterior-only transpedicular screw-plate fixation technique. Eur Spine J. 2015;24(12):2848–56.
6. Laufer I, Iorgulescu JB, Chapman T, Lis E, Shi W, Zhang Z, et al. Local disease control for spinal metastases following "separation surgery" and adjuvant hypofractionated or high-dose single-fraction stereotactic radiosurgery: outcome analysis in 186 patients. J Neurosurg Spine. 2013;18(3):207–14.
7. Metcalfe S, Gbejuade H, Patel NR. The posterior transpedicular approach for circumferential decompression and instrumented stabilization with titanium cage vertebrectomy reconstruction for spinal tumors: consecutive case series of 50 patients. Spine (Phila Pa 1976). 2012;37(16):1375–83.
8. O'Brien JR, Dmitriev AE, Yu W, Gelb D, Ludwig S. Posterior-only stabilization of 2-column and 3-column injuries at the cervicothoracic junction: a biomechanical study. J Spinal Disord Tech. 2009;22(5):340–6.
9. Patchell RA, Tibbs PA, Regine WF, Payne R, Saris S, Kryscio RJ, et al. Direct decompressive surgical resection in the treatment of spinal cord compression caused by metastatic cancer: a randomised trial. Lancet. 2005;366(9486):643–8.
10. Quraishi NA, Rajagopal TS, Manoharan SR, Elsayed S, Edwards KL, Boszczyk BM. Effect of timing of surgery on neurological outcome and survival in metastatic spinal cord compression. Eur Spine J. 2013;22(6):1383–8.
11. Smith JS, Klineberg E, Shaffrey CI, Lafage V, Schwab FJ, Protopsaltis T, et al. Assessment of surgical treatment strategies for moderate to severe cervical spinal deformity reveals marked variation in approaches, osteotomies, and fusion levels. World Neurosurg. 2016;91:228–37.

第53章 强直性脊柱炎颈胸交界区后凸畸形

Bernhard Meyer, Lukas Bobinski

53.1 引言

强直性脊柱炎(ankylosing spondylitis, AS)是一种影响脊柱的慢性炎症性疾病。关节逐渐侵蚀骨化,而引起脊柱自发融合。AS 在 20~30 岁人群中男性发病更高,发病率为 0.1%~1.4%[1]。由于脊柱弥漫性的强直和椎体继发性低密度影,AS 的影像学表现有时被称为"竹节样脊柱"。为了减轻痛苦,AS 患者常常采取屈曲姿势。长期 AS 的患者容易引起脊柱僵硬、特别是胸腰椎的后凸畸形。当然,颈椎和颈胸段也会受影响。

颈胸交界处重度的后凸畸形称为"颌触胸"畸形,患者视线、饮食、个人卫生及社会观都受重大影响。

下面介绍一位伴有未知骨折的进行性"颌触胸"畸形的患者。术前影像学评估让我们更好地了解 AS 患者颈胸段畸形的复杂性、技术挑战以及临床意义。介绍我们应用的技术及其优势。

本章重点介绍强直性脊柱炎颈胸畸形病例的术前计划依据和手术过程,以向读者介绍这一复杂病例的挑战。

53.2 病例描述

一名 82 岁男性患者,确诊有强直性脊柱炎,平时身体健康(除外轻度高血压),因轻度外伤(在家跌倒)引起颈部剧烈疼痛而就诊于家庭医生。当时建议让他休息,服用止痛药和物理治疗,未做影像学检查。6 周后,患者发展为进行性加重的颈胸段畸形。由于缺乏水平注视和保持个人卫生困难,以前独立的患者恶化到完全依赖的程度,因此他被转诊到当地医院。患者自述颈胸段剧烈疼痛。根据 ASIA 评分进行的神经系统检查完全正常。CT 扫描显示,C_6/C_7 椎体牵张性骨折,已部分愈合,AO 分型为 B2 型,半脱位引起颈胸段后凸畸形(图 53.1)[2]。

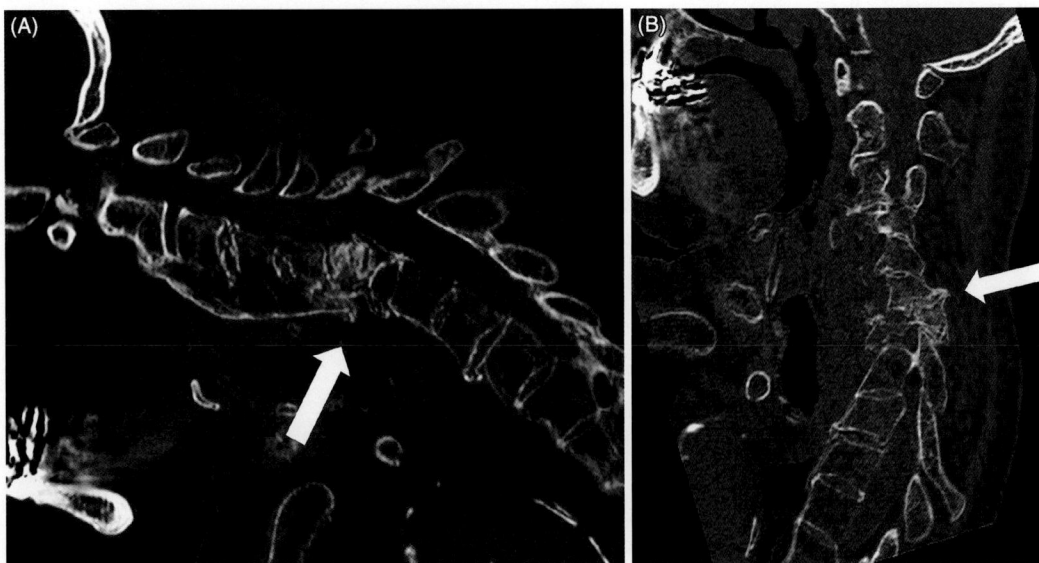

图 53.1 首次入院的 CT 图像显示下颈椎位于 C_6/C_7 的骨折,AOSpine 分型为 B2,图中显示存在典型的强脊导致自发椎间融合。箭头位置显示椎体间半脱位、C_6 和 C_7 小关节突存在部分融合和骨折。(A)椎体中线位置的矢状面图像。(B)椎体左侧矢状位

然后患者转入我们大学附属医院的脊柱科。因患者严重的后凸畸形，无法用外固定，无法完善 MRI（图53.2）。入院时患者已"颌触胸"畸形（图 53.3A，B）。由于脊柱完全强直，患者无法找到舒适的休息姿势。此外，患者家属描述由于颈椎疼痛，吞咽困难和水平注视丧失，患者的身心健康迅速恶化。经患者同意后，患者被安排进行颈胸段后路长节段截骨矫形融合术。

53.2.1　手术方法

术前患者完善心脏超声和肺功能检测，未发现肺功能或心脏功能异常。手术是在持续的术中神经功能监测下进行的，有运动诱发电位（MEP）和体感诱发电位（SSEP）。

气管插管后，患者取俯卧位，将其头部固定在 Mayfield 头架上。由于畸形严重，术中定位非常具有挑战性。胸部和髂嵴需软垫支撑，腹部需要悬空。将软垫放在患者的腿下，然后将手术台置于最大反向 Trendelenburg 体位，以最大程度减少术中出血（图 53.4）。

C_2 到 T_3 节段切开皮肤并骨膜下剥离椎旁肌显露。术中发现 C_6/C_7 椎体间有半脱位。先前骨折的部位足够僵硬，可以支撑从头段颈椎到 T_2、T_3 椎体植入内固定（C_6，C_7 和 T_1 椎体未固定）。在枢椎上，植入 2 枚长 Magerl 螺钉跨过寰枢关节。在截骨处安装两个临时棒防止截骨过程中椎体移位，然后行改良的 Simmons 截骨术[3]。

步骤 1：C_6 至 T_1 椎板切除，在 C_6 和 T_1 双侧在直视下植入椎弓根螺钉。

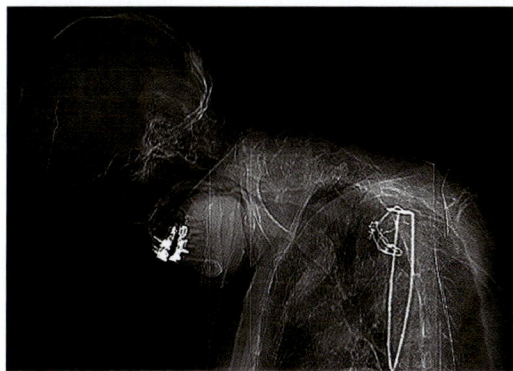

图 53.2　入院 CT 扫描显示颈胸段后凸畸形，患者下颚紧贴胸腔

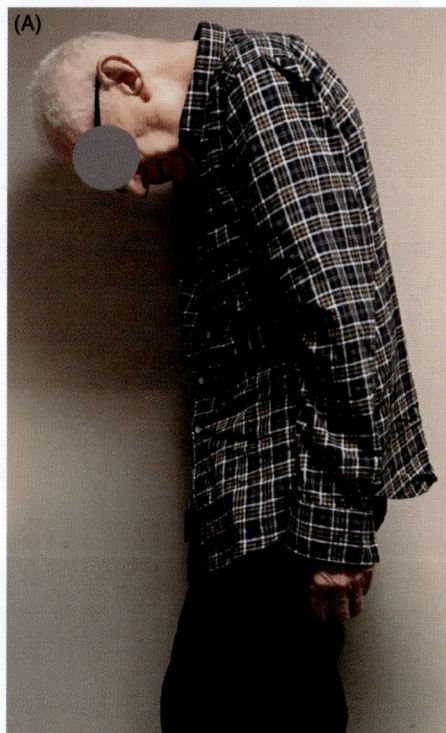

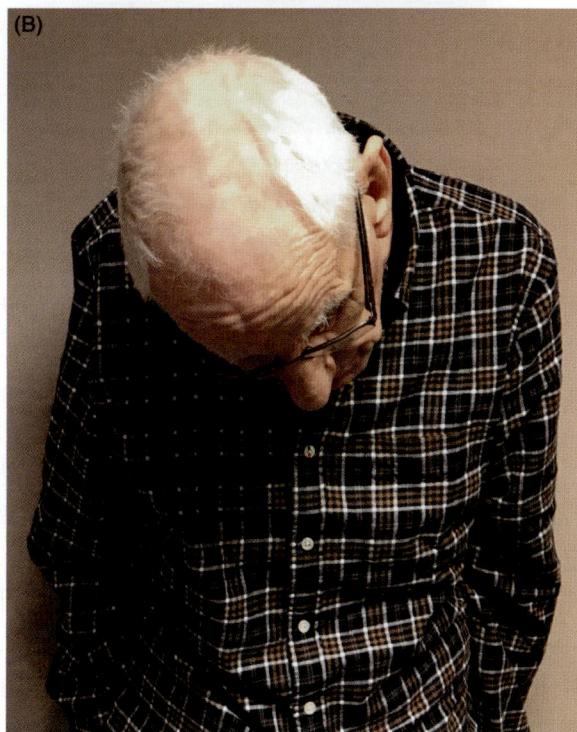

图 53.3　入院时患者拍摄的照片显示患者无法平视。（A）矢状面观。（B）水平面观

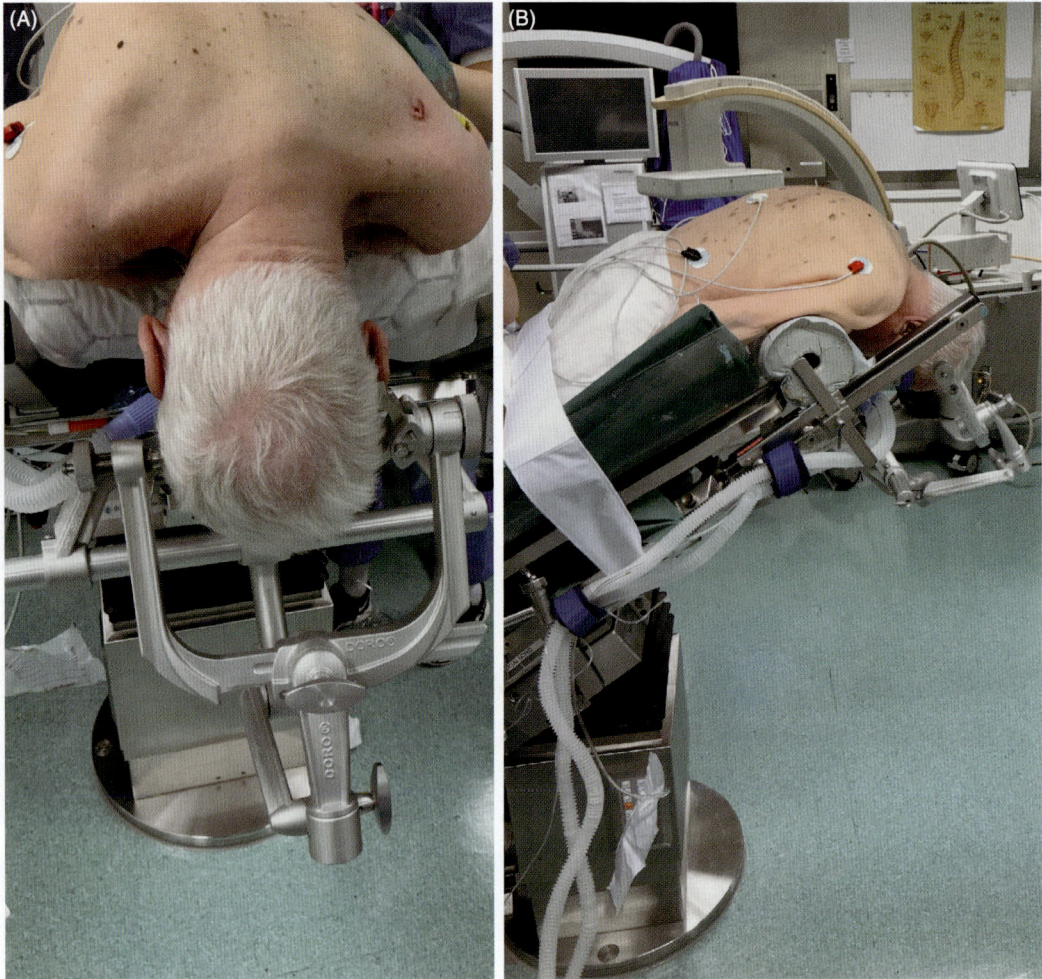

图 53.4　术前体位图片显示患者存在严重的后凸畸形，术中需要特伦德伦伯卧位来利术者进行颈胸段操作。（A）水平面观。（B）矢状面观

步骤 2：在 C_6/C_7 和 C_7/T_1 之间进行双侧小关节完全切除，然后完全切除两个 C_7 椎弓根。这是最初计划 PSO 截骨的第一步。PSO 截骨可广泛松解后柱，因半脱位受压的 C_7、C_8 神经根也可以完全减压。显露 C_6/C_7 之间的椎间盘水平的后壁的剩余部分，然后将其打开。此时，C_6/C_7 节段变得明显不稳。然后在 C_6 和 T_1 之间放置两根 3.0mm 的前凸临时短固定棒，取出长棒。

步骤 3：在持续的神经生理监测下，打开 Mayfield 头固定器，手法矫正后凸。完成矫正后，临时固定棒固定锁死。在矫正过程中，SSEP 和 MEP 都没有改变。

步骤 4：取两根可塑性好并前凸的长棒，然后以此放置，形成了 4 杆固定技术，然后对结构进行顺序锁定。一个横连接放在长杆之间的短节段固定的正上方。

切口用大剂量生理盐水（2L）冲洗，常规分层缝合，未放置引流。

手术后患者的神经功能与术前比较基本没有发生变化。在我们医院住了几天后，转入当地医院进行康复。术后 CT 扫描和 X 线显示内固定器位置正确，颈胸对线有改善（图 53.5 和图 53.6）。矫形效果也非常令人满意。患者恢复了水平注视，能够使用助行器行走。（图 53.7）。

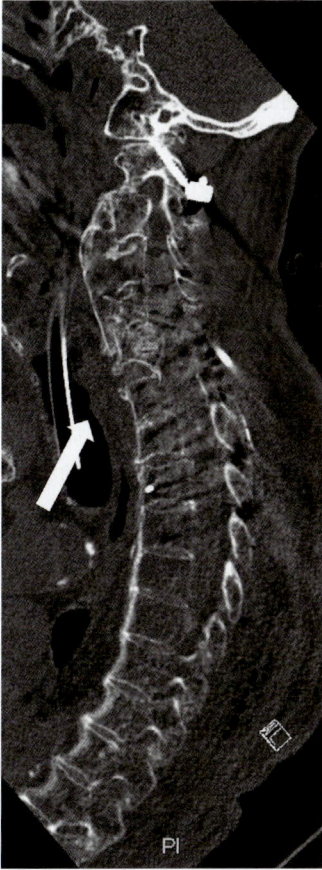

图 53.5　术后 CT 显示颈胸段椎体排列已矫正。箭头显示后路截骨后椎体前柱已显著打开

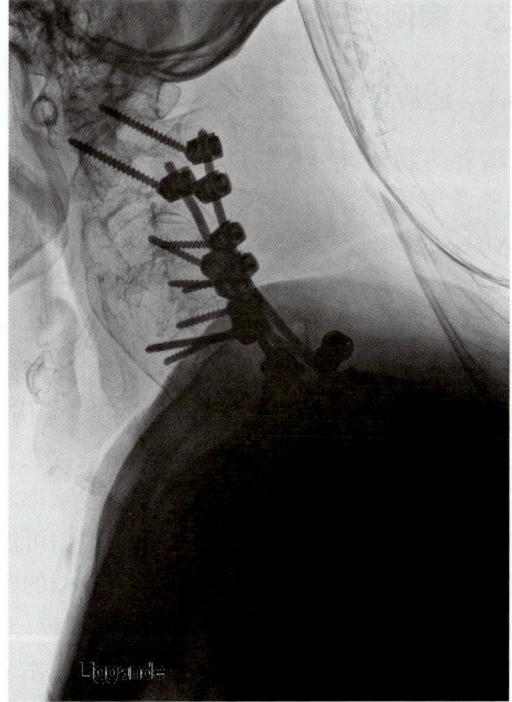

图 53.6　术后 X 线显示颈胸段序列良好

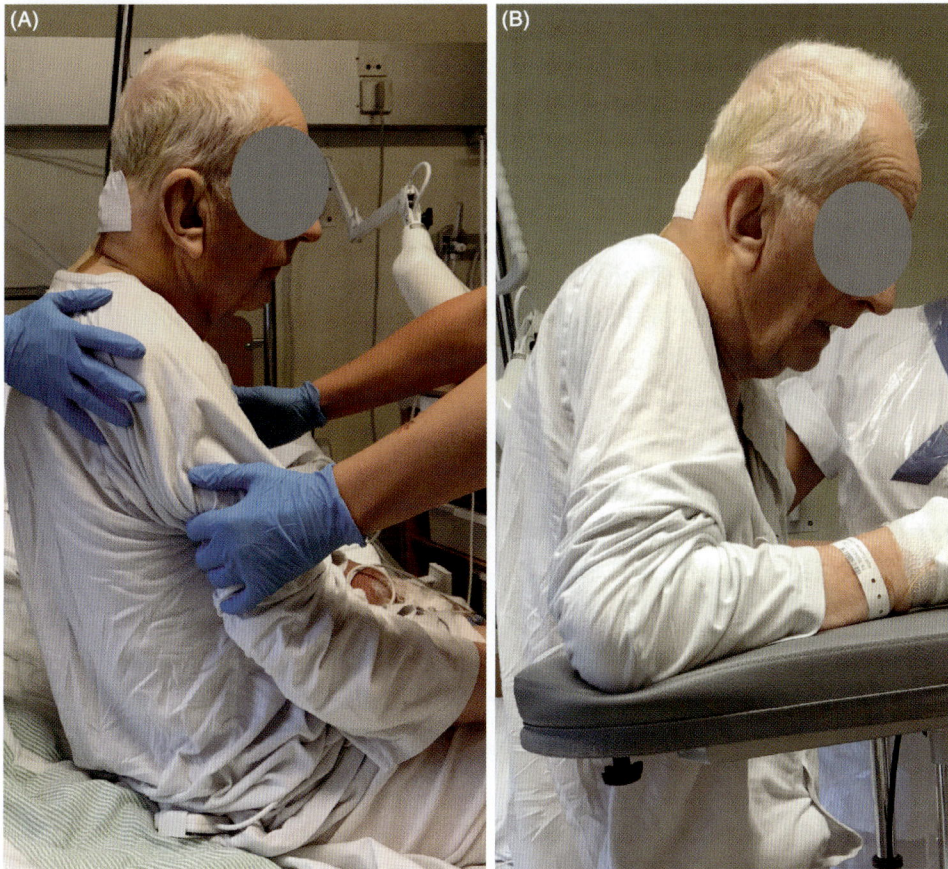

图 53.7　术后首日照片显示患者已能平视。(A)坐位矢状面观。(B)站立位矢状面观

53.3 病例讨论

53.3.1 适应证

随着药物治疗 AS 的进展，"颌触胸"畸形已变得非常罕见。这些 AS 药物包括非甾体抗炎药（NSAIDs）、止痛药、皮质类固醇、生物合成制剂、抗风湿药物（DMARDs）和持续物理治疗等[4,5]。

然而，大多数强直性脊柱炎患者不可避免地会发展成僵硬、脆弱的脊柱，并伴有周围肌肉的继发性萎缩和骨质疏松。这使得 AS 患者极易受伤，即使创伤很小，骨折的风险也会增加 4 倍[6]。强直性脊柱炎患者持续骨折，神经功能恶化的发病率和死亡率高[7]。此外，与我们的病例相似，他们可能会发展成"颌触胸"畸形。这通常会导致他们的整体健康状况迅速恶化，水平注视受损，吞咽困难，难以保持个人卫生和社交能力。矫正只能通过手术来实现。手术矫正可以改善疼痛，但最重要的是实现颈胸对齐[8-10]。

53.3.2 手术方式和矫正度的选择

Smith-Petersen 第一次在腰椎描述的截骨矫正治疗强直性脊柱炎后凸畸形手术[11]。随后被 Urist 等[12]和 Law 等[13]用于颈椎上。这种截骨技术随后被 Simmons 推广[14]。它类似于 Smith-Petersen 截骨术，在 C_7 前柱稳定骨折处需要矫正的水平上去除后方附件组织。

这项技术在颈椎区域的进一步改进包括椎弓根切除，在截骨术关闭后进一步减压 C_8 神经根等[3]。

用于颈胸交界处矫正的最新技术是 PSO，也称为闭合楔形截骨术[15-17]。它的技术更先进，允许更广泛的矫正范围，椎骨之间的融合面更大。

为了测量校正，通常使用两个参数：

颌眉角（chin-brown vertical angle，CBVA），可以用来评估水平注视。它是站立状态下两条线之间的角度：一条从眉毛画到下巴，另一条是垂直线。在 AS 的情况下，建议 CBVA 应在 −10° 至 10° 的范围内，以确保足够的水平视线[18]。

C_7 矢状位垂直轴（SVA）用于更全面地评估矢状位对齐，测量的是骶骨后上角与从 C_7 中心下降的垂直线之间的距离[19]。

我们的经验是，C_0/C_1 没有活动度的患者没有缓冲机制，不能过度矫正，因此需要较少的矫正。C_0/C_1 之间活动度完好的患者可以更好地容忍过度矫正。

无论采用哪种截骨技术，CBVA 和 SVA 参数均可改善。然而，由于术前透视检查有困难，围手术期的矫正测量非常有限。因此，为了达到充分而不夸张的矫正，术前细致的手术计划是至关重要的。

53.3.3 围手术期及术后并发症

颈胸交界处的截骨术，无论是哪种类型，技术要求都很高。Etame 等人[20]在他们的文献中描述了基于 4 项研究的截骨结果数据[3,21-23]。并发症发生率为 26.9%～87.5%，病死率为 2.6%。其中，神经损伤是最令人畏惧的。总的神经损伤率为 23.4%，绝大多数是由于医源性椎间孔狭窄引起的一过性 C_8 神经根病。C_8 神经根病的永久性神经并发症发生率为 4.3%。另一方面，内科并发症包括感染、吞咽困难、假性动脉闭锁以及需要气管切开和 / 或 PEG 管[8,10,24]。

53.3.4 技术要点

在计划颈胸后凸截骨矫正术时，必须解决几个技术问题：

– C_7 椎体为最佳截骨部位。C_7 位置足够低，因此头端可以获得较大的纠正度数。它位于大胸廓血管上方和椎动脉下方，可将血管损伤的风险降至最低。此外，与 C_7 或 C_6 神经根相比，C_8 神经根损伤对手功能的影响较小。

– CTJ 很难用透视显示，因此提倡使用导航来提高内固定装置的位置的准确率[25]。

– 外科医师应熟悉颈椎和胸椎解剖，熟悉侧块和胸椎椎弓根螺钉内固定技术。

– 将内固定延伸到 C_2，甚至 C_1/C_2 复合体可以提供更高的抗拔出力。

– 术中必须要在连续神经生理监测下进行。

– 我们提倡使用自体血回输，因为脊椎硬膜外静脉丛和截骨面通常会大量出血。

作者选择的是 4 棒技术，带有颈椎椎弓根螺钉和交联，以便在截骨部位提供稳定的固定[26]。短节段椎弓根螺钉固定可保护脊柱在手动矫正过程中不发生侧方移位，并允许在重新调整后增加加压以改善骨与骨的接触。这项技术可能看起来过于夸张，并可以用矫正后锁定在截骨部位的铰链棒来代替[27]。我们建议使用横跨 CTJ 的长后颈胸内固定器作为重新调整颈椎的坚实基础。

53.3.5　文献指南

不幸的是,目前的文献中没有足够的证据证明关于哪种技术应该是更可取的结论。只有一项单一机构前瞻性的、非随机研究表明,CBVA 应该用于 AS 的颈胸椎后凸矫正计划[18]。由于 C_8 神经根压迫,大多数神经并发症都是一过性的[20]。因此,我们不能根据这些数据来指导任何一般性的指导方针,关于矫形的技术和程度的决策应该根据具体情况做出决定。然而,我们可以得出结论,强直性脊柱炎中的颈胸椎后凸虽然非常罕见,但给患者带来了巨大的痛苦。手术应使用现代外科技术精心计划,并在尽可能的情况下由神经监测和影像引导器械提供支持。

证据级别:C

大多数被引用的研究都是更大规模的回顾性单中心队列研究。由 Suk 等人[18]发表的是唯一引用的具有更高证据水平的前瞻性、单中心、非随机研究。

53.4　结论与精华

强直性脊柱炎患者的颈胸畸形对患者的生活质量有很大影响。目前,截骨矫正和后路长节段固定是唯一有价值的治疗方法。手术很有挑战性,需要全程提前周密计划。

我们主张在 C_7 截骨术后仅使用长节段的颈胸后路固定,足以支撑和维持重新排列的脊柱。

临床注意事项

- 术前必须进行颈椎 CT 扫描和 MRI 检查(如果可能),包括上胸椎
- 即便是前柱多节段手术后失效的患者,颈椎后路长节段内固定也是唯一的手术入路
- 术中使用 SSEP 和 MEP 进行神经监测是必要的
- 如果可以的话,应该使用影像导航技术
- C_7 是最好的截骨节段
- 术前影像测量的 CBVA 可用于计划手术矫正的程度

（谢江 译　吕飞舟 审）

资深专家点评

对于强直性脊柱炎复杂的颈胸段畸形进行截骨矫形的风险和挑战性非常大。目前,常用的手术技术包括了 C_7 经椎弓根椎体截骨术(PSO)、颈椎前路截骨技术(ACO)和前后路联合截骨术,其中在 C_7 进行 PSO 矫形应用最为广泛也更合理,原因除了文中所述以外还包括:①AS 颈椎/颈胸段后凸畸形的顶椎多位于 C_7,矫形力臂长,矫形效果较好;②C_7 节段的椎管较为宽大,当截骨面闭合后,发生脊髓压迫的可能性也较小。对于矫形目标的设定,Suk 等和 Simmons 等认为颈胸段截骨术后的理想目标是颌眉角在 0°至 10°之间,避免过度矫正形成“仰颈畸形”或矫正不足影响平视。然而,在临床实践中,即使明确了手术目标、选择了正确的矫形技术,仍需要麻醉和护理人员等整个手术团队密切的配合,积累足够丰富的经验才可游刃有余地开展该疾病的治疗。

（复旦大学附属华山医院　吕飞舟）

参考文献

1. Braun J, Sieper J. Ankylosing spondylitis. Lancet. 2007;369(9570):1379–90.
2. Vaccaro AR, Koerner JD, Radcliff KE, et al. AOSpine subaxial cervical spine injury classification system. Eur Spine J. 2016;25(7):2173–84.
3. Simmons ED, Distefano RJ, Zheng Y, Simmons EH. Thirty-six years experience of cervical extension osteotomy in ankylosing spondylitis: techniques and outcomes. Spine (Phila Pa 1976). 2006;31(26):3006–12.
4. Maxwell LJ, Zochling J, Boonen A, et al. TNF-alpha inhibitors for ankylosing spondylitis. Cochrane Database Syst Rev. 2015;4:CD005468.
5. Tymms K, Littlejohn G, Griffiths H, et al. Treatment patterns among patients with rheumatic disease (rheumatoid arthritis (RA), ankylosing spondylitis (AS), psoriatic arthritis (PsA) and undifferentiated arthritis (UnA)) treated with subcutaneous TNF inhibitors. Clin Rheumatol. 2018;37:1617–23.
6. Finkelstein JA, Chapman JR, Mirza S. Occult vertebral fractures in ankylosing spondylitis. Spinal Cord. 1999;37(6):444–7.
7. Caron T, Bransford R, Nguyen Q, Agel J, Chapman J, Bellabarba C. Spine fractures in patients with ankylosing spinal disorders. Spine (Phila Pa 1976). 2010;35(11):E458–64.
8. Deviren V, Scheer JK, Ames CP. Technique of cervicothoracic junction pedicle subtraction osteotomy for cervical sagittal imbalance: report of 11 cases. J Neurosurg Spine. 2011;15(2):174–81.

9. Samudrala S, Vaynman S, Thiayananthan T, et al. Cervicothoracic junction kyphosis: surgical reconstruction with pedicle subtraction osteotomy and smith-Petersen osteotomy. Presented at the 2009 joint spine section meeting. Clinical article. J Neurosurg Spine. 2010;13(6):695–706.

10. Theologis AA, Tabaraee E, Funao H, et al. Three-column osteotomies of the lower cervical and upper thoracic spine: comparison of early outcomes, radiographic parameters, and peri-operative complications in 48 patients. Eur Spine J. 2015;24(Suppl 1):S23–30.

11. Smith-Petersen MN, Larson CB, Aufranc OE. Osteotomy of the spine for correction of flexion deformity in rheumatoid arthritis. Clin Orthop Relat Res. 1969;66:6–9.

12. Urist MR. Osteotomy of the cervical spine; report of a case of ankylosing rheumatoid spondylitis. J Bone Joint Surg Am. 1958;40-A(4):833–43.

13. Law WA. Osteotomy of the cervical spine. J Bone Joint Surg Br. 1959;41-B:640–1.

14. Simmons EH. The surgical correction of flexion deformity of the cervical spine in ankylosing spondylitis. Clin Orthop Relat Res. 1972;86:132–43.

15. Tokala DP, Lam KS, Freeman BJ, Webb JK. C7 decancellisation closing wedge osteotomy for the correction of fixed cervico-thoracic kyphosis. Eur Spine J. 2007;16(9):1471–8.

16. Wollowick AL, Kelly MP, Riew KD. Pedicle subtraction osteotomy in the cervical spine. Spine (Phila Pa 1976). 2012;37(5):E342–8.

17. Ames CP, Smith JS, Scheer JK, et al. A standardized nomenclature for cervical spine soft-tissue release and osteotomy for deformity correction: clinical article. J Neurosurg Spine. 2013;19(3):269–78.

18. Suk KS, Kim KT, Lee SH, Kim JM. Significance of chin-brow vertical angle in correction of kyphotic deformity of ankylosing spondylitis patients. Spine (Phila Pa 1976). 2003;28(17):2001–5.

19. Scheer JK, Tang JA, Smith JS, et al. Cervical spine alignment, sagittal deformity, and clinical implications: a review. J Neurosurg Spine. 2013;19(2):141–59.

20. Etame AB, Than KD, Wang AC, La Marca F, Park P. Surgical management of symptomatic cervical or cervicothoracic kyphosis due to ankylosing spondylitis. Spine (Phila Pa 1976). 2008;33(16):E559–64.

21. McMaster MJ. Osteotomy of the cervical spine in ankylosing spondylitis. J Bone Joint Surg Br. 1997;79(2):197–203.

22. Langeloo DD, Journee HL, Pavlov PW, de Kleuver M. Cervical osteotomy in ankylosing spondylitis: evaluation of new developments. Eur Spine J. 2006;15(4):493–500.

23. Belanger TA, Milam RA, Roh JS, Bohlman HH. Cervicothoracic extension osteotomy for chin-on-chest deformity in ankylosing spondylitis. J Bone Joint Surg Am. 2005;87(8):1732–8.

24. Hoh DJ, Khoueir P, Wang MY. Management of cervical deformity in ankylosing spondylitis. Neurosurg Focus. 2008;24(1):E9.

25. Ito Y, Sugimoto Y, Tomioka M, Hasegawa Y, Nakago K, Yagata Y. Clinical accuracy of 3D fluoroscopy-assisted cervical pedicle screw insertion. J Neurosurg Spine. 2008;9(5):450–3.

26. Johnston TL, Karaikovic EE, Lautenschlager EP, Marcu D. Cervical pedicle screws vs. lateral mass screws: uniplanar fatigue analysis and residual pullout strengths. Spine J. 2006;6(6):667–72.

27. Khoueir P, Hoh DJ, Wang MY. Use of hinged rods for controlled osteoclastic correction of a fixed cervical kyphotic deformity in ankylosing spondylitis. J Neurosurg Spine. 2008;8(6):579–83.

第54章 矢状位平衡和术前规划

A. El Rahal, F. Solla, V. Fiere, Aurélie Toquart, Cédric Y. Barrey

本章节内容及相关案例将重点关注如何整合新工具来制定并实现术前计划,以纠正脊柱 - 骨盆矢状位序列不良。

54.1 引言

成人脊柱畸形(adult spinal deformity, ASD)主要是由于腰椎退变引起的腰椎前凸丢失以及胸椎后凸增加,所导致的不符合人体力学的矢状位序列紊乱、矢状位失平衡及代偿机制启动如膝关节屈曲和骨盆后旋等[1]。而这些改变反过来则导致直立站位时持续的疼痛[1],行走距离减少,躯干前倾以及常需支撑物。

54.1.1 矢状位序列的临床意义

正如在第 26 章中所述[4],分析脊柱 - 骨盆矢状位序列特点,可为如何给 ASD 患者选择最适宜的脊柱内固定手术治疗提供最关键的信息参考。Schwab, Lafage 等[2,11]提出了三项与临床关系最紧密的矢状位参数来简化这个分析过程,并为矫形手术设置了目标:矢状位垂直轴(sagittal vertical axis, SVA)<40mm 或者<50mm,骨盆倾斜角(pelvic tilt, PT)<20° 以及骨盆入射角 - 腰椎前凸不匹配(pelvic incidence and the lumbar lordosis, PI-LL)<10°。术后矢状位序列不良与严重功能障碍以及机械并发症(如螺钉拔出,相邻节段疾病或断棒等)相关[3,4,13]。反之,以上三个参数,任意一个改善到正常值都能够改善患者的预后[5,6]。

在过去几十年中,如何合理地计划脊柱手术已经受到越来越多的关注,而通过开发新的数字化工具用于优化术前计划的技术也已经发展起来,以在未来达到一个更好的脊柱 - 骨盆矢状位序列及临床预后。而关于手术计划,目前有两个关注的重点:

1. 以患者为基础,使每个患者达到最理想的术后脊柱 - 骨盆矢状位序列(如患者个性化的矢状位序列)。

2. 以手术为基础,达到术者术前计划的手术目标。

54.1.2 矫形失败的原因

尽管现在已经建立了关于手术的理想矫形目标,但术后并不总能达到足够的曲度矫形效果[2,12],而这主要与腰椎前凸的重建不够或者丢失有关。

从实际应用中来看,矫形失败主要有两个原因:

1. 缺少术前计划或者术前计划不当

2. 执行失败

尽管现已存在多种评估方法,但仍然缺乏对矢状位序列矫正目标的系统分析。这可能是因为之前缺乏关于矢状位平衡方面的训练,以及既往对冠状位 Cobb 角过度强调。但目前观念已经逐渐开始转变,因为研究发现冠状位 Cobb 角与 ASD 患者的临床预后相关性较差[7]。

我们将影响最终矢状位序列的手术步骤总结如下:

- 患者的体位
- 充分地节段松解
- 适宜的内固定策略(单轴螺钉 / 多轴螺钉,螺钉的方向)
- 关节突切除、各级截骨术[Smith-Peterson 或 Chevron 截骨(SPO),经椎弓根截骨(pedicle subtraction osteotomy, PSO),骨 - 间盘 - 骨截骨(bone-disc-bone osteotomy, BDBO)以及全脊椎截骨(vertebral column resection, VCR)等复杂程度逐步上升的截骨技术]
- 钉棒连接
- 适宜的弯棒曲度
- 节段间操作(加压,撑开)
- 植骨

需要重视的是,以上每一个步骤都可能成为矫形失败的原因,而其中最复杂的步骤就是进行术前计划。而为了做好术前计划,我们将引入一个概念,即患者特异性弯棒(patient specific rod, PSR)来作为最终术后结果的保障。下面的一些案例中将详细阐述这项技术。

我们假设手动弯棒并不能总是提供一个预想的曲度，这其中需要考虑操作者的相关误差。这种误差可能导致无法将矢状位序列重建到预期的曲度[8]。实际上，只有 32% 的患者在矫形术后能够达到适中的矢状位序列，而 42% 的患者依然存在矢状位序列不良以及 26% 的患者存在过度矫形[7]。而 PSR 可能是优化矫正效果和实现手术目标的主要进步之一[14]。

有一些工具可用于测量术中的前凸曲度（如 Sagittal Meter App），但这仅提供了一个大概的评估，而非一个准确的脊柱外形评估。而且，这些方式是在患者处于俯卧位时才能实施。因此，PSR 这一全新的概念的提出是为了减少未测量的部分棒形所致的测量误差。基于术前的手术计划，可设计适宜的 PSR 来适应每个患者不同的矢状位曲度特点。

54.2 矫形及计划

54.2.1 矫形目标

标准化的矢状位全脊柱 X 线（至少包括股骨头，最好包括膝关节）是术前计划的基础。我们认为所有需要长节段固定的患者都必须行全脊柱 X 线，而我们常规使用 EOS™ 系统。需评估目前的脊柱 - 骨盆矢状位参数和后凸及前凸的顶点，以了解患者脊柱的矢状位曲度特点。

然后，手术过程可通过一个专用的软件来模拟，以使 Schwab 和 Lafage 等人提出的三个临床最相关的矢状位参数达到适宜目标[2-6]。

- SVA<40mm 或者<50mm
- PT<20°
- PI-LL<10°

为了确定理论上的前凸角度，我们更倾向于参考 PI 进行分级（每 10° 一个分级，从 I 级直到 VI 级），这样不同于 Schwab 公式，能更准确地反映 PI 与 LL 之间的非线性关系，如表 54.1 所示。

表 54.1 根据 PI 分级决定理想前凸角的方法

PI 分级	PI	PT 理论值	LL 理论值
I	<38°	4°	PI+18°
II	38°~47°	8°	PI+13°
III	48°~57°	12°	PI+9°
IV	58°~67°	16°	PI+6°
V	68°~77°	20°	PI+2°
VI	>78°	24°	PI-5°

除了腰椎整体前凸角度非常重要之外，腰椎前凸角的分布也同样重要[10]。保持 2/3 的前凸角由 L_4-S_1 节段提供，40% 的前凸角由 L_5-S_1 节段提供非常重要，详见第 26 章所述。

腰椎前凸顶点位置是根据 Roussouly 的"腰背分型"理论来确定的（图 54.1）[9]，并且围绕顶点预先确定前凸角度的分配。

对于 2 型、3 型和 4 型的患者（协调型），腰椎前凸角的分配应当遵循以下原则：2/3 在 L_4-S_1 节段，1/3 在 L_1-L_4 节段[10]（见图 54.1）。而对于 1 型的患者，有两种可行的策略：①将脊柱稳定在原始的 1 型，即大部分的腰椎前凸保持在 L_4-S_1 节段；②通过减少腰骶部过度后伸以及胸腰段的后凸，将 1 型转换为 2 型。而在这两种策略之间如何选择取决于患者的年龄、临床症状和腰骶节段的退变程度。对于前倾的 3 型患者，减小腰椎前凸可能是最好的选择。SVA 应当与年龄相匹配：老年人可能耐受比年轻人更高的数值。

矫形也需要考虑到与患者年龄相适应。对于 65 岁以下的患者，SVA 应<40mm，而 SVA<55mm 对于 65~75 岁的患者是可以接受的，但对于 75 岁以上的患者，SVA 在 65~70mm 就足够了。类似的，PT 在 25° 左右对于 75 岁以上的患者而言可接受的[10]。对于固定节段在 T_9 以下的患者，应当注意评估胸椎的活动度，胸椎也能参与术后的平衡调节中。如果术前怀疑胸椎后凸（thoracic kyphosis，TK）有生理性的减少（比如 TK 在 20° 左右），则建议将 TK 恢复到一个更合理的接近 40° 左右的曲度（大约 LL 的 2/3）。这有助于评估腰椎节段需要矫形的幅度，以及能够改善的整体平衡的程度。对于某些特殊的案例（如多节段术后的脊柱），需要超越上述所提及的指征而制定一个更特异性的术前计划。

总而言之，在计算所需的矫形程度时应考虑到 4 个主要因素，包括：

1. Schwab 标准，包括 SVA、PT 和 PI-LL
2. 理想的 LL 值（最好常采用 PI 分级来估计所需的 LL 理论值，详见表 54.1 和第 26 章）和腰椎前凸的自然分布，其中 2/3 应在 L_4~S_1 节段
3. Roussouly 分型
4. 患者的年龄

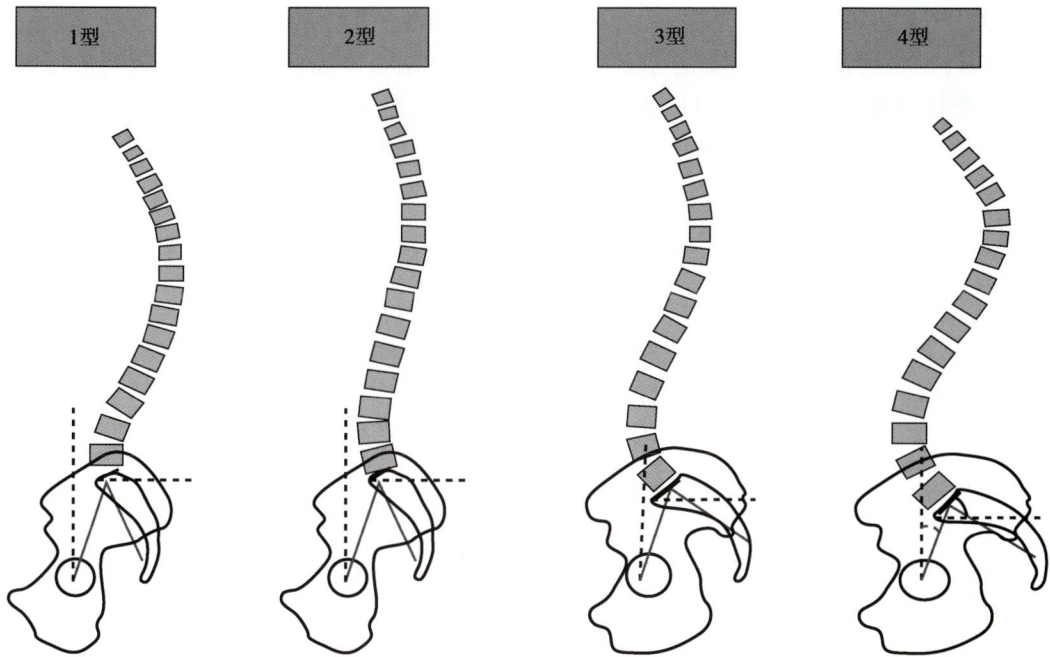

图 54.1 基于 Roussouly 分型(图 54.9)的腰背类型。腰椎前凸角的形态取决于 SS 的方向。1 型和 2 型 SS<35°;3 型 35°<SS<45°;4 型 SS>45°。通常 1 型和 2 型的 PI 较低,而 3 型和 4 型的 PI 较大。2 型、3 型和 4 型被认为是协调型

如果只应用一个简单的公式(例如 Schwab 公式)而不考虑到其他因素的影响,可能导致灾难性的后果,包括过度矫形、脊柱 - 骨盆复合体的几何形态恢复欠佳等。

54.2.2　PSR 的概念和计划

矫形的术前计划应有几个标准化步骤。首先,使用后路松解技术(从小关节突切除术到 3 柱截骨术)、插入椎间融合器以及加压或撑开虚拟矫正的脊柱,通过上述操作模拟矢状位序列的虚拟矫正,并在矢状位上确定 PSR 的轮廓。根据每个椎弓根螺钉或其他植入物的进入点(图 54.2)和冠状位曲线的矫形预期,在冠状位上测量 PSR 长度。之后,两根 PSR 由工业化制造而成,准确地弯到了特定的曲度。这些棒上的标记(如上端椎,S₁ 螺钉,矢状线)都可激光打印,以保证在手术过程中可准确地植入[14]。

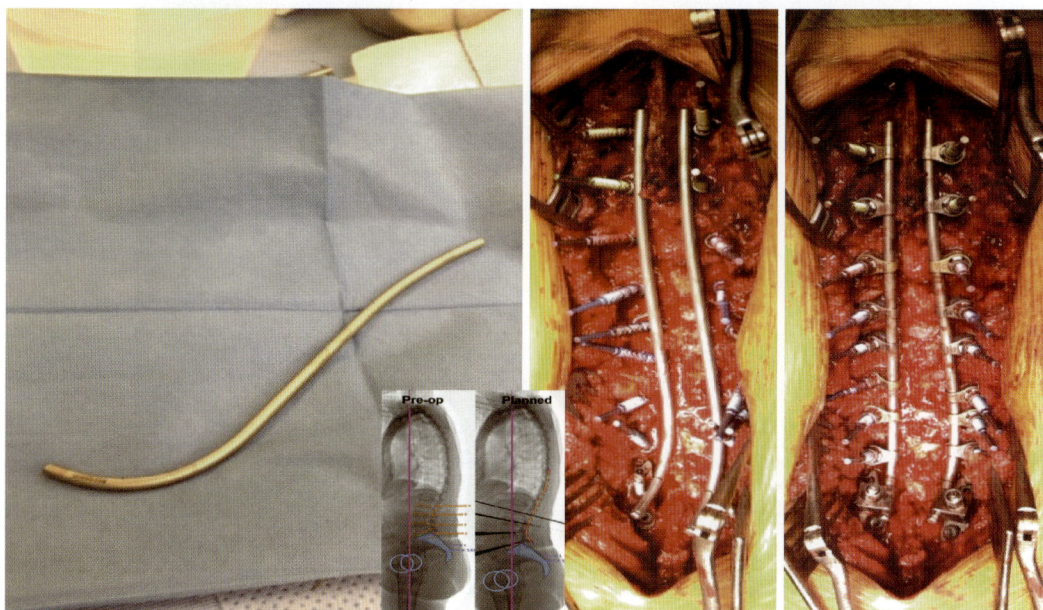

图 54.2　PSR UNID™ 经由工业化制造,能够完美地适应手术区域

54.2.2.1　手术技术

制造完成后，两根对称（如有需要也可不对称）的完全按照术前计划精准预设塑形和长度的 PSR 将被送到手术室，然后无需其他额外操作即可植入患者体内。现在已经有钛或者钴铬合金的 PSR 可供选择，其直径为 5.5mm 或者 6mm（MEDICREA®，Lyon，France）。

在技术上没有特殊的地方，所有的手术步骤都与常规手术类似，按计划进行。如果固定节段比预期的更僵硬而固定棒看起来过度弯曲，则需要额外增加手术松解步骤。如果棒根本不适合，则术者可以使用一个标准棒进行弯棒。如有必要，PSR 也可以略微调整曲度，当然，也可以缩短长度。

椎弓根螺钉拧入时应与上终板平行，以保证 PSR 棒的标记能够准确放置，并且更好地适应棒的形状，以确保椎体的最终位置准确[10, 14]。

在关于术前计划在临床实践中的应用，我们将在本章节以 3 个案例来帮助阐明。

54.3　病例描述

54.3.1　病例 1

一个 L_2-S_1 融合术后患者仍伴有持续的神经源性间歇性跛行，慢性背痛以及躯干前倾，导致行走距离受限至 40m，并表现为平背畸形伴胸腰椎交界区后凸（图 54.3）。

第一步，我们评估了脊柱 - 骨盆参数、后凸和前凸的顶点，确定该患者脊柱矢状位的外形，并通过专门的软件建立了一个初始计划。

第二步，建立的初始计划包括：T_4 到髂骨的螺钉固定、PSO（L_2，25°，Schwab 分型Ⅲ级）以及多节段 SPO。模拟角度如图 54.4 所示。

初始计划手术方案并不够好，仍有持续失衡，SVA 依然 >100mm。该患者的 PI 分级为Ⅱ级。所需的 LL 为 PI+13°=51°，SVA<50mm，PT=12°，PI-LL>10°。因此，新计划改变了手术方案，包括 L_3 的 PSO（4 级 PSO，经椎间隙截骨）以获得 35° 的腰椎前凸角增加，后文将会提到。模拟角度如图 54.5 所示。

新计划的目标则是达到 SVA=10.7mm，LL=41°，PI-LL=2° 和 PT=12°，这则是通过 L_3 的 PSO（Schwab 分型Ⅳ级）来增加 35° 的前凸角实现的。通过使用蓝色所示的 PSR，使我们可以在手术最后达到一个理想序列，并与术前计划保持一致。

这个案例阐明了我们如何建立计划，如何在术前通过更好的策略去修正计划（图 54.6 和图 54.7）。

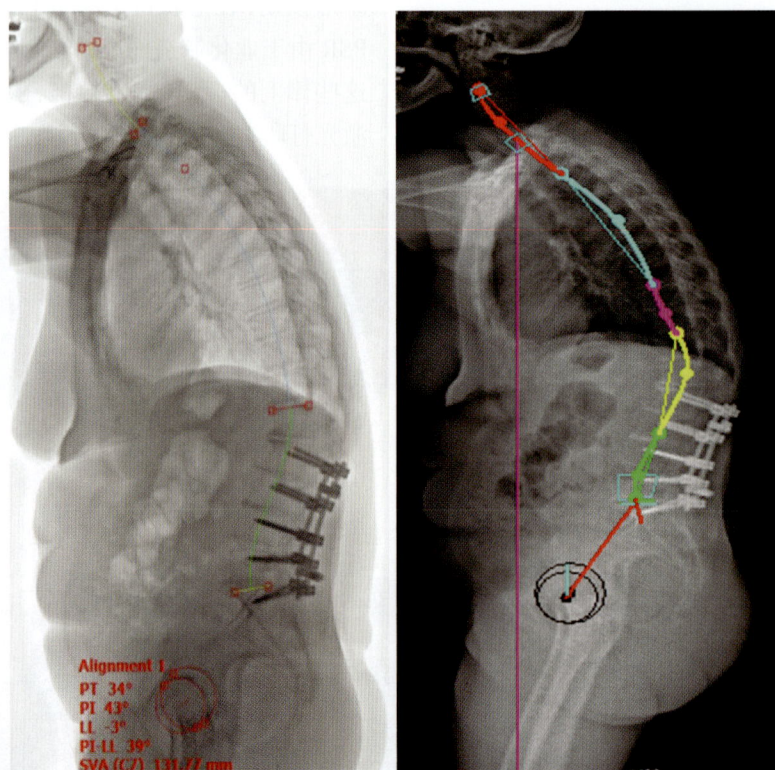

图 54.3　第一步是在 EOS™ 系统全脊柱 X 线上测量 3 个临床相关的矢状位平衡参数，此患者的数据为：PI=43°，PT=34°，PI-LL=39°，LL=3°，SVA=131.7mm

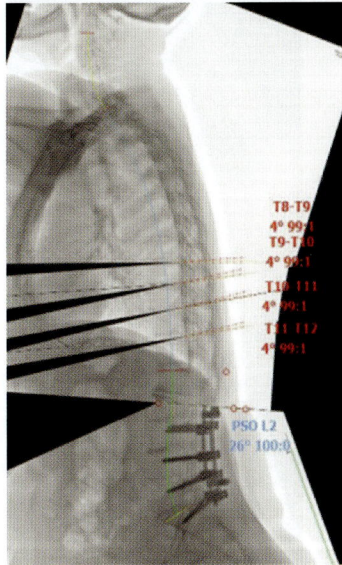

	Sagittal Vert. Alignment (mm)	Thoracic Kyphosis(°)	Pelvic Incidence PI(°)	Lumbar Lordosis LL(°)	PI-LL (°)	Sacral Slope (°)	Pelvic Tilt (°)
PREOPERATIVE	131.7	40	43	3	39	9	34
CASE PLANNING	101.8	25	43	29	14	31	12

图 54.4　第一次手术计划是 L_2 PSO(Schwab 分型 III 级)以及多节段 SPO。但 LL 不足并仍存在矢状位失平衡(SVA 仍 >100mm)

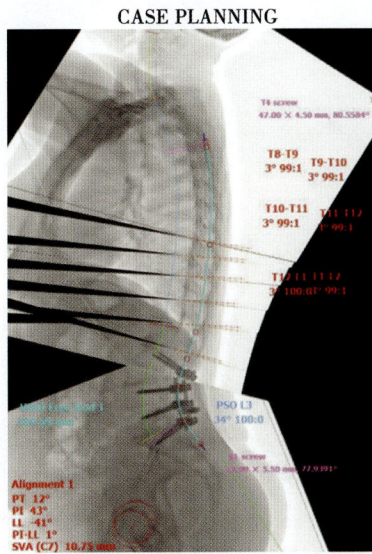

	Sagittal Vert. Alignment (mm)	Thoracic Kyphosis(°)	Pelvic Incidence PI(°)	Lumbar Lordosis LL(°)	PI-LL (°)	Sacral Slope (°)	Pelvic Tilt (°)
PREOPERATIVE	131.7	40	43	3	39	9	34
CASE PLANNING	10.7	25	43	41	2	31	12

图 54.5　第二次术前计划拟 T_4 至髂骨螺钉固定，L_3 PSO 截骨(Schwab 分型 IV 级)及多节段 SPO。理论上术后的 SVA=10.7mm，LL=41°，PT=12°。此方案的矫形结果是满意的，计划有效

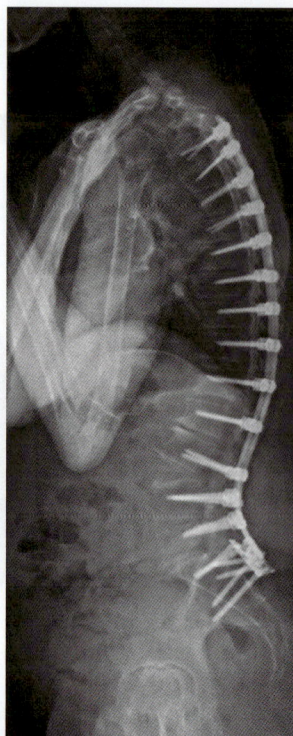

图 54.6   术后患者达到了一个良好的平衡，SVA＝11.1mm，LL＝55.4°，PI-LL＝－13°

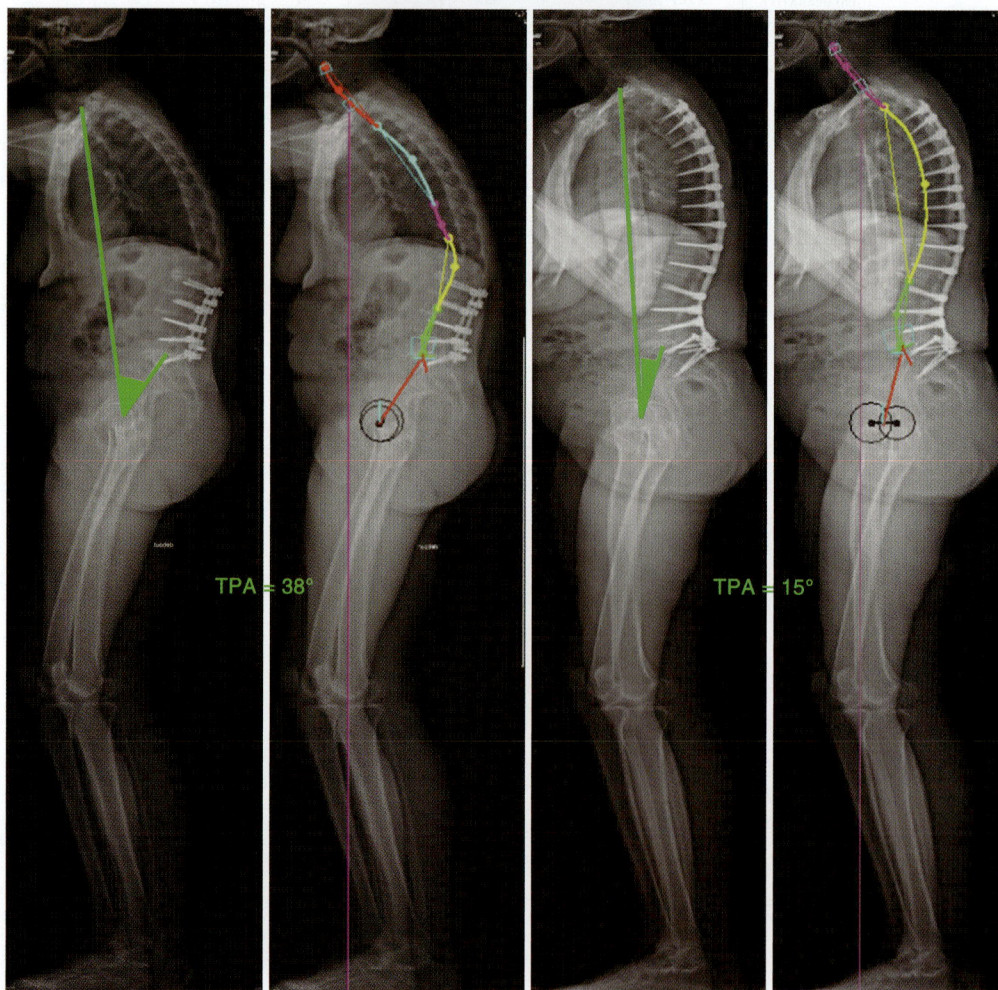

TPA ≈ 38°   TPA ≈ 15°

图 54.7   对比术前和术后全身 X 线结果，术后 TPA 为 15°，达到准正常化，并将 C_7 铅垂线重置于骨盆上，减小了膝关节的屈曲程度

54.3.2 病例2

57岁患者出现慢性腰背痛的症状,仅能行走40m,并伴随着躯干前倾的矢状位失衡。EOS结果

提示:退变性腰椎后凸,腰椎前凸角为-8°,骨盆后旋状态。ODI评分为52分(总分100分),Roland-Morris评分17分(总分24分)。详见图54.8~图54.10。

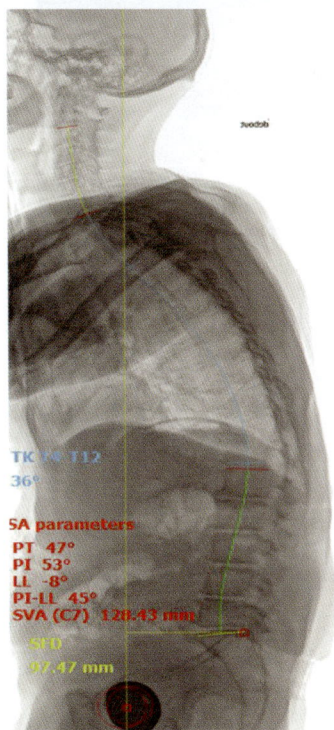

图54.8 全脊柱EOS™系统X线结果显示平背畸形伴退变性腰椎后凸。PI=53°,PT=47°,LL=-8°,PI-LL = 45°,SVA=128.4 mm。此患者理论所需LL为PI+9°=61°(根据Barrey的PI分级为III级)

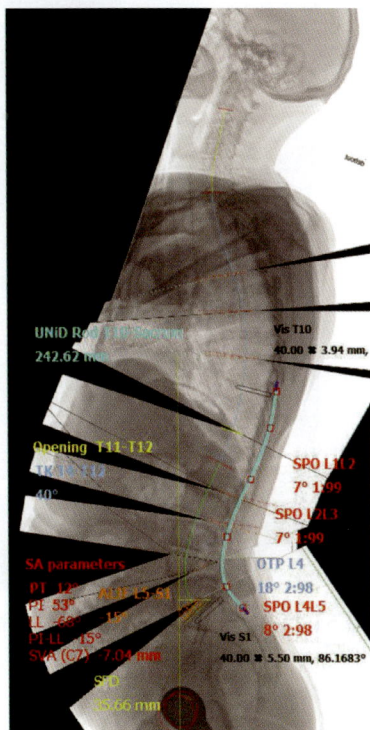

图54.9 计划分两步完成手术。第一步,在L5-S1行ALIF以达到12°前凸角的目标。第二步,应用PSR完成T10到骨盆的内固定,在L4节段行PSO(25°,Schwab III级),在L1-L2、L2-L3、L4-L5行SPO,T11-T12关节突切除。手术目标是LL=68°,SVA=-7mm,PI-LL = -15°,PT=12°。预计术后TK能够恢复到40°左右的正常范围

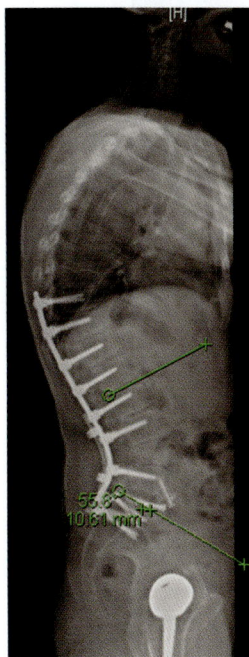

图54.10 术后结果:SVA=10.6mm,LL=55.8°,PI-LL = -3°,TPA=12°

54.3.3 病例3

一名68岁老年女性患者,2005年曾行L2-L4椎体融合术。目前已出现超过两年的严重腰背痛,伴左侧L4和L5支配区域的放射性疼痛以及L5支配的运动受损。行走距离在100m左右。VAS评分7分,ODI评分48分(总分100分),Roland Morris评分12分(总分24分)。

存在多种合并症,包括:心肌梗死、肾功能不全、心房颤动(图54.11)。

影像学显示主要为腰段脊柱的一个僵硬性退变侧后凸畸形。因为这个患者有非常多的合并症,并且已经是68岁的高龄,我们采取了不同的手术目标以缩短手术时间和降低手术风险(图54.12和图54.13)。

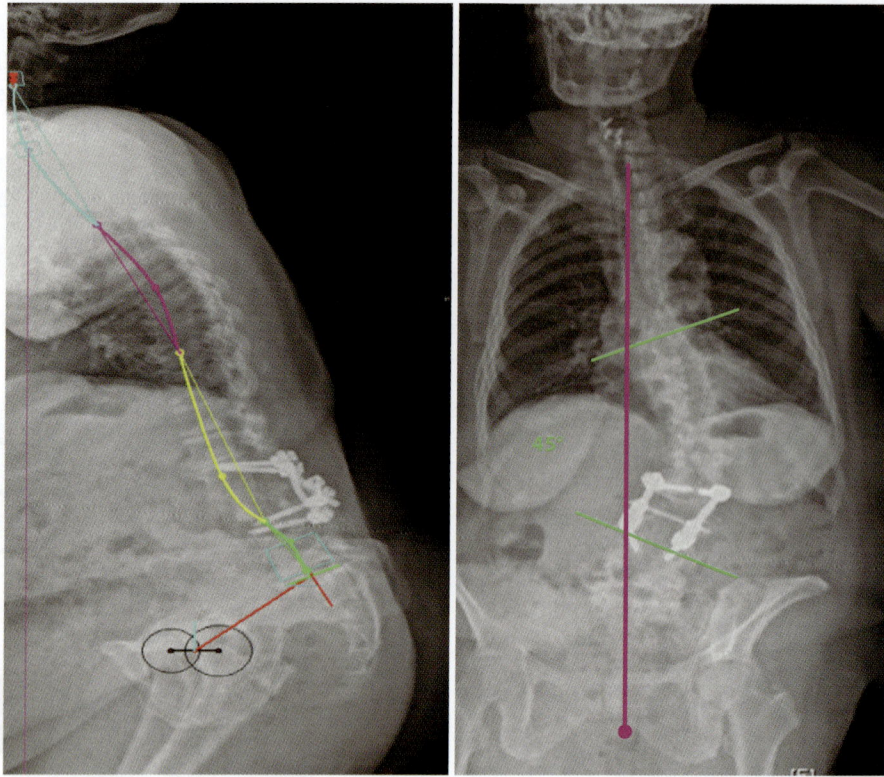

图 54.11　全脊柱 EOS™ 结果显示脊柱胸腰段后凸畸形，脊柱 - 骨盆参数为：PI=75°，PT=50°，SVA=298mm，LL（L$_1$-S$_1$）=8°，TK=28° 以及 T$_4$-T$_{10}$ Cobb 角 =45°。PI 分级为 V 级，LL 理论值为 PI+2°=78°

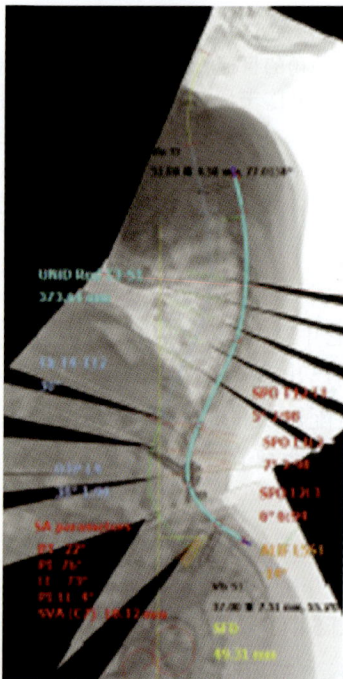

图 54.12　考虑到患者年龄以及合并症，手术计划是 SVA=18mm，PI-LL=3°，PT=22°，LL=73°，手术方式为 T$_3$ 到髂骨的螺钉固定，非对称 L$_4$ PSO（40°，Schwab Ⅳ 级）及多节段 SPO

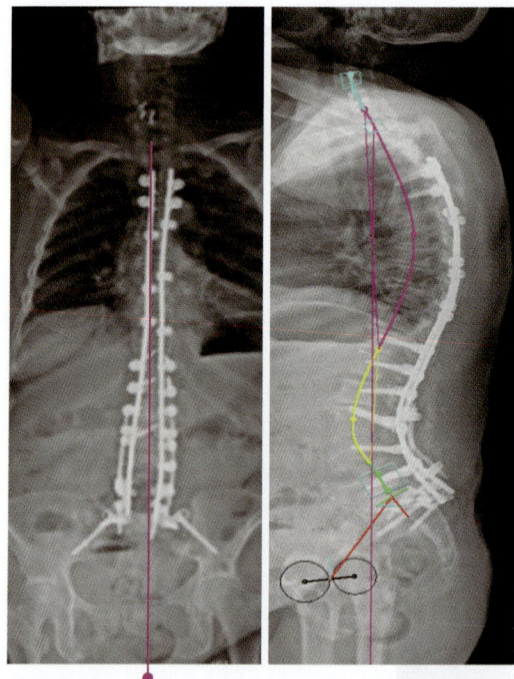

图 54.13　术后 EOS™ 全脊柱 X 线显示冠状位畸形得到矫正。脊柱 - 骨盆参数目前为：PT=30°，SVA=32mm，LL（L$_1$-S$_1$）=56°，TK=52°，Cobb 角 =8°。此手术策略是基于患者的年龄以及身体条件而确定的

54.4　病例讨论

本章节旨在展示术前计划与实现矢状位平衡的最佳手术矫形的相关性。在术前评估脊柱 - 骨盆平衡,建立一个清晰的矫形手术目标并在术中努力达到它是必要的。

可以通过特定的软件来模拟手术步骤,以达到计划的矫形目标。

术前的模拟评估可使我们对所有的脊柱 - 骨盆参数有系统性了解,并模拟多种不同的手术方式。这也有助于在术前完成一个清晰准确的策略,以减少手术时间并避免并发症。

考虑到患者的年龄和合并症等因素,选择一个次优的矫形计划也是可行的。我们的目标并不一定是符合 Schwab 标准,而是要将计划与患者本身的条件相适应。多种不同因素未来也将成为术前计划的一部分,例如骨质量、年龄、合并症、体重等。也许未来的人工智能可以考量这些因素,以帮助外科医师更好地实现术前计划。

目前,我们的矫形目标必须要适合患者的年龄,我们建议这样一种算法。

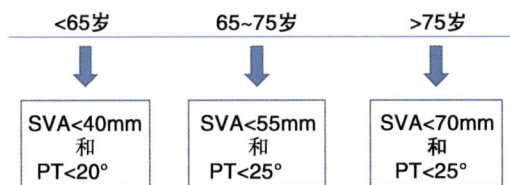

54.5　结论

在未来,术前计划对于每个脊柱外科医师和复杂的病例而言都将是必需的。许多数字化和信息化的工具现在已经发展得很好,可以帮助实现手术的目标。但这些都应当适用于不同的患者以及不同类型的腰背部情况,未来的人工智能应当能辅助制定术前计划。

矫形手术应基于 4 个主要的标准。

1. Schwab 和 Lafage 标准

2. Roussouly 形态分型

3. 基于 PI 分型的理论腰椎前凸角,遵循 L_4-S_1 占总腰椎前凸 2/3 的原则

4. 患者的年龄以及合并症情况

PSR 在术前计划和保证术后效果中有较好的作用。它无需人工弯棒,所以也不会产生操作者的组间和组内误差。机械弯棒能够使棒更平滑,对棒体

损伤更小,并最终缩短手术时间。一个多中心的研究正在进行,在 2019 年可以得出首批结果[8, 14]。

> **临床注意事项**
> – 确定矢状位失衡矫形手术的目标
> – 确定最佳的腰椎前凸角
> – 实现术前规划
> – 模拟不同的手术策略

（李危石　译　　陈仲强　审）

> **资深专家点评**
>
> 详细的术前规划对于 ASD 外科治疗获得满意疗效的重要性毋庸置疑。在脊柱序列失衡的研判、代偿机制的了解、外科矫正目标的制定、截骨的部位和截骨方法的选择,以及可能的并发症的处理等诸多影响最终结果的重要因素中,确定术后应恢复的脊柱序列类型应该是术前规划的基础。本章节依据丰富的人体生理、生物物理及临床研究结果,提出了 3 个临床最相关的矢状位参数适宜目标和计算所需的矫形程度时应考虑到的 4 个主要因素,并就如何进行术前规划做了清晰的阐述,具有重要的指导价值。专用的软件可以帮助模拟并修正手术计划,应该加速研发及推广应用。采用术前精细计划基础上的 PSR 可以更准确地实现矫正目标。作者同时强调并提出了适宜老年或有多种合并症患者的矫正目标和方法。需要指出的是中国人的脊柱矢状位序列参数、生活习惯和生理及社会因素等与欧美国家存在一定的差异性,在术前规划和手术矫形中,应给予相应的调整。

（北京大学第三医院　　陈仲强）

参考文献

1. Barrey C, Roussouly P, Le Huec JC, D'Acunzi G, Perrin G. Compensatory mechanisms contributing to keep the sagittal balance of the spine. Eur Spine J. 2013;22(Suppl 6):S834–41. **EBM V**

2. Schwab F, Patel A, Ungar B, Farcy JP, Lafage V. Adult spinal deformity-postoperative standing imbalance: how much can you tolerate? An overview of key parameters in assessing alignment and planning corrective surgery. Spine (Phila Pa 1976). 2010;35:2224–31. **EBM V**

3. Le Huec JC, Cogniet A, Demezon H, Rigal J, Saddiki R, Aunoble S. Insufficient restoration of lumbar lordosis and FBI index following pedicle subtraction

osteotomy is an indicator of likely mechanical complication. Eur Spine J. 2015;24(Suppl 1):S112–20. **EBM III**

4. Yagi M, Fujita N, Okada E, et al. Fine-tuning the predictive model for proximal junctional failure in surgically treated patients with adult spinal deformity. Spine (Phila Pa 1976). 2017; https://doi.org/10.1097/BRS.0000000000002415. **EBM IV**

5. Glassman SD, Berven S, Bridwell K, Horton W, Dimar JR. Correlation of radiographic parameters and clinical symptoms in adult scoliosis. Spine (Phila Pa 1976). 2005;30:682–8. **EBM IV**

6. Lafage V, Schwab F, Patel A, Hawkinson N, Farcy JP. Pelvic tilt and truncal inclination: two key radiographic parameters in the setting of adults with spinal deformity. Spine (Phila Pa 1976). 2009;34:E599–606. **EBM III**

7. Blondel B, Schwab F, Bess S, et al. Posterior global malalignment after osteotomy for sagittal plane deformity: it happens and here is why. Spine (Phila Pa 1976). 2013;38:E394–401. **EBM IV**

8. Fiere V, Armoiry X, Vital JM, Lafage V, Berthiller V, Barrey C. Preoperative planning and patient specific rods for surgical treatment of thoracolumbar sagittal imbalance. In: Van de Kelft E, editor. Surgery of the spine and spinal cord: a neurosurgical approach. Cham: Springer; 2016. p. 645–62.

9. Roussouly P, Pinheiro-Franco JL. Sagittal parameters of the spine: biomechanical approach. Eur Spine J. 2011;20(Suppl 5):578–85. **EBM V**

10. Barrey C, Darnis A. Current strategies for the restoration of adequate lordosis during lumbar fusion. World J Orthop. 2015;6:117–26. https://doi.org/10.5312/wjo.v6.i1.117. eCollection 2015 Jan 18. **EBM V**

11. Lafage V, Schwab F, Skalli W, Hawkinson N, Gagey PM, Ondra S, Farcy JP. Standing balance and sagittal plane spinal deformity: analysis of spinopelvic and gravity line parameters. Spine (Phila Pa 1976). 2008;33:1572–8. **EBM III**

12. Smith JS, Shaffrey CI, Ames CP, et al. Assessment of symptomatic rod fracture after posterior instrumented fusion for adult spinal deformity. Neurosurgery. 2012;71:862–7. **EBM IV**

13. Lafage R, Schwab F, Glassman S, et al. Age-adjusted alignment goals have the potential to reduce PJK. Spine (Phila Pa 1976). 2017;42(17):1275–82. https://doi.org/10.1097/BRS.0000000000002146. **EBM IV**

14. Barrey C, Fiere V, Lafage V, Vital J, Armoiry X, Berthillier J, PROFILE. Surgical treatment of spinal deformity with sagittal imbalance using patient-specific rods: a multicenter, controlled, double blind randomized trial. 2014. https://clinicaltrials.gov/ct2/show/NCT02730507. Accessed 10 Nov 2017. **EBM II**

第55章 截骨矫形技术的技术操作(SPO、PSO等)

Florian Ringel

55.1 引言

近年来,脊柱截骨术越来越受到重视和应用。原因有如下有几点:

成人脊柱畸形发病率的增加与西方社会人口老龄化有关,其中大多数是退变性脊柱畸形。相较于保守治疗,生活质量的降低,以及手术治疗的获益必然造成截骨矫形术使用的增加。手术矫形最常用于退行性畸形,但强直性脊柱炎、感染或创伤后等继发的畸形也越来越多地采用脊柱截骨术进行治疗。此外,培训的增加和更优化的操作流程也支持截骨术的使用[4-7]。

此外,脊柱矢状位平衡与否的概念在脊柱退行性疾病中得到了重视[12, 13]。这一理念的相关性证据的增加也导致脊柱矫形的进一步应用[11]。

本章旨在概述用于畸形矫正的截骨术的分类、术前规划、不同截骨技术的手术效果以及操作。

学习完本章,读者应该知道截骨矫形术的类型和分类,矢状位矫正的可达到的程度和技术操作。

55.2 病例描述

77岁老年女性,数月来表现为腰痛及神经源性跛行。两年前,患者因退行性不稳行 L_2-L_5 节段后方融合、L_3/L_4 和 L_4/L_5 节段后路减压及椎间融合。患者表述初次手术后疼痛和疼痛相关的活动受限症状缓解了一年左右。影像学显示近端邻近节段退变及后凸畸形,矢状位不平衡,SVA 约为100mm(图55.1)。

因为保守治疗后症状难以缓解,患者同意手术。

将内固定取出,延长后路固定 T_{10} 至 L_3(不包括 L_1),L_1 行 PSO 矫正畸形。术后脊柱全长X线显示矢状位畸形减小,SVA 为44mm。

腰椎前凸从28°增加到44°,骨盆倾斜角从术前的29°减少到14°(图55.2)。

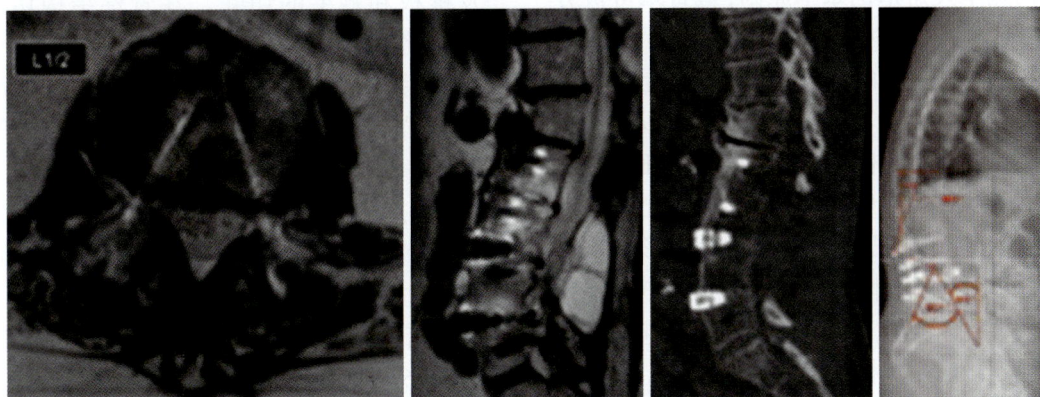

图 55.1 术前 MRI、腰椎 CT 及站立位脊柱全长 X 线,矢状位平衡参数。影像学显示前次手术腰椎固定融合节段为 L_2/L_3、L_3/L_4 和 L_4/L_5。近端邻近节段后凸,导致脊柱矢状位不平衡

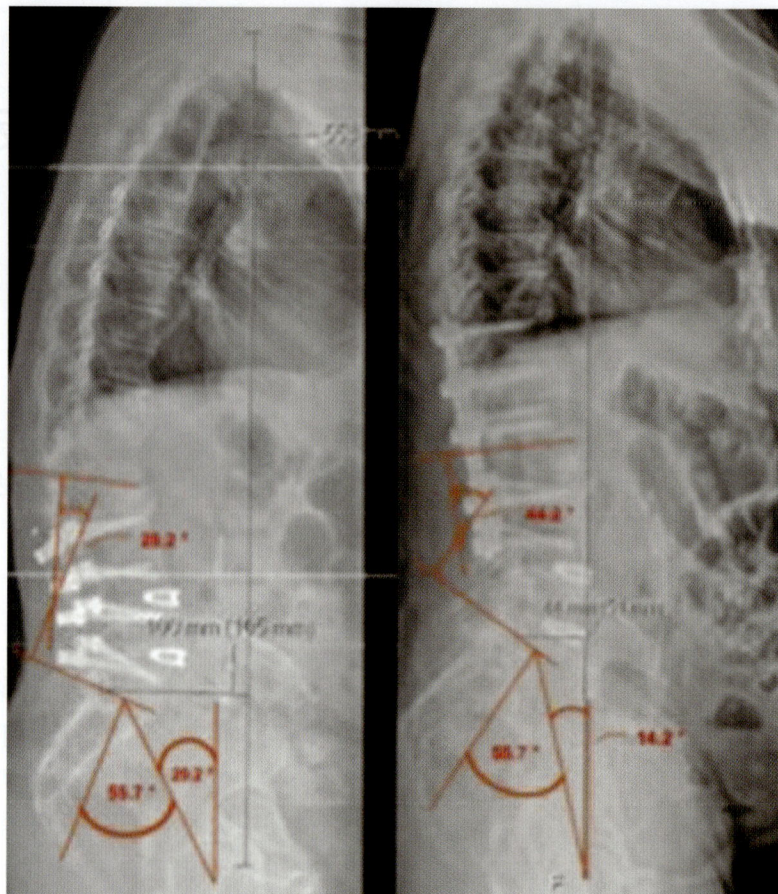

图 55.2　术前、术后站立位脊柱全长 X 线检查。术前 X 线显示前次固定节段的近端后凸畸形。采用 L₁ 经椎弓根截骨术矫正症状性畸形。图中给出了术前和术后矢状位参数

55.3　病例讨论

55.3.1　截骨术的分级

脊柱截骨技术根据其获得矢状位矫正程度的不同而分级，并以其发明者而命名[1,8]。

根据切除术及矫形的基本原则，截骨术可被分为张开楔形截骨，闭合楔形截骨，和张开 - 闭合楔形截骨技术。一个典型的张开楔形截骨术是 Smith-Peterson 截骨术（SPO），双侧上、下小关节以及部分椎板切除术。通过以椎体后壁为旋转中心闭合后方缺损，椎间盘内前方楔形张开。脊柱前柱拉长，后柱缩短，导致节段性前凸。典型的闭合楔形截骨是经椎弓根截骨，包括切除手术节段后方结构、双侧椎弓根和椎体的楔形截骨，楔形尖端位于椎体的前缘，基底在后方。通过椎体后方楔形闭合，椎体发生前凸形变。

2014 年 Schwab 等人发表了脊柱截骨术的解剖学分级，描述了 6 个解剖等级（图 55.3）[15]。
- 1 级包括小关节部分切除即下关节突和关节囊。

这些截骨术通过仅后路手术达到矢状位 5° 到 10° 的矫形纠正。由于 Smith-Peterson 截骨术产生一个前方的张开楔形，所以又被称为 Chevron V 形截骨或伸展截骨。一个可活动的脊柱节段是截骨的关键。
- 2 级包括一个完整的关节突截骨和黄韧带，以及椎板和棘突的切除。在骨性结构切除术后，用后路内固定关闭后部缺损。一个可活动的节段是后方闭合矫形前必需的，因而僵硬节段需要先松解椎间隙。典型的 2 级截骨是 Ponte 截骨术。
- 3 级包括椎弓根和部分椎体切除。典型的 3 级截骨术是经椎弓根截骨术及其变形手术。这类截骨手术能通过后方入路完成，不需要活动的节段，可以在僵硬畸形的情况下进行。经椎弓根截骨术的可矫正获得 25° ～30° 的前凸。
- 4 级为扩大的楔形切除，包括椎体上部分和近端邻近椎间盘，可获得 30° ～35° 的矫正。
- 5 级和 6 级为完整的单节段或多节段脊柱单元切除，包括椎体和椎间盘。

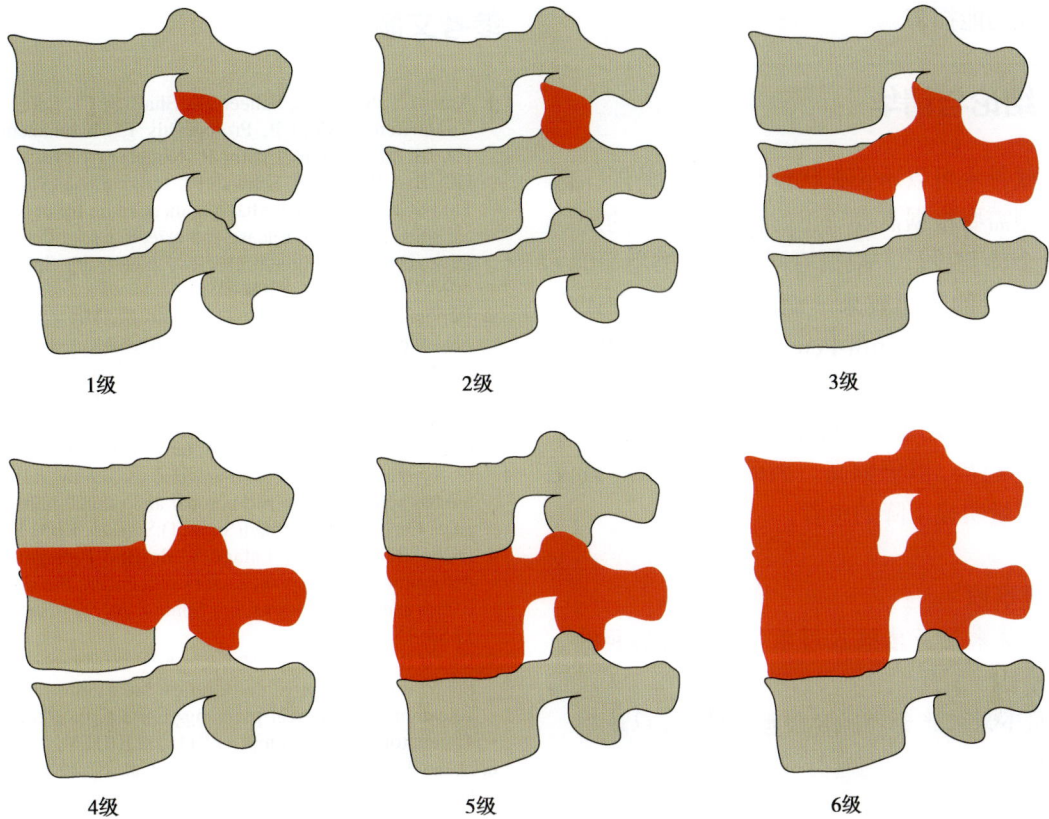

1级　　　　　　　　　2级　　　　　　　　　3级

4级　　　　　　　　　5级　　　　　　　　　6级

图 55.3　根据 Schwab 等人对脊柱截骨术的分级

这些截骨类型可获得不同程度的矢状位矫正，也可以用非对称的改良方式进行冠状位畸形的矫正[3,14]。

但在手术之前，关键步骤是矫形计划的制定，必要的截骨方式以及适当的矫形节段。

55.3.2　截骨矫形的规划设计

Schwab 等人定义了畸形矫正的实用目标值：PI-LL≤10°，PT<20°，SVA≤4cm。常用的矫正规划方法是 Berjano 技术或 Le Huec 的"完全平衡综合方法"[2,10]。此外，也可选择计算机系统模拟截骨和预期的矫正程度（Surgimap，Nemaris，USA）。矫形的设计应重视 SVA 或 C₇ 平移角，以及骨盆倾斜角的代偿，考虑到股骨倾斜角度，在拍摄站立位脊柱全长片时应尽可能包括股骨上段。矫正的重点应放在下腰椎，因为相较于脊柱近端，较低的节段通过较少的截骨，可以达到相同的矫正角度。

然而，尽管进行了充分的规划设计，研究表明，矫形计算的阳性预测值约为 75%，校正过度或不足时有发生[9]。

55.3.3　截骨术的实施

上文提及的后路经椎弓根截骨术病例，患者取俯卧位。应注意放置足够的软垫支撑，以便在骨性松解后将脊柱向矫正方向推挤，或允许在相应的节段折弯手术床，从而在截骨后实现矫形。对于脊柱手术节段的标准后路术式，后路内固定是有必要的——固定节段取决于畸形的程度，这是一个仍有争议的问题。但经椎弓根截骨术至少需要在行 PSO 节段上下各固定两组椎弓根螺钉。后路固定后，行相应层面的椎板切除术，并切除上下节段的部分椎板和黄韧带。切除双侧关节突关节，显露椎弓根。然后切除椎弓根直至椎体后壁。显露两侧的椎体侧壁。下一步是将椎体后壁作为楔形基底经行截骨。楔形截骨直至椎体前壁，或者更好的选择是对骨质较差的患者进行骨的压缩以形成楔形，注意要保持椎体前壁皮质骨的完整性。楔形的侧壁需切除。最后，通过后路内固定，折手术床或调整患者身体下方的软垫，来闭合楔形缺损。

55.3.4　并发症

尽管近十年来 3 柱截骨的并发症发生率有所下降，但不良事件发生率仍然很高。最近一项研究表明，2 年内的总并发症率为 39%，其中包括 30% 的翻修率[6]。导致翻修的典型问题包括内固定失败、假关节形成、神经功能损伤和近端交界区后凸。术中出血量过多仍发生在约 15% 患者中，10% 患者出现新的神经功能损害。

55.4   结论与精华

脊柱截骨术可以矫正矢状位和冠状位畸形。截骨术的类型需要根据需要矫正的程度和可用的规划工具进行个体化设计。根据不同的截骨类型，可以达到不同程度的矫正效果。最常用的截骨方式是可获得 5° 到 10° 的 Smith-Peterson 截骨术和 Ponte 截骨术，和最大可获得 25° 的经椎弓根截骨（PSO）。随着 3 柱截骨的使用增多和经验积累，并发症发生率处于下降趋势，但仍偏高。因此，截骨术应该仅用于生活质量明显下降的患者。

临床注意事项

- 截骨术越来越多地被应用于纠正矢状位和冠状位畸形
- 可采用不同的张开和闭合楔形截骨术，以达到需要的矫形程度
- 截骨术的并发症发生率较高，但逐渐降低

（黄博 译 姜建元 审）

资深专家点评

本章节主要介绍了脊柱截骨术的分级，另外通过病例重点反映了 PSO 截骨的特点和优势。PSO 截骨是最为常用的 3 柱截骨方式，对于角状后凸或僵硬后凸具有明显的优势。本章节的病例为三节段腰椎融合术后（L_2-L_5）的胸腰段 PJK 造成的矢状位失平衡，影像学显示 PJK 的主要原因为 L_1 椎体的楔形变，属于角状后凸的类型，SVA 约为 100mm。因此本病例行 L_1 椎体的 PSO 截骨是合理的。当然，我们同样不能忽视第一次术后 1~2 年就产生 PJK 的原因。通过第二次术前的影像学可以发现第一次腰椎融合术做了 L_2-L_5 广泛的全椎板切除，另外 L_2-L_3 之间没有做椎间融合，这就造成了融合近端的后方张力带结构缺失同时前柱缺乏有效的支撑，是造成术后短期 PJK 的原因。另外 CT 提示患者骨质量较差，可能合并较为严重的骨质疏松，也属于 PJK 的危险因素之一，因此第一次术后是否进行过规范的抗骨质疏松治疗也是值得反思的问题。以上的诸多问题都值得广大医师在临床工作中引起关注。

（复旦大学附属华山医院 姜建元）

参考文献

1. Ames CP, Smith JS, Scheer JK, Shaffrey CI, Lafage V, Deviren V, Moal B, Protopsaltis T, Mummaneni PV, Mundis GM Jr, Hostin R, Klineberg E, Burton DC, Hart R, Bess S, Schwab FJ, International Spine Study Group. A standardized nomenclature for cervical spine soft-tissue release and osteotomy for deformity correction: clinical article. J Neurosurg Spine. 2013;19(3):269–78. **EBM IV**
2. Berjano P, Cecchinato R, Damilano M, Morselli C, Sansone V, Lamartina C. Preoperative calculation of the necessary correction in sagittal imbalance surgery: validation of three predictive methods. Eur Spine J. 2013;22(Suppl 6):S847–52. **EBM IV**
3. Cecchinato R, Berjano P, Aguirre MF, Lamartina C. Asymmetrical pedicle subtraction osteotomy in the lumbar spine in combined coronal and sagittal imbalance. Eur Spine J. 2015;24(Suppl 1):S66–71. **EBM V**
4. Diebo BG, Henry J, Lafage V, Berjano P. Sagittal deformities of the spine: factors influencing the outcomes and complications. Eur Spine J. 2015;24(Suppl 1):S3–15. **EBM V**
5. Diebo B, Liu S, Lafage V, Schwab F. Osteotomies in the treatment of spinal deformities: indications, classification, and surgical planning. Eur J Orthop Surg Traumatol. 2014;24(Suppl 1):S11–20. **EBM V**
6. Diebo BG, Jalai CM, Challier V, et al. Novel index to quantify the risk of surgery in the setting of adult spinal deformity: a study on 10,912 patients from the nationwide inpatient sample. Clin Spine Surg. 2017;30(7):E993–9. **EBM III**
7. Diebo BG, Lafage V, Varghese JJ, Gupta M, Kim HJ, Ames C, Kebaish K, Shaffrey C, Hostin R, Obeid I, Burton D, Hart RA, Lafage R, Schwab FJ, International Spine Study Group (ISSG) of Denver, Colorado. After 9 years of 3-column osteotomies, are we doing better? Performance curve analysis of 573 surgeries with 2-year follow-up. Neurosurgery. 2018;83(1):69–75. **EBM III**
8. Enercan M, Ozturk C, Kahraman S, Sarıer M, Hamzaoglu A, Alanay A. Osteotomies/spinal column resections in adult deformity. Eur Spine J. 2013;22(Suppl 2):S254–64. **EBM V**
9. Lafage V, Smith JS, Bess S, Schwab FJ, Ames CP, Klineberg E, Arlet V, Hostin R, Burton DC, Shaffrey CI, International Spine Study Group. Sagittal spino-pelvic alignment failures following three column thoracic osteotomy for adult spinal deformity. Eur Spine J. 2012;21(4):698–704. **EBM IV**
10. Le Huec JC, Leijssen P, Duarte M, Aunoble S. Thoracolumbar imbalance analysis for osteotomy planification using a new method: FBI technique. Eur Spine J. 2011;20(Suppl 5):669–80. **EBM IV**
11. Le Huec JC, Faundez A, Dominguez D, Hoffmeyer P, Aunoble S. Evidence showing the relationship between sagittal balance and clinical outcomes in surgical treatment of degenerative spinal diseases: a literature review. Int Orthop. 2015;39(1):87–95. **EBM III**
12. Roussouly P, Gollogly S, Berthonnaud E, Dimnet J. Classification of the normal variation in the sagittal alignment of the human lumbar spine and pelvis in the standing position. Spine. 2005;30(3):346–53. **EBM III**
13. Roussouly P, Pinheiro-Franco JL. Sagittal parameters

of the spine: biomechanical approach. Eur Spine J. 2011;20(Suppl 5):578–85. **EBM V**

14. Thambiraj S, Boszczyk BM. Asymmetric osteotomy of the spine for coronal imbalance: a technical report.

Eur Spine J. 2012;21(Suppl 2):S225–9. **EBM V**

15. Schwab F, Blondel B, Chay E, et al. The comprehensive anatomical spinal osteotomy classification. Neurosurgery. 2014;74(1):112–20. **EBM III**

第56章 涉及骶骨与骨盆固定的操作技术

Yann Philippe Charles

56.1 引言

退行性腰椎侧凸和矢状位失衡是老年人常见的脊柱畸形。伴有失衡的成人脊柱畸形对与健康相关的生活质量（quality of life, QoL）影响较大[1,2]。如果保守治疗对腰腿痛以及进行性躯干失衡无效，可以考虑手术治疗。矢状位失衡的矫正可通过外科手术进行，如 Smith-Petersen 或 Ponte 截骨术治疗柔韧性较好的畸形，而经椎弓根楔形闭合截骨（pedicle subtraction osteotomy, PSO）通常用于治疗严重僵硬畸形[3]。

尽管成人脊柱畸形的外科治疗提高了生活质量，但据报道，中远期机械性并发症的发生率在 30%~40%[4,5]。而如果脊柱畸形和退变需要骶骨植入内固定，这些发生率还会增加。在与内固定相关的并发症中，包括腰骶交界区问题、远端螺钉松动、假关节形成和连接棒断裂以及近端交界性后凸是最常见的问题。

本病例将概述退行性腰椎侧凸合并矢状位失衡的治疗。目的是强调关键的手术要点，以助于读者应用后路矫正策略，进行合理的手术设计。讨论将集中在以下技术方面：
- 固定至骶骨的脊柱侧凸后路矫正技术
- 为降低远端内固定松动风险的 S_1 椎弓根螺钉和髂骨内固定技术
- 前后路联合融合在骨盆固定及对降低假关节风险的必要性
- 根据骨盆入射角规划腰骶矢状位力线

56.2 病例描述

一名 69 岁的女性因退行性腰椎侧凸到我们诊所就诊。在过去的 10 年里，她接受了物理治疗师治疗；在过去的 4 年里，她已经在康复中心接受了两次治疗。由于她的脊柱畸形，最初需要使用支具以减轻站立时的疼痛，目前口服的止痛药包括对乙酰氨基酚 4g/d 和曲马多 200mg/d。患者基于自身活动，自评腰痛 VAS 为 7 分。还描述了当前方负荷时

易疲劳和无法站立。此外，与去年相比，她的行走距离减少，大约 200m。血管外科医师排除了血管性跛行的可能。既往病史显示她患有轻度高血压，心内科医师用超声心动图检查了心室功能。

背部和姿势检查显示患者的躯干失平衡，左侧胸腰段剃刀背隆起 2cm。在冠状位下肢长度轻度不等长，测量差异为 1cm，骨盆稍向左倾斜。在矢状位上则有前倾性矢状位失衡，并部分被骨盆后倾和膝关节屈曲代偿。此外，尚有腰椎僵硬，Schober 指数为（10+1）cm。神经系统检查显示左侧 L_5 支配区的疼痛和感觉异常。无其他周围感觉障碍，运动功能正常。膝反射和跟腱反射均对称减弱。肌电图证实双侧 L_5 根中度失神经支配。

在全脊柱的前后位和侧位的 X 线上（图 56.1）

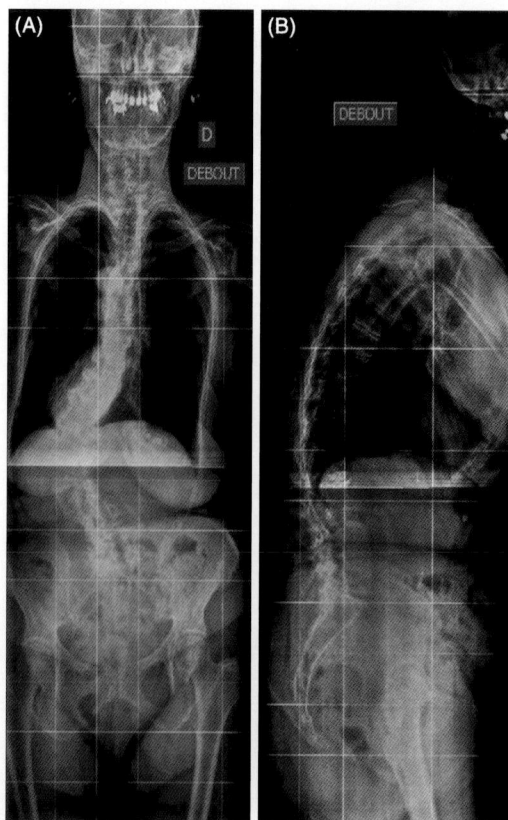

图 56.1 全脊柱的前后位（A）和侧位（B）片

测量脊柱畸形的参数。在冠状位上，T_{12} 和 L_4 之间的 Cobb 角为 70°，顶点在 L_1-L_2。在矢状位上，矢状位轴向距离（sagittal vertical axis，SVA）为 15cm。L_1-L_2 有 28° 的节段性脊柱后凸。T_4-T_{12} 胸椎后凸为 65°，L_2-S_1 腰椎前凸为 55°。骨盆参数：骨盆入射角 56°，骶骨倾斜角 23°，骨盆倾斜度 34°，提示骨盆后倾对躯干前倾性失衡的代偿作用。脊柱侧屈位片进一步进行评估脊柱的柔韧性（图 56.2）。Cobb 角从 70° 下降到 48°，表明脊柱相对僵硬。

通过 CT 扫描分析椎弓根轴的方向和自发性骨融合的情况。全脊柱 MRI 排除了脊髓异常，在 L_4/L_5 横断面显示中央椎管和侧隐窝狭窄（图 56.3）。此外，DEXA 骨密度评估显示在脊椎关节病基础上，平均腰椎 T 评分为 −0.6，而股骨颈 T 评分为 −2.1，表明患者骨量减少。

经与患者讨论，在神经监测（SSEP 和 MEP）下手术治疗她的脊柱畸形和椎管狭窄症。首先从 T_7-T_8 到 L_5-S_1 进行后路松解，使畸形变得柔软，以便进一步矫正。在 L_1-L_2、L_2-L_3 和 L_3-L_4 行 Ponte 截骨以完成节段性后凸畸形的矫正。然后，徒手置入从 T_6 到 S_1 的椎弓根螺钉。在脊柱左侧即弯曲的凸侧，L_1、L_2 和 L_3 分别置入单轴椎弓根螺钉，以进一步实现脊柱侧凸顶点去旋转。接着，暴露双侧髂后上棘，切除 2cm 的表面骨质。一方面将获取的骨组

织与先前切下的棘突、关节突共同作为植骨材料；另一方面，这一区域作为髂骨螺钉的置入点。将钴铬钼合金棒放置在凸侧，并通过系列矫形技术进行畸形矫正。根据胸椎后凸和腰椎前凸角度对棒进行预弯预并，在上棒时逐次矫正。用特制扳手对单轴螺钉进行旋转，同时行原位弯棒以完成对冠状位力线和 L_1-L_2 节段性后凸矫正。将矫正后的钉棒锁定，再置入对侧连接棒，并将其锁定。下一步，做 L_4 和 L_5 椎板切除以减压狭窄之椎管，并行 L_4/L_5 和 L_5/S_1 的 TLIF 手术。椎体间融合的目的是保留椎间盘高度，并预防假关节发生。本病例还采用了 4 棒技术进行了腰椎的固定。本病例中在 L_1-L_2 和 L_3-L_4 节段行 Ponte 截骨术后出现了相应节段椎间盘的前方张开现象，因此，在第一次手术后 3 周，采用微创侧前方技术对相应节段行左侧侧方椎间融合术。术后 X 线测量结果显示：Cobb 角 23°，SVA 0 cm，胸椎后凸 50°，腰椎前凸 64°，骨盆入射角 58°，骶骨倾斜角 33°，骨盆倾斜度 18°（图 56.4）。

患者在康复中心接受了为期 4 周的术后康复治疗。疼痛和行走距离在手术后有所改善，她的生活质量在术后 1 年内逐渐提高。考虑到固定脊柱的机械性改变可能发生在后期，因此建议患者每年进行一次随访。1 年后随访时，CT 显示每个腰椎节段已融合。骶骨和髂骨螺钉的位置良好（图 56.5～图 56.7）。

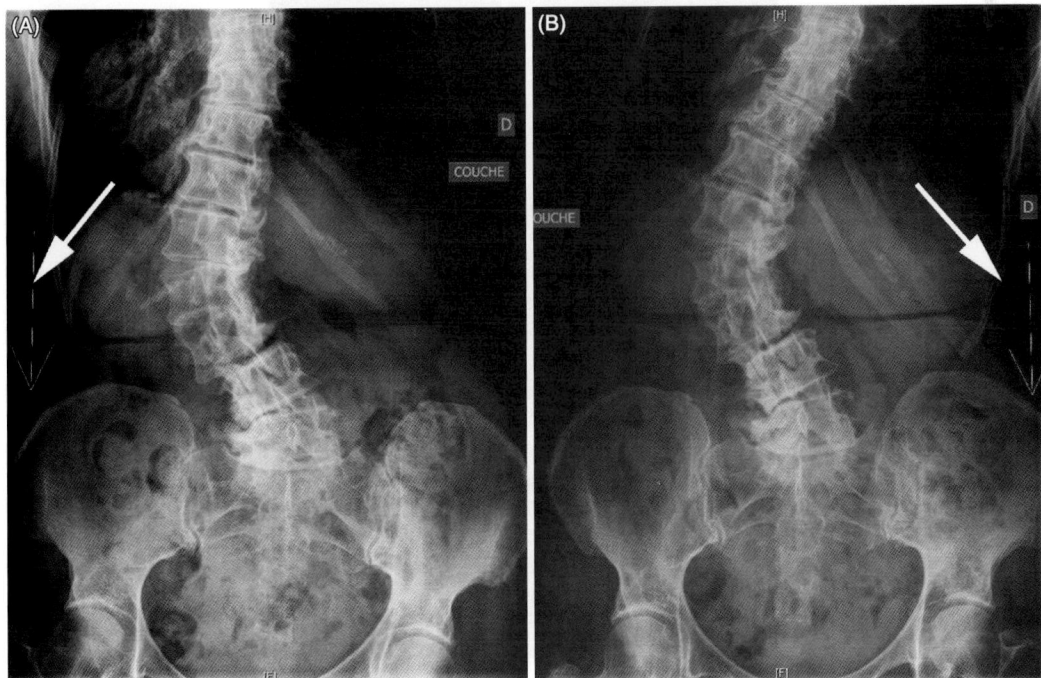

图 56.2　左侧（A）和右侧（B）屈位片

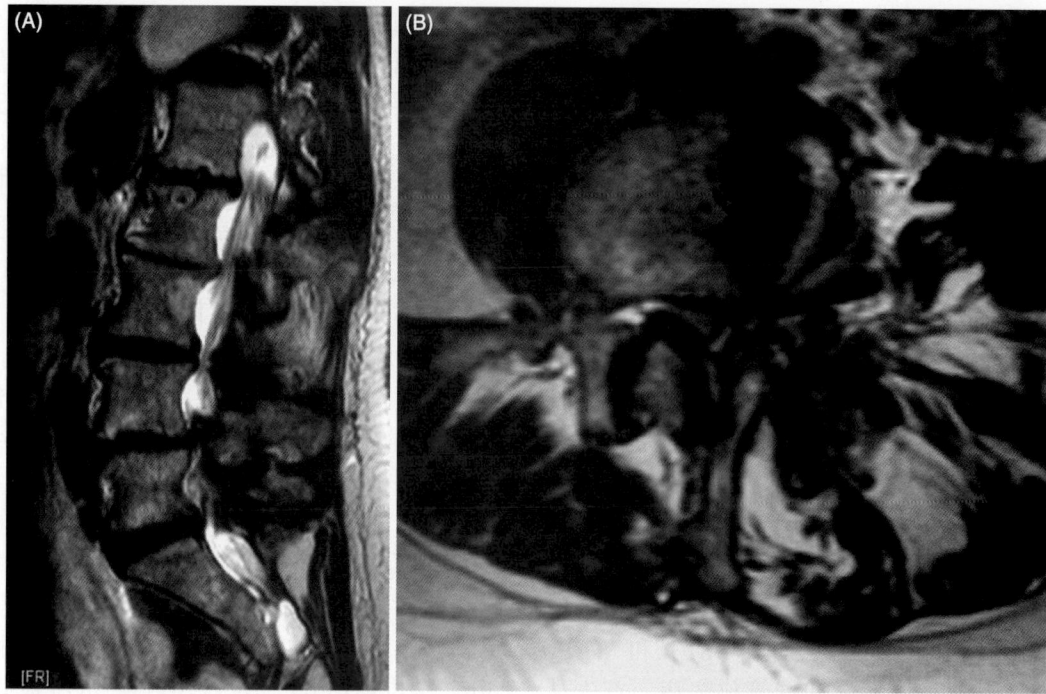

图56.3 MRI的矢状位(A)和轴位(B)显示多节段的椎间盘退变和L$_4$-L$_5$的椎管狭窄

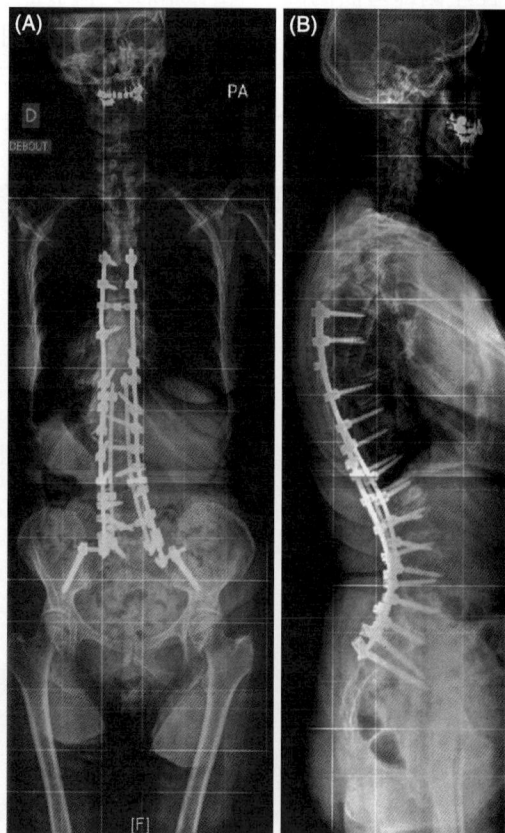

图56.4 全脊柱的术后前后位(A)和侧位(B)片显示腰椎侧弯和矢状位失衡已矫正

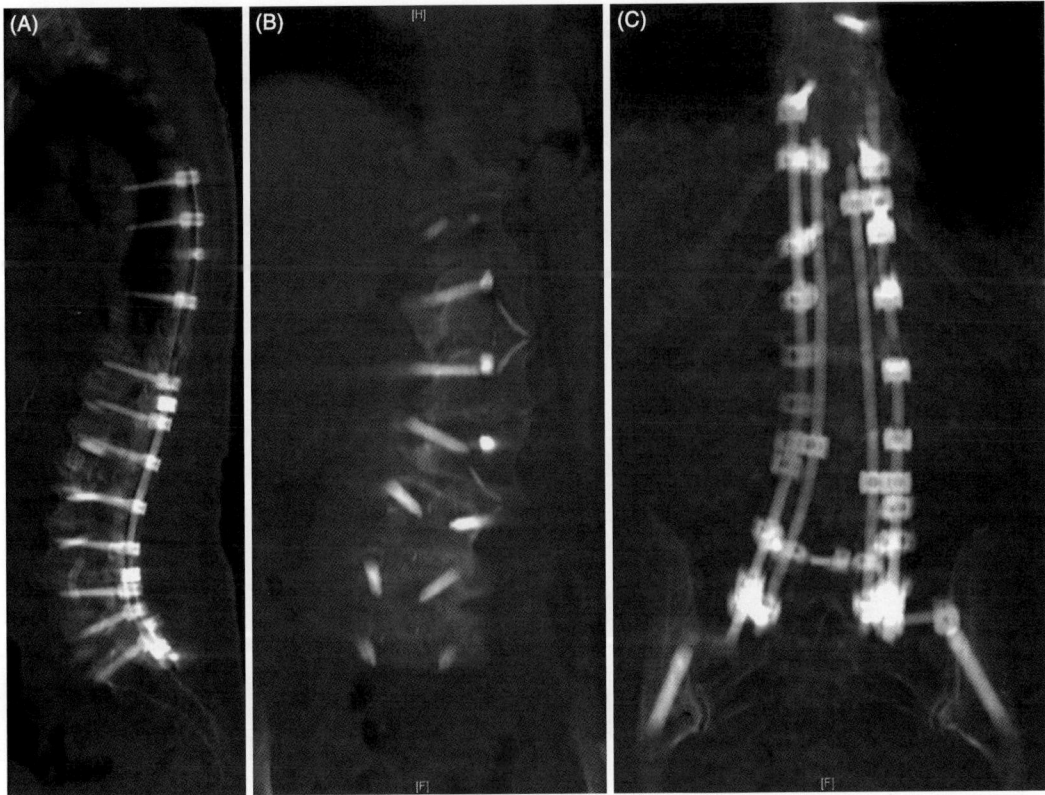

图56.5　矢状位（A）、前（B）和后（C）冠状位CT重建显示植骨融合及骶骨和骨盆固定的4棒技术

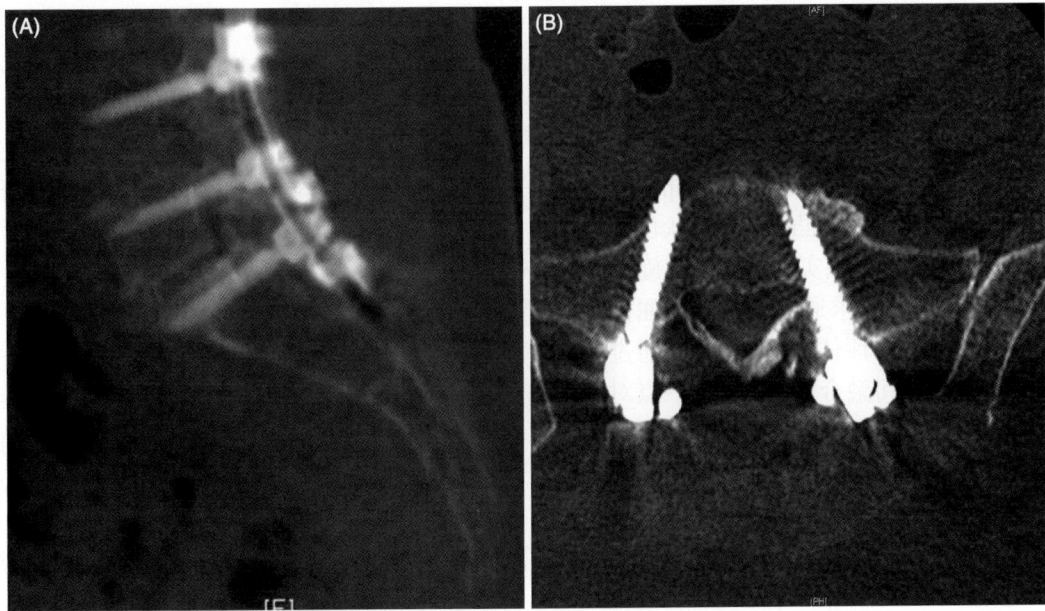

图56.6　双皮质骨固定的 S₁ 螺钉的矢状位（A）和轴位（B）

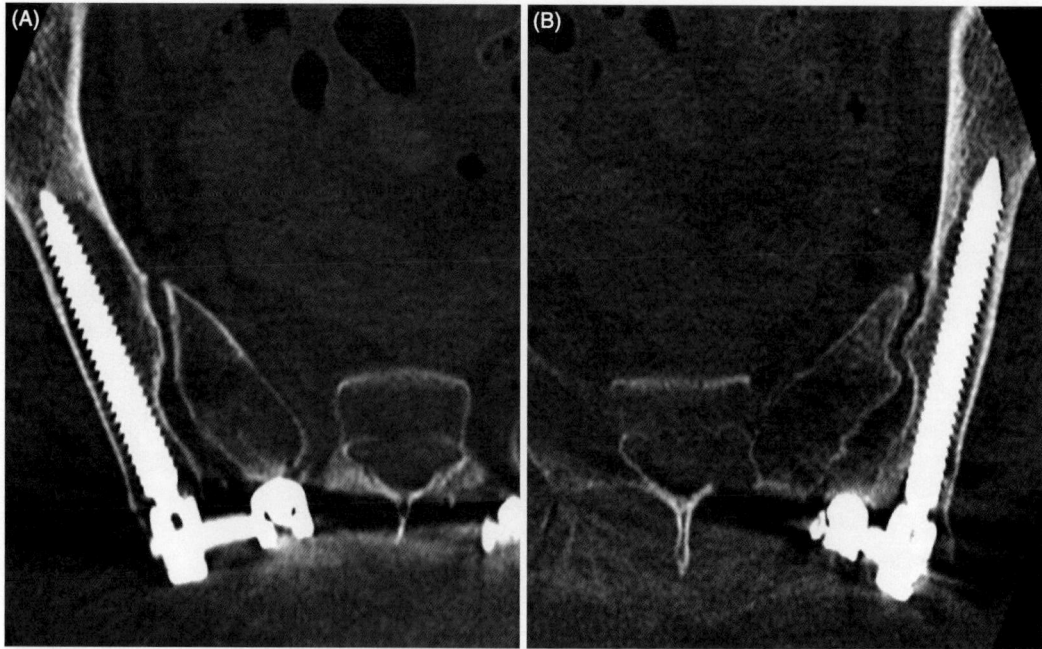

图56.7   轴位CT重建的右（A）和左（B）髂骨螺钉

56.3   病例讨论

56.3.1   矫正策略

目前已开发了多种手术器械以重建脊柱在冠状位，轴位和矢状位的平衡。现代方法是通过椎弓根螺钉实现直接脊椎去旋转、棒的平移和伺服矫形系统的近似矫正。原位弯棒技术是使用与脊柱侧凸形状相似的预弯棒置入，然后通过体内的弯棒依次矫正3D畸形[6]。单轴螺钉技术则是将单轴螺钉置于在术前CT或立体放射学（stereoradiography，EOS）检查中被确认的旋转顶锥的凸侧，在冠状位和矢状位矫正过程中采用杠杆原理实现顶锥的去旋转。

另外，术前计划还要求通过脊柱的侧屈位片对残留节段的柔韧性进行评估。CT分析则通过对骨赘评估帮助确定椎体间融合的节段，这一点对于获得适当的矢状位平衡至关重要。在非融合节段，如本例所示Ponte截骨可增强节段性脊柱前凸和畸形的矫正效果。对重度僵硬性畸形则可先行前路松解，再行后路内固定；或者采用单一后路的不对称PSO手术[3]。

56.3.2   骶骨和骨盆内固定

由于大多数患者存在L_5-S_1椎间盘退变和小关节的骨关节炎，退行性脊柱侧凸的手术治疗通常需要固定到骶骨。远端螺钉松动是后路长节段固定手术的一个主要问题[4,5]。增加S_1螺钉内聚、指向骶骨岬并行双皮质固定会增强螺钉的把持力（图56.6）。加用骶骨/骨盆固定可以降低S_1螺钉松动的风险，值得推荐[7]。体外生物力学试验表明，髂骨螺钉具有最大限度保护S_1锚定的作用[8]。虽然髂骨内固定可加强远端固定，但髂骨螺钉失效已有报道，其危险因素包括：骨质疏松、近端胸椎内固定和腰椎前凸矫正不足[9]。S_2翼螺钉是髂骨螺钉的替代品。S_2翼螺钉的进入点在S_1孔的尾侧，置入通道穿过骶髂关节[10]。在长期随访中，坚强的骨盆固定会导致在周期性负荷下（日常活动、行走、反复的矢状位失衡）腰椎内固定疲劳，增加假关节形成和断棒的风险[11]。

56.3.3   前柱支撑

在胸腰椎包括骶骨和骨盆内固定时，后外侧融合可能不够充分。因此，建议使用前柱支撑和融合术以避免假关节形成和随后的翻修手术。前路融合术具有融合面积大、抗轴向压缩能力强等优点。在本例中，由于伴随的L_4-L_5椎管狭窄需要减压，因此做了后路TLIF融合术。在这种情况下，前方放置一个大的TLIF椎间融合器，在椎间融合器后方的椎间隙内填充自体骨可以促进融合。此外，通过后路截骨术进行节段性后凸畸形的矫正将引起前方椎间盘的张开，因此必须通过前路固定融合这些节段，以防止矫正丢失和假关节形成。在本病例中，通过左侧腰椎微创技术在L_1/L_2和L_3/L_4节段做了椎间盘切除术和侧方椎间融合器置入。

56.3.4　矢状位力线的规划

在计划后路畸形矫正时，考虑患者特定的矢状位序列是至关重要的。Roussouly 根据骨盆入射角将脊柱骨盆矢状面的序列分为 4 型[12]。1 型的骨盆入射角和骶骨倾斜度较小，前凸顶点位于 L_5，腰弯的远端弧短小；2 型骨盆入射角和骶骨倾斜度也较小，但腰椎前凸顶点在 L_4；3 型有中等的骨盆入射角和骶骨倾斜度，腰椎前凸较大，顶点在 L_4 的中心；4 型骨盆入射角大，骶骨倾斜度大，前凸顶点在 L_3 或更高位椎体。根据骨盆入射角恢复腰椎前凸顶点对预防近端交界性后凸的非常重要[13]。在实践中，如果骨盆入射角小于 55°，则腰椎前凸的理论顶点不应高于 L_4。只有骨盆入射角大于 55° 的患者可以计划腰椎前凸的顶点在 L_3-L_4 椎间盘或 L_3 椎体。与此类似的是，脊柱整体（矢状位）序列及比例评分（Global Alignment and Proportion Score，GAP Score）包括了相对骶骨倾斜、相对腰椎前凸、腰椎前凸分布比率、相对躯干倾斜和年龄 5 种因素[14]。在矢状位力线不能根据这些比例指数重建的患者中，机械故障率显著增加。在本病例中，根据 Roussouly 3 型，矢状位顶点位于 L_4 特点，通过腰椎近端的顶椎去旋转、腰椎 Ponte 截骨，使腰椎前凸上弧的增加，纠正了矢状位失衡，并实现了脊柱整体平衡力线。

56.4　结论与精华

退行性脊柱侧弯矫正需要对所有 3 个平面进行充分的畸形矫正计划。矢状位的平衡应根据骨盆的入射角、整体序列和患者的年龄及他们的合理权重确定重建方案。骨盆内固定加强了远端固定的强度，避免了骶骨螺钉松动。值得注意的是，骨盆内固定增加了假关节和棒疲劳断裂的风险。因此，建议采用腰骶椎环周融合术。

临床注意事项
- 脊柱矢状位排列的矫正需要分析骨盆的入射角和腰椎前凸分布的理论值，并包括患者的年龄、整体排列和矢状位失衡的代偿机制
- 骶骨和髂骨内固定提供了坚强的远端固定，应考虑在退行性腰椎侧凸中应用
- 在髂骨内固定术中建议前路及后路融合术，以避免假关节形成和远期的机械并发症

（张宁　译　陈其昕　审）

资深专家点评

退行性脊柱侧凸合并僵硬性躯干失衡的治疗目标是消除神经压迫，缓解疼痛，恢复脊柱平衡。由于患者年龄大，合并疾患多使手术极具挑战性。减少手术创伤，获取最适脊柱平衡，提高手术疗效，降低术后近、中和远期的并发症已成为关注的焦点。作者对本病例在明确手术适应证的基础上，综合各种手术前评估和风险评估，尤其是对手术细节问题的术前评估，并在术前充分与患者沟通手术的预期结果，值得借鉴。值得关注的是作者在制定矫形策略中，根据 Roussouly 分型和 GAP 分数指导矫正及固定策略，力求在手术获得最佳平衡恢复和坚强的固定结构的同时，降低术后中远期的机械性失败。术中，作者综合应用多种现代矫正技术，包括卫星辅助棒技术、引导式矫形技术、骶髂固定技术、微创侧方椎间融合技术、ACR 技术等新技术，取代了创伤和风险较大的 3CO 技术，获得了相似的矫形，并使手术创伤降低，患者对手术的耐受性增加。360° 环形融合和骶髂固定对于需行 L_5-S_1 固定的患者十分重要。近来有学者采用微创腰骶侧前方技术，较完美实现了腰骶的环形融合，同时为重建下腰椎前凸角奠定了基础，疗效值得期待。本病例提示合理的手术适应证、优良的技术和现代的脊柱平衡理论指导对退行性脊柱侧凸手术的成功意义重大。

（浙江大学医学院附属第二医院　陈其昕）

参考文献

1. Smith JS, Klineberg E, Schwab F, Shaffrey CI, Moal B, Ames CP, Hostin R, Fu KM, Burton D, Akbarnia B, Gupta M, Hart R, Bess S, Lafage V, International Spine Study Group. Change in classification grade by the SRS-Schwab adult spinal deformity classification predicts impact on health-related quality of life measures. Spine (Phila Pa 1976). 2013;38(19):1663–71.

2. Schwab F, Blondel B, Bess S, Hostin R, Shaffrey CI, Smith JS, Boachie-Adjei O, Burton DC, Akbarnia BA, Mundis GM, Ames CP, Kebaish K, Hart RA, Farcy JP, Lafage V, International Spine Study Group. Radiographical spinopelvic parameters and disability in the setting of adult spinal deformity. A prospective multicenter analysis. Spine (Phila Pa 1976). 2013;38(13):E803–12.

3. Enercan M, Ozturk C, Kahraman S, Sarier M, Hamzaoglu A, Alanay A. Osteotomies/spinal column resections in adult deformity. Eur Spine J.

2013;22(Suppl 2):S254–64.

4. Kelly MP, Lenke LG, Bridwell KH, Agarwal R, Godzik J, Koester L. Fate of the adult revision spinal deformity patient: a single institution experience. Spine (Phila Pa 1976). 2013;38(19):E1196–200.

5. Zhu F, Bao H, Liu Z, Bentley M, Zhu Z, Ding Y, Qiu Y. Unanticipated revision surgery in adult spinal deformity: an experience with 815 cases at one institution. Spine (Phila Pa 1976). (2014);39(26 Spec No):B36–44.

6. Steib JP, Dumas R, Mitton D, Skalli W. Surgical correction of scoliosis by in situ contouring: a detorsion analysis. Spine. 2004;29(2):193–9.

7. Finger T, Bayerl S, Onken J, Czabanka M, Woitzik J, Vajkoczy P. Sacropelvic fixation versus fusion to the sacrum for spondylodesis in multilevel degenerative spine disease. Eur Spine J. 2014;23(5):1013–20.

8. Volkheimer D, Reichel H, Wilke HJ, Lattig F. Is pelvic fixation the only option to provide additional stability to the sacral anchorage in long lumbar instrumentation? A comparative biomechanical study of new techniques. Clin Biomech (Bristol, Avon). 2017;43:34–9.

9. Banno T, Hasegawa T, Yamato Y, Kobayashi S, Togawa D, Oe S, Mihara Y, Matsuyama Y. The prevalence and risk factors of iliac screw loosening after adult spinal deformity surgery. Spine (Phila Pa 1976). 2017;42(17):E1024–30.

10. Koller H, Zenner J, Hempfing A, Ferraris L, Meier O. Reinforcement of lumbosacral instrumentation using S1-pedicle screws combined with S2-alar screws. Oper Orthop Traumatol. 2013;25(3):294–314.

11. Charles YP, Khelifi A, Schaeffer SJP. Pseudarthrosis in scoliosis instrumented to the sacrum and the pelvis. Eur Spine J. 2017;26(11):3015.

12. Roussouly P, Gollogly S, Berthonnaud E, Dimnet J. Classification of the normal variation in the sagittal alignment of the human lumbar spine and pelvis in the standing position. Spine (Phila Pa 1976). 2005;30(3):346–53.

13. Sebaaly A, Riouallon G, Obeid I, Grobost P, Rizkallah M, Laouissat F, Charles YP, Roussouly P. Proximal junctional kyphosis in adult scoliosis: comparison of four radiological predictor models. Eur Spine J. 2018;27(3):613–21.

14. Yilgor C, Sogunmez N, Boissiere L, Yavuz Y, Obeid I, Kleinstück F, FJS P-G, Acaroglu E, Haddad S, Mannion AF, Pellise F, Alanay A, European Spine Study Group (ESSG). Global alignment and proportion (GAP) score: development and validation of a new method of analyzing spinopelvic alignment to predict mechanical complications after adult spinal deformity surgery. J Bone Joint Surg Am. 2017;99(19):1661–72.

第57章　退变性腰椎侧凸

Sebastian Hartmann, Anja Tschugg, Claudius Thomé

57.1　引言

退变性腰椎侧凸（degenerative lumbar scoliosis, DLS）的治疗策略从简单的神经减压或减压同时进行有限融合，到应用侵袭性长节段融合手术进行畸形矫正[14]。总的来说，文献显示 DLS 患者的手术治疗似乎优于保守治疗。尽管如此，一些神经和严重机械失败的并发症的发生率很高[4,13,15]。

脊柱侧凸畸形在 50 岁以后开始加重，其生存期患病率在 8%～13%。DLS 的患病率随着年龄的增长而增加，患者在 60 岁后受到明显影响[3,5,7,8,16,17]。而随着年龄的增加，DLS 患者的合并症增加了手术治疗的并发症发生率，尤其是在进行大范围的矫正操作时。

大约 2/3 的患者为孤立的节段性冠状位畸形，因此在许多情况下，减压并进行固定融合似乎就足够了。对于另外的矢状位畸形，选择"适当"的治疗策略仍然很困难。大多数 DLS 患者还伴有节段性后凸，导致中重度矢状位不平衡[5,8,16]。

因此，根据在冠状位主曲线不同区域（顶点和末端区域）有症状退变节段的分布和脊柱的平衡状态，建立了退行性椎间盘疾病的分类系统，以指导 DLS 患者的治疗[2]。退变性脊柱侧凸曲线的顶点区域是主曲线的顶点的椎体或椎间盘，末端区域为与主腰椎退变曲线的端椎相邻的非顶端区域。相应的，把成人腰椎或胸腰段退变性畸形分为四种类型。

本章将介绍退变性腰椎侧凸的基本情况、临床表现、手术适应证和入路，但将重点介绍更复杂的伴有矢状位不平衡的病变。此外，还讨论了临床结果和潜在的并发症。本章最后还将对于临床注意事项进行概述。

我们提供的病例将详述以下问题：
- 成人退变性脊柱侧凸伴矢状位不平衡
- 术前计划
- 手术入路选择
- 并发症

57.2　病例描述

这位 59 岁的女性患者出现严重的轴性腰痛[美国麻醉师学会（ASA）评分 1，视觉模拟评分（VAS）为 8/10，Oswestry 残疾指数（ODI）为 42]，但没有神经功能缺损。患者有神经性跛行，步行距离不足 100m。术前影像检查包括站立位侧位和前后位脊柱全长 X 线（图 57.1），MRI（图 57.2）和高分辨率 CT（图 57.3）。检查结果显示严重退变性腰椎侧凸，Cobb 角约为 33°；L_1～L_4 椎体自融合伴侧后凸畸形，L_4/L_5 椎间隙塌陷可活动，L_5/S_1 也自融合。MRI 证实 L_4/L_5 椎管相对狭窄（图 57.2）。脊柱侧凸曲线的顶点位于 L_2/L_3 节段，上下端椎分别为 L_1 和 L_4 椎体（图 57.3）。

患者有严重的矢状位不平衡，根据测量结果，骨盆入射角（PI）为 47°，腰椎前凸角（LL）为 18°，SVA 为 105mm，骨盆倾斜角为 42°，T_1 骨盆角为 40°，僵硬的腰椎后凸角 18°。

根据 Schwab 等的标准[11]，通过后方入路进行冠状位和矢状位畸形矫正，包括 T_{12}-S_1 融合、L_3 不对称椎弓根缩短截骨 plus（aPSOplus）、L_4/L_5 行 Smith-Peterson 截骨术同时植入 TLIF 椎间融合器，术中进行连续的神经监测。根据 Berjano 和 Lamartina 的分型系统[2]，该患者为 Ⅳ b 型，为严重的冠状位和矢状位不平衡脊柱。在 L_3 椎体行 aPSOplus，同时切除 L_2/L_3 剩余椎间盘，矫正顶椎区域的冠状位和矢状位畸形[2]。

除了出现意外的硬脊膜撕裂外，手术很顺利，患者在手术后两周出院。没有使用支具。术后 LL 改善到 40°，PT 改善为 19°，SVA 为 60mm，TPA 为 22°，冠状位 Cobb 角为 8°。随访时 VAS 由 8 分变为 3 分，ODI 由 42 变为 24，步行距离延长到 2 000m（图 57.4）。

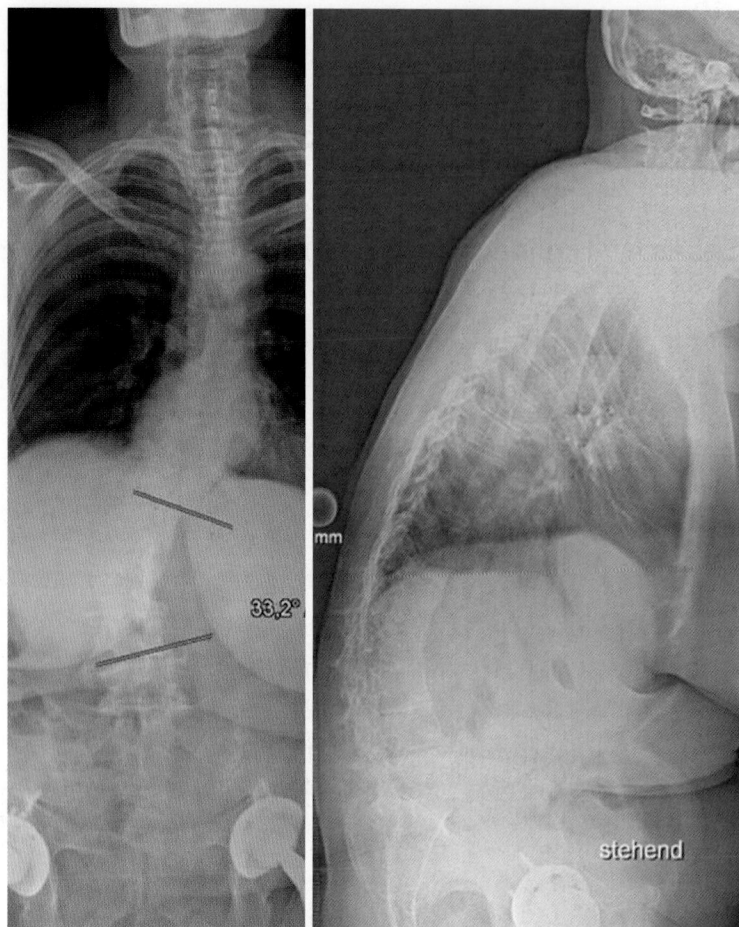

图 57.1 术前站立位侧位和前后位全脊柱 X 线。术前冠状位和矢状位 X 线表现为冠状位和矢状位畸形。根据测量，退变性腰椎侧凸冠状位 Cobb 角为 33°。矢状位不平衡，表现为椎前凸（LL）减少为 18°、SVA 为 105mm、骨盆倾斜角（PT）为 42°、T₁ 骨盆角（TPA）为 40°、僵硬的腰椎后凸角为 18°

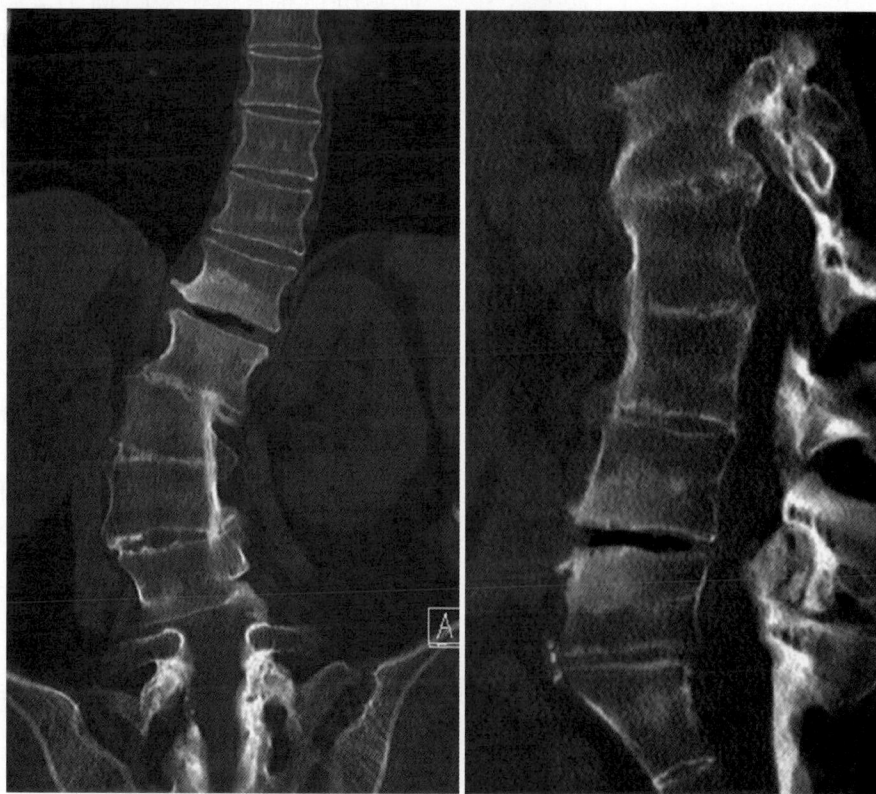

图 57.2 术前 CT。矢状位和冠状位 CT 显示 L₁-L₄ 侧后凸融合畸形，T₁₂/L₁ 和 L₄/L₅ 节段严重退变，伴有椎间隙真空征。脊柱侧凸曲线的顶点位于 L₂/L₃ 节段，端椎分别为 L₁、L₄ 椎体

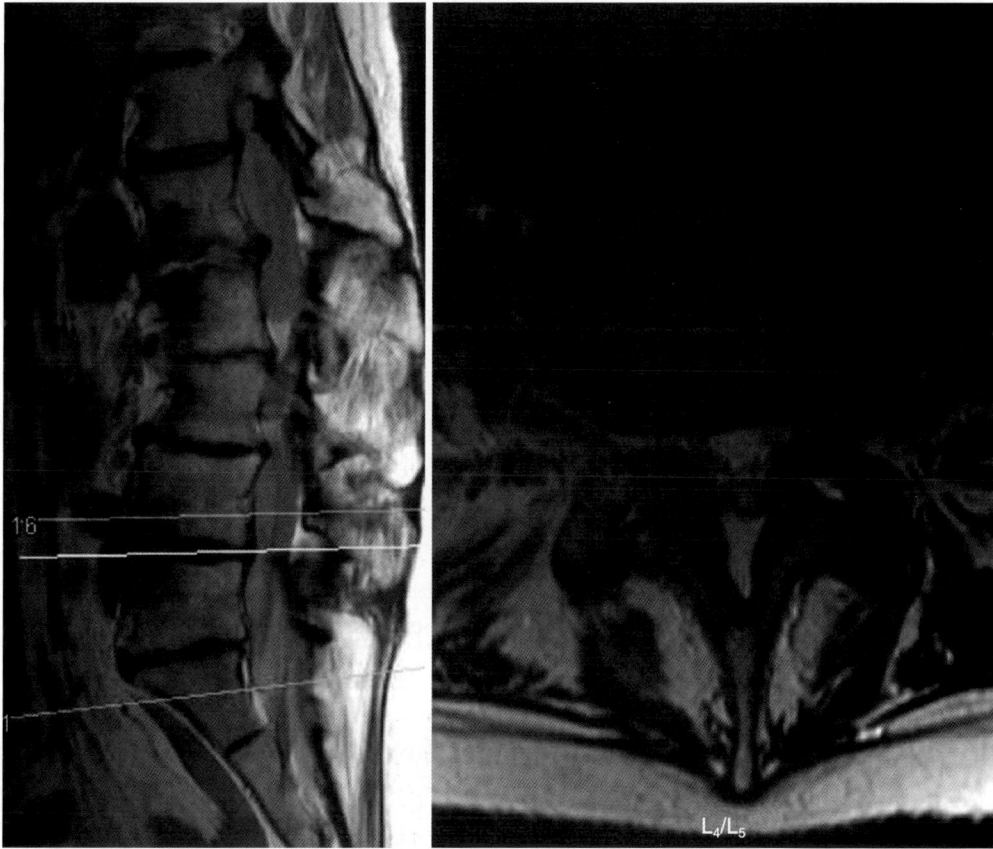

图 57.3　术前 MRI。MRI 证实 L$_4$/L$_5$ 椎管狭窄，活动关节积液。临床表现为腰痛、L$_5$ 神经根症状伴跛行

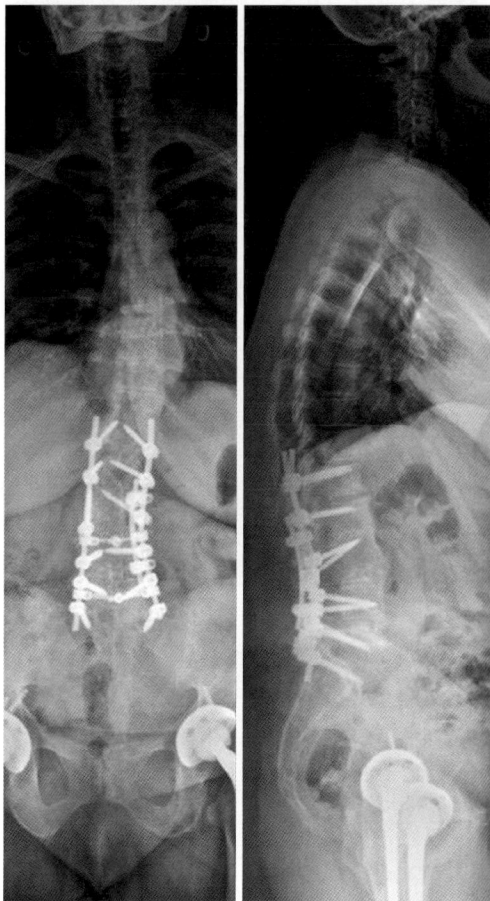

图 57.4　术后站立位侧位和前后位脊柱全长 X 线。行 L$_3$ 不对称椎弓根缩短截骨术并切除邻近椎间盘（aPSOplus），L$_4$/L$_5$ TLIF 同时进行 Smith-Peterson 截骨术（SPO），T$_{12}$-S$_1$ 固定融合。腰椎前凸角改善为 40°，PT 为 19°，SVA 为 60mm，TPA 为 22°，冠状位 Cobb 角为 8°

57.3　病例讨论

疼痛、残疾和功能损害是导致成人退变性脊柱侧凸手术的主要症状。这些主诉是进行性（多）节段性退变导致冠状位和矢状位畸形伴不稳定的结果。对于腰椎前凸减少和胸椎后凸代偿性减少的患者，常规的减压手术往往并不合适。Berjano 和 Lamartina 推广了基于症状分布和脊柱排列的分类系统[2]。退变性脊柱侧凸曲线的顶点区域是主曲线的顶点的椎体或椎间盘（本病例为 L_3 椎体）。末端区域为与主腰椎退变曲线的端椎相邻的非顶端区域（在本病例头端和尾端分别为 L_1 和 L_4 椎体）[2]。该分类系统的 Ⅰ 型畸形为局限性的非顶端节段疾病，冠状位畸形不会影响症状节段。在 Ⅱ 型畸形中，症状性节段为局限性的顶端节段。Ⅰ 型和 Ⅱ 型可通过常规减压手术治疗，伴或不伴有在责任节段行选择性经椎弓根内固定[2]。Ⅲ 型为一种多节段性疾病，责任节段为冠状位畸形的顶端和非顶端区域。固定融合术可以扩大到包括主要的冠状位畸形，在某些情况下也可以包括腰骶关节。Ⅳ 型是一个脊柱矢状位不平衡，伴（b）或不伴有（a）冠状位不平衡，需要进行长节段的三维矫正。根据该分类系统，本病例为 Ⅳ b 型，为脊柱严重的冠状位和矢状位不平衡，其顶端区域位为 L_3 椎体，远端（L_4/L_5；图 57.3）和近端（T_{12}/L_1；图 57.2）非顶端区域都是责任节段[2]。即使曲线的顶点位于 L_2/L_3 水平，也没有严重的神经压迫。因此，在责任节段 L_4/L_5 进行减压治疗椎管狭窄有可能缓解神经源性跛行，但很可能导致受影响节段的进一步不稳定，从而加重轴性症状。根据文献，临床结果、并发症和再手术率的主要与矢状位排列异常的充分改善有关，因此在本病例中选择了侵袭性手术方法恢复矢状位和冠状位平衡[9-11]。融合节段从 T_{12} 到 S_1，固定融合术包含整个畸形包括端椎骨，而不仅仅是从骶骨到曲线顶点[14]。

如功能结果和疼痛强度所示，尽管根据报告全曲线融合的并发症约为 50%[14]，尽管残余 SVA 为 60mm，但患者在术后明显表现良好。意外的硬脑膜撕裂是一种常见的术中并发症，在本病例中，硬脑膜缝合可充分解决，且没有造成负面的后遗症。一般说，DLS 手术治疗早期并发症发生率高，主要包括伤口愈合问题、神经根缺损或轻瘫、螺钉松动等。其中许多并发症需要再手术。单纯应用 TLIF 术增加了早期并发症的发生[12]，对所报告的患者的两年随访没有显示任何这些并发症。邻近节段病和近端交界性后凸是晚期并发症，发生率超过 30%[12]。此外，在接受融合手术治疗的患者中，抗凝或心脏合并症被确定为可能的诱发因素[12]。由于并发症发生的可能性很高，必须严格评估手术适应证[6]。尽管如此，DLS 患者手术的功能恢复结果优于保守治疗[13]，即使在发生围手术期或术后并发症的情况下也是如此[1]。

57.4　文献指南

根据分类系统和建议的手术策略，可能会从文献中得出治疗 DLS 患者的明确指南，但最终，应该根据患者做出个性化的决定。

证据级别：B-C

现有的证据水平从低到中等，主要为回顾性研究。

57.5　结论与精华

DLS 对生活质量有显著影响，因此该病是脊柱固定手术的常见指征。对于 DLS，侵袭性外科手术通常比保守治疗更可取，这很大程度上是基于最终防止畸形进展的观点。对于这个疾病的手术治疗，从简单的减压到多节段固定三维矫正等多种手术选择。老年人 DLS 患病率高，并发症发生率和再手术率高，应慎重选择适应证。不同患者应接受何种手术治疗目前尚不清楚，仍然是一个正在进行的研究课题。上述分类系统是一个有价值的工具，可用于选择入路类型和手术的范围／长度。

> **临床注意事项**
> - 获取站立位的侧位和前后位全脊柱 X 线，以评估矢状位和冠状位的排列
> - 确定受影响的节段
> - 如果患者由单个责任节段导致严重跛行症状而没有明显的腰痛，可以考虑单纯减压手术
> - 对于严重腰痛的患者应该考虑固定融合，并确定退变节段
> - 对于矢状位排列异常患者，应该考虑长节段固定融合和截骨手术
> - 固定应该在足够长的前提下尽可能短
> - 预计并发症发生率和再手术率很高，尤其是老年患者
> - 保守和手术治疗患者之间的长期结果似乎有利于手术治疗

（吴文坚　译　梁裕　审）

资深专家点评

本节专门介绍退变性脊柱侧凸的诊断和治疗。众所周知,人类社会正在面临老龄化的过程,老龄化带来的挑战遍及临床医学的各个领域。在脊柱外科,退变性脊柱侧凸的临床评估和治疗方法就一直存在争议的焦点问题。

本节介绍的,是一个典型的退变性脊柱侧凸病例。患者的冠状位畸形33°,伴有多节段自发融合,畸形较为僵硬;同时,患者的矢状为出现明显的失平衡,SVA=10.5mm;患者的腰椎骨盆参数表现为 PI=47°,PT=42°,LL=18°。作者引用 Berjano 和 Lamartina 分类,将该病例诊断为Ⅳb型,提示严重的冠状位和矢状位失衡。基于这一评估,作者进行了长节段器械固定矫正,固定 T_{12}-S_1,同时行 L_3 非对称性 PSO,L_4/L_5 TLIF 加 Smith-Peterson 截骨。手术后,患者的冠状位和矢状位畸形和失衡得到明显的改善,临床症状也明显缓解。对于这一病例的临床评估和治疗过程,可以得出以下的一些临床思考。

1. 对于弧度僵硬伴自发融合,且冠状位与矢状位均失衡的退变性侧弯病例,在目前已有的各种分类中,都属于最为严重的一类。例如,根据 Lenke-Silva 分类,该患者属于Ⅵ级,建议通过长节段器械固定矫正,必要时应用不同方式进行截骨矫正。同样根据 SRS-Schwab 分类也得出相同的临床策略建议。这一病例的策略选择适当,术后影像学和临床评估也证明了这一点。

2. 虽然影像学和临床结果满意,但是,该病例的术中细节存在可商榷之处。比如 UIV 和 LIV 的选择。退变性脊柱侧凸患者大多为老年,骨质疏松,在长节段固定时,近端出现 ASD 或者 PJK 的机会明显增加。在 UIV 的策略选择时,要尽量避免终止在胸腰椎交界区域,尤其是已有胸腰椎交界区域后凸时,更应注意。基于减少 ASD 或 PJK 发生的考量,似乎选择 T_9 或者 T_{10} 作为 UIV 更为合理。同样,目前对于 L_5/S_1 是否需要固定融合也存在不同的选择,难以达成一致。本例选择了将 L_5/S_1 包括在固定和融合的范围中,客观上,是否会形成较长的杠杆,进一步增加近端 ASD 或

PJK 的发生率,还有待于严密的术后随访和观察。

3. 长节段的畸形切开矫正截骨固定融合术已经被证明是行之有效的外科干预手段,影像学和临床结果满意。但也应该看到,大范围地切开矫正截骨也伴随着较大的手术风险。目前,越来越多的医师开始关注到微创手术在退变性脊柱侧凸治疗中的作用,已有文献表明,微创手术,尤其是应用分期手术的治疗策略,可以大大减少围手术期并发症的发生,增加老年患者的治疗机会。微创手术的理念和方法的价值和边界,值得广大临床医师重视和深入研究。

4. 最后是关于影像学研究。本病例应用全脊柱 X 线,较好地反映了脊柱整体的畸形和平衡情况。但是应该注意到,有些老年患者在全脊柱站立位摄片时,常常通过屈膝屈髋来代偿躯干前倾,不能反映真实的畸形相关情况。在条件允许的情况下,全脊柱 + 双下肢的站立位摄片(比如 EOS)更能体现脊柱的畸形、平衡以及代偿情况。

(上海交通大学医学院附属瑞金医院 梁裕)

参考文献

1. Silva FE, Lenke LG. Adult degenerative scoliosis: evaluation and management. *Neurosurg Focus*. 2010; 28(3): e1.

2. Schwab F, Ungar B, Blondel B, et al. Scoliosis Research Society-Schwab adult spinal deformity classification: a validation study. *Spine*(Phila Pa 1976). 2012; 37(12): 1077-82.

3. Park SJ, Lee CS, Park JS, et al. Should Thoracolumbar Junction Be Always Avoided as Upper Instrumented Vertebra in Long Instrumented Fusion for Adult Spinal Deformity?: Risk Factor Analysis for Proximal Junctional Failure. *Spine*(Phila Pa 1976). 2020; 45(10): 686-93.

4. Lak AM, Lamba N, Pompilus F, et al. Minimally invasive versus open surgery for the correction of adult degenerative scoliosis: a systematic review. *Neurosurg Rev*. 2021; 44(2):659-68.

参考文献

1. Auerbach JD, Lenke LG, Bridwell KH, Sehn JK, Milby AH, Bumpass D, et al. Major complications and comparison between 3-column osteotomy techniques in 105 consecutive spinal deformity procedures. Spine (Phila Pa 1976). 2012;37(14):1198–210. https://doi.org/10.1097/BRS.0b013e31824fffde.

2. Berjano P, Lamartina C. Classification of degenerative segment disease in adults with deformity of the lumbar or thoracolumbar spine. Eur Spine J. 2014;23(9):1815–24. https://doi.org/10.1007/s00586-014-3219-9.

3. Carter OD, Haynes SG. Prevalence rates for scoliosis in US adults: results from the first national health and nutrition examination survey. Int J Epidemiol. 1987;16(4):537–44.

4. Charosky S, Guigui P, Blamoutier A, Roussouly P, Chopin D. Complications and risk factors of primary adult scoliosis surgery: a multicenter study of 306 patients. Spine (Phila Pa 1976). 2012;37(8):693–700. https://doi.org/10.1097/BRS.0b013e31822ff5c1.

5. Chin KR, Furey C, Bohlman HH. Risk of progression in de novo low-magnitude degenerative lumbar curves: natural history and literature review. Am J Orthop (Belle Mead NJ). 2009;38(8):404–9.

6. Faraj SSA, Haanstra TM, Martijn H, de Kleuver M, van Royen BJ. Functional outcome of non-surgical and surgical management for de novo degenerative lumbar scoliosis: a mean follow-up of 10 years. Scoliosis Spinal Disord. 2017;12:35. https://doi.org/10.1186/s13013-017-0143-x.

7. Kebaish KM, Neubauer PR, Voros GD, Khoshnevisan MA, Skolasky RL. Scoliosis in adults aged forty years and older: prevalence and relationship to age, race, and gender. Spine (Phila Pa 1976). 2011;36(9):731–6. https://doi.org/10.1097/BRS.0b013e3181e9f120.

8. Kobayashi T, Atsuta Y, Takemitsu M, Matsuno T, Takeda N. A prospective study of de novo scoliosis in a community based cohort. Spine (Phila Pa 1976). 2006;31(2):178–82.

9. Le Huec JC, Leijssen P, Duarte M, Aunoble S. Thoracolumbar imbalance analysis for osteotomy planification using a new method: FBI technique. Eur Spine J. 2011;20(Suppl 5):669–80. https://doi.org/10.1007/s00586-011-1935-y.

10. Rose PS, Bridwell KH, Lenke LG, Cronen GA, Mulconrey DS, Buchowski JM, et al. Role of pelvic incidence, thoracic kyphosis, and patient factors on sagittal plane correction following pedicle subtraction osteotomy. Spine (Phila Pa 1976). 2009;34(8):785–91. https://doi.org/10.1097/BRS.0b013e31819d0c86.

11. Schwab F, Patel A, Ungar B, Farcy JP, Lafage V. Adult spinal deformity-postoperative standing imbalance: how much can you tolerate? An overview of key parameters in assessing alignment and planning corrective surgery. Spine (Phila Pa 1976). 2010;35(25):2224–31. https://doi.org/10.1097/BRS.0b013e3181ee6bd4.

12. Simon MJK, Halm HFH, Quante M. Perioperative complications after surgical treatment in degenerative adult de novo scoliosis. BMC Musculoskelet Disord. 2018;19(1):10. https://doi.org/10.1186/s12891-017-1925-2.

13. Smith JS, Lafage V, Shaffrey CI, Schwab F, Lafage R, Hostin R, et al. Outcomes of operative and nonoperative treatment for adult spinal deformity: a prospective, multicenter, propensity-matched cohort assessment with minimum 2-year follow-up. Neurosurgery. 2016;78(6):851–61. https://doi.org/10.1227/NEU.0000000000001116.

14. Transfeldt EE, Topp R, Mehbod AA, Winter RB. Surgical outcomes of decompression, decompression with limited fusion, and decompression with full curve fusion for degenerative scoliosis with radiculopathy. Spine (Phila Pa 1976). 2010;35(20):1872–5. https://doi.org/10.1097/BRS.0b013e3181ce63a2.

15. Wang G, Hu J, Liu X, Cao Y. Surgical treatments for degenerative lumbar scoliosis: a meta analysis. Eur Spine J. 2015;24(8):1792–9. https://doi.org/10.1007/s00586-015-3942-x.

16. Watanuki A, Yamada H, Tsutsui S, En-Yo Y, Yoshida M, Yoshimura N. Radiographic features and risk of curve progression of de-novo degenerative lumbar scoliosis in the elderly: a 15-year follow-up study in a community-based cohort. J Orthop Sci. 2012;17(5):526–31. https://doi.org/10.1007/s00776-012-0253-5.

17. Xu L, Sun X, Huang S, Zhu Z, Qiao J, Zhu F, et al. Degenerative lumbar scoliosis in chinese han population: prevalence and relationship to age, gender, bone mineral density, and body mass index. Eur Spine J. 2013;22(6):1326–31. https://doi.org/10.1007/s00586-013-2678-8.

第58章 长节段与短节段固定

Sebastian Hartmann, Anja Tschugg, Claudius Thomé

58.1 引言

退变性腰椎侧凸(degenerative lumbar scoliosis, DLS)是指在冠状位上由于脊柱退行性变而引起的脊柱侧凸畸形。这种退行性改变是多因素导致的结果,包括椎间盘和关节突关节的退变从而产生椎管狭窄和关节突,以及椎弓根形态改变[11,13]。腰椎侧凸畸形通常发生在年龄50岁以上的人群,随着年龄的增长,发病率每年以10%继续增长。特别是年龄较大的患者,通常伴有严重的冠状位畸形和矢状位脊柱骨盆参数的异常。治疗策略的选择包括手术入路的选择(前路、后路和前后联合)和固定节段的长短(目前还没有统一的标准)。虽然单节段减压术对以跛行为主要症状的患者是有效的,但许多患者因多节段退变导致的矢状位和冠状位代偿侧凸,最终仍需要延长固定节段的"重金属"手术方式来治疗。对通过前路、后路或前后联合入路手术并长节段固定融合疗效是否优于短节段固定术,目前尚无统一标准。且由于长节段固定术后较高的并发症的发生率,短节段的固定融合可能对高龄、合并症多和围手术期风险高的患者更适宜[8,10]。目前对于侧凸远端融合椎的选择仍存在着争论,目前的焦点集中于是否需要固定至L_5/S_1节段,尤其是L_5/S_1节段不伴有退变的情况下[3,6]。

本章将围绕长节段与短节段固定治疗腰椎退行性侧凸的问题进行阐述。并对两种手术策略在临床上常见的并发症进行讨论。在章节末尾将总结以表格形式列出。

本病例将讨论以下几个问题:
- 成人退变性侧凸
- 长节段融合固定
- L_5/S_1节段的治疗
- 并发症

58.2 病例描述

一名49岁女性患者,症状表现为严重的轴性腰背痛和下肢放射痛,但没有神经功能损害。患者已出现上述症状数年,保守治疗(包括止痛和物理治疗)对其症状无明显改善。患者病情近几个月逐渐进展。术前经站立位全长正侧位片及前后位X线检查,发现退变性腰椎侧凸,顶椎位于L_3/L_4节段并伴有旋转半脱位。上下端椎位于T_{11}和L_4(图58.1),侧凸Cobb角约为30°。在上胸椎处有一代偿弯,在此水平无疼痛或不适症状。MRI显示L_3/L_4和L_4/L_5水平中央椎管和椎间孔狭窄(图58.2)。L_3/L_4水平显示因为主弯向左侧侧凸,导致右侧神经根管狭窄,但L_3节段皮肤外观未见明显影响。此外,CT显示在这一节段还观察到椎间盘高度的丢失、旋转半脱位和一系列终板退变征象(图58.3)。

手术采取两步操作,先采用前外侧入路减压,再通过经椎间孔椎间融合术和Smith-Peterson截骨术(SPO)联合后路椎弓根钉内固定术。首先,我们从L_3/L_4节段右侧由极外侧椎体间融合术(XLIF)开始,术中采用神经电生理监测,保护腰大肌内的腰丛神经。在相同的麻醉状态下,我们将患者重新置于俯卧位,并在T_{11}到S_1之间通过后路椎弓根螺钉固定。在L_4/L_5节段和L_5/S_1节段通过SPO去旋转矫形、经椎间孔减压并融合器植入,并使用专用椎弓根螺钉固定。并在L_3/L_4节段进行了额外的减压和融合器植入。

手术顺利,术后CT显示减压充分,螺钉和融合器位置良好(图58.4)。

术后患者不需要限制活动和外固定辅助,术后1天患者开始进行康复治疗,术后9天患者出院。术后进行常规功能及影像学随访,术后3个月及12个月无内固定相关并发症、邻近节段病和近端交界性后凸出现(图58.5)。冠状位平衡恢复良好,上胸椎稍后凸。但患者还是报告有局部残留腰痛,不伴有双下肢症状。患者可无跛行症状步行4 000m以上,对手术疗效满意。

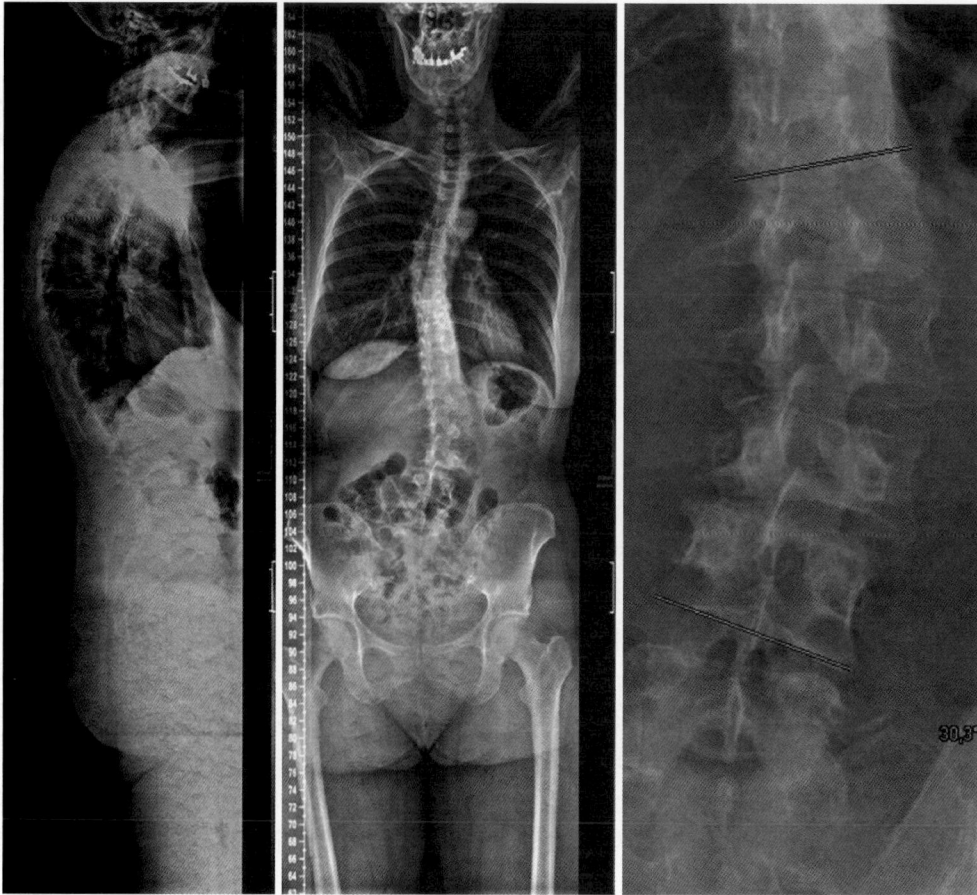

图 58.1 术前站立全长正侧位片显示矢状位没有明显的失衡，胸椎有一代偿性的后凸畸形，冠状位片显示腰椎侧凸畸形 Cobb 角约 30°，顶椎位于 L_3/L_4 节段，上下端椎位于 T_{11} 和 L_4

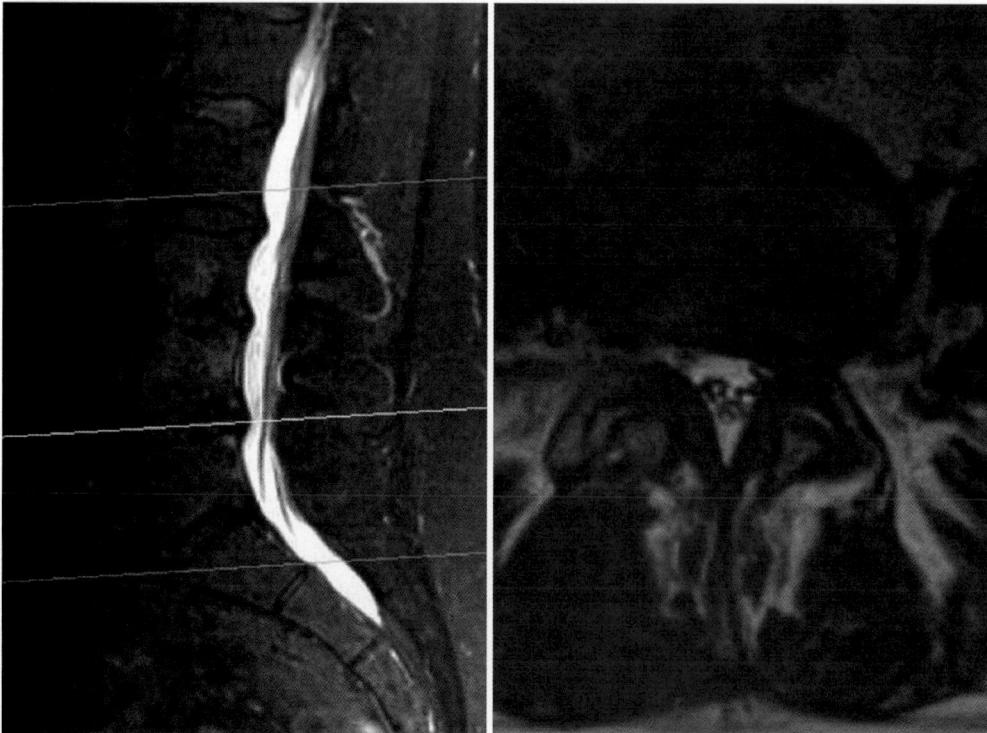

图 58.2 术前 MRI 轴位片提示 L_4/L_5 水平左侧侧隐窝狭窄，顶椎 L_3/L_4 水平椎间盘高度塌陷并伴有中央椎管和椎间孔狭窄

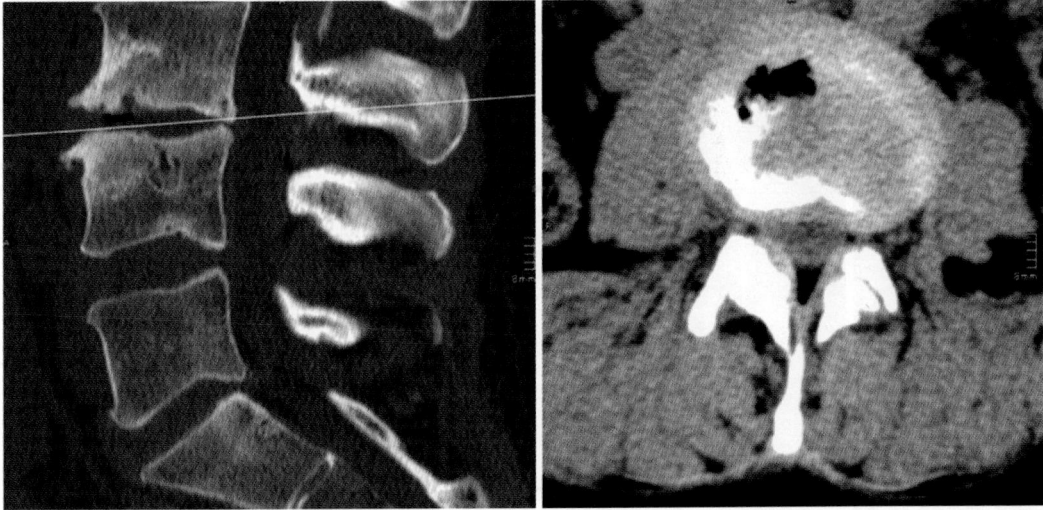

图 58.3　术前 CT 提示 L_3/L_4 椎间盘高度塌陷、终板退变、椎管狭窄和旋转半脱位

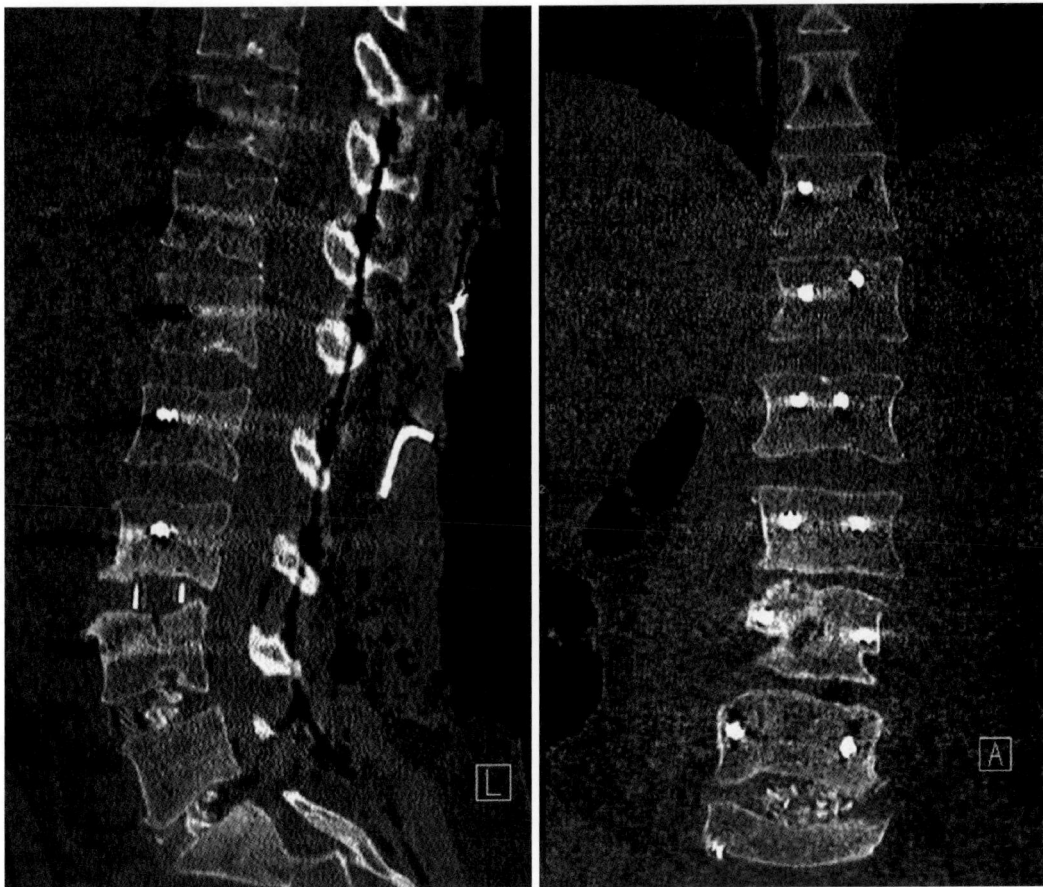

图 58.4　术后 CT 提示矢状位融合器在位（ XLIF 的融合器在 L_3/L_4 节段；TLIF 的融合器在 L_4/S_1 节段）。与术前相比，冠状位失衡得到明显矫正，术后 Cobb 角约为 5°

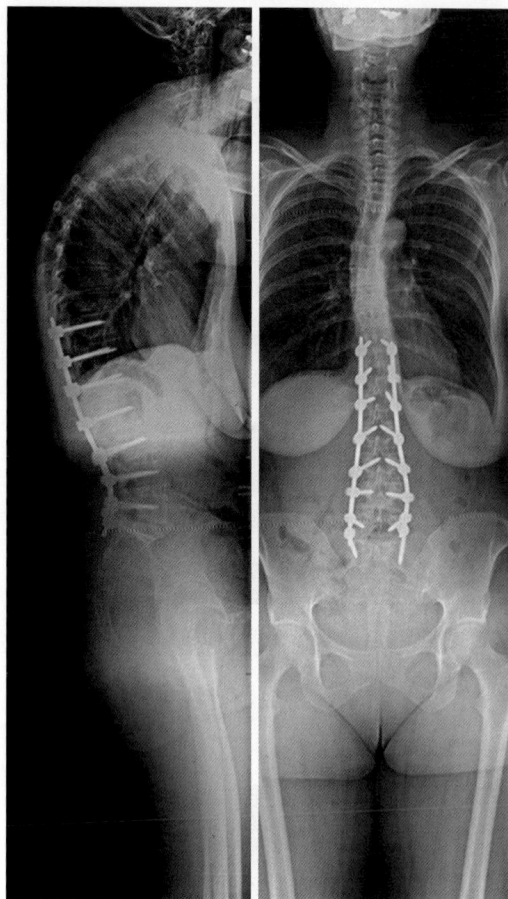

图 58.5   术后 12 个月站立全长正侧位片显示矢状位平衡良好，冠状位失衡得到纠正，Cobb 角约 5°，无内固定相关并发症出现。除上胸椎代偿性后凸外，无邻近节段退变和近端交界性后凸出现

58.3   病例讨论

对于腰椎退变性侧凸的治疗目前仍存在挑战，一些常见的并发症的发生率仍然较高。有文献报道长节段固定可能会产生一系列的潜在并发症，特别是对于高风险和高龄患者[6,10]。并发症包括神经功能损害、感染、伤口感染和内固定失败等相关问题。与此相反，短节段融合可能导致畸形进展，并随时间延长影响手术疗效。总的来说，手术治疗有一定的疗效，但也会带来并发症发生率增加和需要二次翻修手术的问题[14]。退行性脊柱侧凸常常在冠状位表现出每年 4° 的进展，但这一进展并不呈线性变化，因此预后不能进行简单的评估。由于退变性侧凸是自发性进展，并随着时间的推移逐渐严重，因此对于侧凸上下固定节段的选择仍存在较大的争议。

短节段固定融合术常被定义为冠状位畸形范围内的固定融合。在大多数病例中，端椎并不包含在固定节段内。而长节段固定通常定义为固定至上下端椎范围，甚至会延长固定超过端椎。另外，下端椎是否需要延长固定至 L_5 和骶骨，甚至髂骨的问题仍存在争议。融合失败的危险因素可能与高龄、术后感染、PSO 截骨和融合至骶骨等因素有关。Edwards 等人在一项对照研究中报道了固定至骶骨的患者 L_5/S_1 节段出现假关节并发症的发生率为 40%。同时研究还观察到融合至 L_5 节段患者的并发症发生率约为 22%[7]。Charosky 等人观察到成人退行性脊柱侧凸患者术后 4 年骶骨融合需要再手术的发生率为 48%；通常情况下，内固定相关并发症的发生率为 24%，其中 58 例患者需要进行翻修手术（19%）[5]；并指出导致内固定和神经相关并发症的重要危险因素为：固定节段数、融合至骶骨、行 PSO 截骨和骨盆倾斜角增加[5]。

总结制定分类系统旨在总结病因，描述严重程度和防止畸形出现的原因。然而，基于每个患者制定个性化的治疗方案是困难的，最重要的是，固定节段长度的选择是较为困难的。根据患者节段症状和脊柱平衡参数，Berjano 和 Lamartina[2]制定了一个分类系统。根据分类系统，本病例被定义为 Ⅲ 型，尽管脊柱整体仍是平衡的，但责任节段范围内的退变已影响到了顶椎和下端椎区域。本病例中患者表现为 L_3/L_4 节段旋转半脱位，L_4/L_5 节段椎管狭窄。术前评估时，我们需要考虑远端融合节段的问题，即融合固定至 L_5 或骶骨。在长节段固定中上端椎固定至 T_{11}，下端椎固定至 L_5，随后 L_5/S_1 椎间盘出现退变是一个常见的问题，甚至可能会影响脊柱的矢状位平衡，因此固定节段可能需要延长至骶骨[3]。当仅固定至 L_5 水平，长时间后 L_5/S_1 节段的退变发生，则需要行翻修手术延长固定节段以避免假关节形成，这会增加并发症的发生率。因此有观点认为在短节段固定时，仅固定至 L_5 节段是可行的，但在长节段固定融合时，L_5 椎体较短的松质骨椎弓根不能为长节段固定产生的杠杆效应提供足够的锚定点效应。据作者经验，退变的 L_5 节段可能会出现螺钉松动，进而影响矢状位的整体平衡。另有学者报道，在一些特殊病例中，当 "deep-seated" L_5（L_5 椎弓根低于髂嵴线）时，椎弓根钉可能会起到保护 L_5/S_1 节段退变的作用，但大多时候面对的是 "non-deep seated" 的 L_5 椎体[3]。同时也指出当上端椎固定至上胸椎时,也需要延长固定至骶骨。在本病例中,在 L_5/S_1 节段行椎间融合时,尤其是在骨质不佳的情况下,还需骶髂螺钉固定至髂骨以提高稳定性。S_1 螺钉稳定性较好,本病例未固定至髂骨,通常仅在少数情况下需固定至髂骨。

在顶椎行极外侧椎体间融合(XLIF)联合后路椎弓根钉内固定术是治疗 DLS 的一种可行的手术方式。在手术中,通过双侧充分的减压植入较大尺寸的融合器可更好的恢复塌陷的椎间高度[1,12]。XLIF 技术报道的假关节发生率约为 10%,常见的并发症包括侧位切口疝、伤口感染、前纵韧带断裂伴融合器移位或脱出[4]。此外,由于与腰丛的密切关系,XLIF 手术往往有更高的神经损伤发生率。尽管如此 XLIF 仍是一种比 TLIF 更微创的纠正冠状位畸形方法,较 TLIF 创伤并发症更低,在合并有椎管狭窄的时候也需要后路减压联合融合固定。

本病例上端椎固定至下胸椎 T_{11} 是为了避免出现交界性后凸 PJK。目前对于上端椎需要止于 L_1、T_{11} 或 T_{12} 的争议仍然存在。由于胸廓的稳定作用,有学者认为上端椎可以固定至 T_{10}。也有人认为应该固定至上胸椎,胸腰椎椎旁肌的运动能力也起了一定的稳定作用。

尽管上端椎(upper instrumented vertebra, UIV)在胸腰椎交界处(thoracolumbar junction, TLJ)更容易发生 PJK,我们在术后 1 年未观察到 T_9、T_{10} 邻近节段出现矢状位失衡[15]。本病例中患者较年轻、无骨质疏松和矢状位失衡,没有导致 PJK 的危险因素[9]。术后出现的上胸椎后凸增加可能是由于腰椎截骨而引起的代偿。术后影像学随访观察发现腰前凸较术前减少了 13°(图 58.1)。因此,患者因手术导致的腰前凸减少约 13° 对应的是代偿性的胸椎后凸增加,这与患者术后的脊柱骨盆参数相匹配,患者术后矢状位平衡仍处于正常范围内。

虽然长节段固定融合目前应用较多,尤其是骨质疏松和高龄患者,但必须重视长节段固定会带来更多的肺部并发症($P<0.05$)、出血量的增加,手术时间的延长($P>0.05$)和住院时间延长($P>0.05$)[8,10]。长节段固定融合的患者也会出现早期并发症(<3 个月)发生率的增加,但晚期并发症发生率没有明显差异[6]。长节段与短节段固定的功能评分(ODI)结果相似[6,8]。最后,冠状位侧凸和腰前凸的矫正在长节段和短节段组的结果是相似的,因此更好的冠状位参数矫正不应被作为

DLS 患者延长手术节段的依据[10]。作者的个人经验认为融合术后的 PJK 更容易出现在骨质疏松和高龄患者中,因此我们的目标是尽可能地矫正矢状位失衡,倾向于对老年患者行长节段固定,对年轻患者采用短节段固定,尽量采用个体化的治疗策略。

58.4　文献指南

对于 DLS 患者是否进行短节段或长节段固定融合术,目前尚无可靠的指导原则。DLS 的治疗策略仍然是针对患者个体特点和合并症情况制定手术决策。

证据级别:B 至 C

证据级别为中等级别

58.5　结论与精华

与短节段固定融合术相比,治疗 DLS 采用长节段固定融合术的并发症发生率更高,而短节段固定融合可能导致后凸畸形进展,而这一进展可能会与矢状位平衡的 DLS 患者未经手术治疗的结局相似。一般建议尽量采用短节段固定融合术代替长节段融合术,以减少围手术期的并发症发生率。在治疗旋转半脱位伴有严重矢状位失衡的患者时,截骨矫形被认为是一种有效的方式,可以取得良好的影像学和临床治疗效果。在矢状位失衡的 DLS 患者中,Berjano 和 Lamartina 分级系统可有助于手术方案的制定。

临床注意事项

- 长节段固定融合术失血量、住院费用、手术时间和住院时间较高
- 短节段固定融合术围手术期疗效更优
- 当没有明显力学失稳的情况下,短节段固定更优
- 长短节段固定对于冠状位的矫正效果相似
- 特别是侧弯在胸腰段时考虑对骨质疏松和高龄患者进行更长节段的固定
- XLIF 因其不仅可以纠正冠状位畸形,而且比后路手术并发症少,已作为一种非常有价值的手术治疗手段

（罗小辑　译　蒋电明　审）

资深专家点评

　　腰椎退变性侧凸往往合并椎间盘退变、椎管狭窄、腰椎失稳等退行性改变，同时，因患者发病年龄大，多患合并症，手术风险高，围手术期并发症发生率高。手术目的改善患者症状，提高生活质量。固定融合节段数目的选择不仅影响手术短期与长期疗效，目前依然存在较多争议。融合的原则是在重建稳定的基础上尽可能地减少融合节段，保留活动度，防止邻近节段退变加速。

　　治疗腰椎退变性侧凸时，严格掌握手术指征，充分评估患者风险与获益，在达到手术目的的同时尽可能选择短节段固定融合，减少创伤，促进快速康复。与此同时，亦要考虑患者腰椎矢状面形态和脊柱整体矢状面平衡，因退变性腰椎侧凸患者往往伴有腰椎前凸角的消失，腰椎前凸角度与脊柱矢状位的平衡、侧凸程度和腰痛之间有着密切的关系，是影响脊柱矢状位平衡和评价侧凸畸形程度及腰痛症状的一个重要参考因素，需要引起手术医师在手术决策时仔细斟酌。此外，对于合并严重骨质疏松的患者而言，在积极抗骨质疏松治疗的同时，选择长节段固定或骨水泥螺钉固定避免内固定松动不失为更好的选择。

　　综上所述，腰椎退变性侧凸的治疗是一个系统工程，仍面临诸多挑战，需制定科学、个性化的手术和康复方案以提高疗效。

（重庆医科大学附属第三医院　蒋电明）

参考文献

1. Berjano P, Lamartina C. Far lateral approaches (XLIF) in adult scoliosis. Eur Spine J. 2013;22(Suppl 2):S242–53. https://doi.org/10.1007/s00586-012-2426-5.
2. Berjano P, Lamartina C. Classification of degenerative segment disease in adults with deformity of the lumbar or thoracolumbar spine. Eur Spine J. 2014;23(9):1815–24. https://doi.org/10.1007/s00586-014-3219-9.
3. Bridwell KH, Edwards CC, Lenke LG. The pros and cons to saving the L5–s1 motion segment in a long scoliosis fusion construct. Spine (Phila Pa 1976). 2003;28(20S):S234–42. https://doi.org/10.1097/01.BRS.0000092462.45111.27.
4. Caputo AM, Michael KW, Chapman TM, Jennings JM, Hubbard EW, Isaacs RE, et al. Extreme lateral interbody fusion for the treatment of adult degenerative scoliosis. J Clin Neurosci. 2013;20(11):1558–63. https://doi.org/10.1016/j.jocn.2012.12.024.
5. Charosky S, Guigui P, Blamoutier A, Roussouly P, Chopin D. Complications and risk factors of primary adult scoliosis surgery: a multicenter study of 306 patients. Spine (Phila Pa 1976). 2012;37(8):693–700. https://doi.org/10.1097/BRS.0b013e31822ff5c1.
6. Cho KJ, Suk SI, Park SR, Kim JH, Kim SS, Lee TJ, et al. Short fusion versus long fusion for degenerative lumbar scoliosis. Eur Spine J. 2008;17(5):650–6. https://doi.org/10.1007/s00586-008-0615-z.
7. Edwards CC, Bridwell KH, Patel A, Rinella AS, Berra A, Lenke LG. Long adult deformity fusions to L5 and the sacrum. A matched cohort analysis. Spine (Phila Pa 1976). 2004;29(18):1996–2005.
8. Lee C-H, Chung CK, Sohn MJ, Kim CH. Short limited fusion versus long fusion with deformity correction for spinal stenosis with balanced de novo degenerative lumbar scoliosis. Spine (Phila Pa 1976). 2017;42(19):E1126–32. https://doi.org/10.1097/BRS.0000000000002306.
9. Park SJ, Lee CS, Chung SS, Lee JY, Kang SS, Park SH. Different risk factors of proximal junctional kyphosis and proximal junctional failure following long instrumented fusion to the sacrum for adult spinal deformity: survivorship analysis of 160 patients. Neurosurgery. 2017;80(2):279–86. https://doi.org/10.1227/NEU.0000000000001240.
10. Phan K, Xu J, Maharaj MM, Li J, Kim JS, Di Capua J, et al. Outcomes of short fusion versus long fusion for adult degenerative scoliosis: a systematic review and meta-analysis. Orthop Surg. 2017;9(4):342–9. https://doi.org/10.1111/os.12357.
11. Pritchett JW, Bortel DT. Degenerative symptomatic lumbar scoliosis. Spine (Phila Pa 1976). 1993;18(6):700–3.
12. Tormenti MJ, Maserati MB, Bonfield CM, Okonkwo DO, Kanter AS. Complications and radiographic correction in adult scoliosis following combined transpsoas extreme lateral interbody fusion and posterior pedicle screw instrumentation. Neurosurg Focus. 2010;28(3):E7. https://doi.org/10.3171/2010.1.FOCUS09263.
13. Tribus CB. Degenerative lumbar scoliosis: evaluation and management. J Am Acad Orthop Surg. 2003;11(3):174–83.
14. Wang G, Hu J, Liu X, Cao Y. Surgical treatments for degenerative lumbar scoliosis: a meta analysis. Eur Spine J. 2015;24(8):1792–9. https://doi.org/10.1007/s00586-015-3942-x.
15. Wang H, Ma L, Yang D, Wang T, Yang S, Wang Y, et al. Incidence and risk factors for the progression of proximal junctional kyphosis in degenerative lumbar scoliosis following long instrumented posterior spinal fusion. Medicine (Baltimore). 2016;95(32):e4443. https://doi.org/10.1097/MD.0000000000004443.

第59章 原位融合与复位融合

Lars Wessels，Peter Vajkoczy

59.1 引言

腰椎滑脱症在 50 岁以上人群中十分常见，常继发腰椎管狭窄并导致下腰痛和神经源性跛行症状。对于出现临床症状的退变性腰椎滑脱合并腰椎管狭窄的患者，手术治疗比非手术治疗的预后更佳，应成为首选的治疗方法[11]。

有症状的轻度腰椎滑脱患者（滑脱＜50%）的手术方案可选择单纯减压或减压同时进行滑脱复位，选择依据主要取决于患者的临床表现和腰椎不稳定的程度[1,3]。

与轻度滑脱患者不同，重度滑脱（滑脱＞50%）的治疗方式一直存在争议。

争议主要聚焦在手术时选择原位融合还是滑脱复位。原位融合方案只进行神经减压和腰椎后外侧融合，而不进行滑脱复位和腰椎前柱的支撑。相反，滑脱复位方案需要使用内置物进行脊柱畸形矫正、滑脱复位并进行直接或间接的神经减压。因此，必须行后方松解和神经减压、后外侧融合并纠正椎体滑移。此外，根据手术技术的需求还可以增加前柱支撑。

目前尚无充分证据表明哪一种手术方式更优越。在重度腰椎滑脱的病例中，原位融合和滑脱复位策略均有较高的神经功能损伤风险，尤其是滑脱复位策略的风险更高[7,8]。原位融合对手术技术要求较低，故应用更广泛，尤其是对腰椎矢状位参数正常的患者。

重度腰椎滑脱症可能引起脊柱骨盆参数改变、破坏矢状位平衡。然而，也有文献报道重度腰椎前滑脱的局部通常被腰椎的整体前凸所代偿，并不一定导致腰椎矢状位失衡[8,10]。这类患者采用原位融合手术也可以维持矢状位平衡。但是，反对原位融合的观点认为：原位融合的患者随着矢状位失衡继续加重，其矫形丢失的风险也随之增高；邻椎退变可导致腰椎的整体平衡进行性破坏；原位融合具有更高的内固定失败风险[7,8]。

本章将阐述重度滑脱手术中的滑脱复位细节，尤其是复位的适应证和术前注意事项。通过本章的介绍，读者可以了解判断滑脱复位的指征十分困难，尤其是对于重度腰椎滑脱。

首先，通过一个罕见病例引出治疗决策所面临的挑战。关键问题包括：

- 何时手术？——尤其对于重度腰椎滑脱
- 如何手术？——复位融合还是原位融合

59.2 病例描述

一名 36 岁女性患者，15 年前因车祸伤导致 L_4/L_5 节段不稳而接受了后路内固定手术。手术 6 年后取除内置物，但 L_5 的一枚椎弓根螺钉因为断裂而未取除。这名年轻女性患者在后续的数年中逐渐出现下腰痛并逐渐加重，去年就诊前出现双侧 L_4 神经根区域的放射痛及神经源性跛行。CT 和 MRI 检查提示 L_4/L_5 椎间滑脱，根据 Meyerding 分级，其滑脱等级为Ⅲ度（图 59.1）。脊柱全长 X 线未见脊柱矢状位失衡［骨盆入射角（PI）为 57°、骨盆倾斜角（PT）为 17°、骶骨倾斜角（SS）为 29°、腰椎前凸角（LL）为 48°］（图 59.2）。

我们采用 L_4/L_5 后路椎弓根螺钉内固定。此外，采用了全椎板切除和椎间关节切除对 L_4 神经根减压同时进行了后柱结构松解。对 L_4 和部分 L_5 椎体进行截骨术，以帮助 L_4 椎体复位。术后 X 线及 CT（图 59.3）显示复位良好、椎弓根螺钉在位、椎管减压充分。

术后两周患者出院回家，神经功能无恶化。3 个月后随访疼痛明显改善。

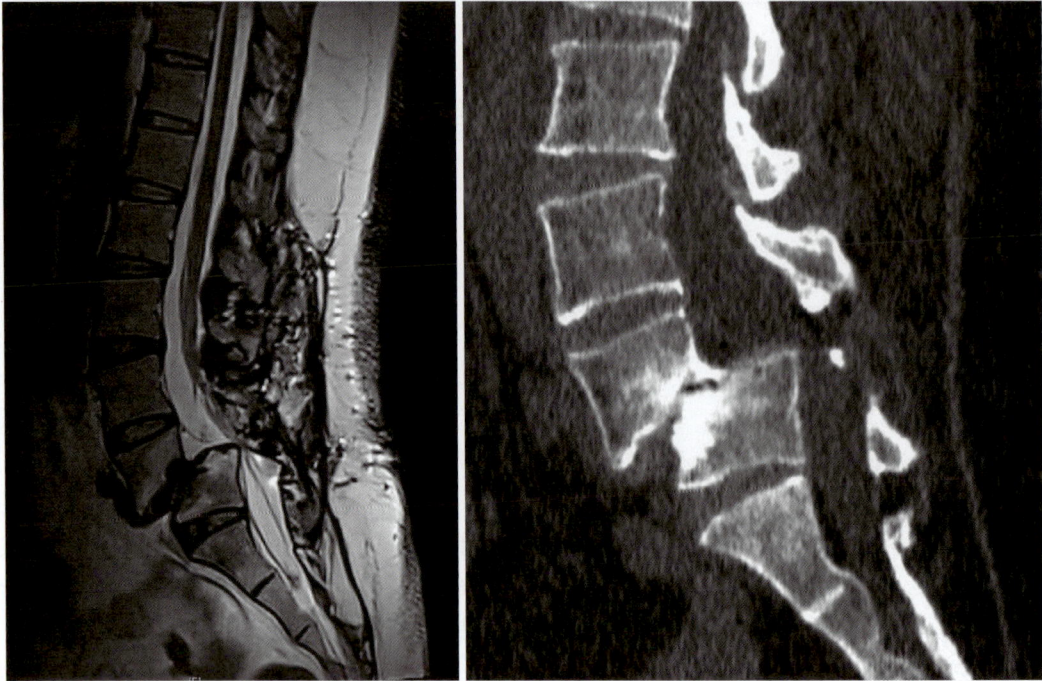

图 59.1　术前 CT 及 MRI 检查。L$_4$ Ⅲ度滑脱伴 L$_4$/L$_5$ 节段椎管狭窄

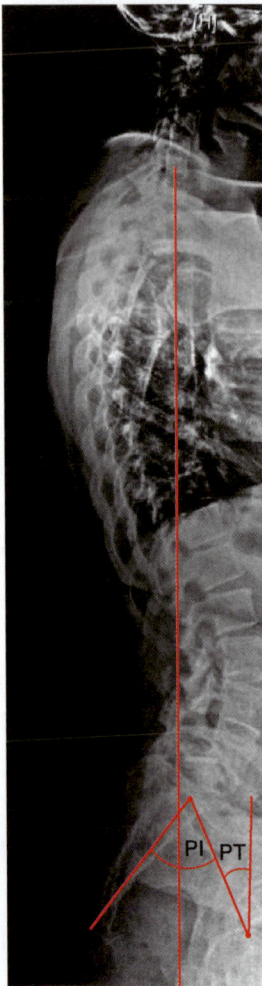

图 59.2　术前脊柱全长 X 线。无明显脊柱矢状位失衡

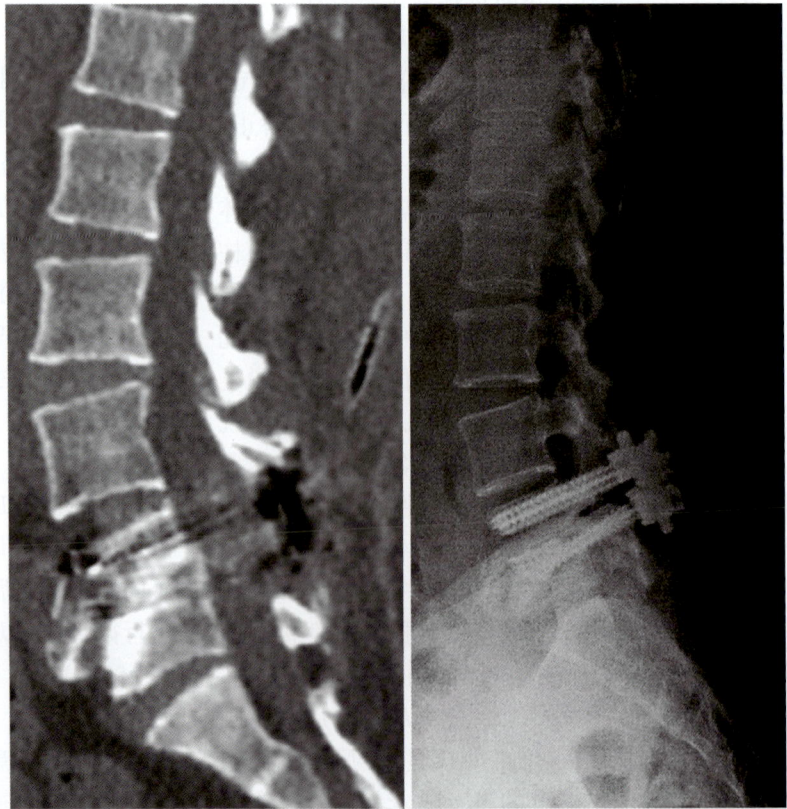

图 59.3　术后 X 线、CT 及 MRI 检查。椎管减压充分、滑脱复位、椎弓根螺钉位置良好

59.3　病例讨论

该患者由于两侧神经根管狭窄,引起 L_4 神经根支配区域的神经根性疼痛并伴有腰椎滑脱节段的椎管狭窄症状。持续剧烈的疼痛严重影响这名年轻患者的生活质量,在该节段进行椎管扩大和神经根减压并进行后路内固定的手术适应证明确。主要的争议在于采用滑脱复位还是原位融合。

仅有的几篇针对重度腰椎滑脱的大样本研究报道滑脱复位是可行的,但神经损伤的风险较高(与原位融合相比风险增加 4%~40%)[2,5,9]。尽管 meta 分析不能提示原位融合与滑脱复位之间神经损伤风险的显著差异[7],但关于滑脱复位并发症的那些文献报道还是被原位融合派视为反对滑脱复位的主要理由。

腰椎滑脱的程度与脊柱矢状位失衡有关。根据 Meyerding 分级,PI 值与腰椎滑脱程度呈正相关(Ⅰ~Ⅱ 68.5°;>Ⅲ 79°),也高于对照组(69°)[4,10]。

本例患者的脊柱骨盆参数良好,其 SVA 和 PT 值正常,没有脊柱矢状位失衡的迹象[6]。这种情况原位融合是一种可行的选择,可能会降低患者围手术期风险;此外,原位融合不需要截骨,降低了手术难度。尽管如此,我们仍选择进行滑脱复位,主要根据以下原因:①骨折内固定术后形成了骨不连;②增龄可能导致脊柱失衡;③邻近节段(矢状位形态的转折点)退行性改变导致腰部外形进一步恶化。截骨的主要目的是充分矫正腰椎滑脱并恢复 L_4/L_5 局部序列(类似于穹顶切除),同时也使我们有机会采用比传统的经椎弓根截骨术(PSO)范围更小的截骨术来重建局部的脊柱前凸。

对于没有脊柱矢状位失衡的重度腰椎滑脱症患者,目前尚无数据表明滑脱复位具备预防矢状位失衡的长期收益。

文献指南

综上所述,对于腰椎滑脱患者减压融合手术是十分必要的。

证据级别:A

复位融合对于长期疗效及矢状位平衡的贡献还需要进一步评估。

证据级别:C

59.4　结论与精华

重度腰椎滑脱症仍然是临床的挑战。滑脱复位可能增加神经功能损伤的风险,在合并脊柱矢状位失衡的情况下应该采用。如果患者没有矢状位失衡,复位或原位融合则仍存争议。复位可能使年轻患者避免一些中长期并发症。

临床注意事项

- 重度腰椎滑脱症必须采用内固定手术
- 滑脱复位不增加并发症发生率,是可行的方法
- 手术决策前需要仔细评估脊柱矢状位平衡状况
- 合并矢状位失衡的腰椎滑脱应尽量复位
- 滑脱复位操作具有矫正矢状位失衡的作用

(罗飞　译　许建中　审)

资深专家点评

重度腰椎滑脱是脊柱外科的一个难点,是否需要对滑脱进行复位是争议的重要焦点之一。随着脊柱外科发展,治疗重度腰椎滑脱的外科技术也获得长足进步,诸如:骨水泥强化椎弓根螺钉等内置物、轴线固定融合技术、截骨技术的拓展、复位后二次减压等操作技术,为滑脱复位及有效固定提供了强大的技术支持。另一方面,随着对脊柱平衡理念的认识深入,腰椎特别是下腰椎的矢状位曲度对于脊柱甚至人体的整体平衡具有十分重要的作用,因此对合并矢状位参数异常的重度腰椎滑脱患者更加强调通过滑脱复位或部分复位来促进腰椎矢状位曲度的恢复。

本章节介绍的典型病例给我们提示了对于重度腰椎滑脱,术前应仔细评估包括矢状位参数在内的患者情况,术中在关注神经减压、牢稳内固定和植骨融合的同时要重视恢复患者脊柱的整体平衡,以维持更好的长期疗效。

(陆军军医大学第一附属医院　许建中)

参考文献

1. Försth P, Ólafsson G, Carlsson T, Frost A, Borgström F, Fritzell P, Öhagen P, Michaëlsson K, Sandén B. A randomized, controlled trial of fusion surgery for lumbar spinal stenosis. N Engl J Med. 2016;374(15):1413–23.

2. Gandhoke GS, Kasliwal MK, Smith JS, Nieto J, Ibrahimi D, Park P, Lamarca F, Shaffrey C, Okonkwo DO, Kanter AS. A multicenter evaluation of clinical and radiographic outcomes following high-grade spondylolisthesis reduction and fusion. Clin Spine Surg. 2017;30(4):E363–9.

3. Ghogawala Z, Dziura J, Butler WE, Dai F, Terrin N, Magge SN, Coumans JV, Harrington JF, Amin-Hanjani S, Schwartz JS, Sonntag VK, Barker FG 2nd, Benzel EC. Laminectomy plus fusion versus laminectomy alone for lumbar spondylolisthesis. N Engl J Med. 2016;374(15):1424–34.

4. Hanson DS, Bridwell KH, Rhee JM, Lenke LG. Correlation of pelvic incidence with low- and high-grade isthmic spondylolisthesis. Spine. 2002;27(18):2026–9.

5. Inage K, Orita S, Yamauchi K, Suzuki M, Sakuma Y, Kubota G, Oikawa Y, Sainoh T, Sato J, Fujimoto K, Shiga Y, Abe K, Kanamoto H, Inoue M, Kinoshita H, Norimoto M, Umimura T, Takahashi K, Ohtori S. Long-term outcomes of *in situ* fusion for treating dysplastic spondylolisthesis. Asian Spine J. 2017;11(2):213–8.

6. Labelle H, Mac-Thiong J-M, Roussouly P. Spino-pelvic sagittal balance of spondylolisthesis: a review and classification. Eur Spine J. 2011;20(S5):641–6.

7. Longo UG, Loppini M, Romeo G, Maffulli N, Denaro V. Evidence-based surgical management of spondylolisthesis: reduction or arthrodesis in situ. J Bone Joint Surg Am. 2014;96(1):53–8.

8. Passias P, Poorman C, Yang S, Boniello A, Jalai C, Worley N, Lafage V. Surgical treatment strategies for high-grade spondylolisthesis: a systematic review. Int J Spine Surg. 2015;9:50.

9. Rajakumar DV, Hari A, Krishna M, Sharma A, Reddy M. Complete anatomic reduction and monosegmental fusion for lumbar spondylolisthesis of Grade II and higher: use of the minimally invasive "rocking" technique. Neurosurg Focus. 2017;43(2):E12.

10. Vialle R, Ilharreborde B, Dauzac C, Lenoir T, Rillardon L, Guigui P. Is there a sagittal imbalance of the spine in isthmic spondylolisthesis? A correlation study. Eur Spine J. 2007;16(10):1641–9.

11. Weinstein JN, Lurie JD, Tosteson TD, Hanscom B, Tosteson ANA, Blood EA, Birkmeyer NJ, Hilibrand AS, Herkowitz H, Cammisa FP, Albert TJ, Emery SE, Lenke LG, Abdu WA, Longley M, Errico TJ, Hu SS. Surgical versus nonsurgical treatment for lumbar degenerative spondylolisthesis. N Engl J Med. 2007;356(22):2257–70.

第60章　发育性重度滑脱症的手术治疗

Sleiman Haddad, Kimia Rahnama Zand, Ferran Pellisé

60.1 引言

　　传统上讲,发育性腰椎滑脱症根据滑移程度可以分为两种类型:低度滑脱(滑移<50%)和重度滑脱(滑移>50%)。这两个临床群体具有完全不同的自然史,低度腰椎滑脱症基本上是一种疼痛综合征/属性,而重度腰椎滑脱症(high-grade Spondylolisthesis,HGS)则是真正的腰骶部畸形,存在严重进展导致躯干畸形的风险。最新的腰椎滑脱分型将脊柱骨盆序列纳入了考虑因素,以进一步指导临床治疗。HGS的手术目的是通过融合最少数量的椎体来减压受累的神经结构,纠正腰骶段后凸和躯干不平衡,并重建腰骶段的稳定性。融合可以在原位进行,也可以在滑脱复位后进行。重度滑脱是否一定要完全复位目前还存在争议性。

60.2 病例描述

　　一名20岁女性患者,主要症状是腰痛并伴有下肢阵发性疼痛不适和乏力。她否认有任何创伤或诱发事件。她在过去3年中出现了缓慢加重的腰背痛和躯干畸形,并且在过去2年中出现了腿痛,疼痛范围主要位于 L_5 和 S_1 皮节区域。患者宣称其症状随着活动或步行,以及站立时间超过5min而加重。她无法通过使用COX-2抑制剂和系统康复治疗等保守治疗方法获得改善。因此,她的医疗保健者将她转诊到我们诊所进行手术评估。既往病史无特殊,但是患者经常吸烟。

　　体格检查显示患者为一名普通身高的女性,外表看起来健康。双肩和骨盆是水平的,但是躯干有明显的冠状位和矢状位畸形,伴有腹部皮肤褶痕(图60.1A～C)。她的腰骶部触诊有疼痛感,躯干的前屈和后伸活动均受限,腿部腘绳肌紧张。运动功能检查显示双上肢和双下肢的肌力正常,感觉功能检查正常,双下肢的反射正常。长束征(long tract signs)包括Romberg征,Babinski征和持续性阵挛,均未引出。没有发现压迫性神经病变的证据,血管检查也未见异常。

　　影像学检查显示 L_5 椎体移位至 S_1 椎体的前方,同时伴有大PI(88°)。 L_1 至 S_1 的腰椎前凸有51°,但是 L_4-S_1 节段为7°的后凸状态。滑移角(slip angle)为30°,Dubousset腰骶角(Du-LSA)的变化很明显,站立位时为60°,仰卧位时可恢复到76°(图60.2B和图60.4A),全身麻醉以后牵引状态下能进一步改善到83°(图60.5A)。患者的矢状位平衡(SVA)为16.5cm,骨盆倾斜角(PT)为29°,整体倾斜角(Global Tilt)为47°(图60.2A～C)。同时伴有冠状位失衡,躯干向左偏6.0cm, L_4-S_1 的Cobb角为21°。她的GAP评分为11,意味着严重的矢状位参数比例失衡。腰骶段的MRI进一步证实了重度滑脱伴有中央椎管和双侧椎间孔的狭窄(图60.3A～D)。CT扫描显示双侧 L_5 峡部裂以及后方韧带结构断裂, L_5 椎体呈梯形样改变,同时 S_1 上终板穿窿样改变。椎间小关节严重发育不良, L_5 的下关节突仍然保留在骶骨上,上关节和椎弓根则随着 L_5 椎体向前移位(图60.4A～C)。 L_4-L_5 的小关节与骶骨穹窿之间形成了假关节。

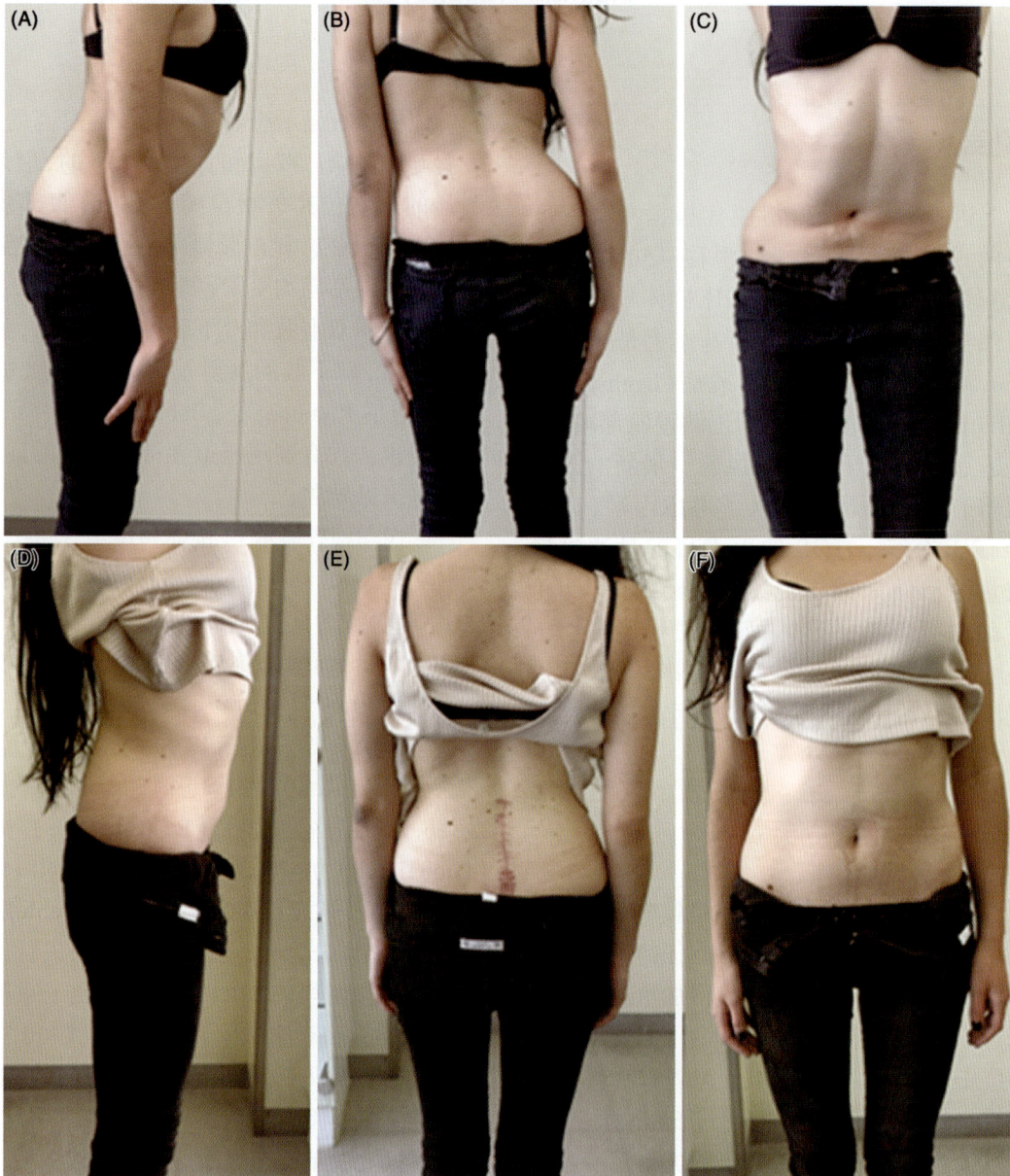

图 60.1　一名 20 岁女性, 重度腰椎滑脱患者的术前侧面观(A), 背面观(B)和正面观(C), 可以很直观地看到冠状位, 矢状位畸形以及腹部皮肤褶痕。术后外观图(D ~ F)显示躯干畸形和腰骶段后凸得到矫正, 腹部褶痕消失

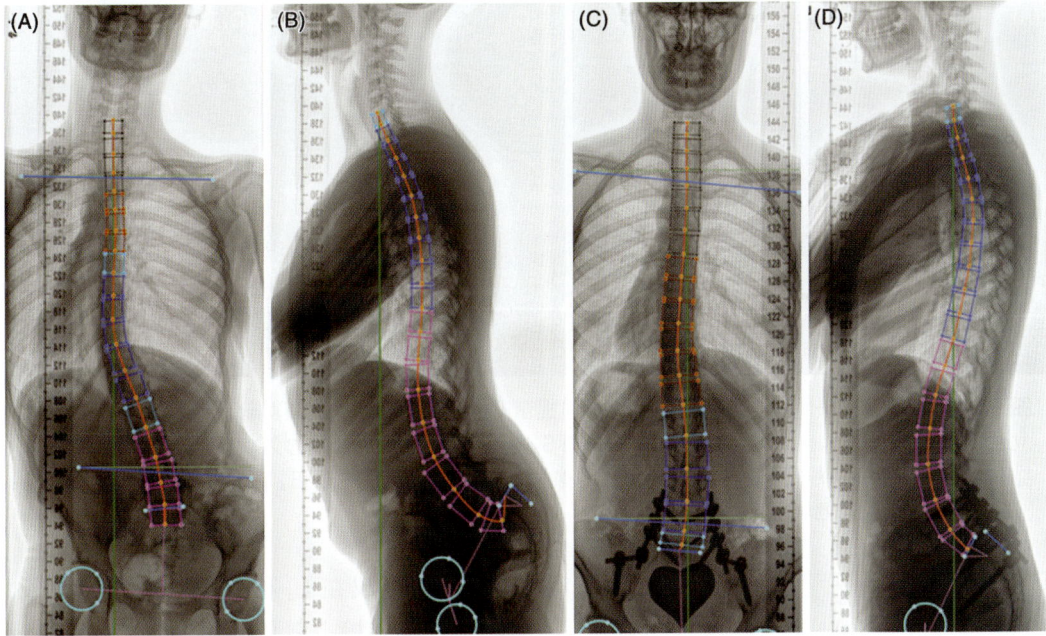

图 60.2　一名 20 岁女性，重度腰椎滑脱患者的术前冠状位（A）和矢状位（B）全脊柱站立正侧位 X 线，显示患者的骨盆失平衡（PT 值大，SS 值减小），伴有脊柱整体失平衡（SVA 值大），同时还有冠状位的侧凸畸形。术后 X 线（C ~ D）显示双平面畸形均获得满意矫正。手术采用 L_4 髂骨内固定，L_5-S_1 椎间融合器植入术

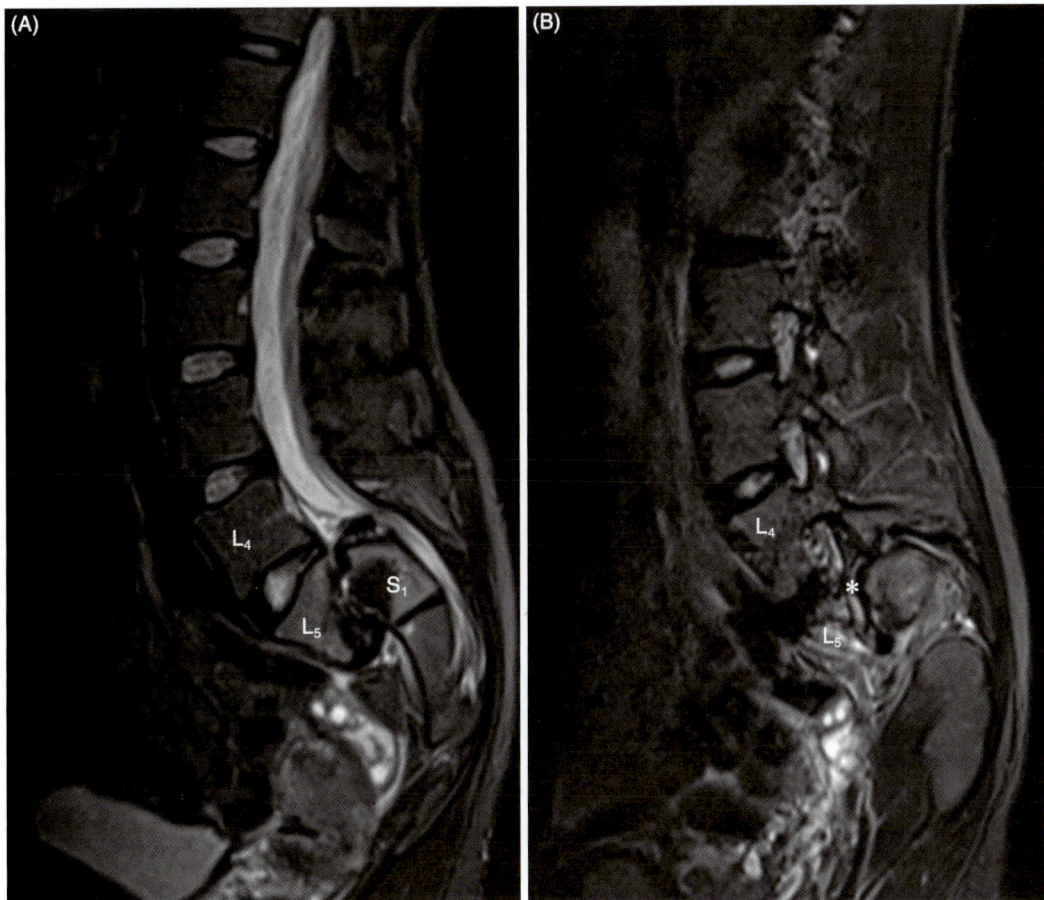

图 60.3　上述患者的 MRI 扫描结果。正中矢状位 T_2 加权像（A）提示 HGS 和中央椎管狭窄。经椎间孔的矢状位图像（B）显示右侧的 L_5-S_1 椎间孔几乎完全闭塞（*）

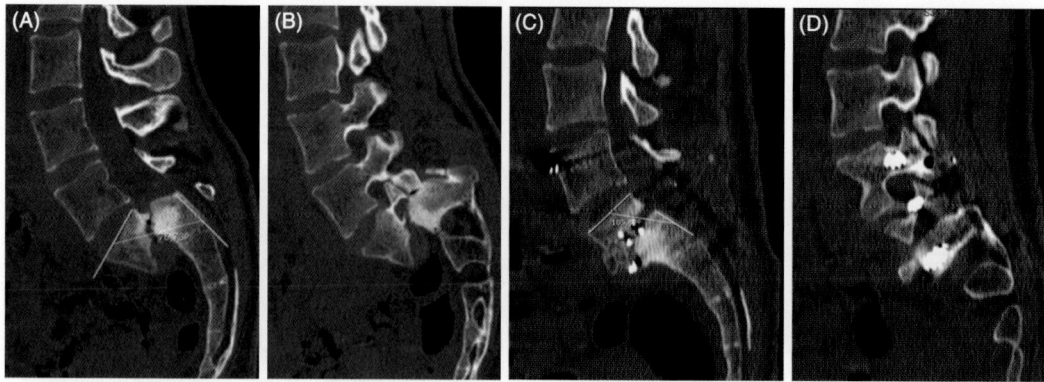

图 60.4　术前正中矢状位的 CT 扫描重建（A）提示 Dubousset 腰骶角获得部分改善（76°，对比站立位的 X 线为 60°），注意 L_5 椎体呈梯形变和 S_1 穹窿样改变。靠侧方的矢状位图像（B）显示后方结构发育不良和 L_5 峡部裂。术后的矢状位图像显示腰骶段畸形获得矫正，Dubousset 腰骶角 105°（C），L_5-S_1 椎间孔通畅（D）

60.3　技术原理

　　总的来说，我们的这位患者患有发育不良性 HGS/ 脊椎前移，并伴有脊柱骨盆失平衡（Labelle 分型中的 6 型）。她的腰骶部重度发育不良，滑移角明显增大，预示着局部不稳定和滑脱进展风险。由于脊椎不稳和神经受压，她表现出轴性疼痛，神经根性疼痛，以及中央椎管狭窄的症状。鉴于严重的临床症状和影像学畸形，我们建议患者手术治疗。治疗目的包括矫正双平面畸形，重建腰骶段稳定性，减压神经结构，以及获得满意的轴性疼痛缓解。我们计划单纯从后路进行畸形矫正，神经减压和 360° 融合。为了纠正她的脊柱骨盆失平衡，我们采用了 Ruf 等人所报道的技术进行复位[1]。因为 L_5 和 S_1 的严重畸形以及发育不良属性，我们首先考虑的是 L_4 至髂骨的内固定，后期也可将内植入部分拆除仅保留单节段 L_5-S_1 的内固定。

60.4　手术技术及结果

　　患者俯卧于可透 X 线的手术床垫上，此时手术医师可通过全身麻醉下牵引的 X 线透视来评价畸形的柔韧性，如本例（图 60.5A）。采用后正中切口暴露腰骶部，并向外侧延伸直达 L_4 和 L_5 的横突，尾端显露骶骨翼和髂后上棘。对于重度滑脱症患者，术中辨识和显露 L_5 椎体有时候会非常困难。首先将 L_5-S_1 关节突关节完全切除，并将 L_5 椎板部分或完全切除，直至显露出 L_5 神经根，注意沿 L_5 神经根向远外侧松解。然后于 L_4 和 S_1 置入多轴向椎弓根螺钉。如果能够辨识出 L_5 椎弓根，也可同时将 L_5 置钉，作者建议在 L_4 和 L_5 置入长尾或加长型螺钉以便下一步装棒。复位的第一步始于在 L_4 和骶骨之间撑开（图 60.5B），通过韧带整复法帮助 L_5 椎体部分复位，这将允许更好地显露 L_5 椎弓根的进钉点。如果此前由于技术上的困难没有在 L_5 置钉，这一阶段可以通过将对侧的临时固定棒撑开、部分复位以后完成 L_5 置钉。随后，再利用 L_5 长尾复位螺钉的优势，将 L_5 椎体部分复位，此过程要注意避免螺钉拔出。然后从双侧把 L_5-S_1 椎间盘切除，并将纤维环的后方部分完全切除。在术中 X 线透视的引导下，进一步行 S_1 穹窿部分的截骨（图 60.5C）。S_1 穹窿截骨的方向通常垂直于骶骨后壁，这样能够缩短 L_5-S_1 的高度，有利于 L_5 复位和为植入融合器创造一个平坦的植骨面。继而在术中神经电生理监护（IONM）下，对 L_5 椎体实施进一步的复位。如果 L_5 椎体严重滑移甚至"滑落"至骶骨前方，梯形改变的 L_5 椎体前半部分可能会阻挡复位。此时需对 L_5 再做额外的截骨，切除 L_5 椎体的前下部分，进一步松解 L_5-S_1 间隙，以便 L_5 椎体能够平缓的复位。然后手术医师可以继续下一步的操作，以 L_4 至骶骨螺钉间的金属棒为杠杆，通过逐步拧紧 L_5 的长尾钉螺帽将 L_5 椎体向后提拉。在复位的过程中，L_5 神经根必须始终保持在视野内，以避免任何形式的卡压。复位以后，长尾螺钉的延长尾帽便可以去除。此时尽管纠正了 L_5-S_1 的前滑移，腰骶段仍可能存在一定程度的后凸。下一步可以开始处理 L_5-S_1 椎间盘的前部分，然后填入松质骨条和椎间融合器。融合器可以提高融合率，增加了 L_5-S_1 之间的摩擦力，并且增强了抗剪切的力量。

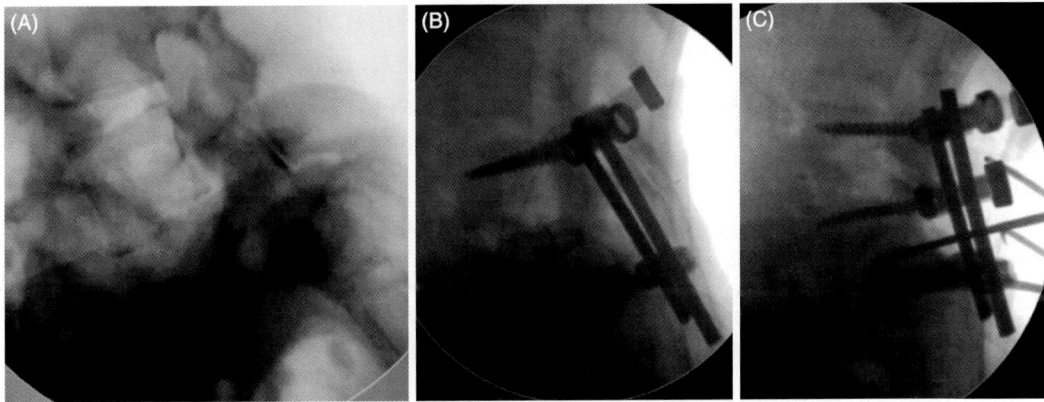

图 60.5　术中透视图。(A)全身麻醉牵引下可见畸形有进一步改善。(B)术中 L_4-S_1 之间撑开以通过韧带整复(ligamentotaxis)来复位 L_5 椎体。(C)S_1 穹窿部截骨

我们建议使用短一点的融合器以避免过度牵拉 L_5 神经根,也有利于重建腰椎前凸角度。融合器可以通过后方入路(后外侧腰椎间融合,PLIF)或者前方入路(前路腰椎间融合,ALIF)置入。如果可能,作者本人更倾向经 PLIF 入路放入融合器。矫正局部后凸是以植入到椎间隙前方的融合器为支点,通过后方压缩来完成。重新松开骶骨钉的螺帽,反向折叠手术床使髋关节过度后伸,多轴向的钉尾有利于螺钉角度改变,矫正过程中 S_1 螺钉钉尾逐渐向 L_4、L_5 螺钉的方向靠拢,此时骶骨后倾也得到相应的矫正。最后再次锁紧骶骨钉的螺帽,松开 L_5 螺帽并加压 L_5-S_1 间隙。然后根据情况,术者可以选择剪断 L_4-L_5 之间的金属棒,取掉 L_4 螺钉;也可以延长固定至骨盆来增加稳定性。

最后将腰椎横突去皮质,铺上自体碎骨和同种异体骨。切口深部留置引流管,根据不同术者的习惯缝合关闭伤口。

在疼痛可以忍受的情况下,患者术后第一天可以下床活动,并不需要佩戴支具。可能有一段时间需要屈膝屈髋,以减轻 L_5 神经根过度紧张所引起的坐骨神经痛症状。

术中神经电生理监测(IONM)包括体感诱发电位(somatosensory evoked potentials,SEP),运动诱发电位(muscle motor evoked potentials,mMEP),自发肌电图(free-run electromyography,fEMG)和下肢的 H 反射(H reflex)。手术当中进行右侧 L_5-S_1 神经根减压时发生了一次 IONM 报警,随后得到解决,打开和关闭切口时的 SEP 和 mMEP 基线均保持一致没有改变。尽管术中并未发现 L_5 神经根异常,患者麻醉苏醒以后还是发生了右侧 L_5 神经部分麻痹的症状(肌力 3 级)。进一步的肌电图检查提示神经

根节远端损害,累及 L_5 神经远端皮节。因此,神经受损的部位并不在手术区域,而在手术部位远端。患者在术后 6 个月随访时完全康复。

患者最近一次的随访时间是术后 2 年,疼痛已经完全缓解,恢复了正常的娱乐活动。她对术后的外观改善非常满意(见图 60.1D～F)。影像学上腰椎前凸恢复至 70°,其中 L_4-S_1 的角度为 38°。整体倾斜角为 27°,骨盆倾斜角为 26°,SVA 为 26mm,Dubousset 腰骶角增加至 105°,GPA 评分为 0(见图 60.2)。

60.5　讨论和文献总结

脊柱滑脱一词来源于希腊语,意为脊椎(脊柱或椎骨)和滑脱(滑动或滑移),描述的是以一个椎体相对于另一个椎体滑脱或移位为特征的一种病理状况。目前有好几个分型系统,包括以病因学(Wiltse 分型,Marchetti-Bartolozzi 分型)、以滑移程度(Meyerding 分型)和以矢状位平衡情况(Labelle 分型)为基础的分型。Marchetti 和 Bartolozzi 将滑脱分为获得性和发育性滑脱(包括峡部裂型和发育不良型)。随后,他们根据 Meyerding 的定义,用滑移程度对发育性滑脱进行了进一步区分,其中滑移大于 50% 被定义为重度滑脱(HGS),它最常发生于 L_5-S_1 节段。Labelle 等则整合了脊柱 - 骨盆参数的理念进一步提出发育性滑脱的另一个分型,目的是更好地指导腰椎滑脱的评估和治疗[2]。该分型总的原则是根据骨盆入射角、骨盆后倾角和脊柱平衡将腰椎滑脱分为 6 组,以期更好地指导临床治疗,分型具有很好的组间和组内观察可重复性。具体来讲,Labelle 分型首先将腰椎滑脱分为轻度滑脱和重度滑脱两大类,然后再根据 PT、SS 和 SVA 各自分成 3 组。根

据该分型，重度滑脱（HGS）相应地被分为 3 个亚组——"骨盆平衡"（小 PT 和大 SS）或"骨盆不平衡"（大 PT 和小 SS），而"骨盆不平衡"则进一步分为"脊柱平衡"（SVA 正常）或"脊柱不平衡"（大 SVA）。

发育不良性脊柱滑脱包括先天性骶骨或 L_5 神经弓发育不良，并伴随峡部延长和 / 或后续发生峡部裂。一些放射学参数已被用来研究腰骶部后凸或腰椎滑脱的滑移角。Boxall 是第一个描述腰骶滑移角（lumbosacral slip angle，BSA）的人，将其定义为 L_5 下终板与 S_1 后缘垂线相交的夹角。但是对于重度发育不良的患者，L_5 下终板发生萎缩，X 线难以识别。于是，Dubousset 提出了"腰骶后凸角"（Du-LSA）的概念，定义为 L_5 上终板与 S_1 后缘垂线相交的夹角。其他描述腰骶段角度的参数还包括脊柱畸形研究组的腰骶角（SDSG LSA）、SDSG 发育不良（dys-SDSG）、矢状位旋转（SR）以及局部后凸角（k-Cobb）。这些角度已被证实可以用来预测畸形的严重程度、矢状位平衡状况和畸形进展风险。其中 Du-LSA 和 k-Cobb 两个参数因为不受 L_5 或 S_1 终板发育不良的影响，组间和组内观察的可重复性较高，所以实用性很强。另一方面，Du-LSA 还与滑移的程度有很强的相关性。此外，L_5 入射角（>60°）和股骨近端角（>10°）也被认为是预测是否需要手术的可靠影像学参数。

进展性并且失代偿的重度发育性 L_5-S_1 滑脱具有三个主要的病理特征：L_5 相对于 S_1 向前滑移超过 50%，L_5-S_1 节段性后凸以及骶骨后倾伴骨盆不平衡。随着滑移的进展，骶骨上终板逐渐呈现出穹窿样改变，L_5 下终板相应出现凹陷，椎体呈梯形改变。节段性后凸和畸形会影响患者的整体姿势，它将导致矢状位平衡的丧失以及启动一系列的代偿机制。腰骶后凸会导致相邻腰椎和下胸段代偿性前凸，骨盆后倾则会导致髋关节过度伸展，腰椎前凸的顶点也会从 L_4 逐渐上移。当这些代偿机制仍然无法满足站立的能量需求时，整体重力线就会前移。这种持续性代偿状态与椎间孔和中央管狭窄的发生有相关性，是患者背痛和腿痛的原因。

对于无症状或者症状轻微的平衡型重度腰椎滑脱患者，非手术治疗可能取得满意的效果。有持续性症状，神经功能损害，矢状位躯干畸形或有进展风险，是重度滑脱患者的手术适应证[3]。对于骨骼发育未成熟的患者，为避免进一步加重，滑脱 >50% 被认为是行脊柱融合的适应证。

手术治疗确实取得了良好的效果，并且患者的临床结果能够长期保持。Lundine 等的研究表明无论采用何种治疗方式（保守治疗或手术治疗），滑移的后凸角越大，预后越差[4]。滑移角是用来预测保守治疗失败最终转为手术治疗的一个重要参数。在手术治疗的患者中，年龄大的患者临床结果似乎更好些。Joelson 等调查了接受原位融合术患者 20 年随访的临床结果，并与同年龄段的瑞典普通人群相比较，发现 EQ-5 和 SF-36 评分无差异[5]。另一项由 Bourassa-Moreau 完成的研究中，证实重度腰椎滑脱的患者手术治疗后健康相关生活质量评分（HRQoL）获得改善，术前 HRQoL 基线得分较低的患者手术获益最多[6]。

发育性腰椎滑脱患者手术的总体目标应该是通过融合最少的椎体数，矫正腰骶椎后凸，减压受累的神经，稳定腰骶交界处，防止滑脱进展。融合可以在原位进行，也可以在滑脱椎体复位后。其中 HGS 的目标是减少腰骶段后凸，并重建矢状位平衡。由 Labelle 等提出的 SDSG 滑脱分型及治疗指南能更好地帮助外科医师做出决策。根据 SDSG 的分类，对于骨盆不平衡的患者，尤其是合并脊柱不平衡的患者，应当考虑矫正畸形。是否要追求滑脱复位需谨慎考虑，一些作者主张尽可能复位，由此来提高融合率，以及能够对神经进行直接减压。然而，复位在腰椎滑脱手术治疗中的作用仍然存在争议，主要原因是既往报道的围手术期并发症发生率很高，包括神经功能损害、手术时间延长和复位后再次丢失。因此，对于高度发育性滑脱的最佳手术治疗方式仍然存在争议。

很少有研究直接比较 HGS 患者复位或不复位融合后的效果。脊柱后外侧原位融合术通常被认为是安全的，且有良好的远期疗效。但是，对于滑移角度较大的患者，如果手术未能恢复脊柱生理序列和平衡，畸形可能会持续进展。原位融合如果没有内固定维持，即便获得了坚强的融合，26% 的病例滑脱仍然可能进展。这个结果明确提示，当重度滑脱的局部后凸畸形没有得到矫正时，腰骶部仍然存在剪切力。此外，HGS 伴有腰骶椎残余后凸的患者，往往通过上腰段来进行姿势代偿，由此可能产生持续性的背痛。除了畸形进展外，这些患者还可能出现邻近节段病变、内固定失败和假关节。文献报道原位融合的融合失败率高达 44%。Longo 等近期的一篇系统综述显示，原位融合组的融合失败率明显高于复位组（17.8%vs.5.5%，P=0.004）[7]。作者认为很多方面的因素本质上都有利于提高复位组患者的融合率，比如畸形获得矫正的患者 360° 融合率更高（53% vs.26%）、两节段融合以及使用内固定的融合率明显提高（分别为 44% vs.33%，100%

vs.22%）。最后，切除骶骨上终板骨面可以增加松质骨接触面积，有利于植骨融合。

另一方面，滑脱椎体复位能够提供更好的矢状位序列。而矢状位序列恢复可以减少腰骶交界处的剪切力，提高融合率以及减少机械性并发症。然而，激进的解剖复位面临着 10%～50% 的神经损害风险，以及术后复位再次丢失可能。这些结论来源于以往非对照性的病例队列研究。Longo 等的研究显示由复位所导致的神经功能损害一般为暂时性的，与原位融合组相比，其发生率并没有更高（7.8% vs.8.9%，$P=0.8$）。就如本例患者所发生的那样，最常见的神经功能损害是 L_5 神经根被一过性或部分受累，术中牵拉是最常见的原因。复位以后神经根的持续紧张导致"神经根疲劳"可能是迟发性神经功能损害的原因。还有作者报道过医源性马尾神经损伤。

在发育性腰椎滑脱中，术后矢状位平衡的重要性及其对临床结果的影响最近已经被报道。Harroud 等的研究显示矢状位序列正向增加与 SRS-22 评分降低相关[8]，这种相关性在重度滑脱组患者中更加明显。这也证实了恢复矢状位平衡在临床上的重要性以及消除代偿机制的必要性。

无论采取何种手术入路，都建议进行前柱结构性支撑重建来提供更高的稳定性，更重要的是可以为融合提供更大的接触表面积，从而提高融合率。此外，前柱椎间有支撑物以后，通过后方器械加压还能够帮助矫正局部后凸畸形。

在决定固定融合节段时，手术医师必须考虑以下几个重要的方面，包括畸形的严重程度和范围，发育不良的程度以及术中螺钉的把持力。如果决定对 HGS 进行复位，360° 融合辅以髂骨螺钉坚强的固定，可以防止滑脱进展和假关节形成。这一点对于腰骶交界处剪切力特别高的大 PI 患者尤其重要。同样，骨盆固定还可以用于伴有严重畸形，腰骶重度发育不良，和 S_1 螺钉强度不够的患者。坚强的后路内固定与紧闭加压的椎间融合器相结合，可以产生非常稳定的抗剪切力结构，最终促进融合，减少机械性并发症的发生。

增加 L_4 椎弓根螺钉有助于 L_5 椎体的复位，可以在复位以后将 L_4 螺钉取出或者在术后 3 个月二期手术时取出。如果怀疑 L_4-L_5 节段存在不稳定，或者 L_5 横突太细小担心融合面积不够，可以直接将近端融合节段延伸至 L_4。当预计存在很强的复位力量，L_5 重度发育不良或椎弓根螺钉把持力不够时，固定至 L_4 也是很有帮助的。与单纯融合 L_5-S_1 相比，增加 L_4 融合可以创造更为垂直的融合块，从而降低剪切力，具有更好的生物力学优势。

在脊椎前移（L_5 滑落至 S_1 前方）的病例中，可以参考 Gaines 技术进行 L_5 椎体切除术。照此，我们可以通过前方腹膜后手术入路行 L_5 椎体切除，然后直接将 L_4 椎体置于 S_1 椎体上方，并在后方用椎弓根钉棒系统将其固定。

作者建议常规使用 IONM，术中监测包括运动束和感觉束，以及使用针对 L_5 神经支配区域的自发肌电图，另外还可辅以神经根的监测。SEP 是通过刺激周围神经来评估脊髓背侧柱功能的完整性。一般选择刺激胫后神经，其他神经如远端足底内侧神经没有诊断价值。尽管如此，在没有 SEP 警报的情况下，仍有可能发生截瘫。经颅电刺激触发的 mMEP 能够评估从运动皮质、CT（锥体束）、神经根和周围神经到肌肉的运动信号的输出和流量。在一些畸形病例中，mMEP 对医源性运动神经功能损害的检测灵敏度为 75%～100%，特异度为 84%～100%。自发肌电图（fEMG）能够记录肌肉的自发收缩反应，因此可用于监测手术引起的周围神经机械性牵拉性损伤。该方法的实施取决于肌纤维、神经肌肉接头、周围神经、脊神经前根、α 运动神经元及其脊神经元间突触的结构和功能的完整性。对于患有慢性神经病变或神经根病的患者，由于肌肉慢性去神经支配的原因，在复位过程中，直到出现严重神经损害之前，可能都不会有自发性收缩活动，此时使用 fEMG 监测神经根麻痹具有不确定性。在这种情况下，应用直接电刺激检测神经根的传导性更可靠。

虽然 IONM 的作用在一些畸形手术和减压性肿瘤手术中已经被广泛评估，并被证明可以减少术中神经损伤概率，但其在 HGS 手术中的作用知之甚少。到目前为止，除了两例病例报告外，仅有一项前瞻性的 HGS 病例研究报道了运用术中神经电生理监测的情况。在 Schär 等的研究中，17 名患者有 15 名（88%）术中出现了 IONM 报警[9]，仅有 5 例（29.4%）术后出现了新发的 L_5 神经运动障碍。IONM 的监测中 MEP 的灵敏度为 20%，特异度为 100%。刺激足底内侧神经进行 L_5 神经根皮节区的 SEP 监测时，作者没有发现任何具有诊断价值的皮层记录。尽管缺乏对照，也不能确认 IONM 对最终结果的影响，但 IONM 似乎可以通过对手术医师的及时提醒来防止神经的进一步损害。因为在 10 例术中发出报警并得到相应处理的病例中，术后没有出现神经后遗症。

（王孝宾　译　吕国华　审）

资深专家点评

作者展示了一例非常有难度的成人腰椎重度滑脱病例，详细地描述了这类疾病的临床特点，阐述了治疗理念，解释了手术细节尤其是复位的技巧，以及如何避免神经损伤并发症。近年来，重度滑脱的治疗理念已经从单纯的滑脱复位发展到重建 Dubousset 腰骶前凸角，以及恢复矢状位整体序列，这对外科医师提出了更高的要求。Labelle 对腰椎滑脱的 SDSG 矢状位分型，给重度滑脱的治疗提供了很好的理论依据。对于此类疾病，单纯滑脱复位仅仅是手术的第一步，术者在重建腰骶前凸角，恢复骨盆前倾，以及维持内固定稳定性上还需要做很多工作。本例中作者介绍的通过反向折叠手术床使髋关节过度后伸是方法之一，然而很多 Jackson table 或者脊柱手术床反向折叠的功能有限。这就需要术者从一开始摆放体位时就非常注意，体位垫应放置于髂前上棘以下甚至置于股骨上段，使腹部悬空，迫使骨盆前旋，纠正骨盆后倾并恢复腰椎前凸。复位过程依赖于 S_1 螺钉与 S_2AI 螺钉两点形成的平面，逐步提拉 L_5 螺钉使之与 S_1-S_2AI 螺钉共平面。因此，笔者认为此类手术置入 S_2AI 螺钉几乎为必须，反而 L_4 的螺钉对复位并没有太大帮助。仅仅在 L_5 螺钉出现拔钉，难以维持复位的情况下再考虑增加 L_4 螺钉以增加内固定的稳定性。此外，使用 S_2AI 螺钉还可以减小 S_1 螺钉松动的概率，而重建 Dubousset 腰骶前凸角可以为 L_5-S_1 椎间融合提供更好的生物力学环境。

（中南大学湘雅二医院　吕国华）

参考文献

1. Ruf M, Koch H, Melcher RP, Harms J. Anatomic reduction and monosegmental fusion in high-grade developmental spondylolisthesis. Spine. 2006;31(3):269–74.
2. Labelle H, Mac-Thiong JM, Roussouly P. Spinopelvic sagittal balance of spondylolisthesis: a review and classification. Eur Spine J Off Publ Eur Spine Soc Eur Spinal Deform Soc Eur Sect Cerv Spine Res Soc. 2011;20(Suppl 5):641–6.
3. Kasliwal MK, Smith JS, Kanter A, Chen CJ, Mummaneni PV, Hart RA, et al. Management of high-grade spondylolisthesis. Neurosurg Clin N Am. 2013;24(2):275–91.
4. Lundine KM, Lewis SJ, Al-Aubaidi Z, Alman B, Howard AW. Patient outcomes in the operative and nonoperative management of high-grade spondylolisthesis in children. J Pediatr Orthop. 2014;34(5):483–9.
5. Joelson A, Hedlund R, Frennered K. Normal health-related quality of life and ability to work twenty-nine years after in situ arthrodesis for high-grade isthmic spondylolisthesis. J Bone Joint Surg Am. 2014;96(12):e100.
6. Bourassa-Moreau E, Mac-Thiong JM, Joncas J, Parent S, Labelle H. Quality of life of patients with high-grade spondylolisthesis: minimum 2-year follow-up after surgical and nonsurgical treatments. Spine J Off J North Am Spine Soc. 2013;13(7):770–4.
7. Longo UG, Loppini M, Romeo G, Maffulli N, Denaro V. Evidence-based surgical management of spondylolisthesis: reduction or arthrodesis in situ. J Bone Joint Surg Am. 2014;96(1):53–8.
8. Harroud A, Labelle H, Joncas J, Mac-Thiong JM. Global sagittal alignment and health-related quality of life in lumbosacral spondylolisthesis. Eur Spine J Off Publ Eur Spine Soc Eur Spinal Deform Soc Eur Sect Cerv Spine Res Soc. 2013;22(4):849–56.
9. Schar RT, Sutter M, Mannion AF, Eggspuhler A, Jeszenszky D, Fekete TF, et al. Outcome of L5 radiculopathy after reduction and instrumented transforaminal lumbar interbody fusion of high-grade L5-S1 isthmic spondylolisthesis and the role of intraoperative neurophysiological monitoring. Eur Spine J Off Publ Eur Spine Soc Eur Spinal Deform Soc Eur Sect Cerv Spine Res Soc. 2017;26(3):679–90.

第61章　胸椎整块(en-bloc)切除术的手术指征与操作技巧

Dominique A. Rothenfluh, Jeremy J. Reynolds

61.1 引言

胸椎整块(en-bloc)切除术主要用于脊柱原发性肿瘤。若在罕见的孤立性脊柱转移瘤的情况下，则可以考虑整块切除，且切除过程中不破坏肿瘤的边界。传统上认为由于胸椎在解剖结构上距离重要血管较近，所以施行不经瘤的胸椎整块切除术是非常困难的，因此通常采用经瘤的分块切除术或病灶刮除术。然而这种经瘤操作导致了局部复发的风险，使得转移瘤的患者相比原发性肿瘤来说具有较低的存活率。整块切除术的主要目的是通过完整切除来获得对肿瘤的局部控制，从而降低局部复发率；避免原发性肿瘤的扩散，从而提高生存率[1,4,5]。

整块切除术的主要适应证是恶性原发性肿瘤，如软骨瘤、软骨肉瘤、骨肉瘤等，或可能具有局部侵袭性的良性肿瘤，如巨细胞瘤或动脉瘤样骨囊肿等。特别是对于恶性肿瘤，需要注意的是第一次手术往往是最重要的，也许是唯一的一次治愈患者的机会。为了施行椎体整块切除术，术前计划应进行如全脊柱的 MRI、CT 及 PET-CT 检查等充分的影像学研究。诊断通常是通过活检确定，经由肿瘤科医师，病理学家，放射学家和外科医师之间的跨学科讨论后，来确定是否符合整块切除术的适应证。下一部分将更详细地介绍原发性肿瘤的研究和手术计划。

原发性肿瘤往往在较晚期出现症状，并表现出解剖学上的多样性，这使得切除和重建具有一定的挑战性。手术中所切除的边界范围与手术结果相关，尤其对减少局部复发具有重要意义。整块切除术努力达到或超过肿瘤的边界范围[2]。当肿瘤不侵犯邻近的脏器且不与腔静脉粘连时，整块切除术是可行的，否则血管游离困难，尤其是位于椎体后方的血管。在肿瘤与周围血管脏器粘连时，整块切除术需要同时切除侵犯的血管或脏器。此外，部分椎管必须是可以打开的，并且不会出现漏出肿瘤的窗口或通道，从而将脊髓保留下来。保留脊髓还需要在硬膜囊外结扎神经根，并且结扎位置需位于肿瘤边缘之外。需要注意的是，如果在尝试整块切除时肿瘤破裂，其预后并不比经瘤分块切除好。本病例为动脉瘤样骨囊肿的整块切除术，动脉瘤样骨囊肿性质虽为良性，但它是具有局部侵袭性的原发性骨肿瘤。

61.2 病例描述

61.2.1 诊断及征象

一名 14 岁女性患者，胸椎疼痛，经物理疗法治疗疼痛无缓解，MRI 显示 T_6-T_7 水平肿块占位，神经功能正常。穿刺活检病理结果提示动脉瘤样骨囊肿，未见恶性倾向。进一步的 PET-CT 检查显示，FDG（氟脱氧葡萄糖）活跃的肿瘤位于 T_6 和 T_7 的后部，邻近肋骨受累（图 61.1 和图 61.2），未发现其他 FDG 活跃病灶。在讨论了放射学和病理学的结果后，考虑到椎管受侵犯及肿瘤破裂可能，一致同意考虑整块切除术。在本病例中，整块切除术并不需要完整地切除脊椎，因为动脉瘤性骨囊肿主要位于左肋-椎体交界处，包括左侧椎弓根并侵犯椎管。

如图 61.1 所示，膨胀性肿瘤位于椎体后部，相邻肋骨受累，突破椎管，累及左侧椎弓根。

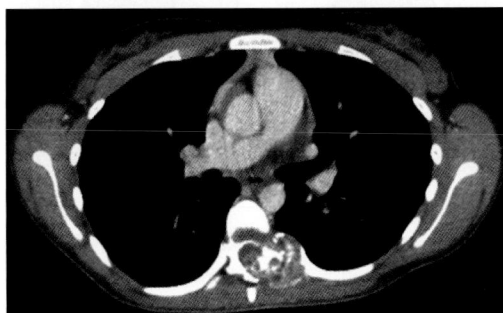

图 61.1　CT 示膨胀性肿瘤，位于 T_6、T_7 后部，累及邻近肋骨骨质

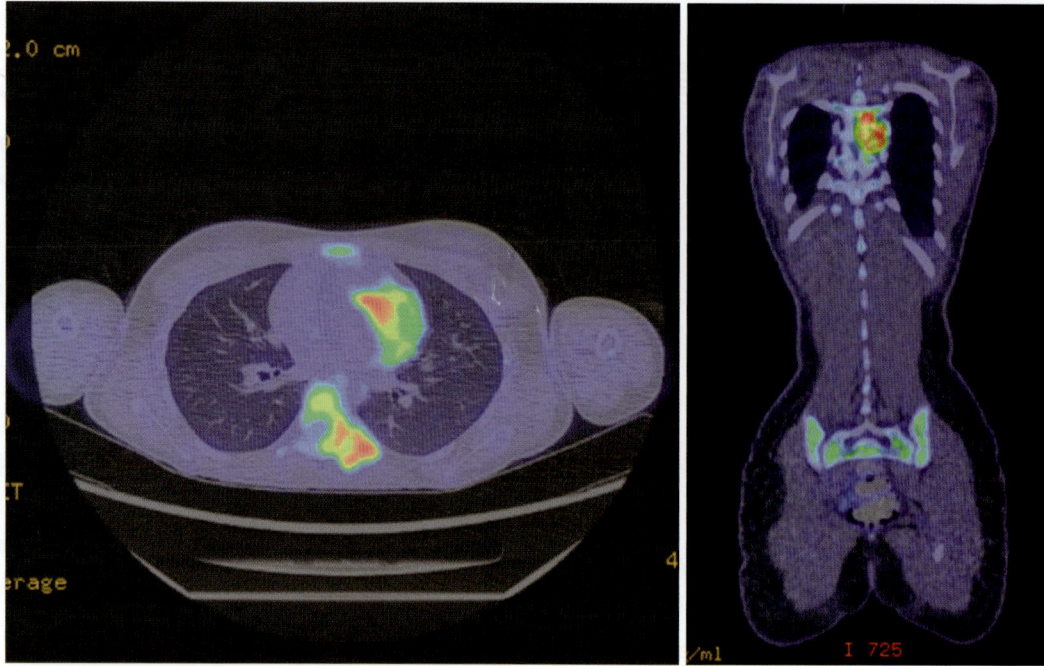

图 61.2   PET-CT 的 FDG 信号示局部膨胀性肿块，其他部位未见明显的 FDG 活跃信号

61.2.2   手术技术

完成暴露后，首先对 T_3-T_5、T_8-T_{10} 进行内固定植入。如 Tomita 所述的传统的内固定技术，需要切开双侧椎弓根以去除后半椎管，保留神经结构。如 CT 扫描所示，若使用传统的手术方式将导致大部分位于左侧的肿瘤出现一个缺口，所以为了避免切开椎弓根时破坏肿瘤，我们设计了一个不会破坏肿瘤的手术路径（图 61.3，如红色箭头所示）。由于不进行完整的椎体切除，所以只需要从右侧的椎体正常组织中切除部分椎体（图 61.3，如长虚线所示）。自

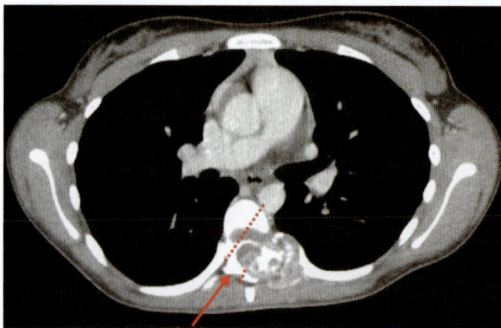

图 61.3   箭头所指的是一个无瘤入路，通过无瘤入路可自侧后方打开椎管暴露并松解脊髓，将其与肿瘤标本分离。短虚线表示椎板切开位置正好位于棘突的内侧，以避免肿瘤破裂。长虚线表示右侧切除线向下延伸至椎体。在 T_6-T_7 两段椎体进行相同的操作

左侧 T_6 和 T_7 肋横切面水平切开，分别结扎并离断神经根。与全椎体切除术的操作相同，沿着肿瘤包膜轻轻分离壁层胸膜，将肿瘤的左侧壁暴露出来，结扎暴露过程中所遇到的节段性血管。尽可能地将椎间盘从左侧切开。

使用超声骨刀在 T_6 和 T_7 水平的棘突右侧和椎弓根外侧切开椎板来打开椎管，如图 61.3（短虚线）所示。在硬脊膜的右外侧，用超声骨刀切开椎体，深部则用骨凿切开。在左侧插入拭子或可塑牵开器以保护肺组织和主动脉。椎间盘的右侧也需要切开分离。通常肿瘤组织与周围正常组织有多处粘连需要完全松解，以便将肿瘤组织彻底游离出来。

当肿瘤组织被游离开，便可以将其逐步活动并取出。将肿瘤组织向左侧移动，充分游离硬膜囊。轻微旋转肿瘤组织，显露 T_6 和 T_7 神经根并结扎，结扎神经根时要非常小心，以免损伤脊髓。在操作过程中，可以使用神经电监测设备监测运动诱发电位，以防止在肿瘤取出过程中对脊髓造成损伤，从而产生潜在的神经功能缺陷。取出过程如图 61.4 所示。切除后的标本如图 61.5 所示。使用 PEEK 材质的可伸长融合器对脊柱前柱进行重建。选择 PEEK 是因为这种材料可以透过射线，不会在影像学结果中造成明显的伪影，以便在后续复查过程中使用 MRI 监测复发。术后 X 线如图 61.6 所示。

61.2.3　术后处理

患者术后恢复良好，术后病理示肿瘤标本切片边缘阴性。术后常规随访 6 个月，X 线平片和 CT 图像显示融合器下沉（图 61.7）。因此，我们决定与整形外科医师讨论用带血管蒂的游离腓骨移植物来加强固定，以此支撑前柱和后方的钉棒系统，以免再次出现内固定失败。在术后 X 线和 CT 图像上可以看到两根用于支撑固定的前后腓骨（图 61.8）。

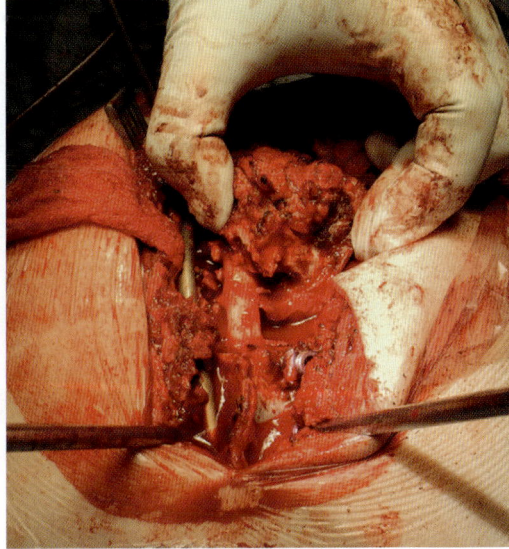

图 61.4　如图 61.3 所示，肿瘤组织为整块切除，且松解脊髓过程中未破坏肿瘤组织

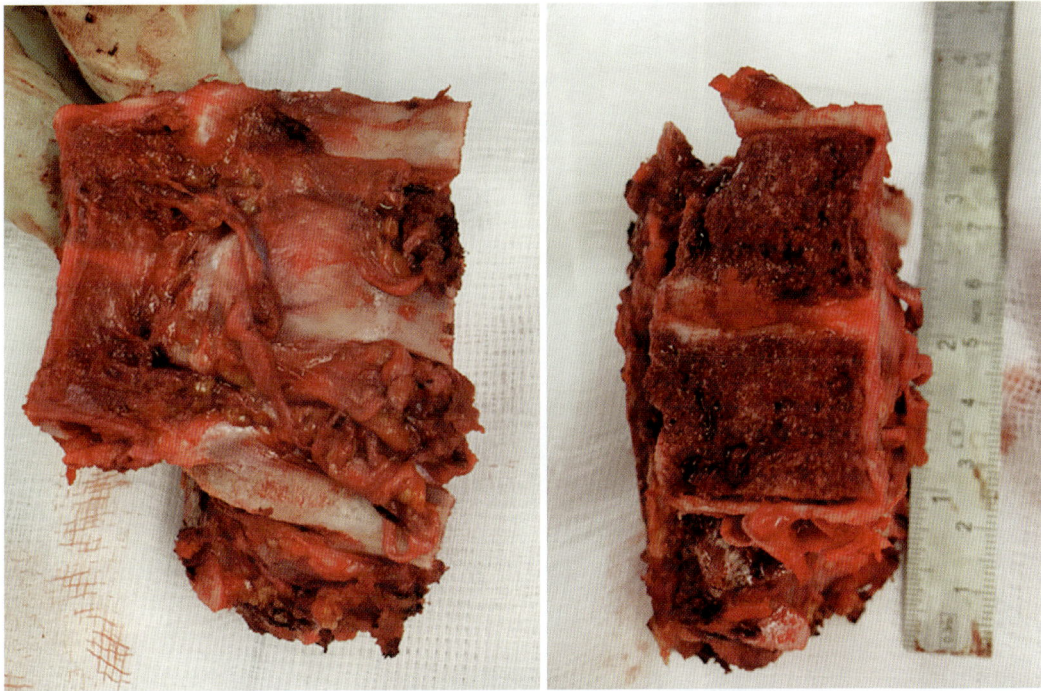

图 61.5　整块切除后的肿瘤标本。图中可见椎体被切开，肋骨被肿瘤组织所侵犯

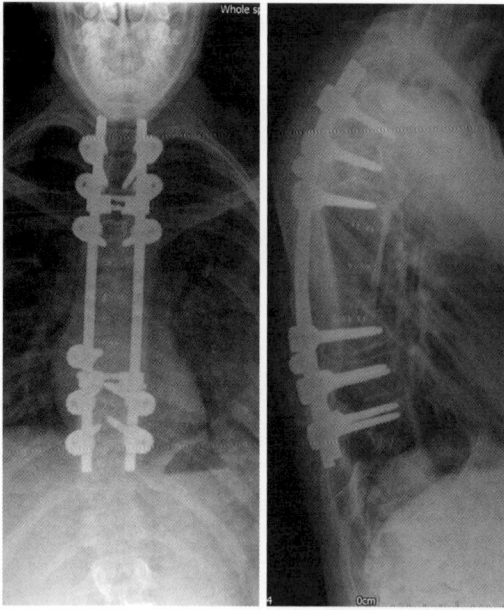

图 61.6　肿瘤整块切除后及后路 T$_3$-T$_{10}$ 内固定置入的术后图像

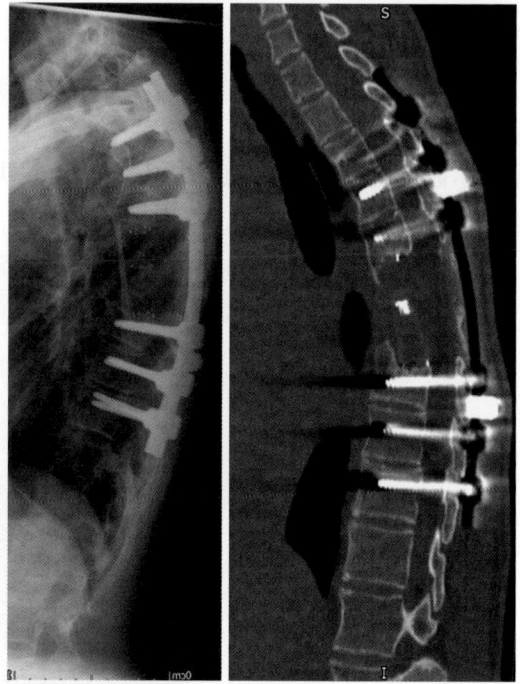

图 61.7　术后 6 个月可见融合器下沉。CT 扫描显示骨移植物并没有产生良好的骨性融合，且随后产生了融合器的下沉。钉棒内固定依然完好无损

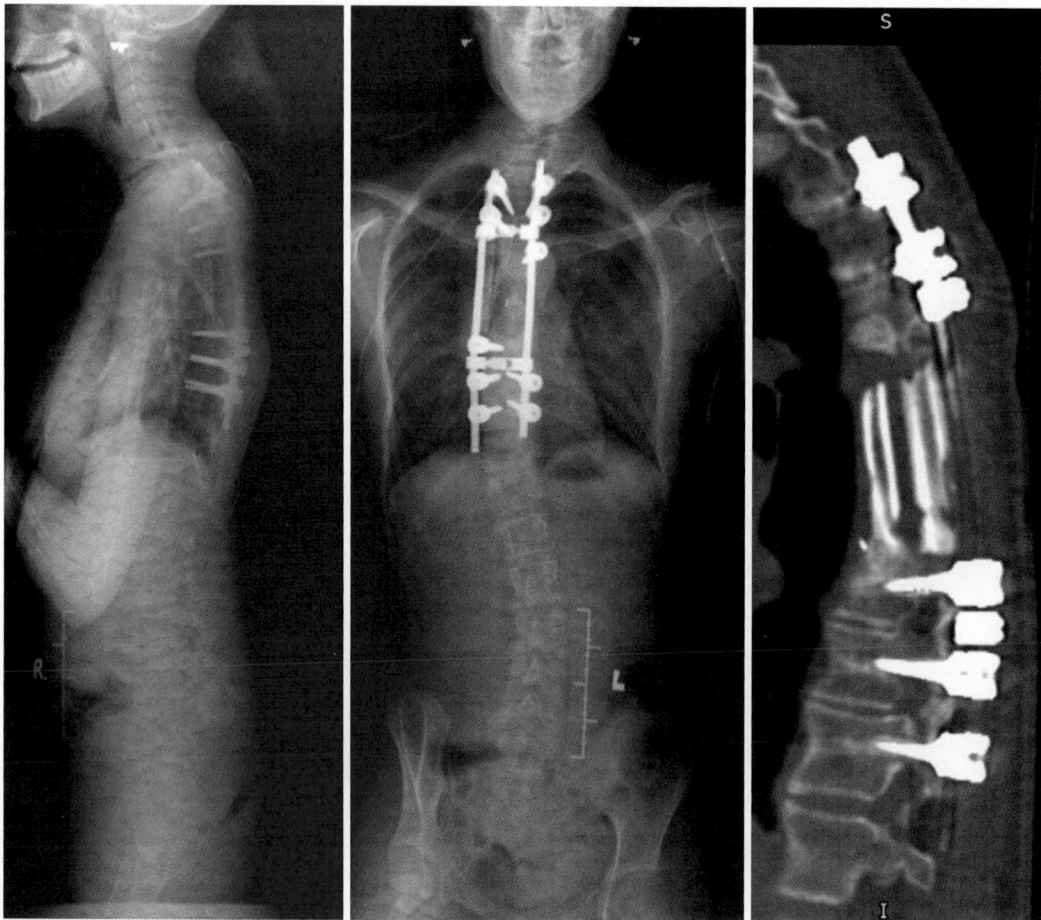

图 61.8　使用游离带血管蒂的腓骨移植重建的术后图像。一段腓骨位于前柱的右外侧，另一段作为后方的支撑连接。需注意患者术前存在轻度的脊柱侧凸

61.3　病例讨论

这项病例和其所使用的手术技术是试图获得一个更好的局部控制，是在 Tomita 等人创建的全脊椎整块切除术(total en-bloc spondylectomy, TES)中的一个进步[5]。TES 通常意味着肿瘤的破裂，而后施行经瘤切除手术。但如果能找到一个"安全通道"，让神经组织(即脊髓)可以从这个通道中松解游离出来，那就可以避免破坏肿瘤。如果无法实现不经瘤的手术入路，只能通过切开椎弓根来实现全脊椎切除，那么不经瘤的肿瘤整块切除则无法实现，其可能获得的益处与复发风险需要重新进行权衡。如果不能获得无瘤边界，根据肿瘤的生物学和肿瘤学性质，可能不需要进行整块切除。本病例为一例具有局部侵袭性的良性肿瘤，选择整块切除可获得局部肿瘤的控制并降低复发的风险。然而对于良性肿瘤，除了因结扎胸神经根而造成的神经组织损伤，其他的神经功能受损是不可接受的。所以，整块切除的适应证不仅取决于有无不经瘤的"安全通道"，还取决于脊髓与肿瘤组织的安全松解和游离。

肿瘤侵犯硬膜外腔并不意味着无法进行整块切除术。如果肿瘤侵犯椎管，通常会有清晰的边缘。沿假包膜游离肿瘤获得临界边界，但并未破坏包膜时，则不会出现经瘤切除时的局部复发率和不良的预后。在分离硬膜囊与肿瘤假包膜时，尤其是在恶性肿瘤中，应严格注意避免肿瘤破裂。整块切除术时很少需要切除硬脊膜，但如果手术考虑需要切除硬脊膜，则必须考虑该病例是否可以施行整块切除术。

整体切除术的另一个挑战是重建由此产生的大块缺损，尤其是在实现植骨融合方面。在本病例中，虽然前柱的一部分被保留了下来，但是却不够坚固，所以我们选择用一个融合器来进一步支撑，内里装有由肋骨横切时所获得的碎骨粒。但是该方法存在较大的缺陷，使得融合效果不佳，导致融合器下沉。外科医师往往倾向于对恶性肿瘤进行手术治疗，但是由于肿瘤切除后的缺损通常较大，所以为了保证内固定能够长期使用，良好的骨性融合是很有必要的。如果无法使用局部植骨或缺损太大，那么肿瘤切除后可使用带血管蒂的游离腓骨来进行缺损重建。这样做的好处是可以在同一血管蒂上获得一个肌肉瓣，有助于减少整块切除术后留下的空洞和软组织缺损。有研究表明，由整形外科医师在整块切除术后立即进行重建，可以有效降低切口并发症的发生率，提高长期存活率[3]。在本病例中，为了防止内固定失败，必须进行带血管蒂游离腓骨的移植重建。

61.4　结论及精华

无论良性或恶性原发性肿瘤的整块切除术都是脊柱手术中最具挑战性的手术之一。如果能够获得无瘤边界，则可以降低局部复发率，尤其是恶性原发性肿瘤的患者，理论上可以在无转移的情况下治愈。无瘤边界可以通过获得一个允许神经组织通过的无瘤通道来实现。立即进行软组织和骨组织重建可降低整体伤口的并发症和不愈合率，提高重建的存活率。

临床注意事项

- 整块切除脊柱原发性肿瘤的主要目的是降低局部复发率和提高生存率
- 整块切除术是否可行取决于无瘤通道是否存在，通过这条通道可以将脊髓或马尾从肿瘤组织中分离出来
- 通过无瘤通道取出肿瘤组织可获得清晰的边界，通过有计划的椎管切开手术可以避免肿瘤破裂
- 根据肿瘤的生物学和解剖学性质，整体切除术的发病率必须与取得肿瘤清晰边缘所得的潜在收益进行权衡

（ 刘铁龙　译　肖建如　审 ）

资深专家点评

本章节从传统术式方面入题，通过介绍传统术式的适应范围及传统术式的缺点，从而对比引出胸椎整块(en-bloc)切除术这项最新术式技术的各类优点，如降低患者复发率、增加患者生存周期等。并以此进一步介绍 en-bloc 术式的适应证、相关术前计划和术中术后诊断方式，语言简练且通俗易懂，有较强的易读性。结合紧密贴合的临床病例，并以图片和叙事的方式呈现而出，层层递进，从术前讨论、完善计划、手术过程到术后恢复，逐一详细介绍，有极高的说服力，展现了整块切除术后患者的良好恢复结果，根据经典案例全方面地讨论病例、分析该术式的优点和应当注意的不足和改进之处，可以引发新的思考，对提高读者的临床思维能力有极大好处，进一步让大家了解和深入认知整块切除术。

（ 海军军医大学第二附属医院　肖建如 ）

参考文献

1. Boriani S, Saravanja D, Yamada Y, Varga PP, Biagini R, Fisher CG. Challenges of local recurrence and cure in low grade malignant tumors of the spine. Spine (Phila Pa 1976). 2009;34(22 Suppl):S48–57.
2. Boriani S, Weinstein JN, Biagini R. Primary bone tumors of the spine. Terminology and surgical staging. Spine (Phila Pa 1976). 1997;22(9):1036–44.
3. Dolan RT, Butler JS, Wilson-MacDonald J, Reynolds J, Cogswell L, Critchley P, Giele H. Quality of life and surgical outcomes after soft-tissue reconstruction of complex oncologic defects of the spine and sacrum. J Bone Joint Surg Am. 2016;98(2):117–26.
4. Fisher CG, Keynan O, Boyd MC, Dvorak MF. The surgical management of primary tumorsof the spine: initial results of an ongoing prospective cohort study. Spine (Phila Pa 1976). 2005;30(16):1899–908.
5. Tomita K, Kawahara N, Baba H, Tsuchiya H, Fujita T, Toribatake Y. Total en bloc spondylectomy. A new surgical technique for primary malignant vertebral tumors. Spine (Phila Pa 1976). 1997;22(3):324–33.

第62章 原发性脊柱肿瘤整块(en-bloc)切除术的手术指征与术前计划

Dominique A. Rothenfluh, Etienne Bourassa-Moreau

62.1 引言

脊柱原发性肿瘤的诊断具有挑战性,临床决策复杂,手术技术要求高,以及发病率和死亡率大,使其手术治疗处于外科复杂性的最高水平。必须仔细评估手术适应证和手术步骤,并针对每个原发性脊柱肿瘤患者进行个体化设计。

整块切除术包括将肿瘤病灶整体切除,在周围正常组织中分离,或在肿瘤边缘分离,并保留完整的肿瘤包膜[1]。整块切除的目的是切除肿瘤,同时将局部复发的风险降至最低,并提供治愈的机会。整块切除的实现依赖于多学科的方法、仔细的手术计划和高水平的手术专业知识。正确的技术执行通常需要漫长而苛刻的程序,但已反复证明其对死亡率和发病率有显著的影响[6]。

本章旨在说明原发性脊柱肿瘤整块切除的患者选择、检查和手术计划。

62.1.1 概述和临床检查

原发性脊柱肿瘤极为罕见,估计每年每百万居民中有 2.5～8.5 例。这种罕见性使得原发性脊柱肿瘤在极为常见的退行性脊柱疼痛中的初步识别具有挑战性。人口统计学特征、疼痛模式、对保守治疗的无反应性和全身性疾病史应引起我们重视,并行进一步的研究。不幸的是,许多患者的诊断被延误或遗漏,导致不适当的处理和次优的结果。原发性脊柱肿瘤患者最常见的表现是疼痛,76% 的原发性良性病变和 95% 的恶性病变表现为疼痛[4]。疼痛类型可以区分为机械性疼痛、神经性疼痛和肿瘤性疼痛。

需要进行局部和系统分期,以充分描述任何疑似肿瘤的脊柱病变的程度。局部分期包括脊柱受影响区域的标准 X 线、CT 扫描和 MRI 扫描。只要肿瘤的血管或其与邻近主要血管的关系可能影响手术计划,就应该进行标准或 CT 血管造影。全身分期包括胸部、腹部、盆腔和脑 CT 扫描,寻找远处转移。

检查的最后一步包括 CT 引导下的经皮活检。活检应在所有影像学检查后进行,以避免改变放射解剖学。它应该由知道可疑诊断的熟练的介入放射科医师进行。理想情况下,活检轨迹在手术整块切除时是可切除的。标本送培养和病理分析。对肌肉骨骼肿瘤有经验的病理学家提供最终意见。

62.1.2 分类和手术适应证

需要一个包括病理学家、内科肿瘤学家、放射肿瘤学家、放射科医师和脊柱外科医师在内的多学科团队为原发性脊柱肿瘤提供最好的治疗。多学科小组在肿瘤委员会上开会,结合病理学、放射学和临床评估提供的信息,讨论最终诊断。外科医师和放射科医师将讨论肿瘤的局部范围和全身转移的存在。Enneking 分类被用作疾病分类和手术切除计划的框架(图 62.1)。虽然这种分类最初描述的是四肢骨骼[5],但它对脊柱肿瘤的可靠性和有效性已经得到证明[3]。Enneking 分类规定了最合适的手术切除范围,以抓住局部和全身控制的最佳机会。

手术切缘的定义对于描述手术切除策略、外科医师之间的沟通和报告结果至关重要。手术切缘有 3 种:瘤内、边缘或广泛(图 62.2)[2]。瘤内切缘表示正常组织与病变之间平面的侵袭。它包括各种外科技术,包括刮除、大块切除和大体全切除。瘤内切缘适用于良性病变或已知的转移性病变。边缘切缘位于肿瘤周围的反应区或假性包膜中,适用于良性病变存在局部侵袭，可防止局部复发。广泛切缘是指对肿瘤周围正常组织带的解剖，超出了反应区。广泛切缘为无转移的恶性病变提供了更好的生存和局部控制。然而，在一些恶性的原发性脊柱肿瘤中，广泛的切除可能是相当过分的，因为它涉及血管和神经结构的切除。四肢骨骼的根治性切除包括整个骨室的切除，而考虑到明显的神经并发症，几乎从来没有在脊柱进行过这种手术。脊柱手术通过整块切除技术获得广泛和边缘切除。

一旦确定了最合适的切缘，就可以使用 Weinstein-Boriani-Bigiani 手术分期系统计划手术切除。利用轴位成像，椎体单位被分成 12 个 30° 辐射扇区，从棘突左侧开始逆时针编号，从 1 到 12。图 62.3 组织层按字母顺序从外围到中心从 A 到 E 进行分类。这种地形图分类有助于划定手术切除的边缘，并制定手术计划，如下病例所示。

组织学	局部浸润	转移	分期	切缘
良性				
G_0	间室内(T_0)	无(M_0)	1	瘤内+局部辅助
G_0	间室内(T_0)	无(M_0)	2	瘤内
G_0	间室内(T_1)	无(M_0)	3	边缘整块切除
恶性				
低(G_1)	间室内(T_1)	无(M_0)	I A	广泛整块切除
低(G_1)	间室外(T_2)	无(M_0)	I B	广泛整块切除
高(G_2)	间室内(T_1)	无(M_0)	II A	广泛整块切除+局部辅助
高(G_2)	间室外(T_2)	无(M_0)	II B	广泛整块切除+局部辅助
无论良、恶性(G)	无论间室内、外(T)	局部或远处(M_1)	III	姑息手术，瘤内

图 62.1 Enneking 分类和建议治疗（Enneking et al.[5]）

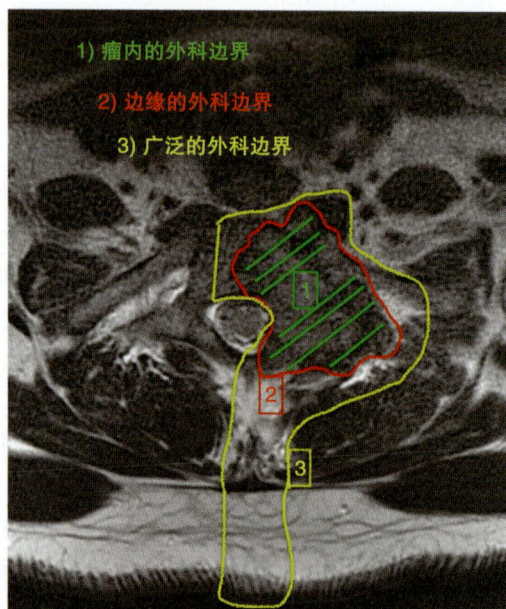

图 62.2 瘤内、边缘和广泛手术切缘的病例。无论肉眼切除了多少肿瘤，瘤内的切缘都破坏了正常组织和肿瘤组织之间的平面。边缘切缘是指通过肿瘤假性包膜周围反应区的剥离。广泛切缘是通过正常组织的剥离，远离可能的微转移区域。请注意，由于需要将肿瘤与神经组织分开以避免脊髓切断，所有的边缘在硬膜外平面附近都汇聚在一起

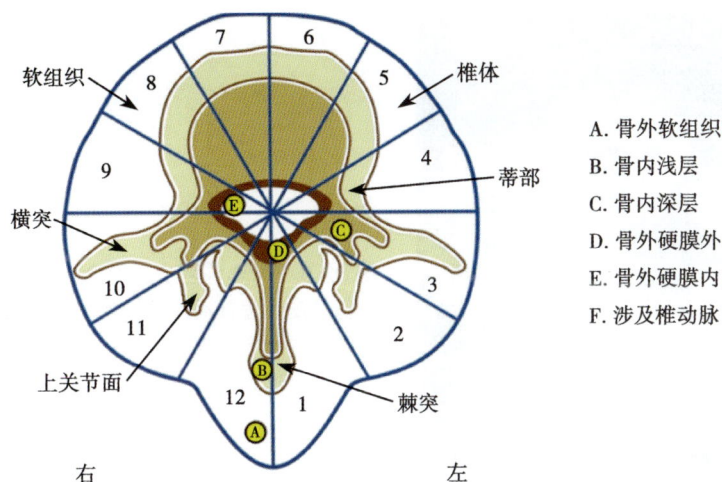

A. 骨外软组织
B. 骨内浅层
C. 骨内深层
D. 骨外硬膜外
E. 骨外硬膜内
F. 涉及椎动脉

图 62.3 Weinstein-Boriani-Biagini 把椎体在轴面上分成 12 个辐射扇区。这些扇区的编号从棘突的左侧(扇区 1)到棘突的右侧(扇区 12)逆时针进行。五层同心组织从外围到中心按字母顺序排序

62.2 病例描述

62.2.1 概述

一名 38 岁的男性在 10 个月的下颈部疼痛病史后寻求医疗救治,疼痛辐射到左中指、无名指和小指。他否认有任何体重下降、盗汗或恶性病史。体格检查左 Spurling 试验阳性,左肱二头肌反射减退,左手指屈曲外展无力,4 级肌力。神经学评估在其他方面都是正常的,没有脊髓病的迹象。

由主治医师安排的 CT 扫描显示,C_7 和 T_1 病变边界清楚,集中在左侧椎板、椎体和横突。病变包裹在 C_8 神经根出孔处,进入椎管左侧。MRI 扫描证实了病变的范围,并显示相对低的 T_2 信号,提示有骨样基质的存在(图 62.4)。

胸部、腹部和骨盆 CT 扫描均无转移。肿瘤委员会的放射科医师进行了经皮穿刺活检(图 62.5)。在多角形细胞纤维组织簇内胶原致密,有小的类骨质形成灶,胞质空泡化明显,并有大量多核破骨细胞样巨细胞,核变异性轻至中度。培养和染色不能确定微生物的存在。鉴别诊断包括成骨细胞瘤、骨巨细胞瘤或动脉瘤样骨囊肿。在初次 MRI 后 4 个月重复进行随访 MRI,以确认病变的稳定性。

62.2.2 手术计划

应用 Enneking 分类,他的病变被分类为良性局部侵袭性病变,并伴有左侧间室外受累。肿瘤累及 WBB 区 2 至 7,左侧 C_8 和可能的 T_1 神经根被肿瘤侵犯(图 62.6)。结扎左侧 C_8 神经根,可能还包括 T_1 神经根,整块切除是可行的。对于手术切除的计划,根据周围组织的不同,整形外科、普通外科、耳鼻咽喉科或心血管外科医师的帮助可能是有用的。

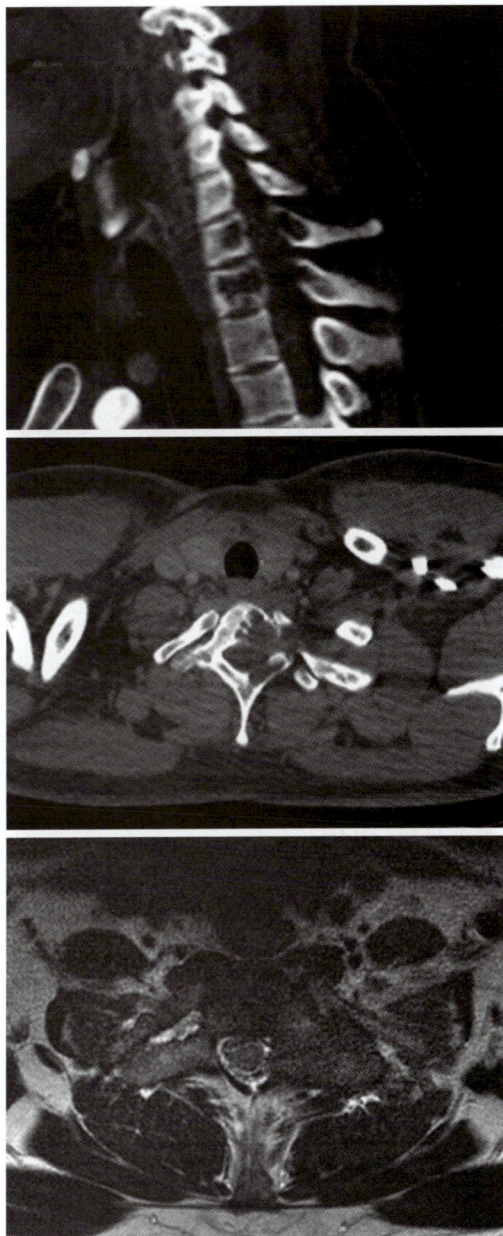

图 62.4 颈椎 CT 扫描显示边界清楚的 C_7 和 T_1 病变,涉及左侧椎板、椎体和横突。注意左侧 C_8 神经根被病损包裹和病损相对低的 T_2 信号

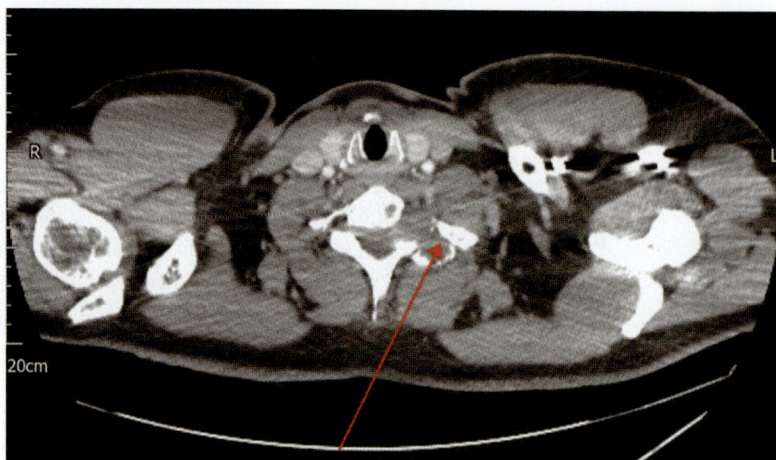

图 62.5　由熟练的介入放射科医师进行经皮套管针活检。样本被送微生物学和病理学检查。计划在切除时将活检针道纳入切除的标本中

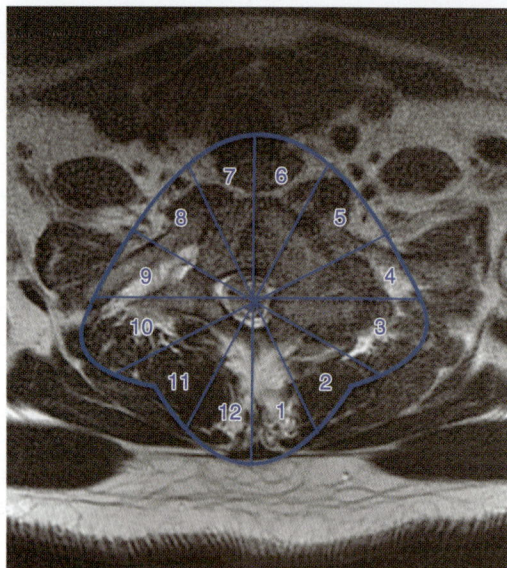

图 62.6　我们病例的 T_2 MRI 轴位切面的 WBB 图。注意，涉及 2 至 7 扇区，11 至 1 扇区表示进入硬膜外平面、探查硬膜组织和切开左侧 C_8 和 T_1 神经根所需的无肿瘤窗口

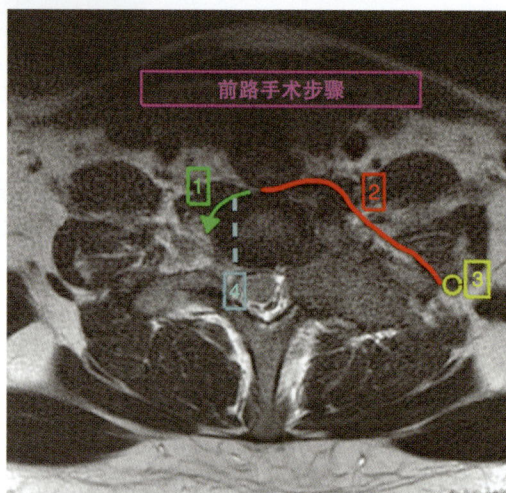

图 62.7　C_7 和 T_1 椎体整块切除的关键步骤。前路手术步骤如下：①骨膜下剥离（7 和 8 扇区的 B 层）；②广泛的剥离（4 至 6 扇区的 A 层）；③左侧 C_8 神经根的结扎和切断；④经 8 扇区的矢状位截骨；⑤C_7 和 T_1 病损的头尾侧松解，C_6-C_7 和 T_1-T_2 椎间盘切除，左侧 T_1 和 T_2 肋骨头切除（图中未示）

按前入路和后入路划分的关键手术步骤分别如图 62.7 和图 62.8 所示。

前路手术目标（图 62.7）

1. 7 至 8 扇区的骨膜下解剖。

2. 6 至 4 扇区的广泛解剖。

3. 结扎出椎间孔的 C_8 神经根。

4. 通过 8 扇区的矢状位截骨术的前部。

5. C_7 和 T_1 标本的头尾侧松解：C_6-C_7 和 T_1-T_2 椎间盘切除，左侧 T_1 和 T_2 肋骨头切除（图 62.7 未显示）。

后路手术目标（图 62.8）

1. 通过病损外的入路解剖 11、12 和 1 扇区。

2. 对 2 和 3 扇区进行广泛切缘的解剖。

3. 松解被包裹的 C_8 神经根的硬膜外平面和切面。

4. 经 C_8 段矢状位截骨。

5. 肿瘤整块切除。

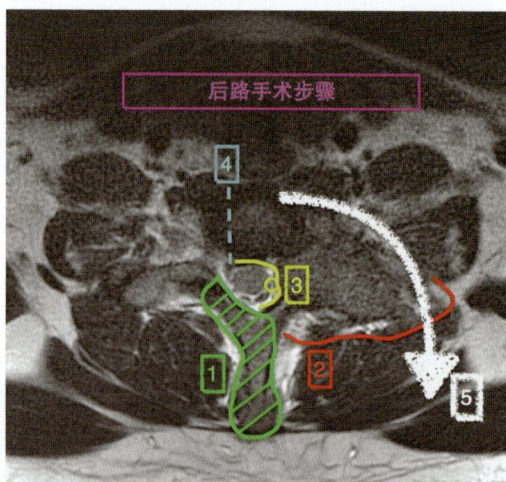

图 62.8　C_7 和 T_1 椎体整块切除的关键步骤。后路手术步骤如下：①病损外剥离（1、11、12 扇区）；②广泛切缘的剥离（2、3 扇区的 A 层）；③分离硬膜外平面（2 至 7 扇区的 E 层）和被包裹的 C_8 神经根；④C_7、T_1 矢状位截骨；⑤肿瘤整块切除；⑥C_4-T_5 后路内固定融合术，前柱重建（图中未示）

6. C_4-T_5 后路内固定融合及前柱支撑重建（图 62.8 未显示）。

62.2.3　手术干预

手术切除分为前、后两期。计划在一天内举行，但也考虑了分两天的做选择。

62.2.3.1　第一阶段前入路

患者仰卧在可透射线的手术床上。

采用左侧 Z 形扩大入路。心血管外科医师协助手术，以备需要切开胸骨。为了获得边缘，在左侧 C_7 和 T_1 的解剖浅至左侧颈长肌层面（3 至 6 扇区），一直到横突。

使用骨刀，通过 C_6 和 T_1 椎体的右侧四分之一进行矢状位截骨（见图 62.7）。采用 C_6-C_7 和 T_1-T_2 椎间盘摘除术，切断 C_7 和 T_1 的头侧和尾侧。椎间盘切除向外侧延伸，切除左侧颈长肌腹，切除左侧 T_1、T_2 肋骨头。

选择颈椎前路钢板横跨切除椎体，固定于 C_6 和 T_2 椎体。然后留置引流管，缝合伤口，患者改俯卧位。

62.2.3.2　第二阶段后入路

从 C_5 至 T_4 行后正中切口。后路剥离遵循广泛的手术切缘。右侧（9～12 扇区）进行骨膜下剥离，左侧（1～3 扇区）进行跨肌剥离（见图 62.8）。左侧剥离一直延伸至左侧 T_1 和 T_2 肋骨，进一步向外侧显露。左侧 T_1 和 T_2 肋骨切断后，后方部分开始松动。第一肋骨被分离和第二肋骨的一部分被切除作为支撑植骨。

然后切除 C_6 椎板的尾部和 T_2 椎板的头部，经 C_7 和 T_1 行右半椎板切除术。分别置入右侧 C_5、C_6 侧块螺钉和 T_2、T_3 椎弓根螺钉，并上连接棒。

在那个时间点，考虑到大量的硬膜外出血和短暂的神经监测变化，决定推迟剩余的手术。

患者在稍后阶段再回手术室，以完成手术的后半部分。后方伤口重新切开，冲洗干净。

在不牵动脊髓的情况下，在硬膜外平面小心地沿圆周解剖。使用骨刀，通过后壁完成矢状位截骨术，达到前路做好的矢状位截骨线。将左侧 C_7 和 T_1 神经根从其孔中游离并向外活动。按计划在硬膜外平面结扎切断左侧 C_8 神经根。此时，整个病损从所有附件中释放出来，完全游离可以拿出。拿出是通过向左侧的温和滚动进行的，最小心地避免对脊髓、C_7 和 T_1 神经根的过度牵引。

仔细检查标本，没有发现病损突破大体边界的情况。椎体切除后的缺损用稍大的 PEEK 融合器和自体植骨填充。后路内固定完成。正侧位 X 线确定了外科内置物的合适位置（图 62.9）。伤口冲洗并闭合。

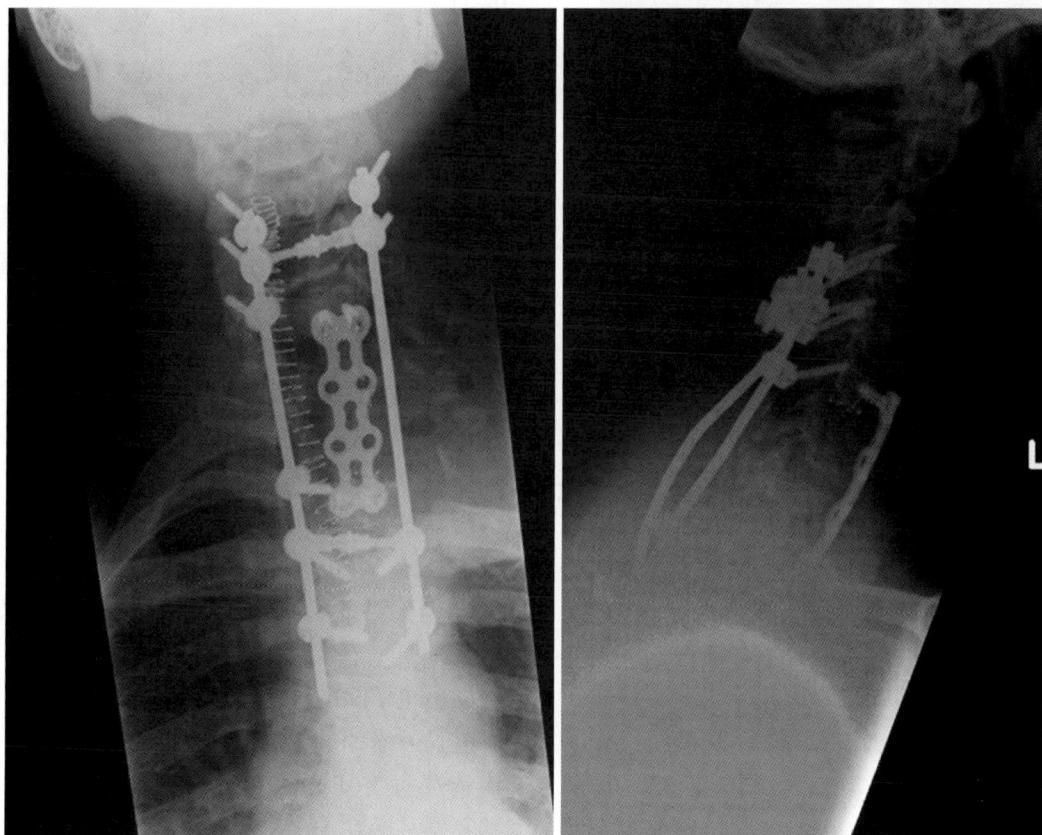

图 62.9　C_7-T_1 整块切除重建术后早期影像

62.2.3.3 术后病程

如预期，术后神经功能评定显示左侧 C_8 感觉运动障碍，左手尺侧无感觉，指长屈肌和外展肌颤动（1/5）。除此之外，术后的过程顺利。

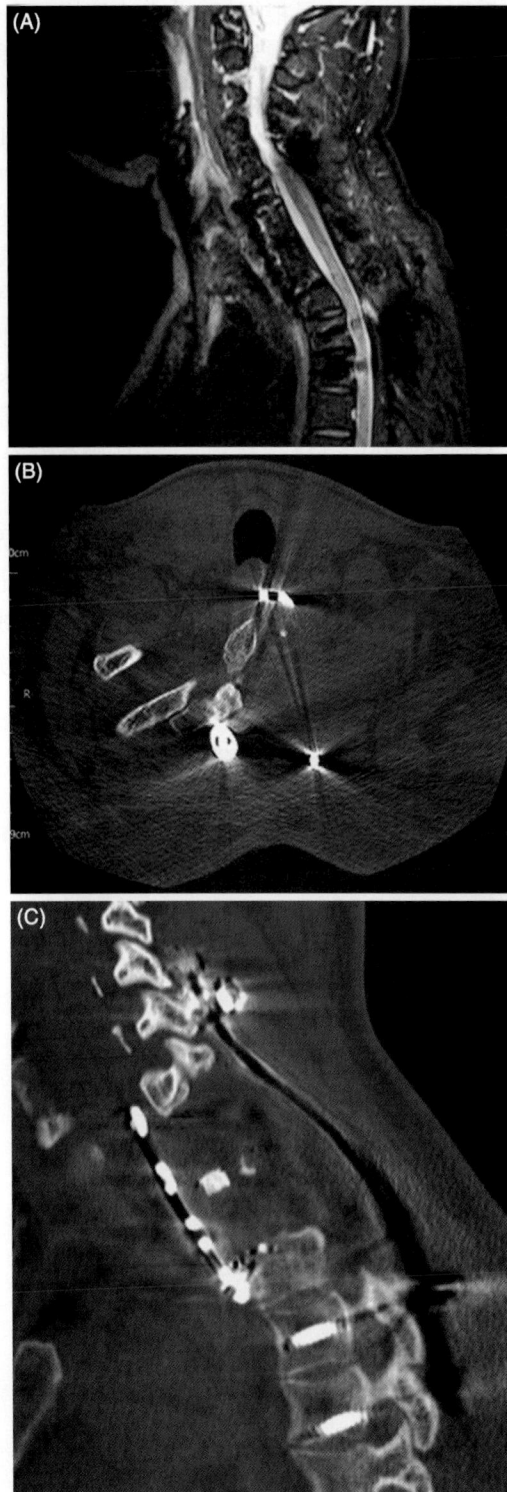

图 62.10 （A～C）CT 扫描和 MRI 显示无局部复发。请注意可透射线的 PEEK 融合器，可最大程度地减少有复发风险的区域的伪影

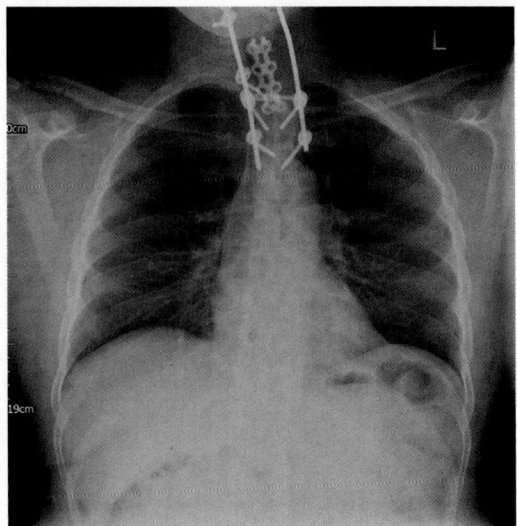

图 62.11 原发性脊柱肿瘤术后 2 年胸部 X 线显示无肺转移

术后，病理小组复查了术中标本。证实成功地整块切除 C_7 和 T_1，没有破坏肿瘤边缘。然而，经过分子学的研究后，诊断从成骨细胞瘤改变为低度恶性骨肉瘤。

随访 2 年，无局部复发或全身转移（图 62.9 和图 62.10）。该患者仍将每年接受 MRI 随访（图 62.11）。

62.2.4 讨论

整块切除需要在外科、医疗和患者层面投入大量资源。完全符合整块切除指征的病例很少见，即使有指征，也是以显著发病率和主要并发症的风险为代价的。本病例显示了两种不同的整块切除指征。虽然最初整块切除的目标主要是对良性局部侵袭性肿瘤进行局部控制，但有趣的是，诊断转向恶性病理表明，整块切除也有利于提高患者的存活率。虽然考虑到最初的鉴别诊断，病灶内切除可能是合理的，但其大小和潜在原因促使患者在被认为可行的情况下进行整块切除。回顾性分析，这是一个正确的决定，因为即使是低级别的骨肉瘤也很可能会导致局部复发，并与不良的预后相关。

整块切除的基本原理是通过一次手术干预获得对生长肿瘤的最佳局部控制。对于这种良性的局部侵袭性病变（Enneking3 期），病灶内切除意味着局部复发和潜在的多次翻修手术。原发性肿瘤的翻修手术有较高的并发症发生率和复发率。

　　向患者解释说,为了获得最好的局部复发控制,需要牺牲左侧的 C_8 和 T_1 神经根。只有在彻底讨论了预期发病率、C_7 和 T_1 全切除的潜在益处和风险之后,患者才同意了这一手术。

　　在不明显损害神经功能的情况下,整块切除并不总是可行的。要实现整块切除,而不会出现明显的神经系统疾病,必须满足两个条件:

　　1. 可以将椎环的一个扇区移出肿瘤边缘以创建无肿瘤窗口。这个窗口应该足够宽,以允许在不牵引脊髓或马尾的情况下拿出肿瘤。

　　2. 凡累及肿瘤的神经根均可伸至肿瘤边缘外,在硬膜外间隙结扎。

　　此外,在颈椎,可能必须牺牲椎动脉以确保肿瘤手术的切缘。单侧椎动脉损伤的后果取决于基底动脉系统的变异解剖。术前血管造影和球囊闭塞试验可以帮助预测椎动脉损伤造成的缺血后果[7]。

　　非常重要的是,患者必须参与手术决策。与拟行手术相关的发病率必须向患者及其家人解释。最终,患者决定可能的生存改善是否超过了手术风险和发病率,并经常伴随着神经功能的丧失。

　　对于手术切除的计划,根据所涉及的周围组织,整形外科医师、普通外科医师、耳鼻咽喉科医师和心血管外科医师的参与是有帮助的。

62.2.5　结论与精华

　　原发性脊柱肿瘤的诊断和治疗具有挑战性。经验丰富、敬业的多学科团队可为这些罕见的患者提供最合适的治疗。

　　Enneking 分类用于确定肿瘤手术切缘,Weinstein-Boriani-Biagini 分类有助于计划切除的可行性。

　　整块切除技术是最复杂和最具挑战性的外科治疗方法之一。然而,尽管整块切除的侵袭性和发病率较高,但仍有大量报告支持其在改善原发性脊柱肿瘤的局部控制和生存率方面的益处。即使在看似良性的肿瘤中,如果可行,也可以进行整块切除,因为诊断可能会改变,特别是在较大的侵袭性良性肿瘤中。如果在这种情况下进行病变皮损内切除,那么就会错失手术治愈的唯一机会。

（高坤 译　高延征 审）

资深专家点评

　　随着外科技术的发展,多学科团队的协作,在与患者及家属充分沟通的基础上,如本章节讨论的病例,多个椎体及翻修的多个椎体,颈椎,骶骨的整块切除得以实现。虽然丧失部分神经功能,甚至需血管重建,但可以获得较低的肿瘤复发率,对患者远期生存质量有着潜在的益处。

　　此类手术时间长,损伤大,技术要求高,是脊柱外科的高难度的标志性技术,需要技术力量强大的多学科团队协作完成。注意到本章节讨论的病例术前就与患者谈到可能分期完成,术中也由于大量出血和神经电生理检测的变化而暂停手术,分期完成。国内缺乏分期手术的病例报道,多为一期完成,增加了医师的疲劳感,增加了手术潜在的风险,分期完成手术是值得借鉴的处理方式。

　　现在脊柱外科新技术层出不穷,导航,超声骨刀,神经监护,术前栓塞,3D 打印人工椎体,3D 打印椎弓根导板均可应用于整块切除术。例如此病例,如果肿瘤血运丰富,可术前栓塞;导航和超声骨刀可增加矢状位截骨的精准性和安全性;导航和 3D 打印椎弓根导板可加快手术速度,颈椎可行椎弓根螺钉固定,增加固定强度;3D 打印人工椎体可更好地与剩余椎体接触,增加内固定系统的稳定性。多种新技术的合理综合应用等待脊柱外科医师验证。

（河南省人民医院　高延征）

参考文献

1. Boriani S, Gasbarrini A, Bandiera S, Ghermandi R, Lador R. En bloc resections in the spine: the experience of 220 patients during 25 years. World Neurosurg. 2017;98:217–29.

2. Boriani S, Weinstein JN, Biagini R. Primary bone tumors of the spine. Terminology and surgical staging. Spine (Phila Pa 1976). 1997;22(9):1036–44.

3. Chan P, Boriani S, Fourney DR, Biagini R, Dekutoski MB, Fehlings MG, Ryken TC, Gokaslan ZL, Vrionis FD, Harrop JS, Schmidt MH, Vialle LR, Gerszten PC, Rhines LD, Ondra SL, Pratt SR, Fisher CG. An assessment of the reliability of the Enneking and Weinstein-Boriani-Biagini classifications for staging of primary spinal tumors by the Spine Oncology Study Group. Spine (Phila Pa 1976). 2009;34(4):384–91.

4. Dreghorn CR, Newman RJ, Hardy GJ, Dickson RA. Primary tumors of the axial skeleton. Experience of the Leeds Regional Bone Tumor Registry. Spine (Phila Pa 1976). 1990;15(2):137–40.

5. Enneking WF, Spanier SS, Goodman MA. A system for the surgical staging of musculoskeletal sarcoma. Clin Orthop Relat Res. 1980;(153):106–20.

6. Fisher CG, Saravanja DD, Dvorak MF, Rampersaud YR, Clarkson PW, Hurlbert J, Fox R, Zhang H, Lewis S, Riaz S, Ferguson PC, Boyd MC. Surgical management of primary bone tumors of the spine: validation of an approach to enhance cure and reduce local recurrence. Spine (Phila Pa 1976). 2011;36(10):830–6.

7. Ogungbemi A, Elwell V, Choi D, Robertson F. Permanent endovascular balloon occlusion of the vertebral artery as an adjunct to the surgical resection of selected cervical spine tumors: a single center experience. Interv Neuroradiol. 2015;21(4):532–7.

第63章　脊柱转移瘤微创后路（长节段）固定（含椎体强化）

Ehab Shiban, Bernhard Meyer

63.1　引言

脊柱是最常发生恶性肿瘤转移的骨性部位。既往由于总体存活率不高，对大多数患者采取保守治疗。然而，随着肿瘤患者的寿命延长，对脊柱转移瘤逐渐采取了更积极的治疗策略。对于伴有硬膜囊受压的脊柱转移瘤，治疗的原则是对病变节段进行减压和内固定治疗。如果采用微创手术（minimal invasive surgery, MIS）治疗的方式，可以明显降低手术后并发症、缩短住院时间、减少软组织损伤，并且患者能更早地进行术后化疗和放疗。

本章结合病例重点介绍应用微创技术治疗脊柱转移性肿瘤的疗效，并进行相应的文献回顾。阅读本章后，读者能够详细了解治疗脊柱转移瘤的各种微创技术，以及微创手术相对于开放手术的优点。

63.2　病例描述

63.2.1　病例1

一名54岁女性患者。以持续性胸背部疼痛2个月为主诉入院。既往有乳腺癌病史。MRI和CT显示T_8骨折（图63.1和图63.2）。根据既往的乳腺癌病史，考虑T_8是病理性骨折，随后进行了T_8椎体活组织检查同时进行了经皮椎体成形术对骨折椎体进行了骨水泥强化。此后4个月症状得到缓解，但活检未发现任何肿瘤细胞，因此没有进行辅助治疗。5个月后，患者以胸背部疼痛1个月再次就诊。X线平片和CT扫描显示手术节段的胸椎局部后凸（图63.3）。我们在T_8节段上下采用经皮固定（骨水泥强化椎弓根螺钉置于T_6、T_7、T_9、T_{10}，图63.4），随后经胸腔小切口进行椎体次全切后放置一可扩张的钛笼（图63.5）。第2次手术后的组织病理学检查证实为脊柱转移瘤。患者术后恢复顺利，术后3周进行了放射治疗。

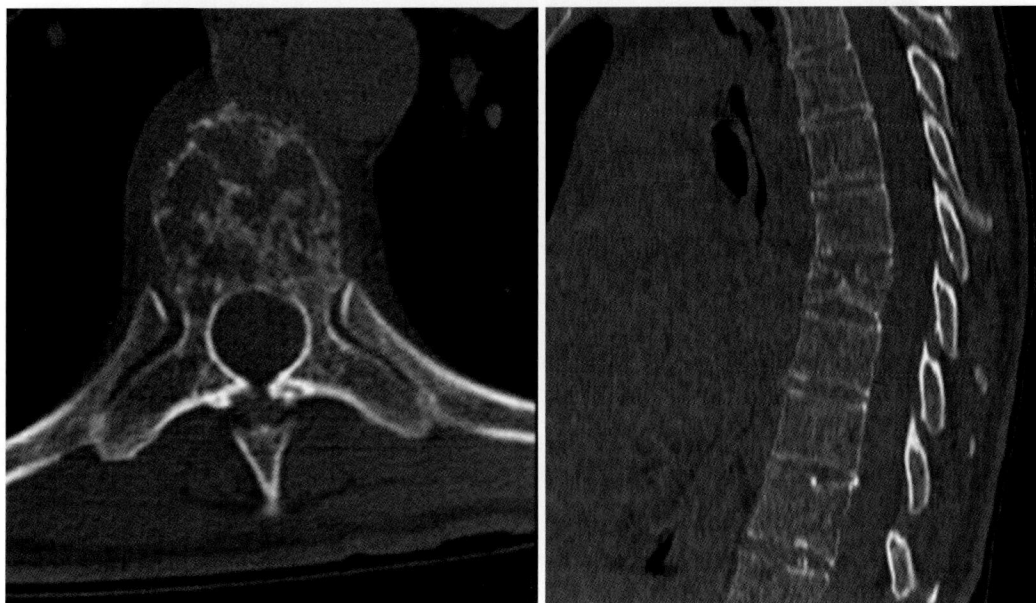

图63.1　胸椎CT扫描显示T_8溶骨性破坏，伴有轻微椎体塌陷

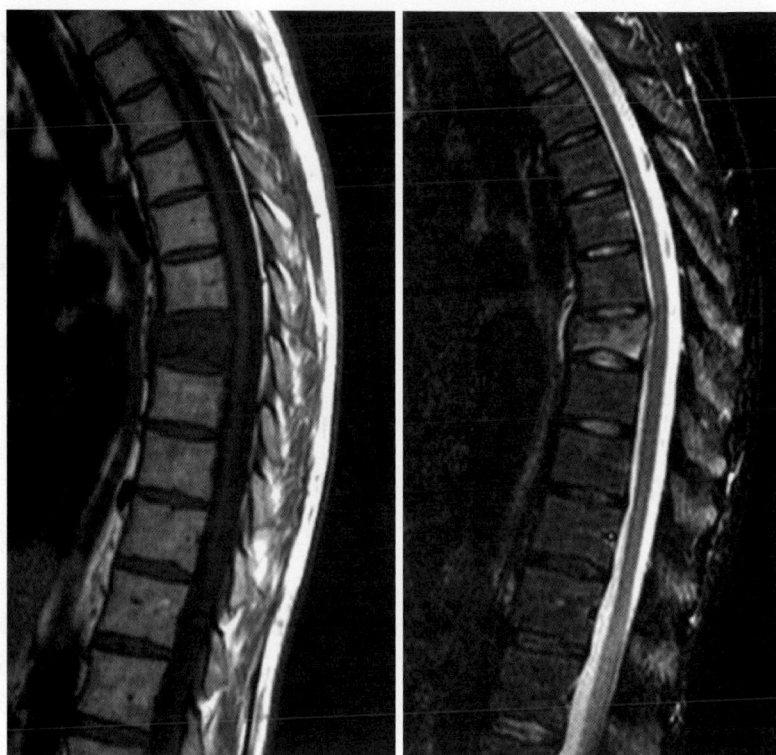

图 63.2 胸椎增强 MRI 扫描显示 T$_8$ 可见钆增强

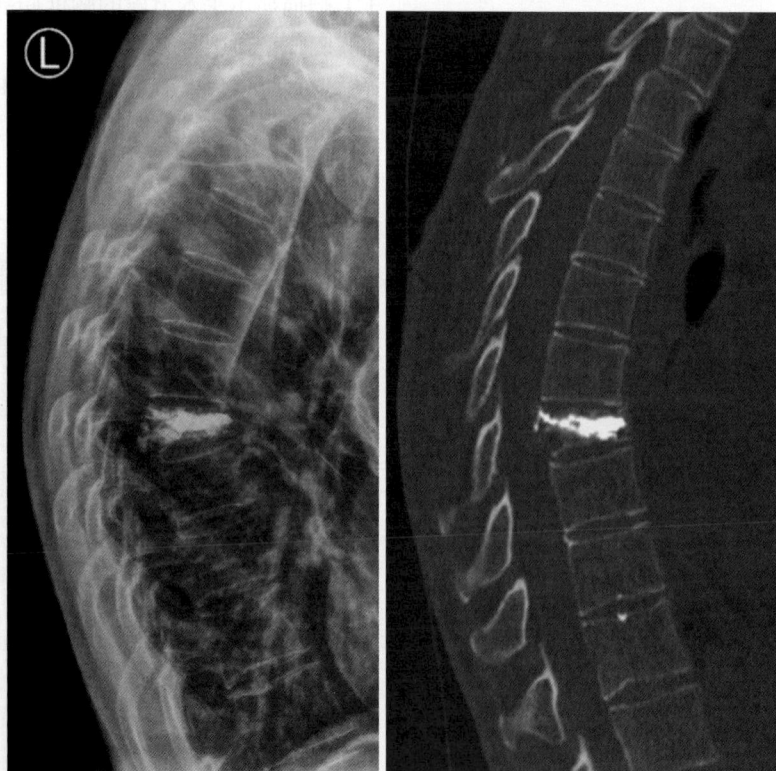

图 63.3 X 线 (左) 和 CT 扫描 (右) 都显示行 T$_8$ 椎体成形手术后出现胸椎局部后凸畸形

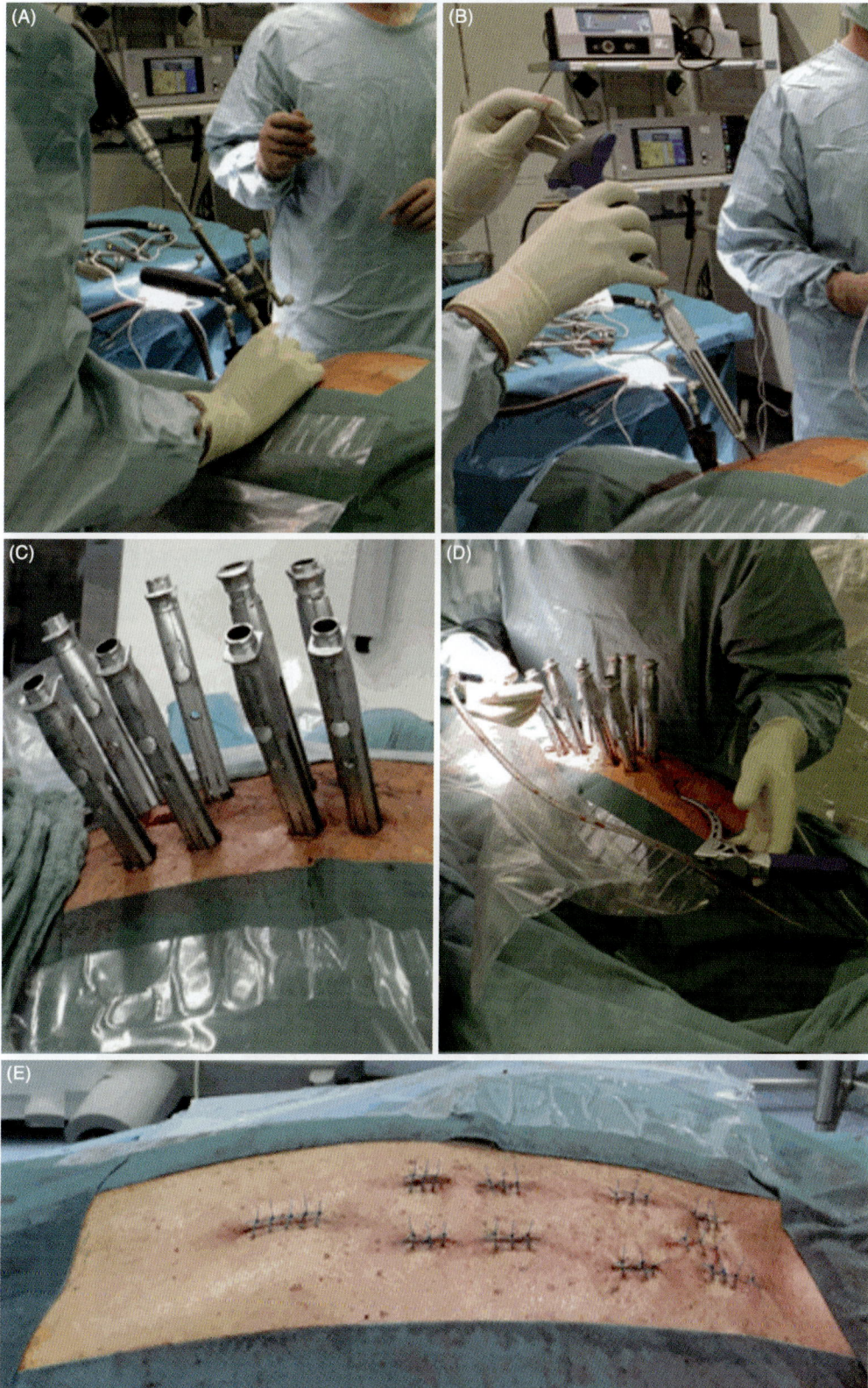

图63.4　经皮置钉手术图片：克氏针辅助定位（A）。置钉（B，C）。经皮插入钛棒（D）。需要多个小切口（E）

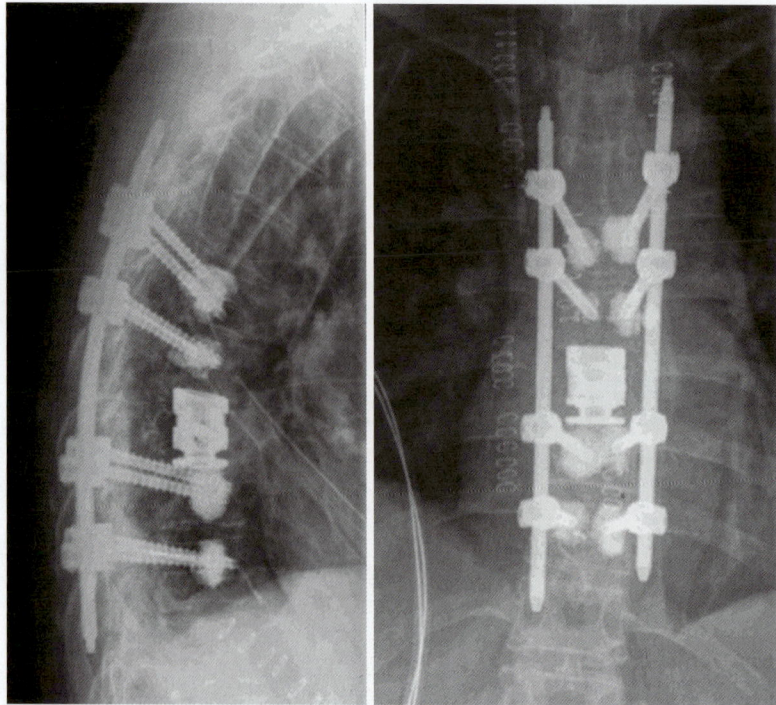

图 63.5　术后 X 线显示骨水泥强化的椎弓根螺钉固定及人工椎体置换后的可扩张钛笼

63.2.2　病例 2

一名 53 岁男性患者，以持续性胸背部疼痛 3 周为主诉入院。既往有恶性黑色素瘤病史。MRI 和 CT 显示 T$_5$ 骨折（图 63.6）。脊柱肿瘤不稳定评分（Spinal Instability Neoplastic Score, SINS）为 11 分。我们一期采用碳 /PEEK 螺钉进行微创椎弓根螺钉内固定，椎体次全切除后经后路放置 PEEK 融合器（图 63.7 和图 63.8）。在术后 3 周接受了立体定向放射治疗。

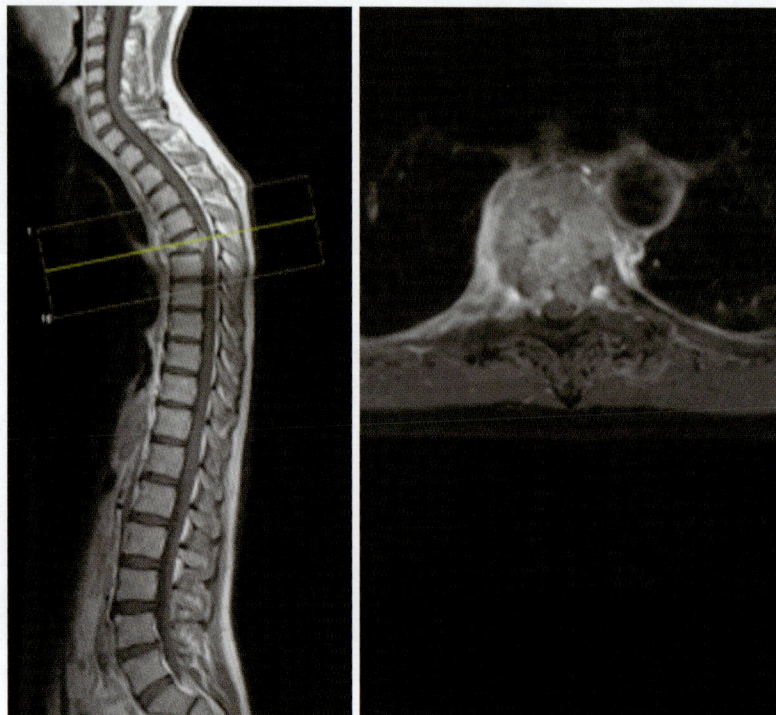

图 63.6　增强胸椎 MRI 扫描显示 T$_5$ 椎体强化，相应节段硬膜囊受压

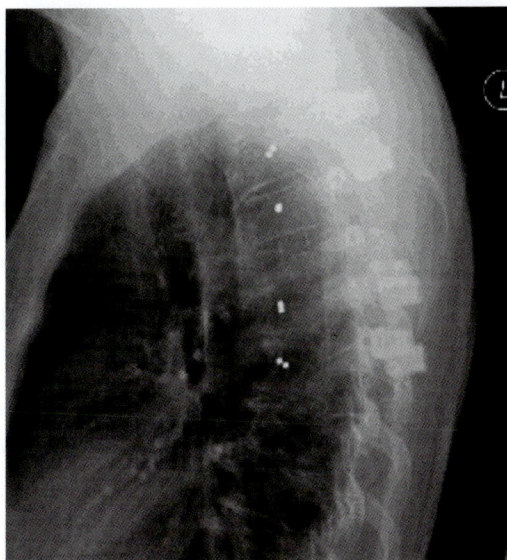

图 63.7　术后 X 线显示碳 /PEEK 椎弓根螺钉及 PEEK 融合器

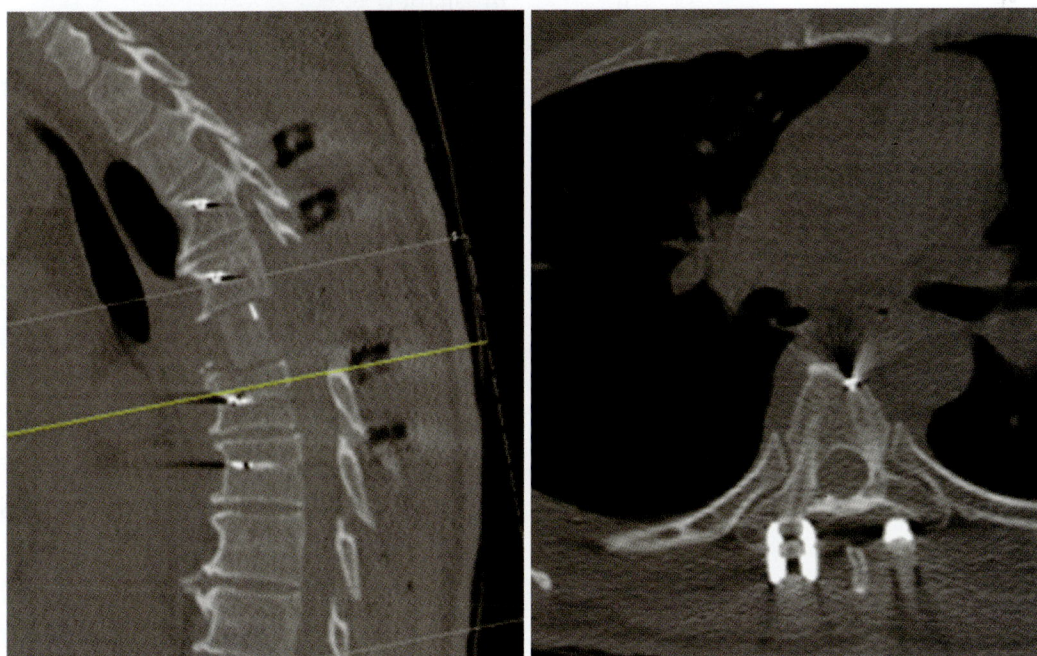

图 63.8　术后 CT 扫描示显示碳 /PEEK 椎弓根螺钉及 PEEK 融合器

63.3　讨论

63.3.1　为什么进行上述的治疗策略

63.3.1.1　病例 1

该患者初次就诊时，表现为脊柱活动度较少的中胸段 (T_3-T_{10}) 的疼痛和溶骨性破坏，但是椎体塌陷小于 50%，无畸形或脊柱后方结构的累及情况。因此，脊柱肿瘤不稳定评分 (SINS) 为 8 分 (表 63.1)。最初建议采取椎弓根螺钉固定，但是对于这种中间不稳定的疑似病理性骨折 (SINS 评分 7～12 分) 也可使用骨水泥注射椎体强化的方式。患者采用病变椎体骨水泥强化后手术失败，并出现疼痛和胸椎局部后凸，随后采取了椎弓根螺钉固定的方式。为了减少手术创伤和住院时间以使术后放疗的早期进行，对患者采取经皮穿刺置钉，术后 3 天再进行椎体次全切除和经小切口入路的椎体置换。术后病理证实为脊柱转移性肿瘤，术后 3 周进行了放射治疗。

表63.1　脊柱肿瘤不稳定评分表（SINS）（总分18分）

	得分
位置	
交界节段（枕骨～C2，C7～T2，T11～L1，L5～S1）	3
活动节段（C3～C6,L2～L4）	2
半固定节段（T3～T10）	1
固定节段（S2～S5）	0
疼痛	
有	3
非活动性疼痛	1
无	0
骨破坏	
溶骨性	2
混合性	1
成骨性	0
脊柱脱位的影像学表现	
脱位/半脱位	4
原发畸形（后凸/侧弯）	2
正常	0
椎体塌陷	
大于50%	3
小于50%	2
椎体受累大于50%,但无塌陷	1
无上述情况	0
后外侧结构受累	
双侧	3
单侧	1
无	0
总得分	
稳定	0～6
中等	7～12
不稳定	13～18

Modified from Fisher et al.[2]

63.3.1.2　病例2

患者脊柱转移瘤诊断明确且持续性疼痛,SINS评分是11分,病情稳定,临床状态良好,因此,进行内固定治疗是很好的选择。为保证术后的长期稳定性,计划进行脊柱360°的融合手术。由于在上胸椎

区域,大血管的存在使得前外侧入路非常困难,所以一期后路手术是最佳的选择。与钛合金内置物相比,采用碳/PEEK复合内置物术后成像更好,有助于更精准的放射治疗。

63.3.2　上述治疗方式是否符合文献指南的标准

脊髓受压或脊柱不稳定是脊柱转移瘤患者手术治疗的主要适应证。为了评估脊柱不稳定的程度,脊柱肿瘤研究组采用了总分18分的脊柱肿瘤不稳定评分（SINS）的方法。得分高（13～18分）的脊柱转移瘤被认为是不稳定的,需要进行手术治疗（见表63.1）。外科手术对于脊髓受压和神经功能障碍的治疗效果早在20多年前就已明确。Patchell等人发表的一篇开创性论文中已经指出,减压手术后再进行放射治疗,与单纯放射治疗相比,可显著提高患者的康复率[6]。

对于无脊柱不稳定但出现难治性疼痛的患者,建议通过椎体后凸成形术或椎体成形术来进行骨水泥强化治疗[1]。在一项随机的多中心研究中,椎体后凸成形术与非手术治疗（CAFE研究）相比,对伴有疼痛的脊柱转移瘤患者的疗效更好——在术后1个月和6个月的结果在统计学上呈现明显的优势[1]。

近年来,微创手术被广泛应用于脊柱转移瘤的治疗。由于手术的创伤性降低,恢复时间明显缩短,可以更早开始术后的化疗和放疗。迄今为止,只有之前提到的CAFE研究为微创手术对脊柱转移瘤的治疗提供了高水平的证据资料[1]。有很多文献中为经皮椎弓根螺钉固定、通道牵开器、小切口入路和胸腔镜/内镜治疗提供了低水平的文献证据支持[8]。

大多数涉及脊柱微创手术和脊柱转移瘤的文献中都提及了经皮椎弓根螺钉固定的优点。有两个低水平证据的单中心研究[3,4],通过分析42例胸椎转移瘤患者的情况,比较脊柱微创手术与传统开放手术[4],对23名接受了微创减压和经皮固定的患者进行前瞻性研究,对19名接受了椎板切除和传统开放固定的患者进行回顾性总结,对比得到的结果发现两组患者神经功能恢复率和并发症发生率无显著差异,但接受微创手术的患者术后出血量、手术时间、卧床时间、术后疼痛以及术后服用阿片类药物均明显减少[4]。此外,在对49名接受微创手术的脊柱转移瘤患者的回顾性分析中,我们也将情况与传统的开放入路进行了比较。其中21名患者接受了小切

口经椎弓根椎体次全切除术和经皮椎弓根螺钉内固定,另28名患者接受了传统开放的经椎弓根椎体次全切除术和固定术。对比结果显示两组患者的手术时间、并发症发生率及神经功能恢复情况无统计学差异,但微创手术组患者出血量明显减少,住院时间明显缩短[3]。

对于在脊柱转移瘤治疗中是否使用骨水泥强化,目前没有高水平研究证据支持。在对101名接受了经皮椎弓根螺钉固定和骨水泥强化的患者进行多中心的回顾性分析,发现87%的患者可以在术后3天下床行走,有18名患者出现术后并发症,但大多数(9/18)是与手术技术无关的(如出现谵妄或尿路感染),且所有的并发症都与骨水泥应用无关(未出现如骨水泥栓塞)。手术时间延长是唯一与并发症发生显著相关的因素[7]。在另外一项对44名患者的单中心回顾性分析中,评估了骨水泥强化短节段经皮固定的安全性和有效性,术后发生严重疼痛患者的比例从86%下降到0%,1名患者发生邻近节段骨折,1名患者发生无症状螺钉脱落,这2名患者放疗后肿瘤仍继续进展,还需进行第2次减压手术治疗[5]。

目前其他关于微创手术治疗脊柱转移瘤的文献局限于相对较少的病例数量,只能提供低水平的文献证据支持[8]。

63.4 结论与精华

- 转移性疾病患者的寿命更长,因此脊柱转移瘤引起的脊柱不稳的处理成为人们关注的重点。
- 评估脊柱的不稳定性,应使用总分18分的脊柱肿瘤不稳定性评分表(SINS)。
- 在大多数情况下,减压固定再进行放射治疗已成为金标准。
- 尽管没有高水平的证据,但微创手术在脊柱转移瘤治疗中的益处是显而易见的——减少软组织损伤和失血量,还有助于术后早期开始辅助治疗。
- 在脊柱转移瘤的治疗中,目前也没有高水平的证据推荐使用骨水泥强化,但肿瘤患者的骨质量通常偏差,因此在某些病例中可以推荐使用骨水泥强化技术。
- 在脊柱转移瘤治疗中,使用可透过射线的内置物可能对术后成像和更精准的放射治疗有利,但关于这个问题仍需进行更多的研究。

(邹海波 译 谭明生 审)

资深专家点评

随着临床对各种恶性肿瘤治疗手段的进步,患者的生存时间在逐渐延长,使得脊柱恶性转移瘤的患者数量不断增长。这些患者多伴有顽固性疼痛、脊柱失稳或脊髓受压等病理改变,需要外科干预,但是采取何种手术方法,以及微创方法是否适用,目前还存在较大的争议。

业内普遍达成共识的是没有脊柱失稳或脊髓受压小于椎体横截面36%的转移病灶,可以采用PVP或PKP的方式缓解疼痛;但是,如果出现了脊柱失稳或脊髓受压,就需要稳定和减压手术。此时,是否可以采用微创的手段,目前还没达成共识。如本文作者所言,进行微创的手术后可以早期启动放疗或化疗,从而使患者得到最大的临床收益,但是也应该考虑到就作者所言的微创手段,并不是常规的治疗方法,所以不应该作为一项"指南性"的标准去执行,建议手术医师根据自身情况选择对患者损伤最小的手段去解决问题,同时,也要让患者术后能够尽早启动下一步的放疗或化疗和康复治疗措施,从而最大限度地延长患者的生存时间。

(中日友好医院 谭明生)

参考文献

1. Berenson J, Pflugmacher R, Jarzem P, Zonder J, Schechtman K, Tillman JB et al. Cancer Patient Fracture Evaluation (CAFE) Investigators. Balloon kyphoplasty versus non-surgical fracture management for treatment of painful vertebral body compression fractures in patients with cancer: a multicentre, randomised controlled trial. Lancet Oncol. 2011;12(3):225–35. EBM 1b.
2. Fisher CG, DiPaola CP, Ryken TC, et al. A novel classification system for spinal instability in neoplastic disease: an evidence-based approach and expert consensus from the Spine Oncology Study Group. Spine. 2010;35:E1221–9. EBM 2a.
3. Lau D, Chou D. Posterior thoracic corpectomy with cage reconstruction for metastatic spinal tumors: comparing the mini-open approach to the open approach. J Neurosurg Spine. 2015;23(2):217–27. EBM 3b.
4. Miscusi M, Polli FM, Forcato S, Ricciardi L, Frati A, Cimatti M, De Martino L, Ramieri A, Raco A. Comparison of minimally invasive surgery with standard open surgery for vertebral thoracic metastases causing acute myelopathy in patients with short- or mid-term life expectancy: surgical technique and early clinical results. J Neurosurg Spine. 2015;22(5):518–25. EBM 3b.

5. Moussazadeh N, Rubin DG, McLaughlin L, Lis E, Bilsky MH, Laufer I. Short-segment percutaneous pedicle screw fixation with cement augmentation for tumor-induced spinal instability. Spine J. 2015;15(7):1609–17. EBM 3b.

6. Patchell RA, Tibbs PA, Regine WF, et al. Direct decompressive surgical resection in the treatment of Spinal cord compression caused by metastatic cancer: a randomised trial. Lancet. 2005;366:643–8. EBM 1b.

7. Versteeg AL, Verlaan JJ, de Baat P, Jiya TU, Stadhouder A, Diekerhof CH, van Solinge GB, Oner FC. Complications after percutaneous pedicle screw fixation for the treatment of unstable spinal metastases. Ann Surg Oncol. 2016;23(7):2343–9. EBM 4.

8. Zuckerman SL, Laufer I, Sahgal A, Yamada YJ, Schmidt MH, Chou D, Shin JH, Kumar N, Sciubba DM. When less is more: the indications for MIS techniques and separation surgery in metastatic spine disease. Spine (Phila Pa 1976). 2016;41(Suppl 20):S246–53. EBM 2a.

第64章　脊柱转移瘤的整块（en-bloc）切除

Ulf Liljenqvist

64.1　引言

这个病例将详述脊柱转移性病灶的整块切除的各个方面。适用于非常罕见的孤立性转移瘤或原发肿瘤预后良好的寡转移患者，或病灶内切除术后局部复发率极高的患者。

64.2　病例描述

43 岁女性，一位骨外科医师的妻子，有早在 5 年前确诊乳腺癌并行乳房切除术、淋巴清扫术和局部放疗成功治疗的病史。在常规的术后分期中，诊断为一个单独的 L_5 病变。CT 引导下活检显示乳腺癌转移灶。临床上，神经功能完好，仅有轻微腰痛。术前 MRI、CT 和 PET-CT 显示 L_5 病变，左侧椎弓根受累，仅有少量软组织受累（图 64.1A～C）。

肿瘤团队和患者都选择了完全切除瘤椎。首先，切除未受影响的 L_5 后部结构（椎板、关节突、右侧横突和椎弓根）以形成硬膜囊的通道。松解双侧 L_4 和 L_5 神经根，切开和部分切除 L_4/L_5 和 L_5/S_1 椎间盘。从 L_3 至 S_1 行椎弓根钉固定，以 S_2 骶骨翼螺钉支撑。最后，用在手术开始时即取的自体髂嵴皮质骨移植覆盖缺损，它被压植在 L_4 和 S_1 的棘突之间，并用横向连接器固定。

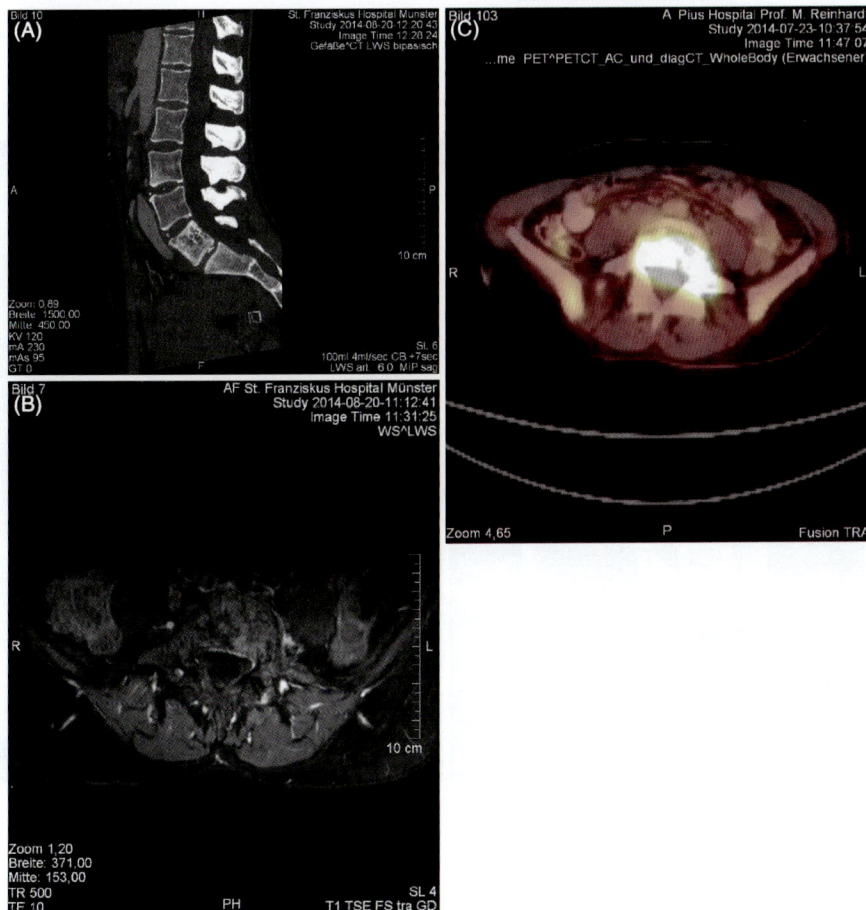

图 64.1　（A～C）CT（A）、MRI（B）和 PET-CT（C）显示 L_5 病变

患者仰卧位，由两名血管外科医师组成的小组通过经腹入路显露并控制腹部和髂部大血管（图64.2）。完成 L_4/L_5 和 L_5/S_1 椎间盘切除，松解保留的腰大肌附着部，整体移除 L_5（图64.3）。置入充填松质骨的可牵张钛质椎体重建前柱（图64.4 和图64.5A，B）。手术历时 8.5h，早期术后恢复平稳，除左侧足伸肌无力，肌力 3/5 级，归因于术中腰丛牵拉损伤。组织学检查显示左侧椎弓根有肿瘤污染边界。

术后 6 周因腹腔粘连行腹部翻修术。术后对下腰椎进行 44Gy 的放射治疗。持续用地诺塞麦。术后 2 年，取出突出的 S_2 螺钉。CT 扫描显示人工椎体和后部髂嵴植骨均融合（图64.6A，B 和图64.7）。

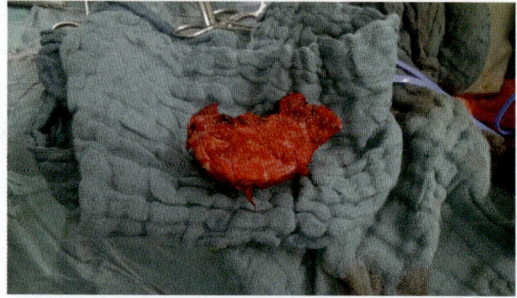

图 64.3　切除的 L_5 椎体，包括左侧椎弓根和横突

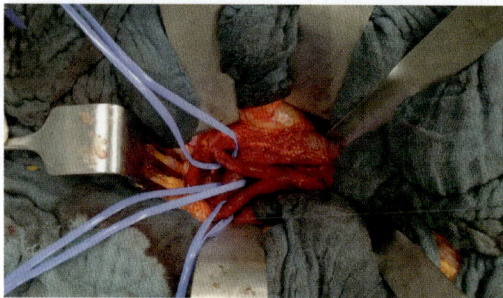

图 64.2　经腹腔入路预备大血管（主动脉、腔静脉、左髂总静脉、双侧髂总动脉）的术中图像

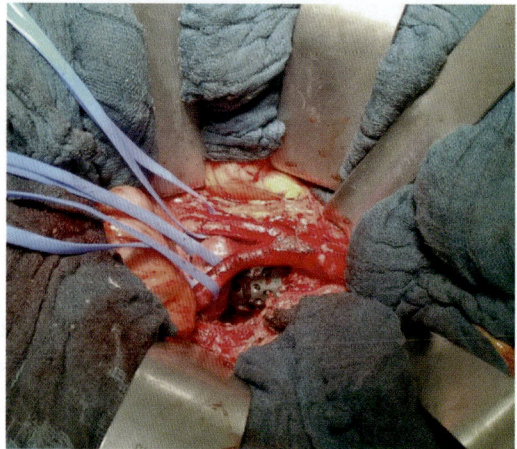

图 64.4　原位椎体置换融合器（人工椎体）的术中图像

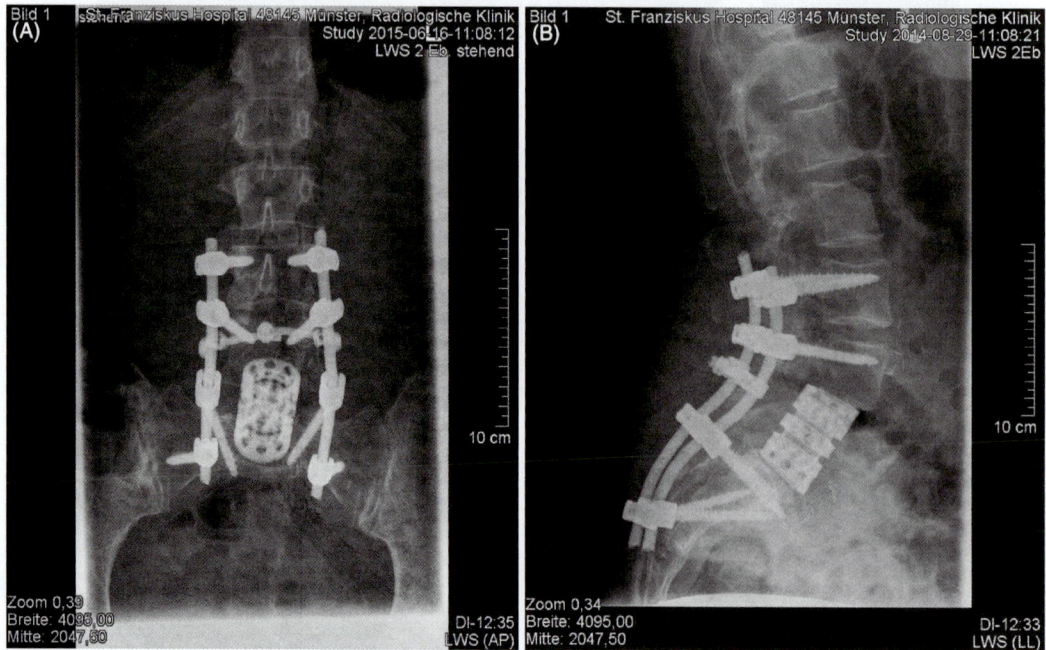

图 64.5　（A，B）术后正侧位腰椎 X 线

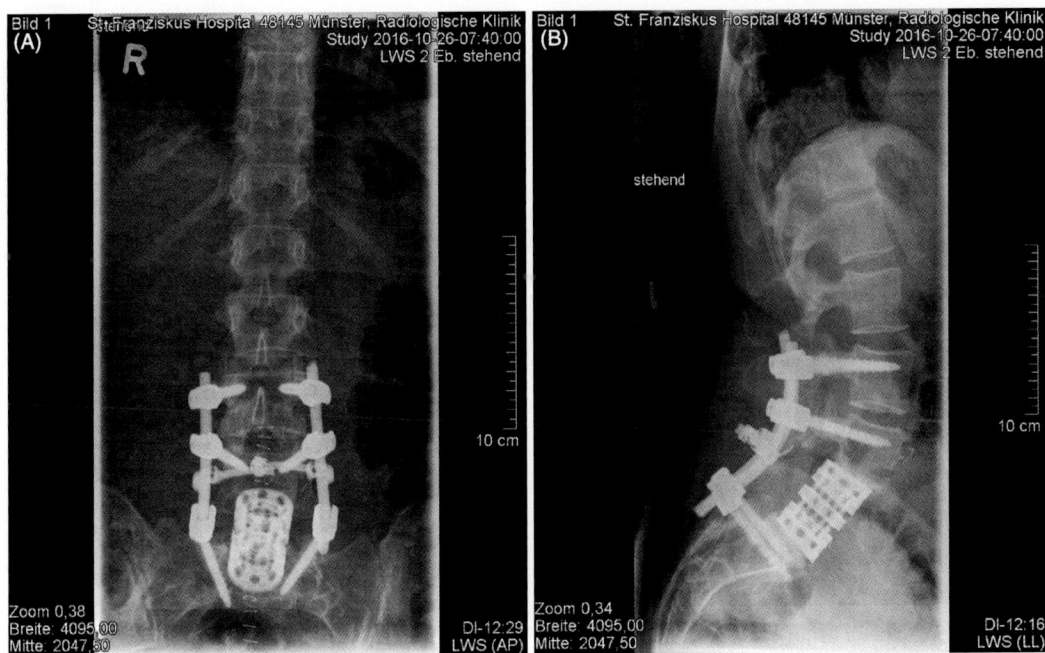

图 64.6　（A，B）术后 2 年的 X 线，已拆除突出的 S_2 螺钉

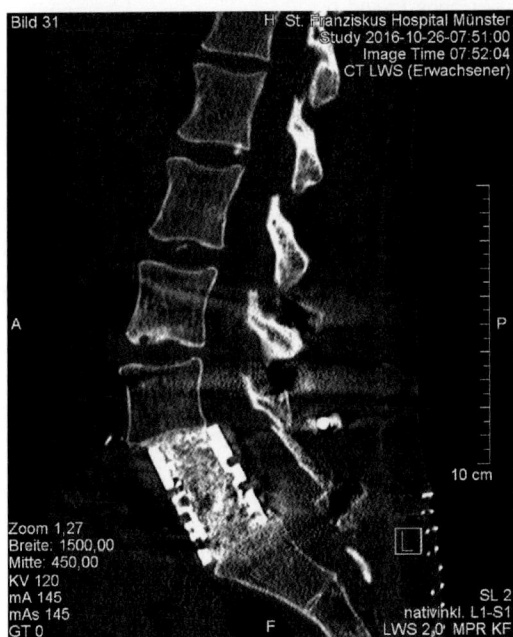

图 64.7　术后 2 年 CT 扫描显示融合器(人工椎体)和后方髂骨植骨均融合

术后 4 年，她完全康复，没有任何疾病迹象，从事兼职律师工作，左足仍然有些乏力(肌力 4/5 级)。她定期接受肿瘤控制治疗，继续使用地诺塞麦。

64.3　讨论

转移性脊柱手术的主要目标是局部控制。在文献中，临床相关的局部复发率在 5%～15%。危险因素被发现是单纯后路手术(病灶内切除)和甲状腺

癌或肾癌的转移瘤[1-3]。脊柱肾癌转移瘤病灶内切除术后总的局部复发率在 20%～50%。因局部复发而引起的翻修，高达 50% 发生在肾癌转移瘤中[1,2]。Jansson 和 Bauer[3]发现，如果患者存活时间超过 1 年，局部复发率将增加到 20%。

边界清晰的整块切除几乎消除了肿瘤完全切除后局部复发的风险[4]。在甲状腺转移瘤中，整块脊椎切除术将局部复发率从病灶内切除术后的 57% 降低到 10%[5]。Matsumoto 等人[6]建议全脊椎整块切除术治疗甲状腺转移瘤，以优化局部控制。在对 8 名患者的长期研究中，他们发现 5 名患者完全缓解，只有 2 名局部复发。

关于整块脊椎切除术，联合后前入路可以完全控制神经和血管结构，提高手术的安全性[7]。病灶外整块切除的先决条件是椎板和一侧椎弓根周围存在无肿瘤区。因此，可以建立一个无肿瘤通道来松解硬膜囊及其内容物。全后入路双侧椎弓根切断术的缺点是对前路重要结构的控制有限、双侧肋骨远外侧截骨的必要性以及肿瘤累及椎弓根时肿瘤溢出。

64.4　结论与精华

- 在甲状腺癌或肾癌的孤立转移或寡转移患者中，整块切除可降低局部复发率。
- 预后良好的晚期孤立性乳腺转移瘤，整块切除可改善局部控制。
- 后前路整块全脊椎切除术提高了手术的安全性。

（ 黄霖　译　沈慧勇　审 ）

资深专家点评

脊柱转移瘤因其原发肿瘤性质和转移部位各异而治疗手段繁多，脊柱外科手术指征当前仍以解除肿瘤对脊髓神经的压迫和重建脊柱稳定性为主。全脊椎整块切除术治疗脊柱转移瘤具有完整切除瘤椎、减少局部复发的风险，但其手术风险高、技术要求高，适用性较窄，需充分评估患者的状态和可能获益，结合团队技术水平和所在单位支撑条件来决定。

对于预后良好的乳腺癌、甲状腺癌、肺癌的单发或连续累及不超过 3 个节段的脊柱转移瘤，全脊椎整块切除术可获得良好效果。从切除技术角度看，甲状腺癌、肾癌、肝癌脊柱转移瘤因其富血供，病灶内刮除或切除的方式更容易面临大出血和出血不易控制的风险，在有较好的全身控制治疗方案基础上，整块切除术具有一定优势，合适病例可慎行。

整块切除术的手术入路方面，T_4-L_3 较适合单一入路，T_2、T_3 虽受肩胛骨和近颈胸结合段曲度影响，若前方瘤体不大，亦可考虑；其余节段，不宜强求单一入路，联合入路可显著提高手术安全性，必要时可请其他科协助。

椎间重建技术方面，有早期的骨水泥混合克氏针、钛笼复合植骨材料或骨水泥、纳米骨笼、可调节人工椎体和今天方兴未艾的个体化 3D 打印人工椎体，后者在上颈椎、颈胸结合段、胸腰结合段、腰骶段和多节段切除重建的应用上体现出独特优势，尤其在即刻稳定性和实现有效支撑防止下沉、移位及后期与宿主椎更快更好融合等方面。

（中山大学附属第八医院　沈慧勇）

参考文献

1. Chataigner H, Onimus M. Surgery in spinal metastasis without spinal cord compression: indications and strategy related to the risk of recurrence. Eur Spine J. 2000;9:523–7.
2. Polly D, Chou D, Sembrano J, et al. An analysis of decision making and treatment in thoracolumbar metastases. Spine. 2009;15:S118–27.
3. Jansson K, Bauer H. Survival, complications and outome in 282 patients operated for neurological deficit due to thoracic or lumbar spinal metastases. Eur Spine J. 2006;15:196–202.
4. Fang T, Dong J, Zhou X, et al. Comparison of mini-open anterior corpectomy and posterior total en bloc spondylectomy für solitary metastases of the thoracolumbar spine. J Neurosurg Spine. 2012;17:271–9.
5. Demura S, Kawahara N, Murakami H, et al. Total en bloc spondylectomy for spinal metastases in thyroid carcinoma. J Neurosurg Spine. 2011;14:172–6.
6. Matsumoto M, Tsuji T, Iwanami A, et al. Total en bloc spondylectomy for spinal metastases of differentiated thyroid cancer: a long-term follow-up. J Spinal Disord Tech. 2013;26:E137–42.
7. Liljenqvist U, Lerner T, Halm H, et al. En bloc spondylectomy in malignant tumors of the spine. Eur Spine J. 2008;17:600–9.

第65章 青少年特发性脊柱侧凸的后路手术原则

R. Emre Acaroglu, Michael E. Doany

65.1 引言

本章节介绍一个典型的青少年特发性脊柱侧凸（adolescent idiopathic scoliosis, AIS）病例，患者曾尝试保守治疗，在术前佩戴了不必要的硬质支具。根据她的病历将讨论以下内容：

- AIS 的手术适应证
- Lenke 分型在手术决策中的应用
- 手术矫形的用途、优缺点
- AIS 手术治疗的优点

65.2 病例描述

本节介绍一例 14 岁女性患者，她于 1 年前被诊断为 AIS，并被建议接受手术治疗。患者一年前月经初潮来潮，并在过去的一年中尝试使用一种硬质的定制 TLSO 进行了支具治疗。主治医师在开始支具治疗之前测量患者胸弯和腰弯的 Cobb 角分别是 35° 和 42°（无法获得 X 线），在侧弯进展到 44° 和 49° 后停止支具治疗，并建议患者接受手术治疗。

如 X 线所示，患者的右胸弯和左腰弯的大小几乎相等，右肩抬高 1~2cm。患者双下肢等长，包括腹壁反射在内的神经系统检查正常。在 AP 位 X 线上显示左上胸弯（UT）（T_1~T_4）为 21.5°，右胸弯（T）（T_5~T_{12}）为 45.8°，左腰椎（L）（L_1~L_4）为 51.1°（图 65.1A）。这些侧弯在左、右 Bending 像上分别矫正到 18°、38° 和 29°。患者的冠状位平衡向左偏移了 32mm，右肩抬高 18mm。患者 Risser 征为 II 级，侧位 X 线上胸椎后凸（thoracic kyphosis, TK）为 44°，腰椎前凸（lumbar lordosis, LL）为 57°（图 65.1B）。患者有着完美的矢状位平衡（SVA=0mm）。

基于此，依照 Lenke 分型将其分为 VI（或 III）C（+）型。

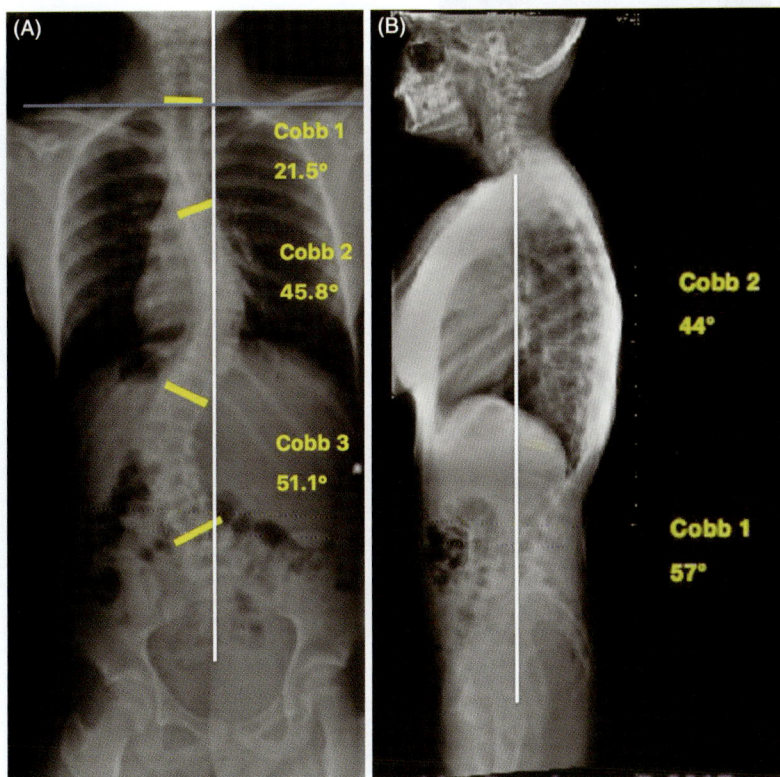

图 65.1 （A）患者术前的后前位 X 线。Cobb 1 到 3 分别表示 UT 弯、T 弯和 L 弯的大小。白线是骶骨中垂线（central sacral vertical line, CSVL），蓝线是肩平衡线；（B）术前侧位 X 线。Cobb 1 和 2 分别表示 TK 和 LL 的大小。白线是经过 C_7 的矢状位垂直轴

手术计划从胸弯（T_4）的上端椎到腰弯（L_4）的下端椎固定冠状位上的两个主弯（T 和 L）。

即使原方案是每个节段两侧均采用椎弓根螺钉（当时公认的标准），但因技术困难在 T_6、T_7、T_{10} 右侧少植入 3 枚椎弓根螺钉。手术矫形通过双棒去旋转操作完成，首先放入凸侧棒（见下文描述和讨论），然后进行双侧 Harrington 撑开 / 抱紧操作（见下文描述和讨论），以调整冠状位平衡。患者术后第 3 天的 X 线如图 65.2 所示她的冠状位上胸弯、胸弯和腰弯分别矫正为 14.3°、16.3° 和 15.6°。患者的冠状位平衡向右偏移 3mm，双肩平衡。在矢状位上，TK 为 21.8°，LL 为 48.7°，矢状位平衡表现为 SVA=76mm。在简单的康复之后，她在手术后第 4 天出院。

患者随访 2 年的 X 线见图 65.3。此时她的冠状

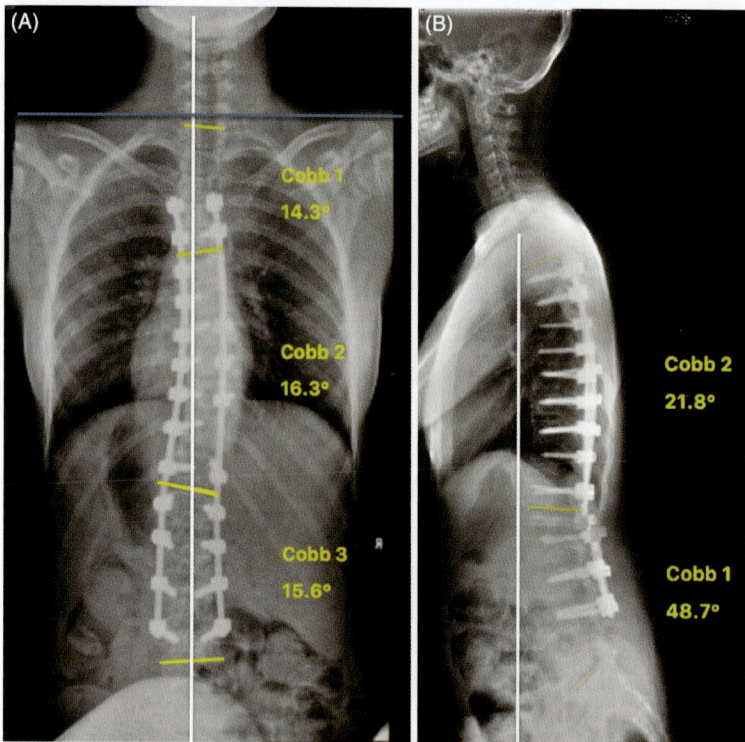

图 65.2 （A）术后 3 天后前位 X 线。Cobb 1 到 3 分别表示上胸弯、胸弯和腰弯的大小。白线是 CSVL，蓝线是肩平衡线。（B）术后 3 天侧位 X 线。Cobb 1 和 2 分别表示 TK 和 LL 的大小。白线是经过 C_7 的矢状位垂直轴

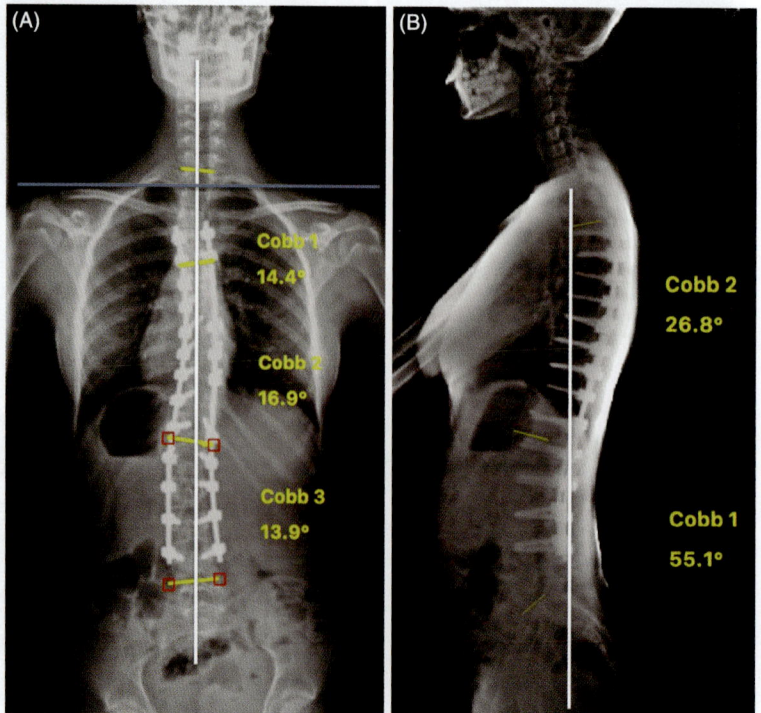

图 65.3 （A）术后 2 年后前位 X 线。Cobb 1 到 3 分别表示上胸弯、胸弯和腰弯的大小。白线是 CSVL，蓝线是肩平衡线。（B）术后 2 年侧位 X 线。Cobb 1 和 2 分别表示 TK 和 LL 的大小。白线是经过 C_7 的矢状位垂直轴

位上胸弯、胸弯和腰弯分别为 14.4°、16.9° 和 13.7°；她的冠状位平衡向左偏移 2mm，右肩降低 8mm。矢状位 TK 为 26.8°，LL 增加至 55.1°，矢状位平衡改变为（-）（SVA=-12mm）。患者及家人都对最终结果表示满意（还存在持续、轻微的不对称），并按照原先的计划完成治疗。

65.3　病例讨论

A. 关于支具治疗的简要说明

AIS 治疗建议基于有详尽记载的疾病自然史[1]，以及包括脊柱侧凸研究学会（the Scoliosis Research Society，SRS）在内所发布的几个指南[2]。SRS 建议对未发育成熟的、侧弯介于 25°～40° 的患者进行支具治疗。在这一点上，关于该患者（胸弯为 44°）支具治疗是否合适存在争议。另一方面，这一决策可能基于患者当时发育不成熟（正好月经初潮来潮，Risser 征可能为 0）。该医师对患者开始支具治疗后早期认识到了治疗无效，并建议患者进行手术，这一点值得肯定。

B. 融合节段的选择

对选择融合节段的指导是 Lenke 分型主要的临床应用（对于任何 AIS 分型而言亦然）。分型要求将主弯（Bending 像上不能矫正到 25° 以下和 / 或与交界性后凸 >20°）纳入手术融合节段[3]。该病例为Ⅵ型（双主弯，L>T）或Ⅲ型（双主弯，T>L；基于 L 弯的柔韧性）。可以看出，这两种弯型本质上是相同的，只是在融合节段的选择上有较小的改变（如果有）。基于相同的分型，上胸弯不被纳入融合节段。

C. 矫形方法的选择

在 AIS 手术中可以单独（更常见）或联合使用几种矫形方法。列举如下：

（1）Harrington 力（图 65.4A）：最初用于 Harrington 内固定，这些力包括（凹侧 / 短侧）撑开和（凸面 / 长侧）抱紧，它们在结合所有其他矫形操作时仍非常有用。它们的作用不限于冠状位矫形，在矢状位上更加明显——"在后柱加压，减少后凸并增加前凸；反之撑开，增加后凸而减少前凸"。

（2）平移技术（图 65.4B）：首先应用于椎板下钢丝，包括在所需的矢状位和冠状位上对齐和稳定棒，并通过钢丝、绑带、椎弓根螺钉等将脊柱拉到棒上。由此，不仅在冠状位和矢状位上通过将顶端向凹侧平移来矫正畸形，而且在存在轴向旋转的情况下，通过后方矫形力将旋转节段后侧 / 凹侧去旋转来矫正畸形。在畸形的凹侧使用平移要容易得多，从凸侧进行的类似的操作（推）称为悬梁臂技术（见下文）。

（3）悬梁臂技术（图 65.4C）：指将脊柱（后凸）畸形的上端或下端固定，并通过将活动端推向脊柱并进行固定来实现矫正的行为。由此，不仅在冠状位和矢状位上通过将顶端向凹侧平移来矫正畸形，而且在存在轴向旋转的情况下，通过将旋转节段后侧 / 凹侧角推到前方去旋转来矫正畸形。

（4）单棒去旋转（图 65.4D）：作为 CD 内固定的一部分来采用和普及，该操作包括先弯凹侧棒，将该棒沿矫形方向旋转 90°，然后使用凸侧棒进行稳定和部分去旋转。虽然单棒去旋转在采用时被认为是一种去旋转操作，但现在被认为是一种平移的改良。

（5）双棒去旋转（图 65.4E）：这是在双棒在位的情况下进行的棒旋转。它的优点是棒变形小，从而能更好地控制畸形的凸侧，（理论上）提供更好的旋转矫正并且更好地保持和控制 T 后凸。主要缺点是同时旋转双棒的难度相对较大，由于双侧固定的脊柱刚性增加，导致（理论上）较低的冠状位矫正率。

（6）直接椎体去旋转（图 65.4F）：这是将棒或管道固定在椎弓根螺钉上和顶椎周围，并将其作为操纵棒来矫正这些节段轴向旋转的过程。这种操作与最大的轴位和冠状位矫正率有关，而主要的缺点是其会受到胸椎去旋转的前凸影响。

其中，悬梁臂（首先使用并完全置入凸侧棒）、双棒去旋转和 Harrington 力（以调整冠状位平衡）的组合用于本节的病例中。悬梁臂技术的选择不是任意的：它是基于 Lenke 分型中的（+）TK。脊柱后凸节段的矫形应始终从脊柱侧弯的凸侧开始（见上文讨论）。

有趣的是，这位患者的任何一个弯都没有寻求也没有达到最大的冠状位矫正量。这是使用 Harrington 力调整冠状位平衡作为手术最后一个操作的要点；为了（让脊柱和肩部）达到最佳平衡排列，单或双弯可能需要不同程度地残留一定的角度。如果不进行最后的调整，失衡的风险将会高到不可接受，特别是在肩部。值得一提的是，据我们所知，没有操作可以在手术过程中调整矢状位序列；正如此处描述的案例所证明的那样，我们必须依靠患者在矢状位上自发矫正的能力。

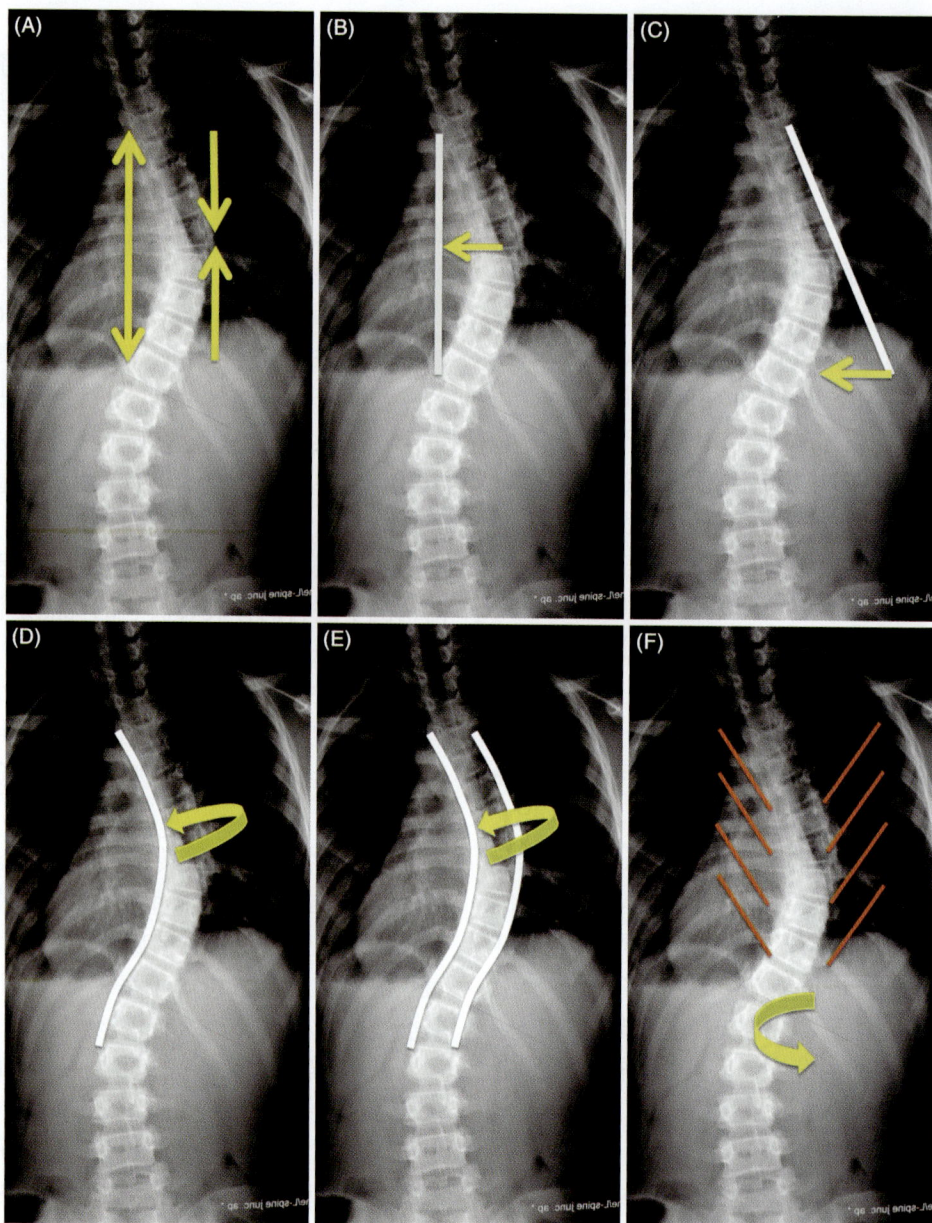

图 65.4 （A）Harrington 力（抱紧与撑开）作为矫形操作。（B）平移作为矫形操作。凹侧棒被弯棒，并以所需的矢状位序列排列。随后，通过钢丝、绑带或椎弓根螺钉将畸形的脊柱节段拉向该棒（朝向中线和后方）。（C）悬臂作为矫形操作。凸侧棒被弯棒，并以所需的矢状位序列固定到畸形节段的上（或下）半部分。将凸侧棒的活动端推向弯的下（或上）半部分，可以将顶椎向凹侧和前方平移。（D）单棒去旋转作为矫形操作。棒被弯棒成所需的矢状位排列，固定在凹侧的锚定点上，并向可将冠状位侧弯转移到矢状位的方向旋转。接着再置入凸侧棒。（E）双棒去旋转作为矫形操作。双棒被弯棒成所需的矢状位排列，固定在两侧的锚定点上，并向可将冠状位侧弯转移到矢状位的方向旋转。（F）直接椎体去旋转作为（补充）矫形操作。在通过上述操作矫正冠状位（和矢状位）畸形后，顶椎位置的椎弓根螺钉尾端装载管或棒，以允许在轴向平面处理这些椎体，从而提供在该平面更好的旋转矫正

表 65.1 从 53 篇报道 AIS 后路手术矢状位矫形数据的论文中的合并的矢状位矫形数据

合并的矢状位畸形矫形（n=3 780）	
平均术前矢状位 Cobb 角	22.1°
平均术后矢状位 Cobb 角	22.6°
平均矫形	0.5°（−13.9° 到 +20°）

Unpublished literature review by Acaroglu and Doany（2018）

D．椎弓根螺钉内固定和密度

在脊柱侧凸手术中，椎弓根螺钉提供了表现真正节段性内固定的能力。与其他锚定点（钩、线、绑带等）相比，它们具有更好的内在稳定性（即自身稳定）。由于它们可能存在于所有级别的胸腰内固定中，因此它们在整个相关区域的载荷和矫正力分布方面都非常有用。在这方面，椎弓根螺钉并不一定用于某种特定的矫形操作，而是可能适用于上述所有矫形操作，这是它们在脊柱侧凸手术中广泛使用的主要优势和原因。

关于 AIS 后路手术中椎弓根螺钉密度的最新证据表明，更高的密度（即接近最大限度的螺钉数量，即节段数 ×2）并不一定与改善患者预后有关，但与显著增加的手术费用相关[4,5]。如上所述，这位患者在没有这一信息和可接受的标准的情况下进行了手术，基于认为较高的螺钉密度可能获得更好的矫正率。

E．后路 AIS 手术的证据

AIS 手术治疗的证据需要从两个不同的角度来考虑：

（1）关于畸形矫形有大量的证据。毫无疑问，手术在冠状位和近来认为的轴位上提供了非常令人满意的矫正率。矢状位矫形（即在需要时重建 TK）较难预测，在表 65.1 我们近期的文献综述中证明了这一点。现有文献的证据等级中Ⅲ级是最佳的，但从大量报道中可以看出这些趋势的一致性。

（2）关于患者长期健康和生活质量的证据还远远不够[6,7]。有一些Ⅳ级的证据表明，更好的冠状位矫正率与更好的满意度和 SRS 22 评分相关，但这种趋势的持续性实际上还是未知的[8]。

65.4　结论与精华

通过这个病例，我们想强调完整的畸形分析和准确的分型是 AIS 手术的第一步也是最重要的一步。对于工具（即螺钉、棒、线等）和矫形操作上的认知也是如此。如果没有对所有平面上的每个畸形

和手术选择的正确理解，那么获得一致的、可接受的和适合的结果几乎是不可能的。

（刘臻 译　邱勇 审）

资深专家点评

近年来，单一后路脊柱矫形内固定术已成为青少年特发性脊柱侧凸的标准术式，大部分患者术后可获得满意的影像学和临床疗效。基于一例 AIS 患者的治疗过程，本章节详细致入微地讨论了 AIS 脊柱后路手术原则相关的若干问题，值得广大脊柱外科医师仔细阅读。

除了本章节中讨论的内容外，笔者认为 AIS 矫形手术后疗效的评价不应仅局限于影像学上的平衡，患者术后的美学平衡同样重要。临床上常会遇到部分患者术后影像学显示脊柱平衡状态良好，但患者对外形并不满意，提示影像学平衡与美学平衡之间存在差异，即使术中矫形获得了较好的影像学平衡，仍有术后美学平衡不佳的可能。该例患者术后 2 年随访时虽然对最终结果表示满意，但影像学上其冠状位平衡仍向左偏移 2mm，右肩仍较左肩低 8mm，肩部存在一定程度的不平衡状态。因此，在术前制订手术方案时，融合节段的选择应充分考虑患者美学平衡的需要，而不是一味强调影像学上的 Cobb 角矫正率。对于术后残留部分美学不平衡的患者，应及时地进行必要的体态训练，从而提高患者的外观改善满意度。

（南京大学医学院附属鼓楼医院　邱勇）

参考文献

1. Lonstein JE, Carlson JM. The prediction of curve progression in untreated idiopathic scoliosis during growth. J Bone Joint Surg Am. 1984;66(7):1061–71. PubMed PMID: 6480635. Evidence level: 3.

2. Rowe DE. Adolescent idiopathic scoliosis. In: SRS bracing manual. Available at: http://www.srs.org/UserFiles/file/bracing-manual/section1.pdf. Accessed 16 Apr 2018. Evidence level: 5.

3. Lenke LG, Edwards CC 2nd, Bridwell KH. The Lenke classification of adolescent idiopathic scoliosis: how it organizes curve patterns as a template to perform selective fusions of the spine. Spine (Phila Pa 1976). 2003;28(20):S199–207. PubMed PMID: 14560193. Evidence level: 4.

4. Bharucha NJ, Lonner BS, Auerbach JD, Kean KE, Trobisch PD. Low-density versus high-density thoracic pedicle screw constructs in adolescent idiopathic scoliosis: do more screws lead to a better outcome? Spine J. 2013;13(4):375–81. https://doi.org/10.1016/j.spinee.2012.05.029. Epub 2012 Aug 15. PubMed PMID: 22901787. Evidence level: 3.

5. Larson AN, Polly DW Jr, Diamond B, Ledonio C, Richards BS 3rd, Emans JB, Sucato DJ, Johnston CE, Minimize Implants Maximize Outcomes Study Group. Does higher anchor density result in increased curve correction and improved clinical outcomes in adolescent idiopathic scoliosis? Spine (Phila Pa 1976). 2014;39(7):571–8. https://doi.org/10.1097/BRS.0000000000000204. PubMed PMID: 24430717.

6. Mariconda M, Andolfi C, Cerbasi S, Servodidio V. Effect of surgical correction of adolescent idiopathic scoliosis on the quality of life: a prospective study with a minimum 5-year follow-up. Eur Spine J. 2016;25(10):3331–40. Epub2016 Mar 16. PubMed PMID: 26984879. Evidence level: 3.

7. Takayama K, Nakamura H, Matsuda H. Quality of life in patients treated surgically for scoliosis: longer than sixteen-year follow-up. Spine (Phila Pa 1976). 2009;34(20):2179–84. https://doi.org/10.1097/BRS.0b013e3181abf684. PubMed PMID: 19713874. Evidence level: 4.

8. Sanders JO, Carreon LY, Sucato DJ, Sturm PF, Diab M, Spinal Deformity Study Group, et al. Spine (Phila Pa 1976). 2010;35(20):1867–71. https://doi.org/10.1097/BRS.0b013e3181efa6f5. PubMed PMID: 20802382. Evidence level: 4.

第66章 骶骨肿瘤

Sandro M. Krieg，Bernhard Meyer

66.1 引言

骶骨肿瘤可为转移性或原发性肿瘤。后者罕见，占所有脊柱原发性肿瘤的比例只有7%。巨细胞瘤和脊索瘤是最常见的肿瘤类型，而这两种肿瘤对化疗和放疗的敏感性很差[1]。由于骶骨肿瘤生长缓慢，通常只引起轻微症状，导致当患者来就诊时肿瘤已经非常巨大[16]。此外，许多诸如脊索瘤和软骨肉瘤的骶骨肿瘤已被证明整块切除后表现出更好的肿瘤学疗效；但是很多病例不可能进行整块切除[15]。不管怎样，外科治疗需要考虑到关键的生物力学作用、复杂的解剖结构、跨学科的参与和常见的前方巨大瘤体。

因此，本章旨在阐明骶骨手术最重要的三个方面：

1. 骶骨肿瘤切除术的指征和技术
2. 特殊的骶骨切除术
3. 肿瘤切除后的固定和重建技术

以下两个病例将有助于读者更好的理解诊疗骶骨肿瘤患者的临床意义、可能的并发症和注意事项。

66.2 病例描述

66.2.1 病例1

一名50岁男性患者因右侧骶骨的局部疼痛就诊，无坐骨神经痛或神经功能障碍。CT和MRI检查发现在右侧骶骨长有一个肿瘤（图66.1和图66.2）。

穿刺活检诊断为软骨肉瘤。肿瘤治疗组建议腰椎骨盆内固定 L_4-L_5 至髂骨，通过半骶骨切除术来彻底整块切除肿瘤和原穿刺活检的通道。肿瘤切除按计划进行：腰椎骨盆内固定 L_4-L_5 至髂骨（包括左侧 S_1）；通过半骶骨切除术彻底整块切除肿瘤。术后，患者未出现新的神经功能缺陷，术后第一天患者即可独立行走。肿瘤治疗组建议辅以放疗（图66.3）。

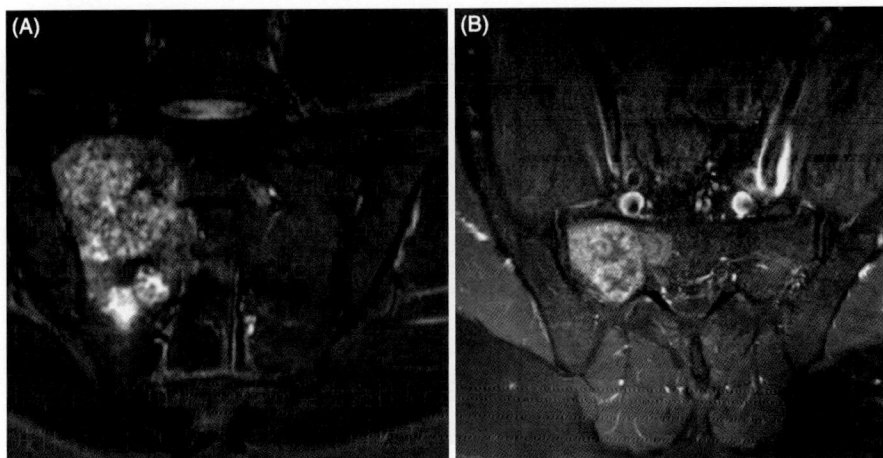

图66.1 右侧骶骨肿瘤的MRI扫描。此MRI扫描显示了右侧骶骨肿瘤的冠状位（A，C）和轴位（B，D）图像，可见不均匀的对比增强（A，B）

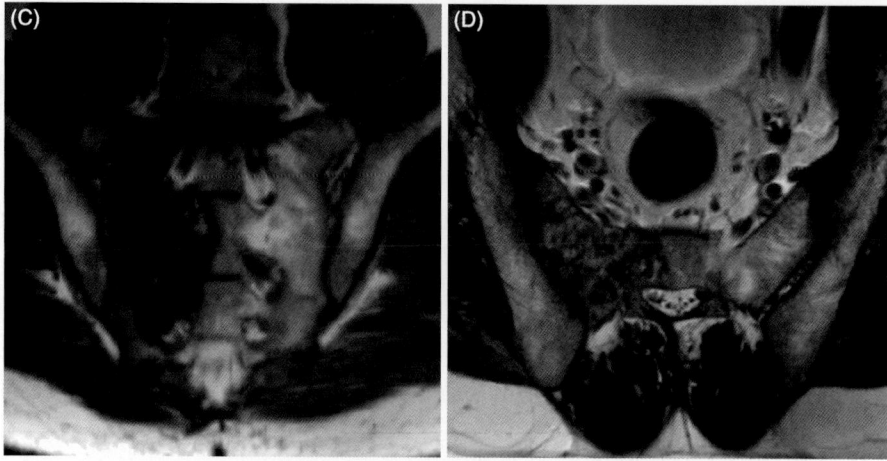

图 66.1（续）

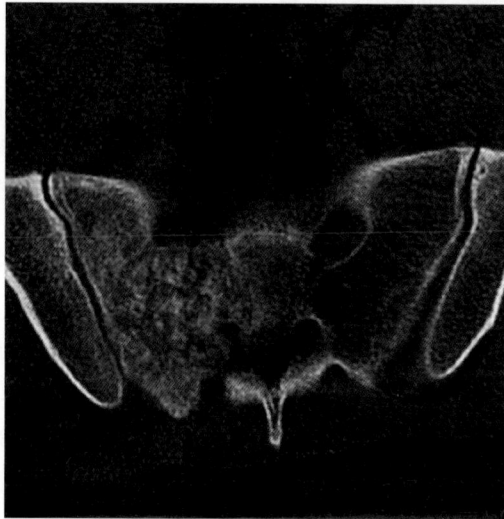

图 66.2　右侧骶骨肿瘤的 CT 扫描。此 CT 扫描显示了右侧骶骨肿瘤的轴位图像，可见不均匀的成骨部分

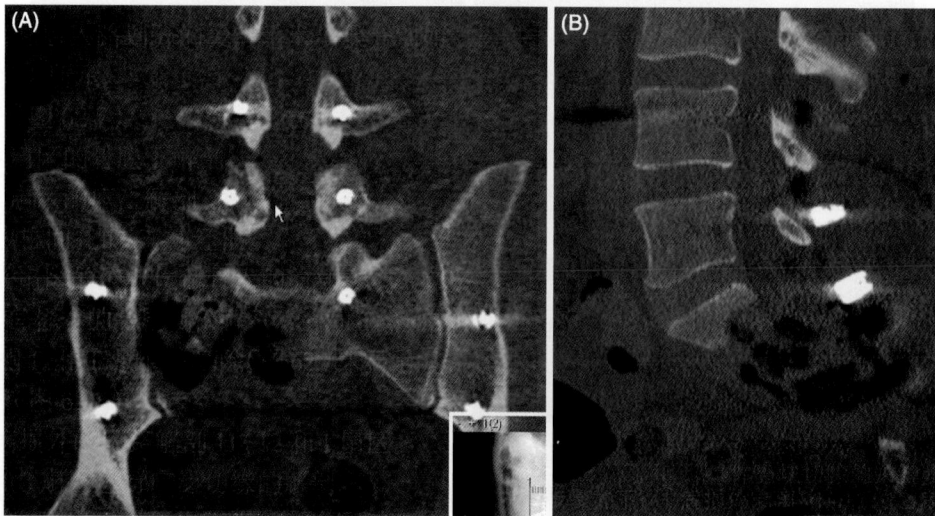

图 66.3　术后 CT 扫描。此 CT 扫描显示了切除术后部位的冠状位（A）和矢状位（B）图像。无肿瘤残余

66.2.2 病例2

一名66岁的男性患者来我们科室就诊,已在外院进行活检诊断为骶骨脊索瘤(图66.4)。患者的既往史包括1年前因前列腺癌曾行前列腺切除术,之后患者出现会阴部和生殖器触觉减退,以及膀胱和肠道功能障碍。

患者仅有骶部疼痛,因此拒绝手术治疗。之后1年中,患者出现了进行性下肢无力。之后9个月内,患者需要坐轮椅。在初次就诊的2年后,患者又来就诊,双下肢已轻度截瘫(英国医学研究会1954年提出的BMRC评分1/5),双下肢触觉减退,会阴部和生殖器触觉减退,膀胱和肠道功能障碍。由于尿潴留,患者患有尿源性脓毒血症,采用静脉用抗生素和耻骨上膀胱造瘘导尿治疗。患者随后出现了肠梗阻而接受了结肠造口术。新做的CT扫描发现包括肝转移的明显肿瘤进展(图66.5)。

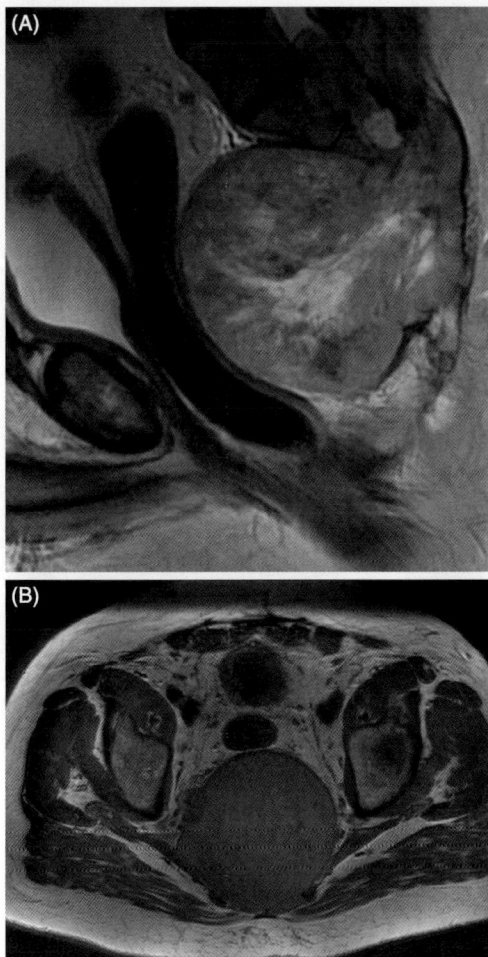

图66.4 首次MRI扫描。此MRI扫描显示了一个巨大骶骨脊索瘤的矢状位(A)和轴位(B)的T_2序列图像,伴有巨大的前方和硬膜内侵犯

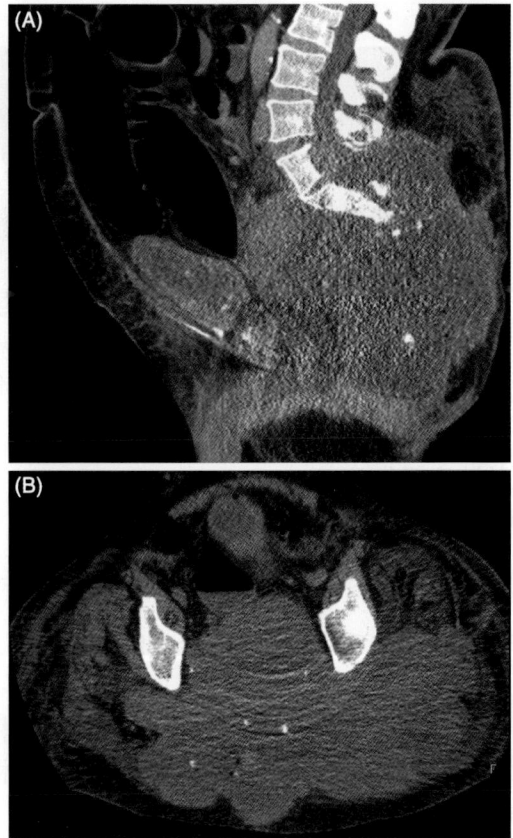

图66.5 术前CT扫描。此CT扫描检查于初次就诊的2年后,矢状位(A)和轴位(B)图像显示了骶骨肿瘤明显增大,伴有大块的前方肿瘤组织和骨破坏

患者恢复迅速,我们进一步讨论了肿瘤的治疗,患者及其家人最后决定接受分期手术治疗。

第一次手术:
- 后方入路
- 腰椎骨盆固定L_4-L_5至髂骨
- L_4椎板切除 +L_4水平马尾神经切除 + 硬膜囊密闭缝合
- L_5和骶骨切除
- 股骨外侧软组织的肿瘤减积手术

患者术后恢复迅速良好,无新发神经功能障碍(图66.6)。

患者疼痛完全缓解,第二次手术按计划于1周后进行:

第二次手术(第一次手术的1周后):
- 腹部入路
- 包括腹部外科、泌尿外科和神经外科的多学科团队共同参与手术
- 经腹会阴联合直肠切除术(Miles)
- 结肠造口术

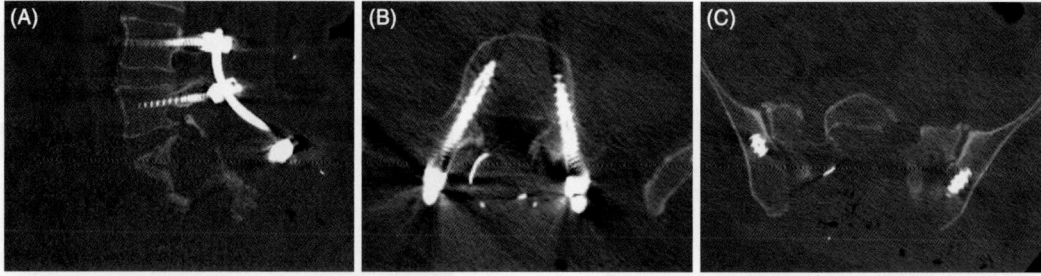

图 66.6　初次术后的 CT 扫描。此 CT 扫描检查于初次手术后，矢状位（A）以及 L_4（B）和髂骨（C）的轴位图像显示了骨切除和腰椎骨盆固定 L_4-L_5 至髂骨

- 骶骨肿瘤部分切除
- 膀胱切除回肠导管术
- 猪皮移植重建骨盆底
- 肝脏病灶活检
- 通过网膜移植重建骶骨切除后残留的无效腔，但因网膜血流灌注不足而失败

　　活检证实了脊索瘤已转移至肝脏，但患者术后再次迅速恢复。因此，按预定进行了第三次手术以进一步切除髂骨周围的肿瘤：

第三次手术（第一次手术的 2 周后）：
- 后方入路
- 切除髂骨周围肿瘤
- 微生物学活检

　　患者再次迅速恢复，而且没有感觉到疼痛。CT扫描提示几乎完全切除了肿瘤组织（图 66.7）。

　　微生物学活检检出了局部大肠杆菌和念珠菌属感染，因此使用抗菌和抗真菌药物治疗，并对后两次手术（第四和第五次手术）的背侧切口使用了负压封闭引流。然后，按计划在初次手术的 5 周后进行了第六次手术，目的是通过双叶股臀肌瓣重建骶骨切除后残留的无效腔，表皮取自左侧大腿，去上皮后在无效腔中旋转放置（图 66.8）。

　　所有手术结束后，患者状态良好，无疼痛感，L_4 水平以下美国脊髓损伤协会（ASI）评级 A 级，结肠造口加回肠导管使护士和自我护理变得非常简单。

　　之后，患者按计划进行肝脏和腹膜后腔的局部放疗和全身放疗。

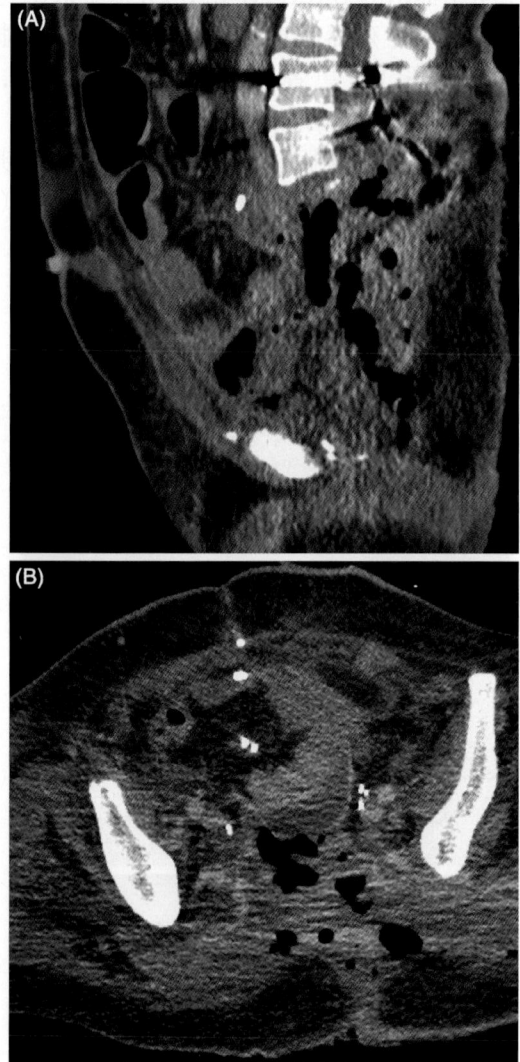

图 66.7　第三次手术后的 CT 扫描。此 CT 扫描检查于第三次肿瘤切除术后，矢状位（A）和轴位（B）图像显示切除了肿瘤、膀胱和直肠

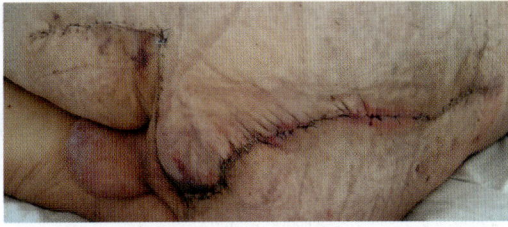

图 66.8　双叶臀肌瓣。此图显示了从左大腿取皮的双叶臀肌瓣,然后通过两步法去上皮后在无效腔中旋转放置。大腿伤口一期缝合

66.3　病例讨论

66.3.1　骶骨解剖

骶骨的骨性部分包括 5 个融合的椎体和在 S_5 下端后方开孔的骶管。骶骨向背侧凸起,在双侧前后各有 4 个小孔开口。S_1 至 S_4 的棘突融合成骶中嵴。在头端,S_1 的终板和 L_5/S_1 的椎间盘相邻,它们和两侧的小关节突关节一起允许 $10°\sim15°$ 的屈伸和 $5°$ 的两侧旋转活动。骶尾关节和骶髂关节都是没有真正活动的微动关节[16]。骶骨周围有大量韧带将其固定在原位,不让它过多活动,这些韧带包括连接到坐骨结节的骶结节韧带和坐骨棘的骶棘韧带、骶髂关节内的骶髂骨间韧带、连接到骶髂关节的骶髂前韧带和骶髂背侧韧带。肌肉方面,有止于骶骨的多裂肌、竖脊肌、臀大肌以及梨状肌。关于骶骨的神经结构,终于 S_2 水平的硬膜囊末端包含有终丝(软脑膜的延续),它起自脊髓圆锥,延伸到硬膜囊末端黏附在硬脑膜,进一步向下到达第一尾骨节段的骨膜。骶神经根从 4 个骶前孔进入前方形成前腹侧支,而 S_5 神经位于骶骨末端进入后方形成 1 根背侧支。腰骶丛由 L_4 至 S_4 的双侧神经根构成。至于自主神经系统,下腹下神经丛在低位骶骨前方围绕盆腔内脏器,而下腹上神经丛则围绕动脉分叉和 L_5 椎体及高位骶骨的前方。交感神经干延续到骶骨侧前方,包括神经节和终止在尾骨而融合成的尾神经节[16]。考虑到手术的需要,必须熟悉骶骨邻近组织的解剖结构。

66.3.2　包括骶骨切除的骶骨肿瘤切除手术的指征和技术

虽然部分骶骨切除术是易于接受且不需要器械固定,但是很多患者因病期长且症状不典型而导致明确诊断前肿瘤体积巨大,广泛肿瘤侵犯非常普遍,他们需要如前述病例的腰椎骨盆固定。

关于切除范围,骶骨切除如果可能的话应当是间室外——意味着超过肿瘤范围一节段的骶骨[17]。

低位骶骨切除术低至 S_3 并不累及骶髂关节,可相对容易地从一个后方手术入路来进行(图 66.9)。

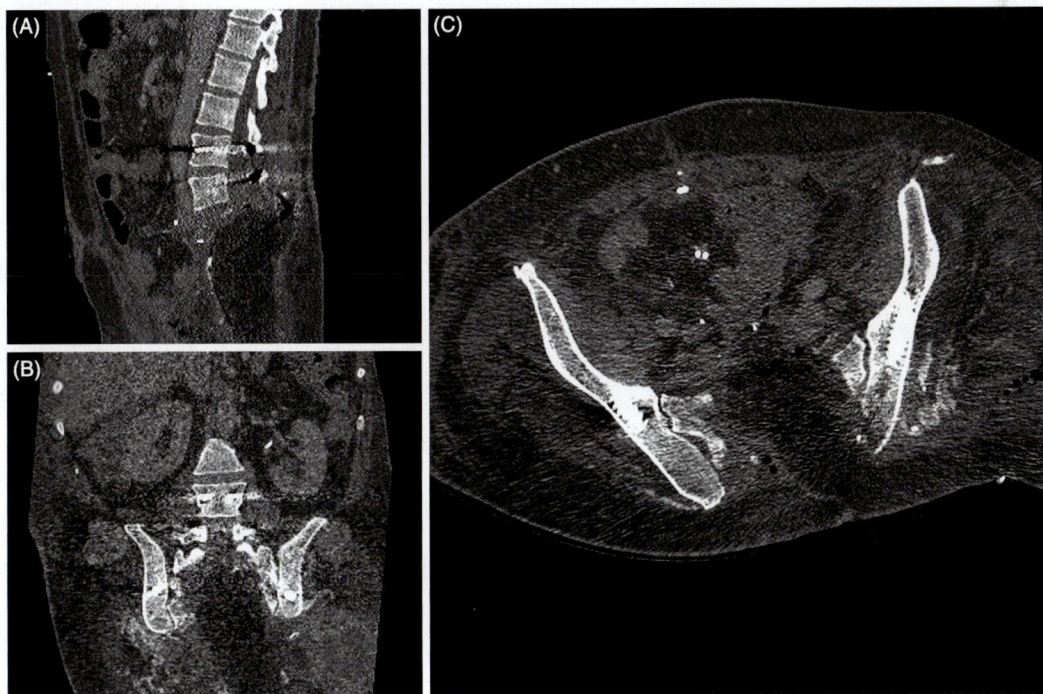

图 66.9　第六次即末次手术后的 CT 扫描。此矢状位(A)、冠状位(B)和轴位(C)图像显示了之前切除肿瘤造成的无效腔通过双叶臀瓣重建后的情况。填充无效腔的低密度结构是去上皮化后的皮瓣及其皮下脂肪组织

不过,有时根据前方结构累及的情况,仍可能需要经腹骶联合入路[17]。由于没有累及 S$_3$ 神经根,低位骶骨切除术通常不会造成直肠和膀胱功能障碍。

更广泛的骶骨切除术伴有更高的后遗症风险。骨性结构切除时的大量失血、骶神经根损伤以及难以填充的大块组织切除后的无效腔可导致如病例 2 的严重伤口并发症。在此病例中,因移植后的网膜缺血,初次尝试使用的大网膜移植没有成功。由于切除大块组织的无效腔也更易于感染,我们随后首先通过真空负压封闭引流治疗和一个连续大块皮瓣来治疗这个并发症,这个皮瓣去除表皮后在无效腔中旋转放置。

此外,高位骶骨切除术可能必须切除和缝合硬膜囊,如果缝合不密闭的话会造成脑脊液漏。

关于神经功能的保留,有些作者建议保留 S$_2$ 神经根以保护直肠和膀胱的控制能力。但是,尽管应尽可能保留每一根神经根,但这不应该影响到切缘无肿瘤浸润。在病例 1 中保留所有神经根还是可能的,但病例 2 不可能,因为该患者早已有高至 L$_5$ 水平的硬膜内肿瘤侵犯,L$_4$ 水平以下无神经功能(图 66.4)。需要指出的是即使在全骶骨切除术中,如果保留了臀神经和坐骨神经,下肢功能也仅仅会影响很小的程度[17]。

切除术的分级如图 66.10 所示,值得一提的是保留 S$_1$ 神经的次全骶骨切除术维持了脊柱骨盆的连续性,因此器械固定并不必需。

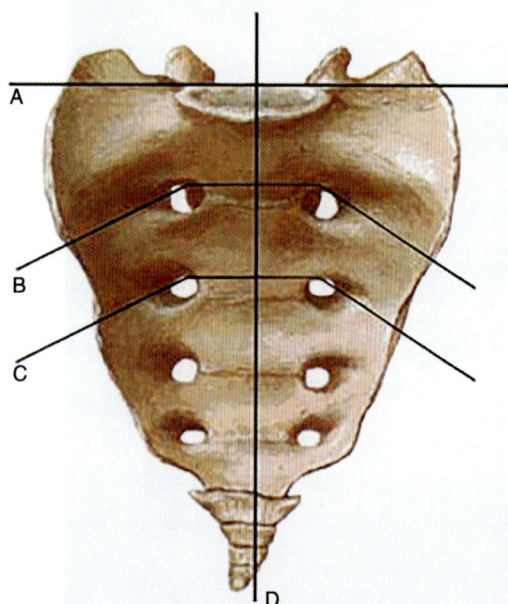

图 66.10　骶骨切除术的级别。此图引用自 Ramamurthy 等[17]文献中的图 11,显示了骶骨切除术的不同级别:(A)=全切(上缘至 L$_5$/S$_1$),(B)= 次全切(S$_1$ 神经根保留),(C)=部分骶骨切除术(S$_2$ 神经根保留),(D)= 半骶骨切除术[17]。

66.3.3　切除术后的固定和骨结构重建技术

我们的两个病例由于切除了一侧(病例 1)或双侧(病例 2)包括 S$_1$ 的骶骨翼,造成脊柱骨盆不连续,因此都需要进行脊柱骨盆固定。通常,次全骶骨切除术切除 S$_1$ 远端并不会造成任何不稳定,这是因为倾斜的骶髂关节能承受脊柱传来的重量;一些作者甚至将保留 S$_1$ 上半部分定义为稳定。全骶骨切除术包括 S$_1$ 切除,需要器械固定以重建骨盆环和腰椎与骨盆间的所有连接[17]。目前,用于无肿瘤侵犯的最低椎体(病例 1 是 L$_4$ 和 L$_5$,病例 2 是 L$_3$ 和 L$_4$)的腰椎椎弓根螺钉加髂骨螺钉是器械固定的治疗选择。不过,近几十年来还运用了一些其他固定方法,包括 Galveston L 形棒、Harrington 压缩钢板、骶骨棒和前路固定(表 66.1 和表 66.2)[1,17]。

根据肿瘤类型和后续治疗方案,我们建议加用骨移植。虽然前述病例由于在术后 4 周接受了即时放疗,为了避免感染的额外风险以及考虑到放疗导致的骨融合机会极小,因此并未使用骨移植。至于内固定失败,在骶骨肿瘤的患者中进行了内固定并发症的大量病例研究,发现因内固定失败导致的翻修手术发生率是 16.1%[1]。

考虑到严重并发症的高发生率,有相当多的作者报道在全骶骨切除术后不使用内固定。他们的理由是瘢痕形成、脊柱和骨盆间的韧带肌肉连接提供了一个柔韧的"吊索",这使步行成为可能[1]。最常用的重建方案是脊柱前柱固定、脊柱骨盆固定和骨盆后环固定,它们通常是联合应用的[17]。然而,高达 16.1% 的内固定失败率还是被不时报道[1]。关于疗效,很多作者喜欢非常彻底的手术方法,包括 S$_1$ 至 S$_5$ 神经根的全部切除,这会导致膀胱和直肠功能完全损伤。至于内固定失败,更常见于未进行脊柱前柱固定的患者。

传统方法是运用 Galveston L 形棒和髂骨间连接棒来进行脊柱骨盆融合术和骨盆环固定时,而最新的手术方法按愿意使用腰椎椎弓根螺钉系统、十字连接器和髂骨钉。

66.3.4　骶骨缺损的处理

如同我们在第二个病例中所经历的,骶骨切除术后伤口裂开或皮肤坏死的发生率很高(表 66.1 和表 66.2)[1,17]。这是因为一些显而易见的因素:大块组织缺损、伤口接近肛门、以及对局部血流灌注非常重要的血管如髂动脉分支被结扎。因此,为了避免并发症,重点是在任何情况下都要防止伤口裂开、

表 66.1　重建和并发症

作者	年份	病例数	扩大骶骨切除术	切除神经	脊柱骨盆内固定(头端水平)	后路骨盆环内固定	脊柱前柱支撑	软组织瓣	失血量/mL	手术并发症?
Humphries 等[8]	2010	1	未	$S_1 \sim S_5$	PS(L_3),连接到髂骨钉之间的横棒	(1)髂骨间棒 (2)髂骨钉加横棒 (3)髂骨间钛网	无	经腹 RAM	未报道	表皮葡萄球菌脓肿;坐骨褥疮
Gallia 等[6]	2010	1	双侧髂骨、L_5	$L_5 \sim S_5$	PS(L_1),连接到髂骨钉之间的横棒	(1)2根髂骨间棒 (2)髂骨钉加横棒 (3)髂骨间股骨植骨	(1)穿过 $L_2 \sim L_4$ 椎体的直棒和 (2)L_4 终板和骶骨间的可撑开融合器	椎旁肌和部分背阔肌	800(I期) 8 500(II期)	腹部血肿;伤口裂开;下肢深静脉血栓
Varga 等[25]	2010	1	未	$S_1 \sim S_5$	PS(L_2),通过 U 型棒连接到髂骨钉	(1)髂骨和 L_5 间植骨	无	臀大肌	未报道	未报道
Newman 等[13]	2009	1	左侧髂骨	$S_1 \sim S_5$	PS(L_1),连接到髂骨钉之间的横棒	(1)髂骨钉加 2 根横棒 (2)叠放的碳纤维椎间融合器	无	RAM + 右侧臀大肌	1 500	皮瓣血肿
McLoughlin 等[10]	2008	1	双侧髂骨	$S_1 \sim S_5$	PS(L_3),连接到髂骨钉:两根垂直棒和椎弓根钉连接棒杆和髂骨间棒	(1)髂骨间棒 (2)髂骨间股骨植骨	无	人造真皮	6 000	未报道
Shen 等[20]	2006	1	未	未报道	PS(L_2),连接到髂骨钉 - 每侧两根棒	无	(1)$L_5 \sim S_1$ 关节间双侧钛网融合器	右侧 RAM	1 100(I期) 2 900(II期)	肠梗阻
Gallia 等[5]	2005	1	双侧髂骨	$S_1 \sim S_5$	PS(L_3),连接到髂骨钉之间的横棒	(1)髂骨间棒 (2)髂骨钉加横棒 (3)髂骨间股骨植骨	无	RAM	未报道	肠梗阻、声带麻痹、尿路感染(8个月)
Fourney 等[4]	2005	3	未	$S_1 \sim S_5$	PS(L_3),连接到 Galveston 棒	(1)髂骨间棒 (2)髂骨间胫骨植骨	无	RAM	未报道	小肠损伤、上消化道出血以及主要伤口裂开
								臀大肌		未报道
								RAM		未报道

续表

作者	年份	病例数	扩大骶骨切除术	切除神经	脊柱骨盆固定(头端水平)	后路骨盆环内固定	脊柱前支撑	软组织瓣	失血量/mL	手术并发症?
Dickey 等[2]	2005	6	L5(几个病例)	S1~S5	PS(L3或L4),连接到髂骨钉	(1)2根髂骨间棒	(1)2根倾斜的腓骨移植	RAM RAM RAM 无 无 RAM	未报道	无 无 未报道 无 无 伤口感染
Min 等[11]	2005	1	双侧髂骨	S1~S4	PS(L4),连接到髂骨钉	(1)两处髂骨间骨植骨	无	未报道	4 300	伤口裂开
Zileli 等[27]	2003	1 2	未	S1~S5	PS(L2或L3),连接到定制的髂骨钢板 PS(L2或L3),连接到髂骨间棒	(1)定制的髂骨钢板 (1)2根髂骨间棒	无	肌皮瓣 未报道	3 400 未报道	内置物感染 未报道
Ohata 等[14]	2004	1	双侧髂骨	左侧L5和 S1~S5	PS(L3),连接到髂骨钉	(1)髂骨间棒 (2)髂骨间2根腓骨植骨	无	臀皮瓣	12 000	尿路感染、内置物感染
Doita 等[3]	2003	3	未 双侧髂骨 未	S1~S5 右侧坐骨神经 S1~S5	PS(L5),连接到髂骨间棒 PS(L3),连接到髂骨钉 脊柱后外侧和髂骨间腓骨植骨	(1)髂骨间棒	无 无	未报道 未报道 未报道	9 250 7 500 9 600	未报道 未报道 伤口感染(清创)
Mooney 等[12]	1999	1	未	S1~S5	PS(L3),连接到Galveston棒	(1)髂骨间棒 (2)髂骨间腓骨植骨	(1)两个斜向髂腰螺钉	臀皮瓣	未报道	未报道
Sar 等[19]	2002	3	未报道	S1~S4	PS(L3),连接到Galveston棒或髂骨钉	髂骨间1根或2根腓骨植骨	无	未报道	未报道	伤口深部感染
Wuisman 等[26]	2001	1	双侧髂骨	S1~S5	PS(L2),连接到定制髂骨钢板	定制髂骨钢板	无	臀皮瓣	8 500	右外侧伤口裂开

续表

作者	年份	病例数	扩大骶骨切除术	切除神经	脊柱骨盆内固定（头端水平）	后路骨盆环内固定	脊柱前柱支撑	软组织瓣	失血量 /mL	手术并发症？
Jackson 等[9]	2000	5	未报道	未报道	PS（L₃），连接到 Galveston 棒	（1）髂骨间棒	无	RAM RAM RAM	未报道 未报道 未报道	无 癫痫和尿感 小肠穿孔、败血症、凝血障碍、艰难梭菌感染
								髋皮瓣	未报道	艰难梭菌感染
								RAM	未报道	尿路感染
Spiegel 等[23]	1999	1	右侧髂骨	S₁~S₅	PS（L₃），连接到 Galveston 棒	（1）骨盆重建钢板	无	未报道	未报道	未报道
Gokaslan 等[7]	1997	2	未	S₁~S₅	PS（L₃），连接到 Galveston 棒	（1）髂骨间棒	无	RAM	21 500 21 700	未报道
Santi 等[18]	1993	1	未	S₁~S₅	钩和 CD 棒，连接到同侧髂骨间棒（左外侧）	（1）2 根髂骨间棒	无	未报道	6 500	未报道
Shikata 等[22]	1992	1	双侧髂骨	L₅~S₅	2 根压缩棒，连接到髂骨间棒（L₃）	（1）2 根髂骨间棒	无	未报道	6 300	未报道
Tomita 等[24]	1990	2	未	S₁~S₅	2 根 Harrington 棒；L₄ 椎弓根和同侧髂骨间植骨（未报道）	（1）髂骨间棒	无	未报道	7 500	未报道
			未	右侧 L₅，S₁~S₅	CD 内固定系统（T₁₂）	（1）AO 16 孔宽钢板 （2）AO 重建钢板	无	未报道	17 000	髂静脉撕裂
Shikata 等[21]	1988	2	双侧髂骨	S₁~S₅	2 根 Harrington 棒（L₃）；L₃、L₄ 和同侧髂骨间植骨	（1）2 根髂骨间钉	无	未报道	10 000	未报道

此表引用自 Bedermann 等（2014）文献中的表 2，提供了对重建方法和伴随并发症的概述[1]。
注：PS 代表椎弓根螺钉；RAM 代表腹直肌肌皮瓣。

表 66.2　重建和长期疗效

作者	年份	SPF	PSF	PPRF	ASF	随访/月	步行	直肠/膀胱功能障碍	内固定翻修	最后一次随访时的疼痛	肿瘤复发
Humphries 等[8]	2010	否	是	是	否	12	能(右侧 AFO)	未报道	否	无	无
Gallia 等[6]	2010	否	是	是	是	5	不能	是	否	转移	转移
Varga 等[25]	2010	否	是	是	否	未报道	能(手杖)	未报道	否[a]	无[a]	无[a]
Newman 等[13]	2009	否	是	是	否	6	能(助行器)	部分	否[a]	未报道	未报道
McLoughlin 等[10]	2008	否	是	是	否	24	能	是	否	否	未报道
Shen 等[20]	2006	否	是	否	是	9	不能	是	否	未报道	未报道
Gallia 等[5]	2005	否	是	是	否	12	能	是	否	由于转移	局部 + 转移
Fourney 等[4]	2005	老式	是	是	否	83	能	是	未报道	未报道	局部
						58	未报道		未报道	未报道	局部 + 转移
						33	能		未报道	未报道	局部
Dickey 等[2]	2005	否	是	是	是	8	能	是	否	改善	无
						7	能		否		无
						38	能		内固定翻修（6 个月后和 29 个月后）		无
						42	不能		否		局部
						36	能		否		无
						14	不能		否		局部
Min 等[11]	2005	否	是	是	否	60	能(拐杖)	是	4 个月后腰椎连接棒断裂（换棒）	改善	无
Zileli 等[27]	2003	否	是	是	否	平均 28（18~42）	能(拐杖)	未报道	7 年后内固定翻修		局部 + 转移
							能(拐杖)	未报道			无
							能(拐杖)	未报道	无	无	无

续表

作者	年份	SPF	PSF	PPRF	ASF	随访/月	步行	直肠/膀胱功能障碍	内固定翻修	最后一次随访时的疼痛	肿瘤复发
Ohara 等[14]	2004	否	是	是	否	60	能(拐杖)	是	无	未报道	无
Doita 等[3]	2003	否	是	是	否	36	能(手杖)	部分	无	改善	未报道
						36	能(拐杖)	是	无	未报道	局部
					是	36	能(拐杖)	部分	无	未报道	未报道
Mooney 等[12]	1999	老式	是	是		8	能(助行器 + 右侧 AFO)	是	未报道	未报道	转移
Sar 等[19]	2002	老式	是	是	否	49	未报道	是	无	未报道	无
						33	未报道	是	无	未报道	局部
						47	未报道	是	无	未报道	无
Wuisman 等[26]	2001	否	是	是	否	36	能(手杖 +AFO)	是	无	无	未报道
Jackson 等[9]	2000	老式	是	是	否	50	能(助行器)	未报道	未报道	改善	
						47	能				
						31	能(助行器)				
						11	能				
						8	能(手杖)				
Spiegel 等[23]	1999	老式	是	是	否	74	能(AFO)	是	髂骨棒和骨盆钢板断裂(未手术—患者无症状)	偶有	无
Gokaslan 等[7]	1997	老式	是	是	否	12	能(手杖)	是	未报道	未报道	未报道
							能	是	未报道	未报道	未报道
Santi 等[18]	1993	老式	是	是	否	33	能(AFO)	未报道	因不舒服取出了内固定(7个月后)	无	无
Shikala 等[22]	1992	老式	是	是	否	72	能(手杖)	部分	无	未报道	未报道
Tomita 等[24]	1990	老式	是	是	否	69	能	是	无	未报道	无
			是	是	否	10	能(AFO)	部分	未报道	未报道	无
Shikala 等[21]	1988	老式	是	是	否	24	能(支具)	部分	无	未报道	未报道
			是	是	否	14	能(手杖)	部分	无	未报道	未报道

此表引用自 Bedermann 等(2014)文献中的表 3,提供了对重建方法和长期疗效的概述[1]。

注:SPF 代表脊柱骨盆固定;PSF 代表后路脊柱固定;PPRF 代表后路骨盆环固定;ASF 代表前路脊柱固定;PRF 代表后路骨盆固定;AFO 代表踝足辅助支具;a 代表基于电子邮件作通信。

血肿和无效腔。除了网膜瓣，最简单的选择是经腹腹直肌肌皮瓣和臀肌推进皮瓣（如病例2）。游离组织瓣可以是一个选项，但如果肿瘤已经浸润到臀肌主要血管则会缺乏足够的血供，而且通常较前述的方法更易出现并发症。因为骶骨肿瘤切除术的手术范围大，并发症很常见。Bederman等报道了一个大系列的病例研究，其中72.1%的患者使用了软组织瓣，患者的平均失血量是9.3L（范围1.5~21.7L）。

66.3.5　综合预后

术后并发症包括血管并发症（30.4%）、感染（30.4%）、伤口裂开（17.4%）以及胃肠道并发症（30.4%）[1]。在同一病例系列报道中，长期预后显示：术后37个月时6%的患者没有复发，24%的患者出现局部复发，20%的患者出现转移性病变（表66.2），复发和转移因患者患有骨肉瘤、软骨肉瘤和脊索瘤。功能方面，术前能够行走的患者，其中89.7%术后仍能行走。

我们的两个病例恰好概述了骶骨切除术的主要方面：第一个病例因肿瘤局限切除，术后并没有出现任何功能障碍；病例2因巨大肿瘤的广泛切除导致各种各样的并发症，这在其他文献报道中是非常典型和常见的。

66.3.6　文献指南

由于疾病和手术的稀少，因此没有可用的指南。只有一篇概述了骶骨肿瘤患者的手术治疗和重建的全面综述[1]。

证据级别：C

可用于数据的证据等级仍很低，只有病例报道和小系列病例可用。

66.4　结论与精华

骶骨肿瘤的手术治疗是一个巨大复杂的工作，患者需要意识到手术不仅能带来机会还有并发症的高发生率。

临床注意事项
- 骶骨肿瘤应当被切除到安全的边界
- 神经功能尤其是直肠和膀胱功能障碍的风险高
- 考虑到内固定的负重，16%的内固定失败率实际上低于预期值
- 骶骨切除术后不应残留无效腔

证据级别

Bederman：Ⅲ，B

Ozaki：Ⅲ，B

Payer：Ⅲ，B

Ramamurthy：Ⅲ，C

（ 刘奕 译　林伟龙 审）

资深专家点评

骶骨肿瘤是目前骨外科学领域中极难处理的顽症之一，在诊断和治疗方面，还存在不少争议。尽管大都认为外科手术是其首选治疗方式，但因骶骨解剖学特点及毗邻重要的血管神经等组织结构，肿瘤极易复发，且手术可造成尿便功能丧失等严重并发症，对很多骨科医师都是非常头痛的疾病。

作者在本章节中首先通过两个典型病例和详实的影像学资料使读者对原发性骶骨肿瘤的诊治有了一个初步直接的认识。从一个相对简单的病例到一个非常复杂需要分期手术才能彻底切除骶骨肿瘤的病例，通过对解剖、手术指征、手术技术、固定和重建技术、并发症等要点深入浅出的描述，为读者清晰展示了临床思辨的过程和各种临床问题的处理对策，有理有据，条理清晰。由于疾病的罕见和手术的稀少，没有可参考的指南，作者对一篇骶骨肿瘤的手术和重建的综述进行的详解就显得尤为珍贵。无论对初学者还是资深骨科医师都有不错的学习和借鉴价值。

（复旦大学附属华东医院　林伟龙）

参考文献

1. Bederman SS, Shah KN, Hassan JM, Hoang BH, Kiester PD, Bhatia NN. Surgical techniques for spinopelvic reconstruction following total sacrectomy: a systematic review. Eur Spine J. 2014;23(2):305–19. https://doi.org/10.1007/s00586-013-3075-z.

2. Dickey ID, Hugate RR Jr, Fuchs B, et al. Reconstruction after total sacrectomy: early experience with a new surgical technique. Clin Orthop Relat Res. 2005;438:42–50. pii:00003086-200509000-00010.

3. Doita M, Harada T, Iguchi T, et al. Total sacrectomy and reconstruction for sacral tumors. Spine (Phila Pa 1976). 2003;28:E296–301. https://doi.org/10.1097/01.BRS.0000083230.12704.E3.

4. Fourney DR, Rhines LD, Hentschel SJ, et al. En bloc resection of primary sacral tumors: classification of surgical approaches and outcome. J Neurosurg Spine. 2005;3:111–22. https://doi.org/10.3171/spi.2005.3.2.0111.

5. Gallia GL, Haque R, Garonzik I, et al. Spinal pelvic reconstruction after total sacrectomy for en bloc resection of a giant sacral chordoma: technical note. J Neurosurg Spine. 2005;3:501–6. https://doi.org/10.3171/spi.2005.3.6.0501.

6. Gallia GL, Suk I, Witham TF, et al. Lumbopelvic reconstruction after combined L5 spondylectomy and total sacrectomy for en bloc resection of a malignant fibrous histiocytoma. Neurosurgery. 2010;67:E498–502. https://doi.org/10.1227/01. NEU.000038297215422.10.

7. Gokaslan ZL, Romsdahl MM, Kroll SS, et al. Total sacrectomy and Galveston L-rod reconstruction for malignant neoplasms. Technical note. J Neurosurg. 1997;87:781–7. https://doi.org/10.3171/jns.1997.87.5.0781.

8. Humphries WE 3rd, Satyan KB, Relyea K, et al. Low-grade myofibroblastic sarcoma of the sacrum. J Neurosurg Pediatr. 2010;6:286–90. https://doi.org/10.3171/2010.5.PEDS09289.

9. Jackson RJ, Gokaslan ZL. Spinal-pelvic fixation in patients with lumbosacral neoplasms. J Neurosurg. 2000;92:61–70.

10. McLoughlin GS, Sciubba DM, Suk I, et al. En bloc total sacrectomy performed in a single stage through a posterior approach. Neurosurgery. 2008;63:ONS115–20. https://doi.org/10.1227/01. neu.0000335025.93026.68. (discussion ONS120).

11. Min K, Espinosa N, Bode B, Exner GU. Total sacrectomy and reconstruction with structural allografts for neurofibrosarcoma of the sacrum. A case report. J Bone Joint Surg Am. 2005;87:864–9. https://doi.org/10.2106/JBJS.D.02299.

12. Mooney JF 3rd, Glazier SS, Turner CS, DeFranzo AJ Jr. Fibrosarcoma of the sacrum in a child: management by sacral resection and reconstruction. J South Orthop Assoc. 1999;8:218–21.

13. Newman CB, Keshavarzi S, Aryan HE. En bloc sacrectomy and reconstruction: technique modification for pelvic fixation. Surg Neurol. 2009;72:752–6. https://doi.org/10.1016/j.surneu.2009.02.008. (discussion 756).

14. Ohata N, Ozaki T, Kunisada T, et al. Extended total sacrectomy and reconstruction for sacral tumor. Spine (Phila Pa 1976). 2004;29:E123–6. pii:00007632-200403150-00021.

15. Ozaki T, Flege S, Liljenqvist U, Hillmann A, Delling G, Salzer-Kuntschik M, et al. Osteosarcoma of the spine: experience of the Cooperative Osteosarcoma Study Group. Cancer. 2002;94(4):1069–77.

16. Payer M. Neurological manifestation of sacral tumors. Neurosurg Focus. 2003;15(2):E1. https://doi.org/10.3171/foc.2003.15.2.1.

17. Ramamurthy R, Bose JC, Muthusamy V, Natarajan M, Kunjithapatham D. Staged sacrectomy – an adaptive approach. J Neurosurg Spine. 2009;11(3):285–94. https://doi.org/10.3171/2009.3.SPINE08824.

18. Santi MD, Mitsunaga MM, Lockett JL. Total sacrectomy for a giant sacral schwannoma. A case report. Clin Orthop Relat Res. 1993;294:285–9.

19. Sar C, Eralp L. Surgical treatment of primary tumors of the sacrum. Arch Orthop Trauma Surg. 2002;122:148–55. https://doi.org/10.1007/s00402-001-0356-5.

20. Shen FH, Harper M, Foster WC, et al. A novel "four-rod technique" for lumbo-pelvic reconstruction: theory and technical considerations. Spine (Phila Pa 1976). 2006;31:1395–401. https://doi.org/10.1097/01. brs.0000219527.64180.95.

21. Shikata J, Yamamuro T, Kotoura Y, et al. Total sacrectomy and reconstruction for primary tumors. Report of two cases. J Bone Joint Surg Am. 1988;70:122–5.

22. Shikata J, Yamamuro T, Shimizu K, Kotoura Y. Surgical treatment of giant-cell tumors of the spine. Clin Orthop Relat Res. 1992;278:29–36.

23. Spiegel DA, Richardson WJ, Scully SP, Harrelson JM. Long-term survival following total sacrectomy with reconstruction for the treatment of primary osteosarcoma of the sacrum. A case report. J Bone Joint Surg Am. 1999;81:848–55.

24. Tomita K, Tsuchiya H. Total sacrectomy and reconstruction for huge sacral tumors. Spine (Phila Pa 1976). 1990;15:1223–7.

25. Varga PP, Lazary A. Chordoma of the sacrum: "en bloc" total sacrectomy and lumbopelvic reconstruction. Eur Spine J. 2010;19:1039–40. https://doi.org/10.1007/s00586-010-1460-4.

26. Wuisman P, Lieshout O, Van Dijk M, Van Diest P. Reconstruction after total en bloc sacrectomy for osteosarcoma using a custom-made prosthesis: a technical note. Spine (Phila Pa1976). 2001;26:431–9.

27. Zileli M, Hoscoskun C, Brastianos P, Sabah D. Surgical treatment of primary sacral tumors: complications associated with sacrectomy. Neurosurg Focus. 2003;15:E9 (pii:150509).

第67章 根治性切除对脊索瘤有益吗?

Martin Gehrchen

67.1 引言

　　骶骨脊索瘤是一种罕见的肿瘤,长期预后差,主要是由局部复发引起的。此外,该解剖区域的切除常与神经功能的丧失有关。本病例说明了广泛外科边界(R0)切除的应用。

67.2 病例描述

　　一名52岁的女性由于骶骨病变被转诊到我们医院,如MRI所示(图67.1)。症状始于7年前骶尾骨区的非特异性非持续性不适。检查前一年,疼痛转为持续性。临床上仅发现骶尾骨下方的压痛以及压痛部位与肿瘤组织部位相对应。

　　肿瘤不能被确切地触摸到。患者没有相关的伴随疾病。后来活检证实了这一诊断,手术计划根据MRI和PET-CT制定,它们显示脊索瘤从远端达S$_2$水平,从而使保留S$_1$和S$_2$神经根成为可能(图67.2)。手术达到R0切除,且组织学证实了广泛的切缘。患者出现了术后出血,但成功地引流了。之后出现了轻微的排尿问题,因此在排尿时需要使用腹压。但无尿失禁。该患者已随访7年,MRI和CT检查无局部复发或转移征象(图67.3)。

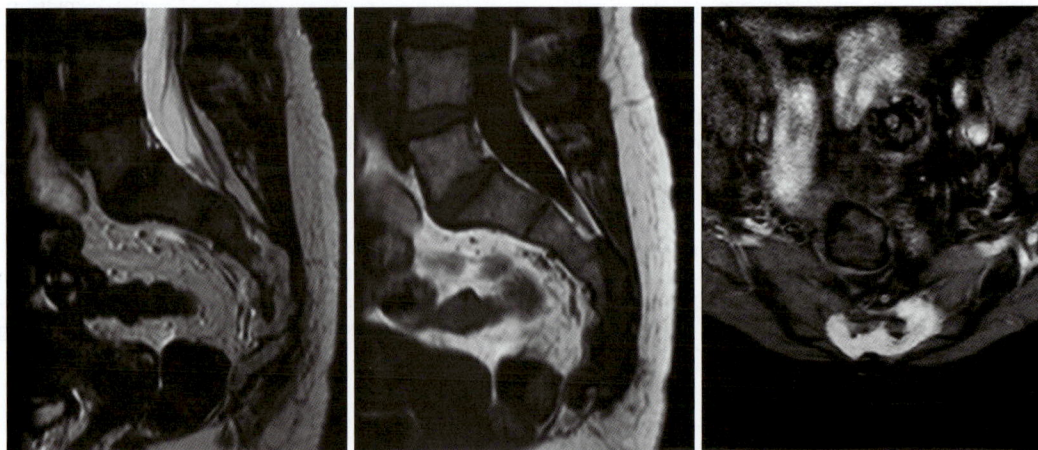

图67.1 T$_1$和T$_2$加权矢状位和轴位成像显示从S$_2$到远端信号的改变

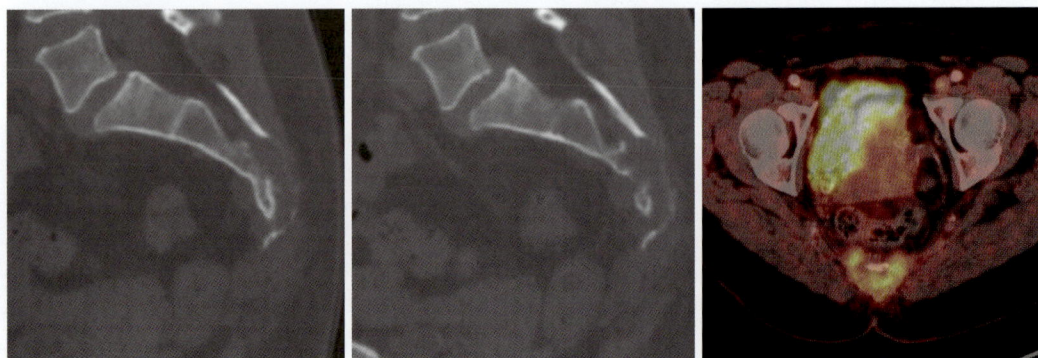

图67.2 CT显示骨质病变,PET-CT显示右侧摄取活跃

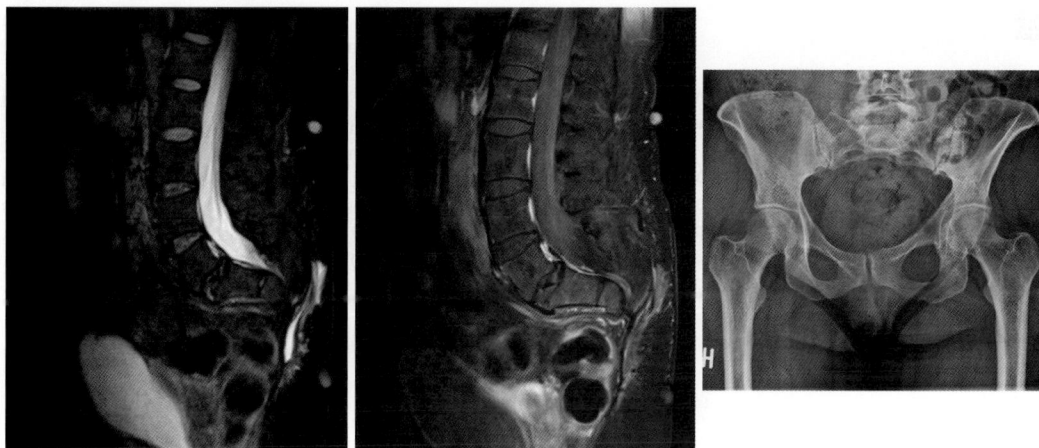

图 67.3　术后 7 年 T_1 和 T_2 加权矢状位成像及 X 线检查

67.3　病例讨论

在这个病例中,广泛外科边界的切除是一个很好的选择,因为肿瘤受累水平使得 S_2 及其以上的神经根保留成为可能。相比于更多近段椎体的切除,这种方法带来的后遗症非常轻微,而且有可能恢复神经功能(证据Ⅳ级,推荐 A)。在高于 S_3 水平的脊索瘤中,手术总是会导致严重的神经功能受损,包括肠管、膀胱和运动障碍。在所有骶骨脊索瘤的病例中,向患者及其亲属提供全面的信息是必要的,因为一些术前没有神经功能障碍的患者愿意接受较高的复发风险,选择单纯放射治疗,然而,这些患者必须知情高剂量根治性放射治疗的潜在毒性作用。对于神经功能完整的患者,放疗应被视作一种替代手术的有效方法(证据Ⅴ级,推荐 A)。

不同于放射治疗,粒子治疗[碳离子治疗(carbon ion therapy, CIT)和质子束治疗(proton beam therapy, PBT)]在控制局部复发率和转移率方面很有前景。这项技术尤其能增强起源于 S_3 以上的骶骨脊索瘤的治疗疗效,减少这些患者严重的神经功能损害。此外还能减少放射治疗的毒副作用并减瘤,该技术很有前景。为了减少粒子治疗的毒副作用,可在肿瘤与直肠之间插入间隔物。

67.4　结论与精华

在评估骶骨脊索瘤时,最重要的是区分肿瘤起源于 S_3 之上还是之下,这是因为进行广泛外科边界手术切除时,对受损神经的影响不同,从而减少术后并发症。粒子治疗是一种有效和可耐受的方案,甚至可能适用于起源 S_2 以下的肿瘤及复发病例。

(陈展鹏　译　戎利民　审)

资深专家点评

脊索瘤是骶骨原发肿瘤中最多见的病理类型,为低度恶性肿瘤,5 年生存率为 81.0%~90.1%,生存期较长,治疗以手术为主。发生于Ⅰ区即侵犯 S_2 及其以上的骶骨脊索瘤,其手术难度显然较Ⅱ区即下位骶骨脊索瘤更具挑战性,除需考虑切除方式与范围、术中出血控制、切除后重建与术后并发症等问题,更需要考虑骶神经保护。

理论上骶神经保留数量与术后生活质量正相关。牺牲双侧 S_2~S_4 神经根,患者不能分辨大便与肛门排气、排便急迫性与大便排空意识丧失或者失禁,多需永久结肠造口。如能保留一侧的 S_2~S_4 或 S_2-S_3 神经根,则术后大小便功能基本正常。高位骶骨脊索瘤多与 S_1、S_2 神经根分界不清,以往常采用瘤内切刮手术以保留骶神经,但其复发率高达 60% 以上,局部复发亦会增加转移率,进而影响患者预后,因此,初次手术时尽可能彻底切除肿瘤极为关键。

目前,对Ⅰ区骶骨脊索瘤进行广泛/边缘切除甚至全骶骨切除与重建技术已日趋成熟,对骶神经保留的重视亦使得患者术后生活质量较前改善,而如何取得肿瘤彻底切除与骶神经保留数量之间的平衡,关键在于对每个具体病例的评估、术者技术与经验以及患者对预后的期望值,本章病例肿瘤 R0 切除术后 7 年内维持了基本正常的大小便功能也正体现了这点,同时,在手术基础上结合粒子束放疗、术中间隔放疗以及生物治疗也值得探索与期待。

(中山大学附属第三医院　戎利民)

参考文献

1. Radaelli S, et al. Sacral chordoma: long-term outcome of a large series of patients surgically treated at two reference centers. Spine. 2017;41(12):1049–57.
2. Stacchiotti S, et al. Best practices for the management of local-regional recurrent chordoma: a position paper by the Chordoma Global Concensus Group. Ann Oncol. 2017;28:1230–42.
3. Stacchiotti S, Sommer J. Building a global consensus approach to chordoma: a position paper from the medical and patient community. Lancet Oncol. 2015;16:e71–83.
4. Aibe N, et al. Outcomes of patients with primary sacral chordoma treated with definitive proton beam therapy. Int J Radiat Oncol Phys. 2018;100(4):972–9.
5. Mima M, et al. Particle therapy using carbon ion or protons as a definitive therapy for patients with primary sacral chordoma. Br J Radiol. 2014;87(1033):20130512.

第68章　髓外硬膜下病变

Anna Zdunczyk，Peter Vajkoczy

68.1　引言

硬膜内髓外病变是发生在硬脊膜内但在脊髓外的肿瘤,占所有脊髓肿瘤的40%。其中脊膜瘤(33%)和脊神经肿瘤(27%)最为常见[1]。脊膜瘤最常见于胸后侧或胸外侧,其次为颈前区和腰骶部。神经鞘肿瘤可能是散发的,或者与1型或2型的神经纤维瘤病的发生相关。按WHO分级,这些肿瘤包括神经鞘瘤、神经纤维瘤和恶性神经鞘瘤。其他髓外肿瘤发生率很低,包括黏液乳头状室管膜瘤、血管外皮细胞瘤、脂肪瘤、副神经节瘤、表皮样囊肿和皮样囊肿[2]。

临床症状的发展是由于神经部件和通路的损伤产生局部和远端效应。夜间痛是最常见的症状之一,其次是感觉障碍和肌无力。一旦肿瘤达到临界大小,就可能出现脊髓病变的症状和体征[3]。

早期诊断和适当的手术干预是获得最佳长期预后效果和保持神经完整性的关键决定因素[3,4]。

传统的开放手术技术应用广泛。这些手术技术包括背部后正中切口、椎旁肌的剥离和广泛的椎板切除术。近年来,由于减少了软组织剥离和中线结构的破坏,微创手术越来越被人们接受。在比较传统开放手术和微创手术的研究中表明,两者在降低术后脊柱不稳的风险的前提下拥有几乎相同的椎板切除率。此外,微创手术能显著的减少手术出血、减少麻醉药物的使用、缩短术后住院天数和降低住院费用[5]。

对于位于齿状韧带前方的肿瘤和/或严重的肿瘤钙化,通过前方或前外侧入路的前体切除术已被讨论作为普通后方或后外侧入路的替代术式。然后,这些更复杂的手术方式需要权衡手术/神经损伤的风险并考虑是否会造成手术并发症的增加[6]。

本章旨在介绍硬膜内髓外病变的临床特点、术前体格检查、推荐的影像学检查技术以及不同手术技术。我们将特别讨论后方入路和前方入路以及开放和微创手术各自的优势。

通过本章,读者应该了解我们在治疗硬膜内髓外病变时面临的经验教训,并知道影响手术决策的因素。

影响手术决策的因素:
- 病程长,在诊断时肿瘤体积已经很大
- 根据肿瘤生长部位以及对周围结构的压迫、钙化和粘连来考虑手术方式和入路
- 术后并发症包括脊柱不稳、脑脊液漏和切口感染

68.2　病例描述

这里我们报告一例病例的病史,一名59岁女性患者,双侧肩胛骨之间有进展性的背痛,并在咳嗽时加重。患者还描述了从脐以下包括双腿的麻木,以及下肢运动力量的主观减弱。体格检查显示低于T_{12}水平的感觉缺陷和双足感觉障碍,但肌力没有降低。患者表现为轻微的脊髓性共济失调,伴有闭眼和直线行走试验阳性。脊柱的MR成像显示在C_7和T_1之间的T_1、T_2加权图像中有一个等强度的硬膜下髓外病变,脊髓腹侧受压,给予增强剂后病变信号增强均匀(图68.1和图68.2)。

由于患者临床症状进展并且MRI显示C_7、T_1有均匀信号病变,脊髓连续受压,建议行手术切除。由于肿瘤与硬脊膜的粘连局限于齿状韧带的前面,所以肿瘤被归类为前脊膜瘤。

手术过程

患者取俯卧位,头部用Mayfield架固定。在术中MEP的监测下,肿瘤切除术从后方入路开始,行C_7和T_1左侧半椎板切除并打开硬脊膜,下一步确认齿状韧带,齿状韧带被认为是软脊膜两侧的三角状移行部,其外侧与硬脊膜相连,并将脊髓(神经支)分为前方的腹侧神经根与后方的背侧神经根。切断齿状韧带后,通过轻轻地旋转来进一步获得脊髓活动性,这样肿瘤就可以和周围的组织结构清楚地分离。此例病例的肿瘤在脊髓腹侧粘连严重,因此先

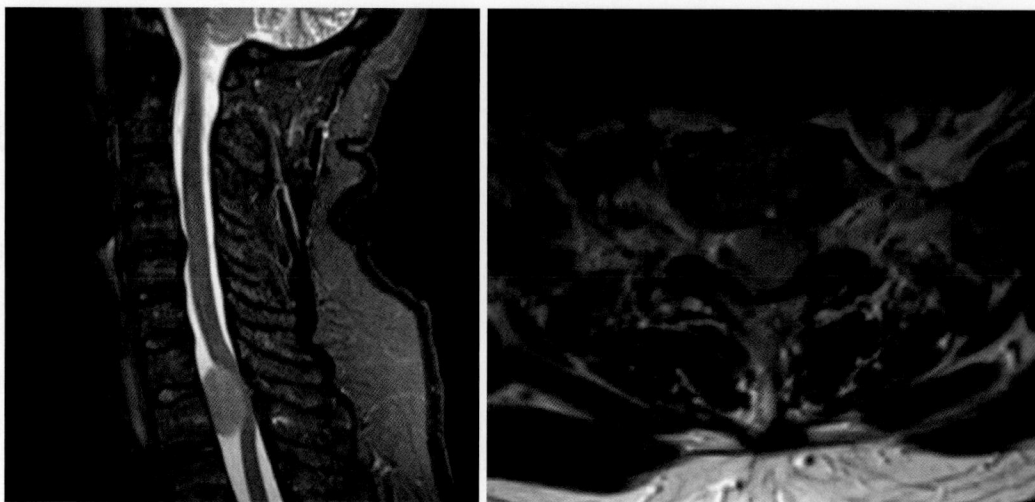

图68.1　术前MRI平扫的T_2加权像

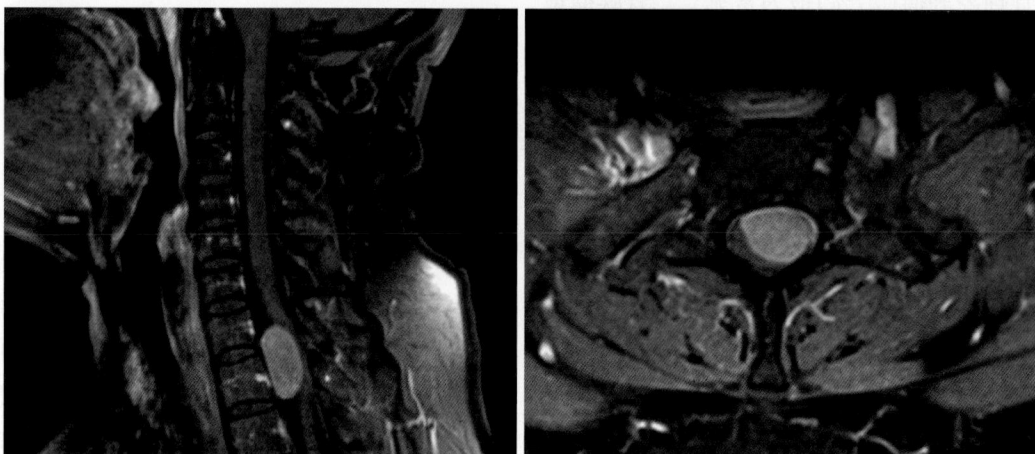

图68.2　术前MRI增强的T_1加权像

分离肿瘤的外侧缘，随后再分离腹侧，最后分离头侧和尾侧。肿瘤被切除之后，严密缝合硬膜，随后逐层缝合肌肉筋膜和皮肤层。

术后，患者症状表现为左侧C_8支配的皮肤区域感觉中度减退，但没有出现新的运动功能障碍。术前存在的背痛在几周内消失。

68.3　病例讨论

68.3.1　指征

运用显微外科技术，通过背侧微创切口，进行C_7和T_1的半椎板切除。手术指征是基于疼痛和下肢功能障碍进行性加重的临床表现。通过增强MRI，明确肿瘤的边界和大小，与脊髓、周围神经、血管的毗邻关系，制定手术方案。虽然MRI已成为髓外硬膜下病变的首选诊断方法[7]，但是术前CT或Myelo-CT能够更好地了解骨性结构或者局部钙化的情况，并

且在MRI检查禁忌时作为一种可替代的选择。

手术目标（总的目标）是通过发现和分离与硬脊膜粘连的部分来切除肿瘤（Simpson Ⅱ式）。选择手术治疗可以获得最佳的长期疗效和最低的复发率[8]，这符合脊膜瘤的临床治疗指南[3]（证据级别Ⅱ级，建议级别B）。最新的研究结果表明脊膜瘤手术进行Simpson Ⅰ式根治性切除（包括肿瘤整体，硬脊膜附着部，异常骨组织）与Simpson Ⅱ式相比，肿瘤的局部控制和复发率并无明显优势。相比之下，Simpson Ⅰ式手术并发症更高[9]。因此，Simpson Ⅰ式切除术只推荐适用于更高级别的病变，即恶性病变。对于脊膜瘤早期，大多数学者推荐采用Simpson Ⅱ式切除术，因为长期疗效相似，脑脊液漏的风险更低[9]。

68.3.2　入路的选择

在这个病例中，尽管肿瘤病灶与硬脊膜腹侧粘连，脊髓向后方移位，但仍选择了经C_7和T_1半椎板

切除的背外侧入路。通过分辨和切断齿状韧带,使肿瘤灶移动,进一步分离病灶的头尾侧,实现肿瘤的切除。

完整、安全的肿瘤切除和脊髓减压是手术的首要目标。标准的微创后路或后外侧入路为大多数患者的肿瘤安全切除提供了充分的手术暴露,并且不会因为小关节破坏或椎弓根切除而导致脊柱不稳。但是,在有些情况下必须考虑脊柱的稳定性:①当肿瘤位于颈胸或胸腰结合部,如果有先天的畸形,3个或 3 个以上节段的椎板切除,小关节切除>50%(单侧或双侧,C_2 椎板切除);②年轻人(<40 岁);③手术 1 年后畸形进行性加重[10]。特别是一些椎管内大的神经鞘瘤,需要通过长节段的椎板开窗来实现肿瘤的完整切除。

当选择后入路时,采用标准的后正中切口,分离肌肉和韧带组织,在病灶的上下一个节段去除骨性结构[11,12]。今天,大多数外科医师主张采用单侧半椎板切除术或椎间孔切除术。还有部分学者提倡利用管状牵开器行微创肌间隙入路[8]。在打开硬脊膜暴露出肿瘤后,直接在肿瘤表面打开蛛网膜,将肿瘤从硬脊膜附着部位的背侧、外侧或者腹侧开始剥离。本病例主要是腹侧粘连,选用背侧入路可以更偏向一侧,以期望获得更斜的入路角度,使暴露更接近肿瘤和附件,并不会增加脊髓本身移位的风险。在进行肿瘤切除时,建议使用显微剪,双极电凝,超声波吸引器[8,13],尽量避免使用取瘤钳。重要的是,当肿瘤位于腹侧时,分离切断齿状韧带应该是硬膜打开后的第一步操作。只有这样,脊髓才能轻轻地旋转,进行肿瘤的切除。然后对硬脊膜附件双极烧灼,完成 Simpson Ⅱ式手术[3,13]。

由于大多数髓外硬膜下的肿瘤偏于一侧同时伴有脊髓的移位,背侧入路为肿瘤表面的暴露提供了足够的直接通道。如果病灶单纯位于腹侧或者双侧广泛的伸展而没有脊髓的移位,那安全切除可能就是一个挑战。严重的钙化或致密纤维化病变也同样是这种情况。在这些情况下,一些学者选择进行颈椎前路的肿瘤切除加椎体重建术,或者胸廓水平的经胸膜后开胸手术[6]。大骨窗的优点包括脊髓前血供硬膜外的止血,减少脊髓的激惹,但同时也要权衡利弊。包括手术视野深影响操作的安全性,难以处理的硬膜外腹侧出血,侧入路的局限性,脑脊液漏的风险和并发症后果,以及脊柱稳定性重建的要求[6]。因此,与单纯的后正中入路相比,前路手术增加了手术的风险和并发症的发病率。基于以上事

实,大多数学者强烈坚持后方入路。即使是在病灶单纯位于腹侧的病例,也遵循上述手术原则选择微创后入路(推荐等级:良好的临床实践经验)。

术后并发症包括脑脊液漏和伤口感染,发生率分别高达 4% 和 6%。其他较少见的并发症包括脑膜炎、硬膜外血肿、永久性神经功能损害和肺栓塞,也是导致死亡的主要原因[8,10,14,15]。在一些医疗机构,常规使用 MEPs 和 SSEPs 形式的电生理监测,可以提高肿瘤切除的安全性,限制术后并发症的发生[8]。

放射治疗可以作为一种辅助的治疗方式,被推荐使用在以下情况:斑块状病灶,复发性的脊膜瘤,行肿瘤次全切的手术,因部位特殊无法手术切除,或合并其他病变等[2,13]。

68.3.3　文献指南

与恶性病变相比,髓外硬膜下病变的推荐治疗证据级别较低。在出现临床症状或者影像学证据表明有肿瘤生长时,推荐手术治疗(证据级别:Ⅱ级,推荐程度:B)。标准后入路手术可以安全、完整地切除大部分脊膜瘤(证据级别:Ⅲ级,推荐程度:B)。对于高龄、无法手术治疗、不完全切除后及复发患者,选择治疗方案为放疗(证据级别:Ⅲ级,推荐程度:B)。

68.4　结论与精华

脊膜瘤及周围神经鞘瘤是最常见的髓外硬膜下肿瘤。脊柱 MRI 及增强的应用是肿瘤的有效影像学手段,但脊柱 CT 可以提供更多有关肿瘤钙化及骨质破坏的信息。髓外硬膜下肿瘤的首选治疗方法是在确保最佳的肿瘤学预后及保留完整神经功能的前提下进行肿瘤切除手术。在脊膜瘤中,部分硬脊膜通常被烧灼或被切除。术后并发症包括脑脊液漏、伤口感染、脑膜炎、硬膜外血肿及永久性神经功能损害。

临床注意事项

- 手术切除是髓外硬膜下病变的首选治疗方法
- 绝大多数病变可以通过标准的后方入路或后外侧入路安全切除
- 单纯腹侧病变,肿瘤向脊髓双侧延伸或发生严重钙化时,应考虑前路重建手术
- 最常见的术后并发症包括脑脊液漏、伤口感染、脑膜炎、硬膜外血肿及永久性神经功能损害

编者按

我们认为，即使是位于腹侧的脊膜瘤或其他肿瘤也可通过后路手术治疗。

（仇胥斌 译　杨惠林 审）

资深专家点评

硬膜内髓外肿瘤的临床症状较为隐匿和不典型，确诊时肿瘤往往较大。MRI 检查有助于临床早期发现椎管内肿瘤。因此，怀疑椎管内肿瘤患者可行 MRI 检查。早期适当的手术干预又是获得最佳长期预后效果和保持神经完整性的关键因素。传统的手术方法是后路椎板切除后，结合显微外科手术切除肿瘤。后路开放入路需要较大的皮肤切口和广泛剥离椎旁肌肉，以及多个椎板和 / 或关节突关节的切除，创伤较大，手术及住院时间延长，术后并发症如血肿和感染，脊柱畸形不稳定的机会更大等，同时部分腹侧肿瘤切除需要分离牵拉脊髓，导致脊髓损伤和瘫痪的风险也很高。近年来，微创手术也逐步应用到肿瘤的切除，它具有减少组织创伤、术中 / 术后失血、降低术后疼痛不适和缩短住院时间等优点。选择一种允许在切除肿瘤的同时，确保最小并发症的手术入路对于患者预后来说是至关重要的。根据目前的研究结果来看，微创手术对于大多数原发性硬膜内髓外病变是可行并且安全的，与传统的开放入路相比也有着更好的预后。但微创手术的操作对术者的要求较高，必须要有显微外科治疗脊柱疾患的经验，尤其是颈胸段前路微创手术。该文报道的临床经验值得借鉴。

（苏州大学附属第一医院　杨惠林）

参考文献

1. Duong LM, et al. Descriptive epidemiology of malignant and nonmalignant primary spinal cord, spinal meninges, and cauda equina tumors, United States, 2004–2007. Cancer. 2012;118(17):4220–7. (EBM level: III).

2. Traul DE, Shaffrey ME, Schiff D. Part I: spinal-cord neoplasms–intradural neo-plasms. Lancet Oncol. 2007;8(1):35–45. (Evidence level II, recommendation level B).

3. Solero CL, et al. Spinal meningiomas: review of 174 operated cases. Neurosurgery. 1989;25(2):153–60. (EBM level: III, recommendation level C).

4. Goldbrunner R, Minniti G, Preusser M, et al. EANO guidelines for the diagnosis and treatment of meningiomas. Lancet Oncol. 2016;17(9):e383–91. (Evidence level II, recommendation level B).

5. Wong A, Lall R, Dahdaleh N, et al. Comparison of open and minimally invasive surgery for intradural-extramedullary spine tumors. Neurosurg Focus. 2015;39:E11. (EBM level: III, recommendation level C).

6. Angevine PD, Kellner C, Haque RM, McCormick PC. Surgical management of ventral intradural spinal lesions. J Neurosurg Spine. 2011;15(1):28–37. (EBM level: III, recommendation level C).

7. Lee RR. MR Imaging of intradural tumors of the cervical spine. Magn Reson Imaging Clin N Am. 2000;8(3):529–40. (EBM level: III, recommendation level C).

8. Gottfried ON, Gluf W, Quinones-Hinojosa A, Kan P, Schmidt MH, et al. Spinal meningiomas: surgical management and outcome. Neurosurg Focus. 2003;14(6):1–7. (EBM level: III, recommendation level B).

9. Tsuda K, Akutsu H, Yamamoto T, Nakai K, Ishikawa E, Matsumura A. Is Simpson grade I removal necessary in all cases of spinal meningioma? Assessment of postoperative recurrence during long-term follow-up. Neurol Med Chir. 2014;54:907–13. (EBM level: III, recommendation level B).

10. Avila MJ, Walter CM, Skoch J, Abbasifard S, Patel AS. Fusion after intradural spine tumor resection in adults: a review of evidence and practices. Clin Neurol Neurosurg. 2015;138:169–73. (EBM level: III, recommendation level C).

11. Tredway TL, Santiago P, Hrubes MR, Song JK, Christie SD, Fessler RG, et al. Minimally invasive resection of intradural extramedullary spinal neoplasms. Oper Neurosurg. 2006;58(1):52–7. (EBM level: II, recommendation level B).

12. Parsa AT, Lee J, Parney IF, Weinstein P, McCormick P, Ames C. Spinal cord and intradural-extraparenchymal spinal tumors: current best care practices and strategies. J Neuro-Oncol. 2004;69:291–318. (EBM level: II, recommendation level B).

13. Roux FX, Nataf F, Pinaudeau M, Borne G, Devaux B, Mender JF, et al. Intraspinal meningiomas: review of 54 cases with discussion of poor prognosis factors and modern therapeutic management. Surg Neurol. 1996;46:458–64. (EBM level: III, recommendation level C).

14. Klekamp J, Samii M. Surgical results for spinal meningiomas. Surg Neurol. 1999;52:552–62. (EBM level: III, recommendation level C).

15. McCormick PC, Post KD, Stein BM. Intradural extramedullary tumors in adults. Neurosurg Clin N Am. 1990;1(3):591–608. (EBM level: III, recommendation level C).

第 69 章　髓内病变的手术指征与操作技巧

Maria Wostrack

69.1　引言

硬膜下脊髓内肿瘤十分罕见,仅占所有脊柱肿瘤的 5%～10%,中枢神经系统肿瘤的 2%～4%。

最常见的髓内肿瘤是脊髓胶质瘤,包括室管膜瘤(WHO Ⅰ～Ⅲ级)和星形细胞瘤(WHO Ⅰ～Ⅳ级),占所有髓内肿瘤的 80%～90%[1-3]。这些肿瘤在儿童阶段高发[4]。男性发病率高于女性。髓内肿瘤大部分属于良性或低级别肿瘤,但儿童的高级别肿瘤发生率较高。由于髓内肿瘤,尤其是室管膜瘤,表现为缓慢进展的良性病程,临床症状通常很轻微而且没有特异性,常会导致延误诊断。髓内肿瘤从出现症状到首次诊断的平均时间超过 2 年[5],但星形细胞瘤通常小于 1 年[6]。

其他少见的髓内肿瘤包括血管母细胞瘤(5%～10%),转移瘤(<5%),以及海绵状血管瘤(5%～10%)[1,7,8]。

由于缺乏前瞻性研究的循证依据,什么是最合理的治疗目前仍不得而知。

69.2　病例描述

69.2.1　病例 1

一名 28 岁女性患者,表现为颈痛和弥漫性手臂疼痛,双侧前臂的无力和轻度的步态不稳。症状在最近两周迅速进展。住院的第二天,患者症状急性加重,表现为进行性四肢肌力下降,明显的步态不稳,膀胱功能障碍(ASIA C 级)。

MRI 检查发现 C_5/C_6 节段髓内肿瘤,肿瘤有强化伴长节段的颈髓水肿(图 69.1)。

在神经监护下(运动和体感诱发电位),完成了紧急的肿瘤强化灶切除手术。术中切除 C_5 右侧半椎板,以及 C_4、C_6 部分右侧半椎板后,剪开硬膜。由于肿瘤表面刚好位于 C_6 背根神经汇入区,遂在此区域切开脊髓并切除肿瘤。

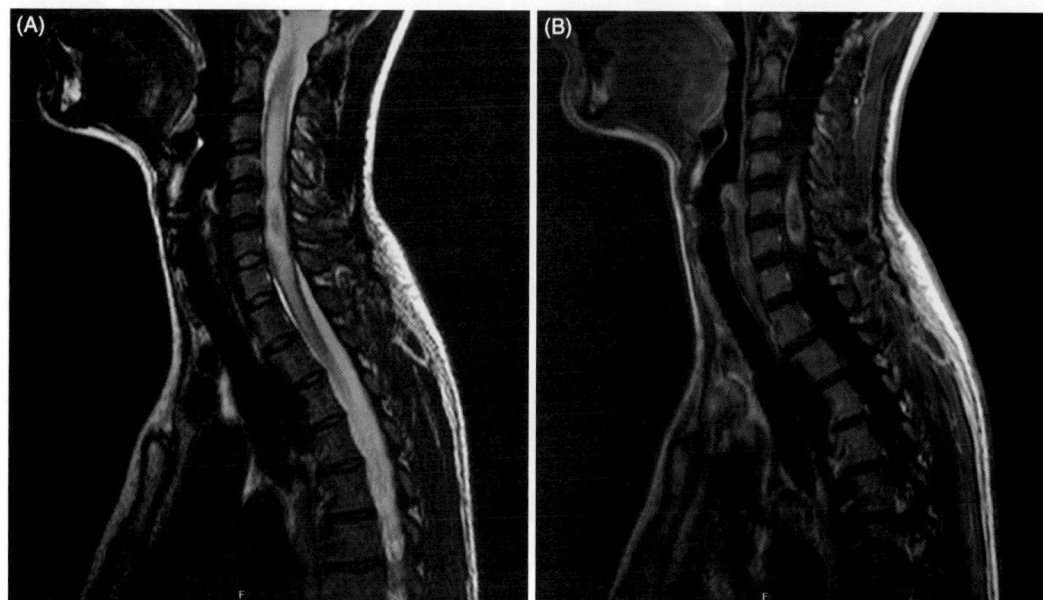

图 69.1　术前 MRI。矢状位 T_2(A)和增强 T_1(B)可见位于 C_5/C_6 水平的髓内星形细胞瘤

术后患者出现了运动功能部分恢复和自主神经功能紊乱。术后 MRI 证实肿瘤全切 (图 69.2)。病理诊断为星形细胞瘤, WHO Ⅱ级。全脊柱 MRI 和脑脊液细胞学检查未发现肿瘤播散。经神经康复治疗后, 患者进行了辅助放疗。

由于出现右侧肢体偏瘫加重, 6 周后患者急诊从康复诊所转回我科。复查 MRI 发现肿瘤原位复发, 同时可见颈段脊髓弥漫性软膜强化 (图 69.3)。再次手术治疗, 肿瘤次全切除 (图 69.4), 病理为间变星形细胞瘤 (WHO Ⅲ级)。颅脑和全脊柱 MRI 发现可疑的软膜播散 (图 69.5)。

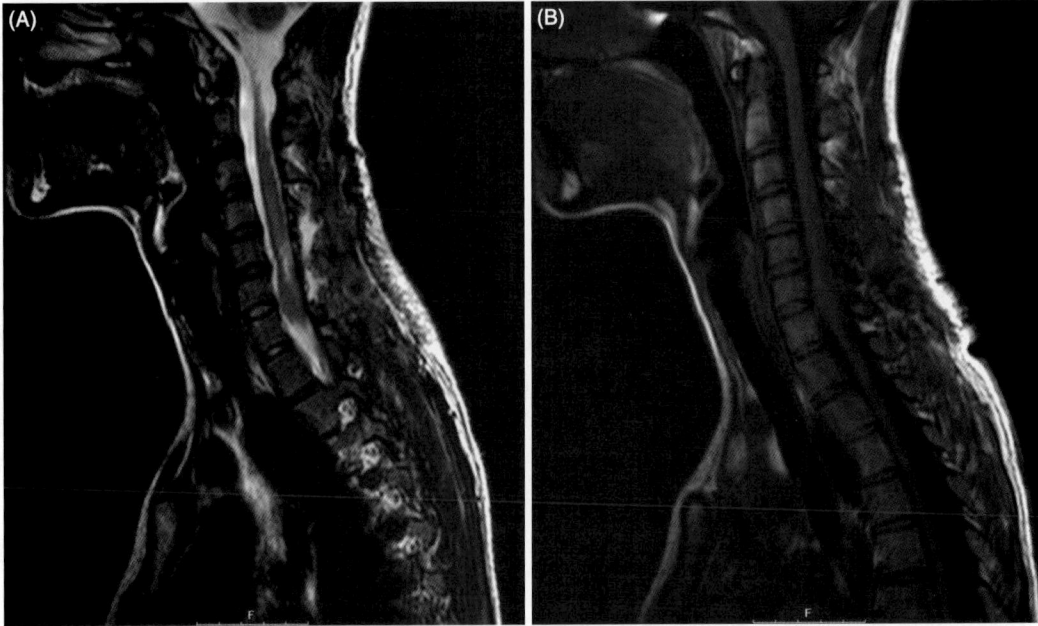

图 69.2　第一次术后 MRI。术后影像矢状位 T_2 (A)和增强 T_1 (B)证实肿瘤全切

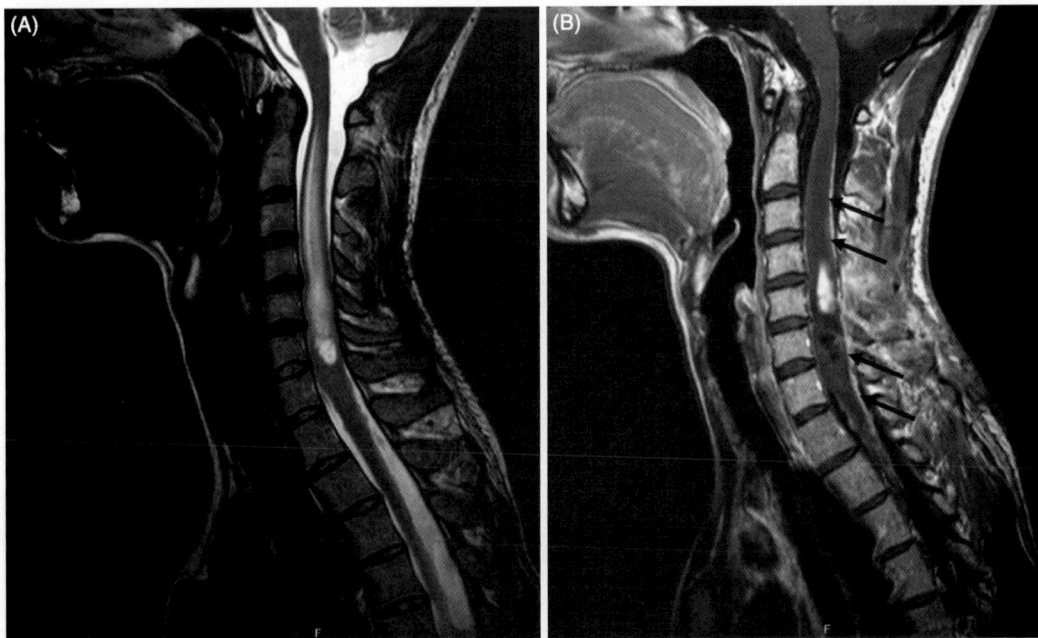

图 69.3　术后 6 周复查 MRI。矢状位 T_2 见颈髓水肿明显加重 (A), 增强 T_1 (B)见原位肿瘤复发及弥漫性颈髓软膜强化 (箭头)

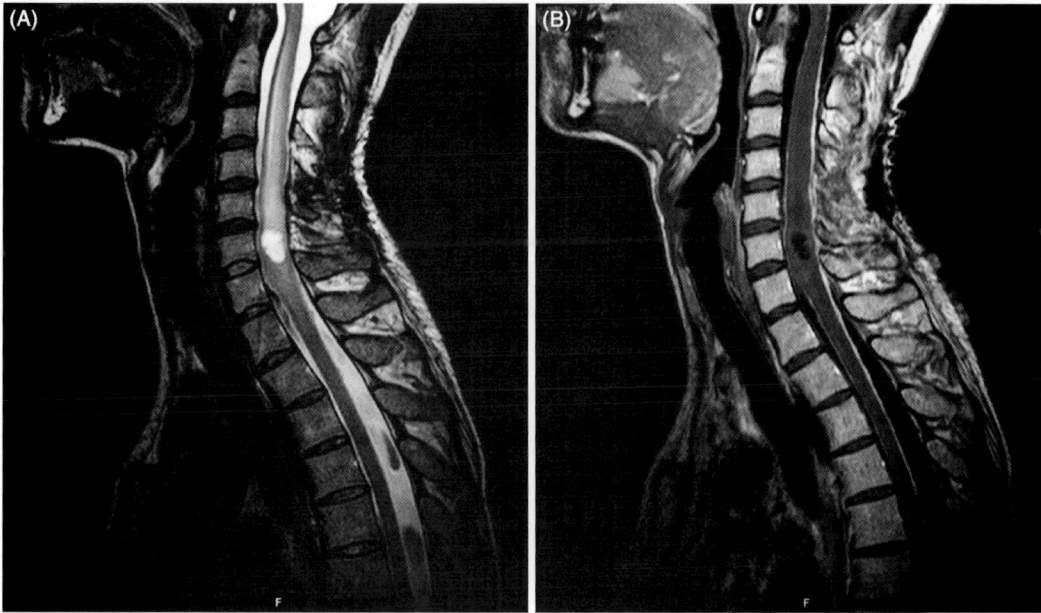

图 69.4　第二次术后 MRI。矢状位 T_2（A）和增强 T_1（B）示复发肿瘤行次全切除术后影像

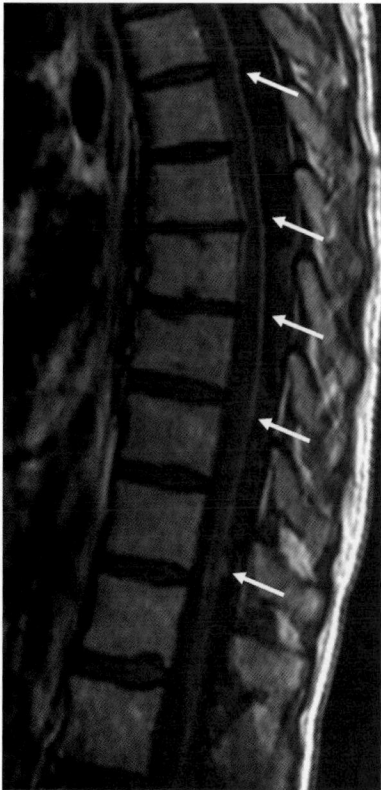

图 69.5　全脊柱 MRI。全脊柱增强 T_1（此处仅展示胸段）见弥漫性全脊髓强化，提示存在肿瘤软膜播散（箭头）

患者后续在肿瘤放疗中心进行姑息性放射治疗，但还是在二次术后 5 个月死亡。

69.2.2　病例 2

一名 44 岁男性患者，表现为颈部疼痛，以及轻微的脊髓损害症状包括轻度的精细动作变差、右侧肢体的感觉减退以及步态不稳。因被误诊为多发性神经病变，患者服用了神经内科医师开具的维生素 B_{12}，但没有任何效果，症状在这 3 年中持续缓慢进展。最终 MRI 检查发现在颅颈交界区有一个巨大的髓内肿瘤（图 69.6）。

术中切除 C_1-C_3 椎板后，切开硬膜，并在神经监护下（运动和体感诱发电位），从中线切开脊髓，全切肿瘤。

术后患者出现一过性的四肢瘫痪、吞咽和呼吸困难，患者被送至重症监护病房治疗一周。在随后的两周，患者手术导致的相关症状逐步改善，至出院时已恢复至术前水平。在之后的 3 个月内，患者症状持续改善。尽管有遗留轻度的步态不稳和右手的感觉减退，患者现已能在无辅助状态下行走，并重新回归到销售经理的全职工作中。

患者的病理诊断为室管膜瘤（WHO Ⅱ级）。术后 MRI 没有发现肿瘤残留（图 69.7）。脑脊液细胞学检查和头颅 MRI 检查未发现肿瘤播散。根据肿瘤协作组的意见，没有进行辅助放疗。患者每年都来复查随访，均未见肿瘤复发，现已是术后 10 年（图 69.8）。

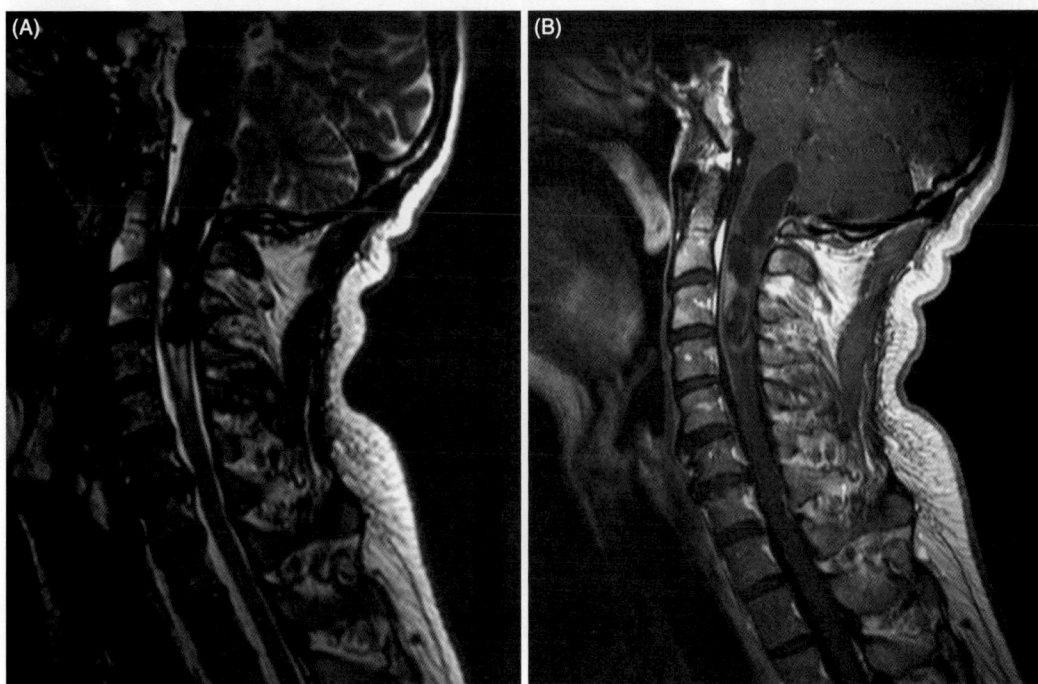

图 69.6　术前 MRI。术前影像可见强化的肿瘤实质上至延髓,下至颈 3 水平,同时伴空洞形成[矢状位 T_2(A),矢状位增强 T_1(B)]

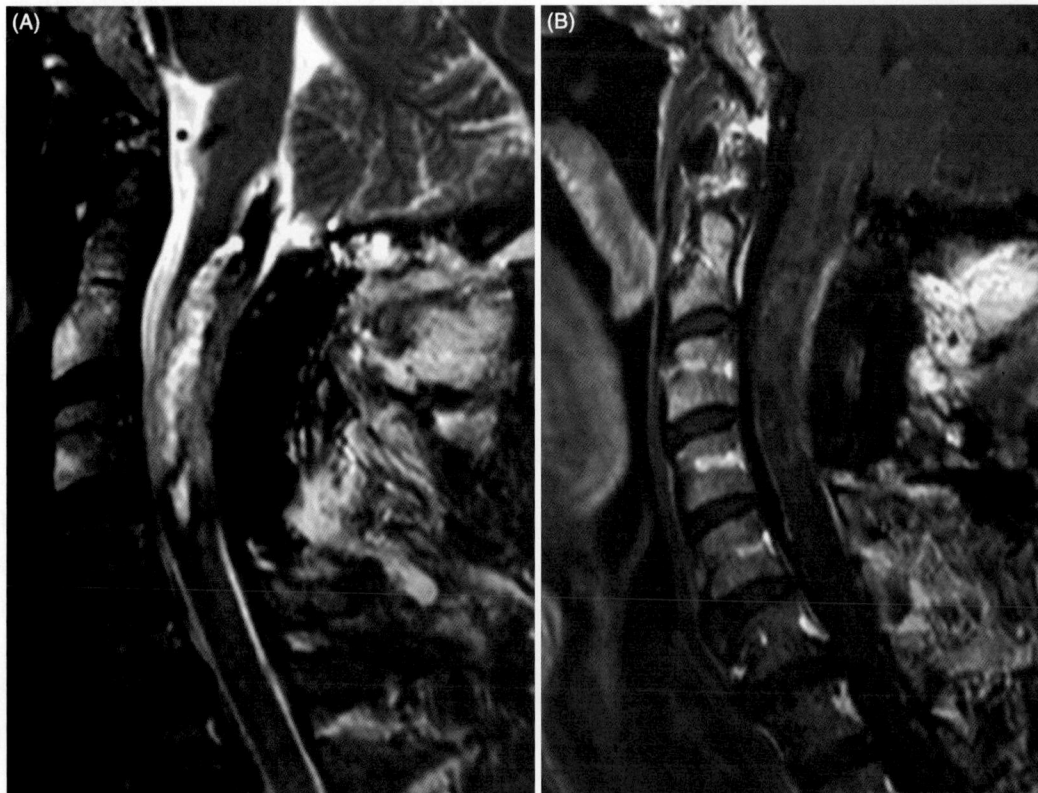

图 69.7　术后 MRI。术后 MRI 证实室管膜瘤全切[矢状位 T_2(A),矢状位增强 T_1(B)]

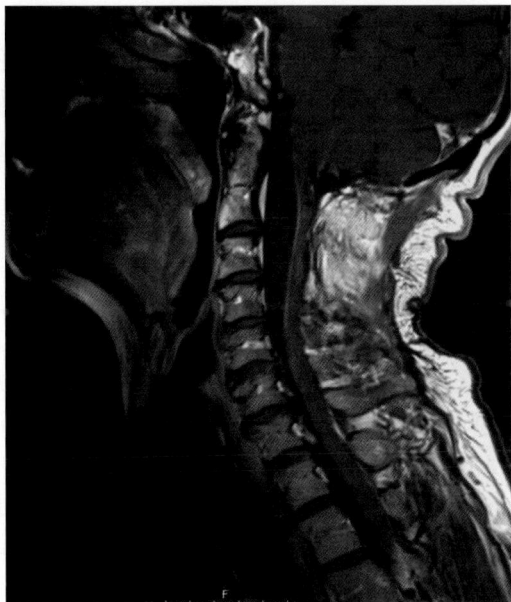

图 69.8　术后第 9 年 MRI 随访。术后第 9 年 MRI 检查，增强 T_1 未见任何肿瘤原位复发征象

69.3　病例讨论

69.3.1　治疗策略

由于脊髓胶质瘤发病率低且大部分以良性生物学行为为主，因此缺乏有效的随机对照研究证明什么是最恰当的治疗。大宗的回顾性研究最多也只有 100～150 个病例[6,9-12]。因此，迄今尚无明确的治疗指南。

根据临床数据和专家意见，全切是治疗脊髓室管膜瘤和毛细胞型星形细胞瘤的金标准[9,10,13]。

高级别浸润性生长的星形细胞瘤不能单纯依靠手术治疗。就像前述的第一个病例，尽管肿瘤增强病灶被全切，但由于肿瘤浸润生长和易于复发的特点，仍然疗效不佳。有些学者甚至认为手术会加重神经功能障碍和缩短生存时间[6,11,14]。仅极少数的研究认为即使是恶性的星形细胞瘤，激进的手术切除策略依然可改善预后[15]。无论如何，手术切除仍是治疗浸润性生长的脊髓星形细胞瘤的重要手段。通过手术，不仅可以降低肿瘤的占位效应，而且可以获得病理标本。

对于手术时机，主流观点认为，即使症状轻微，也应早期手术。因为早期切除，不仅可以明显降低手术相关损伤，且有利于神经功能恢复，从而改善预后[1,16,17]。针对偶然发现的肿瘤，手术时机存在不同的观点。其中多数人认为可以密切随访，一旦如果出现肿瘤进展或神经功能障碍加重，则立即手术。

脊髓胶质瘤偶有在首次发现时就合并种植性转移和播散。针对这些病例，手术主要目标是切除原发性肿瘤，因为切除转移灶并不会给患者带来更多的收益[18]。由于脊髓胶质瘤细胞会延神经轴播散，所以围手术期检查应包括全脊柱 MRI 和脑脊液细胞学检查。

69.3.2　手术技术

单节段或多节段的椎板切除或椎板开窗术，适用于大多数髓内肿瘤。半椎板切除术可良好显露边界清楚且偏于脊髓一侧的肿瘤。术后继发脊柱不稳定的风险，成人约为 10%，儿童则高达 50%[19-21]。因此，为降低术后发生脊柱畸形的风险，青少年的手术常采用椎板成形术。但是，并没有明确的统计学证据证明它确实有效[22]。

需要采用多节段椎板切除术的巨大髓内肿瘤病例，应使用内固定维持脊柱的稳定性。但这会给以后的 MRI 随访带来困难。

切除脊髓胶质瘤时，通常采用脊髓后正中切开技术。将从中线处切开的硬膜，用缝线向两侧悬吊牵开（图 69.9A）。切开软脊膜后，从后索之间切开脊髓。肿瘤切除的程度取决于一下因素：肿瘤与周围正常脊髓组织的是否有清楚的边界、肿瘤的组织学特点、术中神经电生理监测的提示。对于浸润性生长的高级别星形细胞瘤，彻底全切是几乎不可能的。旨在通过手术，达到减压、缓解脊髓空洞、和获得病理标本。而对于良性肿瘤，应争取全切，并应避免手术相关的不可逆性神经损伤。40% 左右的术后神经功能障碍与切除肿瘤时的操作相关[23]。切除大型髓内肿瘤的第一步，是使用超声吸引行瘤内切除（图 69.9B）。这样可以降低脊髓张力，减少后续分离操作时对脊髓的损伤。下一步是电凝并切断肿瘤供血血管，然后尽量完整的分离并切除残余的外层肿瘤组织。最后，复位软膜，并严密缝合硬膜。

如果现在髓内病变的手术还不使用术中神经电生理监测，是落伍的。术中持续监测体感和运动诱发电位，可明显增加肿瘤的切除程度，并降低术后出现新的神经功能障碍的风险[24]。标准的术中神经电生理监测包括体感诱发电位和运动诱发电位。近年来，直接硬膜外引出的脊髓运动诱发电位中的 D 波，受到越来越多的关注，是目前降低术后出现新的神经功能障碍的最有效监测指标[25]。在切除脊髓圆锥和马尾的室管膜瘤时，需监测括约肌功能和手术涉及的神经根。

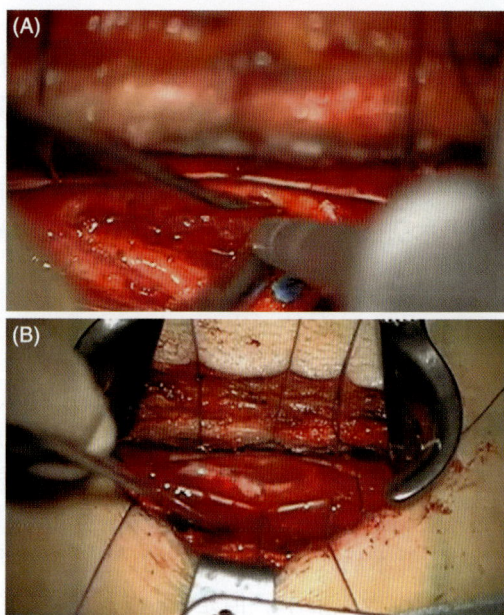

图 69.9　室管膜瘤术中照片。中线入路，用缝线将硬膜向两侧悬吊牵开（A）。先使用超声吸引进行瘤内减压，以降低后续切除肿瘤过程中对脊髓的牵拉（B）

69.3.3　疗效及辅助治疗的地位

脊髓弥漫性恶性星形细胞瘤呈浸润性生长，导致手术切除难度增加，且术后容易出现新的神经障碍。此类肿瘤仅有 15% 的病例能达到全切，而又将近 50% 的病例会出现新的永久性神经功能障碍。然而，毛细胞型星形细胞瘤和室管膜瘤由于有清楚的边界，全切率能达到 70%～90%，术后出现严重神经并发症率小于 10%[10]。室管膜瘤的预后总体较好，全切后无进展中位生存期平均为 7 年（Ⅰ级 6 年，Ⅱ级 15 年，Ⅲ级 4 年）[12,26,27]。室管膜瘤和毛细胞型星形细胞瘤 80% 病例生存期能达到 10 年[11,28]。高级别星形细胞瘤的预后明显较前二者明显变差，间变型的中位生存期为 17 个月，胶质母细胞瘤仅 9～10 个月[6,15]。

对于全切的Ⅰ～Ⅱ级室管膜瘤和毛细胞型星形细胞瘤，不推荐辅助放疗[10,11,17]。但是，对于仅部分切除、术后复发、弥漫性间变的室管膜瘤以及Ⅱ～Ⅳ级的星形细胞瘤，推荐不同剂量分割放射治疗[11,29]。目前，放射治疗没有充分的循证依据。是否进行术后放疗，需根据患者的具体情况而定。

69.3.4　文献指南

如前所述，目前的文献不足以形成有效的临床指南。治疗方案和手术入路的选择没有形成专家共识。上面的论述也仅是作者的个人观点。

证据级别：C

关于髓内肿瘤手术和辅助治疗的回顾性病例研究，例数大于 50 的仅有寥寥几组，因此形成的循证级别很低。

69.4　结论与精华

原发性脊髓肿瘤发病率很低，只占原发性中枢神经系统肿瘤的 3%。由于缺乏足够的循证依据，什么才是原发性脊髓肿瘤最理想的治疗方案目前尚不明确。脊髓肿瘤最常见的类型是室管膜瘤（在成人中占 60%）和星形细胞瘤（在成人中占 15%～20%，在儿童中大于 50%）。大部分髓内肿瘤属于良性肿瘤或低级别肿瘤（WHO 分级Ⅰ～Ⅱ级）。弥漫性和恶性星形细胞瘤呈浸润性生长，导致手术切除难度增加和术后容易出现新的神经功能障碍。此类肿瘤仅有 15% 的病例能达到全切，而将近 50% 的病例会出现新的永久性神经功能障碍。但是，毛细胞型星形细胞瘤和室管膜瘤由于有清楚的边界，手术全切率能达到 70%～90%，术后出现严重神经并发症概率小于 10%。因此，手术全切是这两类肿瘤治疗的金标准。脊髓室管膜瘤和毛细胞型星形细胞瘤预后良好，80% 病例全切术后生存期能达到 10 年。高级别星形细胞瘤的预后明显变差，间变型的中位生存期为 17 个月，胶质母细胞瘤仅 9～10 个月。对于全切的Ⅰ～Ⅱ级室管膜瘤和毛细胞型星形细胞瘤，不建议辅助放疗。对于仅部分切除、术后复发、弥漫性间变的室管膜瘤以及Ⅱ～Ⅳ级的星形细胞瘤，需要进行分割放疗。

临床注意事项

- 室管膜瘤和毛细胞型星形细胞瘤：尽量争取全切
- 浸润性或恶性星形细胞瘤：手术目标是活检
- 术中神经电生理监测：必备，强烈推荐
- Ⅱ～Ⅳ级星形细胞瘤和Ⅲ级室管膜瘤：建议术后放疗

编者按

我们认为髓内肿瘤作为一种发病率较低的疾病，应该在专业的医疗中心治疗。对年轻患者而言，这是一种极有可能被"治愈"，但同时也伴有可能出现严重手术并发症的良性疾病。

（麻育源　译　徐荣明　审）

7. Duong LM, McCarthy BJ, McLendon RE, Dolecek TA, Kruchko C, Douglas LL, Ajani UA. Descriptive epidemiology of malignant and nonmalignant primary spinal cord, spinal meninges, and cauda equina tumors, United States, 2004–2007. Cancer. 2012;118:4220–7.

8. Manzano G, Green BA, Vanni S, Levi AD. Contemporary management of adult intramedullary spinal tumors-pathology and neurological outcomes related to surgical resection. Spinal Cord. 2008;46:540–6.

9. Bostrom A, von Lehe M, Hartmann W, Pietsch T, Feuss M, Bostrom JP, Schramm J, Simon M. Surgery for spinal cord ependymomas: outcome and prognostic factors. Neurosurgery. 2011;68:302–8; discussion 309.

10. Brotchi J, Fischer G. Spinal cord ependymomas. Neurosurg Focus. 1998;4:e2.

11. Minehan KJ, Shaw EG, Scheithauer BW, Davis DL, Onofrio BM. Spinal cord astrocytoma: pathological and treatment considerations. J Neurosurg. 1995;83:590–5.

12. Tarapore PE, Modera P, Naujokas A, Oh MC, Amin B, Tihan T, Parsa AT, Ames CP, Chou D, Mummaneni PV, Weinstein PR. Pathology of spinal ependymomas: an institutional experience over 25 years in 134 patients. Neurosurgery. 2013;73:247–55. discussion 255

13. Fakhreddine MH, Mahajan A, Penas-Prado M, Weinberg J, McCutcheon IE, Puduvalli V, Brown PD. Treatment, prognostic factors, and outcomes in spinal cord astrocytomas. Neuro-Oncology. 2013;15:406–12.

14. Garces-Ambrossi GL, McGirt MJ, Mehta VA, Sciubba DM, Witham TF, Bydon A, Wolinksy JP, Jallo GI, Gokaslan ZL. Factors associated with progression-free survival and long-term neurological outcome after resection of intramedullary spinal cord tumors: analysis of 101 consecutive cases. J Neurosurg Spine. 2009;11:591–9.

15. Adams H, Avendano J, Raza SM, Gokaslan ZL, Jallo GI, Quinones-Hinojosa A. Prognostic factors and survival in primary malignant astrocytomas of the spinal cord: a population-based analysis from 1973 to 2007. Spine. 2012;37:E727–35.

16. Chang UK, Choe WJ, Chung SK, Chung CK, Kim HJ. Surgical outcome and prognostic factors of spinal intramedullary ependymomas in adults. J Neuro-Oncol. 2002;57:133–9.

17. Lee SH, Chung CK, Kim CH, Yoon SH, Hyun SJ, Kim KJ, Kim ES, Eoh W, Kim HJ. Long-term outcomes of surgical resection with or without adjuvant radiation therapy for treatment of spinal ependymoma: a retrospective multicenter study by the Korea Spinal Oncology Research Group. Neuro-Oncology. 2013;15:921–9.

18. Pencovich N, Bot G, Lidar Z, Korn A, Wostrack M, Meyer B, Bydon M, Jallo G, Constantini S. Spinal ependymoma with regional metastasis at presentation. Acta Neurochir. 2014;156:1215–22.

19. Ahmed R, Menezes AH, Awe OO, Mahaney KB, Torner JC, Weinstein SL. Long-term incidence and risk factors for development of spinal deformity following resection of pediatric intramedullary spinal cord tumors. J Neurosurg Pediatr. 2014;13:613–21.

20. McGirt MJ, Chaichana KL, Atiba A, Bydon A, Witham TF, Yao KC, Jallo GI. Incidence of spinal

资深专家点评

近半个世纪以来,尽管各种诊断和手术技术不断涌现,但脊髓髓内肿瘤因其罕见和生长部位的特殊使其治疗非常棘手。德国著名神经外科 Wostrack 医师根据自己的临床经验并参考了自 60 年代以来世界权威杂志上发表的 29 篇临床研究,编写了此章节。章节内容简单从 2 个临床病例介绍到结论,实用性很强且信息量很大,非常适合中国的脊柱外科医师学习参考。

在中国,大多数脊柱外科手术由骨科医师担任,在一些大的综合性医院或骨科,医院已独立成立脊柱外科病区,诊治脊柱的创伤、退变、炎症、肿瘤和畸形等疾患。目前,由于市场需求,少部分神经外科医师亦介入脊柱疾病的诊疗行列。本人执业生涯诊治过不少椎管内肿瘤(包括颈椎)的病例,但是基本上属于神经鞘瘤和神经纤维瘤。此类椎管内肿瘤边界清晰且常位于硬膜下髓外,易于切除而不易损害脊髓或神经根。而髓内肿瘤,包括脊髓室管膜瘤和星形细胞瘤,不论其组织学呈良性或恶性,一旦手术,不论是全部切除还是部分切除,新的神经功能损害骤增,而出现严重的手术并发症。因此,强烈建议临床上遇见脊柱髓内肿瘤的患者,转诊至受过严格脊髓手术训练的神经外科医师。

(浙江大学明州医院 徐荣明)

参考文献

1. Bostrom A, Kanther NC, Grote A, Bostrom J. Management and outcome in adult intramedullary spinal cord tumours: a 20-year single institution experience. BMC Res Notes. 2014;7:908.

2. Slooff JL, Kernohan JW, MacCarty CS. Primary intramedullary tumors of the spinal cord and filum terminale. Philadelphia-London: WB Saunders Company; 1964. p. 124–9.

3. Yang S, Yang X, Hong G. Surgical treatment of one hundred seventy-four intramedullary spinal cord tumors. Spine. 2009;34:2705–10.

4. Parsa AT, Lee J, Parney IF, Weinstein P, McCormick PC, Ames C. Spinal cord and intradural-extraparenchymal spinal tumors: current best care practices and strategies. J Neuro-Oncol. 2004;69:291–318.

5. McCormick PC, Stein BM. Intramedullary tumors in adults. Neurosurg Clin N Am. 1990;1:609–30.

6. Babu R, Karikari IO, Owens TR, Bagley CA. Spinal cord astrocytomas: a modern 20-year experience at a single institution. Spine. 2014;39:533–40.

deformity after resection of intramedullary spinal cord tumors in children who underwent laminectomy compared with laminoplasty. J Neurosurg Pediatr. 2008;1:57–62.

21. Yao KC, McGirt MJ, Chaichana KL, Constantini S, Jallo GI. Risk factors for progressive spinal deformity following resection of intramedullary spinal cord tumors in children: an analysis of 161 consecutive cases. J Neurosurg. 2007;107:463–8.

22. McGirt MJ, Garces-Ambrossi GL, Parker SL, Sciubba DM, Bydon A, Wolinksy JP, Gokaslan ZL, Jallo G, Witham TF. Short-term progressive spinal deformity following laminoplasty versus laminectomy for resection of intradural spinal tumors: analysis of 238 patients. Neurosurgery. 2010;66:1005–12.

23. Forster MT, Marquardt G, Seifert V, Szelenyi A. Spinal cord tumor surgery–importance of continuous intraoperative neurophysiological monitoring after tumor resection. Spine. 2012;37:E1001–8.

24. Sala F, Bricolo A, Faccioli F, Lanteri P, Gerosa M. Surgery for intramedullary spinal cord tumors: the role of intraoperative (neurophysiological) monitoring. Eur Spine J. 2007;16(Suppl 2):S130–9.

25. Costa P, Peretta P, Faccani G. Relevance of intraoperative D wave in spine and spinal cord surgeries. Eur Spine J. 2013;22:840–8.

26. Oh MC, Kim JM, Kaur G, Safaee M, Sun MZ, Singh A, Aranda D, Molinaro AM, Parsa AT. Prognosis by tumor location in adults with spinal ependymomas. J Neurosurg Spine. 2013;18:226–35.

27. Oh MC, Tarapore PE, Kim JM, Sun MZ, Safaee M, Kaur G, Aranda DM, Parsa AT. Spinal ependymomas: benefits of extent of resection for different histological grades. J Clin Neurosci. 2013;20:1390–7.

28. Lin Y, Smith ZA, Wong AP, Melkonian S, Harris DA, Lam S. Predictors of survival in patients with spinal ependymoma. Neurol Res. 2015;37:650–5.

29. Oh MC, Ivan ME, Sun MZ, Kaur G, Safaee M, Kim JM, Sayegh ET, Aranda D, Parsa AT. Adjuvant radiotherapy delays recurrence following subtotal resection of spinal cord ependymomas. Neuro-Oncology. 2013;15:208–15.

高级课程模块 2：并发症预防与处理 第17章

第七篇

高级课程模块 2：并发症预防与处理

第70章 脊柱患者的安全核查表

Sandro M. Krieg

70.1 引言

"人非圣贤，孰能无过"。尽管如此，避免任何差错的发生一直是我们追求的目标，当然万一发生了什么差错，也要尽量不对患者产生伤害。然而，近来随着患者不断增多，工作日程越来越紧，想要避免差错的发生，就需要不断提高安全意识。手术节段或手术侧的错误，对于外科医师来说就是噩梦。但是，这样的错误仍时有发生。最近一项针对脊柱外科医师的调查表明，50% 的术者曾经在手术中做错节段，10% 的术者至少有一次在错误的一侧实施手术[1-2]。

最近十年，主要源自航空业使用的安全核查表也得到了外科医师的青睐。证据表明从全球多家医院的个人核查表开始，到通过评估而重新开发的WHO 手术安全核查表已经对手术结果产生积极的影响[3]。在 WHO 手术安全核查表开始创建时，作者表明："关于创建医疗核查表方法的参考文献资料很少。但是航空业在开发以及使用核查表方面拥有70 多年的经验[4]。"因此，该作者通过与航空领域专业人士的接触，查看图表，进行访谈和现场观摩的办法制定了这份核查表。

事实证明，该核查表可以通过相当简单的方法（例如一个清单）来帮助我们进一步消除人为错误。这些清单不仅关注手术的部位，还着眼于一般性的问题，例如合适的氧合测量、失血量的预估、内置物的准备、近期的影像学资料、预防性的抗生素使用以及是否为正确的患者等（图 70.1 ）。

第一项关于手术核查单应用的综合研究，证明了其重要的临床意义：死亡率从 1.5% 降至 0.7%，住院并发症发生率从 11% 降至 7%[3]。基于这些令人印象深刻的数据，近几年有作者报道了专门针对脊柱手术的安全核查表[6]。

本章的目的是通过列举手术核查单能够有效避免患者进一步伤害的案例，阐述关于手术核查表现有的科学证据，从而强调在手术前使用手术核查表的重要性。

手术安全核查表

World Health Organization

Patient Safety
A World Alliance for Safer Health Care

麻醉前

切皮前

离开手术室前

（至少护士和麻醉师在场）

患者是否已经确认他/她的身份、手术部位、手术方式以及是否签署同意书？
□ 是

手术部位是否已做标记？
□ 是
□ 不适用

麻醉机及麻醉药物是否完备？
□ 是

心电监护、氧饱和度仪是否正常工作？
□ 是

患者是否存在：

过敏史？
□ 否
□ 是

困难气道或误吸风险？
□ 否
□ 是，必要的准备工作已完善

术中出血可能性大于500ml（儿童7ml/kg）？
□ 否
□ 是，两路周围静脉通路或者中心静脉通路已开放

（护士、麻醉医生、医生在场）

□ 确认所有参与手术的人员已确认自己的身份和工作内容。

□ 确认患者名字、手术方式以及切口位置。

术前60min内是否给予预防用抗生素？
□ 是
□ 不适用

预期重要事件

医生：
□ 手术的关键步骤或者非常规步骤是哪些？
□ 手术时间大概为多久？
□ 术中出血大概为多少？

麻醉师：
□ 该患者是否存在需要特殊注意的地方？

护士团队：
□ 器械消毒及器械的其他相关指标是否已确认合格？
□ 手术室内各设备是否存在问题？

关键影像学资料是否已经完善？
□ 是
□ 不适用

（护士、麻醉医生、医生在场）

护士口头确认：
□ 手术名称
□ 手术器械、止血用品以及数点数完成
□ 标本确认（将包括患者名字的标本名称大声复述）
□ 是否存在医疗设备问题需要解决

医生、麻醉师和护士：
□ 患者术后复苏及进一步处理的关键点有哪些？

©WHO, 2009

Revised 1/2009

这份核查表并非旨在面面俱到。我们鼓励您根据实际情况进行补充和修改，以适应当地实践。

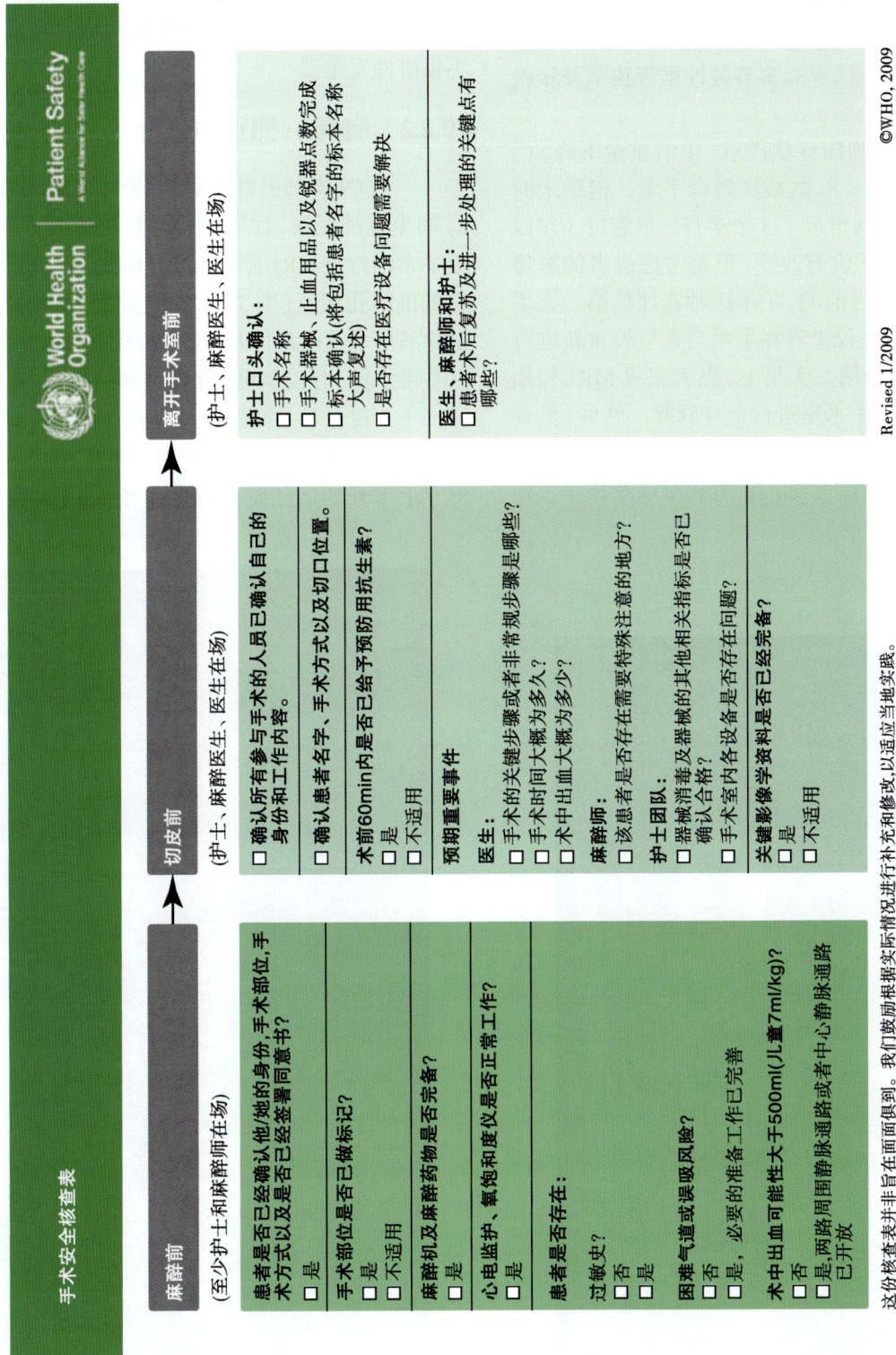

图 70.1　世界卫生组织手术安全核查表。这是 WHO 在 2009 年发布的手术安全核查表，并对其临床意义进行了评估。麻醉前、切口前和手术后的各个步骤都需要核查，从而帮助所有参与手术的专业人员避免人为错误的发生。[5]

70.2　病例描述

70.2.1　病例1：手术适应证以及计划

　　一名 76 岁女性门诊患者因严重的脊柱疾患导致间歇性跛行，生活质量显著下降。3 个月前的患者腰椎 MRI 显示 $L_2 \sim S_1$ 多节段性椎管狭窄及腰椎不稳（图 70.2）。

　　由于患者的临床症状严重，生活质量下降，门诊医师建议行 $L_2 \sim S_1$ 的减压融合手术。但手术时间因其他合并症而推迟了 3 个多月。尽管近 3 年以来，患者临床症状没有改变，但是考虑患者的影像学检查是 6 个月之前的，手术医师在评估第二天手术患者资料时，建议患者在手术当大早晨重新进行腰椎 MRI 扫描。第二天早上，患者完成 MRI 扫描然后被直接送到手术室进行全身麻醉。然后，负责手术安全核查表外科医师核对刚刚完成的 MRI 影像资料发现在 L_1/L_2 平面的椎管狭窄以及在 T_{12}、L_1 和 L_2 椎体的新鲜骨折（图 70.3）。

　　相关手术医师通过和科主任讨论后认为该患者应该行 T_9-S_2 后路长节段固定融合手术。终止麻醉，患者清醒后向其交代了新的检查结果和治疗建议。她同意做长节段的融合，手术在两周后完成并且无不良事件发生。

70.2.2　病例2：侧别和节段

　　一名 69 岁的男性患者，5 个月前出现右侧 L_2、L_3 的坐骨神经痛，保守治疗未见任何改善，患者决定手术治疗。MRI 显示 L_2/L_3 侧隐窝狭窄及 L_3/L_4 右侧椎间孔狭窄（图 70.4）。建议患者行 L_3 半椎板切除减压术及侧路行 L_3/L_4 椎间孔减压术。

　　手术前，住院医师、麻醉医师、洗手护士以及巡回护士不仅在手术开始前对患者进行了入室核对并且在下刀前又进行了再次核对（图 70.5）。

　　手术开始后住院医师经术中 X 线定位后暴露

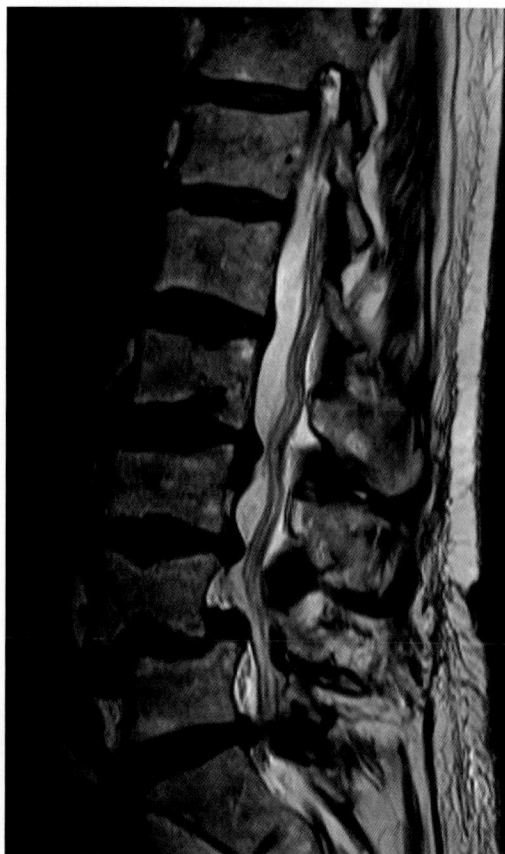

图 70.2　初次 MRI。这是患者在门诊就诊前 3 个月进行的 MRI 扫描的矢状位影像。显示从 $L_2 \sim S_1$ 存在多节段椎管狭窄和腰椎不稳

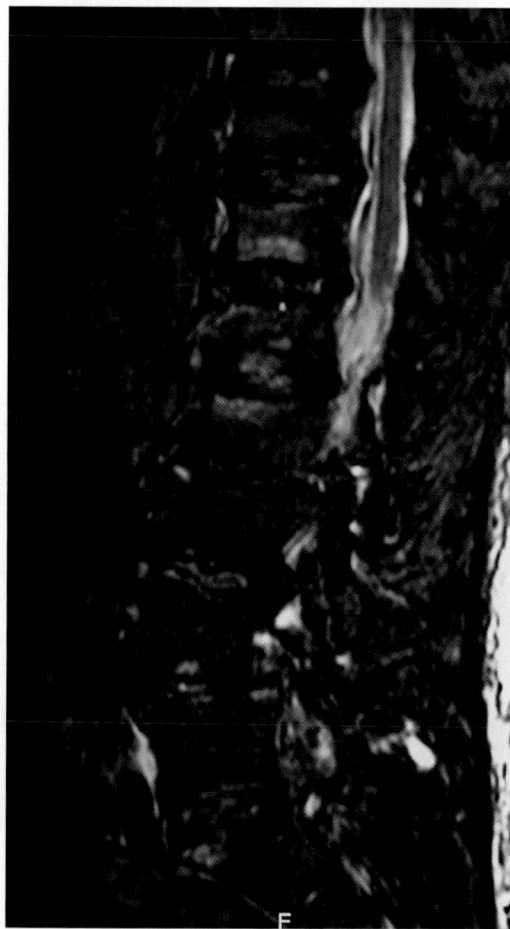

图 70.3　术前 MRI。这是患者在门诊就诊后 3 个月进行的 MRI 扫描的矢状位影像。显示 L_1/L_2 椎管狭窄以及 T_{12}、L_1 和 L_2 的新鲜椎体骨折

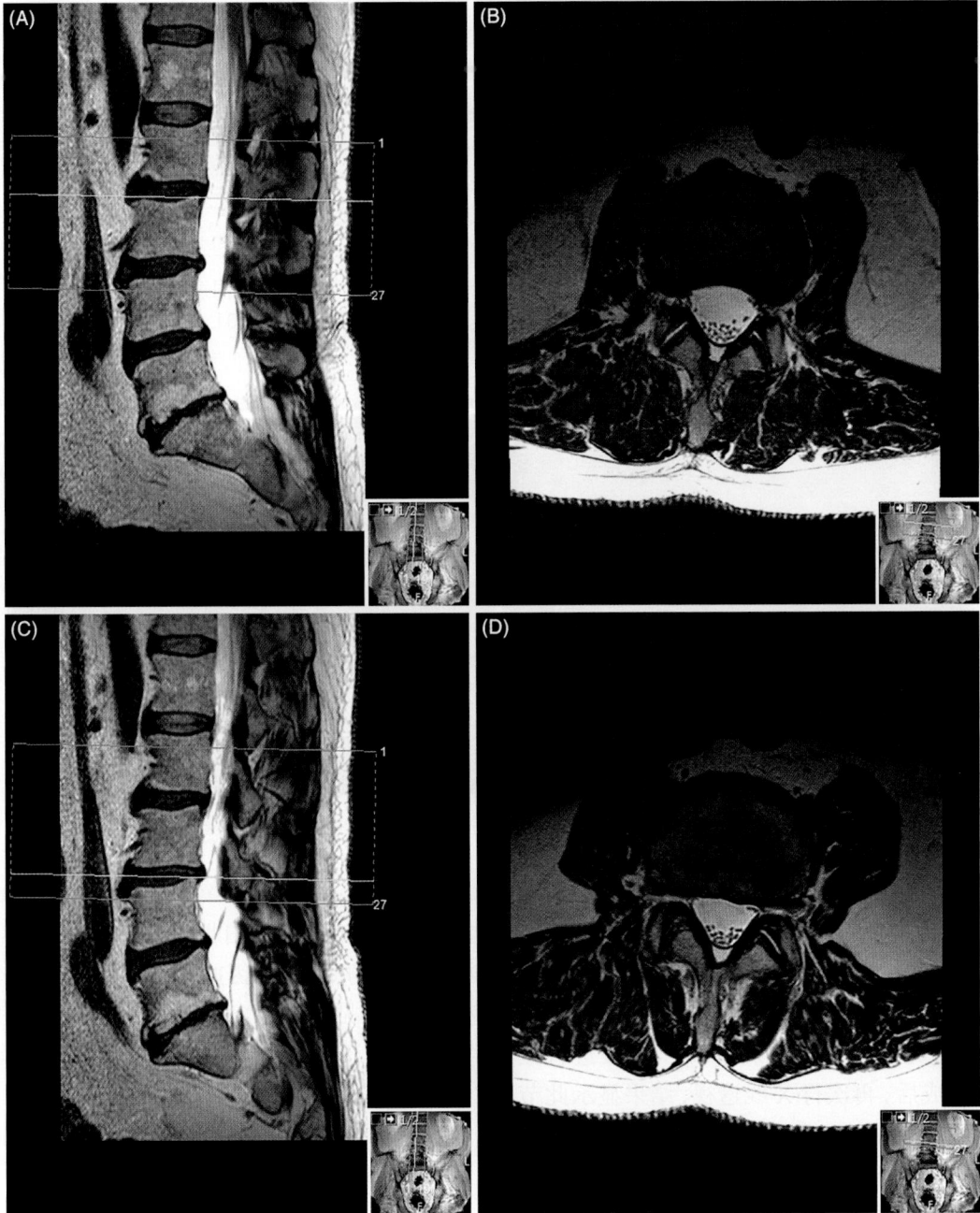

图 70.4　术前 MRI。MRI 扫描显示 L_2/L_3 侧隐窝狭窄（A 为矢状位，B 为冠状位）和 L_3/L_4 右侧椎间孔狭窄（C 为矢状位，D 为冠状位）

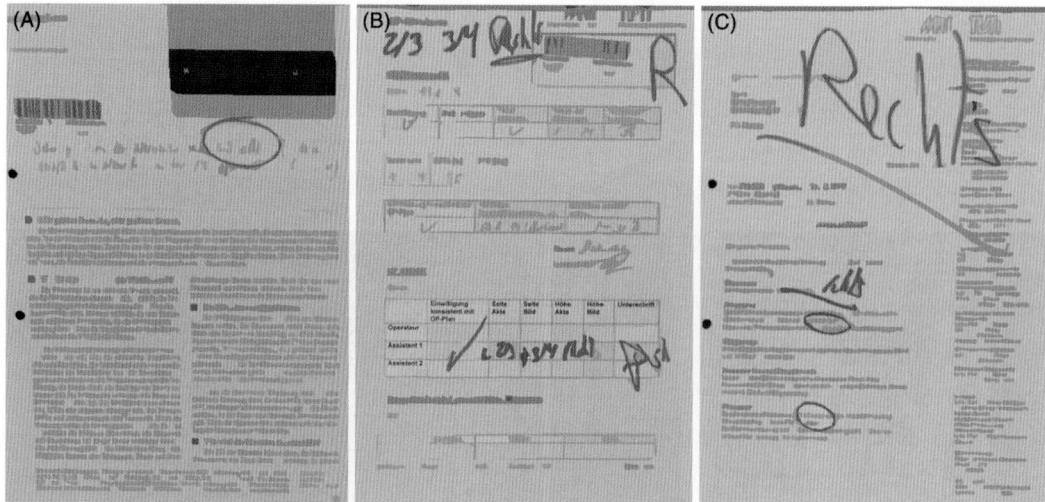

图 70.5　患者信息表和术前核查表。此图显示术前进行的手术核查时使用知情同意书（A），带有疾病和适应证的门诊记录（C），以及我们科的手术核查表（B）。所有内容都提示 L_2/L_3 和 L_3/L_4 的病变在右侧

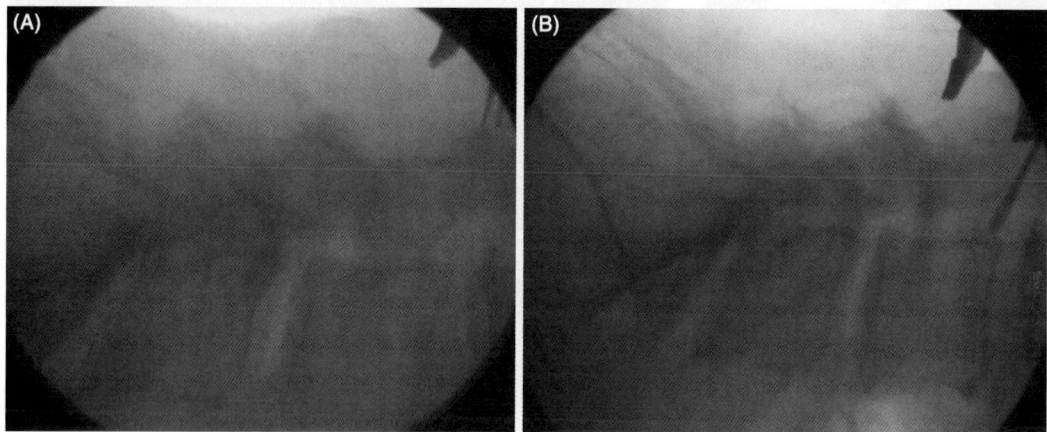

图 70.6　术中 X 线。左侧影像显示了第一次暴露后进行的 L_3 椎板的术中 X 线检查（A），以及右侧减压完成后认为的 L_2/L_3 节段（B）

L_3 椎板（图 70.6A）。当主刀医师上台后，他自己再次进行安全核查，然后再次询问助手患者疼痛的侧别（右侧）。停止对侧（错误侧）椎板的暴露，待右侧准备就绪，首先通过椎板间隙对 L_2/L_3 节段进行减压。减压完成后，再次行 X 线透视，结果显示此节段是 L_3/L_4 而不是 L_2/L_3 水平（图 70.6B）。

随后按计划进行 L_3 半椎板切除术和 L_3/L_4 侧路椎间孔减压术。麻醉苏醒后，患者坐骨神经痛消失，医师告知患者左侧的筋膜切开的事实。

70.3　病例讨论

在这两个病例中，患者均未受到任何严重伤害。而这两种情况都是由于使用术前核查单，核查病例而发现问题的。在病例 1 中，由于核查单中要求核

对上一次影像学检查日期以及适应证和最新影像学检查之间的一致性，因此重新评估了最新的影像学检查结果（见图 70.5）。

70.3.1　病例 1：适应证及计划

在手术前一天，参加者讨论的医师要求重新进行影像学检查。但是，由于检查和手术之间的间隔时间太短，无法讨论新的检查结果，也不能获得患者的知情同意。如果我们希望获得新的和不断变化的数据，则需要有足够的时间与同事和患者沟通。然而，当前的 WHO 手术安全核查表不会保护我们免受此类错误的影响。

70.3.2　病例 2：手术侧和手术节段

此案例有 3 个需要讨论的地方：①如手术后拍

摄的照片中所见(图70.5),住院医师确实做了手术前的核查。但是,当给这位俯卧位患者消毒时,他选择了错误的一边。②第二位医师也做了术前核对并且发现了错误。③准备完成后,进行了术中X线检查。

大多数脊柱外科医师都认为通过核查单并不能完全避免手术侧别错误的发生[1]。有很多因素可以导致操作错误的侧别,例如那天改变了患者的方向,洗手护士把吸引器或者双极电凝放在另外一边,器械的放置或是整个手术室设置的改变,都会导致我们在另外一侧手术。由于我们都已经习惯了常规的设置,而我们中的大多数在任何情况下都以相同的方式使用常规设置,因此其他人对此设置进行任何的更改都可能导致我们站在错误的一边,然后又在错误的侧别进行操作。提前一天在清醒的患者身上做手术标记可能会防止此问题的发生。然而,完全依靠该标记也会导致其他的问题和错误。第二位外科医师也执行了核对单,并认识到第一个外科医师所犯的错误,很好地向我们展示了两个事情:①核查表可以帮助防止进一步的伤害;②只有每位参与的专业人员都严格执行而不是依靠其他同事核查已经完成的东西。第二名外科医师坚持要进行术中X线检查,因为根据经验他总是要仔细检查,尽管这不在任何的核查表或是医院的标准操作程序上。而且,从诉讼的角度来看,在凿除骨头之前进行最终的术中X线检查是相当合理的。并且要特别注意存储和保存成像。因此,通过仔细核查,您和您的同事可以极大地防止此类可避免的错误。

70.3.3　一般讨论

在我们科室,在患者接受手术前,我们使用三种不同的核查表:

1. 在病房里,包括
(a)麻醉知情同意书
(b)所有影像资料和最后近一次影像学检查的日期
(c)包括凝血功能在内所有实验室检查资料
(d)术前备血
(e)脊柱疾病研究注册同意书
(f)手术指征
(g)术前讨论表
(h)知情同意书内容与手术计划的一致性检查
2. 手术室摆体位前,包括

(a)根据核查表核对手术节段
(b)根据核查表核对手术侧别
(c)根据影像资料判断手术节段
(d)根据影像资料判断手术侧别
(e)核对手术知情同意书的一致性
3. 在手术室里,切皮前需要核对的,包括
(a)患者身份
(b)手术侧别
(c)手术类型
(d)预估失血量
(e)内置物的准备
(f)预防性使用抗生素
(g)预估术后ICU住院时间

然而,正如在本例中所看到的,即使如此复杂的核查程序也不能完全避免出现错误。太多的核查表有时甚至会让手术人员对使用这些核查表感到厌倦。这也是为什么许多外科医师仍然认为术前核查表本身并不能完全避免所有手术差错[1]。很多情况下手术都会顺利进行。很多人都参与了术前准备、安排和操作,这样保证了手术顺利进行。来自麻醉学家的数据显示,围手术间的患者交接,即使在使用核对表时,也会增加住院死亡率,感染以及心脏、呼吸系统或传染性疾病的并发症[7]。作者在对138 932名患者进行调查时发现,即使在对性别、种族、ASA状态等因素进行调整后,这些并发症的比率仍高达1.48(CI 1.22~1.79)。虽然没有手术团队间的数据进行比较,但在一个病例中涉及越来越多的人时,信息缺失的原因和后果是显而易见的。

关于神经外科的应用,有已在过去几年经过评估和发表的核对表(表70.1)。

虽然侧别或节段错误的手术数量很少,以至于无法进行进一步的统计分析,但作者指出,所有的团队成员都希望有机会关注患者、手术过程和预期的手术困难[8]。重要的是,核查表不仅减少了本身少量发生的严重错误,如错误的一侧或错误节段的手术。它们还帮助我们去改善和关注这些问题,这不仅减少了最坏的情况,还减少了日常护理、院间疾病和一些小错误[9](表70.2)。

我们从航空业借鉴了它们的核查制度,大大降低了手术并发症和错误的发生,我们需要进一步学习航空业的经验。这两个领域都是高度复杂的。严格的时间控制和对突发事情的处理,都需要进行大量的培训,在大多数情况下,这两个领域的专家都很少出现错误偏差[4]。

表 70.1 神经外科核查表及相关影响的文献

作者	专科	目的	结果
Fargen 等[25]	脑血管手术	规范神经介入手术的特殊要求	核查表实施后，总的不良事件的发生率降低了 35%，并且 95% 的人员坚持执行核查表制度
Kramer 等[27]	立体定向和功能神经外科手术	评估长期使用核查表的错误的改善情况	总错误率从每例 3.2% 减少到了 0.8%
Da Silva-Freitas 等[18]	普通神经外科手术	评价改良的 WFIO 手术安全核查表对神经外科患者护理的安全性和质量的影响	从 44 个手术中查出 51 个错误事件；术前纠错率达到 88%
Matsumae 等[31]	普通神经外科手术	评估对手术质量和手术人员沟通的影响	没评估
Chen[14]	脑血管手术	设计动脉瘤破裂和血栓栓塞事件的血管手术核查表	没评估
Lyons[30]	普通神经外科手术	预防罕见的错误，确保正确判断影像，并确保预防使用抗生素	在 8 年的研究中，无手术部位、手术方式或是手术患者错误，建立手术安全文化
Taussky 等[40]	脑血管手术	设计血管手术核查表，以防线圈穿刺过程中动脉瘤破裂	没评估
Connolly 等[17]	立体定向和功能神经外科手术	发现和纠正手术过程中的错误	错误率无明显减少；缩短完成核查表的时间
NASS 等[33]	脊柱手术	预防手术部位和手术节段错误	没评估

注：这是来自 Zuckerman 等人[6]的表 2，显示了核查表在神经外科手术的可用性，以及由此对患者治疗和预后[6]的影响。

表 70.2 有关手术核查表和相关影响的文献

作者	专业领域	目标	成果
Robb 等[36]	胃肠外科	评估腹腔镜胆囊切除术的预后	降低了 Ⅲ 和Ⅳ级胆囊癌女性患者实施传统开放胆囊切除术的比例
de Vries 等[22]	普外科	评估通过外科患者安全系统而成功阻止医疗不良事件发生的数目，性质及时间	在 2 563 个列表中总计拦截多例医疗不良事件的发生（40.6%）。这些事件大多数都发生在术前或者术后阶段
Berrisford 等[10]	心胸外科	审查手术时间延长列表并发现错误	除了要减少静脉血栓预防过程中的错误以外，还要及时发现血液制品、文书及影像学方面的错误
Calland 等[13]	胃肠外科	评估团队合作，认知及纠错的能力	病例的治疗结果，技巧熟练度方面无明显差异。在主管舒适度，团队效率及交流上差强人意
de Vries 等[20]	普外科	使用手术安全核查表评估对医疗事故索赔的预防	外科患者安全系统清单能拦截 29% 的渎职投诉；预防了 40% 的死亡和 29% 的永久性损伤
Nilsson 等[32]	麻醉科	评估患者对手术超时的态度	93% 的患者认为，这有助于提高患者手术的安全性；86% 患者认为这可发现和解决问题；78%～84% 患者认为正确的操作流程、正确的治疗选择、过敏筛查、提前发现传染性疾病等是影响手术的重要因素
Peyré 等[34]	普外科	确定 Nissen 腹腔镜胃底折叠术程序清单的可靠性，作为衡量先进手术技能的指标	通过 Nissen 程序核查表的手术，其可靠性更高

续表

作者	专业领域	目标	成果
Buzink 等[11]	内镜手术	研究腹腔镜胆囊切除术中与设备仪器相关风险的事件数目、类型及数字清单	在87%的清单程序中至少确定1个风险因素；数字清单将风险事件降至47%；整体的风险事件下降到65%
de Vries 等[19, 23]	普外科	确定外科患者安全系统清单对抗生素预防使用及给药时间的影响	把注射抗生素至手术切开间隔的时间从23.9min增加到29.9min(在使用核查表的程序中为32.9min)；明显减少手术切口前不接受抗生素注射的患者人数
Semel 等[38]	外科全科	分析比较了WHO手术安全核查表履行与美国医院现正实行措施间的关系	在并发症发生率至少为3%的医院中，实施手术安全清单可减少至少5个主要的并发症，也可节省费用
Chua 等[15]	创伤外科	确定对感染方案的依从性及其对感染的影响 感染和并发症	在研究期间，中心静脉导管相关的感染，尿路感染和呼吸机相关性肺炎的病例分别减少了100%，26%和82%
Peyre 等[35]	内镜手术	制定Nissen腹腔镜胃底折叠手术程序清单	创建了65步程序清单；改善了手术学习模型及学术教育方式
de Vries 等[21]	普外科	制定外科患者安全清单	在171个高风险程序中，发现593个存在过程偏差
Byrnes 等[12]	重症监护	评估清单对考虑ICU患者治疗方案的影响	以下方面从90.9%提高到了99.7%：预防深静脉血栓形成，预防压力性溃疡，对通气的患者进行口腔护理，电解质补充，开始物理治疗以及记录限制条令；开始物理治疗时，增加患者从ICU转出的概率
DuBose 等[24]	创伤外科	核查质量核查清单(Quality Rounds Checklist, QRC)工具的有效性，提高预防能力	改进最初确定的符合率低于95%的16项措施
Lingard 等[28]	麻醉科	评估结构简报是否能改善手术室团队交流	平均每个过程的失败次数从3.95下降到1.31；34%的情况通报发现了问题，解决了因关键的知识空白并影响了后续治疗行动
Verdaasdonk 等[41]	内镜手术	确定在腹腔镜设备的帮助下，意外事件减少的数目	与对照组相比，在腹腔镜帮助下其减少了53%的意外事件发生
Clark 等[16]	妇产科	核查基于核查清单的催产素给药方案对孕妇和胎儿的影响	新生儿出生方式指标改善；一年内，全系统剖宫产率下降(从23.6%降到21%)
Lingard 等[29]	麻醉科	评估清单在手术室中使用的可行性以及清单讨论的纠错能力	受访者认为清单讨论具有主观性，它阻碍了工作的流程模式
Romagnuolo 等[37]	胃肠及肝脏外科	核查清单，改善沟通。对因上消化道出血住院时间的影响	清单将住院时间从中位数7天减少到3.5天
Hart and Owend[26]	麻醉科	创建用于剖宫产中改善一般气管内麻醉的清单	95%的受访者认为清单是有用的。80%的受访者支持用于模拟
Soyer 等[39]	皮肤科	通过基于简化的皮肤镜的3点清单评估非专家诊断表现	与专家相比，非专家对黑色素瘤的诊断有所改善

注：这是来自Zuckerman等人[6]的表2。显示了关于外科核查表使用的相关研究和外科核查表在外科专业领域对患者治疗及预后的影响[6]。

　　然而，也许两者之间的区别正是我们需要学习的：等级制度与团队方法对比，团队与个人错误风险对比，认证后很少/没有强制性培训与监督和定期绩效评估对比，还有就是轻微与非常严格监管的工作时间对比。

　　除了纯粹的事实核查外，诸如WHO手术安全核查表等，也对手术过程产生深刻，积极的影响。要求团队成员在切开皮肤前介绍病情和探讨病例情况，加强相互沟通，建立团队意识。通过提供对关键事实的结构核查，可以保证手术安全，并加以推广。

重要的是，WHO的手术安全核查表并不是以发布内容的形式强制使用[5]。它应该因地制宜，根据当地的流程、人员、文化等进行相应修改。它需要缜密细致的工作，并经过数周的测试，直到最终获得批准。

在手术室暂停期间，使用这些核查表时，要让病房内的所有工作人员都参与进来，让他们知晓病房内的每一份子都有责任防止并避免对患者的伤害。在日常工作中，外科医师和麻醉医师执行和核对情况时，护士应利用这段时间整理电缆、仪器、踏板或其他仪器。然而，每个团队成员的参与都至关重要。在这种情况下，即使是最年轻的团队成员也应该被鼓励去提出观察中所遇见的错误，而不是因为某些原因不敢提出这些错误。

同样，文化也是预防和避免错误的另一个重要方面，这也是手术和航空飞行的不同之处。"文化每大把战略当作早餐"这句话是众所周知的，它告诉我们，至少在一些情况下，我们可以通过减少等级制度这些简单的措施进而避免对患者的伤害。在创建清单时也是如此。时间不应超过1min，一个部门的核对表不应过多，以便让工作人员能够充分集中精力，同时也能认识到它的重要性。

70.3.4　文献指南

改进手术的唯一指南是2009年WHO的手术安全指南。它不仅总结了如何更安全地发展手术干预措施，而且还提供了使用WHO手术安全核查表的影响的多中心研究数据[5]。

证据级别：A

到目前为止，我们具有如何更好使用核查表制度的证据。

70.4　结论与精华

有相当强的科学证据表明：在术前、术中和术后使用手术核查清单是有帮助的。WHO的手术安全核查表为我们提供了一个很好的模板，可以根据不同的医院和专科精心定制，它不仅减少了低级失误，甚至致命错误，而且通过各种细微差别优化护理，进而最大程度地减少了发病率和提高手术疗效。

临床注意事项

- 当前存在大量的科学证据支持使用手术安全核查清单
- 通常可以改善结果，并且可以降低灾难性后果
- 临床试验中因数量太少，难以证明其有效性
- 在预防潜在的可避免性错误时，文化发挥着重要作用

（蒋盛旦　译　蒋雷生　审）

资深专家点评

脊柱手术安全核查表是临床脊柱外科医师保证手术安全和避免错误发生的正式记录表。它可以指导医师、护士和麻醉医师对预期的重大事件进行专业交流，最大程度地平衡手术麻醉风险，做好相应预案，消除安全隐患，进而避免重大不良安全事件的发生。尽管多数医院已经对患者做了几乎正确的判断，但是准确落实核对表，可以确保对每一位患者进行正确的判断和处理。手术安全核对表的正确实施，需要麻醉医师、外科医师和手术室护士三方面共同协作遵守。认真全面执行这种简便高效的手术患者核对制度，形成制度化和规范化管理，才可能达到保护患者安全的目标。所以，严格规范执行手术安全核对表，对每个细节进行严格审核，查缺补漏，做到万无一失。每台脊柱外科手术都需要收集和保留执行核对表前后的质量安全数据，进行对比，并予以公示。把遵守手术安全核对表，塑造成自觉自愿的医疗习惯和安全文化。

（上海交通大学医学院附属新华医院　蒋雷生）

参考文献

1. Groff MW, Heller JE, Potts EA, Mummaneni PV, Shaffrey CI, Smith JS. A survey-based study of wrong-level lumbar spine surgery: the scope of the problem and current practices in place to help avoid these errors. World Neurosurg. 2013;79(3–4):585–92. https://doi.org/10.1016/j.wneu.2012.03.017.
2. Mody MG, Nourbakhsh A, Stahl DL, Gibbs M, Alfawareh M, Garges KJ. The prevalence of wrong level surgery among spine surgeons. Spine (Phila Pa 1976). 2008;33(2):194–8. https://doi.org/10.1097/BRS.0b013e31816043d1.
3. Haynes AB, Weiser TG, Berry WR, Lipsitz SR,

Breizat AH, Dellinger EP, et al. A surgical safety checklist to reduce morbidity and mortality in a global population. N Engl J Med. 2009;360(5):491–9. https://doi.org/10.1056/NEJMsa0810119.

4. Weiser TG, Haynes AB, Lashoher A, Dziekan G, Boorman DJ, Berry WR, et al. Perspectives in quality: designing the WHO Surgical Safety Checklist. Int J Qual Health Care. 2010;22(5):365–70. https://doi.org/10.1093/intqhc/mzq039.

5. In: WHO guidelines for safe surgery 2009: safe surgery saves lives (WHO guidelines approved by the guidelines review committee). Geneva: World Health Organization.

6. Zuckerman SL, Green CS, Carr KR, Dewan MC, Morone PJ, Mocco J. Neurosurgical checklists: a review. Neurosurg Focus. 2012;33(5):E2. https://doi.org/10.3171/2012.9.FOCUS12257.

7. Saager L, Hesler BD, You J, Turan A, Mascha EJ, Sessler DI, et al. Intraoperative transitions of anesthesia care and postoperative adverse outcomes. Anesthesiology. 2014;121(4):695–706. https://doi.org/10.1097/ALN.0000000000000401.

8. Oszvald A, Vatter H, Byhahn C, Seifert V, Guresir E. "Team time-out" and surgical safety-experiences in 12,390 neurosurgical patients. Neurosurg Focus. 2012;33(5):E6. https://doi.org/10.3171/2012.8.FOCUS12261.

9. Wong JM, Bader AM, Laws ER, Popp AJ, Gawande AA. Patterns in neurosurgical adverse events and proposed strategies for reduction. Neurosurg Focus. 2012;33(5):E1. https://doi.org/10.3171/2012.9.FOCUS12184.

10. Berrisford RG, Wilson IH, Davidge M, Sanders D. Surgical time out checklist with debriefing and multidisciplinary feedback improves venous thromboembolism prophylaxis in thoracic surgery: a prospective audit. Eur J Cardiothorac Surg. 2012;41:1326–9.

11. Buzink SN, van Lier L, de Hingh IH, Jakimowicz JJ. Risksensitive events during laparoscopic cholecystectomy: the influence of the integrated operating room and a preoperative checklist tool. Surg Endosc. 2010;24:1990–5.

12. Byrnes MC, Schuerer DJ, Schallom ME, Sona CS, Mazuski JE, Taylor BE, et al. Implementation of a mandatory checklist of protocols and objectives improves compliance with a wide range of evidence-based intensive care unit practices. Crit Care Med. 2009;37:2775–81.

13. Calland JF, Turrentine FE, Guerlain S, Bovbjerg V, Poole GR, Lebeau K, et al. The surgical safety checklist: lessons learned during implementation. Am Surg. 2011;77:1131–7.

14. Chen M. A checklist for cerebral aneurysm embolization complications. J Neurointerv Surg. 2011. [epub ahead of print].

15. Chua C, Wisniewski T, Ramos A, Schlepp M, Fildes JJ, Kuhls DA. Multidisciplinary trauma intensive care unit checklist: impact on infection rates. J Trauma Nurs. 2010;17:163–6.

16. Clark S, Belfort M, Saade G, Hankins G, Miller D, Frye D, et al. Implementation of a conservative checklist-based protocol for oxytocin administration: maternal and newborn outcomes. Am J Obstet Gynecol. 2007;197:480.e1–5.

17. Connolly PJ, Kilpatrick M, Jaggi JL, Church E, Baltuch GH. Feasibility of an operational standardized checklist for movement disorder surgery. A pilot study. Stereotact Funct Neurosurg. 2009;87:94–100.

18. Da Silva-Freitas R, Martín-Laez R, Madrazo-Leal CB, Villena-Martin M, Valduvieco-Juaristi I, Martínez-Agüeros JA, et al. Establishment of a modified surgical safety checklist for the neurosurgical patient: initial experience in 400 cases. Neurocirugia (Astur). 2012;23:60–9. (Span).

19. de Vries EN, Dijkstra L, Smorenburg SM, Meijer RP, Boermeester MA. The SURgical PAtient Safety System (SURPASS) checklist optimizes timing of antibiotic prophylaxis. Patient Saf Surg. 2010;4:6.

20. de Vries EN, Eikens-Jansen MP, Hamersma AM, Smorenburg SM, Gouma DJ, Boermeester MA. Prevention of surgical malpractice claims by use of a surgical safety checklist. Ann Surg. 2011;253:624–8.

21. de Vries EN, Hollmann MW, Smorenburg SM, Gouma DJ, Boermeester MA. Development and validation of the SURgical PAtient Safety System (SURPASS) checklist. Qual Saf Health Care. 2009;18:121–6.

22. de Vries EN, Prins HA, Bennink MC, Neijenhuis P, van Stijn I, van Helden SH, et al. Nature and timing of incidents intercepted by the SURPASS checklist in surgical patients. BMJ Qual Saf. 2012;21:503–8.

23. de Vries EN, Prins HA, Crolla RM, den Outer AJ, van Andel G, van Helden SH, et al. Effect of a comprehensive surgical safety system on patient outcomes. N Engl J Med. 2010;363:1928–37.

24. DuBose JJ, Inaba K, Shiflett A, Trankiem C, Teixeira PG, Salim A, et al. Measurable outcomes of quality improvement in the trauma intensive care unit: the impact of a daily quality rounding checklist. J Trauma. 2008;64:22–9.

25. Fargen KM, Velat GJ, Lawson MF, Firment CS, Mocco J, Hoh BL. Enhanced staff communication and reduced near-miss errors with a neurointerventional procedural checklist. J Neurointerv Surg. 2012. [epub ahead of print].

26. Hart EM, Owen H. Errors and omissions in anesthesia: a pilot study using a pilot's checklist. Anesth Analg. 2005;101:246–50.

27. Kramer DR, Halpern CH, Connolly PJ, Jaggi JL, Baltuch GH. Error reduction with routine checklist use during deep brain stimulation surgery. Stereotact Funct Neurosurg. 2012;90:255–9.

28. Lingard L, Regehr G, Orser B, Reznick R, Baker GR, Doran D, et al. Evaluation of a preoperative checklist and team briefing among surgeons, nurses, and anesthesiologists to reduce failures in communication. Arch Surg. 2008;143:12–8.

29. Lingard L, Whyte S, Espin S, Baker GR, Orser B, Doran D. Towards safer interprofessional communication: constructing a model of "utility" from preoperative team briefings. J Interprof Care. 2006;20:471–83.

30. Lyons MK. Eight-year experience with a neurosurgical checklist. Am J Med Qual. 2010;25:285–8.

31. Matsumae M, Nakajima Y, Morikawa E, Nishiyama J, Atsumi H, Tominaga J, et al. Improving patient safety in the intra-operative MRI suite using an on-duty safety nurse, safety manual and checklist. Acta Neurochir Suppl. 2011;109:219–22.

32. Nilsson L, Lindberget O, Gupta A, Vegfors M. Implementing a pre-operative checklist to increase patient safety: a 1-year follow-up of personnel attitudes. Acta Anaesthesiol Scand. 2010;54:176–82.

33. North American Spine Society. Sign, mark & x-ray (SMaX): prevent wrong-site surgery. (http://www.

spine.org/Pages/PracticePolicy/ClinicalCare/SMAX/Default.aspx). [Accessed 25 Sept 2012].

34. Peyré SE, Peyré CG, Hagen JA, Sullivan ME. Reliability of a procedural checklist as a high-stakes measurement of advanced technical skill. Am J Surg. 2010;199:110–4.

35. Peyre SE, Peyre CG, Hagen JA, Sullivan ME, Lipham JC, Demeester SR, et al. Laparoscopic Nissen fundoplication assessment: task analysis as a model for the development of a procedural checklist. Surg Endosc. 2009;23:1227–32.

36. Robb WB, Falk GA, Larkin JO, Waldron R Jr, Waldron RP. A 10-step intraoperative surgical checklist (ISC) for laparoscopic cholecystectomy-can it really reduce conversion rates to open cholecystectomy? J Gastrointest Surg. 2012;16:1318–23.

37. Romagnuolo J, Flemons WW, Perkins L, Lutz L, Jamieson PC, Hiscock CA, et al. Post-endoscopy checklist reduces length of stay for non-variceal upper gastrointestinal bleeding. Int J Qual Health Care. 2005;17:249–54.

38. Semel ME, Resch S, Haynes AB, Funk LM, Bader A, Berry WR, et al. Adopting a surgical safety checklist could save money and improve the quality of care in U.S. hospitals. Health Aff (Millwood). 2010;29:1593–9.

39. Soyer HP, Argenziano G, Zalaudek I, Corona R, Sera F, Talamini R, et al. Three-point checklist of dermoscopy. A new screening method for early detection of melanoma. Dermatology. 2004;208:27–31.

40. Taussky P, Lanzino G, Cloft H, Kallmes D. A checklist in the event of aneurysm perforation during coiling. AJNR Am J Neuroradiol. 2010;31:E59.

41. Verdaasdonk EG, Stassen LP, Hoffmann WF, van der Elst M, Dankelman J. Can a structured checklist prevent problems with laparoscopic equipment? Surg Endosc. 2008;22:2238–43.

第71章　患者手术体位与相关并发症

Florian Ringel，Jens Conrad

71.1　引言

脊柱外科手术时，患者体位的合适摆放有利于获得理想的手术状态和手术区域的暴露。手术中，患者在麻醉状态下处于非生理状态的体位中，机体丧失了对不当体位造成的组织损伤的正常反应。手术时间、机械压力和固定制动这些因素增加了体位相关并发症的发生风险，包括一些少见并发症，如术后视力丧失或围手术期周围神经损伤，导致患者严重残疾和功能障碍[8,16]。

为了获得足够的脊柱区域暴露，有多种术中体位可供选择：俯卧位（Wilson，Concorde），跪位，膝胸位，侧卧位，仰卧位（French，Da Vinci，颈椎需倾斜位），侧坐位。每种体位都有其特定的体位相关并发症风险。虽然一些并发症是一过性的，但是有些则会造成永久性损害。因此，手术团队，包括手术医师、麻醉医师和护士，必须注意患者术中体位，减轻易损部位的受压力[14]。

71.2　病例描述

一名46岁男性患者，严重下腰痛病史数年，保守治疗无效。腰椎 MRI 提示 L_4/L_5 椎间盘"黑间盘"样退变，Pfirrmann 等级3级，伴 L_4 和 L_5 椎体终板 I 型 Modic 改变。L_4/L_5 关节突关节腔注射试验阴性。

L_4/L_5 人工椎间盘置换手术指征明确。手术时，患者取 French 或 Da Vinci 仰卧位（图71.1），双膝关节、双髋关节轻度屈曲，以减轻髂腰肌张力。特别注意双膝的无压力摆放。患者 L_4/L_5 人工椎间盘置换手术顺利（图71.2）。患者在术后麻醉清醒后，发现左足背伸无力，无疼痛，腓总神经支配区感觉缺失。患者即刻进行了腓总神经神经电生理检查，明确了腓骨小头位置出现神经传导阻滞。考虑由于腓骨小头位置受压或腓总神经牵拉引起的腓总神经麻痹。在随后的几天中，患者运动和感觉缺失症状迅速恢复。6天后出院时，患者只有在患肢站立足背伸时才有无力感。随后的随访中，患者症状完全恢复。

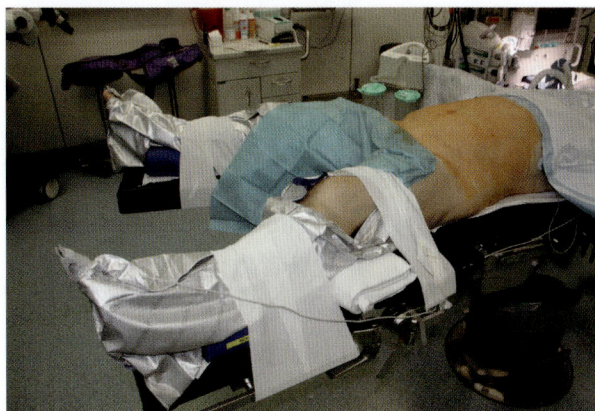

图71.1　患者术中体位。该图显示了膝盖的无压力体位，尤其是在腓骨头处

461

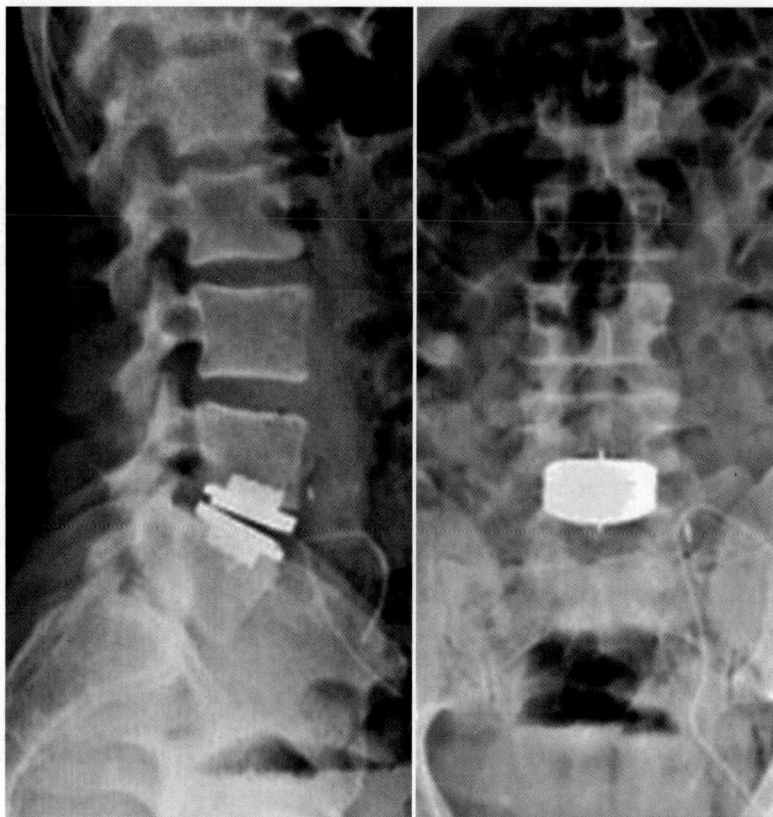

图 71.2　术后腰椎侧位及正位 X 线。L_4/L_5 椎间盘假体的术后图像显示内置物的正确位置

71.3　讨论

71.3.1　病例讨论

该患者术中处于 Trendelenburg，French 或 DaVinci 式仰卧位，并对患者体位可能引起损伤的部位特别给予了保护。将双上肢放于搁手架上，与躯干成角不超过 90°，以避免臂丛神经牵拉伤；关注并保护了肘管内的尺神经；双下肢则特别注意了膝关节和腓骨小头处的腓总神经；同时对脚后跟进行了无压力放置。

尽管做了这些注意事项，腓骨小头处的腓总神经损伤还是发生了，但是具体原因仍然不清楚。

这个病例说明，术中患者体位的细致摆放有助于将患者的体位相关并发症降到最低，但是尽管做了所有努力，并发症的控制仍然不是 100% 的。

71.3.2　脊柱外科常用手术体位

仰卧位多用于脊柱前路手术，在颈椎前路手术中最为常见。相比较其他手术体位，仰卧位允许患者在清醒状态下移动到手术床上，患者可自我感觉，

并找到舒适的体位。在麻醉诱导前，患者体位摆放就可以完成。

头颈的摆放需要非常小心，确保头颈位置在生理直线上。头部应平直，以防止臂丛神经和颈部血管损伤。在一些颈椎前路手术病例中，应选择颈椎的生理位置，即颈椎过伸位。

在仰卧体位中，患者双上肢要么放置于搁手架上，要么用上肢保护器固定于患者两侧。在一些病例中，上肢需要外展成角，需要注意角度应小于90°，以避免臂丛神经尺神经部分的牵拉伤，或腋动脉和锁骨下动脉的挤压或闭塞性损伤。肘管部位应避免有任何压力；上肢旋前和伸展位应避免，这个体位容易将肘管内尺神经压迫于手术床上。

膝关节过度伸展时，为了保护腓总神经和胫神经，避免牵拉伤，应将枕头放置在患者膝关节的下方，保持膝关节轻度屈曲位。患者的脚后跟略微抬高，或者在脚后跟下放置一块凝胶垫，以避免压力性损伤。

Trendelenburg（French，DaVinci）体位是仰卧位的一种变化形式，患者的双腿可以展开并且可以抬高，适用于腰椎前路手术，特别是腰骶部脊柱。长

时间维持 Trendelenburg 体位与上肢静脉淤积相关，有报道描述了该体位造成的头颈部水肿。因此，下肢应有限抬高，如果可能，应尽可能避免抬高。据报道，后部缺血性视神经病变是该体位的并发症，但其机制尚不清楚[12,23]。

俯卧位（患者俯卧位放置于 Wilson 支架上，或 Concorde 体位，即协和式飞机体位作为变换）是脊柱外科手术中最常见的体位，用于从枕颈交界处到骶骨的整个脊柱的后路手术[10]。需要特别注意头部的位置，以免对脸部施加压力，否则可能导致压疮和眼睛压力。通常将头部放置在垫子上，垫子上面部区域镂空。但是根据手术时间和患者的面部解剖结构，一些外科医师选择使用三点式头部固定架固定头部。头枕的使用避免了对眼睛的压迫，减少了围手术期视网膜中央动脉闭塞的风险。臂、肘和手应放置于生理序列上，并保持中立位。上臂位置应避免桡神经受到压迫[7]。最佳的手臂位置应在患者身体侧方内收放置。在手臂内收放置的手术中有必要把手臂放在手臂板上。外展应小于 90°，以避免臂丛神经牵拉伤。肘部弯曲，掌心向下。

对于后路颈椎入路，患者通常采用俯卧位，头部抬高，置于稍微倾斜的平面上。这样的体位可以减少上半身静脉的充盈，从而避免体位相关的静脉出血。

俯卧位的一个缺点是腹部受压，同时伴有硬膜外静脉回流减少。因此作为俯卧位的体位改良，使用 Wilson 支架进行俯卧位摆放常被使用。这种体位可以使腰椎去前凸，椎板间隙被打开，使得后方椎板间入路手术变得容易；同时使得腹部处于无压力位置，避免了硬膜外静脉压力的增加。但是 Wilson 支架无法进行前后位的透视，因此应在需要双平面成像的病例中避免使用。

膝胸位用于腰椎后路手术可作为使用 Wilson 支架俯卧位的一种替换，甚至比使用 Wilson 支架具有更少的腹部压迫，这是膝胸位的优点。但是，膝胸位无法进行腰椎去前凸，反而会导致腰椎前凸增加。对于这个体位，已经有眼部损伤和围手术期视网膜中央动脉阻塞的报道[16]。Shriver 等[14]分析了七项使用膝胸位的研究。急性肾功能衰竭、横纹肌溶解、气管插管不良事件以及四肢麻痹仅在使用膝胸位的研究中有报道。

侧卧位是前外侧胸椎或腰椎入路必需体位，而颈椎侧方入路则很少采用。在这种体位下，一个真空装置来稳定躯干是有帮助的。为了减轻对臂丛和腋窝的神经和血管的压力，应该在腋窝下放置一个圆形垫子。下方的手臂与躯干成 90° 角，上方的手臂通常会抬高，但仍应避免与躯干成角超过 90°。两腿之间需要放置一个垫子。该体位的关键结构是臂丛，尺神经，耳神经和腓总神经。

半坐位提供了进入颈椎后方的通道，改善了大脑静脉引流，但由于其潜在的严重并发症，如静脉空气栓塞、血流动力学不稳定和压迫性周围神经病变等，仍存在争议。

71.3.3　体位相关并发症

围手术期周围神经损伤（perioperative peripheral nerve injury，PPNI）是一种罕见但重要的体位相关并发症。据报道发病率在 0.03%～0.1% 之间[2,24]。周围神经直接损伤可能是导致 PPNI 的原因之一，但神经纤维缺血伴局灶性脱髓鞘是其主要和关键的机制之一[9,17,20,22]。周围神经的牵拉是 PPNI 的另一种机制，在神经牵拉超过其静息长度的 5%～15% 时发生[11,18,19]。腰椎手术中，患者在俯卧位、膝肘位和侧卧位都有报道与体位相关的周围神经损伤。

导致腓总神经损伤的原因，常是在 Trendelenburg 体位中用压力带来进行下肢的约束。牵拉和外在压力都是可能的机制，特别是长时间的手术（>6h）。体位固定装置不应固定在膝关节或踝关节水平。大约一半的腓总神经损伤患者会在 1 年内恢复正常，另一半可能需要行矫正手术和/或石膏固定治疗[20,22]。最常见的 PPNI（占所有神经病变的 28%）是尺神经病变，在所有接受手术治疗的患者中发生率为 0.5%[21]。尺神经病变是仰卧位最常发生的体位相关神经病变[1,4]。围手术期尺神经损伤可出现迟发性，多在术后 2～7 天出现[8]。从外部压迫肘管中的尺神经与神经损伤的发生有关。在肘管这个部位，尺神经很表浅，通常不受软组织的保护。肘部的过度弯曲（>90°）会收紧弓形韧带并缩小肘管。手臂旋后位放置，用软垫保护，可减少外在压力造成损伤的风险。与其他神经损伤相比，尺神经损伤的预后较差，通常需要尺神经减压或移位手术。第二常见的 PPNI 是臂丛神经损伤（占所有神经病变的 20%），据报道发生率为 0.02%[6]。体位相关臂丛损伤的主要机制是牵拉和压迫伤。牵拉伤通常是由于肩关节外展超过 90°，手臂外旋和肩后移位引起的。在仰卧位时，头部的后仰和侧屈可以使对侧的臂丛受到牵拉。体位性臂丛神经损伤表现为典型的无痛性运动功能障碍，常累及臂丛上中干，而下干很少受到影响。在俯卧位时，体位摆放要仔细，以避免臂丛损伤。术中肩部过度外展（＞90°）可损伤臂丛，因此，将手臂放在患者的两侧可以防止这些伤害。侧卧位时，合理应用腋窝垫，可避免对下方的支撑臂和腋神经的压迫。正中神经病变很少发生，占 PPNI 的 4%，牵拉是其主要机制。将未加保护垫的手臂，旋前位吊离手术台时会压迫正中神经。桡神经损伤（PPNI 的 3%）主要是在肱骨桡神经沟的直接压迫引起的，尤其是当手臂后部被刚性结构推动时。桡神经损伤通常在几个月后恢复，恢复快慢取决于损伤神经的长度。有研究报道 PLIF 术后，在髂前上棘水平股外侧皮神经发生神经病变[5]。

孤立的腋神经损伤是罕见的，但在俯卧位中已有报道。

总的来说，术中与体位相关的神经损伤很少见，但仍会继续发生。为了避免围手术期神经损伤，外科医师必须保持高度的注意力，以避免神经过度牵拉和术中外周神经关键部位附近的压力，尤其是消瘦患者。神经损伤要及时发现和诊断。

围手术期视力丧失（perioperative visual loss，POVL）脊柱手术后 POVL 的发生率为 0.002 8%～0.2%[3,13]。POVL 可导致双侧或单侧视力丧失。危险因素包括手术时间长、俯卧位、后路腰椎融合和脊柱侧凸矫正。脊柱手术中 POVL 最常见的病因是缺血性视神经病变（ischemic optic neuropathy，ION）和视网膜中央动脉（central retinal artery，CRA）闭塞[8]。脊柱外科医师应注意 POVL，并应对俯卧位患者进行安全的围手术期护理。在全身麻醉下，俯卧位会增加眼内压（intraocular pressure，IOP）。在血细胞比容降低和平均动脉压降低的情况下，眼内压可能成为前视神经灌注的关键因素。

在俯卧位中，与头部朝下的位置相比，头部中立的患者的球结膜水肿（结膜肿胀）发生率较低，此外，手术时间延长和体液正平衡与术后球结膜水肿的发生率增加相关[14]。

咬伤、口咽肿胀和巨舌症是体位相关的潜在损伤。头部的中立位置和咬合阻滞剂可减少术中舌头移位和肿胀的风险，并减少咬合伤害。Sinha 等报道了一例俯卧位颈椎手术后口咽肿胀和巨舌症的病例[15]。避免这些并发症的方法是使用气管通气，咬合阻滞，头部不向胸部过度屈曲以及在处于危险体位的手术中每小时检查一次舌头、头部和颈部的肿胀情况。

血栓栓塞并发症是另一个问题。术中体位对深静脉血栓形成和肺栓塞的发生率起着至关重要的作用，

文献报道，脊柱手术后的发生率在 0.3%～12%。

71.4　结论与精华

体位相关的并发症比较少见，可以通过小心的体位摆放来预防。但是，即使对患者的体位摆放进行了所有的细节关注，体位相关的并发症也不能完全避免，还是有极低的发生率。

临床注意事项
避免
- 压迫浅表神经所在的部位
- 在肢体非生理体位下过度牵拉周围神经

（胡志军 译　范顺武 审）

资深专家点评

该章节对脊柱外科手术中体位相关并发症进行了详细阐述，对我们脊柱外科医师关注围手术期体位相关并发症起了很好的警示作用，也提醒我们对患者的治疗不能只注重手术而"一叶障目"，应真正以"患者为中心"，对患者有应整体管理意识、团队管理意识，以避免一些不必要并发症的发生。文章描述的常见体位相关并发症包括周围神经损伤和视力丧失，主要发生机制为局部受压和牵拉伤，归根结底都与术中不当体位有关。因此，脊柱外科医师不但应了解这些可能的体位相关并发症，而且在术中体位摆放时应特别注意这些常见并发症相关的体位问题。当然，作者也强调，即使我们对患者术中体位非常关注，小心摆放，仍无法完全避免体位相关并发症的发生；因此术后及早发现、诊断，并进行早期干预处理就显得十分紧要。

（浙江大学医学院附属邵逸夫医院　范顺武）

参考文献

1. Akhavan A, Gainsburg DM, Stock JA. Complications associated with patient positioning in urologic surgery. Urology. 2010;76:1309–16.
2. Cassoria L, Lee JW. Patient positioning in anesthesia (2009). In: Miller RD, editor. Miller's anesthesia. 7th ed. Philadelphia: Elsevier; 2009. p. 1151–70.
3. Chang SH, Miller NR. The incidence of vision loss due to perioperative ischemic optic neuropathy associated with spinesurgery: the Johns Hopkins

Hospital Experience. Spine (Phila Pa 1976). 2005;30(11):1299–302.

4. Cheney FW, Domino KB, Caplan RA, Posner KL. Nerve injury associated with anesthesia: a closed claims analysis. Anesthesiology. 1999;90(4): 1062–9.

5. Cho KT, Lee HJ. Prone position-related meralgia paresthetica after lumbar spinal surgery: a case report and review of the literature. J Korean Neurosurg Soc. 2008;44:392–5.

6. Cooper DE, Jenkins RS, Bready L, Rockwood CA. The prevention of injuries of the brachial plexus secondary to malposition of the patient during surgery. Clin Orhop Relat Res. 1988;228:33–41.

7. Heizenroth PA. Positioning the patient for surgery. In: Rothrock JC, editor. Alexander's care of the patient in surgery. 13th ed. St Louis: Mosby; 2007. p. 130–57.

8. Kamel I, Barnette R. Positioning patients for spine surgery: avoiding uncommon position-related complications. World J Orthop. 2014;5(4):425–43.

9. Myers RR, Yamamoto T, Yaksh TL, Powell HC. The role of focal nerve ischemia and Wallerian degeneration in peripheral nerve injury producing hyperesthesia. Anesthesiology. 1993;78:308–16.

10. O'Connell P. Positioning impact on the surgical patient. Nurs Clin North Am. 2006;41(3):173–92.

11. Ogata K, Naito M. Blood flow of peripheral nerve effects of dissection, stretching and compression. J Hand Surg Br. 1986;11:10–4.

12. Phong SV, Koh LK. Anaesthesia for robotic-assisted radical prostatectomy: considerations for laparoscopy in the Trendelenburg position. Anaesth Intensive Care. 2007;35:281–5.

13. Shen Y, Drum M, Roth S. The prevalence of perioperative visual loss in the United States: a 10-year study from 1996 to 2005 of spinal, orthopedic, cardiac, and general surgery. Anesth Analg. 2009;109(5): 1534–45.

14. Shriver MF, Zeer V, Alentado VJ, Mroz TE, Benzel EC, Steinmetz MP. Lumbar spine surgery positioning complications: a systematic review. Neurosurg Focus. 2015;39(4):E16.

15. Sinha A, Agarwal A, Gaur A, Pandey CK. Oropharyngeal swelling and macroglossia after cervical spine surgery in the prone position. J Neurosurg Anesthesiol. 2001;13(3):237–9.

16. St-Arnaud D, Paquin MJ. Safe positioning for neurosurgical patients. AORN J. 2008;87(6):1156–68; quiz 1169–1172.

17. Sunderland S. The intraneural topography of the radial, median and ulnar nerves. Brain. 1945;68:243–99.

18. Tanoue M, Yamaga M, Ide J, Takagi K. Acute stretching of peripheral nerves inhibits retrograde axonal transport. J Hand Surg Br. 1996;21:358–63.

19. Wall EJ, Massie JB, Kwan MK, Rydevik BL, Myers RR, Garfin SR. Experimental stretch neuropathy. Changes in nerve conduction unter tension. J Bone Joint Surg Br. 1992;74:126–9.

20. Warner MA, Martin JT, Schroeder DR, Offord KP, Chute CG. Lower-extremity motor neuropathy associated with surgery performed on patients in a lithotomy position. Anesthesiology. 1994a;81: 6–12.

21. Warner MA, Warner DO, Matsumoto JY, Harper CM, Schroeder DR, Maxson PM. Ulnar neuropathy in surgical patients. Anesthesiology. 1999;90:54–9.

22. Warner MA, Warner ME, Martin JT. Ulnar neuropathy. Incidence, outcome, and risk factors in sedated or anesthetized patients. Anesthesiology. 1994b;81:1332–40.

23. Weber ED, Colyer MH, Lesser RL, Subramanian PS. Posterior ischemic optic neuropathy after minimally invasive prostatectomy. J Neuroophthalmol. 2007;27(4):285–7.

24. Welch MB, Brummett CM, Welch TD, Tremper KK, Shanks AM, Guglani P, Mashour GA. Perioperative peripheral nerve injuries: a retrospective study of 380,680 cases during a 10-year period at a single institution. Anesthesiology. 2009;111:490–7.

第72章　椎板切除术后脊柱后凸畸形

Hanno S. Meyer

72.1　引言

因椎管内肿瘤、脊柱退行性疾病或脊柱创伤等疾病行椎板切除术，继发性脊柱畸形作为一种常见的并发症，时有发生。椎板切除术后继发脊柱后凸畸形是其中最常见的类型。

椎板切除术后继发后凸畸形最重要的危险因素是病患年龄小和椎板切除术的部位。众所周知，儿童、青少年和年轻人群椎板切除术继发脊柱后凸畸形的风险特别高[1]。这是因为脊柱的生长发育还在进行中。椎板切除术后继发后凸畸形最常见于颈椎，几乎所有的儿童和年轻人群术后均会出现。与此同时，同年龄组胸椎（36%）和胸腰椎/腰椎（0%～28%）术后继发后凸畸形的风险较低[2,3]。即使是成年人，行单纯颈椎椎板切除术术后也存在发生颈椎后凸的风险。对于脊髓型颈椎病（cervical spondylotic myelopathy, CSM）而言，大约20%的患者术后可能会出现颈椎后凸[5]，后纵韧带骨化（ossification of the posterior longitudinal ligament, OPLL）患者的术后颈椎后凸发病率更高[7]。

椎板切除术后颈椎后凸畸形可能会随着时间的推移而进展，并可能伴随严重的疼痛甚至神经功能恶化，常需要通过前路、后路或联合入路进行手术矫正[6]。

下面的病例将说明，如果未考虑椎板切除术可能出现的术后畸形，将会给患者带来严重的不良后果，以及到底该如何通过手术治疗来处理此类病例。

72.2　病例描述

一名21岁的男性在俄罗斯发生车祸，被送至医院。患者双侧上肢无力，诊断为第四颈椎骨折。患者接受了C_4椎板切除的后路减压术，并佩戴颈围领。

术后两周，患者病情出现恶化。患者诉在术后神经功能部分改善后，上肢无力程度逐渐加重（右上肢：1～2/5近端，3～4/5远端；左上肢：2～3/5近端，4+/5远端），步态共济失调严重，双侧足底感觉减退。

CT检查显示C_3/C_4和C_4/C_5均有脱位，双侧小关节脱位，同时合并C_4爆裂性骨折并矢状劈裂[AO分型：C_3-C_4-C_5：C（C_4：A4, F4, N3, M2）]。与椎板切除术后首次CT复查相比较，脊柱后凸明显进展（图72.1和图72.2）。

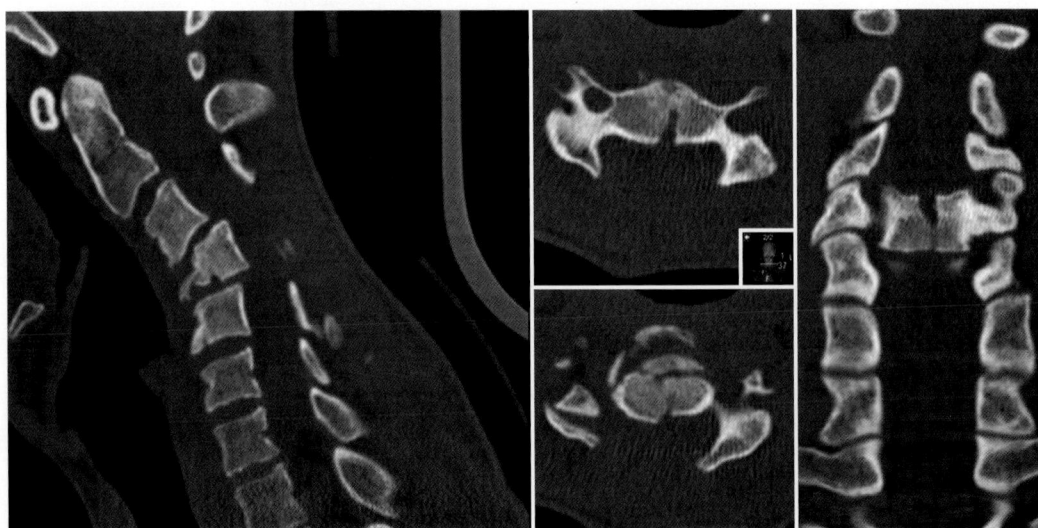

图72.1　CT。矢状位（左面）、轴位（中面）和冠状位（右面）CT断层切面。C_3/C_4和C_4/C_5存有脱位，导致颈椎后凸畸形（左）。C_4椎体矢状劈裂（中上和右）和爆裂性骨折（中下）。C_4椎板已切除

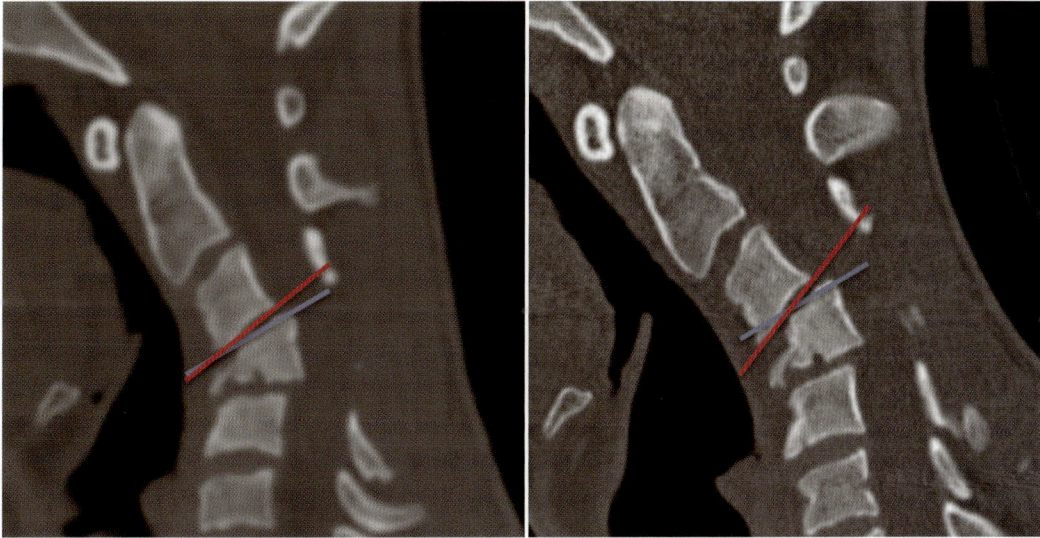

图 72.2　CT。C₄ 椎板切除术后即刻（左）和术后 2 周（右）CT 扫描结果的比较。后凸畸形有进展（左图，右图中蓝线与红线的夹角）

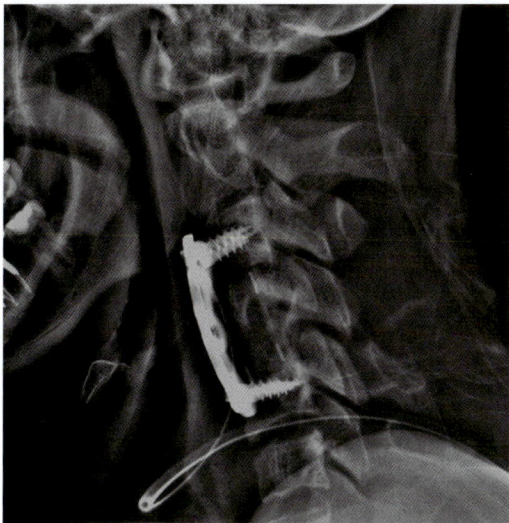

图 72.3　X 线。经复位、用 PEEK 融合器植骨后的侧位 X 线图像。可见后凸畸形得到矫正（参见图 72.3 和图 72.4）

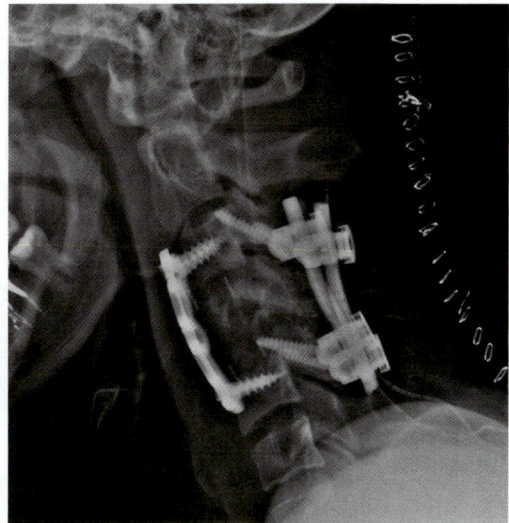

图 72.4　X 线。C₃，C₅ 后方使用钉棒系统固定后的侧位 X 线图像

即刻为患者实施了二期前后路手术。首先在颈垫固定承托和 Caspar 撑开器联合作用下进行前路切开复位。切除部分 C₄ 椎体，植入 PEEK 融合器进行植骨融合。从 C₃ 到 C₅ 放置钛合金钉板。术后 X 线如图 72.3 所示。

次日，行后方入路内固定术。使用侧块螺钉进行固定。术后 X 线如图 72.4 所示。

手术后，患者病情迅速好转。出院时步态共济失调明显改善（右上肢：近侧 3～4/5，远侧 4+/5；左上肢：近侧 3～4/5，远侧 4+/5）。

72.3　病例讨论

我们展示了一例特殊的椎板切除术后继发颈椎后凸的病例。患者系高度不稳定的颈椎骨折伴脱位，并由于脊髓受压导致原发性脊髓损伤。原则上，以脊髓减压为目标是正确的。然而，本例中初次手术只进行了椎板切除术，未进行早期固定加以稳定，使不稳定骨折更容易发生脱位，导致了脊髓减压失败，增加了神经功能进一步恶化的风险。

对于其他有可能通过颈椎椎板切除术进行治疗

的疾病中，如多节段 CSM 或 OPLL，一期使用稳定固定，进而防止椎板切除术后继发后凸畸形的适应证还不太清楚。关于这一问题，尽管文献报道很多，但仍旧缺乏高质量的研究加以验证。椎板切除术最初被认为是多节段脊髓型颈椎病的金标准治疗方法。但基于多个回顾性研究，术者意识到这可能会导致椎板切除术后进行性（不稳定性）畸形 / 后凸和迟发性预后不良，由此引入了减压合并融合的新手术方式。一系列回顾性研究表明该方式并发症发生率低、临床效果好和迟发性损害少，这促使术者放弃了单独椎板切除术，转而采用内固定支持下的脊柱融合术[4-7]。关于这两种术式直接比较的研究很少。当然内固定也有许多缺点，例如增加手术时间和并发症发生率，以及限制脊柱的活动度，这推动了椎板成形术的发展[6]。然而脊髓型颈椎病椎板成形术和椎板切除术在颈椎后凸畸形发生方面的长期随访结果，似乎没有显著差异[7]。有两项 meta 分析涵盖了大多数临床观察研究和一项随机对照试验，结果显示椎板成形术与椎板切除融合术比较，也没有证据支持孰更优[8,9]。此外颈椎前路手术，如颈椎前路椎间盘切除 / 椎体次全切除融合术，也被应用于 CSM 和 OPLL 的治疗。其与后路椎板成形术的比较，同样也没有明确的证据表明其中一种优于另一种。综上所述，虽然后方入路的并发症可能较少，

但前路手术的术后畸形可能较少[10,11]。

有关颈段硬膜下肿瘤切除术后继发颈椎后凸的研究更少。这些患者平均年龄比 CSM 或 OPLL 的患者要小，年龄小是椎板切除术后畸形的重要危险因素，特别是在脊柱仍在发育中的儿童和青少年[1,2,6]。此类患者即使在胸腰椎部位也容易发生椎板切除术继发后凸畸形[3]。然而，儿童一般应避免应用过多的内固定，以避免继发的矢状位畸形和相邻节段退变。内固定应该主要用于涉及广泛的骨质切除或有其他不稳定危险因素存在的情况。

总而言之，制定手术策略时，考虑是否使用内固定应个体化，充分考虑椎板切除术术后畸形进展的所有危险因素。除了患者年龄和椎板切除的部位，还应考虑到椎板切除的范围和程度，关节囊是否破坏，肿瘤、术后放疗和术前畸形 / 前凸[6,7]。

本病例表现为椎板切除术后继发急性局限性后凸畸形。然而，不管是局限性后凸或者是更复杂的畸形，如鹅颈畸形（异常后凸和过度前凸同步发展），都会随着时间的推移而进展（图 72.5）。

一旦椎板切除术后继发颈椎后凸，可以有若干种治疗方法可供选择。当疼痛是唯一的临床问题时，保守治疗可能就足够了。对于畸形进展、顽固性疼痛、功能丧失甚至神经功能障碍的患者，必须要考虑手术治疗。治疗策略取决于个体的病情。就

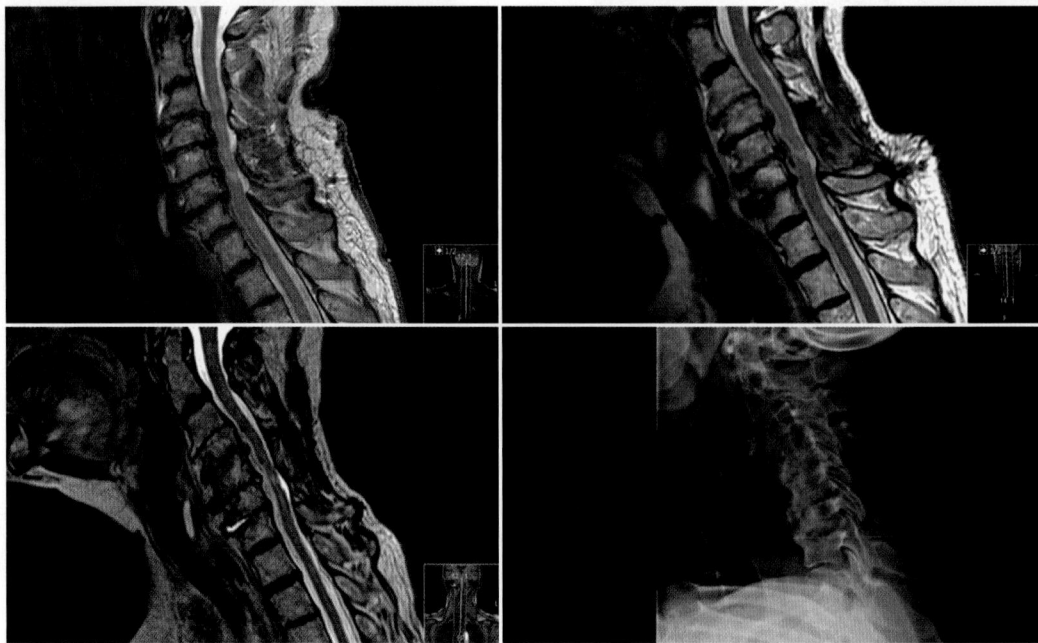

图 72.5　颈椎椎板切除术后鹅颈畸形。以上颈椎图像显示了一名 80 岁女性鹅颈畸形的进展。患者患有脊髓型颈椎病（左上角：初始矢状位 MRI）。她接受了 C₅ 和 C₆ 椎板切除术。之后，患者诉颈部疼痛加剧，并感觉到颈椎不稳。影像学显示，在 20 个月的病程发展中，她既出现了后凸畸形，又出现了代偿性的颈椎前凸序列不良（右上：矢状 MRI，术后 6 个月；左下：矢状 MRI，术后 17 个月；右下：侧位 X 线，术后 20 个月）

像在本病例中的处理,应尽可能通过椎间盘切除和椎间盘间隙牵张等前路复位方式恢复颈椎前凸。当必须进行多节段手术或椎体切除才能获得足够的复位程度,或者当脊柱稳定性较差时(如本病例),后路内固定常常是必要的,侧块螺钉固定强度通常是足够的。后路 Smith-Peterson 截骨术可以获得一定程度的额外矫正空间。经椎弓根截骨能够提供更大程度的后凸矫正。当然随之而来的并发症也多,因此应仅限于前路不可行的病例[6]。

有时,畸形矫正是不必要的。对于 80 岁的鹅颈畸形患者,矫形目的只是为了防止畸形的进展,仅行后路稳定固定可能就足够了。部分病例可考虑使用比侧块螺钉更稳定的椎弓根螺钉。

72.4　结论与精华

脊柱后凸畸形可能继发于各种脊柱病变的减压手术。椎板切除术后继发颈椎后凸是最常见的形式。它可以是局限性的,也可以是复杂性的(鹅颈畸形,或合并后凸和脊柱侧凸)。儿童、青少年和年轻人尤其危险。在进行脊柱减压手术时,必须考虑风险因素,如患者年龄、椎板切除术的部位和程度、术前存在的畸形以及预期术后稳定性。特别是在脊柱创伤时,可能首先需要进行稳定手术,在需要广泛的骨质切除或术前前凸丧失的情况下也是如此。应对患者进行随访,及时发现迟发性的畸形,并通过二期稳定手术预防可能发生的神经损害。产生临床症状的颈椎椎板切除术继发后凸畸形可以通过手术进行治疗,主要是通过前路或前后联合入路。目前尚缺乏的预防和治疗椎板切除术继发脊柱后凸畸形的高级别临床证据。

临床注意事项

– 脊柱后凸畸形可能继发于各种脊柱病变的减压手术

– 颈椎椎板切除术后继发的后凸畸形是最常见的

– 危险因素包括低龄、减压部位在颈椎、椎板切除的范围和程度、肿瘤、术前畸形和术后放疗

– 对于任何脊柱减压手术,都必须考虑到术后脊柱畸形的个体风险

– 对存在风险因素的患者,需要进行早期固定稳定

– 有症状的椎板切除术术后颈椎后凸可以采用手术治疗

（王亮　译　张忠民　审）

资深专家点评

本病例系颈椎骨折脱位合并颈脊髓损伤的典型病例。术前已存在颈椎后凸,为解决颈脊髓压迫而行后路减压手术从原则上来讲是可行的。但由于对颈椎稳定性的术前评估不足,而选择了单纯后路椎板切除减压,未进行有效地稳定性重建,造成了颈椎后凸畸形加重,出现进一步的神经功能损害,进行了二期的前后路的联合手术,重建脊柱的稳定性的同时纠正了术前已经存在的颈椎后凸畸形。本病例充分说明对于脊柱稳定性重建的必要性,在制定手术策略时,是需要慎重考虑的因素。对于类似脊柱创伤病例的处理,采用充分减压联合内固定,已经是共识性建议。而对于脊柱椎板切除减压术后继发的后凸畸形的风险因素,诸如患者年龄,椎板切除部位和范围,术前已存在后凸畸形等也需要纳入考量,对手术决策具有重要的意义,尽可能降低继发后凸畸形的发生率。对于已经发生的后凸畸形,如持续进展,可造成严重的神经功能损害或明显的外观畸形,顽固性颈痛等,往往存在手术干预的必要。手术方案的制定同样具有挑战性。手术入路和截骨方式的选择,术前牵引与否,融合固定节段的范围等诸多问题都尚存在争议。治疗决策仍应紧紧围绕患者主诉症状展开,在手术获益和手术风险之间进行合理的取舍,制定个体化的治疗方案。

（南方医科大学南方医院　张忠民）

参考文献

1. Haft H, Ransohoff J, Carter S. Spinal cord tumors in children. Pediatrics. 1959;23:1152–9.

2. Yasuoka S, Peterson HA, MacCarty CS. Incidence of spinal column deformity after multilevel laminectomy in children and adults. J Neurosurg. 1982;57:441–5.

3. Papagelopoulos PJ, Peterson HA, Ebersold MJ, Emmanuel PR, Choudhury SN, Quast LM. Spinal column deformity and instability after lumbar or thoracolumbar laminectomy for intraspinal tumors in children and young adults. Spine (Phila Pa 1976). 1997;22:442–51.

4. Kumar VG, Rea GL, Mervis LJ, McGregor JM. Cervical spondylotic myelopathy: functional and radiographic long-term outcome after laminectomy and posterior fusion. Neurosurgery. 1999;44:771–7; discussion 777–8.

5. Kaptain GJ, Simmons NE, Replogle RE, Pobereskin L. Incidence and outcome of kyphotic deformity following laminectomy for cervical spondylotic

myelopathy. J Neurosurg. 2000;93:199–204.

6. Deutsch H, Haid RW, Rodts GE, Mummaneni PV. Postlaminectomy cervical deformity. Neurosurg Focus. 2003;15:E5.

7. Cho WS, Chung CK, Jahng TA, Kim HJ. Postlaminectomy kyphosis in patients with cervical ossification of the posterior longitudinal ligament: does it cause neurological deterioration? J Korean Neurosurg Soc. 2008;43:259–64.

8. Lee CH, Lee J, Kang JD, Hyun SJ, Kim KJ, Jahng TA, Kim HJ. Laminoplasty versus laminectomy and fusion for multilevel cervical myelopathy: a meta-analysis of clinical and radiological outcomes. J Neurosurg Spine. 2015;22:589–95.

9. Liu FY, Yang SD, Huo LS, Wang T, Yang DL, Ding WY. Laminoplasty versus laminectomy and fusion for multilevel cervical compressive myelopathy: a meta-analysis. Medicine (Baltimore). 2016;95:e3588.

10. Xu L, Sun H, Li Z, Liu X, Xu G. Anterior cervical discectomy and fusion versus posterior laminoplasty for multilevel cervical myelopathy: a meta-analysis. Int J Surg. 2017;48:247–53.

11. Qin R, Chen X, Zhou P, Li M, Hao J, Zhang F. Anterior cervical corpectomy and fusion versus posterior laminoplasty for the treatment of oppressive myelopathy owing to cervical ossification of posterior longitudinal ligament: a meta-analysis. Eur Spine J. 2018;27:1375–87.

第73章 腰椎手术失败综合征：瘢痕之谜

Sebastian Ille, Sandro M. Krieg, Bernhard Meyer

73.1 引言

腰椎手术失败综合征（failed back surgery syndrome, FBSS）是腰椎间盘突出症手术导致的所有后遗症的概括，涵盖范围广泛，可由多种原因导致，产生多种临床症状，包括术后腰背部轴性疼痛及持续的神经根性病理症状。一项大规模的研究表明，在所有导致FBSS的原因中，隐匿性狭窄占58%，椎管狭窄占7%～14%，椎间盘突出复发占12%～16%，蛛网膜炎症占6%～16%，硬膜外瘢痕占6%～8%[1]。而最后一项是存在质疑的，这在下文将进行具体阐述。多数患者的疼痛是在压力下出现的，并且症状与术前不同。FBSS有多种治疗方法，包括手术治疗和保守治疗，但只有针对不同的病情选择适合的治疗方式，才能取得满意的效果。因此，对FBSS做出正确的诊断和合理的治疗（特别是手术治疗）是一项复杂的工作。

本章将概述FBSS的各种症状、诊断的必要性、潜在病理机制以及相应的手术选择。本章将重点强调FBSS是一个概括性术语，并不是真正的综合征，在对患者做出正确的诊断后应放弃此诊断。此外，本章将揭示脊柱外科中的一个曲解，即术后瘢痕作为手术后疼痛不缓解或新发疼痛的原因，从而导致FBSS的理由是不太可能的，因为瘢痕本身不会增大尺寸，所以不会对硬膜囊或神经根造成任何压迫。

在本章结束时，读者应该熟悉FBSS的基本病理机制及相应的诊断，必要时还应掌握合理的治疗方式。此外，读者应意识到对于FBSS这一诊断的选择和使用应慎重。

73.2 病例介绍

一名36岁男性患者，2个月前于另一科室行L₄/L₅左侧突出椎间盘切除术，现就诊于我科。在术后的最初几天，他术前的左侧L₅神经根性疼痛症状得到了缓解。之后，该患者再次出现以腰部为主的疼痛，并且放射至左侧L₄和L₅神经根的皮肤支配区。治疗中心对患者解释术后疼痛是正常现象，并开处了止疼药。另一位私人诊所的医师将这种以腰背痛为主的疼痛解释为FBSS，并将患者转诊到康复诊所，以便让他接受多模式镇痛治疗。然而，我们科室对该患者病情提出了第三种意见。我们对患者再次进行了MRI扫描，显示在L₄/L₅手术节段的腰椎间盘突出复发并且椎间孔内也存在突出的椎间盘组织（图73.1）。除上述情况外，患者无其他神经功能障碍。

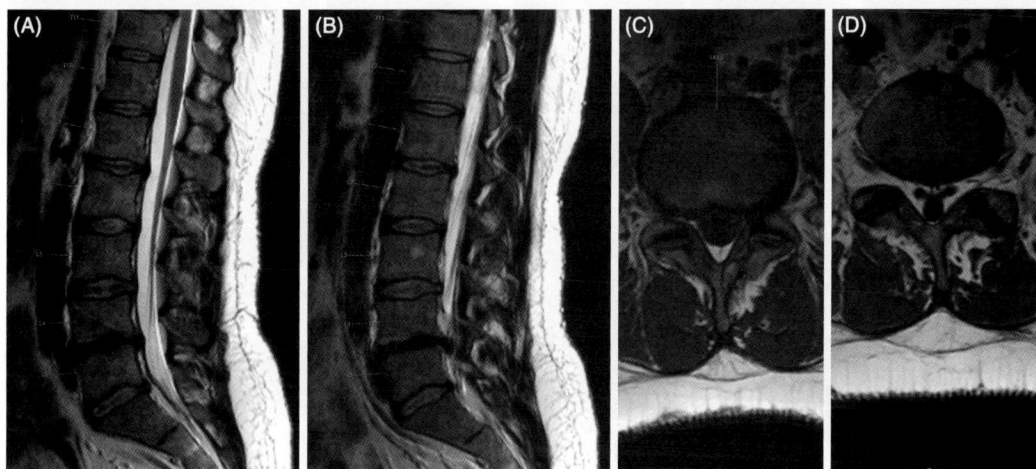

图73.1 L₄/L₅左侧突出间盘切除术后的MRI。首次就诊于我科门诊时的MRI扫描显示手术节段L₄/L₅椎间盘突出复发，以及椎间孔内的椎间盘突出（A-C）。L₅/S₁水平轴位切面（D）

此前，患者进行第一次手术时，椎间孔内的突出间盘被认为是无症状的。但由于患者的疼痛部分来源于 L_4 皮肤支配区，我们相继对左侧 L_4 和 L_5 脊神经根进行了诊断性神经根浸润阻滞。

患者 L_4 脊神经根浸润阻滞后疼痛完全缓解，而 L_5 神经根浸润阻滞后疼痛无缓解。根据神经根周围浸润阻滞和 MRI 扫描的结果，我们对 L_4/L_5 节段进行了再次手术，手术目的是椎板间扩大开窗、突出的间盘切除、L_4/L_5 左侧椎间孔切开并进行 L_4 神经根的彻底减压。手术时我们没有发现外侧入路的手术痕迹，这一术中视角证明了在第一次手术时椎间

孔处的突出间盘被认为是无症状的。再次手术后，患者症状缓解，无任何不适，术后 2 天出院。

术后 1.5 个月，患者再次就诊于我科门诊，表现为腰部疼痛伴活动受限和双侧腹股沟区疼痛。神经学检查显示轻度与疼痛相关的双侧屈髋肌瘫痪，无其他神经损害。炎症指标正常，切口愈合良好。患者还表现出双侧小关节的疼痛，因此我们对患者进行了诊断性小关节浸润阻滞。但由于诊断性小关节浸润阻滞未缓解疼痛，我们再次对患者进行了 MRI 扫描（图 73.2）。

由于新的 MRI 扫描结果不能排除感染的可

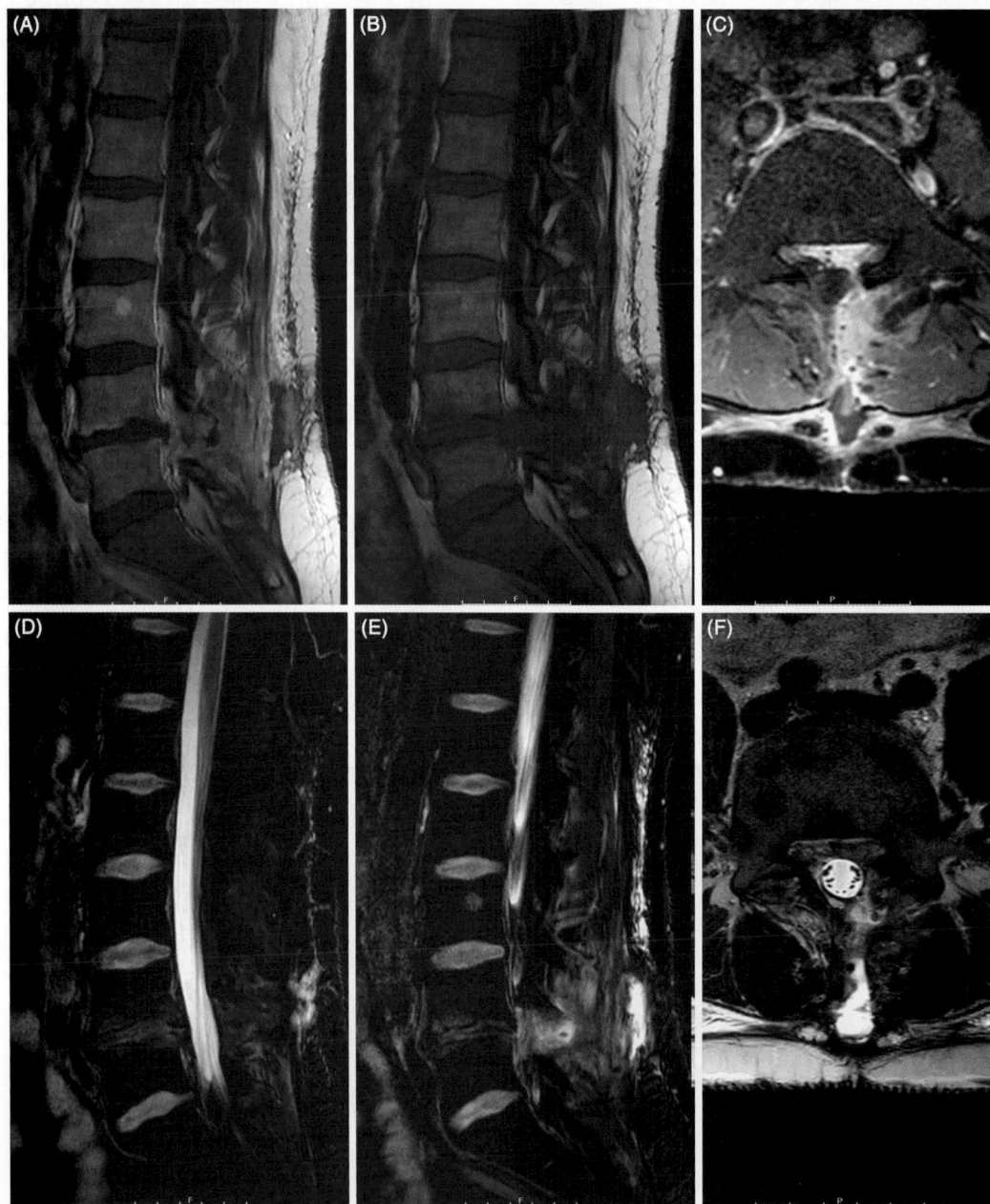

图 73.2　再次手术 1.5 个月后复查 MRI。再次手术后复查 MRI 显示 L_4/L_5 节段存在术后感染或早期椎间盘炎的可疑表现以及术后瘢痕组织。使用（A，C）和不使用（B）造影剂的 T_1 加权像。T_2 加权像（D-F）和 T_2 加权像 STIR（D，E）

能性,但患者仍然没有表现出炎症的迹象,所以我们对手术节段 L_4/L_5 进行了CT引导下的活检(图73.3)。此时,患者自诉口服止疼药可以缓解疼痛程度。

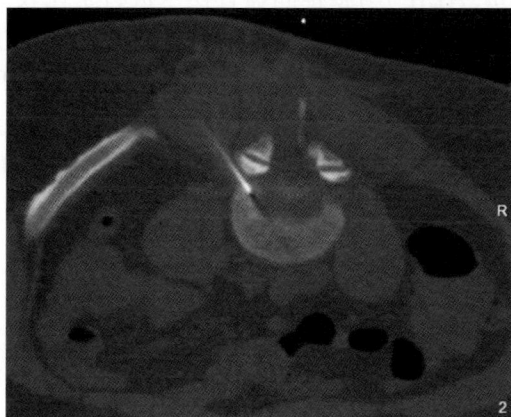

图73.3　CT引导下 L_4/L_5 椎间盘活检。扫描切面显示CT引导下对手术节段 L_4/L_5 进行活检

微生物学检验结果显示表皮葡萄球菌感染,结合这项检查、临床症状和MRI扫描结果,我们确定了对 L_4/L_5 节段进行二次翻修手术的手术指征,手术目的包括椎间盘切除、自体骨植骨和 L_4/L_5 节段的后路内固定(图73.4)。术中手术野未见明显感染征象,但术中微生物学涂片检查再次观察到表皮葡萄球菌,并且术中标本的组织病理学检查显示有炎症表现。

术后静脉注射抗生素2周后出院,无不适主诉。出院后继续口服抗生素治疗10周。

73.3　病例讨论

73.3.1　手术指征和临床诊断

我们选择这个案例是因为此病例涉及FBSS的两个可能的原因。一般情况下,FBSS的再手术指征应该是明确的,特别是对于这种单节段病变且伴有明确的相应临床症状的病例。在本病例中,第一次手术后的MRI扫描显示了椎间盘突出症的复发和在椎间孔内的突出间盘组织。此外,患者报告说在第一次手术后的最初几天取得了治疗效果。因此,他在主诉症状缓解后出现了新的症状;这使他进行了新的MRI检查。椎间盘突出复发或本来已经存在的被认为无症状的椎间孔内的椎间盘突出,可能是FBSS的最常见原因之一[2]。椎间盘突出症的复发,多是由于单纯切除突出的间盘组织而不进行髓核切除造成的。一项设计良好的随机试验表明,单纯切除突出的间盘组织而不切除髓核增加了椎间盘突出症的复发率,但同时也显著降低了术后轴性疼痛的发生率[3,4]。此外,单纯切除突出间盘组织后随访2年,Modic改变的发生率由47%降至14%。因此,在这种情况下,尤其是将FBSS视为并发症时,必须将这种手术方法和策略视为一种预防措施。另一方面,在确定首次手术指征时被误认为是无症状的椎间孔内的椎间盘突出的发生率固然较低,但是,必须要考虑到这是一个导致FBSS的可能原因,尤其是在术后出现持续的根性疼痛的病例中。术后MRI扫描还显示出了硬

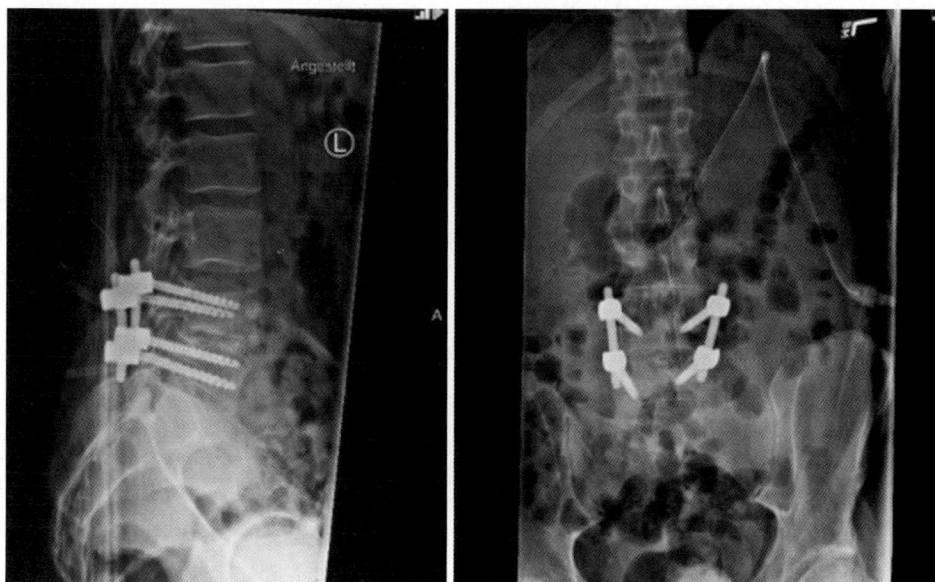

图73.4　术后X线。图为 L_4/L_5 后路内固定术后X线

膜外瘢痕组织，术中所见也证实了这一点。最近发表的一项研究发现，在诊断为FBSS的患者中，有12.3%的患者有硬膜外瘢痕的形成[2]。进一步的研究还通过粘连松解术来治疗硬膜外瘢痕，但结果存在争议[5,6]。根据作者的经验，并由上述病例证明，瘢痕组织不会对硬脊膜和神经结构造成压迫。人们必须摒弃瘢痕组织是导致FBSS的原因这一观念。虽然它出现在脊柱减压术后的MRI扫描中，但与所有放射学误解相反，瘢痕组织不会导致神经压迫。

同时，我们知道一个新的术后神经根性病变不会有相应的标准影像学表现[7]。在腰间盘突出症手术后出现持续性或新发疼痛的情况下，再次行MRI扫描只对这些患者中的小部分有意义。因此，在这种情况下，需要额外的诊断方法如使用局部麻醉剂进行神经根周围浸润阻滞甚至脊髓造影是有必要且有指征的。

当患者以下腰部疼痛伴活动受限和双侧腹股沟区疼痛为主诉第二次就诊于我科时，治疗决策的制定变得更加困难。由于患者的临床表现或实验室检查没有显示出炎症迹象，所以初步的诊断性小关节浸润阻滞是合理的。小关节和韧带的部分切除可能会导致手术节段内的不稳定，这可能导致在压力下出现假性神经根性疼痛、轴性疼痛等症状，甚至是椎间盘突出症再发[8]。术后小关节综合征可能是FBSS的另一个原因。一项设计良好的研究显示，在接受腰椎间盘突出切除术的患者中，8.4%的患者会出现小关节综合征这种并发症[9]。除了其他因素外，这项研究确定了椎间盘切除和高龄是小关节综合征的危险因素。腰椎小关节综合征的保守治疗有两种选择：关节内注射和脊神经背内侧支消融。然而，对患者进行的诊断性小关节浸润阻滞未见疗效，因此，患者再次进行了MRI检查。但是最新的MRI扫描结果并不能确定是否存在术后感染或早期椎间盘炎。由于这一困境，我们在CT引导下对手术节段L_4/L_5进行了活检。虽然患者的临床症状在口服止痛药后有所缓解，并且在实验室检查中没有显示炎症迹象，但是作为FBSS的原因，如果怀疑感染，必须排除它。

73.3.2　手术方法的选择

由于微生物学检验结果显示表皮葡萄球菌的生长，因此，再次手术和使用器械的指征是明确的。

对于患有骨软骨病和经影像学证实椎间盘退变但不伴有小关节退变的腰椎轴性疼痛的年轻患者，是腰椎间盘置换术的适应证。一项设计良好的研究将单纯前路腰椎椎间融合（anterior lumbar interbody fusion，ALIF）与腰椎间盘置换术进行了比较。在治疗效果上，ALIF和腰椎间盘置换术均取得了对于疼痛和生活质量的显著改善[10]。但是，这两种方法在5年后邻近节段的退变上有显著差异（ALIF：28.6%，腰椎间盘置换术：9.2%）[11]。不过对于骨质疏松症患者，病变节段应使用椎间融合器固定而不推荐腰椎间盘置换术。此外，尽管经常进行，但是通常不建议使用腰椎间盘置换术治疗FBSS，因为这没有解决FBSS的潜在问题。通常，当可以排除椎间盘突出症的复发或椎间孔内的椎间盘突出时，FBSS多是由于腰椎不稳导致的。因此，必须减少小关节的应力，这种效果需要通过对相应节段的固定即稳定手术，而不是通过关节成形术来获得的。

如果患者因为腰椎不稳导致FBSS，那么手术目的就是稳定后方结构，尤其是在椎间盘突出症复发的病例中。如果在切除椎管内突出间盘时，椎间孔内的突出间盘被认为是无症状的而后又成为导致FBSS的原因，那么也应该进行后方的固定手术。通常必须进行小关节的部分切除才能完成对神经根的减压，这可能导致手术水平的不稳定，此时进行后方固定也是必要的。对于继发于骨软骨病，腰椎不稳或椎间盘突出症复发导致的FBSS的手术治疗，可选用动态、半刚性和刚性固定器械[8]。

动态固定尤其适用于防止旋转性疼痛并减轻小关节的压力。而且通过轻微幅度的活动，减少了后方固定可能导致的并发症[12]。尽管我们还没有长期的比较研究结果，但前瞻性队列研究表明疼痛明显缓解，心理健康和活动能力也得到了改善[13]。术后两年，刚性固定和动态固定在邻近节段不稳和内固定失败等方面显示出相似的结果[14,15]。但是，动态固定最多只能应用于两个节段。

半刚性固定在钉棒系统和腹侧的椎间融合器之间相互分担了负荷（所谓的"负荷分配"），这被认为可以促进前路融合[16]。但是，先前的研究显示与刚性或动态固定相比，半刚性固定具有相似的结果[15,17]。

在排除了需要手术治疗的结构性原因后，植入脊髓刺激器（spinal cord stimulator, SCS）可以考虑作为治疗 FBSS 的最后一种手术选择。高质量的 meta 分析数据显示，植入 SCS 后腰痛和腿痛明显减轻[18,19]，此外，一项随机试验显示 SCS 效果优于止痛药。然而，这项试验也显示，在 32% 的患者中，至少有一种与器械相关的并发症，如电极移位、感染或切口问题，24% 的患者由于并发症不得不再次手术[20]。今天，关于在患有 FBSS 的患者中使用 SCS 的可靠的高质量数据已经存在[21]。然而，它在 FBSS 患者中的应用仍有争议[22,23]。因此，必须谨慎的确定这类患者使用 SCS 的指征。

73.3.3　文献指南

对于上文报告的病例，我们的治疗措施是根据当前的文献指南制定的[8]。然而，必须指出的是，除了 SCS 植入对 FBSS 患者疗效的研究外，还没有对于这类患者治疗的高质量数据。

证据级别：C

73.4　结论与精华

术后硬膜外瘢痕经常被认为是 FBSS 的原因。本章提出了相反的观点，明显的 FBSS 的原因可以在适当的诊断性检查后发现和治疗。根据经验，瘢痕组织不会对硬脊膜和神经结构造成压迫。人们必须摒弃瘢痕组织是导致 FBSS 的原因这一观念，这是个曲解。经过适当的诊断和相应的治疗，可以成功地治疗 FBSS。

临床注意事项

– 术后新发的特殊症状是复查 MRI 的指征
– 然而，对于已经进行手术的节段，MRI 扫描的价值是有限的。
– 二次手术的适应证必须慎重确定，合适的策略是必不可少的。
– 仔细排除椎间孔内的椎间盘突出；在可疑病例中，可使用局部麻醉剂对神经根进行周围浸润阻滞以确认受影响的神经根。
– SCS 只能应用于具有严格适应证的 FBSS 患者。
– 术后瘢痕组织是导致 FBSS 的原因这一观念是一种曲解

（周传利　译　吕飞舟　审）

资深专家点评

首先，需要明确的是 FBSS 不应该作为一个临床诊断，绝大多数所谓的 FBSS 都是医源性的，需要进一步复盘并且反思。对于本章节中所提供的病例，在第一次手术后短期内患者就出现了腰腿痛症状，除了考虑复发以外，感染的可能性也要考虑在内，然而文中并没有给出相应的线索；第二次手术，如果能排除感染的因素，我们会考虑选择进行腰椎的融合手术来进行彻底的神经减压，并且恢复椎间隙的高度和腰椎的生理曲度，尽量避免第三次手术给神经所带来的巨大风险；很不幸的是，该患者的确进行了第三次手术，低毒性的感染使得一期进行自体骨植骨＋内固定成为一种选择，但我们也许会首先选择进行制动＋敏感抗生素的治疗。此外，术后瘢痕组织不应该成为 FBSS 的借口，但是它的确给第二次，甚至第三次手术带来了极大的挑战！

（复旦大学附属华山医院　吕飞舟）

参考文献

1. Onesti ST. Failed back syndrome. Neurologist. 2004;10(5):259–64.
2. Bokov A, Isrelov A, Skorodumov A, Aleynik A, Simonov A, Mlyavykh S. An analysis of reasons for failed back surgery syndrome and partial results after different types of surgical lumbar nerve root decompression. Pain Physician. 2011;14(6):545–57.
3. Barth M, Diepers M, Weiss C, Thome C. Two-year outcome after lumbar microdiscectomy versus microscopic sequestrectomy: part 2: radiographic evaluation and correlation with clinical outcome. Spine (Phila Pa 1976). 2008a;33(3):273–9. https://doi.org/10.1097/BRS.0b013e31816201a6.
4. Barth M, Weiss C, Thome C. Two-year outcome after lumbar microdiscectomy versus microscopic sequestrectomy: part 1: evaluation of clinical outcome. Spine (Phila Pa 1976). 2008b;33(3):265–72. https://doi.org/10.1097/BRS.0b013e318162018c.
5. Hossieni B, Dadkhah P, Moradi S, Hashemi SM, Safdari F. The results of treating failed back surgery syndrome by adhesiolysis: comparing the one- and three-day protocols. Anesth Pain Med. 2017;7(5):e60271. https://doi.org/10.5812/aapm.60271.
6. Manchikanti L, Singh V, Cash KA, Pampati V, Datta S. A comparative effectiveness evaluation of percutaneous adhesiolysis and epidural steroid injections in managing lumbar post surgery syndrome: a randomized, equivalence controlled trial. Pain Physician. 2009;12(6):E355–68.
7. el Barzouhi A, Vleggeert-Lankamp CL, Lycklama a Nijeholt GJ, Van der Kallen BF, van den Hout WB, Jacobs WC, et al. Magnetic resonance imaging in follow-up assessment of sciatica. N Engl J Med.

2013;368(11):999–1007. https://doi.org/10.1056/NEJMoa1209250.

8. Wang JC, Dailey AT, Mummaneni PV, Ghogawala Z, Resnick DK, Watters WC 3rd, et al. Guideline update for the performance of fusion procedures for degenerative disease of the lumbar spine. Part 8: lumbar fusion for disc herniation and radiculopathy. J Neurosurg Spine. 2014;21(1):48–53. https://doi.org/10.3171/2014.4.SPINE14271.

9. Steib K, Proescholdt M, Brawanski A, Lange M, Schlaier J, Schebesch KM. Predictors of facet joint syndrome after lumbar disc surgery. J Clin Neurosci. 2012;19(3):418–22. https://doi.org/10.1016/j.jocn.2011.05.039.

10. Gornet MF, Burkus JK, Dryer RF, Peloza JH. Lumbar disc arthroplasty with Maverick disc versus stand-alone interbody fusion: a prospective, randomized, controlled, multicenter investigational device exemption trial. Spine (Phila Pa 1976). 2011;36(25):E1600–11. https://doi.org/10.1097/BRS.0b013e318217668f.

11. Zigler JE, Delamarter RB. Five-year results of the prospective, randomized, multicenter, Food and Drug Administration investigational device exemption study of the ProDisc-L total disc replacement versus circumferential arthrodesis for the treatment of single-level degenerative disc disease. J Neurosurg Spine. 2012;17(6):493–501. https://doi.org/10.3171/2012.9.SPINE11498.

12. Jahng TA, Kim YE, Moon KY. Comparison of the biomechanical effect of pedicle-based dynamic stabilization: a study using finite element analysis. Spine J. 2013;13(1):85–94. https://doi.org/10.1016/j.spinee.2012.11.014.

13. von Strempel A. Dynamic posterior stabilization with the cosmic system. Oper Orthop Traumatol. 2010;22(5–6):561–72. https://doi.org/10.1007/s00064-010-9016-7.

14. Chou D, Lau D, Skelly A, Ecker E. Dynamic stabilization versus fusion for treatment of degenerative spine conditions. Evid Based Spine Care J. 2011;2(3):33–42. https://doi.org/10.1055/s-0030-1267111.

15. Korovessis P, Papazisis Z, Koureas G, Lambiris E. Rigid, semirigid versus dynamic instrumentation for degenerative lumbar spinal stenosis: a correlative radiological and clinical analysis of short-term results. Spine (Phila Pa 1976). 2004;29(7):735–42.

16. Rickert M, Rauschmann M, Fleege C, Behrbalk E, Harms J. Interbody fusion procedures. Orthopade. 2015;44(2):104–13. https://doi.org/10.1007/s00132-015-3076-1.

17. Liu HY, Zhou J, Wang B, Wang HM, Jin ZH, Zhu ZQ, et al. Comparison of topping-off and posterior lumbar interbody fusion surgery in lumbar degenerative disease: a retrospective study. Chin Med J. 2012;125(22):3942–6.

18. Taylor RS, Van Buyten JP, Buchser E. Spinal cord stimulation for chronic back and leg pain and failed back surgery syndrome: a systematic review and analysis of prognostic factors. Spine (Phila Pa 1976). 2005;30(1):152–60.

19. Taylor RS, Desai MJ, Rigoard P, Taylor RJ. Predictors of pain relief following spinal cord stimulation in chronic back and leg pain and failed back surgery syndrome: a systematic review and meta-regression analysis. Pain Pract. 2014;14(6):489–505. https://doi.org/10.1111/papr.12095.

20. Kumar K, Taylor RS, Jacques L, Eldabe S, Meglio M, Molet J, et al. Spinal cord stimulation versus conventional medical management for neuropathic pain: a multicentre randomised controlled trial in patients with failed back surgery syndrome. Pain. 2007;132(1–2):179–88. https://doi.org/10.1016/j.pain.2007.07.028.

21. Al-Kaisy A, Palmisani S, Pang D, Sanderson K, Wesley S, Tan Y, et al. Prospective, randomized, sham-control, double blind, crossover trial of subthreshold spinal cord stimulation at various kilohertz frequencies in subjects suffering from failed back surgery syndrome (SCS frequency study). Neuromodulation. 2018. https://doi.org/10.1111/ner.12771.

22. Sengupta DK. Is spinal cord stimulation a viable therapy for failed back surgery syndrome? No! Spine (Phila Pa 1976). 2018;43(7S Suppl 1):S15–s16. https://doi.org/10.1097/brs.0000000000002551.

23. Veizi E. Integration of spinal cord stimulation in treatment of failed back surgery syndrome. Spine (Phila Pa 1976). 2018;43(7S Suppl 1):S19–21. https://doi.org/10.1097/brs.0000000000002552.

第74章 邻椎病的13年随访与5次手术

Jörg Franke, S. Michalitsis

74.1 前言

邻近节段退变(Adjacent segment degeneration,ASD)的定义是在紧邻脊柱融合手术部位头侧或尾侧节段出现的影像学退行性改变。当 ASD 进一步加重引起相关临床症状时,称为邻椎病(adjacent segment disease,ASDis)。ASDis 的诊断需要满足两个要点,第一是由退变引起的新发症状,第二是症状定位于邻近节段[1]。

本文将通过 1 例因 ASDis 在 13 年中经历 5 次手术的病例,探讨影响椎间盘退变性疾病(degenerative disc disease,DDD)自然病程的潜在因素,以及在融合术后如何避免对邻近节段产生额外应力。我们还将展示如何通过手术适应证的准确把控避免对非症状节段的融合。

74.2 病例描述

一名女性患者,出生于 1950 年,因"腰腿痛"就诊,该患者合并有类风湿关节炎。在 2005 年时该患者的症状为腰痛伴左下肢放射痛、间歇性跛行(VAS 评分:腰痛 8 分,左下肢:6 分),跛行距离约 1 000m。影像学检查显示:L_3/L_4 节段性后凸畸形,L_3/L_4 椎间盘退变(左侧重)伴中央椎管、椎间孔狭窄(图 74.1~图 74.3)。查体未见明显感觉、运动障碍。当

时行 L_3/L_4 节段 PLIF(图 74.2)。

手术进行顺利。此次术中使用可吸收融合器,术后侧位 X 线可见其位于椎体中份。患者术后即刻效果良好,腰痛 VAS 评分降至 2 分,腿痛消失。

术后 1 年,患者再次出现腰痛伴神经源性伴间歇性跛行症状,跛行距离约 300m。此次腰痛 VAS 评分为 7 分,双下肢均有症状,右侧更重,定位于 L_4 神经根支配区域。查体未见明显感觉、运动障碍(图 74.3)。

此次扩大融合范围至 L_2-L_5 节段,其中 L_2/L_3 和 L_4/L_5 行 PLIF 手术,术中我们注意了腰椎前凸的重建,以改善其矢状位序列(图 74.4)。患者术后恢复良好,无明显并发症。腰痛 VAS 评分下降至 2 分,术后 8 周可不受距离限制行走。术后 1 年随访,患者情况稳定,腰痛 VAS 评分维持在 2 分左右,行动自如。需要注意的是,该患者有类风湿关节炎,因此存在上下肢多关节受累。

2010 年患者腰痛再次出现并伴间歇性跛行,腰痛 VAS 评分达 8 分,跛行距离约 200m,症状定位于 L_5 神经支配区域,肌力正常,X 线及 MRI 如图 74.5 所示。本次手术我们的治疗方案是扩大融合范围至 S_1,但并不融合 L_1。该方案的选择主要基于以下几点考虑:首先,该患者疼痛明确局限于腰骶部及 L_5 神经支配区域;其次,L_1/L_2 关节突阻滞后患者疼痛并无缓解。图 74.6 为本次术后即刻的正侧位 X

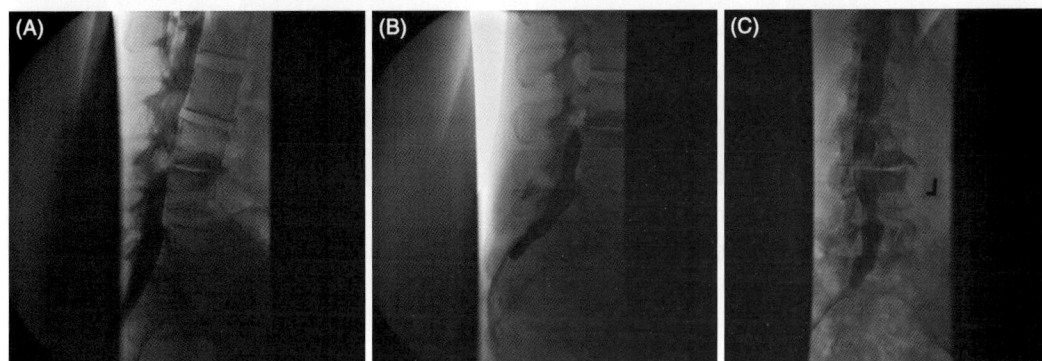

图 74.1 2005 年椎管造影侧位(A 为过屈位,B 为过伸位)和正位(C)片

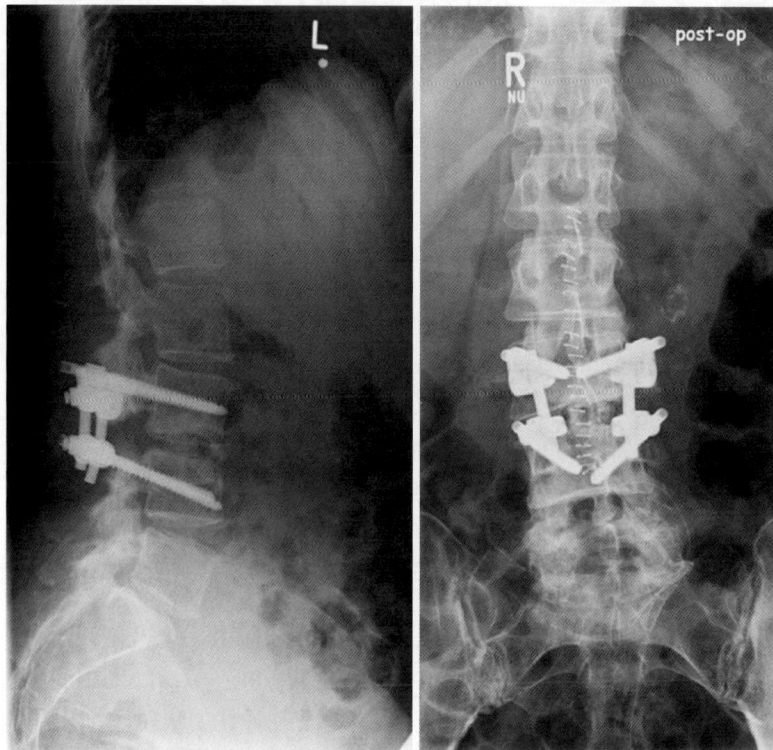

图 74.2　2005 年术后正侧位片，内固定材料为钛合金，置入 2 枚可吸收椎间融合器，植骨材料为局部减压骨 + 纳米羟基磷灰石

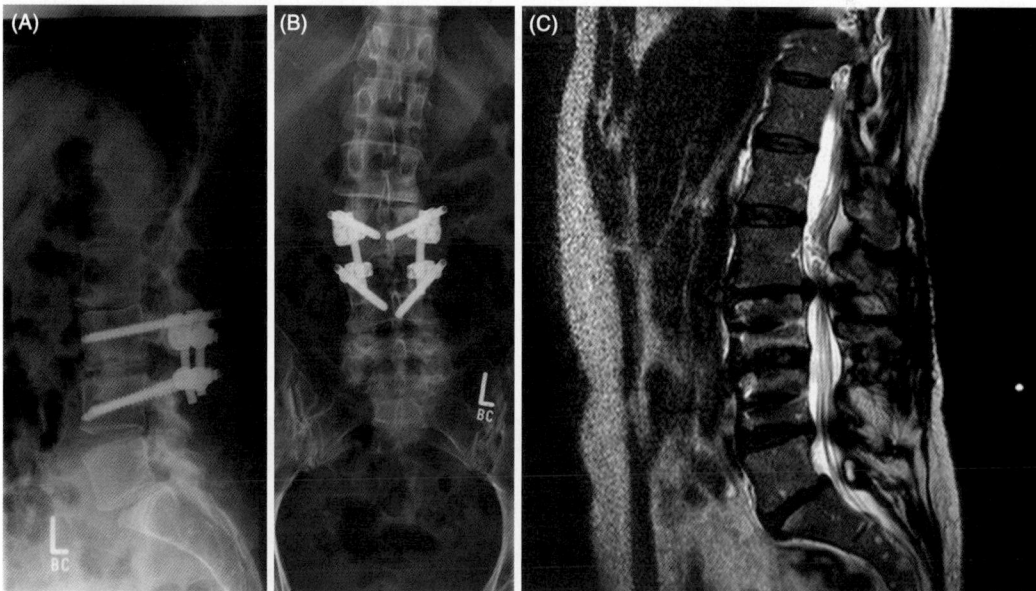

图 74.3　（A～E）2006 年 X 线平片（站立位，显示 L_2/L_3 及 L_4/L_5 ASD）；MRI 显示 L_2/L_3 及 L_4/L_5 狭窄，ASD。（C）显示 L_2/L_3 狭窄，D 型。（E）显示中央椎管宽阔。（A）提示该节段呈后滑脱，提示椎间孔动态狭窄

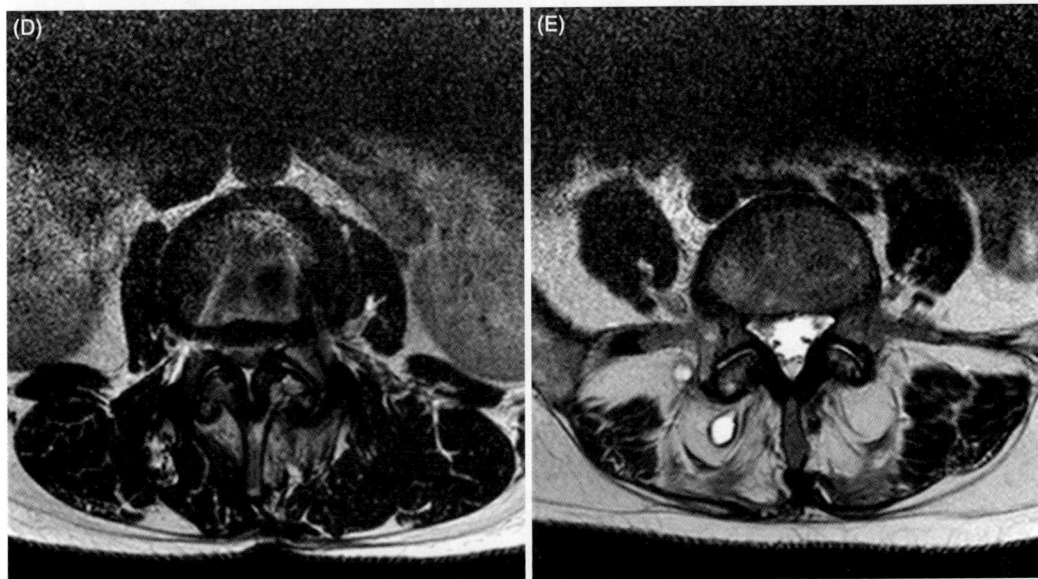

图 74.3(续)

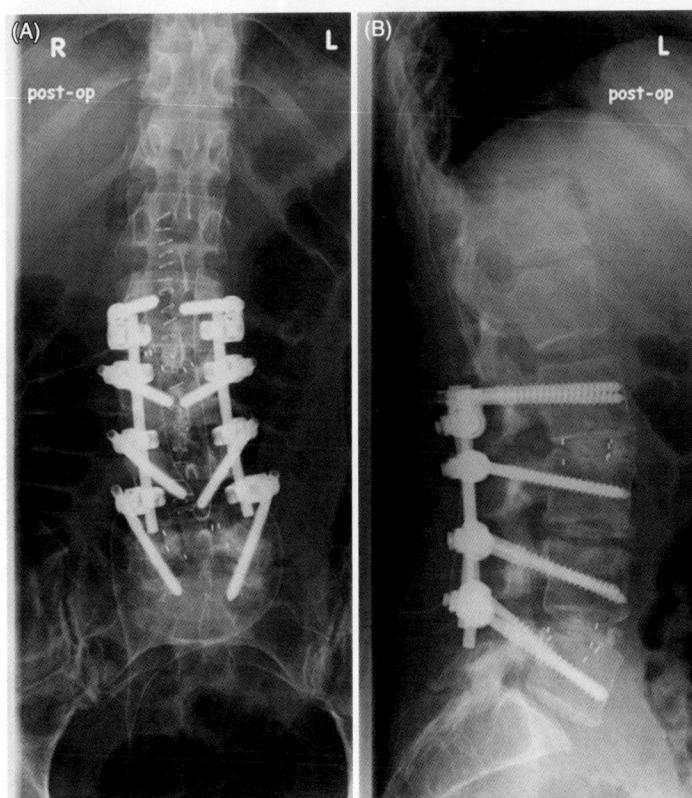

图 74.4 （A,B）2006 年术后即刻 X 线显示总体冠状位序列大为改善，在侧位片（B）上可见 L_2/L_3 节段序列良好。在该节段的融合器为 PEEK 材料，植骨材料为自体减压骨和纳米羟基磷灰石

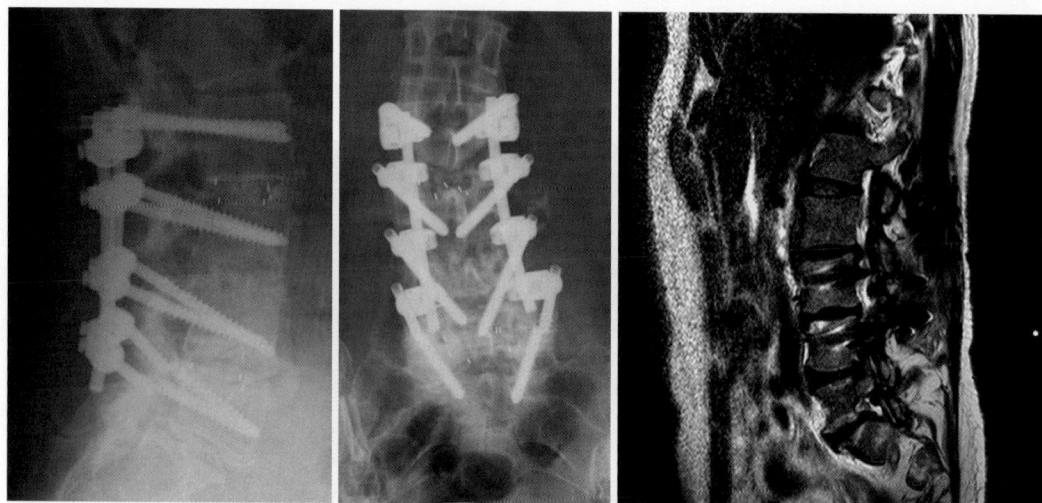

图 74.5　2010 年左侧的侧位 X 光片可见 L_5 螺钉断裂，并可见局部假关节形成征象。矢状位 MRI 上可见 L_5/S_1 的 Modic 改变，提示 ASDis。正侧位 X 线片可见 $L_{1/2}$ 椎侧方不稳伴侧凸畸形

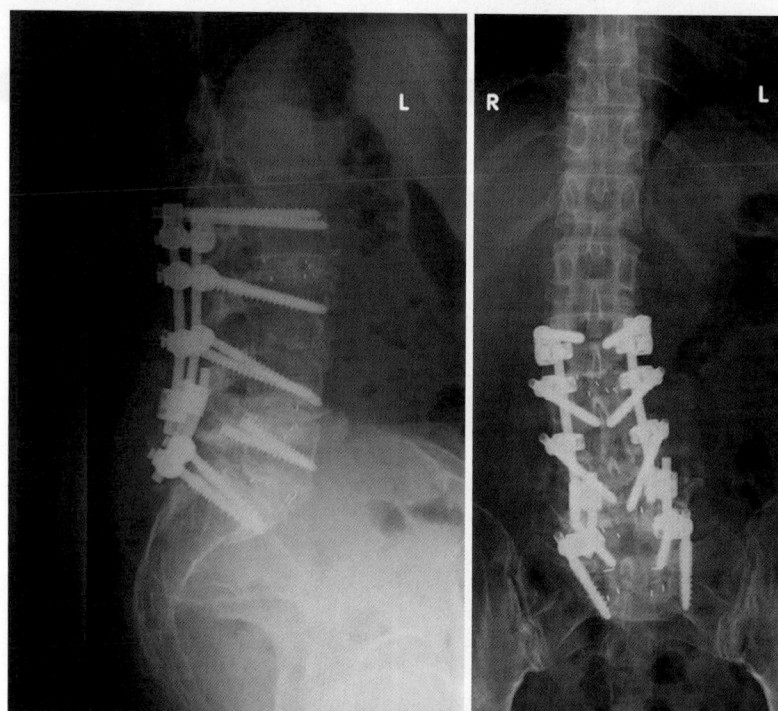

图 74.6　2010 年翻修术采用 PLIF 扩大融合节段至 L_5/S_1 的术后正侧位 X 线片

线。在本次手术后患者症状同样获得良好缓解，间歇性跛行消失，腰痛及右下肢 L_5 神经支配区域症状缓解，腰痛 VAS 评分降为 2 分。术后 1 年随访显示 L_5/S_1 骨性融合，患者无手术相关并发症。之后 1 次随访于 2013 年，患者出现左侧腰骶部疼痛，伴左大腿后方放射痛。查体显示骶髂关节疼痛 Mennell 征阳性，未见感觉、运动异常。X 线和 CT 显示双侧骶髂关节轻度关节炎，L_2-S_1 骨性融合，内固定无松动。L_1/L_2 的 ASD 较 2010 年时稍加重，且出现节段性侧凸畸形（图 74.7）。行左侧骶髂关节封闭术，患者述

疼痛明显缓解。根据影像学表现及骶髂关节封闭术结果，患者被转诊至外院行左侧骶髂关节微创融合术（MIS SI fusion）。2013 年患者在接受手术后症状明显缓解，腰痛 VAS 评分下降至 2 分，疗效一直维持至 2017 年。

2017 年患者因右侧腰部进行性疼痛再次就诊，行全脊柱 X 线片及腰骶部 CT 检查，结果如图所示（图 74.3～图 74.7）。查体发现右骶髂关节 Mennell 征阳性，右下肢直腿抬高试验阴性，无感觉、运动障碍，胸腰交界处未扪及压叩痛（图 74.8）。

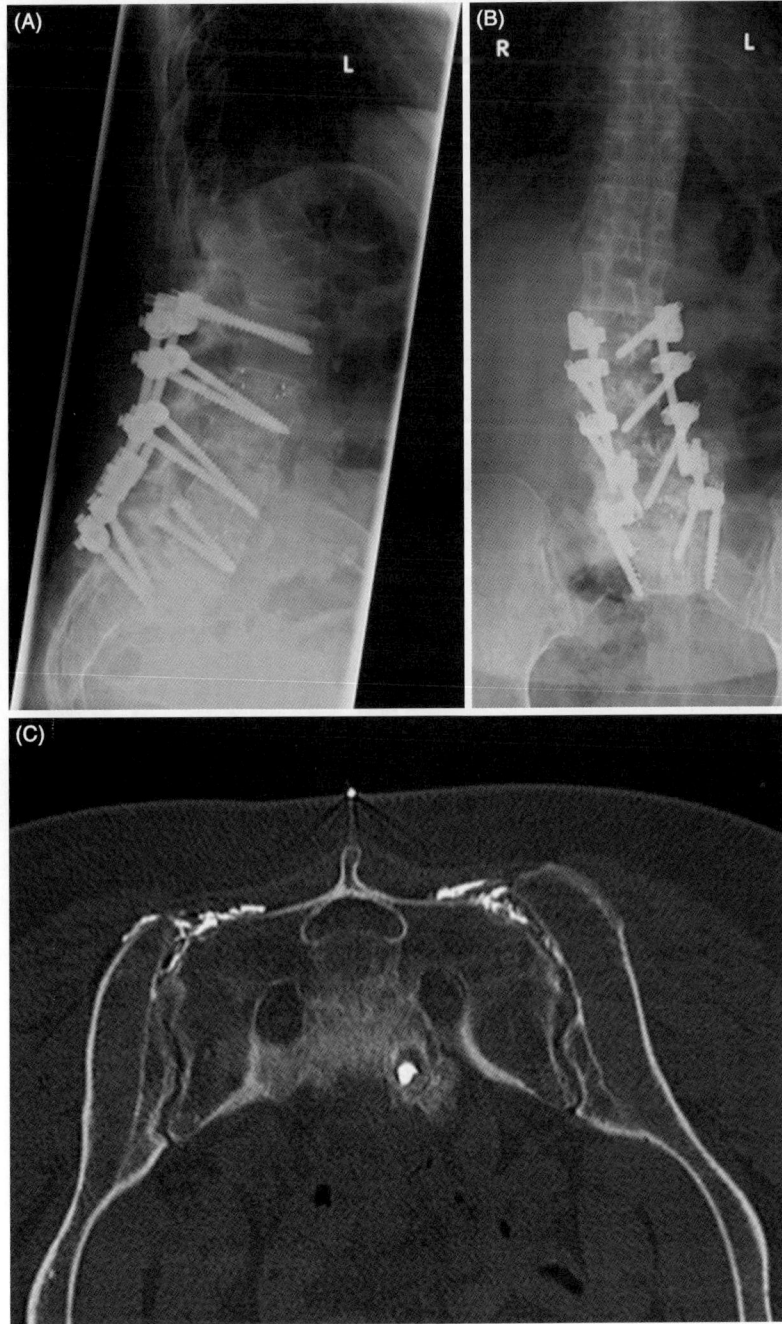

图 74.7　2013 年 X 线侧位（A）和正位（B）片显示 L_2-S_1 前方融合，双侧骶髂关节炎（C），脊柱退变性侧凸畸形增加，L_1/L_2 侧方不稳加重

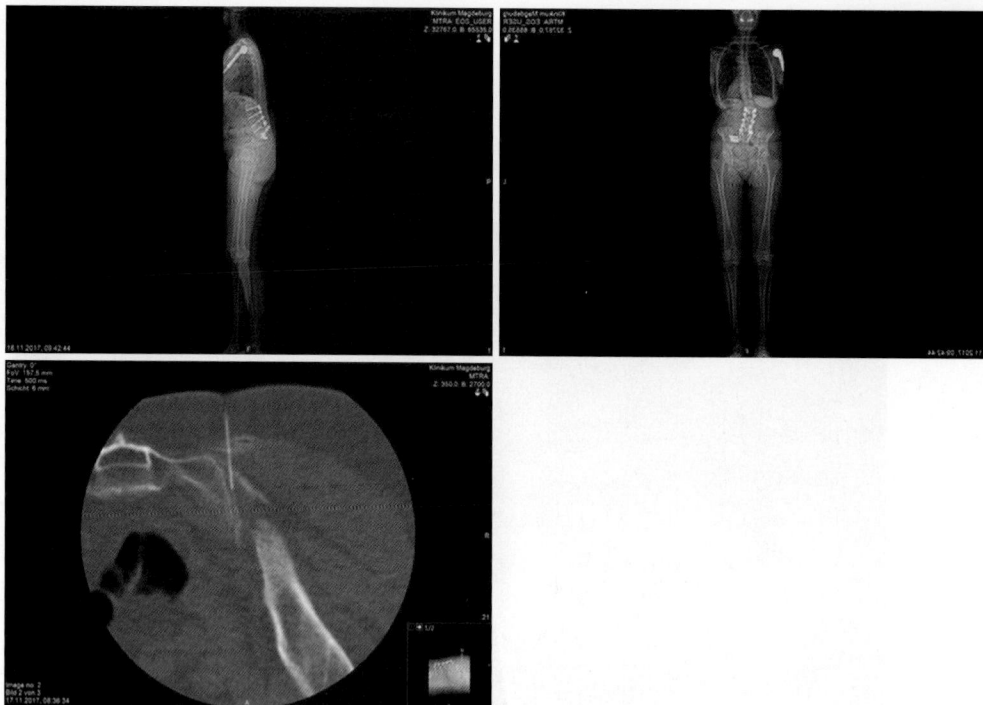

图74.8   2017年脊柱全长正侧位片，术中CT示右侧骶髂关节封闭

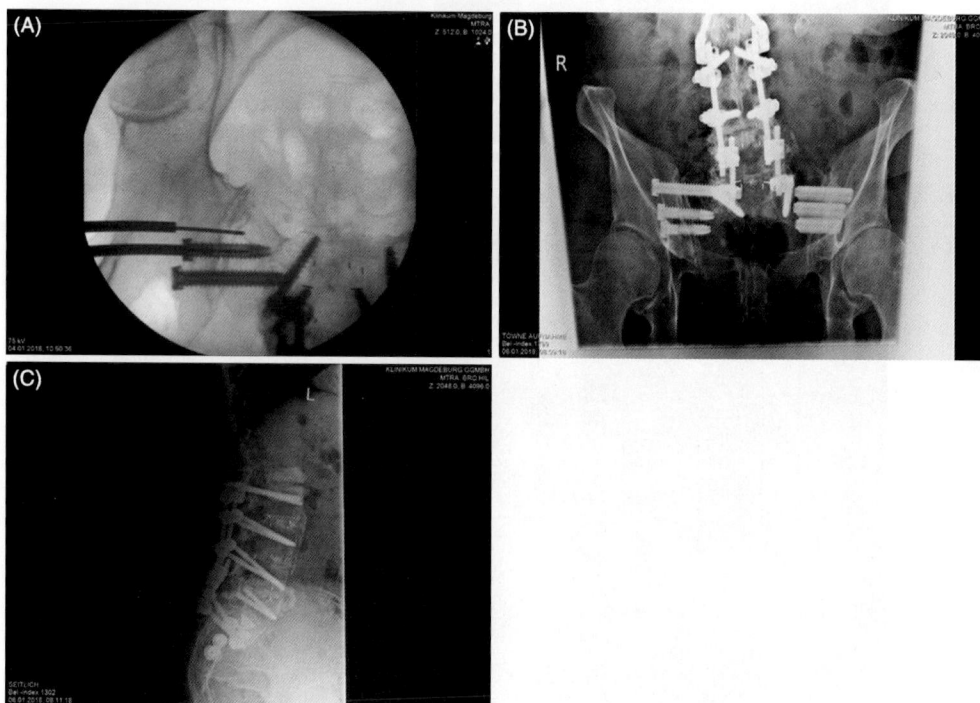

图74.9   2017年摄片。（A）骶髂关节融合术中3枚螺钉从外向内跨过骶髂关节。（B，C）术后3天X线正侧位片，可见骶髂关节螺钉位置良好。（C）L₁/L₂节段硬化增加

脊柱全长片和CT显示L₁/₂节段ASD加重，软骨下骨硬化，侧方不稳，胸腰交界侧凸畸形加重。骶髂关节封闭可使疼痛在1周内完全缓解。基于上述表现，于2017年11月行右侧骶髂关节融合术（图74.8，图74.9）。患者于术后4天出院，口服镇痛药

物状态下腰痛VAS评分为3分。患者当时类风湿关节炎控制良好，术后恢复可。患者居住地离我院较远（约600km），所以我们在2018年4月通过电话对患者进行随访，当时她的腰痛评分为2分，生活基本恢复正常。在电话中与该患者约定于2018年

11月进行术后1年的门诊随访。

74.3 病例讨论

对于邻近节段病理改变,如 ASD、ASDis,有的学者认为其是腰椎退变性疾病的自然进程,而另一些学者认为其与融合手术所致的邻近节段活动度、椎间盘压力、局部应力增加有关[2]。

脊柱融合术是常规的手术方式,随着技术的发展、融合材料的不同、融合器设计及内固定系统的改进,不同种类脊柱融合手术之间存在较大的差异。另一方面,目前尚缺乏公认的 ASD 的影像学诊断标准,也缺乏 ASDis 的临床诊断工具[3,4]。这都导致了腰椎融合术后 ASD 的发生率在文献中报道差异较大(大约为 0~36%[5])。

根据 A.Hilibrand[6] 的研究报道,ASD 在颈椎融合术后的年发病率约为 2.9%。但在腰椎方面罕有相关研究,目前仅有 Ghiselli[7] 发表的一篇关于年发病率的连续随访研究结果。图 74.10 是 Ghiselli 腰椎融合术后连续随访的 ASDis 年发病率与其他学者关于 ASDis 的零散随访研究的比较,结果显示零散随访报道与连续随访研究结果在对应时间点的年发病率类似。这提示在腰椎融合术后,ASD 的发生是与时间有相关性的。显然,对于任意选定节段,无论其是否位于融合节段邻近,都存在一个逐

年增加的退变发生率。因此,医师在作出脊柱手术决定时,应该尽量避免增加邻近节段应力,以免加快其头、尾节段的退变速度。接下来我们一起来探讨腰椎融合术后 ASD 或 ASDis 发生的相关危险因素。目前认为与腰椎 ASD 或 ASDis 相关的因素包括:年龄,内固定方式,融合类型,融合节段长度及腰椎前凸。根据 Sear 等[8] 的研究,多节段腰椎融合术后 ASD 或 ASDis 的概率增加 2~3 倍,但类似研究较少。除此之外,还有文献报道腰椎融合的节段如果局部呈现后凸,可能加速 ASD,即使在短节段腰椎融合术也不例外[9]。本例患者 ASD 的另一潜在危险因素是类风湿关节炎。Park 等[10] 的研究显示类风湿关节炎患者 ASD 的风险较正常人群增加 4.5 倍。

回顾本例患者的整个治疗过程不难发现,在初次手术时存在两点失误:①使用了可吸收融合器,在随访中发现融合器过快吸收,导致手术节段椎间隙塌陷,局部前凸丢失,呈现节段性后凸。②这样的局部节段性后凸导致其上、下两个节段在 1 年内快速出现 ASDis。在 2005 年的手术中,如果能注意到手术节段需要与矢状位平衡参数相匹配,则应该不会在仅仅术后 1 年就发生 ASDis。但遗憾的是当时人们并未认识到矢状位参数不匹配与 ASDis 的发生存在相关性,直到 2015 年这方面的研究才由 Rothenfluh 发表[9]。

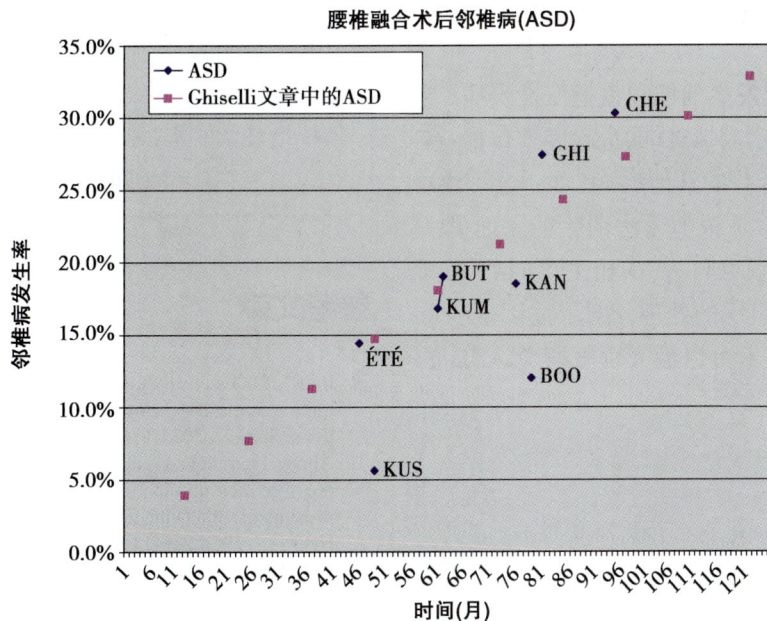

图 74.10 有症状的邻椎病(ASD)发生率。根据 Ghiselli 文章中连续随访数据绘制图表,并纳入其他文献中的零散随访数据,在相应时间与百分比处插入散点

当翻修手术将融合节段扩大到 L_2-L_5 后，腰椎整体矢状位轴线较初次手术大为改善，因此患者疗效维持了 4 年的时间。在本病例中，我们仍需注意的是患者行翻修手术时年龄大于 60 岁，合并类风湿关节炎，且为 3 个节段融合，虽然 L_4/L_5 出现断钉现象，但影像学显示该节段已骨性融合，ASD 的发生应该是正常的自然退变过程。该患者虽然经历两次翻修手术，但术后腰痛都缓解良好，生活接近恢复正常，这不同于一些现有文献的报道。其原因可能是我们每次翻修手术都是在解决患者的"新现"问题，而文献中报道翻修手术多为针对同一病变或位于相同节段。

第 4 次和第 5 次手术（2013 年行的左侧骶髂关节融合术和 2017 年行的右侧骶髂关节融合术）都是在封闭术明确疼痛来源为骶髂关节的前提下进行的。此时虽然影像学检查提示 L_1/L_2 退变和节段性后凸增加可能与疼痛有关，但诊断性封闭排除了该节段是责任节段的可能。我们应看到在 2013 年和 2017 年两次行双侧骶髂关节封闭后，患者疼痛均获得显著缓解，提示了当时疼痛的主要来源为骶髂关节。这也说明影像学上的 ASD 并不一定是 ASDis，邻近节段影像学上的退变需伴随来源于该节段的症状才可称为 ASDis。最后，我们希望该患者至少在未来 4 年内不再需要进一步手术。

74.4　结论与精华

ASD 是一种自然发生的椎间盘退变性疾病，受到遗传素质的影响。引起 ASD 的危险因素包括：年龄、融合节段长度、合并的其他疾病（如：类风湿关节炎）等，但这些因素是医师无法消除的。而另一方面，某些可控的因素也与 ASD 相关，包括：局部生理弧度的重建，软组织的处理。对上述因素的重视及改善融合手术技术可以最大程度避免 ASD 的发生。

临床注意事项

- ASD 发展为 ASDis 是一个自然退变过程，不良的手术方式可能加速这个过程
- 在治疗过程中应精准确定疼痛来源并对其进行针对性手术
- 即使多次手术，也同样可以获得良好的临床疗效

编者按

我们需要认识到，ASD 是退变所致，因此是无法避免的。最近，有大量高质量研究已证实无论行何种脊柱融合术，不论其重建中生物力学特性如何，均不可避免地增加 ASD 的发生率。然而，"不完美"的手术是否会使 ASD 发生率进一步增加，尚无定论。因此，不能认为完美的手术就可以完全避免 ASD 的发生。

（王贤帝　译　宋跃明　审）

资深专家点评

邻近节段退变/邻椎病是临床上脊柱融合内固定术后的常见现象之一，其发生是多种因素综合作用的结果。其中，脊柱本身的退变老化是重要原因。但我们也应认识到，不当的手术方式和操作可能加速这个过程。所以在手术中应注意一些可能与邻近节段退变/邻椎病相关的问题，如：重建局部脊柱生理弧度，保护软组织及稳定结构（如：棘上韧带、棘间韧带、关节囊），选用恰当的内固定及植骨材料等。另一方面，腰椎退变性疾病往往在影像学上表现为多发退变，因此在责任节段的判断上需要综合考虑症状、体征、影像学表现，还应重视诊断性注射技术的应用，以实现用最小的手术"代价"换取患者症状的缓解。无论是初次手术还是对邻椎病的翻修手术，均应遵守以上原则。这个病例还告诉我们，在评价他人手术后出现邻近节段退变/邻椎病时，应客观认识到退变老化因素在其中发挥的重要作用，避免结论过于片面。

（四川大学华西医院　宋跃明）

参考文献

1. Radcliff KE, et al. Adjacent segment disease in the lumbar spine following different treatment interventions. Spine J. 2013;13(10):1339–49.
2. Abode-Iyamah K, et al. Spinal motion and intradiscal pressure measurements before and after lumbar spine instrumentation with titanium or PEEK rods. J Clin Neurosci. 2014;21(4):651–5.
3. Lee CS, et al. Risk factors for adjacent segment disease after lumbar fusion. Eur Spine J. 2009;18(11):1637–43.
4. Kraemer P, et al. A systematic review of definitions and classification systems of adjacent segment pathology. Spine (Phila Pa 1976). 2012;37(22 Suppl):S31–9.
5. Harrop JS, et al. Lumbar adjacent segment degenera-

tion and disease after arthrodesis and total disc arthro-plasty. Spine (Phila Pa 1976). 2008;33(15):1701–7.

6. Hilibrand AS, et al. Radiculopathy and myelopathy at segments adjacent to the site of a previous anterior cervical arthrodesis. J Bone Joint Surg Am. 1999;81(4):519–28.

7. Ghiselli G, et al. Adjacent segment degeneration in the lumbar spine. J Bone Joint Surg Am. 2004;86-A(7):1497–503.

8. Sears WR, et al. Incidence and prevalence of surgery at segments adjacent to a previous posterior lumbar arthrodesis. Spine J. 2011;11(1):11–20.

9. Rothenfluh DA, et al. Pelvic incidence-lumbar lordosis mismatch predisposes to adjacent segment disease after lumbar spinal fusion. Eur Spine J. 2015;24(6):1251–8.

10. Park JS, et al. Risk-factor analysis of adjacent segment disease requiring surgery after short lumbar fusion: the influence of rheumatoid arthritis. Spine J. 2018;18(9):1578–83.

第75章 术后感染的处理

Marcus Rickert

75.1 引言

脊柱内固定术后伤口感染仍然是脊柱外科手术中最常见的并发症之一。它对临床疗效产生负面影响，需要进行必要的清创术，甚至可能经历多次手术，导致慢性疼痛和畸形，延长了住院时间，因此产生更高的治疗费用[1]。

文献强调了金黄色葡萄球菌和表皮葡萄球菌是术后伤口感染最常见的病原体[2]。

脊柱术后感染的发生率从 0.7% 到 16% 不等。究其差别的主要原因，可能与不同的治疗手段导致感染风险的各异有关。因此，微创手术具有较低的感染率，而辅以内固定的脊柱手术，其术后手术部位感染的发生率更高。

目前已证实了与术后感染发生的诸多因素，并将其分为以下几个方面[3,4]：

75.1.1 与患者相关的危险因素

- 年龄（＞65 岁）
- 肥胖（BMI＞35kg/m^2）
- 脊柱手术史
- 高血糖症[非糖尿病患者围手术期（应激）高血糖症]
- 糖尿病
- 营养不良
- 尼古丁滥用
- 使用类固醇
- 慢性阻塞性肺疾病
- 骨质疏松

75.1.2 与手术相关的危险因素

- 内置物/内固定
- 后入路
- 肿瘤手术（切除）
- 含骶骨的多节段脊柱融合
- 手术时间长
- 失血

术后伤口感染可分为早期和晚期感染。晚期感染的确切定义尚不明确。有一些作者将术后 4 周以上的感染定义为晚期或延迟感染。但总体而言，大多数文献将术后 3 个月以上发生的感染认定为晚期感染[5]。在晚期（低度）感染中，可能没有典型的感染症状（如发烧，盗汗，白细胞计数高和 C 反应蛋白升高）。低毒性病原体如短棒菌苗通常在低度感染中可以被培养出[6]。

由于缺乏可信度高的研究，目前对于伤口感染的治疗，尚未形成统一的指南。有些感染病例，通常需要多次手术清创才能达到治愈目的。一项针对脊柱外科医师的全国性多中心的调查显示，有 55% 的脊柱同道没有采用固定的治疗标准来根治术后感染[7]。

因此，我们将用下面两个脊柱融合术后发生早期和晚期感染的病例，来呈现不同的治疗方案以及强调治疗中存在的问题和缺陷。

75.2 病例描述

75.2.1 早期感染病例

一名 42 岁男性患者，无任何相关合并症，主诉严重双侧腿痛，共济失调伴步行距离缩短。查体：右踝背伸轻度无力 4/5，除双侧小腿麻木外，神经系统正常，无任何上运动神经元体征。MRI 显示 T_{11}/T_{12} 层面椎间盘突出伴脊髓压迫，胸脊髓压迫症。

患者行后路手术，于 T_{11}/T_{12} 采用单节段 TLIF 行减压固定融合。手术顺利，术中无任何并发症，术后恢复良好，即刻恢复日常活动（图 75.1 和图 75.2）。

术后 15 天，患者门诊复查，疼痛无任何加重，但有低热，伤口中/远端部分渗出。切口一直有血纤蛋白附着。血液采样显示白细胞和 CRP 值有轻度升高。

患者行 MRI 复查，并准备行翻修手术。

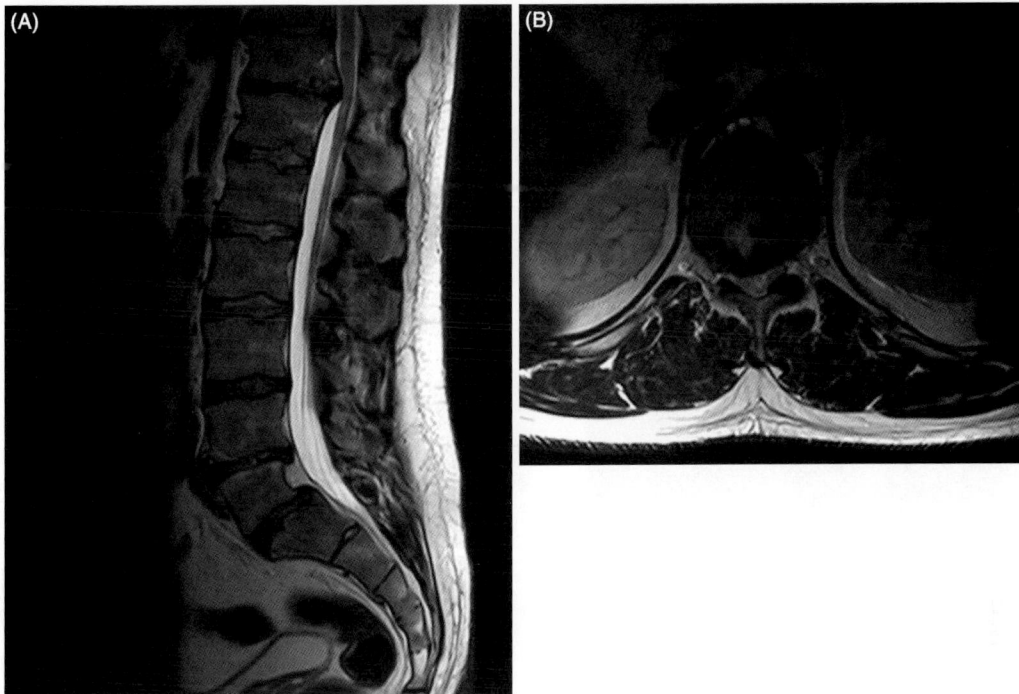

图 75.1 门诊行 MRI 扫描。MRI 显示 T_{11}/T_{12} 层面右侧椎间盘突出伴脊髓压迫,胸脊髓压迫症。另外显示腰椎峡部裂性滑脱 L_5/S_1(未治疗)。(A)矢状位。(B)轴位

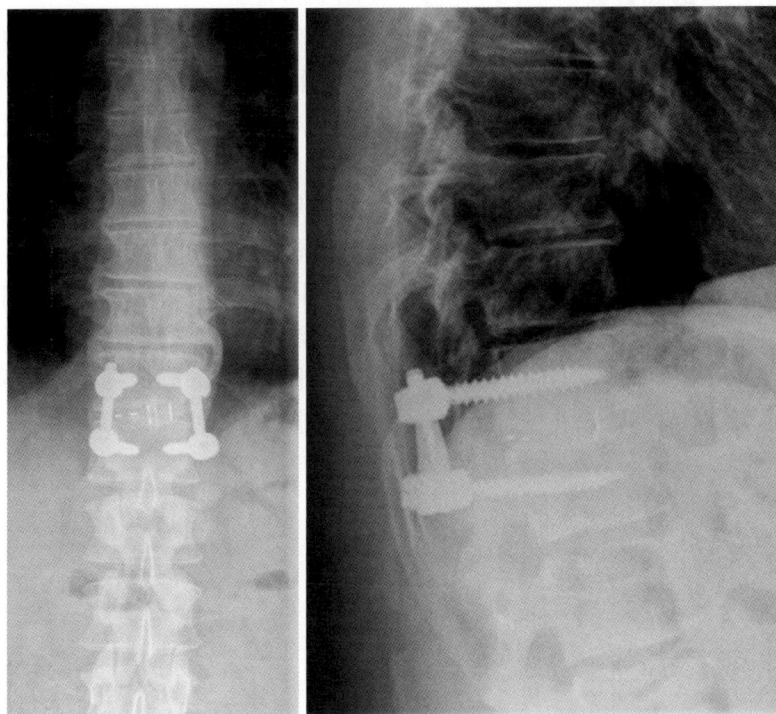

图 75.2 术后站立位 X 线。螺钉和融合器植入位置均良好

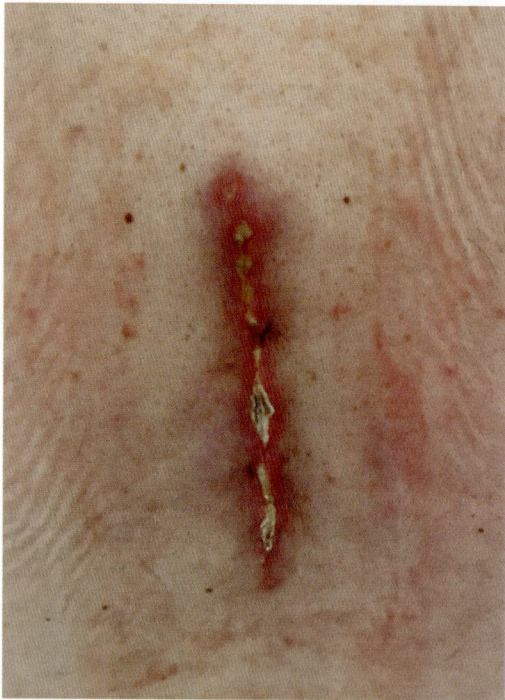

图 75.3　15 天后的伤口状态。术后伤口感染伴有伤口渗出。缝线已被拆除

第二天进行清创和切口冲洗（图 75.3 和图 75.4）。

术中发现有广泛的脓液感染，累及深部软组织层和金属内置物，但没有严重的肌肉坏死。经过彻底清创联合应用甜菜碱和林格溶液（包括脉冲冲洗液）充分灌洗后，放置两个深部引流管。多个伤口微生物拭子证实了由金黄色葡萄球菌引起的感染。根据抗菌药敏结果结合微生物学家的建议，住院期间静脉联合应用利福平 / 左氧氟沙星治疗，出院后再持续口服 4 周药物。本例患者通过单纯切口清创、冲洗获得治愈，未出现任何远期并发症。

75.2.2　延迟 / 晚期感染病例

一名 59 岁男性患者，因前列腺癌并发肺、肝的转移，病情急性恶化转诊入院。主诉进行性行走不稳伴渐进性左腿无力（3/5）数周。影像学检查（X 线，CT 和 MRI）显示肿瘤多发性骨转移，以 T_{11} 溶骨性破坏最明显。肿瘤组织侵犯椎管，导致严重椎管狭窄伴有脊髓受压（图 75.5）。

患者行单纯后路椎板切除扩大减压，经肋横突入路 T_{11} 椎体次全切除联合钛网重建，骨水泥强化螺钉内固定术（T_9-L_1）。术后平稳，伤口愈合良好，无感染迹象（图 75.6）。术后 6 周肿瘤科复诊，患者因炎症标志物（白细胞，CRP）升高和愈合伤口再度渗出，又再次入院，入院时神经功能状态没有变化（图 75.7）。

根据切口状况结合临床检验结果，决定为患者行清创翻修手术。术中探查证实感染涉及深层，呈化脓性，包括筋膜下软组织和金属内置物表面。筋膜下有广泛肌肉和软组织坏死表现。根据术中探查情况，决定先置入深层 VAC 负压吸引系统，通过分期手术策略和计划性的清创翻修手术来彻底解决软组织感染问题。在进行 VAC 治疗之前，必须进行彻底的清创和灌洗。然后将 VAC 海绵放置在筋膜下方的两侧，贴近螺钉和连接棒，最后完全闭合伤口。VAC 系统保持以 125mm/Hg 的负压持续吸引（图 75.8）。

微生物学结果提示了金黄色葡萄球菌感染，推荐选用合适的抗生素（头孢呋辛）进行治疗。微生物学家建议术后应持续使用抗生素 6～8 周。

5 天后行第二次清创翻修手术，结果显示局部切口状况明显好转，但仍有轻度感染迹象，因此我们以同样的方式再次行 VAC 治疗。当第三次清创翻修手术时，肉眼可见切口呈清洁状态，决定停止 VAC 治疗。在关闭切口前，深部再置入两根引流管。此后，切口愈合良好，无不良反应。又继续应用 4 周抗生素（图 75.9）。

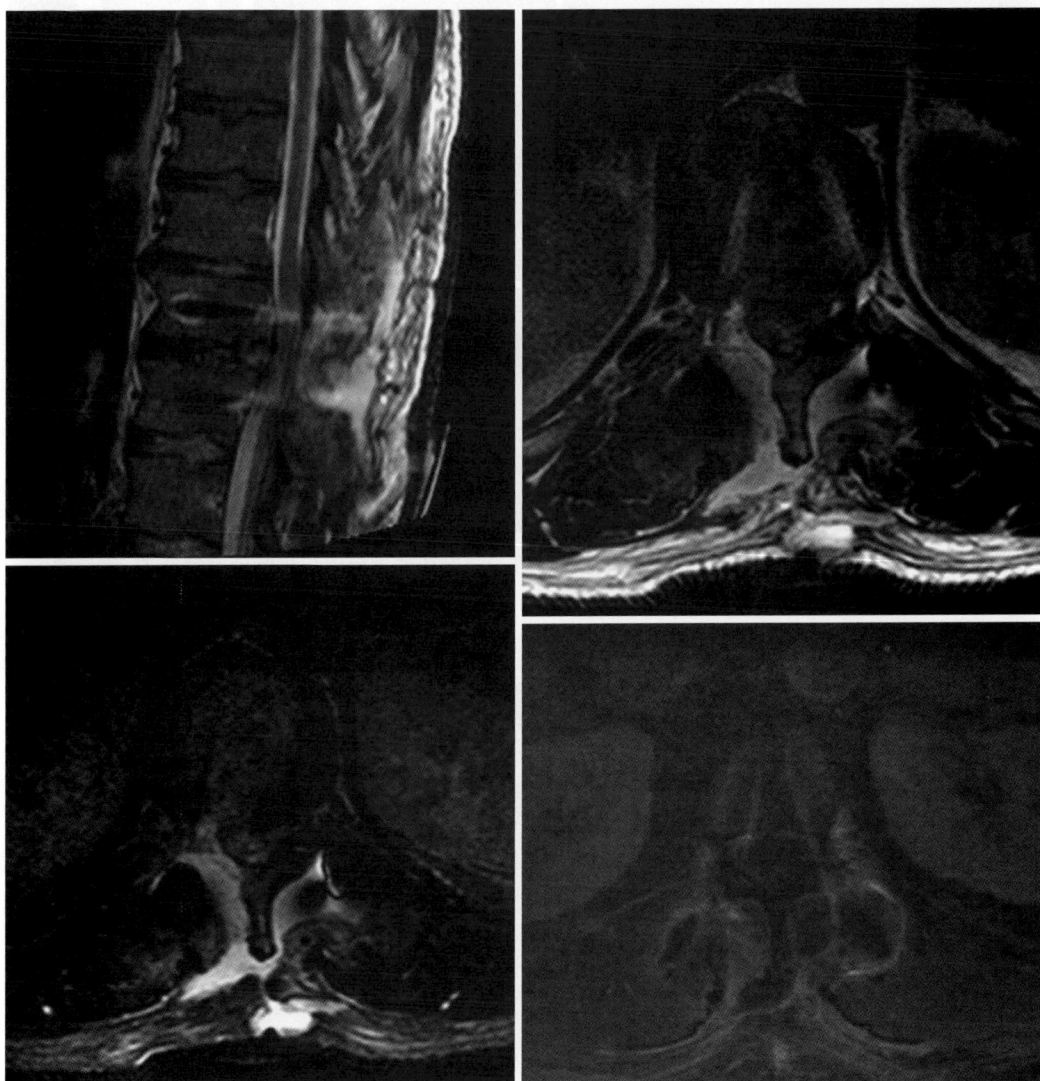

图 75.4 翻修手术前的 MRI 扫描。MRI 显示在融合节段涉及椎旁肌深层积液并信号强化

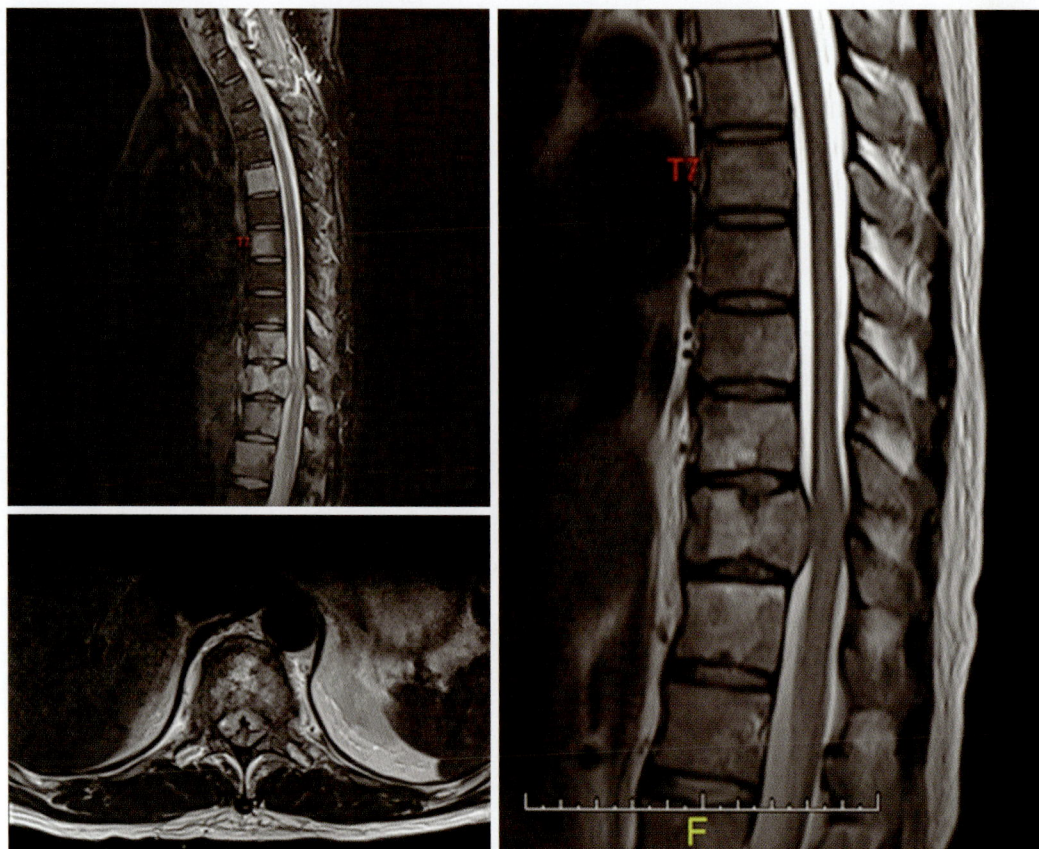

图 75.5 术前 MRI 扫描显示: 前列腺癌椎体转移, T_{11} 节段的肿瘤侵犯椎管致脊髓压迫, 胸脊髓压迫症。T_{11} 病理性骨折

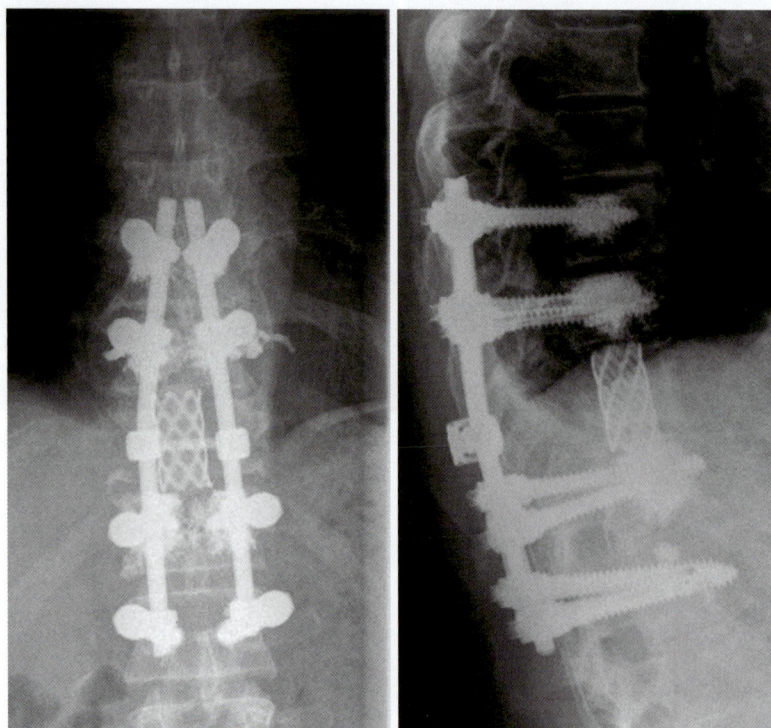

图 75.6 术后站立位 X 线。螺钉和钛网内置物位置均良好

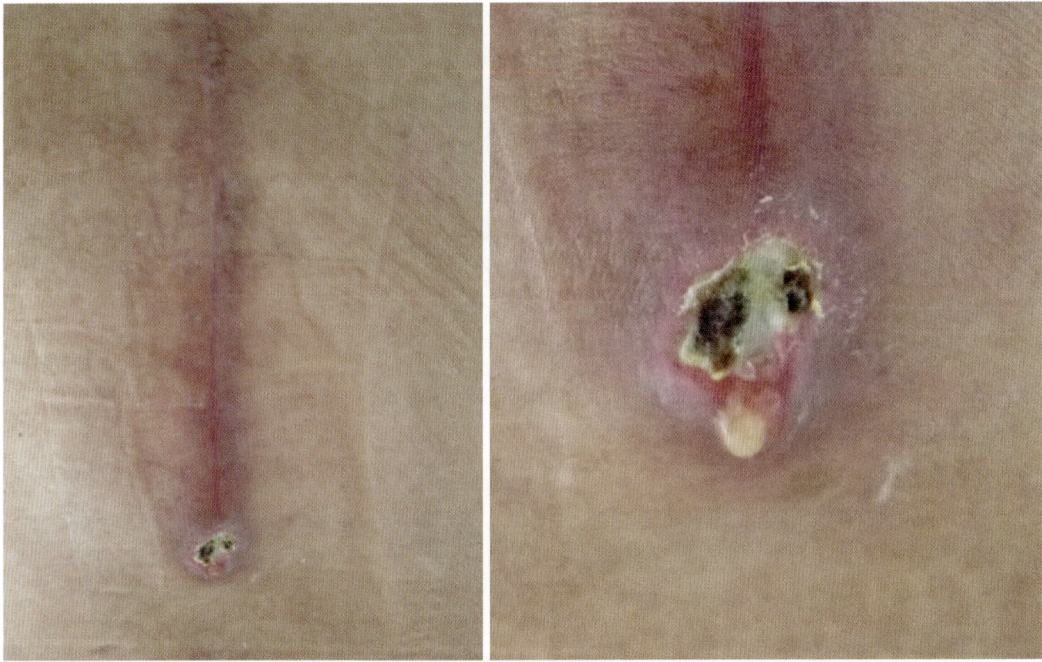

图 75.7　术后 6 周的切口照片。术后切口感染伴渗出。远端切口愈合不良，有脓液渗出

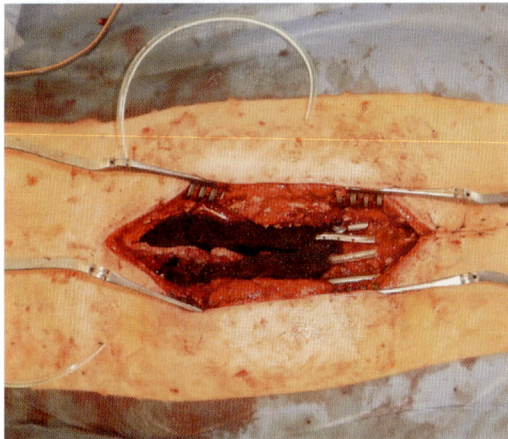

图 75.8　术中 VAC 的应用。VAC 海绵放置在筋膜下方的两侧，贴近螺钉和连接棒

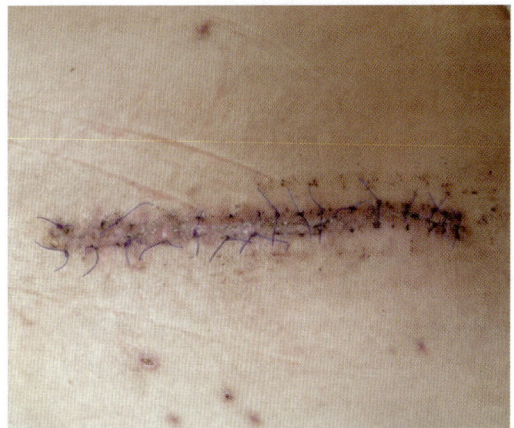

图 75.9　VAC 治疗后的结果。经过三次清创翻修，切口愈合良好

75.3　病例讨论

第一个术后切口早期感染的病例，通过清创，冲洗和引流等翻修处理后获得治愈。这种即刻、彻底的外科清创治疗手段，已被大家广泛接受，并以标准和规范的形式写入文献中[8]。切口清创的指征主要根据局部切口状况而定。持续性切口渗出，切口边缘坏死伴纤维素渗出和切口裂开则需要手术治疗。作者偏向于即刻翻修，而非"静观其变"的策略，目的是一定程度上减少伴随并发症（败血症）的发生，以利于缩短疗程。

金黄色葡萄球菌被认为是引起术后感染最常见的病原体。在某些情况下，金黄色葡萄球菌感染必须重复清创，才能使伤口和软组织彻底愈合。Rickert 等的研究显示，包括一些单纯减压和显微镜下开窗术在内的术后伤口感染病例，平均大约需要两次清创术，才能获得彻底治愈。遗憾的是，目前尚无明确证据表明任何支持性治疗措施，诸如抗生素辅助剂，脉冲灌洗液或特定洗涤液，在清创翻修术中被证实是有效的[7]。例如，文献中有趋势表明，脉冲冲洗在背部肌层中的作用比常规冲洗更有效[9]。但是，目前的文献并未明确提及任何切口感染的护理标准，更没有详尽提出脊柱感染的治疗流程[7]。但现今广泛的共识是，在早期感染中，应保留内置物以维持脊柱的稳定性，而非将其移除，这也有利于保持患者的活动能力[8,10]。

第二个呈现的病例是，在患有转移性肿瘤的免疫功能受损患者，因肿瘤侵犯压迫脊髓，行肿瘤减容，椎体次全切辅以内固定术后出现延迟或者晚期感染的病例。首先，因考虑到感染迟发且范围较广，另伴有广泛肌肉和软组织坏死，故决定辅加 VAC 治疗。其次，在文献中有积极的报道，具有负压吸引装置的 VAC 系统对于内置物的保留，有积极的疗效。尤其对于此病例，一旦去除内置物会导致脊柱不稳，因此，才考虑这种方案。

因此，手术目标是根除感染的同时尽可能保留内置物。VAC 治疗可维持切口持续引流，既有助于刺激切口肉芽生长又可减少细菌的增殖。另外，VAC 治疗通过改善微循环和促进新生血管形成（血管内皮生长因子），进而增加局部的血液供应[11]。根据作者使用 VAC 的经验，当使用 VAC 装置时，务必始终保持聚氨酯泡沫上方的切口呈闭合状态，避免切口边缘出现回缩。否则肯定会出现影响切口最终愈合的严重问题，而后期必须行切口整形。当进行分期手术和多次清创时，每次术中必须行微生物样本采样，以便及时发现病原体的变异情况。延迟感染中内置物的去留问题依旧存在争议。文献中有不同的观点，但缺乏大样本的临床研究证据，因此无法给出明确的答案。一些作者建议，只有在极少数情况下，例如延迟感染（>3 个月）的局部融合良好，怀疑因内置物细菌生物膜形成，而引起反复持续感染，才考虑去除内置物[5]。

在上述两个病例中，抗生素应用都是根据微生物学家的建议结合抗菌谱结果来制定的。对于涉及金属内置物的深层切口感染，通常推荐抗生素治疗时间为 6 至 12 周。如果感染为浅表性（仅累及皮下组织，筋膜层未侵犯），则术后抗生素治疗 2 周就足够了[12]。

75.4　结论与精华

切口感染是术后将会面临的问题，因此，完善术前检查，规避危险因素显得至关重要，尤其在老年患者中更为明显。第一个病例向我们展示的是，切口愈合问题不仅发生在有合并症的老年人群中，还可发生在年轻的健康人中。对于累及深部

的术后感染，通常需要手术才能彻底控制感染，实现切口完全愈合。在一些严重的病例中，有时需要多次清创翻修，VAC 系统的应用，可能有助于清创。在面临多重耐药病原体时，应根据微生物学家的建议合理使用抗生素。术后切口感染因增加了患者痛苦，影响了临床疗效，并给整个治疗团队带来了巨大挑战，因此，我们应尽力避免这种情况的发生。

临床注意事项
- 术前必须降低危险因素
- 早期清创和切口探查，不能"静观其变"
- 清创和冲洗被认为是外科控制感染的标准流程
- VAC 装置的应用可能在保留内置物方面有一定的帮助
- 使用 VAC 装置时，务必始终保持聚氨酯泡沫上方的切口呈闭合状态

（黄宇峰 译　吴德升 审）

资深专家点评

感染是脊柱外科常见疾病之一，其中术后感染是脊柱感染常见原因，也是脊柱术后的常见并发症。关于术后感染行切口清创的指征目前一直有争议。国内外学者认为持续性切口渗出，切口边缘坏死、裂开和切口迁延不愈需要外科手术干预。在临床实践中，许多临床医师在观察手术伤口变化过程中，因常常错失最佳清创期，使得原可保留内固定的简单清创，变成必须取出内固定的复杂，甚至多次清创手术，导致术后感染难以控制，最终引起患者长期慢性疼痛和畸形的严重并发症。本书作者提倡发现感染迹象即刻翻修，而非"静观其变"的策略，这与我们的临床经验和目前处理脊柱感染的观点和方法类似。即刻翻修在一定程度上可以减少伴随并发症（败血症）的发生，以利于缩短患者疗程和促进患者术后康复。本章通过对两例典型感染病例的处理，深入浅出地对脊柱感染诊治过程中诸多问题进行阐述和解答，具有重要的临床指导意义。

（同济大学附属东方医院　吴德升）

参考文献

1. Mok JM, Guillaume TJ, Talu U, et al. Clinical outcome of deep wound infection after instrumented posterior spinal fusion: a matched cohort analysis. Spine (Phila Pa 1976). 2009;34:578–83.
2. Parchi PD, Evangelisti G, Andreani L, et al. Postoperative spine infections. Orthop Rev (Pavia). 2015;7:5900.
3. Fang A, Hu SS, Endres N, et al. Risk factors for infection after spinal surgery. Spine (Phila Pa 1976). 2005;30:1460–5.
4. Koutsoumbelis S, Hughes AP, Girardi FP, et al. Risk factors for postoperative infection following posterior lumbar instrumented arthrodesis. J Bone Joint Surg Am. 2011;93:1627–33.
5. Hedequist D, Haugen A, Hresko T, et al. Failure of attempted implant retention in spinal deformity delayed surgical site infections. Spine (PhilaPa1986). 2009;34:60–4.
6. Collins I, Wilson-MacDonald J, Chami G, Burgoyne W, Vineyakam P, Berendt T, Fairbank J. The diagnosis and management of infection following instrumented spinal fusion. Eur Spine J. 2008;17:445–50.
7. Rickert M, Schleicher P, Fleege C, et al. Management of postoperative wound infections following spine surgery: first results of a multicenter study. Orthopade. 2016;45:780–8.
8. Lee JS, Ahn DK, Chang BK, Lee JI. Treatment of surgical site infection in posterior lumbar interbody fusion. Asian Spine J. 2015;9(6):841–8. https://doi.org/10.4184/asj.2015.9.6.841.
9. Ahn DK, Lee S, Moon SH, et al. Bulb syringe and pulsed irrigation: which is more effective to remove bacteria in spine surgeries? Clin Spine Surg. 2016;29:34–7.
10. Ahmed R, Greenlee JD, Traynelis VC. Preservation of spinal instrumentation after development of postoperative bacterial infections in patients undergoing spinal arthrodesis. J Spinal Disord Tech. 2012;25(6):299–302.
11. Ousey KJ, Atkinson RA, Williamson JB, et al. Negative pressure wound therapy (NPWT) for spinal wounds: a systematic review. Spine J. 2013;13:1393–405.
12. Rickert M, Fleege C, Rauschmann M. Algorithm for treatment of spinal infections and first results of a retrospective analysis of postoperative wound infection and application of a vacuum system for infection treatment. Die Wirbelsäule. 2017;4:265–72.

第76章 假关节形成合并内固定失败的处理

Christoph Fleege

76.1 引言

椎间隙退变,以及由此引发的节段不稳,是特发性腰痛的最常见病因之一。目前最有效的手术方式为脊柱融合手术,其方式为通过脊柱背侧置入螺钉,然后在椎体间植入融合器、骨质或骨替代材料。该术式在临床中获得了令人满意的影像学和临床疗效。但是,接受该术式的患者中有9%~45%需要进行翻修手术[1]。融合术后早期接受翻修手术的原因主要为技术失误或者术后并发症,而远期原因主要为融合失败伴假关节形成,以及邻近节段病变[1,2]。翻修手术的效果大多难以令人满意[3],除此之外,这种手术也对患者造成了沉重的负担,对手术医师提出了特殊的挑战。文献中报道的假关节发生情况因手术技术、评估标准不同而有所差异,在近期文献中报道的发生率低于10%。

本章节中描述了可能会导致骨性融合失败和继发后果的一些危险因素。另外,我们也提供了典型病例的解决方案。选取该典型病例的原因是希望真实地展现伴随的危险因素可以对脊柱融合手术的术后结果产生显著影响;同时,在条件允许时,对特定人群的手术方式进行必要的调整。

76.2 病例描述

一名39岁女性患者,2013年3月在外院因患峡部裂型腰椎滑脱症行 L_5~S_1 单节段腰椎融合术,手术采用 TLIF 植入1枚椎间融合器,后方通过螺钉固定。伴随疾病:肥胖,BMI 36.2kg/m^2,尼古丁滥用,2型糖尿病(图76.1和图76.2)。

随后,因为疼痛处理失调综合征接受了多模式镇痛保守疗法,其中包括 L_4/L_5 关节突关节和骶髂关节药物封闭治疗,这些保守治疗均无法改善其腰痛及类神经根痛样放射痛症状(图76.3和图76.4)。

在2017年8月接受了后-前路翻修手术,后路术中取出右侧断裂的 S_1 螺钉,同时将其余的直径6mm 螺钉替换为新的直径8mm 螺钉。前路翻修术中取出松脱的 TLIF 融合器,植入新的填有自体松质骨的 ALIF 融合器(图76.5和图76.6)。

随后,患者的疼痛彻底缓解,不再需要应用任何镇痛药物,顺利地回到了老年看护护士的工作岗位上。

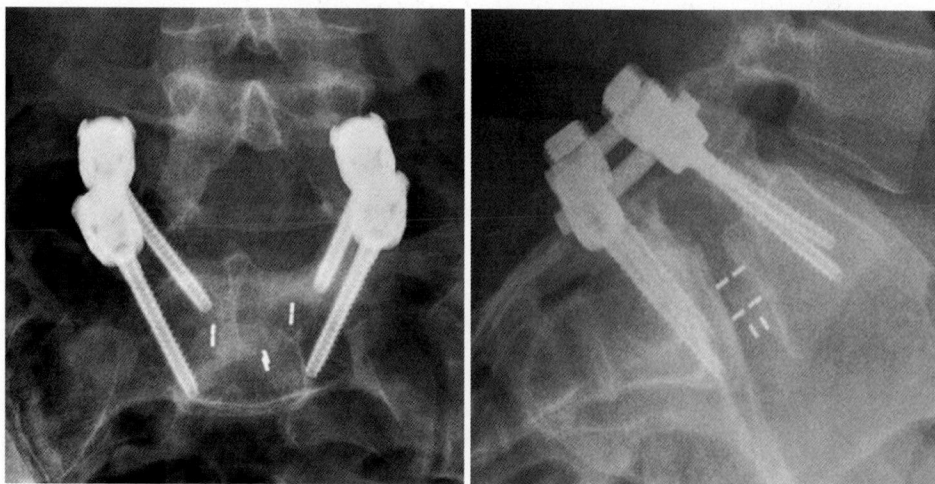

图76.1 2015年4月拍摄的 X 线正侧位片,显示内固定位置满意(椎弓根螺钉和 TLIF 融合器)无松动迹象,同时无法观察到骨性融合征象

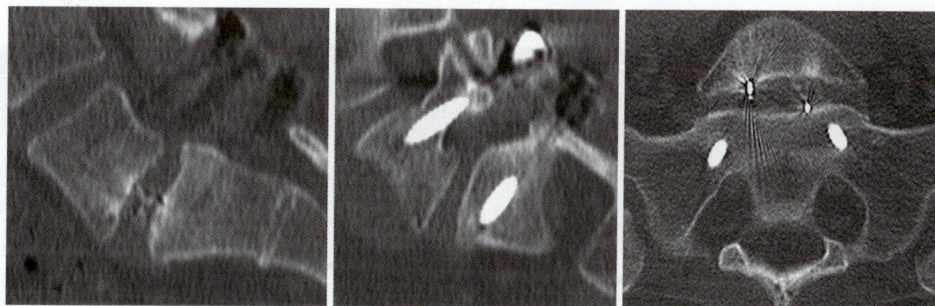

图 76.2　2015 年 9 月拍摄的腰椎 CT。在横断位和矢状位重建图像中，可以确认内固定位置满意无松动迹象，同时无法观察到骨性融合征象。在椎间隙内仅可以观察到少量填充的骨材料

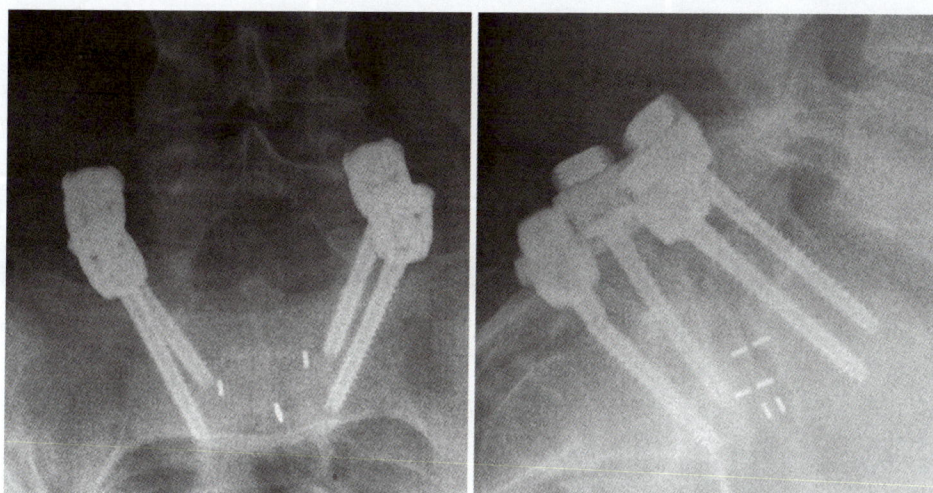

图 76.3　2017 年 1 月拍摄的腰骶交界部 X 线正侧位片。图像显示右侧 S_1 椎弓根螺钉断裂，椎间隙无骨性融合，L_5/S_1 椎体复位丢失

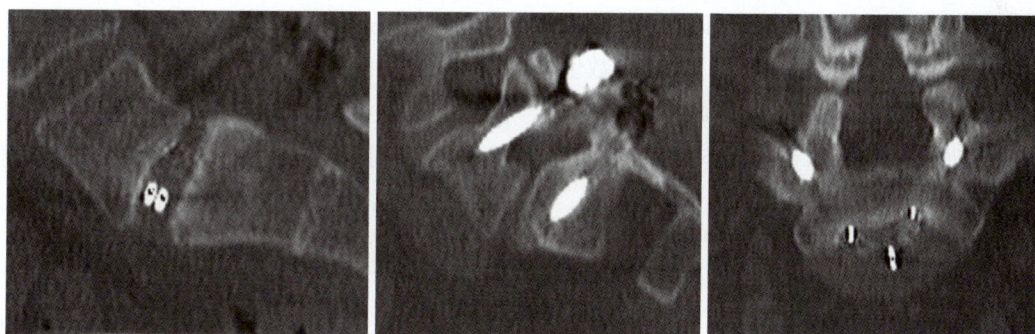

图 76.4　2017 年 3 月拍摄的腰椎 CT。横断位和矢状位重建图像显示内固定位置满意，未发生骨性融合

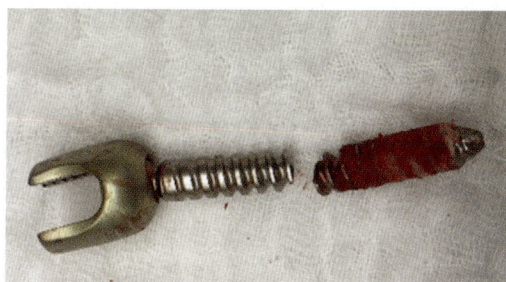

图 76.5　术中取出物照片，图中即为断裂的 S_1 螺钉

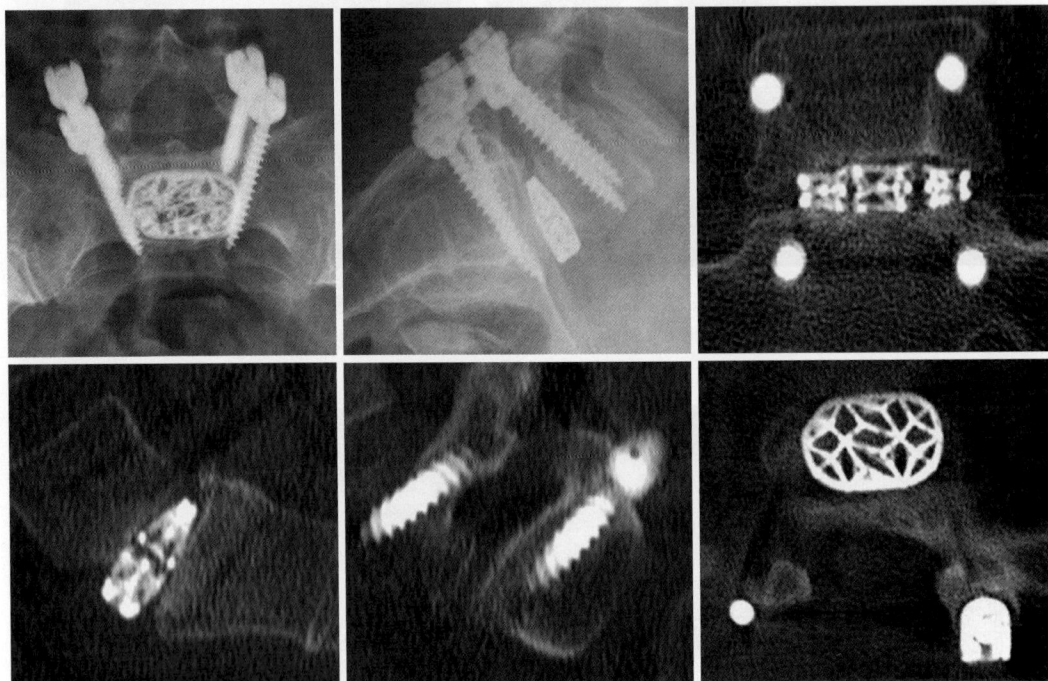

图 76.6 2017 年 12 月拍摄的术后 X 线和 CT 影像。术后 12 周复查影像显示翻修螺钉和 ALIF 融合器的内固定位置满意

76.3 病例讨论

自 20 世纪 80 年代起，后路固定和椎间隙内置物开始在临床广泛应用，这一时期报道的术后假关节发生率高达 40%。由于内置物的不断改良和发展，手术技术的逐渐优化，腰椎固定和融合器植入术后的融合失败率大多报道在 10% 以下，这一数值也会因为所选择的特定手术技术和伴随疾病而有不同。不过，下文所说的一些患者相关因素可以显著增加融合失败的发生率。

76.3.1 吸烟史

1986 年一项随机对照研究显示，非吸烟者假关节发生率为 8%，与吸烟者高达 40% 的结果存在显著差异[4]，尽管术后戒烟可以一定程度上减少吸烟的负面影响[5]。在接受 ALIF 的病例中同样可以确认吸烟者具有明显较低的融合成功率（吸烟者 69.6%，非吸烟者 85.1%）[6]。应用 rhBMP-2 可以改善吸烟者的融合成功率（从 76.2% 提高到 95.2%），但吸烟仍然对手术的临床效果产生了负面影响[7]。目前最重要的建议是术后暂停吸烟 4 周。另外，还可以在术中应用某些特定技术，包括 BMP 的应用等[8]。

76.3.2 肥胖

关于腰椎融合术的研究报道显示，肥胖可以对手术时间、失血量、术中硬膜损伤率、术后创面愈合、住院时间和邻近节段病变等方面产生负面影响，但肥胖患者的疼痛和功能恢复结果与非肥胖患者基本相似[9]。在 ALIF 中，肥胖患者（60%）、超重患者（76%）和正常体重患者（88.2%）的融合率具有显著性差异，但该因素对术后功能恢复结果无明显负面影响[10]。目前未有着重观察肥胖对后路融合率的研究报道。

76.3.3 类固醇应用史

动物模型研究显示，皮质类固醇对骨性融合具有抑制作用[11]。尽管类风湿关节炎患者具有稍高的并发症发生率（11% vs.16%），其术后假关节发生率并没有受明显影响[12]。

76.3.4 骨质疏松

尽管最近有研究显示，唑来膦酸可以加快骨质疏松骨折患者术后融合速度，但其对融合率并没有显著提高[13]。针对特立帕肽和双膦酸盐应用的对照研究也显示了相似的结果。特立帕肽可以改善达到融合的时间，但对总融合率无影响[14]。在融合率方面,注射应用特立帕肽的效果明显好于口服双膦酸盐(92% vs.70%)[15]。

血清低维生素 D 水平可以影响融合失败率和融合时间[16]。通过术后增加维生素 D_3 的应用,骨质疏松患者的融合率可以显著增加(96.2% vs.65.2%)[17]。

76.3.5　糖尿病史

在 2003 年一项研究中揭示了糖尿病史对术后假关节发生率具有不良影响(胰岛素依赖性糖尿病 26%,非胰岛素依赖性糖尿病 22%,对照组 5%)[18]。之后,并没有特定研究腰椎融合率和糖尿病之间联系的文献发表。有多项研究证明术后感染率增加和糖化血红蛋白水平升高具有明显相关性。

76.3.6　不同融合手术技术的影响(ALIF,PLIF,TLIF)

上文提到的这几种手术技术具有不同的融合率。一项旨在比较三种融合技术的研究显示其融合率存在差异,但基于 CT 扫描和节段活动度的数据不足以证明某一种手术技术优于其他两种(ALIF69.2%,PLIF64.3%,TLIF72.7%)[19]。结果同时显示 ALIF 可以更好地恢复节段前凸角,TLIF 可以获得更低的术后 VAS 疼痛评分,PLIF 具备最低的融合器沉降率[19]。在另一项研究中显示,TLIF 和 PLIF 具有相同的融合率[20]。在综述和 meta 分析中也发现,TLIF 和 PLIF 可以在腰椎退变性疾病患者中获得类似的临床满意度和融合率。但是与 PLIF 相比,TLIF 可以获得更短的手术时间,更少的失血量,更低的神经根损伤和硬膜撕裂发生率[21]。目前的研究报道尚未关注融合节段对融合率的影响这一细节。一项关于双节段 PLIF 完成腰椎后路椎间融合手术的研究显示,所有的融合失败病例均发生于靠尾侧的节段,尤其集中于 L_5/S_1 间隙[22]。这一现象可以由此节段较大的剪切应力所解释,进而研究者提出可以通过尽可能增大融合器与骨质的接触界面来解决此问题。对融合失败病例,应用 ALIF 完成翻修手术获得了良好的临床和影像学结果,同时并发症发生率很低[23]。

76.3.7　融合器材质(钛合金和 PEEK)

尽管在临床实践中,似乎我们都认为纯钛合金或钛合金涂层融合器具有较高的融合率,实际研究数据无法证明此观点是正确的。一项综述和 meta 分析发现,钛合金和 PEEK 融合器具有相似的融合率,但钛合金融合器在所有脊柱区域均具有较高的沉降率[24]。一项 2014 年的研究报道两者具有不同的融合率,12 月随访时钛合金组为 96%,PEEK 组为 64%,24 个月随访时钛合金组为 100%,PEEK 组为 76%[25]。另一项研究观察到增加钛合金涂层与否的 PEEK 融合器没有明显显示出不同,两组在 3 个月后观察到类似的 91.7% 左右的融合率[26]。但是这两项研究均仅纳入约 50 例患者,其结果说服力十分有限。

76.3.8　矢状位排列

一项初步研究结果显示,术后矢状位不平衡可以增加腰椎融合术后假关节的发生率[27]。

76.3.9　骨形态发生蛋白 BMPs 和其他骨替代物

经过一项系统性综述评估,rhBMP-2 只有在 ALIF 和后外侧融合技术中对融合率有促进效果[28]。去矿化羟基磷灰石骨基质和椎板自体骨对骨性融合具有同等作用[29]。

76.4　结论与精华

上述所列各项危险因素均对腰椎术后融合率具有相应影响。因此,术前应对每项因素进行相应评估。除了完成精细的手术操作,仔细去除椎间隙组织并充分填充自体骨或骨替代材料外,应用 BMP、术后给予维生素 D 补充用药,强化糖尿病患者血糖管理等措施均可以提高融合率,降低翻修率。对于已经确认融合失败或发生内置物断裂的病例,需要通过仔细地通过后路或前路进行翻修手术。根据 Wolffs 法则,保证充分稳定的局部环境和消除完全应力遮挡对于帮助椎间隙完成骨性融合至关重要。关于融合器材质和融合技术方面,由于所涉及病种众多,现有报道纳入患者数量不足,现在还无法给予完全基于循证医学的治疗推荐。

临床注意事项
- 术前筛查危险因素
- 手术完成内固定操作后,应用最佳材料和骨成分来增加融合率
- 对于具有较高融合失败风险的病例,可以额外应用一些治疗措施,如 BMP

(刘海春 译　吕飞舟 审)

资深专家点评

　　"假关节形成"一直以来都是脊柱外科手术后一个比较棘手的问题，正如文中所提到的，造成这样一个不良后果的危险因素很多。本文的作者给我们提供了一个非常好的病例，肥胖、糖尿病、吸烟史、真性滑脱、较大的 PI 等，基本上集齐目前公认的一些相关因素。然而，对于这样一个病例就一定会发生"假关节"吗？通过对于第一次手术后的影像学资料进行分析，我们认为可能还有改进的余地：①仔细处理上下终板后，左右两侧分别放置一枚椎间融合器；②避免使用空心螺钉；③通过弯棒技术尽可能恢复局部前凸。作者实际上通过第二次完美的翻修手术，也从侧面肯定了我们的意见，比如通过使用一个较大的并带有角度的前路融合器来增大植骨面积，同时更好地重建局部前凸。当然，手术后患者的健康管理也是临床医师不可忽视的重要环节。"细节决定成败"，对于一些高危患者，我们术前需要考虑得更多，术中要做得更精细，术后要多"啰嗦两句"。

（复旦大学附属华山医院　吕飞舟）

参考文献

1. Kelly MP, Lenke LG, Bridwell KH, Agarwal R, Godzik J, Koester L. Fate of the adult revision spinal deformity patient: a single institution experience. Spine. 2013;38:E1196–200.
2. Deyo RA, Martin BI, Kreuter W, Jarvik JG, Angier H, Mirza SK. Revision surgery following operations for lumbar stenosis. J Bone Joint Surg Am. 2011;93:1979–86.
3. Djurasovic M, Glassman SD, Howard JM, Copay AG, Carreon LY. Health-related quality of life improvements in patients undergoing lumbar spinal fusion as a revision surgery. Spine. 2011;36:269–76.
4. Brown CW, Orme TJ, Rickardson HD. The rate of pseudarthrosis (surgical nonunion) in patients who are smokers and patients who are nonsmokers: a comparison study. Spine. 1986;11(9):942–3.
5. Glassmann SD, Anagnost SC, Parker A, Burke D, Johnson JR, Dimar JR. The effect of cigarette smoking and smoking cessation on spinal fusion. Spine. 2000;25(20):2608–15.
6. Phan K, Fadhil M, Chang N, Giang G, Gragnaniello C, Mobbs RJ. Effect of smoking status on successful arthrodesis, clinical outcome, and complications after anterior lumbar interbody fusion (ALIF). World Neurosurg. 2017;110:e998–e1003.
7. Glassmann SD, Dimar JR, Burkus K, Hardacker JW, Pryor PW, Boden SD, Carreon LY. The efficacy of rh BMP-2 for posterolateral lumbar fusion in smokers. Spine. 2007;32(15):1693–8.
8. Berman D, Oren JH, Bendo J, Spivek J. The effect of smoking on spinal fusion. Int J Spine Surg. 2017;28:1129.
9. Lingutla KK, Pollock R, Benomran E, Purushothaman B, Kasis A, Bhatia CK, Krishna M, Friesem T. Outcome of lumbar spinal fusion surguryin obese patients; A systematic review and meta-analysis. Bone Joint J. 2015;97-(B):1395–404.
10. Phan K, Rogers P, Rao PJ, Mobbs RJ. Influence of obesity on complications, clinical outcome and subsidence after anterior lumbar interbody fusion (ALIF) Prospective observational study. World Neurosurg. 2017;107:334–41.
11. Sawin PD, Dickman CA, Crawford NR, Melton MS, Bichard WD, Sonntag VK. The effects of dexamethasone on bone fusion in an experimental model of posterolateral lumbar spinal arthrodesis. J Neursurg. 2001;94:76–81.
12. Crawford CH, Carreon LY, Djurasovic M, Glassmann SD. Lumbar fusion outcomes in patients with rheumatoid arthritis. Eur Spine J. 2008;17(6):822–5.
13. Ding Q, Chen J, Fan J, Li Q, Yin G, Yu L. Effect of zoledronic acid on lumbar spinal fusion in osteoporotic patients. Eur Spine J. 2017;26(11):2969–77.
14. Cho PG, Ji GY, Shin DA, Ha Y, Yoon DH, Kim KN. An effect comparison of teriparatide and bisphosphonate on posterior lumbar interbody fusion in patients with osteoporosis: a prospective cohort study and preliminary data. Eur Spine J. 2017;26(3):691–7.
15. Ohtori S, Orita S, Yamauchi K, Eguchi Y, Ochiai N, Takahashi K. More than 6 months of teriparatide treatment was more effective for bone union than shorter treatment following lumbar posterolateral dusion surgery. Asian Spine J. 2015;9(4):573–80.
16. Rivindra VM, Godzik J, Dailey AT, Schmidt MH, Bisson EF, Hood RS, Cutler A, Ray WZ. Vitamin D Levels and 1-year fusion outcomes in elective spine surgery: a prospective observational study. Spine. 2015;40(19):1536–41.
17. Xu Y, Zhou M, Liu H, Zhang Q, Hu Z, Zhang N, Ren Y. Effect of 1,25 dihydroxyvitamin D3 on posterior transformanial lumbar interbody fusion in patients with osteoporosis and lumbar disc degenerative disease. Zhongguo Xiu Fu Chong Jian Wai Ke Za Zhi. 2014;28(8):969–72.
18. Glassman SD, Alegre G, Carreon L, Dimar JR, Johnson JR. Perioperative comlications of lumbar instrumentation and fusion in patients with diabetes mellitus. Spine J. 2003;3(6):496–501.
19. Lee N, Kim KN, Yi S, Ha Y, Shin DA, Yoon DH, Kim KS. Comparison of outcomes of anterior, posterior and transforaminal lumbar interbody fusionsurgery at a single lumbar level with degenerative spinal disease. World Neurosurg. 2017;101:216–26.
20. Metha VA, McGirt MJ, Garces Ambrossi GL, Parker SL, Sciubba DM, Bydon A, Wolinsky JP, Gokasian ZL, Witham TF. Transforaminal versus posterior lumbar interbody fusion: comparison of surgical morbidity. Neurol Res. 2011;33(1):38–42.
21. Lan T, Hu SY, Zhang YT, Zheng YC, Zhang R, Shen Z, Yang XJ. Comparison between posterior lumbar interbody fusion and transforaminal lumbar interbody fusion fort he treatment of lumbar degenerative diseases: a systematic review and meta-analysis. World Neurosurg. 2018;112:86–93.
22. Aono H, Takenaka S, Nagamoto Y, Tobimatsu H, Yamashita T, Furuya M, Iwasaki M. Fusion rate and clinical outcome in 2-level posterior lumbar interbody fusion. World Neurosurg. 2018;115:

490–502.

23. Yun DJ, Yu JW, Jeon S, Lee HC, Lee SH. Salvage anterior lumbar interbody fusion for pseudarthrosis after posterior or transforaminal lumbar interbody fusion. World Neurosurg. 2018;111:746–55. https://doi.org/10.1016/j.wneu.2017.12.155. Epub 2018 Jan 5.

24. Seaman S, Kerezoudis P, Bydon M, Torner JC, Hitchon PW. Titanium vs. polyetheretherketone (PEEK) interbody fusion: Meta-analysis and review oft he literature. J Clin Neurosci. 2017;44:23–0.

25. Nemoto O, Asazuma T, Yato Y, Imabayashi H, Yasuoka H, Fujikawa A. Comparison of fusion rates following trandforaminal lumbar interbody fusion using polyetheretherketone cages or titanium cages with transpedicular instrumentation. Eur Spine J. 2014;23:2150–5.

26. Rickert M, Fleege C, Tarhan T, Schreiner S, Makowski MR, Rauschmann M, Arabmotlagh M. Transforaminal lumbar interbody fusion using polyetheretherketone oblique cages with and without a titanium coating: a randomised clinical pilot study. Bone Joint J. 2017;99-B(10):1366–72.

27. Langmantel R, Karantzoulis V, Ebner R, Vazifehdan F. Die postoperative sagittale Instabilität erhöht das Pseudarthroserisiko nach Lumbalfusion. Die Wirbelsäule. 2017;01(01):66–8.

28. Galimberti F, Lubelski D, Healy AT, Wang T, Abdullah KG, Nowacki AS, Benzel EC, Mroz TE. A systematic review of lumbar fusion rates with and without the use of rhBMP-2. Spine. 2015;40(14):1132–9.

29. Kim DH, Lee N, Shin DA, Yi S, Kim KN, Ha Y. Matched comparison of fusion rates between hydroxyapatide demineralized bone matrix and autograft in lumbar interbody fusion. J Korean Neurosurg Soc. 2016;59(4):363–7.

第77章 初步手术计划与操作尽最大努力后的近端交界性后凸

Caglar Yilgor, R. Emre Acaroglu

77.1 引言

在过去的几十年里，脊柱畸形手术的理念以及用于脊柱畸形外科手术治疗的器械一直在不断改善和发展。但是生长、发育和退变后脊柱生物力学环境，以及内置物的生物力学效应依旧没有被完全了解。植入内固定装置后，内固定融合节段与非融合节段之间称为交界区。

脊柱在固定融合后会产生交界区并发症，其中常见的问题为近端交界性后凸（proximal junctional kyphosis，PJK）。PJK 最初描述的是休门氏病手术后并发症，但是 PJK 作为一种常见的脊柱术并发症可以发生在任何脊柱疾病的手术后。PJK 最初定义为脊柱内固定近端再发后凸畸形。最近多数学者认识到交界性应力异常增加和聚集可能导致软组织、韧带、骨内固定界面的受损。因此，PJK 的严重程度包括影像学和临床症状的改变。

2005 年，Glattes 等[1]学者根据放射学改变，将 PJK 定义为术后近端交界区后凸角（proximal iunctional angle，PJA）>10°，且与术前相比增加 10° 以上；PJA 的测量范围为上端固定椎（upper instrumented vertebra，UIV）的下终板与 UIV+2 的上终板之间的后凸角。随着代偿机制的被更好地理解时，这一定义已演变为指 PJA 在术前术后相应节段影像学的变化[2]。PJK 及 PJF 的发生是一种长期的代偿过程，在此过程中，一种特定方向的变化被另一个有意识的或无意识的变化抵消。而 PJA 术前到术后角度的变化被认为是胸部后凸对腰椎后凸畸形的代偿。

此外，近端交界性失败（proximal junctional failure，PJF）在影像学上定义为脊柱后凸和椎体结构完整性受损、小关节、椎间盘、后方韧带复合体损伤和 / 或内置物的失败。因此，PJF 可表现为 UIV 和 / 或 UIV +1 骨折，UIV 螺钉切割或拔出，钩脱位和 / 或矢状位的半脱位[3]。

在临床上，PJK 指的是一个简单的影像学改变，没有临床症状。然而 PJF 可引起多种临床症状，可表现为疼痛、神经功能损伤、行走困难、社交孤立和 / 或由于矢状位渐进性失衡而无法保持目光水平凝视。任何需要行翻修手术干预的有症状 PJK 均称为 PJF[4]。

在不同的临床报道中，PJK 发生率在 20%～59%[5]，而 PJF 的发生率可能低至 1%～5.6%[4]。许多研究都阐述了 PJK 和 PJF 的许多可控和不可控的危险因素。了解这些危险因素对于尽量减少 PJK/PJF 的发生是很重要的。尽管医师术前进行了完美的手术计划，然而，近端交界性问题仍然普遍发生。

本研究展示一个 PJF 的病例，并讨论如何预防 PJF 的发生。预防 PJK 和 PJF 的发生是取得手术临床效果的保证。

77.2 病例描述

一名 75 岁男性患者，身高 178cm，体重 80kg，BMI 为 25.3 kg/m²，退休员工，有吸烟史。

患者主诉为跛行，伴有腰背部和腿部疼痛，并伴双下肢无力。15 年前，无明显诱因出现腰背部疼痛。近 10 余年，腿痛逐渐加重。患者否认任何包括物理治疗、腰背肌锻炼、注射药物等保守治疗。否认麻醉和脊柱手术的病史。既往有高血压和骨关节炎病史，并被评估为 ASA I（美国麻醉师协会）。

体格检查显示脊柱稳定性可，神经运动功能完整。骨密度结果显示股骨颈 T 值为 −0.50，脊柱总 T 值为 1.30，没有骨质疏松的迹象。

影像学未见冠状位失衡。骨盆入射角（PI）为

37°，骨盆倾斜角为 25°，骶骨倾斜角为 12°。L_1-S_1 腰椎前凸角（LL）为 10°，L_4-S_1 前凸角为 22°。骨盆入射角（PI）- 腰椎前凸角（LL）为 27°、胸椎后凸角（TK）为 8°。C_7 矢状位垂直距离（SVA）为 –2.75cm，T_1 骨盆角（TPA）为 16°，整体倾斜角（GT）为 18°（图 77.1）。

MRI 显示 L_3-L_4、L_4-L_5、L_5-S_1 水平中度至重度的中央、侧隐窝的狭窄。L_5-S_1 左侧轻度至中度椎间盘突出，伴有中度至重度双侧小关节肥大。L_3-L_4、L_4-L_5、L_5-S_1 两侧神经根管轻度至中度狭窄，主要压迫左侧 L_5 神经根。

手术一共耗时 185min。手术融合节段为 T_{12} 至髂骨，共植入 16 枚椎弓根螺钉，置钉密度为 100%。L_3-L_4、L_4-L_5 和 L_5-S_1 进行椎管和椎间孔减压。L_3-L_4、L_4-L_5 和 L_5-S_1 行 TLIF 并分别用 PEEK 融合器进行椎间融合。双侧均使用 6mm 钴铬棒矫正畸形及稳定脊柱，行椎板去皮质化并植骨以促进融合。

术中神经生理监测未见明显异常。手术失血量约 1 800mL。术中输 1 270mL 红细胞和 400mL 新鲜冷冻血浆。

术后，患者转至重症监护病房过度 24h，随后平稳后转回病房。总引流量 1 620mL，术后未输血。总住院时间为 11 天。

术后早期 X 线未见冠状位失衡。骨盆倾斜角为 19°，骶骨倾斜角为 18°。腰椎前凸角为 32°，L_4-S_1 腰椎前凸角 26°。PI-LL 为 5°。胸椎后凸度为 19°。SVA 为 –3.1cm，TPA 为 7°，GT 为 9°（图 77.2）。

患者术前和术后随访的参数见表 77.1。术后 6 个月，患者佩戴支具。术后患者行了 12 个月的物理治疗，疼痛缓解 90%。在术后 6 周的随访中，在术后 51 天时上固定椎（UIV）内固定拔出。患者术后 398 天出现钴铬棒断裂。患者于术后 1 128 天进行最后一次随访，与术后 3 年随访结果一致（图 77.3）。

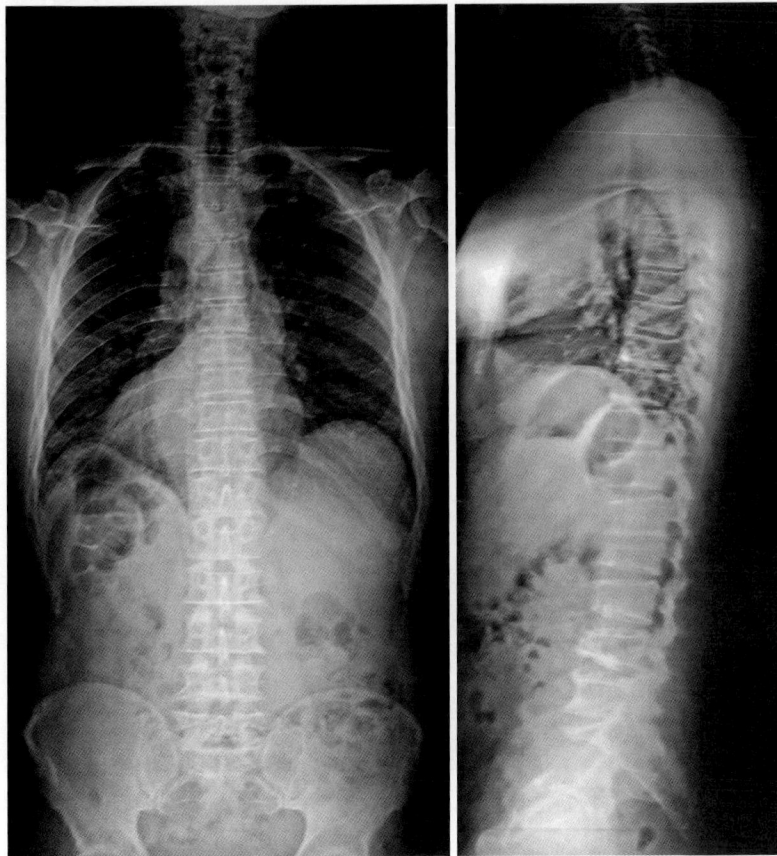

图 77.1　术前全脊柱正侧位片

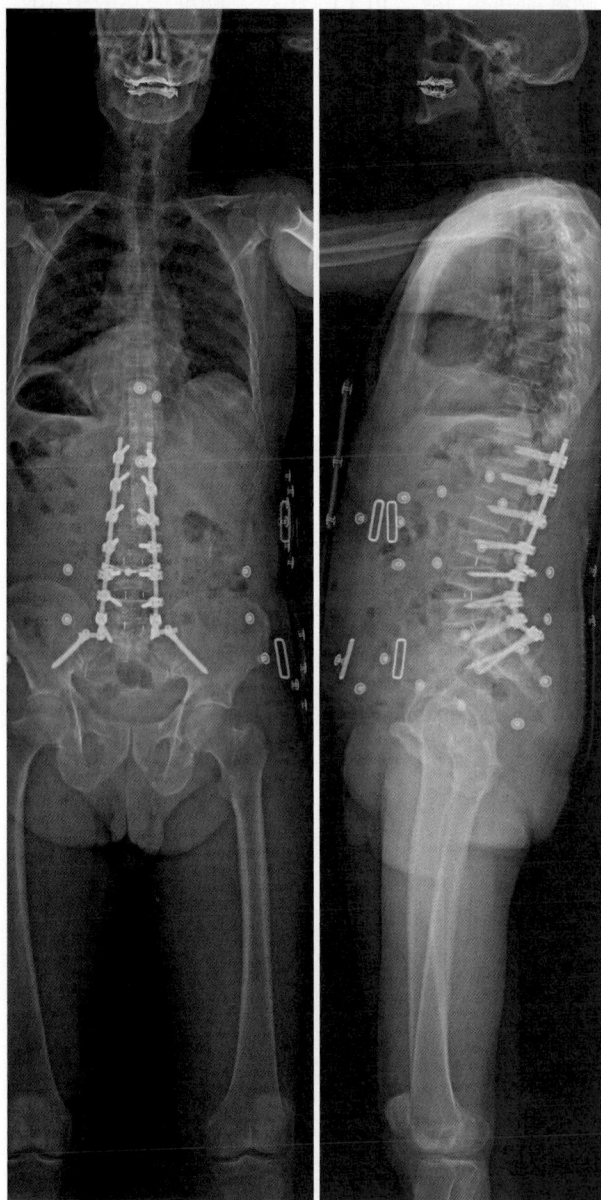

图 77.2 出院前（手术后 10 天）全脊柱站正侧位片

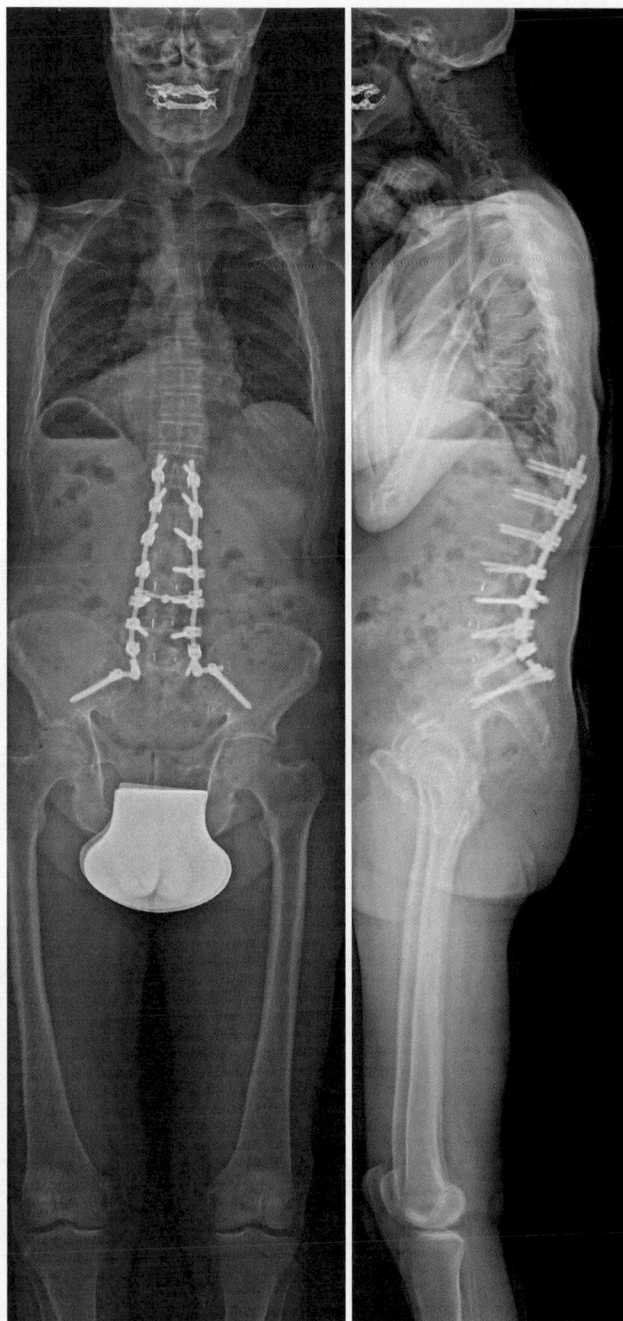

图 77.3 最近一次随访（术后 3 年）的全脊柱站立正侧位片

表 77.1　术前及术后随访 6 个月、1 年、2 年时患者的评分

	腰痛 VAS	腿痛 VAS	ODI	COMI	SF-36 PCS	SF-36 MCS	SRS-22 功能	SRS-22 疼痛	SRS-22 MH	SRS-22 自我形象	SRS-22 小计
术前	4	7	24	4.9	39.11	54.79	3.5	3.5	4.2	2.0	3.28
6 个月	1	0	18	3.2	39.61	46.18	3.0	4.3	4.2	3.0	3.60
1 年	1	0	9	0.7	44.71	62.04	4.0	4.5	4.6	4.4	4.40
2 年	1	0	14	1.7	36.75	56.36	3.3	4.4	4.2	3.4	3.80

注：VAS，视觉模拟评分；ODI，功能障碍指数；COMI，核心结果评估指标；SF-36，健康调查简表；PCS，生理健康量表；MCS，心理健康量表；SRS-22，脊柱侧凸研究协会脊柱畸形的问卷；MH，心理健康。

77.3 病例讨论

文献中已经提出了许多 PJK/PJF 可控和不可控的危险因素[4]。影像学的危险因素包括术前后凸角、骨盆倾斜角和 SVA 较大，以及非解剖学的胸椎后凸重建。患者相关因素包括年龄较大、BMI 较高、骨质量差和术前合并疾病。技术和生物力学的危险因素是后方入路导致后方韧带和椎旁肌肉损伤，内置物刚度，UIV 选择为下胸椎，LIV 融合到下腰椎和骶骨，胸廓成形术，术中应用较大矫形力来减少胸椎后凸角或恢复矢状位平衡和 / 或更大的 SVA，翻修手术等[6]。然而尚无证据支持使用骨水泥强化钉道和后方聚酯张力带可以预防 PJK 发生。

尽管做了这些努力，PJK 的回顾性临床研究仍未能预测出可用于预防的 PJK 强相关性危险因素，其结果常常是不确定的和 / 或有争议的，包括因素混杂的结果。术后功能较差在很大程度上是由于矢状位重建不理想造成的。矢状位矫正不足和矫正过度均为术后功能较差的主要原因[7]。根据脊柱侧凸研究协会（Scoliosis Research Society，SRS）-Schwab 分型，PI-LL 达到满意临床效果的目标值≤10°，PT＜20°，SVA＜4cm。

本病例，术前 PT 为 25°（+），PI-LL 为 27°（++），SVA 为 -2.75cm（0）。

术前患者的主诉是腿痛和跛行，所以手术的重点是减压。手术中，L$_3$、L$_4$、L$_5$ 行保留中三分之一椎板的半椎板切除术。在 L$_3$-L$_4$、L$_4$-L$_5$ 和 L$_5$-S$_1$ 行双侧神经根管减压术。为恢复脊柱前凸，将保留的关节广泛切除关节面以完成后柱截骨。椎间盘切除术

后，在 L$_3$-L$_4$、L$_4$-L$_5$ 和 L$_5$-S$_1$ 植入融合器。然后根据所需要的外形进行弯棒，并从远端向近端进行矫形，矫形重点是旋转骨盆和增加脊柱前凸。

术后 PT 为 19°（0）；PI-LL 为 5°（0）；SVA 为 -3.1cm（0），根据 SRS-Schwab 分型，所有参数均恢复良好。

正如本病例所示，即使在所有的 SRS-Schwab 矢状位矫形参数均较为理想后，依旧能观察到应力相关性并发症。这可能是这些修正参数的一些固有的缺点[2]。许多研究尝试探寻理想的脊柱弯曲度和序列，然而得到唯一合理的结论是所有的指标都必须在相互参照的情况下进行评估。因此，单纯使用 PT、PI-LL 或者 SVA 作为参考数值可能会产生误导，特别是对于 PI 接近正常值上限和正常值下限的患者。

本例患者的 PI 为 37°，比报道的平均标准值小 1。虽然手术实现了骨盆倾斜角＜20° 的目标，但该患者根据其解剖学特征需要更低的 PT。有学者报道，PI 为 37° 的患者，术后 PT 为 19° 仍然会出现后倾[8]。根据 RSA（Relative Spinopelvic Alignment）评分系统，个体化矫正 PI 为 12.8°，属于中度后倾。

PI-LL 在 10° 范围内的简单标准在适用于具有不同 PI 的个体时也有局限性。PI-LL 容易计算，但难以评估，因为它也需要适应每个患者的骨盆形态。因此虽然达到了 PI-LL＜10° 的手术目标，但该患者仍然存在脊柱 - 骨盆不匹配[9]。根据个体化校正 PI，相对腰椎前凸（RLL）为 19.9°，属于中度腰椎过度前凸。

SVA 提供了一个快速而有效的指标来描述脊柱的总体平衡性。然而，骨盆的倾斜会掩盖 SVA。因

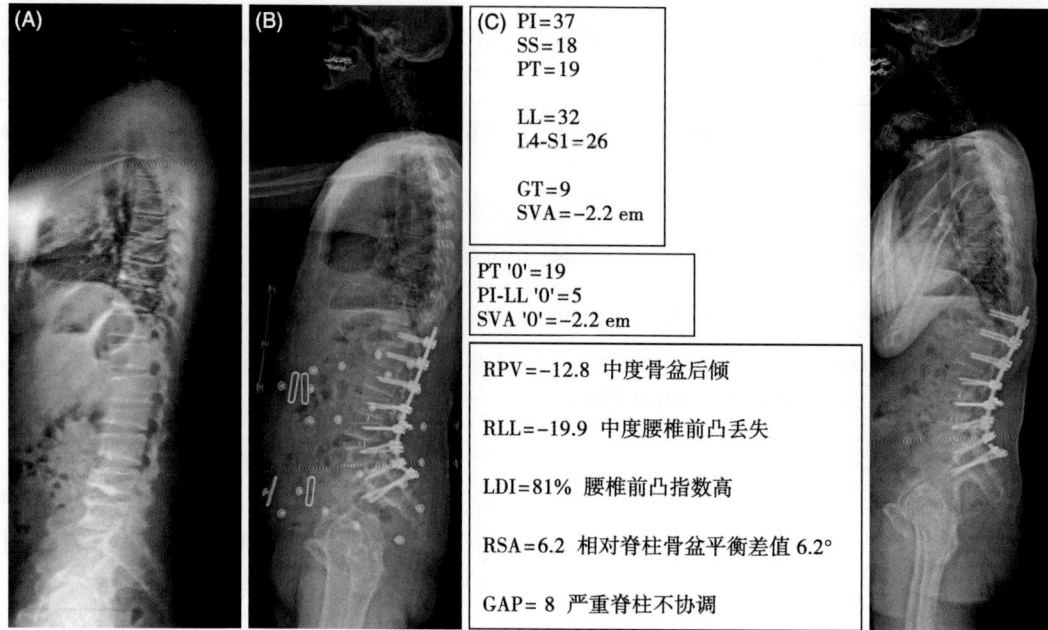

图中标注：

(A)　(B)　(C)

(C)
PI=37
SS=18
PT=19

LL=32
L4-S1=26

GT=9
SVA=−2.2 em

PT '0'=19
PI-LL '0'=5
SVA '0'=−2.2 em

RPV=−12.8　中度骨盆后倾

RLL=−19.9　中度腰椎前凸丢失

LDI=81%　腰椎前凸指数高

RSA=6.2　相对脊柱骨盆平衡差值 6.2°

GAP=8　严重脊柱不协调

图 77.4　术前（A）、首次复查（B）及术后 3 年（C）全脊柱站立侧位片。第一次复查的 X 线显示所有 3 个 SRS–Schwab 矢状位修正参数均为 "0"。用同样的测量方法计算 PI 调整的个体化参数，结果表明患者是过度前凸和后倾。GAP 评分为 8 分，表明严重的脊柱 - 骨盆不平衡。术后 6 周出现拔钉，术后 1 年出现双侧短棒，两种 PJF 均未进行校正

此，当术中 SVA＜4cm 时，可能存在已经过度矫形的情况，该患者仍有 TPA 和 GT 所定义的正性失平衡。骨盆的后倾掩盖了这种正性失平衡，使得 C_7 在骨盆上形成了一种代偿性失平衡。根据 RAS 个体化校正 PI 为 +6.2°，认为是矢状位是平衡的，而当＞10° 时则定义为正性矢状位失衡。

近期研究提示骨盆形态可以通过影响脊柱弧度大小和形状来调节。同时，SRS-Schwab 矢状修正也表达了同样的规则。最近，一种个体化的分析系统被提出，该系统使用基于 PI 校正的影像学参数来评估骨盆形态、脊柱前凸的大小和脊柱整体平衡[2]。

使用相同的影像学资料及参数测量工具，测量参数包括 L_1-S_1 和 L_4-S_1 腰椎前凸角和 GT。此评分系统根据患者 PI 值计算出理想的校正 PI，如图 77.4 所示，此患者仍然缺乏约 20° 的腰椎前凸，骨盆代偿＞10°，但仅能达到 5° 的正性矢状位序列，因此定义为矢状位不匹配。

这表明脊柱融合后出现的代偿机制及范围决定了内置物、椎体、邻近椎体和移植骨的载荷分布[2]。本例术后 GAP 评分为 8 分，提示患者脊柱 - 骨盆严重不均衡，代表了患者必须使用的代偿范围。

77.4　结论与精华

相对于 SRS-Schwab 分型中所有 PI 的绝对数值都相同，基于 PI 的 GAP 评分的个体化参数更符合人体解剖学个体差异性[2]。任何固定融合的目的应该是使患者在手术后不需要或最少代偿的情况下保持稳定。根据 PI 校正后的脊柱 - 骨盆平衡允许为术前计划设置个性化的影像学目标。

术前根据 GAP 评分对患者进行分析，提示患者骨盆严重后倾（尽管 PT 值为 25°，提示中度后倾），该患者的理想 PT 值低至 6°。同样，尽管 PI-LL 仅计算为 27°，但脊柱 - 骨盆不匹配达 42°（图 77.5）。GAP 评分中脊柱前凸分布指数（LLI）的进一步评估来规划脊柱前凸的形状。

根据 GAP 评分所反映的矢状位比例指数，在矢状位设定手术目标，可以达到 GAP 评分≤2 的目标，反映出一种比例匹配的脊柱矢状位形态。这种状态需要在内置物、椎体内固定、邻近节段和内置物上最小限度地使用代偿机制和更适当地分配负荷。术前 GAP 评分可作为预防内固定相关并发症的工具。

（黄炎 译　吕飞舟 审）

骨盆入射角	37	GAP评分			11
年龄	75	严重不协调			
年龄评分	1				
骶骨倾斜角	12	相对骨盆倾斜			−18.8
理想骶骨倾斜角	30.83				
骨盆状态	严重骨盆后倾　3	严重后倾　中度后倾　正常　前倾 −15°　−7°　+5°			
L1-S1腰椎前凸	10	相对腰椎前凸			−41.9
理想腰椎前凸	51.94				
腰椎状态	严重前凸丢失　3	严重前凸丢失　中度前凸丢失　正常　过度前凸 −25°　−14°　+11°			
L4-S1前凸	22	相对腰椎前凸			220%
腰椎前凸分布比	过度前凸　3	严重前凸丢失　中度前凸丢失　正常　过度前凸 40%　50%　80%			
躯干整体倾斜角	18	相对腰椎前凸			15.24
理想躯干整体倾斜角	2.76				
脊柱-骨盆状态	中度阳性　1	高度阳性　中度阳性　正常　阴性 +18°　+10°　−7°			

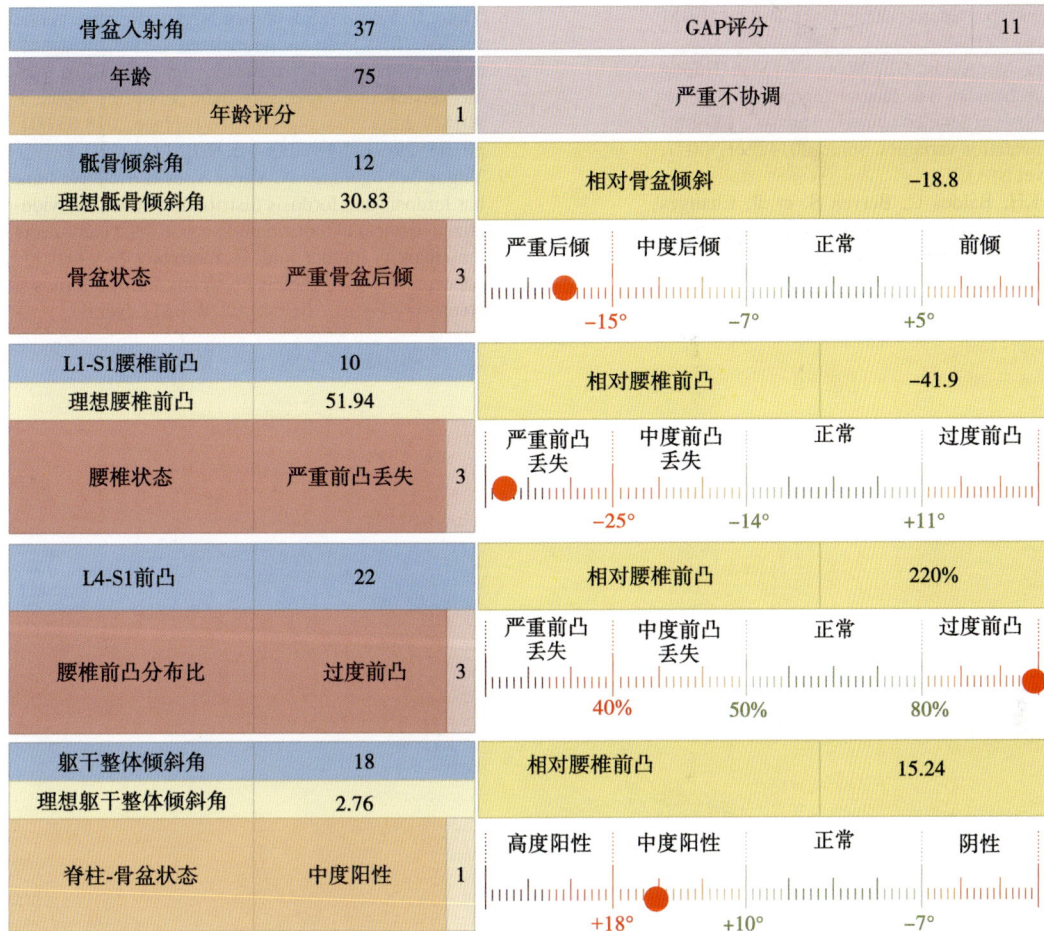

图 77.5　术前患者 GAP 评分分析。使用 PI 为基础的放射学参数和量表，可以更好地解释个性化骨盆，脊柱前凸和整体平衡。患者的骨盆后倾斜 18.8°，大于 PI 为 37° 的理想计算值。同样，脊柱前凸角也比理想的角度少 41.9°

资深专家点评

　　PJK 近年来一直是脊柱外科领域研究的热点问题。目前比较公认的影响因素包括：

　　①可改变因素：前后路融合、较大幅度矫正、残留的矢状位失衡；②不可变因素：高龄（＞55 岁）、骨质疏松、BMI 指数高、严重的术前矢状位失衡以及其他疾病共病因素。

　　存在争议的影响因素包括：UIV 的固定器械类型（钩、钢丝、椎弓根螺钉）、融合节段的多少、UIV 的位置（上胸椎或者下胸椎）以及是否固定到骨盆。总而言之，PJK 是长节段固定无论如何都绕不开的难题。然而，对于本文中所提供的病例，由于仅仅提供了一张术前的全脊柱 X 线，我们很难去判断是否需要进行如此长节段的固定，以及固定到骨盆的必要性；从病史的描述上来看，患者更像是一个多节段的腰椎管狭窄症，并没有明显的躯干失平衡或者其他的退变性畸形。我们认为，彻底的神经减压和确实的骨性融合才是对于该患者的治疗目标，而尽可能少的进行固定可能才是避免 PJK 真正的完美方案。

（复旦大学附属华山医院　吕飞舟）

参考文献

1. Glattes RC, Bridwell KH, Lenke LG, Kim YJ, Rinella A, Edwards C 2nd. Proximal junctional kyphosis in adult spinal deformity following long instrumented posterior spinal fusion: incidence, outcomes, and risk factor analysis. Spine. 2005;30:1643–9. (EBM Level III).

2. Yilgor C, Sogunmez N, Boissiere L, et al. Global Alignment and Proportion (GAP) Score: development and validation of a new method of analyzing spinopelvic alignment to predict mechanical complications after adult spinal deformity surgery. J Bone Joint Surg Am. 2017;99:1661–72. (EBM Level II).

3. Arlet V, Aebi M. Junctional spinal disorders in operated adult spinal deformities: present understanding and future perspectives. Eur Spine J. 2013;22(Suppl 2):S276–95. (EBM Level III).

4. Lau D, Clark AJ, Scheer JK, et al. Proximal junctional kyphosis and failure after spinal deformity surgery: a systematic review of the literature as a background to classification development. Spine. 2014;39:2093–102. (EBM Level N/A).

5. Kim YJ, Bridwell KH, Lenke LG, Glattes CR, Rhim S, Cheh G. Proximal junctional kyphosis in adult spinal deformity after segmental posterior spinal instrumentation and fusion: minimum five-

year follow-up. Spine. 2008;33:2179–84. (EBM Level III).

6. Cammarata M, Aubin CE, Wang X, Mac-Thiong JM. Biomechanical risk factors for proximal junctional kyphosis: a detailed numerical analysis of surgical instrumentation variables. Spine. 2014;39:E500–7. (EBM Level N/A).

7. Bridwell KH, Baldus C, Berven S, et al. Changes in radiographic and clinical outcomes with primary treatment adult spinal deformity surgeries from two years to three- to five-years follow-up. Spine. 2010;35:1849–54. (EBM Level III).

8. Yilgor C, Yavuz Y, Sogunmez N, et al. Relative pelvic version (RPV): an individualized pelvic incidence-based proportional parameter that quantifies pelvic version more precisely than pelvic tilt. Spine J. 2018; https://doi.org/10.1016/j.spinee.2018.03.001. pii: S1529-9430(18)30084-6. (EBM Level II).

9. Yilgor C, Sogunmez N, Yavuz Y, et al. Relative lumbar lordosis and lordosis distribution index: individualized pelvic incidence-based proportional parameters that quantify lumbar lordosis more precisely than the concept of pelvic incidence minus lumbar lordosis. Neurosurg Focus. 2017;43:E5. (EBM Level II).

第78章 骨质疏松个体内固定失败的处理

Andreas Pingel，Frank Kandziora

78.1 引言

骨质疏松性脊柱疾患的内植物失败的发生率较高。即使是经验丰富的脊柱外科医生，也需要经常面对内植物失败的问题，尤其是骨质疏松性椎体骨折矫治与固定手术的中短期随访过程中，极易遇到的近端交界性后凸（Proximal junctional kyphosis，PJK）等棘手问题。但现实问题是，有关如何治疗骨质疏松性椎体骨折以及如何预防 PJK 等严重并发症发生的科学研究少之又少。

本章将探讨预防和处理骨质疏松性内固定失败问题的解决方案。通过典型病例，讨论骨质疏松性脊柱疾患治疗过程中的缺陷和手术问题，尤其是 PJK 和矢状位失平衡的问题。

78.2 病例描述

一名 51 岁男性患者，由于长期服用激素，罹患骨质疏松，从 7 级楼梯跌落。延迟的 CT 扫描检查显示 T_7 压缩性骨折，椎体远端后壁轻度受累。患者最初采用保守治疗，使用支具和口服镇痛药物，但 9 个月后，保守治疗失败，患者感觉胸背部中间区域和胸腰交界处疼痛加剧，并出现站立不稳。由于患者外伤后出现顽固性背痛及严重的矢状位失衡（$T_6 \sim T_8$ Cobb 角 38°，图 78.1A，B），需要进行手术矫正治疗。通过 Ponte 截骨术，并配合应用椎弓根螺钉固定，达到 $T_2 \sim L_2$ 多节段后路短缩和融合的目的（图 78.2A，B）。矫正效果良好，矢状位平衡恢复正常，患者疼痛得到明显缓解。

两个月后，患者出现严重的颈部疼痛。X 线平片显示：颈胸椎交界处后凸畸形，T_1-T_2 节段后凸伴脱位（$T_1 \sim T_3$ Cobb 角 64°）（图 78.3A），合并 T_2 后部骨与韧带结构的破坏（图 78.3B）。通过 T_2 椎体的部分切除，配合 C_6-C_7-T_1 的椎弓根螺钉固定的开放复位手术，获得较满意的矢状位角度和该节段的稳定（图 78.4A，B）。

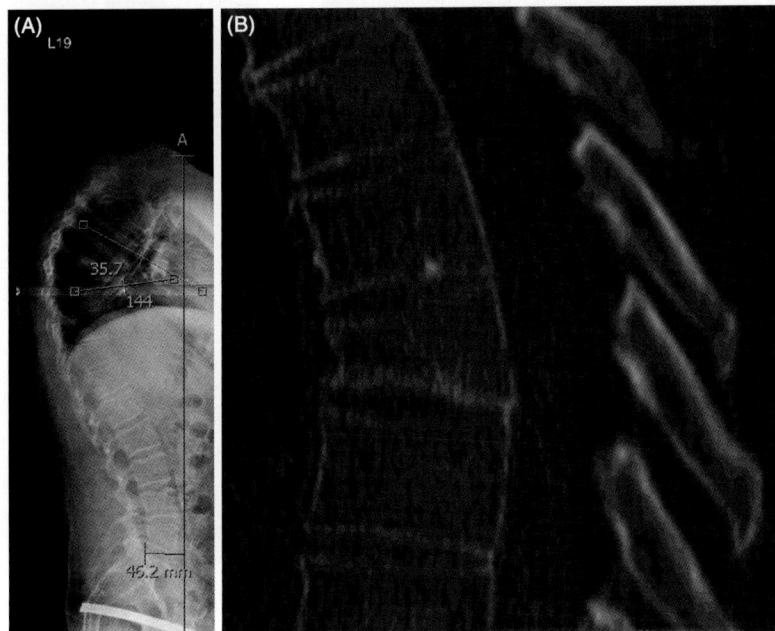

图 78.1 （A，B）创伤后 9 个月：外伤后 T_7 压缩性骨折（T_2-T_{12} Cobb 角 90°），保守治疗后出现后凸畸形，双节段角：37°，T 值：−2.87

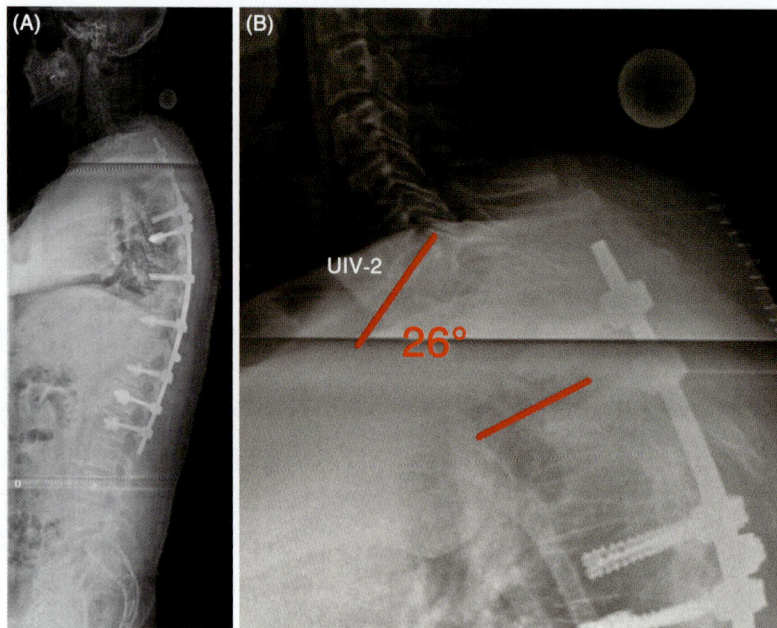

图 78.2 （A，B）创伤后 1 年，首次行 T_2～L_2 矫正术的术后结果。整体矫正效果满意，脊柱平衡。然而，C_7 上终板（UIV-2）与下终板 T_2 之间的夹角为 26°，因此有发生 PJK 的倾向

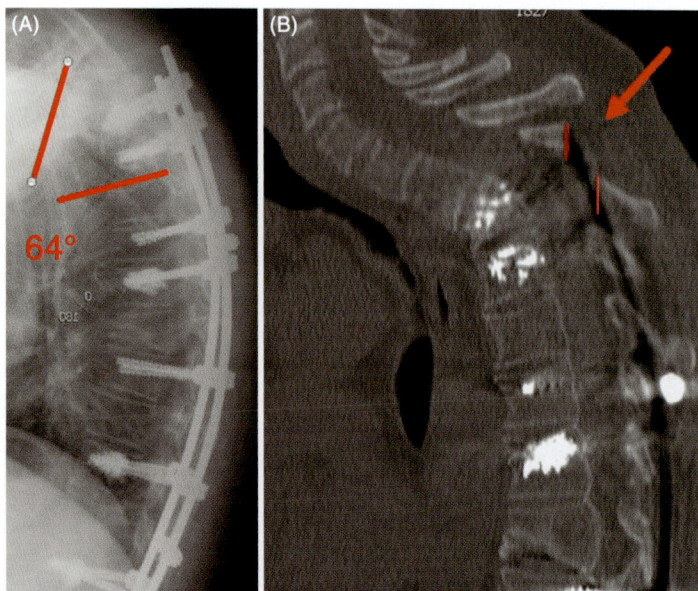

图 78.3 （A，B）术后 2 个月，颈胸交界处出现 PJK，伴有 T_1-T_2 固定脱位，明显后凸（T_1～T_3 Cobb 角 64°）红色箭头显示 T_2 椎体后缘和韧带结构破坏

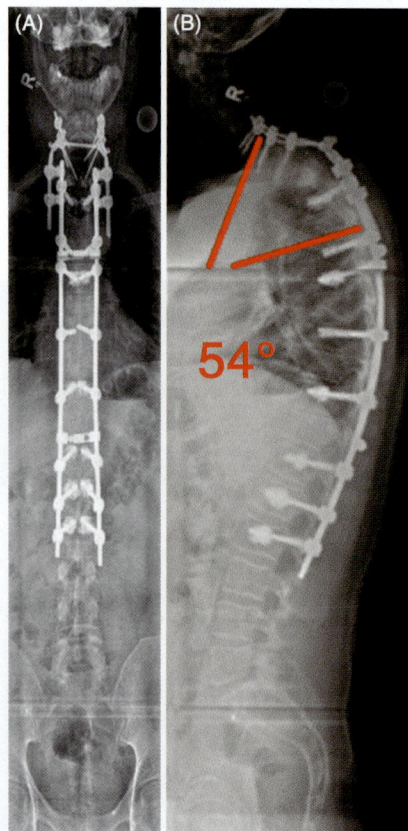

图 78.4 （A，B）C_6-C_7 至 T_3 椎弓根螺钉固定，T_2 行不完全 VCR，完成开放复位固定操作

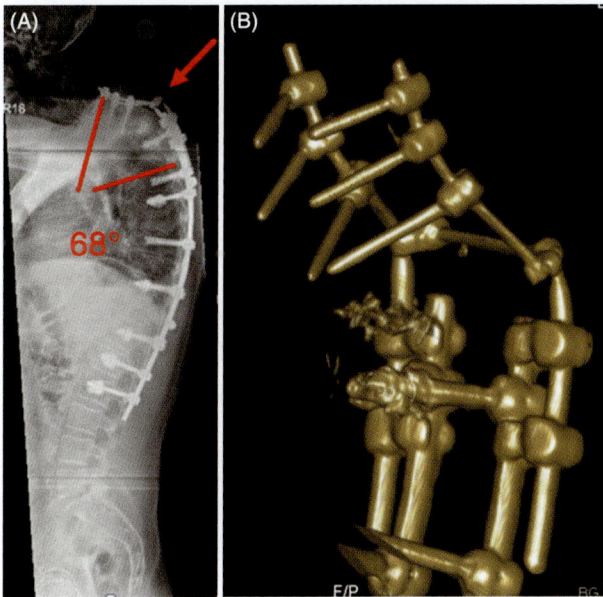

图 78.5　（A，B）翻修手术 12 个月后，钉棒断裂，矫正失败，C₆～T₃ 明显后凸（C₆～T₃ Cobb 角 68°）。（B）显示左侧连接棒断裂

术后 12 个月，患者因反复出现颈部疼痛，双手托头入院。X 线检查发现 1 根钉棒断裂，颈胸交界处有明显的后凸畸形（C₆～T₃ Cobb 角 68°，图 78.5A，B）。由于节段不稳定的存在，需要尽快实施翻修手术。手术采用第 1、2 肋的肋横突截骨术，并切除 T₂ 和部分 T₁ 椎体（图 78.6A），植入可扩张人工椎体稳定前柱，钴铬棒连接近远端内固定装置。

经过最后一次翻修手术，患者恢复顺利，除颈椎活动度降低外，无其他明显活动受限。

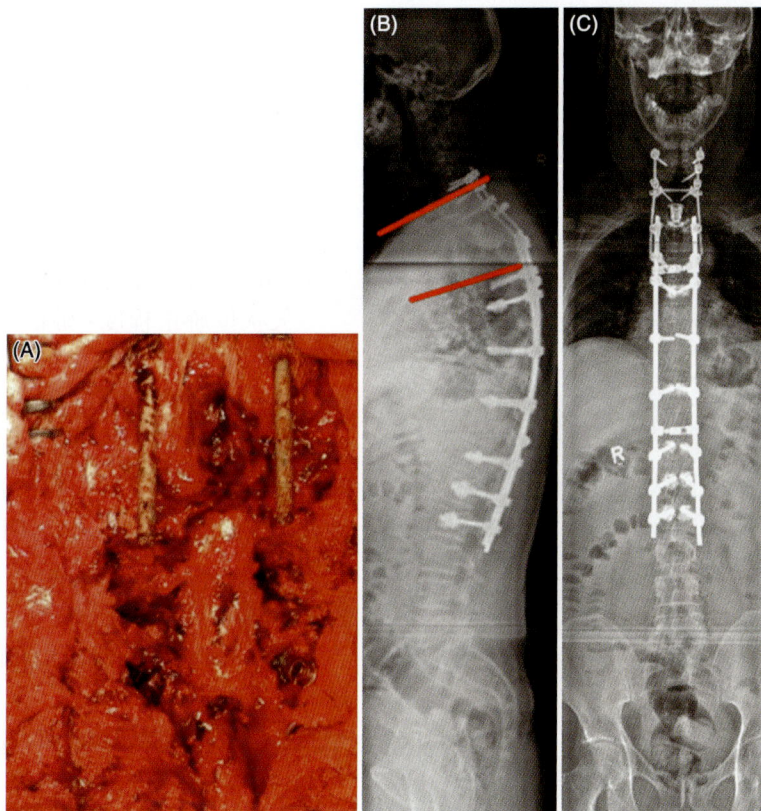

图 78.6　（A）术中行 T₂ 及部分 T₁ 切除，显露硬膜囊，钴铬棒和 C₆-C₇ 以及 T₁ 的椎弓根螺钉。（B，C）翻修术后的最终结果：切除 T₂ 和部分 T₁ 椎体，行第 1、2 肋横突截骨术，T₂ 节段放置可扩张人工椎体

78.3　病例讨论

对于轻度创伤后后凸畸形的病例，保守治疗可能是一种选择。但是，从长期来看，保守治疗的成功率明显较低（27%）[3]。

如果此类患者，疼痛持续或逐渐加重，建议手术治疗。但值得注意的是，对于合并老年骨质疏松的患者，内置物失败的风险和邻近节段的问题需引起特别关注。

对于长节段的脊柱矫正手术，PJK 是术后矢状位失代偿的一个严重的并发症。PJK 的确切定义直到今天仍存在争议。最可靠的诊断方法是测量上端椎（UIV）的下终板与近端 2 个椎体上终板之间的夹角（根据 Cobb 角）（图 78.7）[7,17,24,25]。

由 PJK 导致的翻修手术率为 13%～55%[16]。当需要手术治疗时，通常涉及神经结构的减压，通过椎体短缩重建脊柱的生理曲度，同时固定和融合。如果脊柱是柔性的，需要确保固定节段的最上方椎体近端稳定性。如果脊柱僵硬，应行 Ponte 截骨术或 PSO 来重建脊柱的整体序列。

在文献中对青少年畸形矫正后的 PJK 有不同的定义：角度变化至少 10°[4]，在 UIV 以上 2 个椎体变化超过 15°[10]，UIV2 和 UIV 之间变化 20°[20]。一般

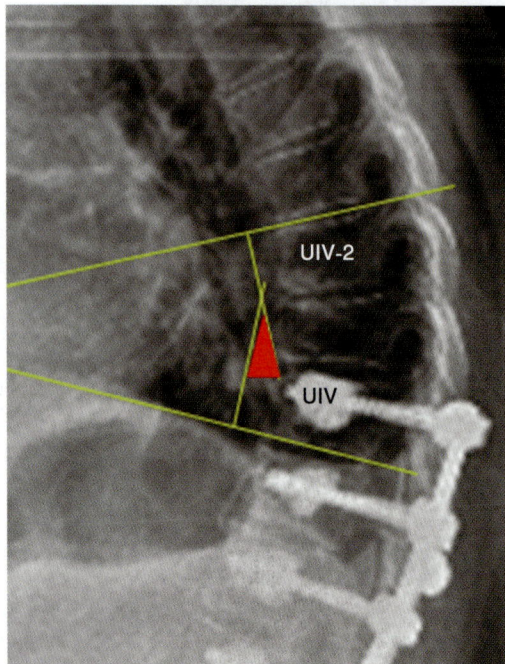

图 78.7　确定近端交界角（红色三角代表的角度）的测量方法：从近端固定椎体（UIV）终板到近端两个椎体（UIV-2）上终板延长线的夹角。PJK 的定义涉及两个标准：①近端交界角后凸度数至少 10°；②近端交界角较术前比较，大于 10°

认为，PJK 通常无症状，但约 3%～4% 的患者有症状，需要后续稳定治疗[18]。

Yagi 等学者认为，PJK（Cobb 角）的程度与疼痛正相关，与功能负相关[24]。PJK 是一种渐进性变化过程，通常在术后第 1 年开始，并且在初次手术后 2 年仍可检测到。三分之二的 PJK 发生在成人脊柱畸形矫正后的 3 个月内[24]。

国际脊柱研究组（International Spine Study Group，ISSG）和 Hart 工作组根据 PJK 严重程度进行了分类。整合了 6 个不同的相关标准：神经功能缺损、局部疼痛、内固定问题、后凸改变、后韧带复合体的完整性、骨折定位、UIV 水平[5]。

该评分系统（Hart-ISSG PJK 严重程度量表）与其他评分系统相比，具有良好的可靠性和可重复性。如果分数为 7 分或更高，则建议进行翻修手术。该 PJK 评分系统可以区分手术，患者自身因素和放射学危险因素。患者依赖的危险因素包括高龄、骨矿盐含量降低和 BMI 升高[2,19]。所有研究均发现年龄（>55 岁）[2,13,14,16,26]与骨质量较差[24]之间存在一致的相关性。

一些学者认为，术前胸椎后凸>40° 是造成患者 PJK 发生不可预测的诱发因素[12,15]。手术类型可能与 PJK 的风险相关。脊柱 360° 固定融合似乎与 PJK 发病率增加有关，与单纯后路手术组相比，发生 PJK 的风险大约高 3 倍[11,12,23]。

矢状位矫正程度：矫正程度越深，患 PJK 的风险越高。这种情况发生的原因尚不清楚。与那些 LL 远远低于 PI 的患者相比，LL 更接近 PI 的患者发生 PJK 的风险更高[14,15]。Maruo 等人的研究证实了矫形程度与相邻节段失代偿有关。在他的研究中，他发现 LL 校正超过 30° 与明显更高的 PJK 发病率相关（58% vs. 28%）。Kim 等人，预计校正超过 40° 与 PJK 风险呈正相关[12,15]。

胸椎后凸与 LL 的相互关联性似乎在相邻节段问题的发展中起着重要作用。据 Yagi[24]报道，非理想的全矢状位序列（global sagittal alignment，GSA）（TK + LL + PI>45°）有 70% 的 PJK 风险。将脊柱完全矫正到正常水平并使 SVA = 0 显然不是所有患者的理想选择。特别是老年人应该更需谨慎矫形。对无症状志愿者的检查显示，SVA 随年龄的增加而增加[22]。

固定系统的类型（是否使用椎弓根螺钉或椎板钩）可能影响 PJK 的发病率。Helgeson 比较了单独使用椎板钩与椎弓根螺钉的情况，以及两者的联合使用的情况，发现椎弓根螺钉治疗组的 PJK 发病率最高[9]。

其他学者也发现了类似的结果[8,15]。

造成这些结果的原因可能是更紧张的肌肉和韧带结构损伤，这是放置椎弓根螺钉所必需的。此外，与更刚性的椎弓根螺钉系统相比，椎板钩系统似乎具有更低的刚度。在生物力学动物模型中，椎弓根螺钉的主要应力集中于近端相邻节段，而在椎板钩内固定系统中，这种应力分布得更为广泛[27]。脊柱屈曲的稳定性主要依赖于完整的后方韧带复合体。生物力学研究表明，棘间和棘上韧带的切除显著降低了屈曲稳定性[28]。后韧带复合体或邻近小关节的医源性损伤可能是 PJK 诱因之一[1]。此外，在内固定最高节段自体原生肌肉的影响可能有助于 PJK 的进展。多节段内固定系统近端应用经皮螺钉钉棒是否能够降低 PJK 的发生率，仍有待研究。UIV 的节段水平是另一个关键的讨论点。近端固定在 T₃ 节段，PJK 的发生率明显高于固定至 T₄ 节段（53% vs. 12.5%）。此外，固定至胸椎上段 T₂～T₆ 比固定至胸椎下段和腰椎上段的 PJK 发生率更高[4]。这可能是由于靠近近端的固定更有可能损伤小关节，同时，上胸椎部位是僵硬的胸椎与更灵活的颈椎过渡区，导致 PJK 的发生率更高[21]。上胸椎 PJK 更容易发生半脱位和背侧张力带失效，发生时间较晚，而下胸椎更容易在固定后的较早时间发生椎体骨折[10,17]。UIV 骨水泥强化技术应该可以预防椎体压缩性骨折和内置物的失效[6]。到目前为止，还不清楚内置物的长度是否对 PJK 的发生起作用。许多椎体内固定和短内固定被认为是危险因素[2,12]。

术前存在后凸畸形和术前近端后凸角的增加似乎是 PJK 的诱因。PJK 的发生，极有可能是多重因素诱导的结果，具有多种可能的危险因素。

78.4　结论与精华

特别是年龄较大的患者在接受脊柱矫形手术后，往往会在手术节段的近端出现问题。上胸椎 PJK 主要是一种半脱位和背侧张力带损伤，发生的时间较晚；而下胸椎在固定手术后，较早发生椎体骨折的可能性更大。一些避免发生 PJK 的策略，一种是降低内固定结构的刚度，建议上胸椎部位使用椎板钩而不是椎弓根螺钉。此外，应避免损伤背部软组织结构和邻近的小关节。近端内固定椎体应谨慎选择，尽量将融合延伸至后凸大于 5° 的节段。众所周知，固定节段选择在脊柱功能交界区会导致早期 PJK 的发生。如果骨密度较差，远端椎体应用骨水泥强化螺钉可能有助于提高拔出力，减少内植入

的失败率。另一个重要的事实是，任何脊柱矫正术都应该建立最佳的脊柱平衡和良好的术后脊柱序列，以减少发生相邻节段问题的风险。尚不清楚这一规则是否也适用于 SVA 较低的老年人。几项研究表明矫正程度与 PJK 患病率之间存在相关性。

临床注意事项

- 为防止骨质疏松性脊柱外科手术中的植入失败，使用骨水泥增强螺钉是有用的
- 使用直径和长度合适的螺钉，至少达到 80% 的椎弓根宽度和椎体的三分之一
- 使用更多固定点以提高结构稳定性
- 最上固定的椎体应水平；不要停在脊柱后凸的顶点交界区
- 为了降低 PJK 的风险，尽量不损伤邻近的小关节或韧带结构
- 建立脊柱序列的整体平衡似乎是预防 PJK 的重要辅助因素
- 为了减少 PJK 的发生率，应尽量减少最近端螺钉的应力

（赵庆华 译　倪斌 审）

资深专家点评

随着社会老龄化的发展，骨质疏松发病率逐年增高。针对伴有骨质疏松的脊柱疾患的治疗，已成脊柱外科迫切需要解决的难题之一，PJK 是脊柱矫形术后常见的并发症，危险因素尚未完全明确。患者年龄大于 60 岁和骨密度低情况下，明显增加 PJK 风险。因此，老年骨质疏松患者行脊柱固定融合术时，应重视和加强骨质疏松的药物治疗。除了患者本身因素之外，术者制定矫形内固定手术策略时，既要达到脊柱的整体平衡，又要避免畸形的过度矫正。而操作细节对防止 PJK 发生也有着十分重要的作用，本文对这两方面有很全面的理论归纳和技术展示。PJK 重在预防，一般不需要手术，除非出现近端交界性失败（proximal junctional failure, PJF），而表现为进展性或严重性后凸，疼痛或者神经损伤。对于本病例，实际上是术后出现了 PJF 而需要进行翻修手术。本章节通过解析骨质疏松性内固定失败典型病例，讨论了骨质疏松性脊柱疾病治疗过程中 PJK 和矢状位失平衡的问题，探讨归纳了预防措施和解决方案。临床思维条理清晰，方法正确，对临床工作具有很好的指导作用。

（海军军医大学第二附属医院　倪斌）

参考文献

1. Anderson AL, McIff TE, Asher MA, Burton TC, Smooth RC. The effect of posterior thoracic spine anatomical structures on motion segment flexion stiffness. Spine. 2009;34:441–6.
2. Bridwell KH, Lenke LG, Cho SK, et al. Proximal junctional kyphosis in primary adult deformity surgery. Neurosurgery. 2013;72:899–906.
3. Farcy JP, Schwab FJ. Management of flatback and related kyphotic decompensation syndromes. Spine. 1997;22(20):2452–7.
4. Glattes RC, Bridwell KH, Lenke LG, Kim YJ, Rinella A, Edwards C II. Proximal junctional kyphosis in adult spinal sdeformity following long instrumented posterior spinal fusion: incidence, outcomes, and risk factor analysis. Spine. 2005;30:1643–9.
5. Hart R, Bess S, Burton DC, et al. Proximal junctional failure (PJF). AFS/CNS section: disorders of the spine and peripheral nerves; 2013a; Phoenix, AZ.
6. Hart RA, Prendergast MA, Roberts WG, Nesbit GM, Barnwell SL. Proximal junctional acute collapse cranial to multi-level lumbar fusion: a cost analysis of prophylactic vertebral augmentation. Spine J. 2008;8:875–81.
7. Hart R, McCarthy I, O'Brien M, et al. Identification of decision criteria for revision surgery among patients with proximal junctional failure following surgical treatment for spinal deformity. Spine. 2013b;38:E1223–7.
8. Hassanzadeh H, Gupta S, Jain A, El Dafrawy MH, Skolasky RL, Kebaish KM. The proximal fusion level has a significant effect on the incidence of proximal junctional kyphosis and outcome in adults after long posterior spinal fusion. Spine Deform. 2013;1:299–305.
9. Helgeson MD, Shah SA, Newton PO, et al. Evaluation of proximal junctional kyphosis in adolescent idiopathic scoliosis following pedicle screw, hook, or hybrid instrumentation. Spine (Phila Pa 1976). 2010;35:177–81.
10. Hostin R, McCarthy I, O'Brien M, et al. Incidence, mode, and location of acute proximal junctional failures after surgical treatment of adult spinal deformity spine. Phila Pa 1976. 2013;38:1008–15.
11. Kim HJ, Yagi M, Nguyen J, Cunningham ME, Boachie-Adjei O. Combined anterior-posterior surgery is the most important risk factor for developing proximal junctional kyphosis in idiopathic scoliosis. Clin Orthop Relat Res. 2012;470:1633–9.
12. Kim YJ, Bridwell KH, Lenke LG, et al. Proximal junctional kyphosis in adolescent idiopathic scoliosis f12. ollowing segmental posterior spinal instrumentation and fusion: minimum 5-year follow-up. Spine. 2005;30:2045–50.
13. Kim YJ, Bridwell KH, Lenke LG, Smooth CR, Rhim S, Cheh G. Proximal junctional kyphosis in adult spinal deformity after segmental posterior spinal instrumentation and fusion: minimum five-year follow-up. Spine (Phila Pa 1976). 2008;33:2179–84.
14. Kim HJ, Bridwell KH, Lenke LG, et al. Patients with proximal junctional repair surgery have higher postoperative lumbar lordosis and larger sagittal balance corrections. Spine (Phila Pa 1976). 2014;39:E576–80.
15. Kim YJ, Lenke LG, Bridwell KH, et al. Proximal junctional kyphosis in adolescent idiopathic scoliosis after 3 different types of posterior segmental spinal instrumentation and fusion: incidence and risk factor analysis of 410 cases. Spine (Phila Pa 1976). 2007;32:2731–8.
16. Lau D, Funao H, Clark AJ, Nicholls F, Smith J, Bess S, Shaffrey C, Schwab FJ, Lafage V, Deviren V, Hart R, Kebaish KM, Ames CP, International Spine Study Group. The Clinical Correlation of the Hart-ISSG Proximal Junctional Kyphosis Severity Scale With Health-Related Quality-of-Life Outcomes and Need for Surgery Revision. Spine. 2016;41:213–23.
17. Maruo K, Ha Y, Inoue S, et al. Predictive factors for proximal junctional kyphosis in long fusions to the sacrum in adult spinal deformity. Spine. 2013;38:E1469–76.
18. McClendon J Jr, O'Shaughnessy BA, Sugrue PA, et al. Techniques for surgical correction of proximal junctional kyphosis of the upper thoracic spine. Spine (Phila Pa 1976). 2012;37:292–303.
19. O'Leary PT, Bridwell KH, Lenke LG, et al. Risk factors and outcomes for catastrophic failures at the top of long pedicle screw constructs: a matched cohort analysis performed at a single center. Spine. 2009;34:2134–9.
20. O'Shaughnessy BA, Bridwell KH, Lenke LG, et al. Does a long-fusion "T3-sacrum" portend a worse outcome than a short-fusion "T10-sacrum" in primary surgery for adult scoliosis? Spine (Phila Pa 1976). 2012;37:884–90.
21. Smooth RC, Bridwell KH, Lenke LG, Kim YJ, Rinella A, Edwards C II. Proximal junctional kyphosis in adult spinal deformity following long-instrumented posterior spinal fusion: incidence, outcomes, and risk factor analysis. Spine. 2005;30:1643–9.
22. Vedantam R, Lenke LG, Keeney JA, Bridwell KH. Comparison of standing sagittal alignment in asymptomatic adolescents and adults. Spine. 1998;23:211–5.
23. Wang J, Zhao Y, Shen B, et al. Risk factor analysis of proximal junctional kyphosis after posterior fusion in patients with idiopathic scoliosis. Injury. 2010;41:415–20.
24. Yagi M, King AB, Boachie-Adjei O. Incidence, risk factors, and natural course of proximal junctional kyphosis: surgical Outcomes review of adult idiopathic scoliosis: minimum 5 years follow-up. Spine. 2012;37:1479–89.
25. Yagi M, Akilah KB, Boachie-Adjei O. Incidence, risk factors and classification of proximal junctional kyphosis: surgical outcomes review of adult idiopathic scoliosis. Spine. 2011;36:E60–8.
26. Kim HJ, Bridwell KH, Lenke LG, et al. Proximal junctional kyphosis results in inferior SRS pain subscores in adult deformity patients. Spine. 2013;38:896–901.
27. Thawrani DP, Glos DL, Coombs MT, Bylski-Austrow DI, Sturm PF. Transverse process hooks at upper instrumented vertebra provide more gradual motion transition than pedicle screws. Spine. 2014;39(14):E826–32.
28. Cammarata M, Aubin C-É, Wang X, Mac-Thiong J-M. Biomechanical risk factors for proximal junctional kyphosis. Spine. 2014;39(8):E500–7.

第79章　术后 C_5 神经根麻痹

David Rodríguez-Rubio，Jesús Lafuente

79.1　引言

本病例将详细介绍 C_5 神经根麻痹，它发生在颈椎术后测量肌力时发现三角肌和 / 或肱二头肌肌力大于 1 个测量级别的下降[1]。在颈椎手术后，它的发生是有据可查的，在后路手术中比在前路手术中更常见。C_5 麻痹不仅会导致肌肉无力，还会导致臂痛和上肢麻木，在术后恢复期，C_5 麻痹会给患者的生活质量和医疗系统带来很大负担。C_5 麻痹的发病期可从术后即刻到 2 个月不等。

最近对颈椎后路减压术后 C5 麻痹的 meta 分析[2,3]报告估计其发生率约为 6%。这个值根据所采取的术式而变化[4]，在椎板成形术（特别是双开门型）中比在椎板切除术中发生率低（证据级别：Ⅲ 级）。

79.2　病例描述

一位 40 岁男性木匠在过去 4 个月因步态障碍而被全科医生转至神经外科诊所。他主诉颈部疼痛并告知一些在这段时间内与尿急并存的临床症状。他患有非胰岛素依赖型糖尿病、高血压和血脂异常，3 年前头部严重受伤，以上为重要的既往病史。

检查时，注意到患者步态不稳，向右侧偏移。Lhermitte 征和双侧 Hoffmann 征阳性，四肢痉挛和阵挛主要发生在右侧。

颈椎 MRI（图 79.1）显示从 C_2 节段到 C_6 节段的严重脊柱退行性改变，在 C_3/C_4 和 C_4/C_5 节段更明显。脊髓在这两个水平明显受压，表现为脊髓软化。双侧 C_3/C_4 和 C_4/C_5 椎间孔（以及左侧 C_5/C_6 椎间孔）的宽度减小。放射学检查显示颈椎生理性前凸消失合并轻度脊柱侧凸。

根据脊髓型颈椎病的诊断，提出了手术治疗方案，并采用 C_3 至 C_5 椎板切除术（使用 Misonix® 的超声骨刀切断椎板与侧块交界处）并联合侧块螺钉固定。在手术过程中，术中神经生理监测显示，随着椎板切除术的进行，两侧运动诱发电位（motor

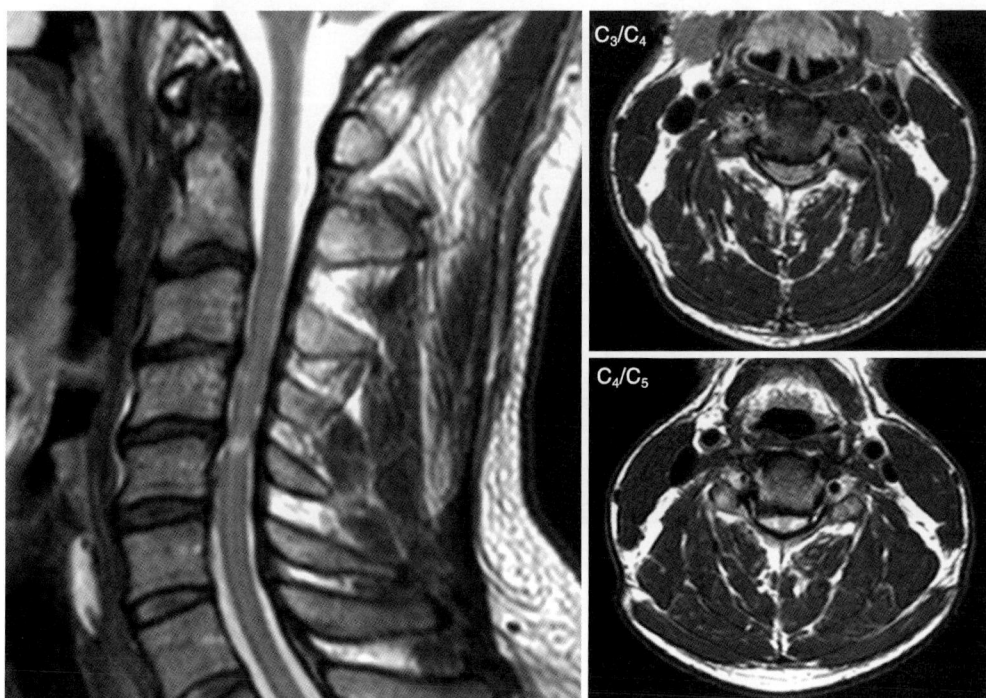

图 79.1　颈椎术前 MRI：矢状位和轴位 T_2 加权像

evoked potential, MEP)的振幅显著降低(主要表现在右侧,几乎消失)。手术结束时,左侧 MEP 恢复,但右侧没有恢复。术中体感诱发电位正常。

术后第二天,两肩外展出现 1/5～2/5 轻瘫(医学研究委员会量表)术后进行颈椎 X 线(图 79.2)、CT(图 79.3)和 MRI(图 79.4)检查,显示满意的 C_3-C_5 椎管减压和内置物的位置。在术后放射学检查及出院后,对患者进行特定的肌力康复。

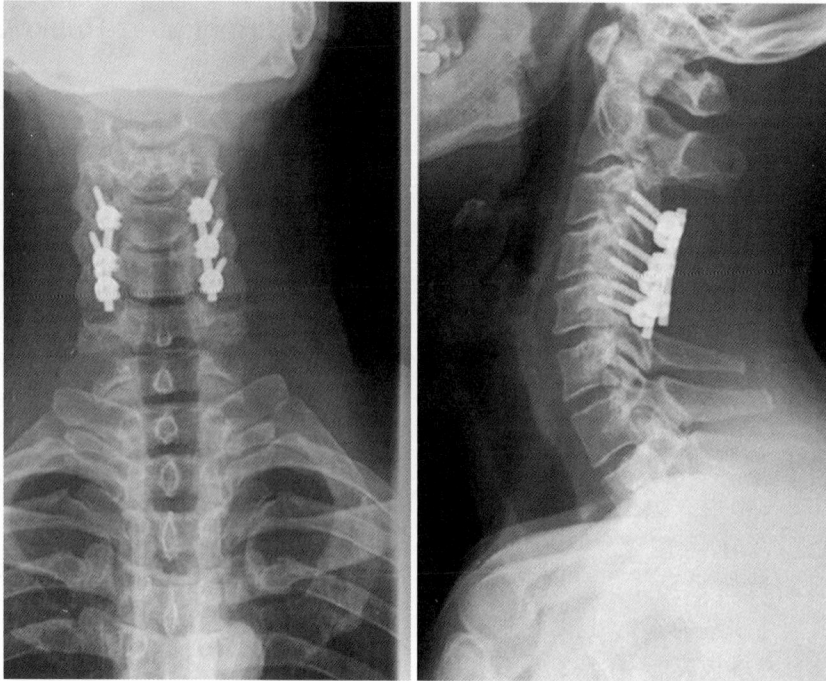

图 79.2 颈椎术后 X 线

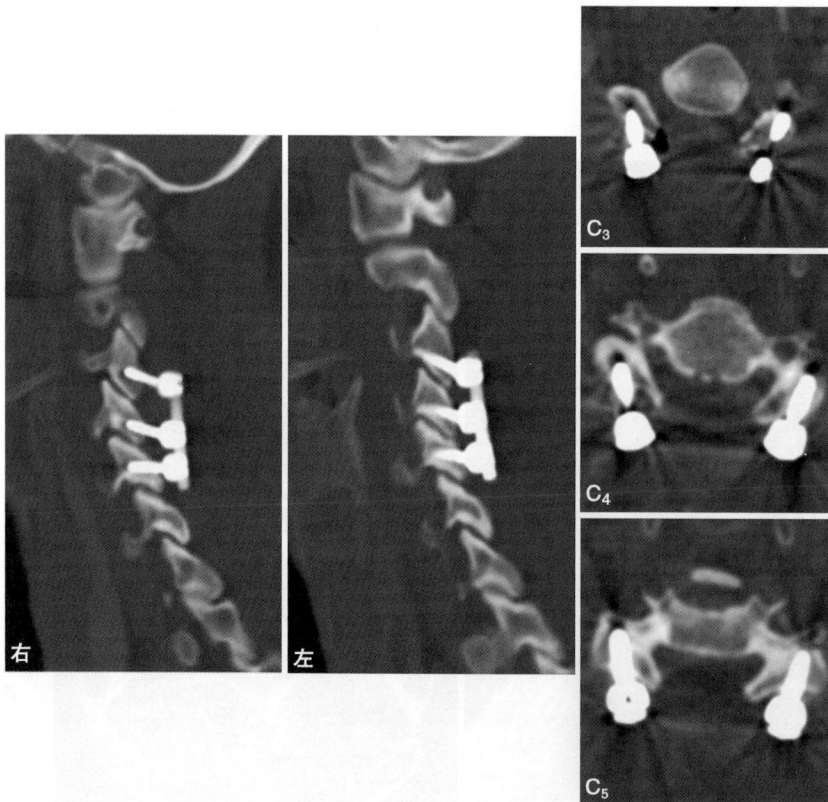

图 79.3 颈椎术后 CT 扫描

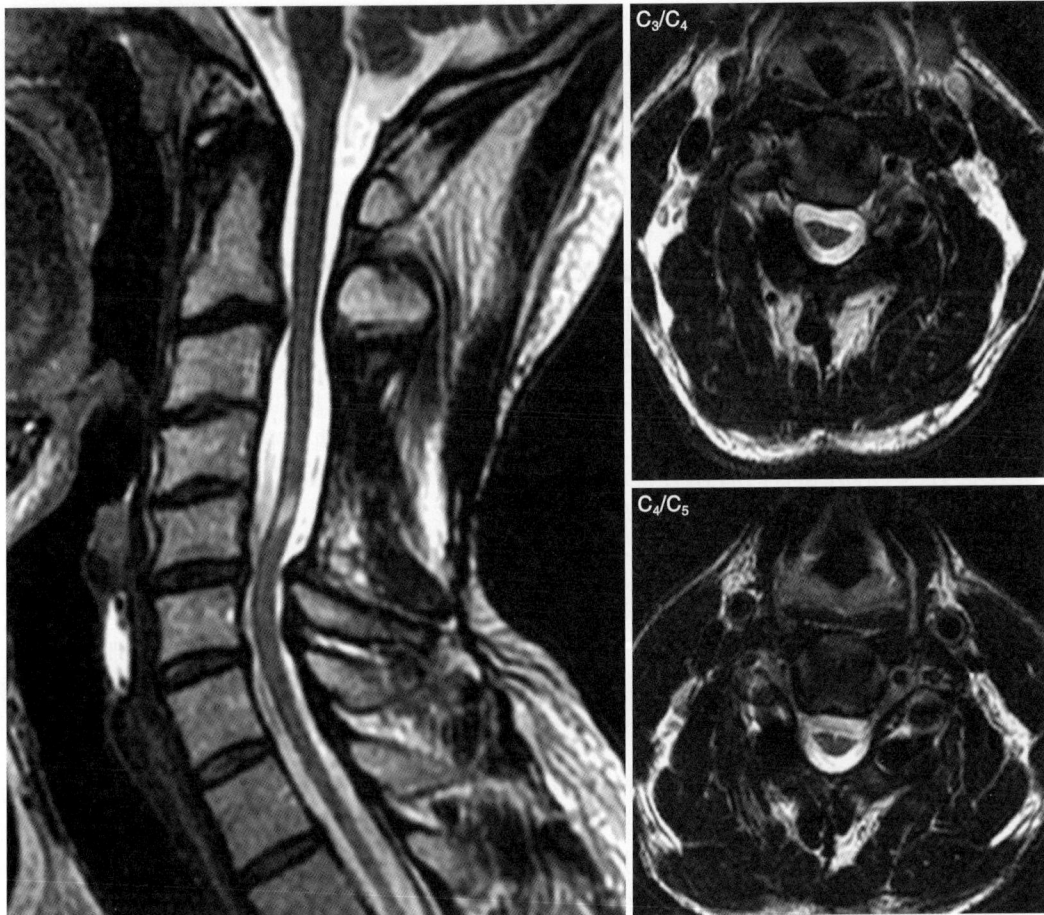

图 79.4　颈椎术后 MRI C₄/C₅ 右侧轴位 T₂ 序列可见明显的持续性椎间孔狭窄

随访 3 个月，左肩肌力和肌张力几乎完全恢复，但右三角肌 2/5 轻瘫，右侧 C₅ 皮肤疼痛。肌电图（EMG）显示双侧 C₅、C₆ 中重度运动神经轴索变性，以右侧为主，有明显的急性失神经迹象，右侧冈下肌运动单位未见神经再支配。

手术后近 18 个月，两肩临床和功能恢复基本完成。EMG 显示，与前一次相比，有明显的改善，所有瘫痪的肌肉都有神经再支配的迹象，但两侧 C₅ 肌节仍有损伤。

79.3　病例讨论

术后 C₅ 麻痹的病因目前还不清楚，有人提出了一些假设，其中一些不确定，甚至矛盾。这种麻痹最可能的病理机制包括术中神经根损伤、神经根牵拉、节段性脊髓紊乱和脊髓缺血再灌注损伤[5]。神经根牵拉（所谓的"栓系效应"）被认为是所有提出的术后 C₅ 麻痹机制中最可接受的。颈椎后路减压术后脊髓后移的程度在 C₅ 椎体水平最明显，因为 C₅ 是颈椎前凸的顶点。此外，C₅ 的上关节突在一个更向前的方向上，C₅ 神经根较其他水平短，因此对后移产生的张力更敏感。系统性回顾显示 C₅ 麻痹患者的后移明显大于无麻痹患者。

79.3.1　危险因素

后纵韧带骨化、椎间孔狭窄、椎板切除术（与开门椎板切除术相比）、脊髓过度漂移和男性被认为是 C₅ 麻痹的重要危险因素[2,6]。

与脊髓型颈椎病及其他颈椎退行性病变相比，OPLL 是术后 C₅ 麻痹的重要危险因素。据推测，骨化并肥大的后纵韧带增加了脊髓移位和对 C₅ 神经根的栓系作用。

术前 C₅ 麻痹的患者显示 C₄/C₅ 处有明显的已存在的椎间孔狭窄。C₅ 麻痹患者的 C₅ 椎间孔宽度（麻痹侧和正常侧）明显变小，C₅ 上关节突前突也变大。因此，一些研究建议预防性双侧椎间孔切开术以预防 C₅ 麻痹。在一些研究和 meta 分析中，颈椎椎板切除术与椎板成形术进行了比较[2-4]。结果显示，椎板切除术组 C₅ 麻痹的发生率明显较高。椎板切除术移除完整的椎体后弓，从而为脊髓后移提供了一个多余的空间。在比较单开门和双开门椎板成形术中 C_5 麻痹的发生率时，有人指出，在开门椎板成形术患者（尤其是 OPLL 患者）中，由于不对称减压，脊髓容易旋转，导致神经根在开门侧栓系。据报道，双开门椎板成形术中 C_5 麻痹发生率为 3.1%，单开门椎板成形术为 4.3%，而椎板切除术为 11.3%[2]。另一方面，颈椎椎板切除术加器械融合术可获得更广泛的减压避免后凸畸形和轴性痛，这也是椎板成形术的常见并发症。对于术中通过后路器械矫正颈椎前凸（引起医源性椎间孔狭窄和脊髓过度后移）是否对 C_5 麻痹的发生有影响存在争议。

一些研究表明，C_5 麻痹患者的后移明显大于非麻痹患者。因此，有人建议有限的减压以避免脊髓过度后移。

79.4 结论与精华

79.4.1 预防和治疗

预防性双侧部分椎间孔切开术是减少术后 C_5 麻痹发生率的报道最多的预防方法之一[7]。缩小椎板切除术的宽度也可以防止脊髓过度移位，并减少 C_5 麻痹发生率[8]。在进行椎板成形术时，也应保持 15°～30° 的开门角度。一些作者假设，术中 C_5 神经根损伤可能是由高速磨钻产生的热量引起的，因此建议在使用磨钻过程中用生理盐水冲洗作为预防措施。

迄今为止，术后 C_5 麻痹的循证治疗非常有限。大多数患者在保守治疗后一周至几个月内康复，包括休息、肌力康复、高压氧治疗和／或即刻药物治疗，大剂量皮质类固醇治疗联合脱水治疗。甚至需要进一步手术来缓解症状[2]。

临床注意事项

- 预防性双侧部分椎间孔切开术可减少术后 C_5 麻痹的发生率

编者按

本章阐述了颈椎手术后一种常见且不易理解的并发症。我的部分观点与这里概述的略有不同。我认为所谓的"C_5 麻痹"主要是一种牵引性损伤，避免这种损伤首先要避免对患者肩膀进行任何牵引。一项重要的试验正在招募患者来测试这个假设。

（宁广智 译 姜建元 审）

资深专家点评

本章节主要介绍了术后 C_5 神经根麻痹的一些危险因素，病例是行 C_3-C_5 全椎板减压融合内固定术后出现的 C_5 神经根麻痹，其中包含了多个危险因素，第一个是与术前影像学比较发现脊髓向后漂移过大，产生了神经根的栓系；另外 C_4-C_5 的椎间孔明显狭窄；再者，侧块螺钉的固定也限制了颈部屈伸活动对于神经根栓系的自我调节作用。对于本病例，个人更倾向于做后路单开门手术。

虽然大部分 C_5 神经根麻痹能在 6 个月内恢复，但其对患者穿衣等基本自理能力造成了较大影响，因此严重影响了患者的术后满意度，需要引起术者的重视。术前的影像学评估除了预测脊髓可能向后方漂移的程度之外，也需要关注是否有 C_4-C_5 椎间孔狭窄的情况，以决定是否进行预防性的 C_4-C_5 椎间孔扩大。术中需注意的因素包括：尽量避免用胶带下拉肩部。为了术中便于透视，有些术者会采取胶带下拉固定肩部，研究表明可能会造成 C_5 神经根术中过度牵拉，更容易造成神经根的张力增加。在单开门手术中，除了开门的角度不宜过大之外，开门的范围也不宜过宽。另外，除了颈后路手术，颈椎前路手术也可能造成 C_5 神经根麻痹，也就是脊髓向前方过度漂移，研究表明在颈椎次全切手术中这种现象更容易发生。

（复旦大学附属华山医院 姜建元）

参考文献

1. Nakashima H, Imagama S, Yukawa Y, et al. Multivariate analysis of C5 palsy incidence after cervical posterior fusion with instrumentation. J Neurosurg Spine. 2012;17:103–10.
2. Gu YF, Cao P, Gao R, et al. Incidence and risk factors of C5 palsy following posterior cervical decompression: a systematic review. PLoS One. 2014;9:e101933.
3. Wang T, Wang H, Liu S, et al. Incidence of C5 nerve root after cervical surgery. A meta-analysis for last decade. Medicine (Baltimore). 2017;96(45):e8560.
4. Lee S-H, Suk K-S, Kang K-C, et al. Outcomes and related factors of C5 palsy following cervical laminectomy with instrumented fusion compared with laminoplasty. Spine. 2016;41:E574–9.
5. Sakaura H, Hosono N, Mukai Y, et al. C5 palsy after decompression surgery for cervical myelopathy. Spine. 2003;28:2447–51.
6. Kaneyama S, Sumi M, Kanatani T, et al. Prospective study and multivariate analysis of the incidence of C5 palsy after cervical laminoplasty. Spine. 2010;35:E1553–8.
7. Komagata M, Nishiyama M, Endo K, et al. Prophylaxis of C5 palsy after cervical expansive laminoplasty by bilateral partial foraminotomy. Spine J. 2004;4:650–5.
8. Radcliff KE, Limthongkul W, Kepler CK, Sidhu GDS, et al. Cervical laminectomy width and spinal cord drift are risk factors for postoperative C5 palsy. J Spinal Disord Tech. 2014;27(2):86–92.

第80章 非脊柱相关并发症

Sandro M.Krieg

80.1 引言

脊柱手术涉及范围和复杂程度差异很大，因此并发症的发生率变化也很大。虽然我们都受过良好的脊柱手术并发症治疗培训，如硬膜撕裂、继发出血，或伤口感染，但是我们中的许多人对治疗脊柱手术中更少见的非脊柱并发症方面没有经验和相关培训。动脉、静脉、食管或肠损伤、疝气、肠梗阻、交感神经功能障碍甚至伴随术中低灌注发生的血管压迫，是许多脊柱外科医师只从课程或教科书中听说过的并发症。但是如果这些并发症出现，我们都应该做好准备，以应对这种计划外的情况。虽然对于如微创间盘切除术等较小的脊柱手术来说，这些并发症相当罕见，但随着入路大小和手术复杂性的增加，并发症发生率也会增加。虽然对于微创间盘切除术，这些事件大多是个案报告或罕见的并发症，但一些 ALIF 系列报告中血管并发症率可高达 20%[1]。

而在较小的手术中，医师对严重并发症准备不足，因而判断错误，导致处理不当的风险可能更高。确认诊断可能会滞后，后遗症可能更加严重，患者预后可能更差[2]。例如，最大的两项微创间盘切除术研究中，动脉损伤相关的死亡率为 38% 和 61%[3,4]。

因此，本章的目的是介绍可能的非脊柱相关并发症，以及它们的诊断和治疗。这些并发症有一定的发生概率，但也不易预见。这里提供并发症的实例，以便读者做好应对准备。

1. 食管裂伤与颈椎前路术
   - 诊断和管理
   - 颈椎前路手术的其他潜在并发症
2. 颈椎后路手术中椎动脉损伤
   - 诊断和管理
   - 颈椎前路手术中椎动脉损伤
3. 椎弓根钉导致节段动脉损伤
   - 诊断和管理
   - 椎弓根螺钉置入的其他潜在并发症
4. 前腰椎手术中的输尿管损伤
   - 诊断和管理
   - 腰椎前路手术的其他潜在并发症
5. 腰椎微创间盘切除术后肠损伤
   - 诊断和管理
   - 腰椎微创间盘切除术的其他潜在并发症

80.2 病例描述和讨论

80.2.1 病例1：颈椎前路手术食管裂伤

一名 76 岁男性患者 2 年前在另一家医院进行了颈椎间盘置换。他现在由于 $C_4 \sim T_1$ 椎管和神经根管狭窄，引起的双侧 C_6 和 C_7 的进行性脊髓病变和感觉异常。因此，进行了 $C_4 \sim T_1$ ACDF 前路钢板固定（图 80.1A）。伴有骨质疏松；2 年前心脏搭

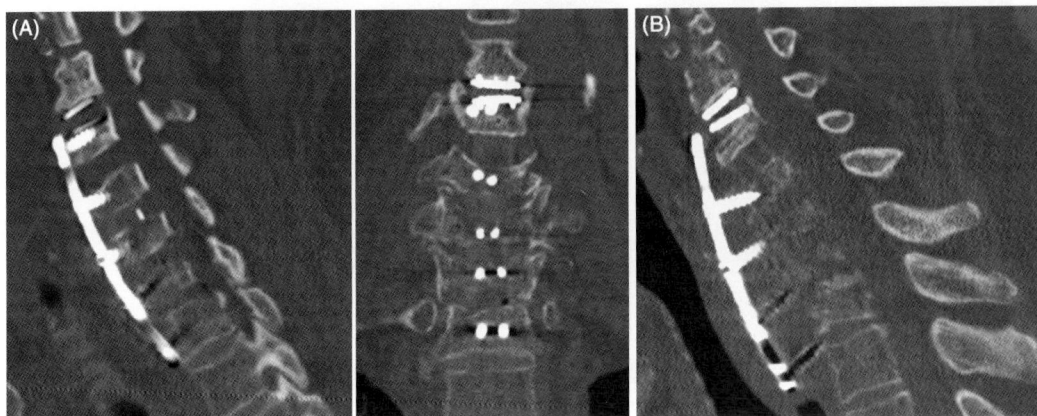

图 80.1 第一次手术后的 CT 扫描。这是 $C_4 \sim$ T_1 ACDF 前钢板固定术后 CT 扫描的矢状位（A）和冠状位（B）影像

桥，心功能不全，NYHA Ⅲ级并行心肺复苏；COPD Gold 分级 3 级，使用慢性类固醇药物治疗。2 个月后，患者因骨质疏松而出现钢板移位，导致疼痛（图 80.1B）。

患者接受了一个 C_5-C_6-C_7 的前路椎体置换和后路固定。在俯卧位后路固定过程中，患者需要心肺复苏，手术未能完成。在 ICU 长期治疗，行心脏裸金属支架置入术，使用阿司匹林和氯吡格雷 6 周，发生严重并发症（如肺炎），行气管切开后，椎体置换假体脱位（图 80.2）。

后来，患者完成了后路器械固定，并在同一天行椎体置换假体翻修（图 80.3），术中发现食道裂伤。患者已行气管切开，所以最初决定保守治疗。然而，由于食管裂伤引起的纵隔炎，又引发了一次感染性并发症。

一位普通外科医师加用胸锁乳突肌瓣进行了一次食管缝合，存在前路感染，内置物仍然保留，长期应用抗生素治疗。出院时，神经症状与术前状态相比没有变化，最后的 X 线检查证明吞咽没有任何渗漏（图 80.4）。在康复期间去除气管切开。

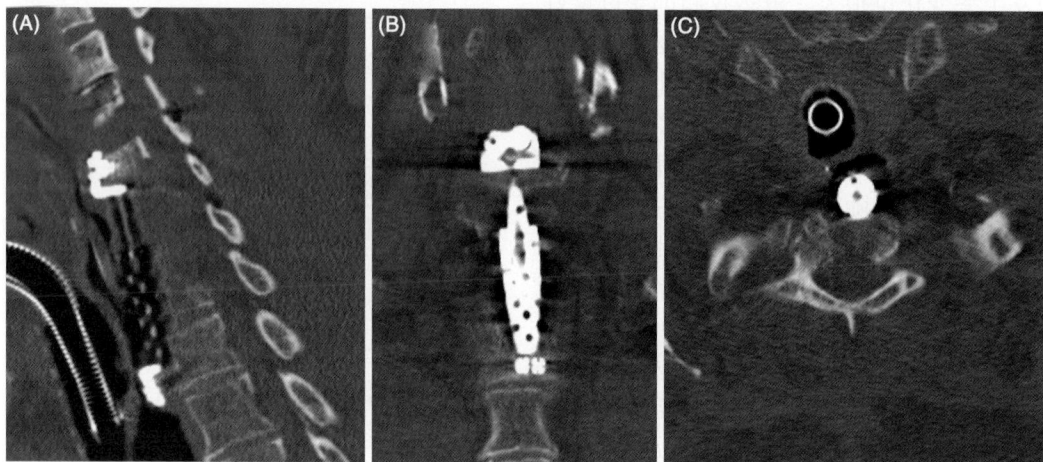

图 80.2　第二次手术和长期住 ICU 后的 CT 扫描。这是翻修前 CT 矢状位（A）、冠状位（B）和轴位（C）扫描，显示脱位的置换椎体

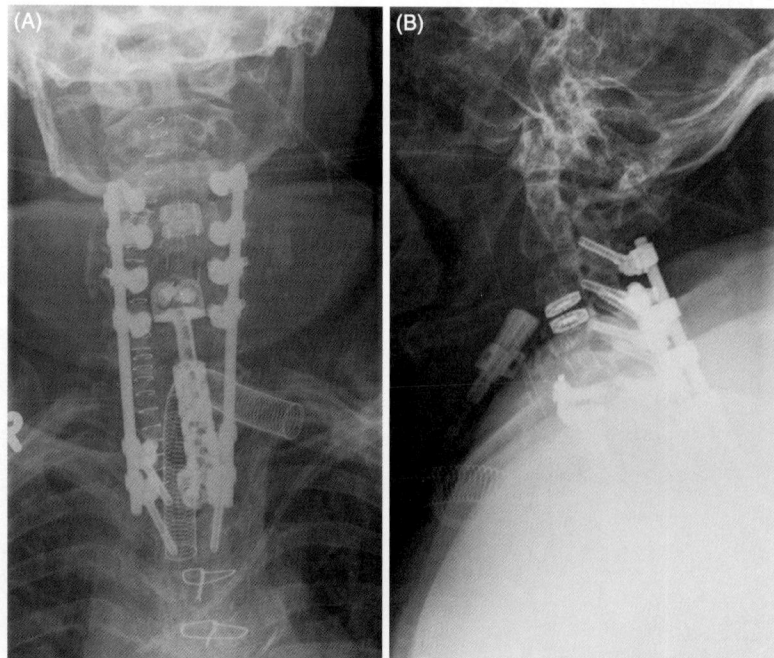

图 80.3　经 360° 融合后的 X 线。这是椎体置换内置物移位经最终 360° 融合翻修后前后位（A）和侧位（B）X 线

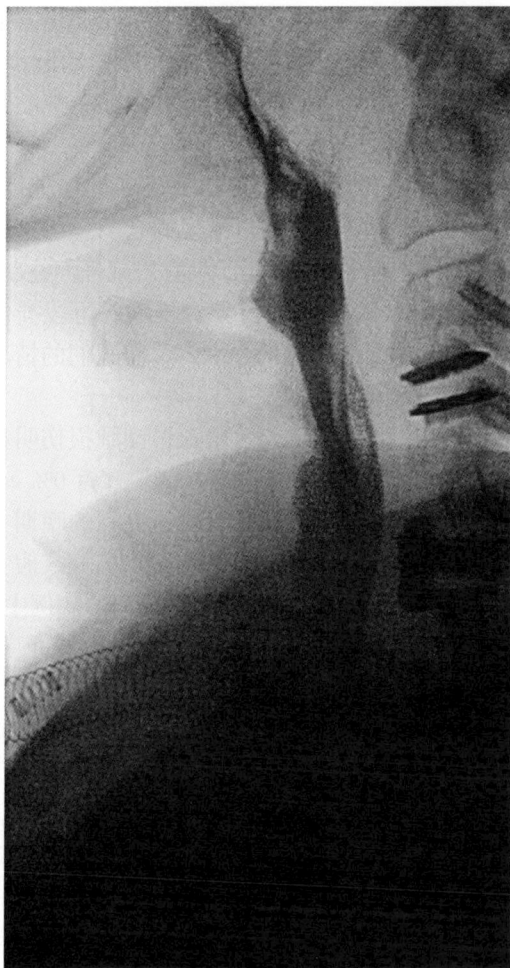

图 80.4　造影剂吞服检查。这张侧位 X 线检查显示出院时正常吞咽，未发生任何渗漏。仍保留气管切开

80.2.2　病例 1 讨论

这个病例提供了许多可以讨论的内容：

1. 考虑到患者的合并症，第一次手术就采取 360° 稳定是否有适应证？（见第 3 章，第 6 章，第 7 章，第 87 章）

2. 考虑到合并症，患者脊髓病保守治疗是否合理？（见第 6 章）

3. 内置物应该因感染而被移除还是留在原位？（见第 84 章）

4. 食管损伤是手术医师在翻修手术中造成的吗？或并非由手术医师造成，而是由移位的内置物引起，在术中发现？

5. 如何确保早期确认食管裂伤？

6. 我们怎么处理这些食管裂伤？

在本书的其他章节中讨论了 1～3 点的问题，我们将重点讨论 4～6 点。

本病例不能确定食管损伤是否只由外科医师发现，而不是由外科医师引起的。然而，文献告诉我们，这不是一个罕见的并发症，甚至发生后并未被发现。虽然术后吞咽困难发生在 9.5%～67% 颈椎前路术后的患者，实际食管穿孔发生率为 0.2%～1.52%[5,6]。如果未能发现，它不仅会导致吞咽困难，还会导致局部感染、内置物失败、脊柱炎、纵隔炎和可能致命的脓毒血症。创伤性脊柱损伤病例发生率较高，症状多为吞咽困难、发热、伤口渗漏和颈部肿胀。

一个系统的综述分析了 65 篇文章中的 153 个病例。作者发现，50% 的病例中明确了食管损伤的原因。最常见的原因是内置物问题（41%），如板或螺钉移位或松动，然后是器械的慢性侵蚀（31%）和在手术过程中的损伤（19%）[6]。在我们的病例中，其中几个最常见的原因都是存在的，因此很难判断食管损伤是在翻修手术之前还是在翻修手术期间。同一综述对 121 例患者进行了分析，发现从导致损伤的手术到诊断食管损伤的平均时间为 716.6 天（中位 44.5 天，范围 0 天至 18 年）。然而，大多数早期确诊病例（术后＜30 天）是由于术中损伤[6]。研究中食管穿孔及其后遗症的总死亡率为 3.9%。一旦怀疑食管穿孔，必须进一步检查。最常用的方式是造影剂吞咽研究，可结合 CT 扫描。在计划经食管治疗，或造影剂吞咽研究没有发现渗漏，但仍然怀疑时，内镜是另一种通常使用的选择。

根据当地情况，食管修复通常与耳鼻咽喉科、普通外科或胸外科合作进行。进一步的治疗有几种选择，从保守治疗到原位缝合、肌肉瓣各不相同。在最近的文献分析中，11% 的病例被保守地处理，34% 的病例接受了缝合，55% 的病例接受了肌瓣治疗，最常见的使用胸锁乳突肌（如我们的病例），但也有其他，如胸肌、舌骨下肌、肩胛舌骨肌、背阔肌、前臂桡侧肌或颈长肌。也可使用网膜和空肠[6]。在报道的 96 名患者中，平均需要经历 1.54 次裂伤修复，66% 的患者（63 个患者）只需要经历 1 次。在剩余的患者中，29 例患者中有 21 例在前路脊柱内置物取出后才成功闭合。同样，食管修复的并发症也很常见，其总和为 12.4%，包括肺炎、骨髓炎、脓毒症和纵隔炎。最常见的细菌为凝固酶阳性葡萄球菌、链球菌、假单胞菌和念珠菌。已公布的数据显示治疗效果非常好，食管修复后 30 天患者能够经口进食。保守治疗平均到 68 天，才能经口摄入。

回顾我们的病例，要记住裂伤和诊断之间有很长的时间，行颈椎前路手术，在手术结束时需检查食道，尽早发现损伤是至关重要的。一经发现，需要进行跨学科治疗。根据损伤的大小和部位，保守治疗可作为一种选择，特别是当黏膜内层仍然完整时。然而，正如病例中所见，有严重并发症发生的风险，此类患者必须在ICU中进行观察。多数患者病情在保留内置物的情况下得到控制。但是，如果不能成功，则需要调整治疗计划。慢性腐蚀可导致食管迟发性穿孔，许多危险因素（包括营养状态、器械占位影响、吸烟、糖尿病、颈部辐射和潜在的已有感染）皆可导致这种复杂并发症的发生[6]。如我们的病例所示，通过胸锁乳突肌瓣重建是最标准的方法，它的大小合适并能接近潜在的穿孔。整个内外侧表面肌肉作为一个下蒂瓣，放置在食道和颈椎之间，缝合到对侧椎前组织[7]。

总之，食管穿孔是罕见的，但后果相当严重，早期发现和良好的治疗结果相关[6]。因此，颈椎前路手术后出现不典型吞咽困难症状，或长期存在症状的患者应进行检查，以排除食管穿孔。

颈椎前路手术的其他潜在并发症是椎动脉损伤（见病例2）、颈动脉损伤（包括牵拉相关血栓形成或脑血栓形成）、气管损伤伴张力性气胸、纵隔炎或脓毒症、胸导管损伤（锁骨下静脉背侧）和颈部交感神经链损伤，导致Horner综合征。

80.2.3 病例2：颈椎手术中椎动脉损伤

一名75岁的女性患者，1年前在另一家医院行椎板切除术后，表现出进行性颈椎病，但没有好转或停止进展，而且出现不断进展的颈部疼痛。治疗使用了后路器械（侧块加C_7导航椎弓根螺钉），行C_2-C_7的融合和减压。在钻C_2右侧钉道时钻孔处发生快速出血。怀疑术中钻孔损伤右侧椎动脉。骨蜡填塞可以控制术中出血，患者行术后CT血管造影（图80.5A～C），随后有创数字减影血管造影（DSA）（图80.5D）。

分流器治疗裂伤，患者醒来时没有新的神经症状。4天后，患者诉右颈有与脉搏同步的噪音。再次DSA显示在C_2处有动静脉分流（图80.6A），需要弹簧圈治疗，右侧椎动脉闭塞（图80.6B）。

几天后患者出院，没有新的神经症状，但仍然伴有持续性颈部疼痛。最后，由血管外科医师手术切除了血管造影通路引起的右股动脉瘤。

80.2.4 病例2的讨论

椎动脉是大多数脊柱外科医师在颈椎操作时最

重视的结构。如果在我们的病例中最初损伤发生时未及时发现，甚至在手术后也未发现椎动脉损伤，动静脉瘘和假性动脉瘤将是迟发并发症。椎动脉撕裂最常见于C_1-C_2经关节螺钉固定过程中，发生率可达4.1%[8,9]。这是由于螺钉轨迹和椎动脉接近，但也是由于椎动脉在C_2的不规则走行[10]。可是，大多数患者发生这种并发症，没有出现任何症状[9]。一般来说，侧块和椎弓根钉导致椎动脉下段损伤的风险是较低的（表80.1和表80.2）。与我们的情况一样，C_1和C_2的风险更高[8,9]。

虽然脊椎椎弓根螺钉术报道椎动脉损伤明显高于侧块螺钉，但总体发生数量少（侧块螺钉0% vs. 椎弓根螺钉0.15%），侧块螺钉有明显更高的晚期并发症率，如螺钉松动/拔出（2.3% vs. 0.7%），或假关节（2.67% vs. 0.87%；表80.2）[11]。在我们的病例中，椎动脉损伤处理并非无法控制。止血是可能的，患者没有进一步的出血迹象。因此，选择继续手术，然后进行术后影像检查。然而，虽然没有由于椎动脉损伤引起的脑血管意外的报道，这个远期后果仍然需要注意。尽管术中控制了出血，大多数作者仍然建议支架或封堵等血管内治疗，以避免潜在的动静脉瘘或假性动脉瘤等少见后遗症[8,9]。我们的病例也是如此，相关神经放射科医师为保留损伤椎动脉做了努力，但数天后仍然形成了血管瘘（图80.6A）。

据报道，在颈椎前手术中椎动脉损伤发生率约0.3%～0.5%[12]。在标准的颈椎前路椎间盘切除融合术（ACDF）中报道极少，但在前路椎体切除术中显著增加[13]。

一项大型meta分析表明，椎动脉损伤主要发生在退行性疾病（64%）、肿瘤（14%）和创伤（9%）手术中，并且与左右入路无关[13]。导致椎动脉损伤最常见的操作是钻孔（61%），其次是螺钉放置（16%）和软组织牵拉（8%）。19%的椎动脉损伤患者术前影像学上CT显示椎动脉异常[13]。在大多数情况下，术中突然出血是主要症状，但也有其他症状，如由于假性动静脉瘘而引起迟发性出血和颈部肿胀、低血压、呼吸困难，或由于动静脉瘘导致的脉冲同步噪声[13]。压迫、止血纱布或单纯螺钉植入即可术中控制。然而，一些其他作者直视夹合。目前认为，现在已有经血管的治疗选择，直视操作对大多数患者没有必要[14]。术中出血控制后，术后推荐DSA和支架/弹簧圈，因为只用压迫止血治疗的病例有48%的患者出现假性动脉瘤[13]。

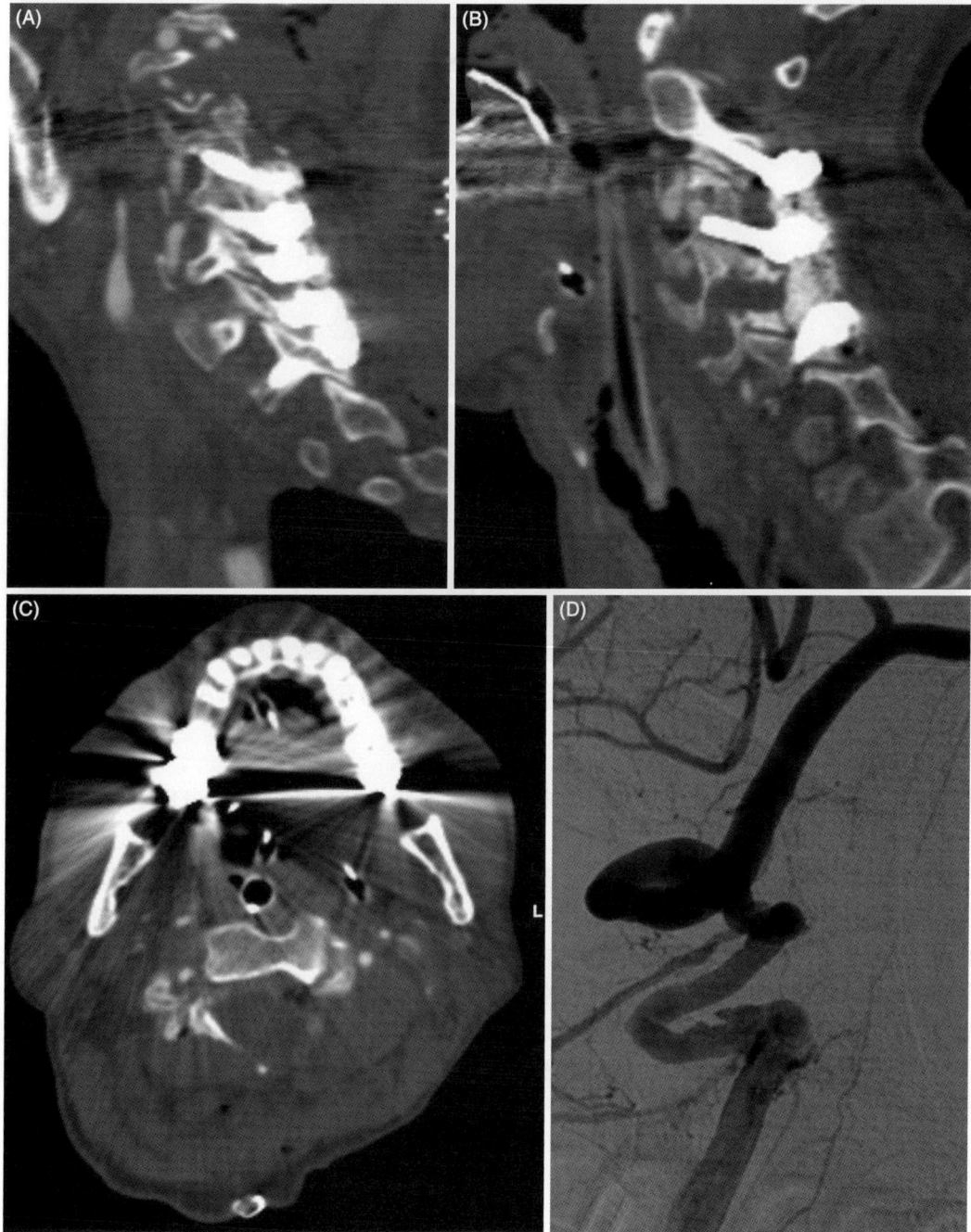

图 80.5　术后右侧椎动脉血管造影显示裂伤和出血。这是矢状位（A，B）和轴位（C）右侧椎动脉 CT 血管造影加 DSA（D）显示右侧椎动脉裂伤和出血

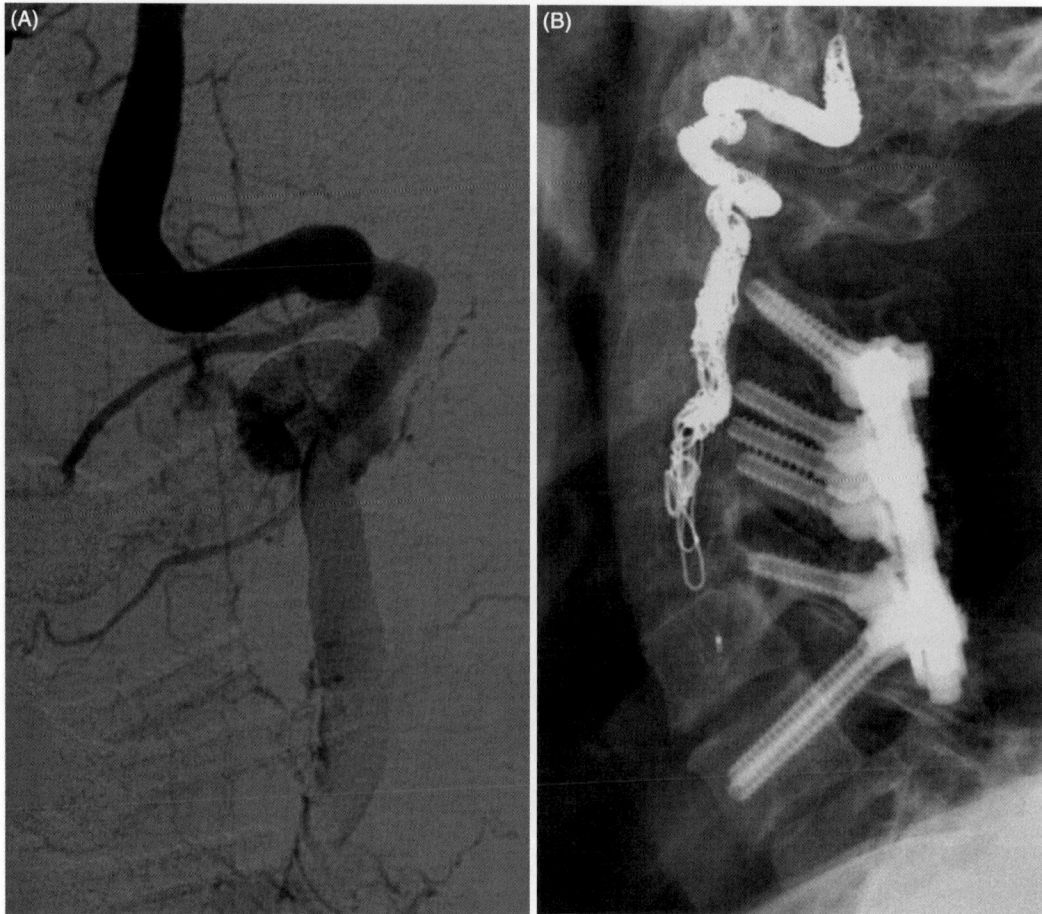

图 80.6   4 天后 DSA 影像。4 天后进行的 DSA 显示 C₂ 分流器处有动静脉分流（A）。经会诊，决定对右椎动脉进行弹簧圈封堵（B）

椎动脉损伤的数据来源分布很广。对我们来说椎动脉损伤仍然罕见，但由于脊柱手术的数量大，发生仍然相当频繁。本章中呈现的综述、问卷、多中心研究和 meta 分析不仅告诉我们如何最佳地管理这一并发症，而且还告诉我们如何避免它。过度钻孔，组织切除，解剖标志缺失和中线方向错误是经常报道的因素[13,14]。仔细研究术前影像学也是至关重要的，尤其需要注意椎动脉。19% 的术中裂伤患者在术前影像和尸体研究中表现出异常的椎动脉走行，尸体解剖研究发现椎动脉异常走行占 2.7%，这些椎动脉异常患者发生损伤的概率增加 7 倍[13,15]。

然而，如果术中没有明显的椎动脉损伤，术后发生术后脉搏同步噪声或新的非典型颈部疼痛等不典型主诉的患者需要进行进一步的影像检查，因为存在术中未发现的椎动脉损伤导致危险后果的可能。

表 80.1　颈椎侧块螺钉和椎弓根钉的手术风险

作者	患者数量	钉数量 ($C_3 \sim C_7$)	围手术期并发症						迟发性并发症							
			神经根损伤	脊髓损伤	椎动脉损伤	侧块固定	关节突损伤	位置不良，重置或移除	螺钉松动	螺钉拔出	螺钉断裂	板/棒断裂	复位丢失	假关节形成	翻修手术	邻椎病需要手术
颈椎侧块螺钉																
Heller et al.[58]	78	654	4钉,4患者	0	0	NR	1钉	4钉,4患者	7钉	1钉,1患者	2钉	1患者,1患者	2患者	1/71患者	4患者	2患者
Fehlings et al.[56]	44	210	0	0	0	NR	NR	NR	8钉,5患者	NR	NR	NR	3患者	3/42患者	3患者	NR
Graham et al.[57]	21	164	3钉,3患者	0	0	NR	NR	4钉,3患者	0	0	0	0	NR	0	0	NR
Wellman et al.[72]	43	259	0	0	0	NR	NR	0	0	0	0	0	1患者	1/35患者	1患者	1患者
Sekhon[68]	143	1 026	0	0	0	NR	8钉	0	NR	6钉,3患者	4钉	1患者	2患者	NR	NR	1患者
Pateder and Carbone[67]	29	198	NR	NR	NR	NR	NR	NR	NR	0	1患者	0	1患者	NR	0	NR
Wang and Levi[71]	18	77	0	0	0	NR	NR	NR	NR	0	0	0	NR	0	NR	NR
Wu et al.[73]	115	673	0	0	0	NR	NR	NR	NR	1患者	0	0	1患者	NR	0	NR
Katonis et al.[60]	225	1 662	3钉,3患者	0	0	27钉	NR	3钉,3患者	NR	3患者	0	0	NR	6患者	9患者	0
Audat et al.[55]	50	405	0	NR	0	NR	4钉	1钉,1患者	NR	0	0	0	NR	NR	0	0
颈椎椎弓根钉																
Abumi et al.[76]	180	595	2钉,2患者	0	1钉,1患者	NR	NR 1患者	1钉,1患者	0	0	NR	NR	0	1患者	NR	NR
Neo et al.[66]	18	70	NR	0	0	NR	NR	NR	NR	NR	2钉,2患者	NR	NR	NR	NR	NR
Kast et al.[59]	24	85	2钉,2患者	NR	0	NR	NR	1钉,1患者	NR	0	0	0	NR	0	NR	NR

续表

作者	患者数量	钉数量（C₃~C₇）	围手术期并发症						迟发性并发症						翻修手术	邻椎病需要手术
			神经根损伤	脊髓损伤	椎动脉损伤	侧块固定	关节突损伤	位置不良，重置或移除	螺钉松动	螺钉拔出	螺钉断裂	板/棒断裂	复位丢失	假关节形成		
Takahashi et al.[69]	13	37	0	0	0	NR	NR	0	NR	0	0	0	0	0	0	NR
Yoshimoto et al.[74]	52	264	0	0	0	NR	NR	NR	NR	NR	NR	NR	NR	NR	NR	NR
Yukawa et al.[75]	144	559	1钉，1患者	0	1钉，1患者	NR	NR	0	NR	1患者	1患者	NR	5患者	NR	NR	NR
Liu et al.[63]	25	150	0	0	0	NR	NR	NR	0	0	0	0	0	NR	NR	NR
Miyamoto and Uno[64]	29	71	0	0	0	NR	NR	NR	NR	NR	NR	NR	NR		NR	NR
Kotil and Ozyuvad[61]	10	70	0	0	0	NR	NR	0	NR	NR	NR	NR	NR	0	NR	NR
Tofuku et al.[70]	32	125	0	0	0	NR	NR	NR	NR	0	NR	0	0	0	NR	NR
Lee et al.[62]	50	277	0	NR	0	NR	NR	NR	NR	NR	NR	NR	NR	NR	NR	NR
Nakashima et al.[65]	84	365	3钉，3患者	0	2钉，2患者	NR	NR	3钉，3患者	5钉，5患者	NR	3钉，3患者	NR	2患者	2患者	1患者	1患者

注：这是Yoshihara et al.[11]文中的表3，述所涉及文献中颈椎侧块螺钉和椎弓根钉固定相关风险的数据。NR，未报道。

表 80.2　脊椎侧块螺钉和颈椎椎弓根螺钉的早期和晚期并发症

并发症类型	脊椎侧块螺钉	颈椎椎弓根螺钉	P 值
围手术期并发症			
神经根损伤	0.19（10/5 130）	0.31（8/2 598）	0.47
	1.36（10/737）	1.24（8/643）	0.96
脊髓损伤	0（0/687）	0（0/569）	–
椎动脉损伤	0（0/5 328）	0.15（4/2 668）	0.012[a]
	0（0/766）	0.61（4/661）	0.046[a]
侧块固定	1.62（27/1 662）	NA	–
关节突损伤	0.62（13/2 085）	NA	–
位置不良,重置或移除	0.38（12/3 144）	0.29（5/1 711）	0.80
	2.64（11/417）	1.1（5/455）	0.15
晚期并发症			
螺钉松动	1.17（15/1 287）	0.45（5/1 110）	0.09
	未知	1.73（5/289）	–
螺钉拔出	1.1（8/722）	0.24（1/418）	0.17[a]
螺钉断裂	未知	176（6/340）	–
板/棒断裂	0.28（2/722）	0（0/94）	1.00[a]
复位丢失	2.21（10/452）	146（7/478）	0.54
假关节形成	2.67（11/412）	0 87（3/343）	0.10[a]
翻修手术	2.81（17/605）	1.03（1/97）	0.49[a]
邻椎病需要手术	0.74（4/539）	1.19（1/84）	0.51[a]

　　所有百分比均基于患者数。NA 代表不适用,未知代表由于有些文章未给出患者人数,结果无法计算;"–"表示未做。数据通过百分数表示(事件/总数)。突出显示的并发症是基于螺钉数的百分比。

　　[a]用 Fisher 确切概率法计算;其他 P 值利用卡方检验 Yates 连续校正计算。

80.2.5　病例 3: 椎弓根螺钉致节段性动脉损伤

　　一名已知多发性骨髓瘤的 86 岁男性患者表现为 L_2 上的溶骨和严重的轴性疼痛。肿瘤团队推荐固定,后进行 T_{11}-T_{12}-L_1-L_3-L_4 固定术。手术中,外科医师观察到两个 L_3 螺钉在 O-Arm® 扫描中的横向错位(图 80.7),重新调整了位置。

　　术后平片显示所有螺钉的放置正确。手术后 4 天,患者出现贫血,血红蛋白为 5.4g/dL,导致输血。一天后,又需要额外的输血。术后第 12 天再次下降至 5.7g/dL 的血红蛋白,再次输血,最后发生进展性腹痛,行 CT 扫描,显示腹膜后血肿较大(图 80.8A)。DSA 显示 L_3 右节段动脉有活动性出血,使用弹簧圈治疗(图 80.8B)。患者恢复良好,血肿保守处理,术后 21 天出院,无后续治疗。

80.2.6　病例 3 讨论

　　腰椎或胸椎椎弓根螺钉位置不良不仅会导致节段性动脉损伤,还会对主动脉、下腔静脉、髂总动脉、髂总静脉造成损伤。所有这些都是罕见但后果严重的并发症。如果患者不立即发生休克,它甚至可能像上面提到的那样未能术中发现。尽管这些由错位的螺钉造成的损伤是罕见的,考虑到椎弓根螺钉的数量,世界范围内应有相当多的报道。然而,现在只有关于这一问题的病例报告[16]。

　　大多数报告一致认为,典型的症状是马上发生休克和/或术后血红蛋白下降和腹痛[16,17]。与我们的病例症状相当类似。如果椎弓根钉放置失误,发生致命性休克,通常不可能从后路修复损伤血管。然而,出血有可能经加压和纱布填塞控制。所有作者达成一致,这种动脉损伤需要立即紧急剖腹探查

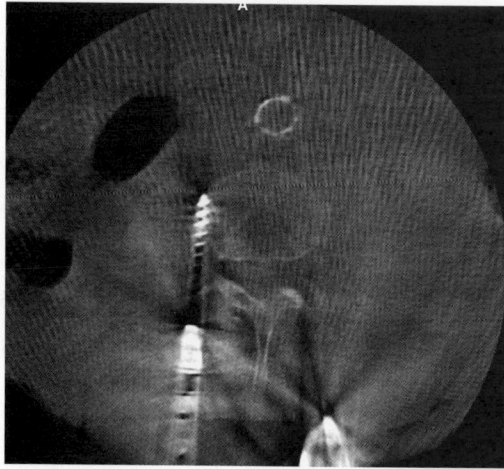

图 80.7　术中三维 X 线成像。这是术中进行的 O-Arm® 扫描的轴位图像，显示右侧 L₃ 螺钉的横向错位

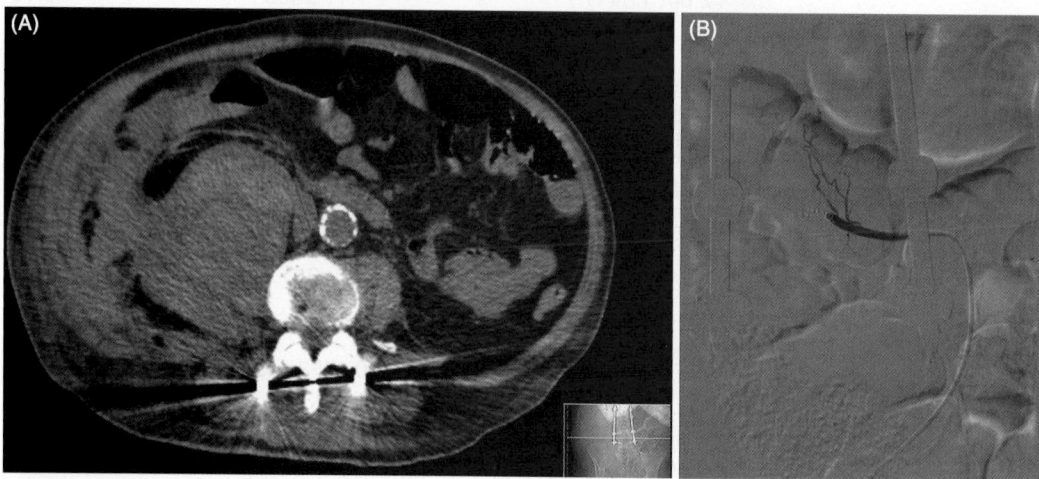

图 80.8　术后第 12 天诊断血肿和急性出血。这是在 L₃ 水平进行的轴位腹部 CT 扫描（A），在复发性贫血和腹痛后显示出一个起源于 L₃ 的大血肿。右 L₃ 节段动脉通过弹簧圈成功闭塞（B）

和直接修复出血血管[17]。根据可疑血管，血管内治疗和弹簧圈栓塞也可以是一种选择。近年，这些选择被认为是当前的第一线治疗[17,18]。然而，当时情况下的最佳选择也在于患者血流动力学稳定性。如果患者稳定，腹部 CT 和血管造影可以进行，而不稳定的患者需要立即采取措施防止进一步出血。如果血管损伤未引起术中症状，患者仍可发生术后低血压，贫血或疼痛。因此，每当我们观察到一个侧方或前方移位的螺丝或克氏针，我们应该在手术后注意这些患者。如我们的病例所清晰显示的，术后血红蛋白下降等病程，即使没有术中出血也有可能发生。尤其是复发性贫血是明显的警告。

虽然所提出的病例涉及腰椎，但胸椎也是如此。位置不良的椎弓根螺钉或克氏针引起主动脉损伤屡见报道[16]。但是，错误的螺丝并不总是导致急性裂伤。虽然一些作者报告了后来的假性动脉瘤，但其他人报告说，在大量的病例中，根本没有后遗

症[19]。血管内治疗在胸主动脉修复中应用甚至超过腰椎[16]。

根据已发表的报告，在退变、创伤和脊柱侧凸病例中椎弓根螺钉损伤血管的风险类似。关于前路脊柱侧凸手术，节段血管结扎是常规。一个大系列研究报告了几个减少缺血性脊髓症状风险的原则：只结扎凸侧血管，单侧血管结扎，在椎体中部水平结扎[20]。然而，神经监测对避免这种缺血性并发症的价值是有争议的[20,21]。

总之，对于任何接近已知的血管结构错位螺钉，尽管术中没有症状，我们需要意识到潜在的血管损伤风险。此外，我们应该注意低血容量的迹象，例如，即使麻醉医师认为是与手术无关的症状，手术医师也需要询问，比如血压的短暂下降，需要更多的血管收缩药物。无论是术前还是术后发生的症状，都需要立即处理，通常需要血管内支架置入甚至开放手术血管重建。

解剖学还告诉我们,当椎弓根螺钉错位时,可能伤及胸导管。实际上,Medline 只有一例椎弓根螺钉错位导致乳糜尿和乳糜胸的报告,在长时间的胸腔引流和中链甘油三酯饮食后解决[22]。

80.2.7 病例4:腰椎前路手术中的输尿管损伤

一名 69 岁的男性患者在牙脓肿后,因 T_{12}～L_5 的脊柱椎间盘炎转诊我处。患者行 T_{11}～S_2 固定,减压和椎间盘切除。9 天后 L_5/S_1 行 ALIF,并通过腹膜前外入路部分椎体置换 L_4/L_5。11 天后,患者还通过侧腹膜后入路进行了 L_1/L_2、L_2/L_3 和 L_3/L_4 侧路椎间融合,并于 10 天后出院康复。再过 2 天后,由于血液 CRP 等炎症指标上升,患者再次转回。做了大量的实验室检查,腹部 CT 扫描,提示是由于输尿管撕裂造成的低密度影(图 80.9A)。患者被转到泌尿科,在那里他接受了腹膜后肿块猪尾导管置入,以及从膀胱到肾脏的逆行导管,证明没有输尿管断裂(图 80.9B)。因此,输尿管裂伤给予保守治疗,两周后,患者再次出院康复。

80.2.8 病例4讨论

在本病例中,输尿管损伤发生在 L_4 水平。L_4/L_5 的前入路或 L_3/L_4 的腹膜后外侧入路是否引起损伤,不能确认。关于前路脊柱手术中输尿管损伤的文献提示,输尿管损伤并发症的发生率较小,为 0.1%[23]。关于外侧椎间融合,两个其他大样本综述也无法确定病例数[1,16]。然而,一个关于腰椎前路翻修术的系列报告显示,即使术前放置双 J 输尿管支架提示,输尿管损伤的比例仍为 8%,甚至导致一例肾切除术[24]。然而,输尿管损伤更常被报道为腰椎间盘切除术的并发症[25]。总之,前路腰椎手术中输尿管损伤是非常罕见的,通常在手术中不能发现,如果连续性存在,可以通过双 J 支架保守治疗,或进行断端吻合。为了进一步降低这一风险,应该进行术前双 J 输尿管支架置入,因为当输尿管修复不成功时,肾切除术甚至可能是最终的结果。

腰椎前路手术的其他潜在并发症更常见,包括腰丛损伤、淋巴囊肿、腹疝、勃起功能障碍和逆行射精[23]。然而最常见的是主动脉、髂动脉、髂静脉和腔静脉的血管并发症,这些并发症也可能表现为出血或血栓形成[1]。表 80.3 提供了概况。

然而,最近的队列研究表明,当与血管外科医师合作进行时,这种并发症的发生率可能会相当低[26]。如表 80.3 显示并发症发生率和 ALIF 的差异实际上很大,主要与附近的关键解剖有关,如主动脉、髂动脉、髂静脉和腔静脉,需要切口内直视和推开。因此,近年来,大多数外科医师倾向于将 ALIF 限制在 L_5/S_1,有时也用于 L_4/L_5,而使用 LLIF、XLIF 或 OLIF,这是因为这些入路快得多,而且并发症发生率要低得多[1]。

对于上述 3 种腹膜后入路,主要的风险也很容

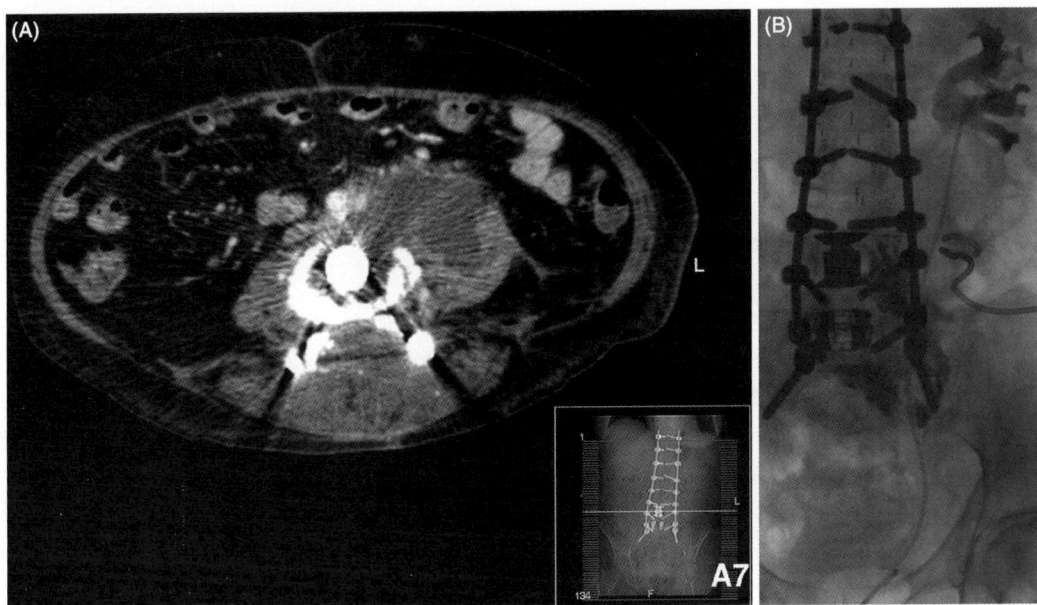

图 80.9 重新转诊后的影像。轴位 CT 扫描(A)显示可疑低密度影是由于输尿管裂伤。患者接受腹膜后肿块猪尾导管(B)和膀胱到肾脏逆行导管检查,证实不存在输尿管断裂

易通过解剖结构理解，如腹膜及其内容物，腰丛神经，节段血管和大血管。除了 OLIF 入路，大血管通常不在通道范围之内。与 ALIF 相比，血管并发症的发生率要低得多[1]。在大多数研究中，ALIF 的血管损伤从 2% 到 6% 不等，甚至高达 20%[27]。据报道，ALIF 的肠损伤在 1% 到 2% 之间，TLIF 也是如此[1]。然而，肠梗阻比实际损伤要频繁得多。在目前的一项调查中，有超过 13 000 名接受 MISLIF 治疗的患者，只有 0.1% 的血管损伤和 0.08% 的内脏损伤[1]。

如果发生小静脉损伤，通常可以进行压迫和 Tachosil® 贴片治疗，如果没有，则由血管外科医师直接缝合。动脉裂伤应该直接缝合。如果出现进一步困难，也应咨询血管外科医师。

80.2.9　病例 5：腰椎间盘切除术后肠损伤

一名 47 岁男性患者坐骨神经痛 2 年余，疼痛源于右侧 L_5/S_1 间盘脱垂（图 80.10A）。患者行右侧 L_5/S_1 椎板间开窗手术。虽然第一天患者感觉良好，坐骨神经痛缓解，但是他逐步发生新的右侧 L_5 和 S_1 坐骨神经痛，包括 L_5 瘫痪 BMRC3/5。因此患者术后第二天又做了一次 MRI 检查，显示右侧更大的 L_5/S_1 间盘脱垂（图 80.10B）。然后他被安排重新手术。

术中行右侧 L_5 椎间孔减压。在减压和椎间盘切除术中，医师后来发现某种不寻常的液体，性质不明，无法确定是否为第一次椎间盘切除术的血肿或是其他前部结构。患者的神经功能得到了改善，没有坐骨神经痛，但手术后的早晨他诉严重腹痛，进行了 CT 扫描（图 80.11）。

腹外科医师随后会诊并进手术室，患者接受了部分回肠切除和端到端吻合术。外科医师观察到一个穿透黏膜的孔和早期腹膜炎。患者恢复良好，由于腹膜炎而接受抗生素治疗，术后几天密切观察，防止椎间盘炎发生。

表 80.3　ALIF 手术的早期和晚期并发症

作者	年份	研究类型	数量	手术	并发症	发生率 /%
Acosta et al.[52]	2009	回顾性研究	73 患者	ALIF	伤口感染	2.8
Baker et al.[35]	1993	回顾性研究	102 患者	ALIF	血管损伤	15.6
Brau et al.[32]	2002	回顾性研究	684 患者	小切口 ALIF	动脉损伤	0.8
					死亡	0.2
					疝气	0.3
					肠梗阻	0.6
					MI	0.2
					RE	0.1
					静脉损伤	0.8
					伤口感染	0.4
Brau et al.[45]	2003	前瞻非随机观察研究	45 患者	ALIF	左脐动脉受压导致远端缺血	57
Brau et al.[42]	2004	前瞻数据的回顾性研究	1 310 患者	ALIF	髂动脉血栓	0.5
					静脉损伤	1.4
Faciszeswki[23]	1995	回顾性研究	1 233（包括其他前路胸腰椎病例）	ALIF	血管损伤	0.3
Fantini et al.[44]	2007	回顾性研究	338 患者	ALIF	主动脉损伤	0.3
					髂总血管损伤	2.6
Fantini et al.[36]	2013	文献综述	9 文献	ALIF	血管损伤	1.6~4.3
Flynn et al.[37]	1984	调查	4 500 患者	ALIF	阳痿	0.44
					RE	0.42
Garg et al.[25]	2010	前瞻性数据的回顾性研究	212 患者	ALIF	血管损伤	6.1
Hamdan et al.[46]	2008	回顾性研究	480 患者	ALIF	血管损伤	11
Hrabalek et al.[47]	2012	回顾性研究	120 患者	ALIF	交感神经切断	15.8

续表

作者	年份	研究类型	数量	手术	并发症	发生率/%
Hrabalek et al.[53]	2014	回顾性研究	175 患者	小切口 ALIF	疝气	2.9
					交感功能紊乱	1.1
					血管损伤	1.1
					伤口裂开	1.1
Inamasu et al.[16]	2006	文献综述	31 文献 6 923 患者	ALIF	血管损伤	0~20
Jiang et al.[33]	2012	系统综述	9 文献 948 患者	ALIF	DVT/PU	6.3
					疝气	0.4
					RE	3.1
					血管损伤	2.2
					伤口感染/裂开	6.4
Kulkarni et al.[38]	2003	病例对照研究	336 患者	ALIF	动脉损伤	2.4
Li et al.[27]	2010	前瞻性观察（非随机）	112 患者	ALIF	血管损伤	1.8
					伤口感染	7.1
Lindley et al.[39]	2012	回顾性研究	54 患者	ALIF	RE	7.4
Penta et al.[34]	1997	回顾性研究	103 患者	ALIF	PE	3.9
					伤口感染/裂开	2.8
Quraishi et al.[54]	2013	回顾性研究	304 患者	ALIF	动脉损伤	1.6
				ADR	静脉损伤	6.2
					伤口裂开	3.9
					伤口感染	4.3
Rajaraman et al.[51]	1999	回顾性研究	60 患者	ALIF	急性胰腺炎	1.7
					肠损伤	1.7
					深静脉血栓	1.7
					肠梗阻	5.0
					性功能障碍	5.0
					交感神经紊乱	10.0
					血管损伤	6.7
					伤口无法关闭	3.3
Regan et al.[48]	1999	回顾性研究	58 患者	ALIF	RE	1.7
					血管损伤	5.2
Sasso et al.[40]	2003	多中心非随机前瞻性观察	146 患者	ALIF	RE	4.1[a]
Scaduto et al.[49]	2003	回顾性研究	88 患者	ALIF	肠梗阻	6
					血管损伤	2
Wood et al.[41]	2010	综述	40 篇文献	ALIF	血管损伤	0~16
Zahradnik et al.[50]	2013	回顾性研究	260 患者	ALIF	血管损伤	13.8

注：本表来源于 Uribe 等（2015）发表论文中的表 7，该文综述了 ALIF 术后的早期和晚期并发症[1]。

ALIF，腰椎前路椎间融合术；ADR，人工椎间盘置换；DVT，深静脉血栓；MI，心肌梗死；PE，肺动脉栓塞；PLIF，腰椎后路椎间融合术；RE，逆向射精；TLIF，腰椎后路经椎间孔椎间融合术；XLIF，极外侧腰椎间融合术。

[a] 腹膜后入路 RE 发生率为 1.7%，经腹入路为 13.3%。

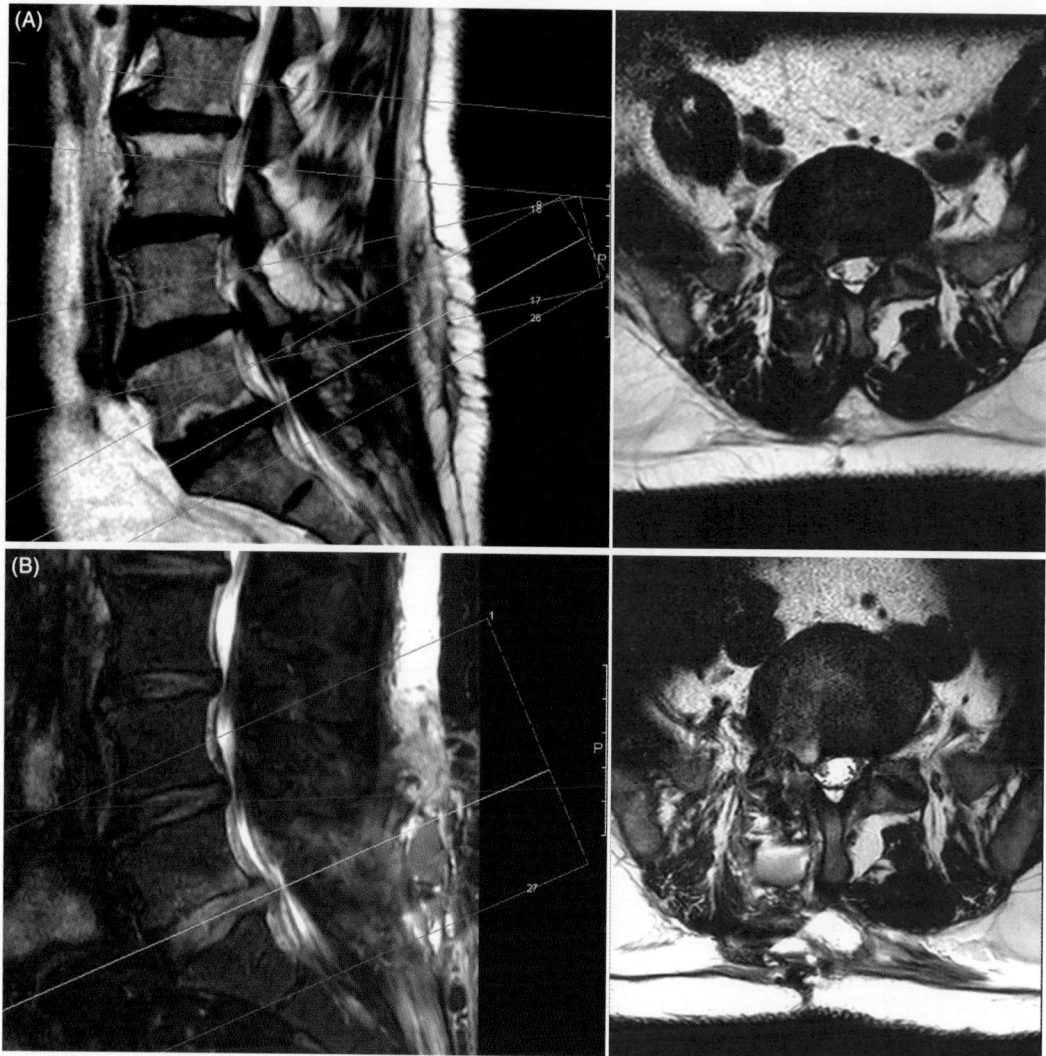

图 80.10 初次和术后 MRI 扫描。矢状位和轴位初次（A）和术后第二天的影像（B）显示 L₅/S₁ 间盘脱垂

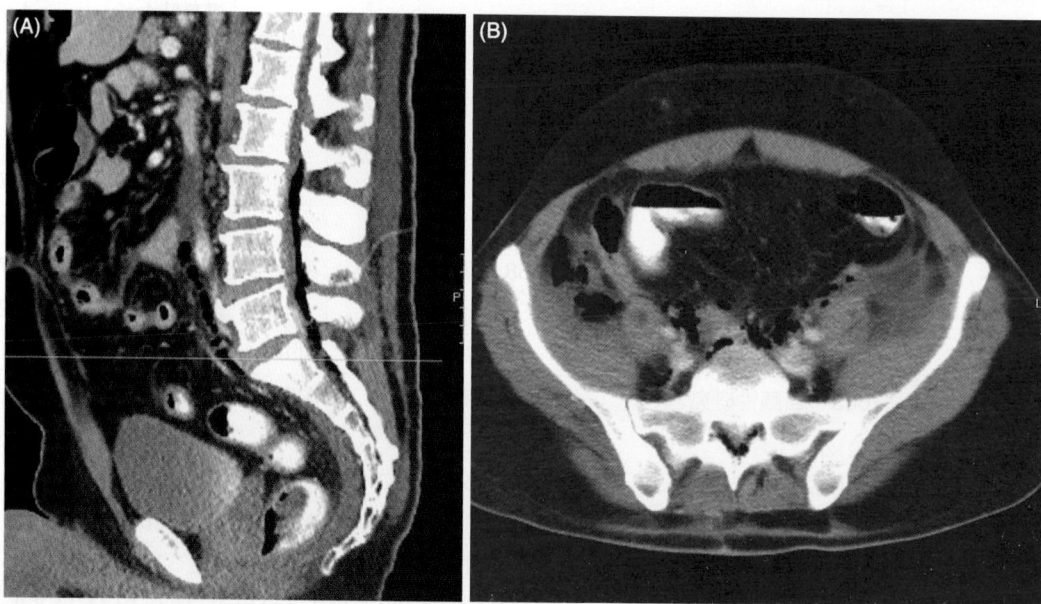

图 80.11 术后腹部 CT 扫描。矢状位（A）和轴位（B）术后 CT 扫描显示腹内游离空气。在 L₅/S₁ 间盘的前部右侧也可以看到空气，并进入椎管，直至 L₂/L₃

80.2.10 病例5讨论

与腰椎间盘切除术相关的肠损伤是罕见的,但也有发生。迄今已发表18份病例报告[28,43]。一些作者认为纤维环前部穿孔造成的椎间盘前突可能是咬骨钳穿透前方造成损伤的危险因素。大多数报告的病例发生在L_5/S_1,类似我们的病例,累及小肠。由于椎间盘切除术患者是在俯卧位操作的,肠道被挤向腰骶椎间盘。早期甚至很晚才发现肠道损伤是非常罕见的,但如果没有注意,其发病和死亡率相当高[28]。

另一个更常见和可能危及生命的并发症是腰椎间盘切除术术中血管损伤,每10 000例发生1.6~4.5例,死亡率为38%~61%[3,4,28]。如果术中没有立即发生出血伴低血压或休克,可发生假性动脉瘤或动静脉瘘(例如:右侧髂总动脉和下腔静脉)等晚期并发症。最常见的是左右髂总动脉裂伤。此外,微创盘切除术中大约80%的血管损伤发生在L_4/L_5水平,因为左髂总动脉沿着椎间盘间隙从右向左穿过,只有前纵韧带与椎间隙间隔。总之,椎间盘切除术中的血管裂伤是一种紧急情况,需要立即采取行动,如有可能,立即剖腹手术或血管内治疗[3,4,16,29]。即使麻醉医师认为术中血压下降意义不大,手术医师也需要慎重考虑任何突发术中血压下降,将这种血压下降视作警报具有决定性意义。如果可疑血管损伤的患者血压不稳,需要紧急剖腹手术探查[4,30]。

肠裂伤后,患者一般诉急性腹痛。然而,如果椎间盘切除后出现非典型症状,需要考虑任何血管或前方结构相关并发症,如动静脉瘘,需进一步明确诊断。可采用动脉和静脉增强的腹部CT扫描等手段,以检查可能同时损伤的其他腹侧结构,如输尿管损伤[28,31]。如果早期诊断,椎间盘切除相关肠裂伤的预后与血管损伤事件相比是相当好的[3,4,16,28,29]。然而,包括进行性腹膜炎和脓毒症在内的致命结果是可能的[28]。就像我们的例子一样,早期剖腹探查并通过原位缝合或切除后端对端吻合术都是治疗的选项。

然而,避免这种事件要比补救好得多。对前环破裂和前方关键结构位置接近或异常的全面影像学检查是强制性的。特别是对于年轻的外科医师来说,咬骨钳的深度标记可能是有帮助的。同样,在进入椎间盘间隙时正确打开咬骨钳也有助于防止前穿孔。如果怀疑前方穿孔,用生理盐水灌注间隙可以帮助确认:如果它迅速通过椎间盘间隙流走,纤维环和前纵韧带可能发生前穿孔。

在我们的病例中,外科医师术中怀疑有一个前方结构损伤问题,要求麻醉医师低血压,因为不确定是否有损伤而继续手术。不过,当团队晨会上报告腹痛,术者立即将她的术中印象与目前的主诉联系起来,30min后进行了CT检查后,行急诊腹腔镜手术。因此,尽管这种并发症严重而罕见,立即处理至少避免了进一步的伤害,获得最佳的并发症治疗效果。

80.2.11 文献指南

关于这些并发症,目前没有任何指南。根据手术、患者、危险因素、二次手术情况、适应证把握和技术细节可以帮助我们进一步减少脊柱手术并发症的发生率。

证据级别:C

由于这些文献并发症发生率并不相同,这些关于并发症的数据质量虽然好,但并非最佳。

80.3 结论与精华

以上举例说明的病例应成为读者心目中的范例,以便将这些有时相当不走运的治疗过程与常规手术的潜在并发症联系起来。早期诊断和最佳治疗可大大降低发病率和死亡率。

> **临床注意事项**
> - 当怀疑非脊柱并发症时,需要立即采取行动
> - 怀疑血管损伤时,应经常检查一过性或长时间血压下降
> - 任何前方结构的裂伤会引起急性症状,也会导致晚期弥漫性症状

(李凯 译 赵斌 审)

> **资深专家点评**
> 对于脊柱外并发症的控制可采用风险控制的思考办法。脊柱外并发症属于发生率很低,但会出现严重后果的风险。有效的方法是充分的术前评估,改良手术方式,提高手术技巧等以期降低脊柱外严重并发症的发生率。通过改进术式,器械创新等方法在手术原则和操作步骤上有效控制风险。这些方法可以有效降低术者的压力,改善学习曲线,最终有效的降低手术风险,值得骨科医师和研究人员进一步探索。对

于所有脊柱外科医师来说，术前应仔细研究影像学资料，评估安全风险，提高手术安全意识以及进行多学科MDT合作，做好脊柱外严重并发症知识储备，一旦发现并发症，能够做到早期诊断，早期治疗，实现真正意义上的风险控制。

（山西医科大学第二医院　赵斌）

参考文献

1. Uribe JS, Deukmedjian AR. Visceral, vascular, and wound complications following over 13,000 lateral interbody fusions: a survey study and literature review. Eur Spine J. 2015;24(Suppl 3):386–96. https://doi.org/10.1007/s00586-015-3806-4.
2. Birkeland IW Jr, Taylor TK. Bowel injuries coincident to lumbar disk surgery: a report of four cases and a review of the literature. J Trauma. 1970;10(2):163–8.
3. Harbison SP. Major vascular complications of intervertebral disc surgery. Ann Surg. 1954;140(3):342–8.
4. Papadoulas S, Konstantinou D, Kourea HP, Kritikos N, Haftouras N, Tsolakis JA. Vascular injury complicating lumbar disc surgery. A systematic review. Eur J Vasc Endovasc Surg. 2002;24(3):189–95.
5. Cheung JP, Luk KD. Complications of anterior and posterior cervical spine surgery. Asian Spine J. 2016;10(2):385–400. https://doi.org/10.4184/asj.2016.10.2.385.
6. Halani SH, Baum GR, Riley JP, Pradilla G, Refai D, Rodts GE Jr, et al. Esophageal perforation after anterior cervical spine surgery: a systematic review of the literature. J Neurosurg Spine. 2016;25(3):285–91. https://doi.org/10.3171/2016.1.SPINE15898.
7. Navarro R, Javahery R, Eismont F, Arnold DJ, Bhatia NN, Vanni S, et al. The role of the sternocleidomastoid muscle flap for esophageal fistula repair in anterior cervical spine surgery. Spine (Phila Pa 1976). 2005;30(20):E617–22.
8. Inamasu J, Guiot BH. Iatrogenic vertebral artery injury. Acta Neurol Scand. 2005;112(6):349–57. https://doi.org/10.1111/j.1600-0404.2005.00497.x.
9. Wright NM, Lauryssen C. Vertebral artery injury in C1-2 transarticular screw fixation: results of a survey of the AANS/CNS section on disorders of the spine and peripheral nerves. American Association of Neurological Surgeons/Congress of Neurological Surgeons. J Neurosurg. 1998;88(4):634–40. https://doi.org/10.3171/jns.1998.88.4.0634.
10. Epstein NE. From the neurointerventional lab... intraoperative cervical vertebral artery injury treated by tamponade and endovascular coiling. Spine J. 2003;3(5):404–5.
11. Yoshihara H, Passias PG, Errico TJ. Screw-related complications in the subaxial cervical spine with the use of lateral mass versus cervical pedicle screws: a systematic review. J Neurosurg Spine. 2013;19(5):614–23. https://doi.org/10.3171/2013.8.SPINE13136.
12. Shen FH, Samartzis D, Khanna N, Goldberg EJ, An HS. Comparison of clinical and radiographic outcome in instrumented anterior cervical discectomy and fusion with or without direct uncovertebral joint decompression. Spine J. 2004;4(6):629–35. https://doi.org/10.1016/j.spinee.2004.04.009.
13. Guan Q, Chen L, Long Y, Xiang Z. Iatrogenic vertebral artery injury during anterior cervical spine surgery: a systematic review. World Neurosurg. 2017;106:715–22. https://doi.org/10.1016/j.wneu.2017.07.027.
14. Hsu WK, Kannan A, Mai HT, Fehlings MG, Smith ZA, Traynelis VC, et al. Epidemiology and outcomes of vertebral artery injury in 16 582 cervical spine surgery patients: an AOSpine North America Multicenter Study. Global Spine J. 2017;7(1 Suppl):21S–7S. https://doi.org/10.1177/2192568216686753.
15. Curylo LJ, Mason HC, Bohlman HH, Yoo JU. Tortuous course of the vertebral artery and anterior cervical decompression: a cadaveric and clinical case study. Spine (Phila Pa 1976). 2000;25(22):2860–4.
16. Inamasu J, Guiot BH. Vascular injury and complication in neurosurgical spine surgery. Acta Neurochir. 2006;148(4):375–87. https://doi.org/10.1007/s00701-005-0669-1.
17. Sugimoto Y, Tanaka M, Gobara H, Misawa H, Kunisada T, Ozaki T. Management of lumbar artery injury related to pedicle screw insertion. Acta Med Okayama. 2013;67(2):113–6. https://doi.org/10.18926/AMO/49670.
18. Tong X, Gu P, Yu D, Guo F, Lin X. An endovascular treatment of a thoracic aortic injury caused by a misplaced pedicle screw: Case report and review of the literature. J Formos Med Assoc. 2015;114(5):464–8. https://doi.org/10.1016/j.jfma.2013.09.014.
19. Foxx KC, Kwak RC, Latzman JM, Samadani U. A retrospective analysis of pedicle screws in contact with the great vessels. J Neurosurg Spine. 2010;13(3):403–6. https://doi.org/10.3171/2010.3.SPINE09657.
20. Winter RB, Lonstein JE, Denis F, Leonard AS, Garamella JJ. Paraplegia resulting from vessel ligation. Spine (Phila Pa 1976). 1996;21(10):1232–3. discussion 1233-1234.
21. Leung YL, Grevitt M, Henderson L, Smith J. Cord monitoring changes and segmental vessel ligation in the "at risk" cord during anterior spinal deformity surgery. Spine (Phila Pa 1976). 2005;30(16):1870–4.
22. Weening AA, Schurink B, Ruurda JP, van Hillegersberg R, Bleys R, Kruyt MC. Chyluria and chylothorax after posterior selective fusion for adolescent idiopathic scoliosis. Eur Spine J. 2017; https://doi.org/10.1007/s00586-017-5066-y.
23. Faciszewski T, Winter RB, Lonstein JE, Denis F, Johnson L. The surgical and medical perioperative complications of anterior spinal fusion surgery in the thoracic and lumbar spine in adults. A review of 1223 procedures. Spine (Phila Pa 1976). 1995;20(14):1592–9.
24. Flouzat-Lachaniette CH, Delblond W, Poignard A, Allain J. Analysis of intraoperative difficulties and management of operative complications in revision anterior exposure of the lumbar spine: a report of 25 consecutive cases. Eur Spine J. 2013;22(4):766–74. https://doi.org/10.1007/

s00586-012-2524-4.

25. Garg N, Panwar P, Devana SK, Ravi Mohan SM, Mandal AK. Ureteric injury after lumbosacral microdiscectomy: a case report and review of literature. Urol Ann. 2017;9(2):200–3. https://doi.org/10.4103/0974-7796.204191.

26. Asha MJ, Choksey MS, Shad A, Roberts P, Imray C. The role of the vascular surgeon in anterior lumbar spine surgery. Br J Neurosurg. 2012;26(4):499–503. https://doi.org/10.3109/02688697.2012.680629.

27. Li J, Dumonski ML, Liu Q, Lipman A, Hong J, Yang N, et al. A multicenter study to evaluate the safety and efficacy of a stand-alone anterior carbon I/F Cage for anterior lumbar interbody fusion: two-year results from a Food and Drug Administration investigational device exemption clinical trial. Spine (Phila Pa 1976). 2010;35(26):E1564–70. https://doi.org/10.1097/BRS.0b013e3181ef5c14.

28. Kim D-S, Lee J-K, Moon K-S, Ju J-K, Kim S-H. Small bowel injury as a complication of lumbar microdiscectomy : case report and literature review. J Korean Neurosurg Soc. 2010;47(3):224–7. https://doi.org/10.3340/jkns.2010.47.3.224.

29. Uei H, Tokuhashi Y, Oshima M, Miyake Y. Vascular injury following microendoscopic lumbar discectomy treated with stent graft placement. J Neurosurg Spine. 2014;20(1):67–70. https://doi.org/10.3171/2013.9.SPINE13282.

30. Goodkin R, Laska LL. Vascular and visceral injuries associated with lumbar disc surgery: medicolegal implications. Surg Neurol. 1998;49(4):358–70. discussion 370-352.

31. Fruhwirth J, Koch G, Amann W, Hauser H, Flaschka G. Vascular complications of lumbar disc surgery. Acta Neurochir. 1996;138(8):912–6.

32. Brau SA. Mini-open approach to the spine for anterior lumbar interbody fusion: description of the procedure, results and complications. Spine J. 2002;2:216–23.

33. Jiang SD, Chen JW, Jiang LS. Which procedure is better for lumbar interbody fusion: anterior lumbar interbody fusion or transforaminal lumbar interbody fusion? Arch Orthop Trauma Surg. 2012;132:1259–66.

34. Penta M, Fraser RD. Anterior lumbar interbody fusion. A minimum 10-year follow-up. Spine. 1997;22:2429–34.

35. Baker JK, Reardon PR, Reardon MJ, Heggeness MH. Vascular injury in anterior lumbar surgery. Spine. 1993;18:2227–30.

36. Fantini GA, Pawar AY. Access related complications during anterior exposure of the lumbar spine. World J Orthop. 2013;4:19–23.

37. Flynn JC, Price CT. Sexual complications of anterior fusion of the lumbar spine. Spine. 1984;9:489–92.

38. Kulkarni SS, Lowery GL, Ross RE, Ravi SK, Lykomitros V. Arterial complications following anterior lumbar interbody fusion: report of eight cases. Eur Spine J. 2003;12:48–54.

39. Lindley EM, McBeth ZL, Henry SE, et al. Retrograde ejaculation after anterior lumbar spine surgery. Spine. 2012;37:1785–9.

40. Sasso RC, Kenneth BJ, LeHuec JC. Retrograde ejaculation after anterior lumbar interbody fusion: transperitoneal versus retroperitoneal exposure. Spine. 2003;28:1023–6.

41. Wood KB, Devine J, Fischer D, Dettori JR, Janssen M. Vascular injury in elective anterior lumbosacral surgery. Spine. 2010;35:S66–75.

42. Brau SA, Delamarter RB, Schiffman ML, Williams LA, Watkins RG. Vascular injury during anterior lumbar surgery. Spine J. 2004;4:409–12.

43. Lee P, Fessler RG. Perioperative and postoperative complications of single-level minimally invasive transforaminal lumbar interbody fusion in elderly adults. J Clin Neurosci. 2012;19:111–4.

44. Fantini GA, Pappou IP, Girardi FP, Sandhu HS, Cammisa FP Jr. Major vascular injury during anterior lumbar spinal surgery: incidence, risk factors, and management. Spine. 2007;32:2751–8.

45. Brau SA, Spoonamore MJ, Snyder L, et al. Nerve monitoring changes related to iliac artery compression during anterior lumbar spine surgery. Spine J. 2003;3:351–5.

46. Hamdan AD, Malek JY, Schermerhorn ML, Aulivola B, Blattman SB, Pomposelli FB Jr. Vascular injury during anterior exposure of the spine. J Vasc Surg. 2008;48:650–4.

47. Hrabalek L, Adamus M, Wanek T, Machac J, Tucek P. Surgical complications of the anterior approach to the L5/S1 intervertebral disc. Biomed Pap Med Fac Univ Palacky Olomouc Czech Repub. 2012;156:354–8.

48. Regan JJ, Aronoff RJ, Ohnmeiss DD, Sengupta DK. Laparoscopic approach to L4-L5 for interbody fusion using BAK cages: experience in the first 58 cases. Spine. 1999;24:2171–4.

49. Scaduto AA, Gamradt SC, Yu WD, Huang J, Delamarter RB, Wang JC. Perioperative complications of threaded cylindrical lumbar interbody fusion devices: anterior versus posterior approach. J Spinal Disord Tech. 2003;16:502–7.

50. Zahradnik V, Lubelski D, Abdullah KG, Kelso R, Mroz T, Kashyap VS. Vascular injuries during anterior exposure of the thoracolumbar spine. Ann Vasc Surg. 2013;27:306–13.

51. Rajaraman V, Vingan R, Roth P, Heary RF, Conklin L, Jacobs GB. Visceral and vascular complications resulting from anterior lumbar interbody fusion. J Neurosurg. 1999;91:60–4.

52. Acosta FL, Cloyd JM, Aryan HE, Ames CP. Perioperative complications and clinical outcomes of multilevel circumferential lumbar spinal fusion in the elderly. J Clin Neurosci. 2009;16:69–73.

53. Hrabalek L, Adamus M, Gryga A, Wanek T, Tucek P. A comparison of complication rate between anterior and lateral approaches to the lumbar spine. Biomed Pap Med Fac Univ Palacky Olomouc Czech Repub. 2014;158:127–32.

54. Quraishi NA, Konig M, Booker SJ, et al. Access related complications in anterior lumbar surgery performed by spinal surgeons. Eur Spine J. 2013;22(Suppl 1):S16–20.

55. Audat ZA, Barbarawi MM, Obeidat MM. Posterior cervical decompressive laminectomy and lateral mass screw fixation. Neurosciences (Riyadh). 2011;16:248–52.

56. Fehlings MG, Cooper PR, Errico TJ. Posterior plates in the management of cervical instability: long-term results in 44 patients. J Neurosurg. 1994;81:341–9.

57. Graham AW, Swank ML, Kinard RE, Lowery GL, Dials BE. Posterior cervical arthrodesis and stabilization with a lateral mass plate. Clinical and computed tomographic evaluation of lateral mass screw

placement and associated complications. Spine (Phila Pa 1976). 1996;21:323–9.

58. Heller JG, Carlson GD, Abitbol JJ, Garfin SR: Anatomic comparison of the Roy-Camille and Magerl techniques for screw placement in the lower cervical spine. Spine 16 (Phila Pa 1976) (10 Suppl):S552–S557, 1991

59. Kast E, Mohr K, Richter HP, Börm W. Complications of transpedicular screw fixation in the cervical spine. Eur Spine J. 2006;15:327–34.

60. Katonis P, Papadakis SA, Galanakos S, Paskou D, Bano A, Sapkas G, et al. Lateral mass screw complications: analysis of 1662 screws. J Spinal Disord Tech. 2011;24:415–20.

61. Kotil K, Ozyuvaci E. Multilevel decompressive laminectomy and transpedicular instrumented fusion for cervical spondylotic radiculopathy and myelopathy: a minimum follow-up of 3 years. J Craniovertebr Junction Spine. 2011;2:27–31.

62. Lee SH, Kim KT, Abumi K, Suk KS, Lee JH, Park KJ. Cervical pedicle screw placement using the "key slot technique": the feasibility and learning curve. J Spinal Disord Tech. 2012;25:415–21.

63. Liu Y, Hu JH, Yu KY. Pedicle screw fixation for cervical spine instability: clinical efficacy and safety analysis. Chin Med J. 2009;122:1985–9.

64. Miyamoto H, Uno K. Cervical pedicle screw insertion using a computed tomography cutout technique. Technical note. J Neurosurg Spine. 2009;11:681–7.

65. Nakashima H, Yukawa Y, Imagama S, Kanemura T, Kamiya M, Yanase M, et al. Complications of cervical pedicle screw fixation for nontraumatic lesions: a multicenter study of 84 patients. J Neurosurg Spine. 2012;16:238–47.

66. Neo M, Sakamoto T, Fujibayashi S, Nakamura T. The clinical risk of vertebral artery injury from cervical pedicle screws inserted in degenerative vertebrae. Spine (Phila Pa 1976). 2005;30:2800–5.

67. Pateder DB, Carbone JJ. Lateral mass screw fixation for cervical spine trauma: associated complica-

tions and efficacy in maintaining alignment. Spine J. 2006;6:40–3.

68. Sekhon LH. Posterior cervical lateral mass screw fixation: analysis of 1026 consecutive screws in 143 patients. J Spinal Disord Tech. 2005;18:297–303.

69. Takahashi J, Shono Y, Nakamura I, Hirabayashi H, Kamimura M, Ebara S, et al. Computer-assisted screw insertion for cervical disorders in rheumatoid arthritis. Eur Spine J. 2007;16:485–94.

70. Tofuku K, Koga H, Komiya S. Cervical pedicle screw insertion using a gutter entry point at the transitional area between the lateral mass and lamina. Eur Spine J. 2012;21:353–8.

71. Wang MY, Levi AD. Minimally invasive lateral mass screw fixation in the cervical spine: initial clinical experience with long-term follow-up. Neurosurgery. 2006;58:907–12.

72. Wellman BJ, Follett KA, Traynelis VC. Complications of posterior articular mass plate fixation of the subaxial cervical spine in 43 consecutive patients. Spine (Phila Pa 1976). 1998;23:193–200.

73. Wu JC, Huang WC, Chen YC, Shih YH, Cheng H. Stabilization of subaxial cervical spines by lateral mass screw fixation with modified Magerl's technique. Surg Neurol. 2008;70(Suppl 1):S1:25–33.

74. Yoshimoto H, Sato S, Hyakumachi T, Yanagibashi Y, Kanno T, Masuda T. Clinical accuracy of cervical pedicle screw insertion using lateral fluoroscopy: a radiographic analysis of the learning curve. Eur Spine J. 2009;18:1326–34.

75. Yukawa Y, Kato F, Ito K, Horie Y, Hida T, Nakashima H, et al. Placement and complications of cervical pedicle screws in 144 cervical trauma patients using pedicle axis view techniques by fluoroscope. Eur Spine J. 2009;18:1293–9.

76. Abumi K, Shono Y, Ito M, Taneichi H, Kotani Y, Kaneda K. Complications of pedicle screw fixation in reconstructive surgery of the cervical spine. Spine (Phila Pa 1976). 2000;25:962–969.

第81章　脑脊液漏的处理

John M. Duff, Rodolfo Maduri

81.1　引言

非预期的硬脊膜破裂伴脑脊液(cerebrospinal fluid, CSF)漏的临床发生率约为 1%～17%[1]。几乎可以肯定的是,如果未及时发现,可能会造成严重的临床后果[1,2],脑脊膜炎是其严重的后果之一[1,3]。另外,它可能需要计划外的再次手术,延长住院时间,显著增加住院费用[4,5]。

下面这个病例说明了小的硬脊膜撕裂导致脑脊液漏这一看似不严重的问题是如何带来危险的并发症的,它还说明了在发生脑脊液漏时适当处理的重要性。本文将阐述几个问题,包括"针孔"渗漏的危险,充分暴露硬脊膜撕裂部位的需要,多次修复失败后遇到的困难,以及可能的硬脊膜修复的抢救手术策略,包括使用血管化的局部组织覆盖,以促进伤口闭合。

本病例报告的目的是强调这些潜在的问题和术后脑脊液漏方面缺乏的科学证据。同时这个病例将强调这样一个事实,即积极主动地治疗假性脊膜膨出通常是最好的方法,尤其是当它不被深筋膜所覆盖时,而且这种方法通常是一种"最大限度"的方法。

81.2　病例描述

一名 84 岁的男性,患有冠心病和高血压,主诉为典型的神经源性跛行,步行距离限制在 200m 以内,但下肢神经学检查是正常的。他接受了 L_2 到 L_5 的后路减压术,术后出现了双下肢的不完全瘫痪。MRI 扫描显示 L_4 水平有一个小血肿,未经手术探查。他后来转移到了康复科治疗。

8 天后,患者再次入院,发现大量可见和可触及的皮下积液与假性脊膜膨出相符。入院后尝试在切口内打血补丁,但没有效果。脑脊液之后开始通过伤口渗漏,在第一次手术后的 11 天,患者被带回手术室重新行探查手术,术中引流出脓液,并采用局部筋膜补片和纤维蛋白胶加强修复硬脊膜。术后药敏培养出大肠埃希菌及黏质沙雷菌,随后患者接受

万古霉素和环丙沙星治疗并被转送回了康复科。几天后,又出现了新的大量皮下积液,患者即转移到我们医院进行评估治疗。

入院时,患者发烧。自诉无任何背部或腿部疼痛,但双腿无力。行专科检查时,他勉强可以用拐杖走几步路,远端足背伸肌力明显下降,且右侧肌力下降程度多于左侧。外观见一个非常明显的皮下假性脊膜膨出,液体从皮肤切口渗漏。他的实验室检查显示,通过使用抗生素,白细胞计数正常,C 反应蛋白和血沉正常。腰椎 MRI 检查(图 81.1)结果显示腰部筋膜有一个巨大的假性脊膜膨出,一直延伸到皮肤。腰椎 CT 检查(图 81.2)结果显示退变性腰椎侧凸,在多个腰椎节段切除小关节。全脊柱 X 线检查(图 81.3)结果显示有代偿性腰椎侧凸,但矢状位和冠状位排列良好。综合分析患者病情决定重新进行探查手术,彻底缝合硬脊膜破口,控制伤口感染,并决定不行腰椎融合手术。

手术过程:全麻诱导后,患者俯卧在手术台上。整个胸腰椎区域和双侧大腿外侧消毒并暴露,从而确保可以接触到阔筋膜和局部肌瓣。重新打开之前的正中切口,清除大量积液,随后发现一大块肌肉筋膜的缺损,并可见到硬脊膜。周围的筋膜和肌肉被重新打开,显露出之前减压的整个范围。手术显微镜仔细检查硬脊膜,发现脑脊液漏来自左侧 L_5 椎间孔区域。去除部分区域周围的骨质和硬膜外的炎性物质后,漏口位置清晰显露出来,只有针孔大小。在靠近缺损的硬脊膜上发现了缝合线。修补过程中用 6-0 Prolene 缝合线缝合硬脊膜,取一小块局部肌肉,作为补片放在缺损处,并将缝合线捆绑起来。修复过程中使用了 Durasal® 进行加固。整形外科团队使用单独的切口切取带血管的背阔肌皮瓣,并将其放置在硬脊膜破口上。为了关闭切口,皮瓣往两边分离了几厘米,在腰椎外侧筋膜处进行切口松解,以协助底部的紧张组织闭合,放置皮下引流管,闭合皮肤。

术后 8 个月随访,患者双下肢截瘫完全恢复,腰部切口愈合,复查 MRI 证实(图 81.4)。在术后 3

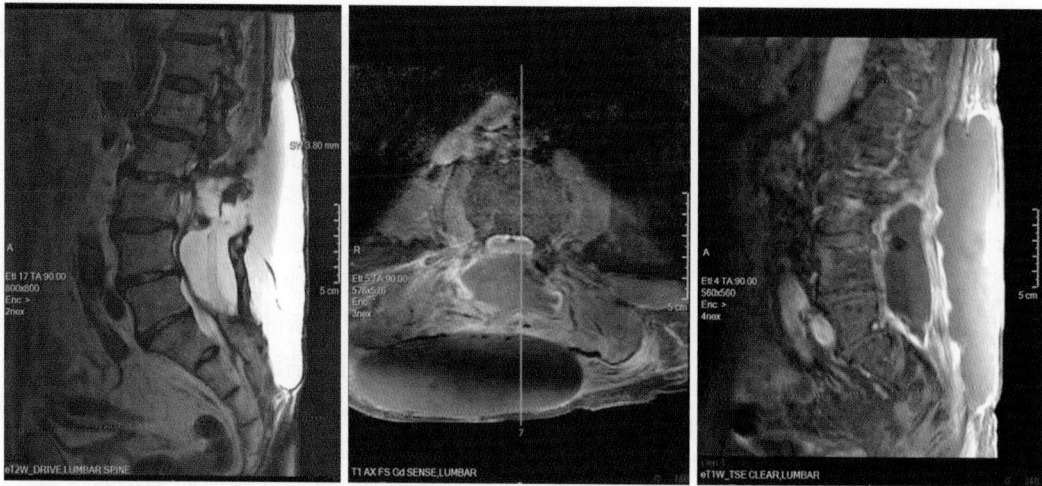

图 81.1 腰椎 MRI 表现，腰部筋膜有一个巨大的假性脊膜膨出，一直延伸到皮肤

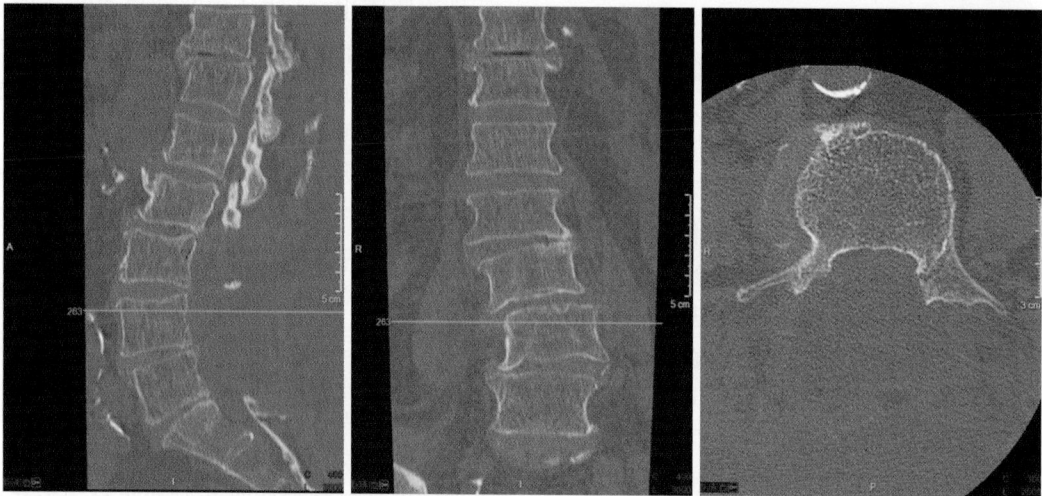

图 81.2 腰椎 CT 扫描示退变性脊柱侧凸，在多个腰椎节段切除小关节

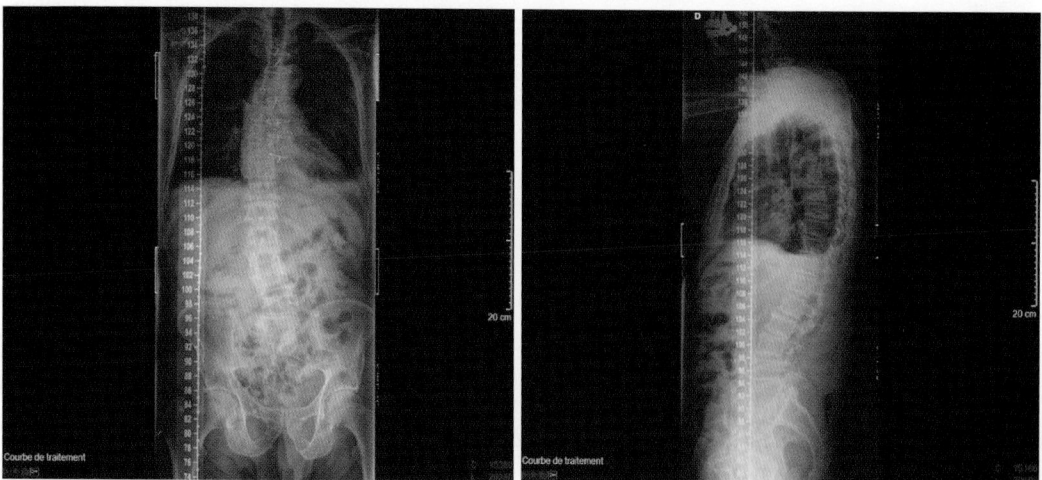

图 81.3 全脊柱 X 线示有代偿性腰椎侧凸，但矢状位和冠状位排列良好

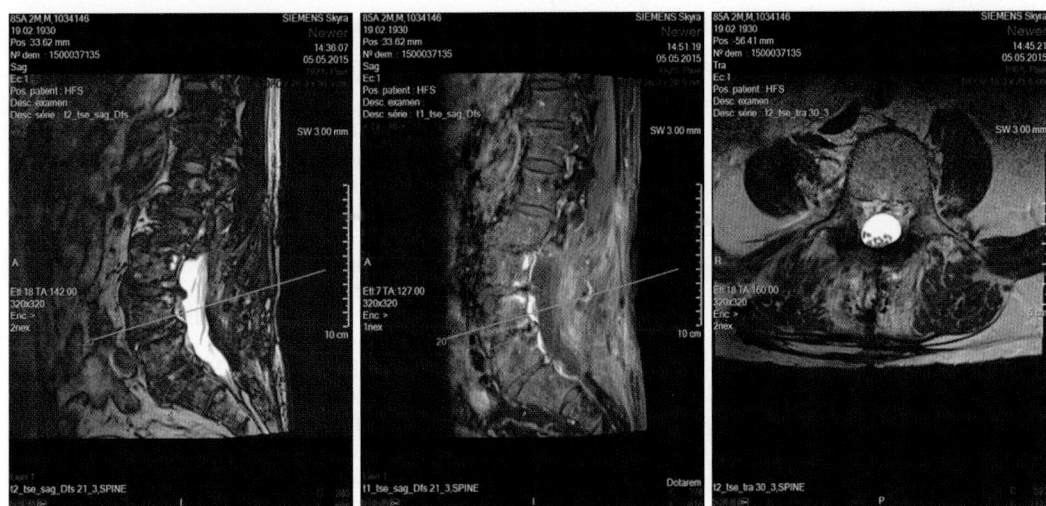

图 81.4　显示假性脑膜膨出的随访 MRI

年的随访中,患者有轻微的下腰痛,但没有脊柱不稳定的证据。

81.3　病例讨论

治疗过程值得商榷,这个患者转入到我们医院之前,已经尝试了往切口内打血补丁,也进行了外科重新探查。术后脑脊液漏的相关文献报道很少,它作为一种外科并发症,很可能会被外科医师忽视。此外,该并发症的治疗指南很少,很大程度上是基于医师自己的意愿,这个病例的治疗也是如此。

第一,决定进行打血补丁很难证明是合理的,这一点很重要。将血液注入一个充满液体的大腔内,硬脊膜缺损闭合的可能性很低,特别是在完全开放的椎管内,我们不会推荐这种策略。

第二,已经进行了两次关闭硬脊膜的尝试,一次是在减压手术中,另一次是在 11 天后。硬脑膜缺损很可能很小,而且可能很难达到。一个非常小的硬脊膜缺陷的流体动力学意味着它就像一个"瓣膜"一样运作。换句话说,脑脊液流出而不能返回,就像非常大的硬脊膜缺损一样,它有"潮起潮落",是一个低压系统。因此,小的硬脊膜缺损可导致非常大的假性脊膜膨出,如本例所示。

在这种情况下,除了重新打开切口进行修补之外别无他法。手术方法是用一些局部肌肉或筋膜发现并初步关闭硬脊膜的缺损,除非硬脊膜非常坚硬(在老年人,感染,多次手术的人中

基本不可能发生)。用正常的血管化组织覆盖可促进硬脊膜的愈合,并可关闭缺损周围的一些无效腔,在复杂的硬脊膜闭合时,应强烈考虑翻修手术。

以上讨论纯属基于病例的推理及专家意见,构成 5 级证据。

81.4　结论与精华

术后脑脊液漏造成的有液体从皮肤渗出的情况基本需要手术解决,我们建议对漏口进行彻底的探查、鉴别和闭合。我们不建议盲目地用纤维蛋白胶或硬脊膜替代品覆盖大范围的硬脊膜,希望它能"奏效"。在这种情况下,可能需要进一步的骨切除扩大范围来充分确定漏口的位置。在多手术病例中应考虑使用带血管的局部肌瓣,与整形外科同事的跨学科合作在这里是非常有价值的。我们告诫不要忽视这个问题,从而低估它。手术策略的准确选择取决于外科医师的经验,然而,我们需要清楚地了解导致脑脊液漏进展的潜在因素,并要求对漏口进行准确的定位。

临床注意事项
- 术后脑脊液漏伴有皮肤窦道情况下需要外科处理
- 彻底探查,明确窦道范围和位置,关闭窦道

(肖伟平　译　程细高　审)

资深专家点评

　　硬脊膜损伤及术后脑脊液漏是脊柱手术的常见并发症。目前存在的主要问题，一是脊柱外科医师重视程度不够；二是没有统一、可循的治疗指南。而本病例的报道正是以上两个问题的最好体现。

　　首先，本案例展示了一个针孔大小的脑脊液渗漏因处理不当，竟造成皮下巨大假性脊膜膨出伴感染、神经刺激症状的严重并发症。这提示我们脊柱外科医师要对这个问题引起足够的重视，防大于治，术前应完善相关影像学检查，充分评估、最大限度地减少术中硬脊膜的损伤和脑脊液漏的发生。

　　其次，一旦发生脑脊液漏，要积极准确地进行治疗。比如术中缝合，硬脊膜替代材料的修补；术后采取局部加压，Maycock 法及腰大池引流等。强调"准确"，要求我们注意每种方法的适应证。本病例在巨大皮下假性脊膜膨出形成时，仍采用Maycock 法处理，是不当的。一旦治疗无效并继续恶化，就有必要进行有效的手术探查。强调"有效"，要求我们充分确定瘘管的位置以进行处理，否则就会出现本病例中多次修补失败的惨痛教训。

　　　　　　　　（南昌大学第二附属医院　程细高）

参考文献

1. Guerin P, El Fegoun AB, Obeid I, Gille O, Lelong L, Luc S, et al. Incidental durotomy during spine surgery: incidence, management and complications. A retrospective review. Injury. 2012;43:397–401.
2. Epstein NE. The frequency and etiology of intra-operative dural tears in 110 predominantly geriatric patients undergoing multilevel laminectomy with noninstrumented fusions. J Spinal Disord Tech. 2007;20:380–6.
3. Patel MR, Louie W, Rachlin J. Postoperative cerebrospinal fluid leaks of the lumbosacral spine: management with percutaneous fibrin glue. AJNR Am J Neuroradiol. 1996;17:495–500.
4. Kothe R, Quante M, Engler N, Heider F, Kneissl J, Pirchner S, et al. The effect of incidental dural lesions on outcome after decompression surgery for lumbar spinal stenosis: results of a multi-center study with 800 patients. Eur Spine J. 2017;26:2504–11.
5. Menon SK, Onyia CU. A short review on a complication of lumbar spine surgery: CSF leak. Clin Neurol Neurosurg. 2015;139:248–51.